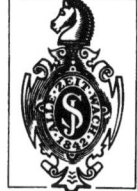

Kinderheilkunde

Herausgegeben von
Gustav-Adolf von Harnack

Unter Mitarbeit von
H. Bickel · J. R. Bierich · F. Bläker · W. Blunck
W. E. Brandeis · H. J. Bremer · H. Doose · H. Ewerbeck
K. Fischer · R. Grüttner · E. Harms · G.-A. v. Harnack
E. W. Keck · W. Kosenow · W. Kübler · G. Landbeck
M. A. Lassrich · P. Lemburg · W. Lenz · J. Meyer-Rohn
D. Reinhardt · U. B. Schaad · E. Schmidt · W. Schröter
U. G. Stauffer · H. Stickl · V. Wahn · H. Wallis

Siebte, neubearbeitete Auflage

Mit 192 Abbildungen und 16 Farbaufnahmen

Springer-Verlag Berlin Heidelberg New York
London Paris Tokyo

Prof. Dr. med. G.-A. VON HARNACK
emer. Direktor der Universitäts-Kinderklinik
Moorenstr. 5, D-4000 Düsseldorf

ISBN-13: 978-3-540-17036-5   e-ISBN-13: 978-3-642-96975-1
DOI: 10.1007/978-3-642-96975-1

CIP-Kurztitelaufnahme der Deutschen Bibliothek
Kinderheilkunde / hrsg. von Gustav-Adolf von
Harnack. Unter Mitarb. von H. Bickel ... – 7.,
neubearb. Aufl. – Berlin ; Heidelberg ; New York;
Tokyo : Springer, 1987.
  ISBN-13: 978-3-540-17036-5

NE: Harnack, Gustav Adolf von [Hrsg.]; Bickel, Horst
[Mitverf.]

Das Werk ist urheberrechtlich geschützt. Die dadurch begründeten Rechte, insbesondere die der
Übersetzung, des Nachdrucks, der Entnahme von Abbildungen, der Funksendung, der Wiedergabe
auf photomechanischem oder ähnlichem Wege und der Speicherung in Datenverarbeitungsanlagen
bleiben, auch bei nur auszugsweiser Verwertung, vorbehalten. Die Vergütungsansprüche des § 54,
Abs. 2 UrhG werden durch die „Verwertungsgesellschaft Wort", München, wahrgenommen.
© Springer-Verlag Berlin Heidelberg 1968, 1971, 1974, 1977, 1980, 1984, 1987

Die Wiedergabe von Gebrauchsnamen, Handelsnamen, Warenbezeichnungen usw. in diesem Werk
berechtigt auch ohne besondere Kennzeichnung nicht zu der Annahme, daß solche Namen im Sinn
der Warenzeichen- und Markenschutz-Gesetzgebung als frei zu betrachten wären und daher von jedermann benutzt werden dürften.
Produkthaftung: Für Angaben über Dosierungsanweisungen und Applikationsformen kann vom
Verlag keine Gewähr übernommen werden. Derartige Angaben müssen vom jeweiligen Anwender
im Einzelfall anhand anderer Literaturstellen auf ihre Richtigkeit überprüft werden.

2124/3130-543210

Vorwort zur siebten Auflage

Ziel dieses Lehrbuches ist die Vermittlung des Grundwissens der Kinderheilkunde in der ganzen Breite des Faches. Es soll dem Medizinstudenten dazu dienen, sich das für das Staatsexamen erforderliche Wissen anzueignen, und es soll Ärzten, Krankenschwestern und Angehörigen medizinischer Hilfsberufe einen Überblick über die gesamte Kinderheilkunde geben.
Erneut wurden alle Kapitel des Buches überarbeitet, gestrafft und ergänzt. So wurde z.B. die klinische Onkologie des Kindesalters in größerer Breite dargestellt und das erworbene Immunmangel-Syndrom unter virologischen und immunologischen Gesichtspunkten berücksichtigt; der neuen Entwicklung der Durchfallstherapie mittels oraler Rehydratation wurde Rechnung getragen, und Farbabbildungen sollen die Differentialdiagnose der exanthematischen Erkrankungen erleichtern. Fünf neue Mitarbeiter traten hinzu: Herr LEMBURG bearbeitete die Erkrankungen der Neugeborenenperiode unter dem Blickwinkel der jeweiligen therapeutischen Erfordernisse und der intensivmedizinischen Möglichkeiten; Herr REINHARDT lieferte Beiträge zu den Erkrankungen der Atmungsorgane; Herr SCHAAD gestaltete das Kapitel der bakteriellen Infektionskrankheiten neu; Herr STAUFFER übernahm die Darstellung der Erkrankungen von Knochen und Gelenken, und Herr V. WAHN steuerte eine Neufassung des Kapitels über die Krankheiten des rheumatischen Formenkreises bei. Den Herren BAY, HANSEN, HÖVELS und REIMOLD danke ich für ihre Mitarbeit an den bisherigen Auflagen des Buches.
Möge sich das Buch mit seiner übersichtlichen Wissensvermittlung auf knappem Raum dem Leser weiterhin als nützlich erweisen.

Düsseldorf, Winter 1986/1987 G.-A. VON HARNACK

Inhaltsverzeichnis

1.	**Wachstum, Entwicklung, Reife.** Von G.-A. VON HARNACK	1
1.1	Körperliche Entwicklung	1
1.2	Intellektuelle und emotionale Entwicklung	7
1.3	Physiologie der Perinatalzeit. Von W. SCHRÖTER	11
2.	**Wachstumsstörungen.** Von G.-A. VON HARNACK	14
2.1	Minderwuchs	14
2.2	Hochwuchs	16
2.3	Untergewicht. Von H. EWERBECK und E. SCHMIDT	16
2.4	Übergewicht. Von G.-A. VON HARNACK	18
3.	**Genetische Schäden und vorgeburtliche Schädigungen der Leibesfrucht.** Von W. LENZ	20
3.1	Genetische Schäden	20
3.2	Embryopathien und Fetopathien durch exogene Noxen	24
3.3	Pränatale Diagnostik	25
4.	**Geburtsabhängige Besonderheiten und spezielle Erkrankungen des Neu- und Frühgeborenen**	27
4.1	Definition, Untersuchung des Neugeborenen. Von W. SCHRÖTER	27
4.2	Frühgeborenes. Von G.-A. VON HARNACK	30
4.3	In der Neugeborenenperiode erkennbare Mißbildungen	35
4.4	Perinatale Schäden	40
4.5	Die Versorgung des Neugeborenen. Von P. LEMBURG	43
4.6	Morbus haemorrhagicus neonatorum. Von W. SCHRÖTER	51
4.7	Morbus haemolyticus neonatorum und Hyperbilirubinämie. Von K. Fischer	51
4.8	Infektionen in der Neugeborenenperiode. Von P. LEMBURG und G.-A. VON HARNACK	56
4.9	Neugeborenenkrämpfe. Von W. SCHRÖTER	59
5.	**Nahrungsbedarf und Ernährung.** Von E. SCHMIDT und H. EWERBECK	61
5.1	Empfohlene Zufuhr	61
5.2	Ernährung im ersten Lebensjahr	63
6.	**Stoffwechsel.** Von H. BICKEL und E. HARMS	71
6.1	Stoffwechselanomalien	71
6.1.1	Aminosäurenstoffwechsel	71
6.1.2	Kohlenhydratstoffwechsel. Von W. SCHRÖTER und G.-A. VON HARNACK	77
6.1.3	Fettstoffwechsel. Von H. BICKEL und E. HARMS	84
6.1.4	Mukopolysaccharidosen. Von W. SCHRÖTER	89
6.1.5	Störungen des Kalzium-, Phosphat- und Magnesium-Stoffwechsels. Von H. J. BREMER	91

6.2	Störungen des Wasser-, Elektrolyt- und Säurebasenhaushalts. Von H. J. Bremer	94
6.3	Hypo- und Hypervitaminosen. Von W. Kübler	99
7.	**Erkrankungen der endokrinen Drüsen**	**105**
7.1	Wirkungen. Von J. R. Bierich	105
7.2	Regulation	106
7.3	Hypophyse und Hypothalamus	106
7.4	Schilddrüsenerkrankungen. Von G.-A. von Harnack	109
7.5	Parathyreoidea	113
7.6	Nebennierenrinde. Von W. Blunck	113
7.7	Nebennierenmark	116
7.8	Gonaden. Von J. R. Bierich und W. Blunck	116
8.	**Infektionskrankheiten**	**124**
8.1	Epidemiologie und Prophylaxe. Von H. Stickl	124
8.1.1	Verhalten der Mikroorganismen	124
8.1.2	Verhalten des Makroorganismus. Von K. Fischer und H. Stickl	124
8.1.3	Erkrankungsablauf. Von H. Stickl	127
8.1.4	Impfungen und Seuchenbekämpfung	128
8.2	Virus-Krankheiten	135
8.2.1	Viruskrankheiten mit flächenhaftem Exanthem	136
8.2.2	Viruskrankheiten mit bläschenförmigem Exanthem	142
8.2.3	Viruskrankheiten ohne obligates Exanthem	147
8.2.4	Viruskrankheiten mit bevorzugter Beteiligung des Zentralnervensystems	152
8.3	Bakterielle Infektionskrankheiten. Von U. B. Schaad	154
8.3.1	Akute bakterielle Infektionskrankheiten	154
8.3.2	Tuberkulose. Von G.-A. von Harnack	170
8.3.3	Lues connata	176
8.4	Infektionen durch Protozoen. Von U. B. Schaad	178
9.	**Immunologie, Immunopathologie, rheumatische Erkrankungen**	**181**
9.1	Immunmangelkrankheiten und Veränderungen der Serumeiweißkörper. Von H. Bickel und W. E. Brandeis	181
9.2	Allergische Reaktionen, Atopie. Von K. Fischer	184
9.3	Autoimmunerkrankungen. Von K. Fischer und V. Wahn	187
9.4	Rheumatoide Arthritis, rheumatisches Fieber und verwandte Krankheiten. Von V. Wahn	190
10.	**Erkrankungen des Blutes und der blutbildenden Organe, bösartige Tumoren**	**198**
10.1	Erkrankungen des roten Systems. Von K. Fischer	199
10.2	Erkrankungen des weißen Systems. Von G. Landbeck	205
10.3	Erkrankungen des lymphatischen und retikulohistiozytären Systems	212
10.4	Störungen der Hämostase	214
10.5	Grundlagen der klinischen Onkologie	222
11.	**Herz- und Kreislauferkrankungen.** Von E. W. Keck	**227**
11.1	Methoden kardiologischer Diagnostik	227
11.2	Angeborene Herz- und Gefäßmißbildungen	229
11.3	Erworbene Herz- und Gefäßerkrankungen	241

Inhaltsverzeichnis IX

11.4 Herz- und Kreislaufinsuffizienz 242
11.5 Funktionelle Herz- und Kreislaufstörungen 244

12. Erkrankungen der Atmungsorgane. Von W. KOSENOW
und D. REINHARDT 246
12.1 Altersabhängige Besonderheiten 246
12.2 Differentialdiagnostische Symptomatologie 246
12.3 Diagnostik 247
12.4 „Banaler" Atemwegsinfekt 248
12.5 Angeborene Fehlbildungen 248
12.6 Erkrankungen von Ohren, Nase und Rachen 251
12.7 Erkrankungen von Kehlkopf, Trachea und Bronchien 257
12.8 Erkrankungen von Lunge, Pleura und Mediastinum 271

13. Erkrankungen des Verdauungstraktes 283
13.1 Methoden gastroenterologischer Diagnostik.
Von M. A. LASSRICH 283
13.2 Leitsymptome 283
13.3 Anomalien und Erkrankungen des Ösophagus 286
13.4 Erkrankungen des Magens und Zwölffingerdarms 290
13.5 Erkrankungen des Dünndarms. Von M. A. LASSRICH
und R. GRÜTTNER 295
13.6 Dickdarmerkrankungen. Von M. A. LASSRICH 300
13.7 Durchfallerkrankungen beim Säugling. Von E. SCHMIDT
und H. EWERBECK 305
13.8 Erkrankungen der Leber und Gallenwege. Von R. GRÜTTNER . 310
13.9 Pankreaserkrankungen. Von G.-A. VON HARNACK 316
13.10 Darmparasiten 317
13.11 Hernien 318

**14. Erkrankungen der Nieren, der ableitenden Harnwege
und der äußeren Geschlechtsorgane** 319
14.1 Physiologische Vorbemerkungen. Von F. BLÄKER 319
14.2 Untersuchungsmethoden 319
14.3 Glomeruläre Nephropathien 321
14.4 Interstitielle Nephritiden 326
14.5 Nierenversagen 327
14.6 Renale arterielle Hypertension 327
14.7 Tubulopathien und vaskuläre Nierenerkrankungen 328
14.8 Harnwegserkrankungen. Von F. BLÄKER und M. A. LASSRICH . . 330
14.9 Mißbildungen der Nieren und der ableitenden Harnwege.
Von M. A. LASSRICH 333
14.10 Fehlbildungen und Erkrankungen des äußeren Genitale.
Von F. BLÄKER 337

15. Knochen und Gelenke 338
15.1 Allgemeine Skelettentwicklung. Von M. A. LASSRICH 338
15.2 Anlagebedingte Systemerkrankungen des Skeletts 338
15.3 Fehlbildungen 340
15.4 Angeborene Hüftgelenksdysplasie und Luxation.
Von U. G. STAUFFER 342
15.5 Sonstige Anomalien des Bewegungsapparates 343
15.6 Osteomyelitis 345
15.7 Aseptische Knochennekrosen 347
15.8 Knochentumoren 348

16.	**Pädiatrisch wichtige Hauterkrankungen.** Von J. MEYER-ROHN	352
16.1	Hereditäre und konnatale Hauterkrankungen	352
16.2	Ekzemgruppe	354
16.3	Bakteriell bedingte Hautkrankheiten	356
16.4	Pilzbedingte Hautkrankheiten	357
16.5	Parasitenbedingte Hautkrankheiten	359
16.6	Viruskrankheiten der Haut	359
16.7	Sonstige Hautkrankheiten	361
17.	**Erkrankungen des Nervensystems.** Von H. DOOSE	364
17.1	Fehlbildungen	364
17.2	Entzündliche Erkrankungen des Nervensystems	365
17.3	Traumatische Schäden des Zentralnervensystems, Blutungen	371
17.4	Vaskuläre Erkrankungen des Gehirns	373
17.5	Raumfordernde Prozesse des Zentralnervensystems	375
17.6	Hydrozephalus	377
17.7	Infantile Zerebralparese	378
17.8	Zerebrale Anfälle	381
17.9	Anfälle und anfallsartige Störungen nicht-epileptischer Genese	389
17.10	Erbliche Erkrankungen des Gehirns, des Rückenmarks und der Muskulatur	390
17.11	Schwachsinn. Von G.-A. VON HARNACK	392
18.	**Sozialpädiatrie.** Von G.-A. VON HARNACK	396
18.1	Mortalität und Morbidität des Kindesalters	396
18.2	Prävention	397
18.3	Rehabilitation	399
18.4	Betreuung des sozial benachteiligten Kindes	400
19.	**Kinder- und Jugendpsychiatrie.** Von G.-A. VON HARNACK und H. WALLIS	402
19.1	Kindliche Verhaltensauffälligkeiten, allgemeine Charakteristik	402
19.2	Spezielle Störungen	405
20.	**Unfälle und akzidentelle Vergiftungen im Kindesalter.** Von G.-A. VON HARNACK	414
20.1	Häufige Unfälle im Säuglingsalter	414
20.2	Häufige Unfälle im Kleinkindesalter	415
20.3	Häufige Unfälle im Schulalter	416
20.4	Arzneimittelreaktionen bei Neugeborenen, Säuglingen und älteren Kindern	417
20.5	Plötzlicher Tod im Säuglingsalter (Mors subita)	417
20.6	Sofortmaßnahmen und Grundlagen der Therapie bei akzidentellen Vergiftungen	417

Anhang: Arzneitherapie. Von G.-A. VON HARNACK 418

Literaturverzeichnis 420

Sachverzeichnis 421

Mitarbeiterverzeichnis

BICKEL, H., Prof. Dr., Universitäts-Kinderklinik, Im Neuenheimer Feld 150, D-6900 Heidelberg 1

BIERICH, J. R., Prof. Dr., Universitäts-Kinderklinik, D-7400 Tübingen

BLÄKER, F., Prof. Dr., Universitäts-Kinderklinik, Martinistraße 52, D-2000 Hamburg 20

BLUNCK, W., Prof. Dr., Altonaer Kinderkrankenhaus von 1859, Bleickenallee 38, D-2000 Hamburg 50

BRANDEIS, W. E., Priv.-Doz. Dr., Universitäts-Kinderklinik, Im Neuenheimer Feld 150, D-6900 Heidelberg

BREMER, H. J., Prof. Dr., Universitäts-Kinderklinik, Moorenstraße 5, D-4000 Düsseldorf

DOOSE, H., Prof. Dr., Abt. Neuropädiatrie, Universitäts-Kinderklinik, Schwanenweg 20, D-2300 Kiel

EWERBECK, H., Prof. Dr., Städtisches Kinderkrankenhaus, Amsterdamer Straße 59, D-5000 Köln-Riehl

FISCHER, K., Prof. Dr., Universitäts-Kinderklinik und Poliklinik, Abt. für Klinische Immunpathologie, Martinistraße 52, D-2000 Hamburg 20

GRÜTTNER, R., Prof. Dr., Universitäts-Kinderklinik, Martinistraße 52, D-2000 Hamburg 20

HARMS, E., Prof. Dr., Kinderklinik der Technischen Universität, Kölner Platz 1, D-8000 München 40

VON HARNACK, G.-A., Prof. Dr., emer. Direktor der Universitäts-Kinderklinik Moorenstraße 5, D-4000 Düsseldorf

KECK, E. W., Prof. Dr., Universitäts-Kinderklinik, Kardiologische Abteilung, Martinistraße 52, D-2000 Hamburg 20

KOSENOW, W., Prof. Dr., Hohenzollernstraße 85, D-4150 Krefeld 1

KÜBLER, W., Prof. Dr., Institut für Ernährungswissenschaft der Justus-Liebig-Universität, Goethestraße 55, D-6300 Gießen

LANDBECK, G., Prof. Dr., Universitäts-Kinderklinik, Martinistraße 52, D-2000 Hamburg 20

LASSRICH, M. A., Prof. Dr., Universitäts-Kinderklinik, Martinistraße 52, D-2000 Hamburg 20

LEMBURG, P., Prof. Dr., Universitäts-Kinderklinik, Moorenstraße 5, D-4000 Düsseldorf

LENZ, W., Prof. emer. Dr. Dr. h.c., Institut für Humangenetik der Universität, Vesaliusweg 12–14, D-4400 Münster/Westf.

MEYER-ROHN, J., Prof. Dr., Grebeneich 9, D-2111 Handeloh

REINHARDT, D., Prof. Dr., Universitäts-Kinderklinik, Moorenstraße 5, D-4000 Düsseldorf

SCHAAD, U. B., Priv.-Doz. Dr., Universitäts-Kinderklinik, Inselspital, CH-3010 Bern

SCHMIDT, E., Prof. Dr., Universitäts-Kinderklinik, Moorenstraße 5, D-4000 Düsseldorf

SCHRÖTER, W., Prof. Dr., Universitäts-Kinderklinik, Humboldtallee 38, D-3400 Göttingen

STAUFFER, U. G., Prof. Dr., Chirurgische Klinik des Universitäts-Kinderspitals, CH-8032 Zürich

STICKL, H., Prof. Dr., Abteilung für Umwelthygiene und Impfwesen, Institut für Medizinische Mikrobiologie und Hygiene der Technischen Universität München, Lazarettstraße 62, D-8000 München 19

WAHN, V., Prof. Dr., Universitäts-Kinderklinik, Moorenstraße 5, D-4000 Düsseldorf

WALLIS, HEDWIG, Prof. Dr., Universitäts-Kinderklinik, Psychosomatische Abteilung, Martinistraße 52, D-2000 Hamburg 20

1. Wachstum, Entwicklung, Reife

G.-A. VON HARNACK

1.1 Körperliche Entwicklung

Während der Kindheit ist der Organismus einem ständigen Wandel unterworfen. Das Kind wächst, es nimmt an Masse zu; das Kind entwickelt sich, Organe differenzieren sich, Funktionen wandeln sich. In Gang gesetzt durch die einmal gegebene Genkonstellation wird der Entwicklungsprozeß durch eine Vielzahl von Umweltgegebenheiten in seiner Ausgestaltung beeinflußt.

Von der Größe der *Wachstumsleistung* macht man sich eine Vorstellung, wenn man bedenkt, daß das befruchtete Ei rund $1/1000$ mg wiegt. Nach 8 Wochen aber beträgt das Gewicht 1 g – das Millionenfache; nach weiteren 19 Wochen 1000 g, das Milliardenfache des Ausgangsgewichts.

1.1.1 Intrauterine Gewichtsentwicklung

Abbildung 1 läßt die Gewichtsentwicklung von der 27. Schwangerschaftswoche an erkennen. Die 50. Perzentile gibt den durchschnittlichen Verlauf wieder. Das Ende der 38. Woche trennt die zu früh Geborenen von den rechtzeitig Geborenen. Das Diagramm wird verwandt um festzustellen, ob Neugeborene, bezogen auf ihr Konzeptionsalter, normal-, über- oder untergewichtig sind (S. 30).

1.1.2 Größen- und Gewichtsentwicklung

Während des ersten Lebensjahres läßt das Wachstumstempo allmählich nach. Vom 3.–11. Lebensjahr bleibt die absolute Zunahme von Größe und Gewicht annähernd gleich. Pro Jahr steigt das Gewicht um 2,5 kg (2–3) und die Größe um 6 cm (5–7). Mit etwa 10 Jahren beim Mädchen und 12 Jahren beim Jungen beginnt sich das Wachstumstempo zu steigern. Der „Präpubertätswachstumsschub" hat sein Maximum schon überschritten, wenn beim Mädchen mit rund 13 Jahren die Menarche eintritt oder beim Knaben mit 15 Jahren der Höhepunkt der Pubertät erreicht ist (S. 117). Das Längenwachstum kommt praktisch zum Abschluß beim weiblichen Geschlecht mit 16, beim männlichen mit 18 Jahren; die Epiphysenfugen sind nun geschlossen. In Abb. 2 und 3, S. 2 und 3 ist der *Wachstumsverlauf* bei Jungen und Mädchen dargestellt. Die Perzentilangaben lassen die Variationsbreite der Größen und Gewichtsentwicklung erkennen. Die 50. Perzentile gibt die mittlere Wachstumsgeschwindigkeit wieder. Werte außerhalb der 3. bzw. 97. Perzentile sind als abnorm anzusehen.

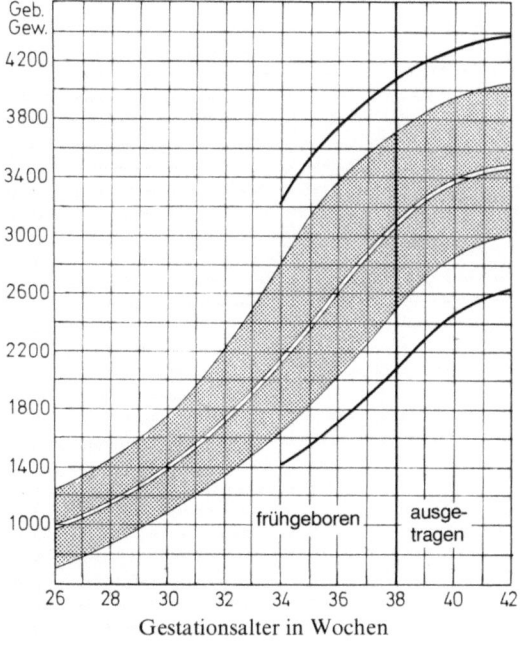

Abb. 1. Intrauterines Gewichtswachstum nach Hohenauer (im Anfangsteil leicht modifiziert) mit Angabe der 3., 10., 50., 90. und 97. Perzentile: Jungen und Mädchen kombiniert

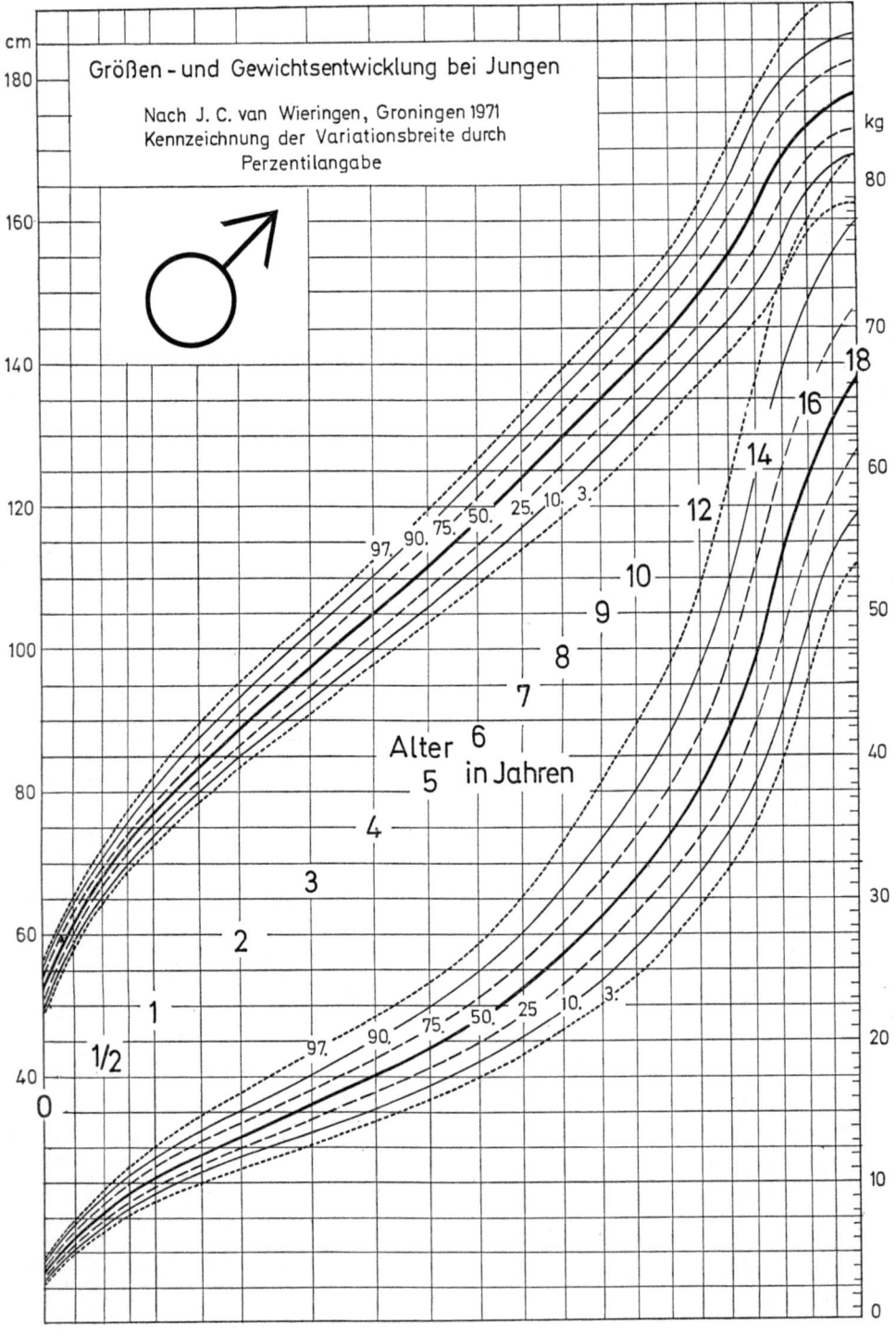
Abb. 2

Körperliche Entwicklung

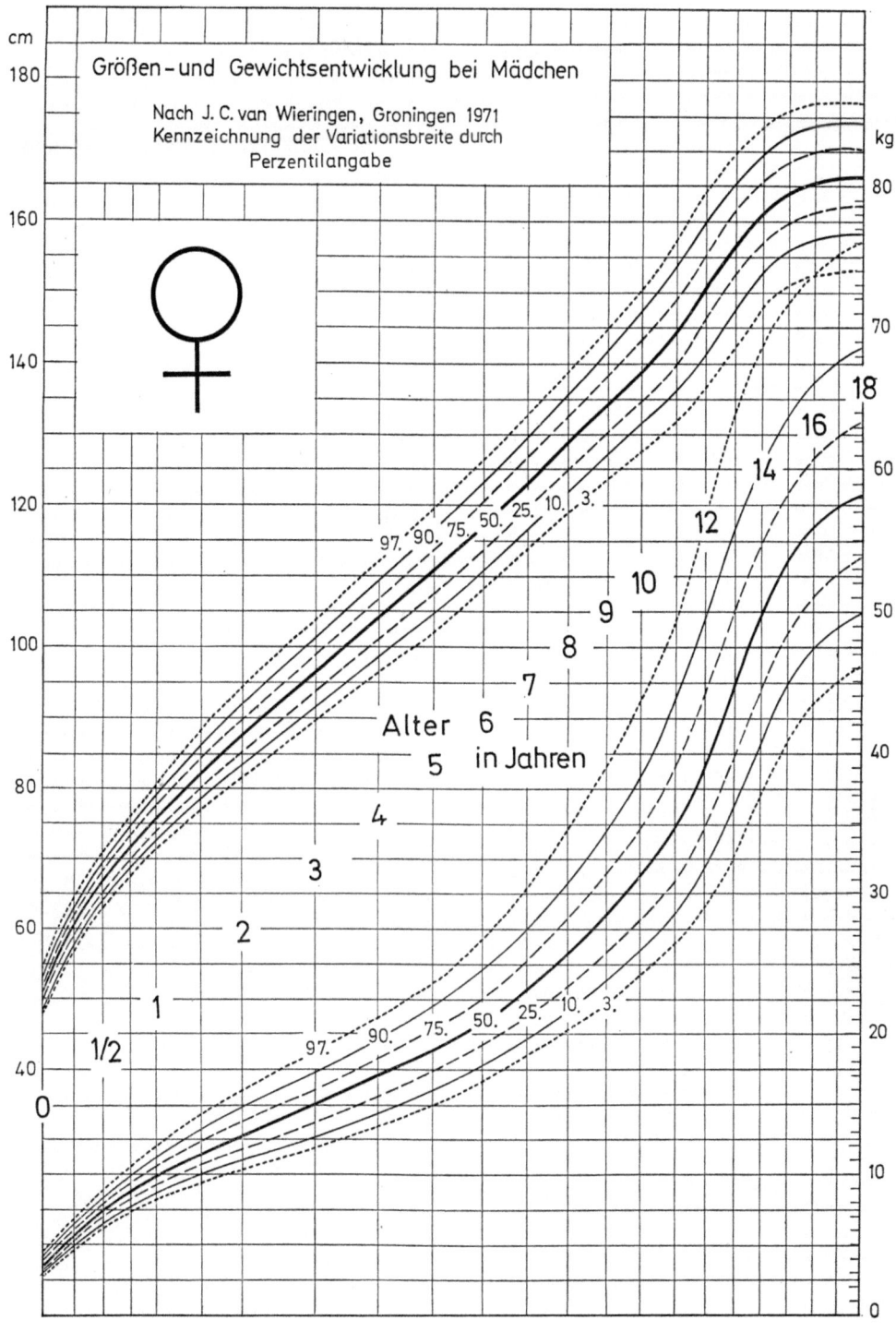

Abb. 3

Tabelle 1. Durchschnittsgrößen und -gewichte von Knaben und Mädchen

Knaben		Jahre	Mädchen	
kg	cm		cm	kg
3,5	51,0	0	50,0	3,3
5,9	61,6	¼	60,4	5,7
7,9	68,5	½	67,2	7,4
9,3	73,3	¾	71,9	8,9
10,5	77,0	1	75,6	10,0
12,1	83,8	1½	82,5	11,5
13,3	88,9	2	87,8	12,8
15,6	97,5	3	96,5	14,9
17,6	105,0	4	104,2	16,9
19,4	111,4	5	110,9	18,9
21,2	117,8	6	117,3	20,8
23,6	123,8	7	123,3	23,2
26,2	129,6	8	129,0	25,8
28,8	134,8	9	134,2	28,5
31,4	139,8	10	139,1	31,3
34,5	144,6	11	144,1	34,8
37,9	149,6	12	151,0	39,7
42,2	155,1	13	157,2	45,0
47,8	161,3	14	161,2	49,8
54,6	168,6	15	163,9	53,4
59,7	173,1	16	165,4	55,8
63,5	176,1	17	166,0	57,2
66,2	177,6	18	166,3	58,2

Um den gesamten Wachstumsverlauf mit seiner Streubreite von der Geburt bis zur Reife in *einer* Abbildung darzustellen, wurde ein halblogarithmischer Maßstab gewählt, der das rasche Wachstum zu Beginn des Lebens in größerer Breite zeigt als das darauffolgende. Durch Eintragung mehrerer Wachstumsdaten eines Kindes in das Diagramm lassen sich Längsschnittbeobachtungen anschaulich wiedergeben. Sie lassen erkennen, ob Größen- und Gewichtsentwicklung in einem harmonischen Verhältnis zueinander stehen, wenn die Perzentilwerte von Größe und Gewicht verglichen werden. Weicht das Skelettalter nicht nennenswert vom chronologischen Alter ab (± 1 Lebensjahr), läßt das Diagramm auch eine Voraussage über die zu erwartende Erwachsenengröße zu.

Da man nicht immer eine Tabelle oder ein Diagramm zur Hand hat, lohnt es, sich einige **Merkregeln** einzuprägen.

Ein Kind wiegt bei der Geburt:	3,3 kg
Sein Gewicht hat sich	
mit 4–5 Monaten verdoppelt:	6,6 kg
Mit 1 Jahr verdreifacht:	10 kg
mit 6 Jahren versechsfacht:	20 kg
mit 12 Jahren verzwölffacht:	40 kg
Ein Kind *mißt* bei der Geburt	50 cm
Die Länge beträgt mit 1 Jahr	75 cm
mit 4 Jahren	100 cm
mit 12 Jahren	150 cm

Diese Angaben sind natürlich nur Näherungswerte.

1.1.3 Akzeleration

In den letzten 100 Jahren hat die Erwachsenengröße in zahlreichen Ländern um durchschnittlich 8 cm (7–10) zugenommen. Neben dieser Wachstums**steigerung** ist eine Wachstums**beschleunigung** (Akzeleration) festzustellen. Schulkinder sind heute um 12 cm (8–16) größer als ihre Altersgenossen vor 100 Jahren. Die Ursachen für diese Wachstumsvorverlegung müssen bereits im ersten Lebensjahrzehnt wirksam sein, denn die Neugeborenengröße hat sich wenig gewandelt, die Einjährigen aber sind schon im Mittel um 5 cm, die 6jährigen um 8 cm größer als vergleichbare Kinder vor 100 Jahren. Die Akzeleration ist überall dort anzutreffen, wo sich der Lebensstandard hebt. Eine besondere Bedeutung kommt offenbar der Zunahme des Eiweißkonsums zu. Daneben können zahlreiche andere Faktoren wirksam sein, deren Einfluß im einzelnen schwer faßbar ist. In gleicher Weise wie die Größenentwicklung ist die Gewichtsentwicklung vorverlegt. Im gleichen Zeitraum von 100 Jahren rückte der Menarche-Termin um 1–2 Jahre vor.

1.1.4 Formwandel des Organismus

Im Wachstumsverlauf ändern sich die Körperproportionen. Die Abb. 4 zeigt ein Neugeborenes neben einem Erwachsenen, beide in gleicher Größe. Der Kopf macht beim Neugeborenen rund ¼, beim Erwachsenen ⅛ der Gesamtgröße aus. Demgegenüber entfällt auf die Beine beim Neugeborenen nur rund ⅓ der Körperlänge, beim Erwachsenen die Hälfte. Dem entspricht die Lageverschiebung des Nabels. Die äußere Körperform ändert sich während der Pubertät in charakteristischer Weise:

Körperliche Entwicklung

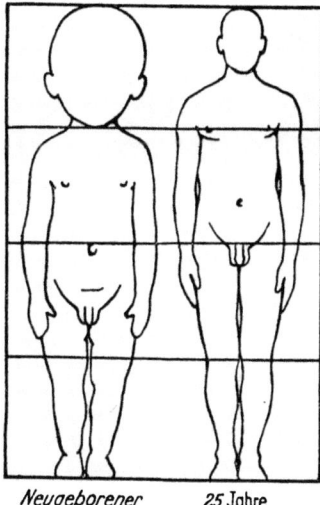

Abb. 4. Unterschiedliche Körperproportionen von Neugeborenem und Erwachsenem

Beim **Mädchen** entwickelt sich als erstes die Brustknospe, es folgt die Scham-, dann die Axillarbehaarung, ehe die Menarche eintritt (S. 117).
Beim **Jungen** vergrößern sich zunächst die Hoden, dann der Penis; der Schambehaarung folgt die Axillarbehaarung und der Bartwuchs. Die erste Ejakulation bezeichnet den Eintritt der Geschlechtsreife.

1.1.5 Organwachstum

Die einzelnen Organsysteme nehmen am Gesamtwachstum in unterschiedlicher Weise teil. In Abb. 5 wurde das jeweilige Organgewicht im Erwachsenenalter gleich 100% gesetzt. Es ist ablesbar, welcher Anteil des Endgewichtes in den einzelnen Altersstufen erreicht wird. Das Wachstumstempo des **Herzens** entspricht annähernd dem Tempo der Körpergewichtszunahme. Das relative **Leber**gewicht eilt demgegenüber voraus. Das entspricht der erhöhten Anforderung an das zentrale Stoffwechselorgan und der erhöhten Stoffwechselaktivität des jungen Kindes. Der Typ des Gehirnwachstums ist dem des Hodenwachstums entgegengesetzt: Während das **Gehirn** eines 6 Monate alten Säuglings schon die Hälfte seines Endgewichts erreicht hat, steigt das **Hoden**gewicht erst zur Zeit der Pubertät steil an. Das Wachstum lymphatischer Gewebe ist am Beispiel des

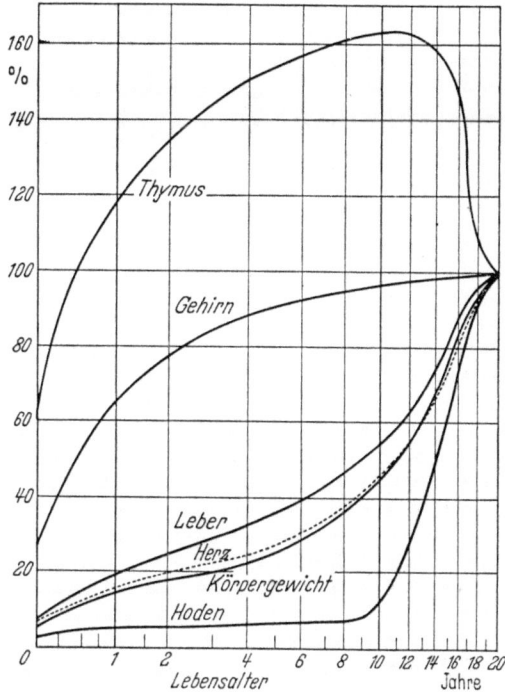

Abb. 5. Durchschnittliches Gewichtswachstum verschiedener Körperorgane. Das Organgewicht Erwachsener ist = 100% gesetzt

Tabelle 2. Kopfumfang (in cm)

	♂	♀
Geburt	35½	35
3 Monate	41	40
6 Monate	44	43
1 Jahr	47	46
3 Jahre	50	49
12 Jahre	53½	53

Thymus dargestellt. Sein Gewicht ist vom zweiten Lebenshalbjahr an größer als beim Erwachsenen.

1.1.6 Kopfwachstum

Dem raschen Gehirnwachstum im ersten Lebensjahr entspricht die rasche Größenzunahme des Kopfes in dieser Zeit.
Tabelle 2 gibt einige Zahlen wieder, an denen abgelesen werden kann, ob der Kopf eines Kindes unterdurchschnittlich (mikrozephal)

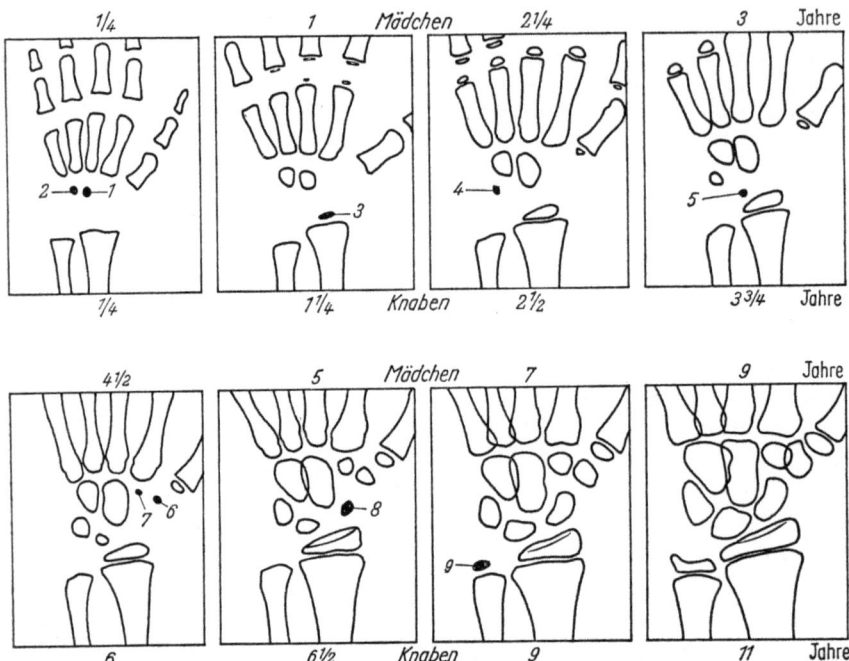

Abb. 6. Fortschreiten der Skelettentwicklung bei Mädchen (Bild-Überschrift) und bei Knaben (Bild-Unterschrift) nach Röntgenbildern der linken Hand (s. Text)

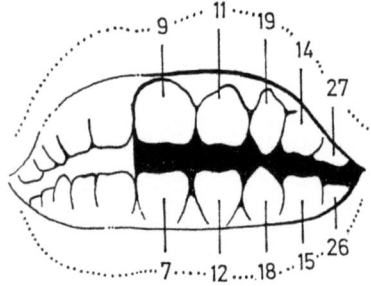

Abb. 7. Milchgebiß, linke Seite. Angabe, wieviel Monate das Kind alt ist beim Durchbruch des betreffenden Milchzahns

schmelzung der Epiphysenfugen beachtet. Zu diesem Zweck fertigt man eine Röntgenaufnahme der linken Hand an und vergleicht sie mit Normalserien in speziellen Röntgenatlanten. Abb. 6 gibt einige Beispiele: Mit ¼ Jahr sind Capitatum (1) und Hamatum (2) sichtbar. Es folgen die Radiusepiphyse (3) und das Triquetrum (4), beim Mädchen früher als beim Knaben. Nach dem Lunatum (5) erscheinen die beiden Multangula (6 u. 7), das Naviculare (8), schließlich die distale Ulnaepiphyse (9). Als letzter Kern verknöchert das Pisiforme, beim Mädchen mit 9, beim Jungen mit 11½ Jahren.

oder überdurchschnittlich groß ist (z. B. bei Hydrozephalus). Die Maße schwanken beim gesunden Kinde in dem Bereich ± 2 cm. Die große Fontanelle ist meist mit 18 Monaten geschlossen, oft früher.

1.1.7 Skelettentwicklung

Die Knochenreifung läßt sich beurteilen, wenn man Zahl, Form und Größe der ossifizierten Knochenkerne bestimmt und die Ver-

1.1.8 Zahnentwicklung

Die Verkalkung der *Milchzahnkeime* beginnt bereits in der 12. Schwangerschaftswoche, die der bleibenden Zähne zur Zeit der Geburt. Mit 5–8 Monaten brechen als erste Milchzähne die unteren mittleren Schneidezähne durch. Die weitere Reihenfolge ist aus Abb. 7 ersichtlich. Mit ihrer Hilfe ist es möglich zu entscheiden, ob die Zahnentwicklung eines Kindes verfrüht, normal oder verzögert abläuft. Abweichungen von der Reihenfolge kommen häufiger vor. Eine Verzögerung des Zahndurchbruchs um mehrere Monate kann familiär bedingt oder Ausdruck einer Krankheit sein. Als Ursache kommen u. a. Rachitis und Hypothyreose in Frage.

Mit etwa 6 Jahren bricht als erster *bleibender Zahn* der erste Molar durch. Gleichzeitig lockern sich die unteren mittleren Schneidezähne und machen den bleibenden Schneidezähnen Platz. Mit etwa 12 Jahren sind auch die mittleren Molaren durchgebrochen und der Zahnwechsel ist abgeschlossen. Der Durchbruch der hinteren Molaren („Weisheitszähne") ist großen individuellen Schwankungen unterworfen.

1.1.9 Statisch-motorische Entwicklung

Ungerichtete Bewegungen kennzeichnen die Motorik des Neugeborenen. Im 2. Monat ist das Kind imstande, den Kopf in Bauchlage zu heben, im 4.–5. Monat nach Gegenständen zu greifen. Im 6. Monat stützt sich das Kind in Bauchlage mit gestreckten Armen auf seine Hände. In Rückenlage kann es sich so weit beugen, daß es mit seinen Füßchen spielen kann. Im 7. Monat vermag es sich aus der Rückenlage in die Bauchlage zu drehen. Von den **tonischen Reflexen** (S. 381) verliert sich der symmetrische tonische Halsreflex im 2.–3. Monat, der tonische Labyrinthreflex im 3. Monat und der asymmetrische tonische Halsreflex im 3.–5. Lebensmonat. Sind sie danach noch auslösbar, besteht der Verdacht auf eine Zerebralparese. Gute Gradmesser einer normalen Reflexreifung sind der **Traktionsversuch** (Abb. 8), der vom 3.–4. Monat an positiv

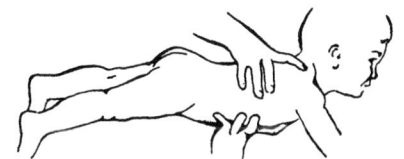

Abb. 9. Landaureflex: Unterstützung des Kindes unter dem Thorax, so daß es in Bauchlage schwebt. Positiv, wenn Kopf und Rücken gestreckt werden; voll ausgereift, wenn der Rücken überstreckt und der Kopf gehoben wird

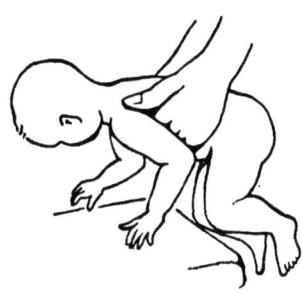

Abb. 10. Schaltenbrandreflex = Sprungbereitschaft. Eine Abstützreaktion der Arme beim Bewegen des Kindes in Richtung Unterlage: Streckung der Arme zunächst mit geschlossener, später mit völlig geöffneter Hand

ausfällt, der **Landaureflex** (Abb. 9), der vom 3.–5. Monat an nachweisbar ist und der **Schaltenbrandreflex** (Abb. 10), der im 7.–8. Monat voll ausgereift ist.

Im 7.–8. Monat vermag der Säugling frei zu sitzen, im 9.–12. Monat mit Unterstützung zu stehen. Mit 1 bis 1½ Jahren kann das Kind frei laufen. Diese Zeitangaben sind Durchschnittswerte, im Einzelfall kommen große individuelle Abweichungen vor, deren Ausmaß mit Hilfe der Denver-Entwicklungsskalen bestimmt werden kann (siehe S. 9).

1.2 Intellektuelle und emotionale Entwicklung

Statisch-motorische und geistig-seelische Entwicklung sind beim Kinde eng miteinander verknüpft und nur gedanklich zu trennen. Man kann mehrere Entwicklungsphasen unterscheiden, die fließend ineinander übergehen. Die Neugeborenenperiode im weiteren Sinne umfaßt die ersten vier Lebenswochen,

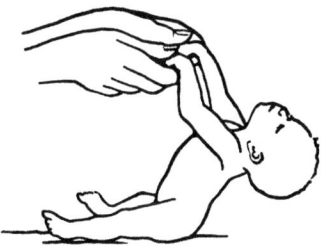

Abb. 8. Traktionsversuch: Beim Hochziehen des Kindes fällt der Kopf des Neugeborenen nach hinten. Ab 3.–4. Monat kann der Kopf aktiv gehalten werden

die Säuglingszeit ist mit dem ersten Geburtstag beendet. Daran schließt sich das Kleinkindes- und das Schulalter.

1.2.1 Neugeborenenperiode

Schon der Fetus ist fähig, Reize zu empfangen und zu beantworten. Innere Aktivität setzt nicht erst mit der Geburt ein. Alle Vorgänge laufen jedoch unbewußt ab. Das Neugeborene ist in der Lage, die Umwelt mit seinen Sinnen wahrzunehmen und sich mit ihr vertraut zu machen. Es kann Zusammenhänge zwischen seinem eigenen Verhalten und der Umwelt entdecken und aktiv auf die Umwelt einwirken, wie neuere Untersuchungen beweisen. Die Phase der Anpassung ist einerseits von Temperament, Reifegrad und Gesundheitszustand des Neugeborenen abhängig (und daher individuell sehr verschieden!) und andererseits von der Intuition der Eltern im Erfassen der Bedürfnisse des Kindes und ihrer Fähigkeit, ihr Verhalten darauf abzustimmen.
Unlust zeigt das Neugeborene durch Schreien an, Zeichen des Behagens fehlen noch. Es ist schutzlos und völlig auf Hilfe von außen angewiesen.

1.2.2 Säuglingszeit

Im **zweiten** Lebensmonat ist das Zentralnervensystem soweit ausgereift, daß der Säugling zum Hinhören und Hinsehen befähigt ist. Das erste Lächeln huscht über sein Gesicht – zunächst nur flüchtig und nicht regelmäßig auslösbar, dann jedoch als prompte Reaktion auf jede Zuwendung leicht auslösbar. Es ist das erste sichere Zeichen des eigentlich menschlichen Kontakts und daher so beglückend für Vater und Mutter.
Im **dritten** Lebensmonat wendet sich der Säugling Licht- und Schallquellen zu: Die Zuwendung zur Umwelt wird intensiver. In den folgenden Monaten greift er nach vorgehaltenen Gegenständen, betastet sie, führt sie zum Munde. Mit der Fähigkeit zum Sitzen mit 6 bis 7 Monaten gewinnt der Säugling eine neue Übersicht über das Geschehen um ihn her, mit dem Kriechen erweitert sich sein Lebenskreis.
In den letzten Monaten des ersten Lebensjahres erlernt das Kind den **Werkzeuggebrauch:** Ein begehrter Gegenstand kann mit Hilfe einer Schnur herangezogen werden, mit einem Stock können fernliegende Gegenstände bewegt werden. In dieser Zeit sind auch erste „Dressurakte" möglich, wie Bitte-bitte-Machen oder Winke-winke.
Dem eigentlichen Spracherwerb geht eine **Lallperiode** voran, die nichts mit Lautnachahmung zu tun hat, sondern der Freude am hervorgebrachten Laut entspringt. Die Ausdrucksmöglichkeiten werden mannigfaltiger und spiegeln die augenblickliche Stimmungslage wider.
Der eigentlichen **Sprechfähigkeit** geht das Wortverständnis lange voraus. Zunächst wächst die Fähigkeit, Mienen und Gesten zu „verstehen", dann wird auch der Aufforderungscharakter einzelner Wörter verstanden. Ende des ersten Jahres verwendet das Kind selbst einzelne Wörter. Mit dem Gebrauch dieser übernommenen oder selbst gewählten Lautsymbole beginnt das Sprechenlernen, das über „Ein-Wort-Sätze" zu Zwei- und Drei-Wort-Sätzen gegen Ende des zweiten Lebensjahres führt. Wie alle Leistungen ist der Erwerb der Sprache großen individuellen Schwankungen unterworfen und u. a. von den Umweltbedingungen abhängig.

1.2.3 Kleinkindesalter

Mit der Fähigkeit zum Laufen gewinnt das Kind vom zweiten Lebensjahr an die räumliche **Orientierung.** Die zeitliche Orientierung beginnt erst im vierten Lebensjahr und ist vollständig – nach Tag, Monat und Jahr – erst mit etwa 8 bis 10 Jahren. Zunächst ist die Merkfähigkeit, dann erst das Gedächtnis entwickelt, das bleibende Gedächtnis ist erst vom vierten Lebensjahr an nachweisbar.
Durch Greifen kommt das Kind zum *Begreifen,* durch Eroberung des Raumes zu **Erfahrungen.** Im ersten Fragealter gewinnt die Sprache „Nennfunktion" („*Was* ist das?"). Es folgen das „wo?", „wann?" und schließlich – mit etwa 3 bis 4 Jahren – das „warum?".
Im **Spiel** findet die Phantasie ihren Ausdruck. In Rollen- und Fiktionsspielen wird die Umwelt schöpferisch nachgestaltet, in der Beschäftigung mit Lehm, Wasser und Sand lernt das Kind den Umgang mit verschiedenartigem Material, im Umgang mit Pinsel und Farbstiften, beim Zeichnen und Malen, werden seine Ausdrucksmöglichkeiten bereichert. Spielzeug, das der Phantasie Raum läßt, fördert das Kind

besser als hochentwickeltes mechanisches Spielzeug. Im Umgang mit den Spielgefährten, in der Kindergruppe, lernt das Kind „spielend" sich ein- und unterzuordnen.

Für das Kleinkind besteht zunächst kein Unterschied zwischen „innen" und „außen", zwischen erlebendem Subjekt und erlebtem Objekt, das Weltbild ist in totaler Ichbezogenheit in sich geschlossen. Im Widerstand der Triebregungen an der Umwelt erlebt das Kleinkind zum erstenmal den Gegensatz von „Ich" und „Du". Durch sein „Nein" grenzt es sich von seiner Umwelt und ihren Absichten ab. Zwischen dem zweiten und vierten Lebensjahr, meist im dritten Lebensjahr, setzt bei vielen Kindern die **Trotzphase** ein, bei willensstarken Kleinkindern deutlicher als bei gefügigen, bei Jungen im allgemeinen heftiger als bei Mädchen. Der Trotz ist ein Schritt auf dem Wege zur Selbstfindung. Der Erzieher darf in dieser Phase weder den Willen des Kindes brechen, noch wehrlos nachgeben. Geschicktes Vermeiden von Konfliktsituationen, Ablenkung, aber gelegentlich – wenn es sein muß – ruhiges Beharren auf der Willensdurchsetzung, mit einem Wort: Geschick auf seiten des Erziehers und fortschreitende Einsicht auf seiten des Kindes lassen die Trotzphase abklingen. Die Grundstimmung eines gesunden Kleinkindes ist fröhlich.

Mit der **Sauberkeitsgewöhnung** sollte nicht zu früh begonnen werden. Zwar ist es möglich, schon einen Säugling an Sauberkeit zu gewöhnen, doch sind das „Dressurakte", die von der Mutter einen großen Einsatz verlangen. Sicherer ist der Erfolg, wenn das Kind versteht, worum es geht; wenn es selbst sein Bedürfnis anmelden kann. Im allgemeinen gelingt die Beherrschung der Darmfunktion mit 1½ Jahren, mit 1½ bis 2 Jahren sind Kinder am Tage und mit 2 bis 2½ Jahren auch in der Nacht trocken. Auch nach diesem Zeitpunkt kann sich das Kind am Tage gelegentlich „verspielen" oder nachts bisweilen wieder einnässen, kein Grund zur Beunruhigung der Mutter – mit Geduld gelingt es, schließlich eine zuverlässige Beherrschung der Ausscheidungsfunktionen zu erzielen.

Zur Bestimmung des Entwicklungsstandes eines Kindes bis zum sechsten Lebensjahr eignen sich die **Denver-Entwicklungsskalen.** 100 Fragestellungen verteilen sich auf vier Gruppen. Folgende Leistungen werden z. B. bewertet:

Grobmotorik: Kopfheben, Sitzen, Stehen, Laufen, auf einem Bein stehen.
Feinmotorik – Adaptation: Mit den Augen folgen, Greifen nach Gegenständen, Opposition von Daumen und Zeigefinger, einen Turm bauen.
Sprache: Imitieren von Sprachlauten, „Mama" und „Papa" mit Bedeutung, Bildbenennung.
Sozialer Kontakt: Lächeln, Scheu vor Fremden, Imitation von Tätigkeiten, Ausziehen, Anziehen.

Der Zeitpunkt, wann 25, 50, 75 bzw. 90% der Kinder die jeweilige Leistung vollbringen, wurde durch Reihenuntersuchungen ermittelt. Der Screening-Test liefert keine Diagnose, läßt aber erkennen, ob ein sich langsam entwickelndes Kind einer eingehenden Untersuchung zuzuführen ist.

1.2.4 Schulalter

Mit Vollendung des sechsten Lebensjahres ist das Kind in den meisten Ländern schulpflichtig und im allgemeinen auch **schulreif.** Voraussetzung zum erfolgreichen Schulbesuch ist eine ausreichende Intelligenz, damit der Wissensstoff der Schule aufgenommen und verarbeitet werden kann. Ebenso wichtig aber ist die soziale Reife: Das Kind muß gelernt haben, sich in die Gemeinschaft einzuordnen und ihre Gesetze zu befolgen. Es muß die Fähigkeit gewonnen haben, kleinkindhafte Wünsche und Triebregungen zu unterdrücken, seine Phantasiewelt der realen Welt anzupassen. Intelligenz allein hilft nicht, wenn das Kind nicht zur willkürlichen Aufmerksamkeitszuwendung fähig ist, sich nicht auf eine Aufgabe konzentrieren kann. Ist die Schulreife eines Kindes fraglich, gelingt es u. U. mit Hilfe von geeigneten Testverfahren die Entscheidung zu fällen.

Die Schule verlangt zunächst allein durch die Forderung des „Stillsitzens" viel von den Kindern. An die Stelle unbeschwerten Spielens treten Hausaufgaben und die Sorge um Versetzung.

1.2.5 Erziehungsfragen

Die Fähigkeit zum Erziehen kommt aus dem **Instinktbereich.** Unreflektierte Mütter haben häufig eine größere erzieherische Sicherheit als intellektuelle Mütter, die einen durchdachten Erziehungsplan verfolgen. Ein Zuviel an Erziehung kann ebenso schädlich sein wie ein Zuwenig; pausenloses Einwirken und Korrigieren führt zur Abstumpfung, fehlende „Kinderstube" ist am ungesteuerten Verhalten ablesbar. Nicht das Wort, sondern das Vorbild sollte das hauptsächliche Erziehungsmittel sein.

Ziel der Erziehung ist die Bildung einer selbständigen, verantwortungsbewußten Persönlichkeit. Erziehen bedeutet nicht einengen, sondern Hinführen zu innerer Freiheit. Ausgehend von den phasenspezifischen Möglichkeiten müssen Wege gefunden werden zur harmonischen Entfaltung der in dem Kinde schlummernden Anlagen. Hierzu bedarf es einer liebevollen Zuwendung und einer geduldigen Konsequenz. Nur durch Ordnung (nicht durch Pedanterie) und nur durch Konsequenz (nicht aber durch Härte) erwirbt das Kind Geborgenheit.

Die Mittel der Erziehung sind Gewöhnung und Übung, Lohn und Strafe. Die innere Sicherheit des Erziehers läßt das Kind die **Strafe** als eine Wiedergutmachung, als eine Gewissensentlastung erleben. Als unlustbesetzte Erfahrung ist sie dem Kinde eine Orientierungshilfe. Von körperlichen Strafen ist möglichst sparsam Gebrauch zu machen, gegen einen raschen Klaps ist vom pädagogischen Standpunkt jedoch nichts einzuwenden; er kann von prompter Wirkung sein, wenn das Kind im Augenblick eine andere Sprache nicht beachtet. Entscheidend ist aber nicht der körperliche Schmerz, sondern das Erleben der elterlichen Abwendung. Erst im anschließenden Versöhnen wird die Verbindung neu geknüpft und der erzieherische Wert der Strafe realisiert: Das Kind ordnet sich wieder in die Gemeinschaft ein, aus der es vorübergehend verstoßen war.

Zur bewußten Erziehung durch den Haupterzieher kommen die mehr oder minder willkommenen Wirkungen der **Nebenerzieher.** Im Regelfall stellt zunächst allein die Mutter – unterstützt vom Vater – die gesamte Umwelt für das Kind dar. Im Zusammenleben mit den Geschwistern lernt es dann die Über- und Unterordnung. Bei Einzelkindern übernimmt zweckmäßig der Kindergarten diese Funktion. Zu den Nebenerziehern zählen einerseits die Altersgenossen, denen das Kind in der Nachbarschaft und auf der Straße begegnet, andererseits Freunde und Verwandte der Eltern. Ist die Mutter erwerbstätig, treten andere Haupterzieher an ihre Stelle. Großeltern erziehen häufig ihre Enkel mit größerer Milde als ihre Kinder. Sind sie noch relativ jung, kann ihnen ihre größere Lebenserfahrung nützen, sind sie schon älter, sind sie den Nervenbelastungen einer Erziehung oft nicht mehr voll gewachsen.

1.2.6 Die Untersuchung des Kindes

Das Vorgehen bei der Untersuchung eines Kindes richtet sich nach seinem Alter und Entwicklungsstand. Je jünger das Kind ist, um so mehr ist mit seinem Widerstand zu rechnen. Es kommt daher darauf an, zunächst Vertrauen herzustellen, sich dem Kinde mit Einfühlungsvermögen und Geduld zu nähern. Die *Technik* der Untersuchung kann nicht aus Büchern gelernt werden, sie muß in der Praxis erworben werden.

Die Untersuchung des Neugeborenen wird in Kapitel 4 (S. 27) geschildert. Bei Säuglingen und Kleinkindern empfiehlt es sich, das Kind zur Untersuchung nicht sogleich ausziehen zu lassen, sondern es zunächst auf dem Schoß der Mutter bzw. beim Umherlaufen zu beobachten. So läßt sich beurteilen, was beim ungebärdig schreienden und strampelnden Kinde oft nicht mehr zu erfassen ist:

– die allgemeine Körperbeschaffenheit,
– das Verhalten des Kindes und seine Beziehung zur Mutter (bzw. betreuenden Person),
– die Mimik des Kindes, sein Hör- und Sprechvermögen,
– die Spontanmotorik, die Hautfarbe, der Atemtyp.

Hörbar sind Nebengeräusche der Atmung, der Charakter des Hustens, die Art des Schreiens usw.

Bei der anschließenden Perkussion und Palpation empfiehlt sich ein behutsames Vorgehen. Auskultatorisch kann die Atmung auch beurteilt werden, wenn das Kind schreit; zur Beurteilung der Herztöne ist besser eine Schreipause abzuwarten. Unangenehme Prozeduren, wie die Racheninspektion oder die Otoskopie, sind ans Ende der Untersuchung zu setzen.

Statt der Arzt-Patient-Beziehung der Erwachsenen-Medizin besteht in der Pädiatrie eine

Dreier-Beziehung: Arzt – Mutter – Kind. An die Stelle der Eigenanamnese treten die Beobachtungen der Mutter (bzw. betreuenden Person), die aufs genaueste beachtet werden müssen. Das Untersuchungsergebnis muß der Mutter verständlich dargelegt werden, damit sie die verordneten Therapiemaßnahmen mit innerer Überzeugung durchführen kann.

1.3 Physiologie der Perinatalzeit

W. SCHRÖTER

Die wichtigsten Veränderungen

beim Übergang vom intrauterinen zum extrauterinen Leben sind der Wegfall der Plazenta, der Beginn der Lungenatmung und der damit verbundene Verschluß des Ductus arteriosus. Diese Veränderungen sind die eingreifendsten, denen der menschliche Organismus während des ganzen Lebens ausgesetzt ist; in keiner späteren Lebensperiode ist die Mortalität so hoch. Die Störungen des Gleichgewichtes von Organfunktionen, welche sich mit der postpartalen Umstellung verbinden, sind von einem Ausmaß, das man beim Erwachsenen als pathologisch bezeichnen würde. Da sie bei fast allen Neugeborenen auftreten, sind sie als altersentsprechende Reaktionen auf die neuen Lebensbedingungen anzusehen. Pathologische Steigerungen der Umstellreaktionen werden als **Anpassungsstörungen** bezeichnet.

Atmung

Die Atmung setzt nach Unterbrechen des plazentaren Gasaustausches ein.
Zur Überwindung der Viskosität der Flüssigkeit in den Atemwegen und der Oberflächenspannung zwischen Luft und Flüssigkeitsfilm in den Alveolen ist für die ersten Atemzüge ein negativer Druck von 15–20 cm H_2O notwendig. Thorax- und Zwerchfellbewegungen des Neugeborenen können einen negativen Druck von 4 cm H_2O erzeugen. Nach der ersten Entfaltung der Alveolen müßte sich die Spannung zwischen Luft und Flüssigkeitsfilm stark erhöhen, wenn die Neugeborenenlunge nicht ein oberflächenaktives Lipoprotein (Surfactant) enthielte (siehe S. 48). Das Fehlen dieses Faktors bei Frühgeborenen kann dazu führen, daß die Alveolen ungenügend entfaltet werden. Auch eine ausreichende Durchblutung der Lunge ist Voraussetzung für ihre Entfaltung.
Nach einigen Minuten ist die Lunge voll entfaltet, doch steigt die Sauerstoffsättigung des arteriellen Blutes erst am 2.–4. Tag auf 80% an, weil noch ein Rechts-Links-Shunt durch das noch nicht fest verschlossene Foramen ovale und den Ductus arteriosus besteht. Die mittlere *Atemfrequenz* beträgt beim schlafenden Neugeborenen 50 (40–60) Atemzüge/min, am Ende der Neugeborenenperiode nur noch 30/min.
Das menschliche Neugeborene ist wie die Neugeborenen aller Säugetiere unempfindlicher gegen Sauerstoffmangel als Erwachsene. Die *Wiederbelebungszeit* des Gesamtorganismus, d. h. die Dauer eines Sauerstoffmangels, die gerade noch nicht zu irreversiblen Schäden führt, ist beim neugeborenen Affen mit 5–15 min zwei- bis dreimal so lange wie beim erwachsenen Tier. Für das menschliche Neugeborene dürften ähnliche Werte gelten.
Infolge des unvermeidbaren Sauerstoffmangels bis zum ersten Atemzug wird der anaerobe Glukoseabbau bevorzugt. Er führt zur vermehrten Bildung nicht-flüchtiger Säuren, insbesondere von Milchsäure. Die Folge ist eine **metabolische Azidose**. Die kurze geburtsbedingte Störung des Gasaustausches in der Lunge bewirkt außerdem eine respiratorische Azidose. Beide Komponenten normalisieren sich beim gesunden Neugeborenen innerhalb der ersten 10 Lebensstunden (Tabelle 3).

Kreislauf

Durch die **Unterbrechung des Plazentarkreislaufes** steigt der Widerstand in der Aorta descendens (Abb. 11). Der Zufluß in den rechten Vorhof aus der Vena cava inferior wird gerin-

Tabelle 3. Durchschnittswerte von pH, pCO_2 und Standardbikarbonat im arteriellen Blut reifer Neugeborener

	pH	pCO_2 (mm Hg)	Stand. bikarb. (mäq/l)
Erste Std nach der Geburt	7,25	47	17,5
10 Std	7,38	35	20,0

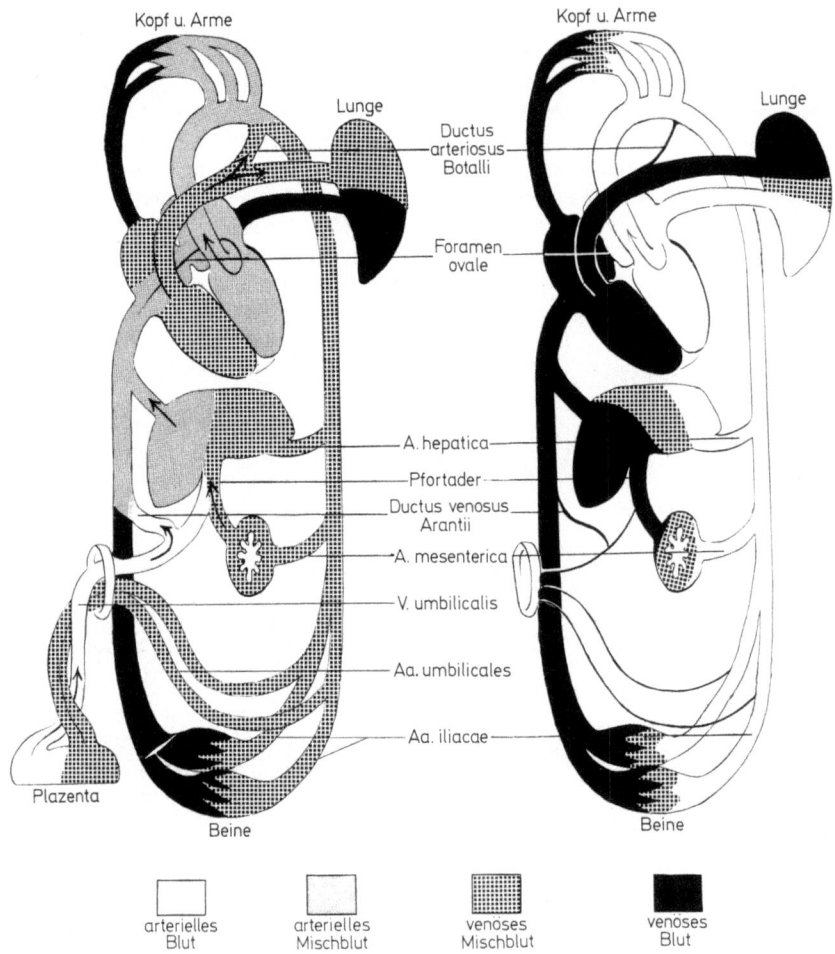

Abb. 11. Kreislauf des Fetus (links) und des Erwachsenen (rechts)

ger. Mit der Entfaltung der Lungen sinkt der Druck in der Arteria pulmonalis. Der aus diesen Umstellungen resultierende Druckanstieg im linken Herzen führt zum Verschluß des Foramen ovale. Infolge der erhöhten Sauerstoffspannung des durchströmenden Blutes kontrahiert sich die Muskulatur des Ductus arteriosus. Es kommt jedoch erst nach Stunden oder Tagen zu einem vollständigen Verschluß.

Die **Herzfrequenz** beträgt kurz nach der Geburt 150–180/min. Innerhalb einer Stunde sinkt sie auf 125/min.

Das **Blutvolumen** beträgt 80–100 ml/kg Körpergewicht. Bei Spätabnabelung ist es um 15 ml/kg größer als bei Frühabnabelung.

Die **periphere Zirkulation** ist beim Neugeborenen schlecht. Hände und Füße sind oft zyanotisch. Die periphere Stagnation führt zur lokalen Hypoxie und zum Plasmaaustritt aus den Kapillaren.

Der postpartale Plasmaverlust ist die Ursache des Anstiegs der Erythrozytenzahl, der Hämoglobinkonzentration und des Hämatokritwertes.

Während der Neugeborenenperiode sinkt der Gehalt des Blutes an alkaliresistentem *Hämoglobin F* von 80 auf 60%. Mit 6 Monaten sind nur noch 10% Hämoglobin F vorhanden. Infolge der leichteren Oxydierbarkeit des Hämoglobin F und einer Verminderung der Aktivität an Methämoglobindiaphorase sind die Neugeborenenerythrozyten empfindlicher gegen methämoglobinbildende Oxydationsmittel wie Phenacetin, Nitrit und Anilinfarben.

Magendarmtrakt

In den ersten 12 Stunden entleeren 70% der Neugeborenen einen grünschwarzen, zähen Stuhl, das **Mekonium**. Bis zum Ende des 2. Lebenstages haben alle Neugeborenen, die keine Passagebehinderung haben, das erste „Kindspech" entleert. Es besteht u. a. aus Mukopolysacchariden, Epithelzellen, eingedickter Galle und Lanugohaaren. Am 4.–5. Lebenstag werden die Stühle heller (Übergangsstühle).
Bei der Geburt ist der Darm steril. Im Laufe der ersten Lebenstage entwickelt sich die von der Art der verfütterten Milch abhängige Darmflora (Bifidum-Flora beim Brustkind). Das Fehlen der Darmbakterien ist eine Ursache für den Vitamin-K-Mangel der Neugeborenen.
Da die regelmäßige Nahrungszufuhr im allgemeinen erst in Form kleiner Milchmengen beginnt, müssen Neugeborene ihre **Energie** in den ersten Lebenstagen aus eigenen Vorräten gewinnen. In den ersten 24 Std wird hauptsächlich Glykogen verbrannt. Da der Kohlenhydratvorrat eines Kindes nur 1% des Körpergewichts ausmacht, wird die Energie aber schon am Ende des ersten Lebenstages vorwiegend aus dem Abbau von Fett gewonnen.
Der rasche Verbrauch der Glykogenreserven ist eine der Ursachen, die zur **Erniedrigung der Blutglukosekonzentration** am 1. Lebenstag führen. 4–6 Std nach der Geburt erreicht die Glukose mit durchschnittlich 48 mg/dl den tiefsten Wert. Dieser Entwicklung kann durch Frühfütterung von Muttermilch am ersten und zweiten Lebenstag entgegengewirkt werden.

Die Wärmeregulation

des Neugeborenen ist schlecht. Schon bei leichter Überwärmung reagieren Neugeborene mit Hyperthermie. Auch Flüssigkeitsmangel kann Temperaturen bis zu 40° erzeugen. Dieses sogenannte **transitorische Fieber** geht nach ausreichender Flüssigkeitszufuhr rasch zurück. Das Neugeborene nimmt bis zum 5. Lebenstag an **Gewicht** ab. Je nach Beginn der Flüssigkeits- und Nahrungszufuhr beträgt der Gewichtsverlust 6–10% des Geburtsgewichtes.

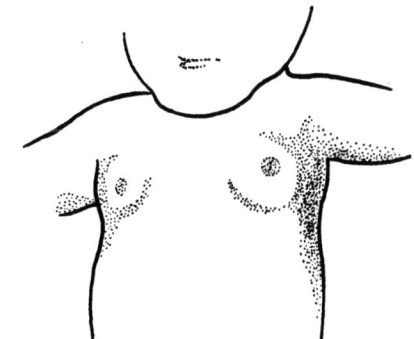

Abb. 12. Brustdrüsenschwellung beim Neugeborenen

Gegen Ende der 2. Lebenswoche wird das Geburtsgewicht wieder erreicht.
In den ersten 3 Lebenstagen werden täglich 20–40 ml **Urin** ausgeschieden. Wenn die Flüssigkeitszufuhr spät beginnt, kann die Urinausscheidung in den ersten beiden Tagen auch ausbleiben. Das spezifische Gewicht des Urins ist mit 1014 am 2. und 3. Lebenstag am höchsten. Dieser niedrige Wert zeigt, daß die Konzentrationsfähigkeit der Niere eingeschränkt ist. Dagegen kann sie im Überschuß zugeführtes Wasser durch Verdünnung des Urins ausscheiden.

Endokrine Drüsen und Schwangerschaftsreaktionen

Viele Neugeborene beiderlei Geschlechts haben in den ersten 2 Lebenswochen eine Hypertrophie der Brustdrüsen (Abb. 12). Einige sezernieren eine milchige Flüssigkeit, die „Hexenmilch". Kommt es zur Infektion, entwickelt sich eine Mastitis, die antibiotisch behandelt wird. Einschmelzungen müssen durch eine radiäre Stichinzision eröffnet werden. Brustdrüsenschwellung, Akne des Gesichts und die selteneren Vaginalblutungen werden durch Östrogene verursacht, während die Sekretion der Hexenmilch durch Prolaktin ausgelöst wird. Es ist nicht bekannt, ob diese Hormone von der Mutter oder aus der Plazenta stammen. Bei Frühgeborenen sind diese hormonal bedingten Reaktionen seltener.

2. Wachstumsstörungen

G.-A. VON HARNACK

Zahllose Erbleiden sowie pränatale und postnatale Erkrankungen können zu Störungen des Größen- und Gewichtswachstums führen. Sie werden in den entsprechenden Kapiteln abgehandelt. Wegen der besonderen differentialdiagnostischen Schwierigkeiten sollen an dieser Stelle vier Leitsymptome besprochen werden: Minderwuchs, Riesenwuchs, Magersucht, Fettsucht.

2.1 Minderwuchs

Kinder werden als minderwüchsig bezeichnet, wenn ihre Körpergröße unterhalb der 3. Perzentile liegt. Extremformen des Minderwuchses werden auch Zwergwuchs genannt. Die Grenzen sind nicht eindeutig definiert. Wenn nach Abschluß der Wachstumsperiode die Körpergröße weniger als 130 cm beträgt, spricht man von **Zwergwuchs**. Der Vielzahl der wachstumsbestimmenden genetischen und peristatischen Faktoren entspricht die Vielfalt der Ätiologie (Tabelle 4).

1. **Hunger** führt auf die Dauer nicht nur zur Abmagerung, sondern auch zur Beeinträchtigung des Längenwachstums. Eine *qualitative* Fehlernährung, vor allem ein Mangel an Eiweiß, liegt bei dem in den Tropen vorkommenden Kwashiorkor vor. Möglicherweise kann auch ein Mangel an emotionaler Zuwendung zu einer chronischen Gedeihstörung mit Minderwuchs führen.
2. Verschiedenartige **Störungen des Stoffwechsels** beeinträchtigen das Wachstum: Entweder liegt ein Mangel an Baustoffen infolge Resorptionsstörung vor (intestinaler Minderwuchs), oder die chronische Störung eines Einzelorgans vermindert auf die Dauer die Wachstumsleistung des Gesamtorganismus.
3. Ebenso wie das *Cushing-Syndrom* (S. 108) kann langdauernde **Glukokortikoid-Medikation** zu Minderwuchs führen. Das Adrenogenitale Syndrom, die echte und die Pseudopubertas praecox (S. 118) steigern zunächst das Wachstum. Da es aber durch verfrühten Epiphysenschluß vorzeitig zum Stillstand kommt, haben diese Patienten im weiteren Verlauf eine unterdurchschnittliche Körpergröße.
4. Der Minderwuchs beim **Ullrich-Turner-Syndrom** wird besonders deutlich, wenn sich bei den gesunden Altersgenossen der Pubertätswachstumsschub auswirkt (S. 118). Auch bei der Trisomie 13 und der Trisomie 18 ist das Längenwachstum beeinträchtigt, allerdings leben die Kinder im allgemeinen nicht so lange, daß der Minderwuchs zu diagnostischen Erwägungen Anlaß gäbe. Das Cri du chat-Syndrom leitet seinen Namen von dem eigentümlichen miauenden Greinen der betroffenen Kinder her. Es geht mit Mikrozephalie und Oligophrenie einher und beruht auf einer Anomalie des Chromosoms 5 (S. 20).
5. Die zahlreichen mit Minderwuchs kombinierten **Skelettanomalien** sind in Kapitel 15 abgehandelt. Eine Reihe von Minderwuchssyndromen geht mit einem Mikrozephalus einher. Von SECKEL wurden die *„Vogelkopfzwerge"* beschrieben. Zu ihnen gehören die kleinsten je beschriebenen Kinder (50 cm Körperlänge mit 9 Jahren). Das *Cornelia de Lange-Syndrom* mit seinen zahlreichen kombinierten Mißbildungen ist leicht erkennbar an der typischen Gesichtsbildung mit den an der Nasenwurzel zusammengewachsenen Augenbrauen. – Der *Leprechaunismus* verdankt seine Bezeichnung dem gnomenhaften Aussehen: Die normal großen Augen und Ohren stehen in einem eigenartigen Kontrast zu dem kleinen, stark behaarten Gesicht. – Beim *Hallermann-Streiff-Syndrom* ist der Schädel klein, die Stirn aber stark vorgewölbt, die Nase schnabelartig geformt; zahlreiche weitere Mißbildungen kommen hinzu (u. a. Zahnhypoplasien, Hautatrophien, Mikrophthalmus und Katarakt).
6. Erst nach Ausschluß aller übrigen Ursachen kann man die Diagnose **„konstitutionelle Ent-**

Tabelle 4. Einteilung der Minderwuchsformen des ersten Lebensjahrzehntes nach ihrer Ätiologie

1. Mangel an Aufbaustoffen
Hypokalorischer Minderwuchs
Eiweißmangel (Kwashiorkor)

2. Stoffwechselstörungen und -anomalien
Hypoxämischer Minderwuchs (Angeborene Herzfehler, chronische Anämien, Bronchiektasien u. a.)
Intestinaler Minderwuchs (Zöliakie, Mucoviscidosis)
Hepatischer Minderwuchs (Leberzirrhose)
Renaler Minderwuchs (Nierenmißbildung, Niereninsuffizienz, Störungen der Tubulusfunktion)
Rachitischer Minderwuchs (Vitamin D-Mangel, Vitamin D-resistente Rachitis)
Speicherkrankheiten (Glykogenosen, Lipidosen, Mukopolysaccharidosen)

3. Hormonale und hypothalamische Störungen
Hypothalamus (hypothalamischer, „dyszerebraler" Minderwuchs)
Hypophyse (hypophysärer Minderwuchs, Kraniopharyngeom)
Schilddrüse (Hypo- und Athyreose)
Nebennieren (Cushing-Syndrom)

4. Chromosomale Aberrationen
Turner-Syndrom
Down-Syndrom
andere Aberrationen

5. Mit Skelettanomalien kombinierter Minderwuchs
Achondroplasie
Osteogenesis imperfecta
Epi- und metaphysäre enchondrale Dysostosen
Mikrozephaler Minderwuchs („Vogelkopfzwerge", Cornelia de Lange-Syndrom, Leprechaunismus, Hallermann-Streiff-Syndrom u. a.)

6. Sonstige Minderwuchsformen
Konstitutionelle Entwicklungsverzögerung
Primordialer Minderwuchs
Familiärer Minderwuchs
Progerie

---

wicklungsverzögerung" stellen. Die Größenabweichung vom Altersmittel ist bei diesen Kindern besonders groß im Alter von 13 bis 15 Jahren, wenn sich bei den Altersgenossen der Pubertätswachstumsschub ausgewirkt hat. Bei den Patienten tritt die Pubertät verspätet ein, und damit kommt auch das Wachstum verspätet zum Abschluß, so daß ein beträchtlicher Teil des Rückstandes noch aufgeholt werden kann. Die röntgenologische Bestimmung des Skelettalters ist diagnostisch wichtig: Körpergröße und Knochenalter sind beide gleichmäßig retardiert. – Im Gegensatz zur guten Prognose dieser häufigen Wachstumsanomalie steht die schlechte Wachstumsprognose des **„primordialen" Minderwuchses.** Die Beeinträchtigung des Wachstums setzt schon intrauterin ein, so daß die Kinder trotz normaler Schwangerschaftsdauer untermaßig zur Welt kommen. Die Verminderung des Wachstumstempos setzt sich auch nach der Geburt fort – im Gegensatz zu den Kindern mit **intrauteriner Dystrophie,** die infolge unzureichender Plazentaversorgung untermaßig zur Welt kommen, dann aber einen Teil des Wachstumsrückstandes aufholen. Die Fälle von primordialem Minderwuchs lassen sich in kein bekanntes Syndrom einordnen.
Beim **familiären Minderwuchs** sind in der Familie gewöhnlich weitere Mitglieder mit Minderwuchs vorhanden, die allerdings selten so klein wie der Patient selbst sind. Zusätzliche Fehlbildungen sind bei ihnen nicht nachweisbar; die Skelett- und Sexualentwicklung kann normal oder mäßig verzögert sein.
Die **Progerie,** das Hutchinson-Gilford-Syndrom, ist durch Wachstumsverzögerung, rasche Vergreisung, Hautatrophie, Hypotrichose und zahlreiche weitere Defekte gekennzeichnet. Durch arteriosklerotische Veränderungen

kommt es noch vor dem 20. Lebensjahr zum Tode. Eine Reihe von weiteren Syndromen wurde beschrieben mit ähnlichen Erscheinungen und der Kombination mit Lichtempfindlichkeit, Alopezie, Katarakt, Hypogonadismus und Oligophrenie (Bloom-, Cockayne-, Werner-, Russel-Silver-, Rothmund-Thomsen-Syndrom u. a.).

2.2 Hochwuchs

Den pathologischen Riesenwuchs gibt es praktisch nur bei Erkrankung der **Hypophyse** (Hypophysärer Gigantismus, S. 108). Kommen in der Familie weitere übergroße Mitglieder vor, ist man im allgemeinen berechtigt, die Diagnose „**familiärer Großwuchs**" zu stellen. Durch eine langfristige Überernährung kann offenbar auch das Größenwachstum optimal gefördert werden (Adiposo-Gigantismus, S. 19).

Der eunuchoide Hochwuchs kommt durch die Verzögerung des Epiphysenschlusses zustande. Gleiches gilt für das Klinefelter-Syndrom, den XXY-Zustand mit verminderter Androgenproduktion bei männlichem Erscheinungsbild (S. 20); meist sind diese Kinder schon vor der Pubertät überdurchschnittlich groß.

Über Marfan-Syndrom siehe S. 340.

Der **zerebrale Riesenwuchs** (Sotos-Syndrom) beruht auf einer dienzephalen Regulationsstörung, die schon intrauterin zu einer Wachstumsbeschleunigung führt. Hinzu kommen eine eigenartige Gesichtsbildung und eine leichte Oligophrenie.

Ist bei familiärem Hochwuchs nach dem bisherigen Wachstumsverlauf bei Mädchen eine Erwachsenengröße von über 180 cm und bei Jungen von über 190 cm vorauszusagen, so besteht die **therapeutische Möglichkeit** einer hormonellen Wachstumsverminderung. Bei Mädchen wird durch Östrogene kombiniert mit Norethisteron per os ein vorzeitiger Schluß der Epiphysenfugen angestrebt. Dadurch gelingt eine Reduktion der Erwachsenengröße von im Mittel 3–6 cm. Über nachteilige Spätfolgen ist bisher nichts bekannt. Bei Jungen kann durch Testosteron i. m. der gleiche Effekt erzielt werden. Da Jungen unter ihrer Übergröße aber weniger leiden als Mädchen und da die Gefahrlosigkeit dieser Therapie nicht sicher erwiesen ist, ist man mit der Indikation bei Jungen sehr zurückhaltend.

2.3 Untergewicht

H. Ewerbeck u. E. Schmidt

Magerkeit kann die Folge einer Vielzahl von Leiden sein, welche das Gedeihen beeinträchtigen: chronische Verdauungsstörungen, konsumierende Erkrankungen, schwere zerebrale Störungen usw. Magerkeit kann auch das konstitutionelle Merkmal lebhafter, durchaus leistungsfähiger Kinder sein und bedarf dann keiner Therapie (außer der Beruhigung der Eltern). Die Folge einer kalorisch unzureichenden Ernährung ist Magerkeit; Mager*sucht* läßt sich pathogenetisch meist auf eine Nahrungsverweigerung beziehen. Als „Anorexia nervosa" kommt sie vor allem in der Pubertät vor (S. 407).

Klinisch von großer Bedeutung sind die

Gedeihstörungen des Säuglings

1. Klinisches Bild

a) Dystrophie

Dystrophie nennt man eine langsam fortschreitende Fehlentwicklung des Säuglings mit mangelhafter Gewichtszunahme, Abmagerung, Resistenzverminderung gegenüber Infektionen und Toleranzverschlechterung gegenüber Nahrung. Das beim gesunden Säugling 1–1,5 cm dicke Fettpolster verschwindet zuerst an der Bauchhaut, dann an den Extremitäten und am Gesäß (Tabakbeutelgesäß). Die Muskulatur verliert ihr Volumen, die Bauchdecken werden schlaff und dünn: Ursache des großen Abdomens dystropher Säuglinge. Schließlich läßt auch das Längenwachstum nach oder sistiert. Eine zunehmende Hydrolabilität und Durchfallsbereitschaft führt dann auch mangelhaft überwachte Kinder zum Arzt.

b) Atrophie

Eine fortschreitende Dystrophie führt zur Atrophie, zur völligen Abzehrung des Kindes mit greisenhaftem Gesicht, bleicher, schlaffer Haut, tiefliegenden Augen, völligem Fettschwund

Untergewicht

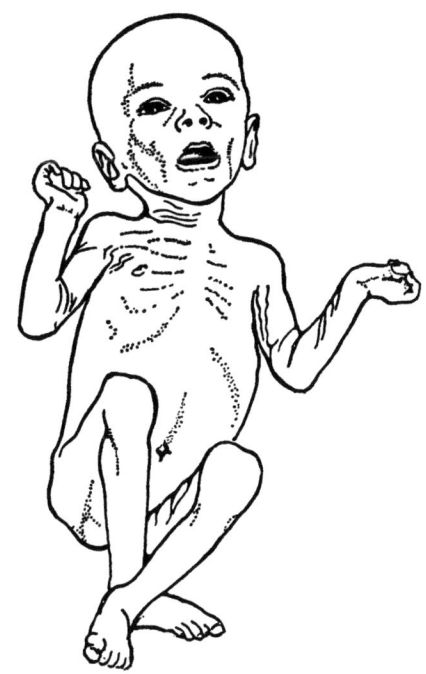

Abb. 13. Atrophischer Säugling

einschließlich des Bichatschen Fettpfropfes der Wangen (Abb. 13). Die funktionellen Reserven schwinden, der Zustand von vita minima ist durch Hypothermie, herabgesetzten O_2-Bedarf, Bradykardie und Hypoglykämie gekennzeichnet. Ein terminaler Gewichtssturz kann das Leben überraschend beenden.

2. Ätiologie

Die Ursache jeder Dystrophie ist der Hunger, sei er nun exogen bedingt oder Folge mangelhafter Nahrungsverwertung bei genügender und altersentsprechender Nahrungszufuhr.

So führen z. B. zur Dystrophie:
Ungenügende Nahrungs**zufuhr**:
 Hunger an der Brust,
 nicht altersentsprechende Ernährung
Ungenügende Nahrungs**aufnahme**:
 therapieresistentes Erbrechen etwa
 bei Hiatushernie, Pylorospasmus,
 Ösophagusstenose
Ungenügende Nahrungs**verwertung** (Malabsorption oder Maldigestion):
 Mukoviszidose, Zöliakie,
 Disaccharidasemangel
 Nahrungsmittelallergien

Chronische Infektionen
 okkulte Mastoiditis
 Lues, Toxoplasmose, Zytomegalie
 Antikörpermangelsyndrome
Chronische Organkrankheiten und Organmißbildungen
 z. B. Zerebralschäden, Vitium cordis
 Nierenkrankheiten

Qualitative Fehlernährung:
a) Mehlnährschaden

In reiner Form ist er kaum noch anzutreffen. Wohl aber ist die Kohlenhydratüberernährung häufig (Überfütterung durch kohlenhydratangereicherte Milch, Andicken der Nahrung durch Schleim). Die pastösen Kinder mit schlaffem Unterhautfettgewebe sind infektanfällig und hydrolabil. Sie neigen bei Erkrankungen zu erheblichen Gewichtsstürzen.

b) Milchnährschäden

Er wird kaum noch gesehen. Ein Überangebot an Milch führt zu Gewichtsstillstand und Obstipation. Die Entleerung grauweißer, harter Kalkseifenstühle ist charakteristisch.

c) Kwashiorkor

Er kommt in tropischen Entwicklungsländern vor. Eiweiß- und Vitaminmangel rufen Ödeme, Dermatosen, Pigmentverlust und Exantheme hervor.
Zu einer Dystrophie kann es auch aus seelischen Gründen kommen. Als „**seelischer Hospitalismus**" wird ein Zustand bezeichnet, der in schlecht geleiteten Heimen oder Krankenhäusern durch emotionale Vernachlässigung entstehen kann. Obwohl ihre körperlichen Bedürfnisse befriedigt werden, darben die Kinder, da es ihnen an Entwicklungsreizen und menschlicher Zuwendung mangelt.

3. Pathogenese

Die Nahrungstoleranz ist bei Dystrophie vor allem für Fett herabgesetzt. Aminosäuren werden vermindert resorbiert: Bei längerem Bestehen der Dystrophie sinken die Serumproteine ab. Kohlenhydrate werden gut toleriert, jedoch besteht Neigung zu Hypoglykämien, da die Glykogenreserven vermindert sind. Hypazidität, Hypofermentie und verlangsamte Peristaltik durch verminderten Tonus der Darmmuskulatur bedingen die Störung der enteralen Verdauung und erklären den aufgetriebenen Leib sowie die Durchfallbereitschaft. Sekundär kommt es zu gesteigerter Infektanfälligkeit. Chronische Infektionen können aber auch die Ursache einer Dystrophie sein.

4. Therapie der Gedeihstörungen

Ist die Dystrophieursache erkannt und kann sie beseitigt werden, so ist die diätetische Therapie eine dankbare Aufgabe. In schweren Fällen beginnt sie oft mit Frauenmilch. Je nach Ätiologie stehen dann meist geeignete Diätnahrungen zur Verfügung. Erst wenn die Gewichtszunahme regelmäßig ist, kann vorsichtig auf kalorienreiche Kost übergegangen werden. Auf ausreichende Wärmezufuhr ist vor allem in der ersten Zeit zu achten. Die Kinder müssen durch Isolierung vor Sekundärinfektionen geschützt werden. Die endgültige Prognose von Dystrophie und Atrophie ist abhängig von ihrer Ätiologie.

2.4 Übergewicht

G.-A. VON HARNACK

Als Grenze zwischen Übergewichtigkeit und Fettsucht kann man den Wert von +15% des Sollgewichtes verwenden. Das Sollgewicht richtet sich nach der Körperlänge, nicht nach dem Lebensalter.
Die Fettsucht beruht auf einem Mißverhältnis zwischen Energiezufuhr und Energieverbrauch. Die Ursachen sind mannigfaltig; sie können die Einnahme- wie die Ausgabeseite oder beide gleichzeitig betreffen.

Tabelle 5. Besondere Fettsuchtsyndrome

1. Erbliche Leiden
  Bardet-Biedl-Syndrom
  Prader-Willi-Syndrom

2. Hormonelle Störungen
  Hypophysärer Minderwuchs
  Hypothyreose
  Cushing-Syndrom

3. Hypothalamische Läsionen
  Enzephalitis
  Tumoren (Dystrophia adiposogenitalis Fröhlich)

Nach ihrer Genese kann man **besondere Fettsuchtsyndrome** abgrenzen (Tabelle 5).

1. Beim *Laurence-Moon-Bardet-Biedl-Syndrom* kombiniert sich die Adipositas mit Oligophrenie, Polydaktylie, Hypogenitalismus und Retinitis pigmentosa. – Das *Prader-Willi-Syndrom* ist gekennzeichnet durch Adipositas, Oligophrenie, Hypogenitalismus und Kleinwuchs. Der Hypogenitalismus bei Knaben besteht in einem bilateralen Kryptorchismus mit Hypoplasie des Skrotums. In der frühen Säuglingszeit besteht regelmäßig ein myatonieartiger Zustand, der sich zurückbildet. Die Ätiologie des Syndroms ist unbekannt.

2. Von Laien wird eine Fettsucht gern auf eine „Drüsenstörung" zurückgeführt. Endokrinologische Untersuchungen decken nur selten hormonelle Ursachen einer Adipositas auf. Beim hypophysären Minderwuchs besteht nur eine leichte Stammfettsucht, im Vordergrund steht die Wachstumshemmung (S. 107). Bei der *Hypothyreose* ist durch Grundumsatzsenkung die Energieausgabe vermindert, es kommt aber nie zu hochgradigem Übergewicht. Der *Morbus Cushing* unterscheidet sich von den übrigen Fettsuchtformen durch die charakteristische Fettverteilung.

3. **Hypothalamische Läsionen** können entweder ein völliges Sistieren des Nahrungstriebes (mit nachfolgender Kachexie) oder eine hemmungslose Hyperphagie hervorrufen. Beide Störungen kann man gelegentlich bei Tumoren oder Enzephalitiden des Hypothalamus beobachten. Die tumorbedingte Störung kann mit Minderwuchs und Hypogenitalismus vergesellschaftet sein und wird dann auch als Dystrophia adiposogenitalis (FRÖHLICH) bezeichnet (S. 107).

Die **einfache Fettsucht** kann ätiologisch auf keine der beschriebenen Ursachen zurückgeführt werden. An ihrer Enstehung sind konstitutionelle Faktoren, seelische Störungen, charakterologische Abweichungen und familiäre Gewohnheiten in unterschiedlicher Weise beteiligt. Die Bedeutung konstitutioneller Faktoren geht eindeutig aus Zwillingsuntersuchungen hervor. Offenbar ist die Tendenz des Organismus, aufgenommene Kalorien in unterschiedlicher Weise zur Fettspeicherung bzw. zur Wärmeproduktion zu verwenden, genetisch bestimmt. Häufiger besteht bei der einfachen Fettsucht eine seelische Fehlentwicklung. Die übermäßige Nahrungsaufnahme stellt für einige dieser Kinder zweifellos eine Ersatzbefriedigung dar (S. 405). Auch die familiäre Gewohnheit des Vielessens spielt eine bedeutende Rolle. Fast immer entsteht ein Circulus vitiosus: Die erhöhte Nahrungsaufnahme führt zur Fettsucht, diese zur körperlichen Trägheit und diese wiederum zur Einschränkung der Energieausgabe. Die Fettsucht isoliert das Kind von seinen Altersgenossen, aus Kummer oder Langeweile wendet es sich dem Nahrungsgenuß zu usw.

Symptomatik

Bei Kleinkindern ist der **ganze Körper** gleichmäßig adipös, bei älteren Kindern sind Hüften, Gesäß und Oberschenkel besonders betroffen, die Unterarme und Unterschenkel wirken dagegen schlank (Abb. 14). Bei rascher Gewichtszunahme können an Oberschenkeln, Hüften und Brüsten rötliche Striae distensae auftreten. Knaben wirken durch die auffälligen Fettmammae feminin, zumal die Genitalien klein erscheinen. Das liegt z. T. daran, daß der Penis von dicken Fettpolstern umgeben ist, die ihn verdecken; die Hoden haben aber eine altersgemäße Größe. Sie erscheinen nur klein im Verhältnis zur Körperfülle der Patienten. Im Gegensatz zur Dystrophia adiposogenitalis sind die Kinder aber normal oder überdurchschnittlich groß („Adiposo-Gigantismus"). Das Skelett ist meist kräftig. Als Folge des hohen Körpergewichts entwickeln sich X-Beine, Knick- und Plattfüße. – Im Extremfall kann es durch Hypoventilation zu Hypoxie und CO_2-Retention und damit zu Somnolenz kommen (Pickwickier-Syndrom).

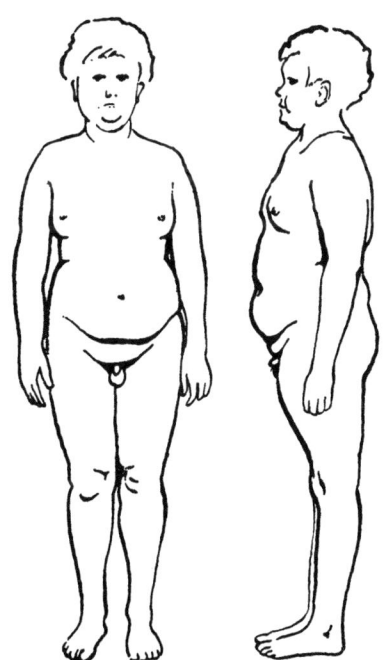

Abb. 14. Präpubertätsfettsucht

Therapie

Jede Fettsucht ist **behandlungsbedürftig,** da sie die Leistungsfähigkeit herabsetzt, das Kind in eine Außenseiterrolle drängt und bei Fortbestehen im Erwachsenenalter zu Komplikationen führt. Erfolgreich kann die Behandlung im allgemeinen nur sein, wenn es gelingt, Eitelkeit oder Einsicht des Kindes zu wecken und es damit zur aktiven Mitarbeit zu gewinnen. Eine Psychodiagnostik ist vor allem bei starker Fettsucht angezeigt; in vielen Fällen schafft erst eine differenzierte Psychotherapie die Voraussetzung für eine erfolgreiche Therapie (S. 404). Entscheidend ist nicht, welche Kost durchgeführt wird, entscheidend ist nur die **Kalorienreduktion.** Allerdings muß die Aufnahme ausreichender Mengen von Eiweiß gesichert sein: mageres Fleisch, Eier, Magerkäse, Magermilch, fettarmer Fisch. Für eine ausreichende Vitamin C-Zufuhr sorgen Rohkost, Salate und Obst (ohne Bananen). Reduziert werden vor allem aufgeschlossene Kohlenhydrate; Vollkornbrot ist zweckmäßiger als Weißbrot, da es reich an Ballaststoffen ist. Mehrere kleine Mahlzeiten sind vorteilhafter als wenige größere. Wird zum Durstlöschen ein kalorienfreies Getränk verwendet, wie z. B. Mineralwasser, so braucht die Flüssigkeitszufuhr nicht beschränkt zu werden. Appetitzügler sind zu vermeiden. Auf der „Ausgabenseite" ist für **reichlich Bewegung** zu sorgen. Der höchste Energieverbrauch ist beim Schwimmen zu verzeichnen, allerdings steigert es auch den Appetit. Ziel der häuslichen Behandlung sollte eine Gewichtsreduzierung von 1–2 kg/ Monat sein. Bei stationärer Behandlung läßt sich meist eine stärkere Gewichtsabnahme erzielen, doch besteht die Gefahr der Wiederzunahme nach Krankenhausentlassung.

3. Genetische Schäden und vorgeburtliche Schädigungen der Leibesfrucht

W. Lenz

3.1 Genetische Schäden

3.1.1 Numerische Chromosomenaberrationen

Numerische Chromosomenaberrationen treten ganz überwiegend sporadisch auf. Trisomien nehmen mit steigendem Alter der Mutter an Häufigkeit zu.

Die wichtigsten *autosomalen Trisomien* sind
a) *Trisomie 21* (Down-Syndrom, Mongolismus) ist gekennzeichnet durch das charakteristische Aussehen (S. 37). Die Bestimmung des Karyotyps ist wichtig, um die Fälle mit Translokation zu erkennen, die familiär gehäuft auftreten können.
b) *Trisomie 13*. Niedriges Geburtsgewicht. Lippen-Kiefer-Gaumenspalte, Iriskolobom, Mikrophthalmie, Kopfhautdefekte, Teleangiektasien an Gesicht und Kopf, Hexadaktylie an Kleinfinger- und -zehenseite, Herzmißbildungen, Hirnmißbildungen. Hohe Frühsterblichkeit.
c) *Trisomie 18*. Niedriges Geburtsgewicht. Hypoplastischer Unterkiefer, deformierte Ohren, kurzes Sternum. Flexions-Kontrakturen der Finger mit fehlenden Beugefurchen über distalen Interphalangealgelenken. Herzmißbildungen. Hohe Frühsterblichkeit.

Die wichtigsten numerischen *Aberrationen der Geschlechtschromosomen* sind:
d) *Klinefelter-Syndrom* (47,XXY): kleine Hoden, relativ langbeiniger Körperbau bei etwas überdurchschnittlicher Körperhöhe. Im Pubertätsalter Gynäkomastie. Verzögerte Sprachentwicklung, herabgesetzter Antrieb. Kontaktschwäche, manchmal reaktiv asoziales Verhalten (S. 121).
e) *XYY-Typ* (47,XYY). Überdurchschnittliche Körperhöhe. Gehäuft Frustrationsintoleranz, explosive Reaktionen.
f) *Triplo-X-Zustand* (47,XXX). Leicht verminderte Intelligenz, Kontakt- und Antriebsschwäche.

g) *Turner-Syndrom* (45,X). Ödeme an Hand- und Fußrücken, hypoplastische Nägel, Hautfalten im Nacken und bei älteren Kindern an den seitlichen Halspartien, Minderwuchs, chronische Otitiden, hypoplastische Mamillen, Cubitus valgus, etwa vom 10. Lebensjahr an zunehmend größer werdende Pigmentnaevi, aufwärts gerichteter Haarstrich im Nacken, sexueller Infantilismus. Über die Hälfte der Fälle mit der Chromosomenanomalie 45,X haben diese nur in einem Teil ihrer Körperzellen, in den übrigen 46,XX, 46,XY oder 47,XXX. Diese Mosaikfälle zeigen alle Übergänge vom normalen weiblichen oder vom normalen männlichen Phänotyp zum Turner-Syndrom, manchmal mit einseitiger Gonadendysgenesie. Der Nachweis des 45,X/46,XY-Mosaiks ist wichtig, da hier das hohe Risiko bösartiger Entartung (Dysgerminom, Gonadoblastom) eine Entfernung der Gonadenrudimente erforderlich macht. Ein Turner-Syndrom kann auch auf strukturellen Anomalien eines der beiden X-Chromosomen beruhen: X-Isochromosom, Ring-Chromosom, Deletion des kurzen Armes.

3.1.2 Deletionen (Fehlen von Chromosomenabschnitten)

Katzenschrei-Syndrom (5p-, Fehlen eines Teils des kurzen Arms von Chromosom 5, Cri du chat-Syndrom): jämmerliches, hohes, monotones Weinen im Neugeborenenalter, rundes Gesicht mit weitem Augenabstand, verminderter Kopfumfang, intrauteriner Minderwuchs. Da das Katzenschrei-Syndrom relativ häufig familiär als Folge einer nicht-balancierten Translokation auftritt, ist in jedem Fall die Untersuchung des Karyotyps der Eltern indiziert, bei denen eine balancierte Translokation vorliegen kann, die auf ein erhebliches Wiederholungsrisiko hinweist (Indikation zur pränatalen Diagnose, s. unten).
Deletion des kurzen Arms von Chromosom 4 (4p-): Schwachsinn, Hirnmißbildungen, Mi-

krocephalie, Iriskolobom, Hypertelorismus, Ptosis, deformierte Ohrmuscheln, Mikrognathie, Gaumenspalte, Hypospadie, aufgelöste Papillarlinien.

3.1.3 Unbalancierte Translokationen

Wenn bei einem Elternteil eine balancierte Translokation vorliegt, die durch Austausch von Fragmenten zweier Chromosomen entstanden ist, so können bei der Meiose Keimzellen entstehen, in denen ein Chromosomenabschnitt fehlt, ein anderer dagegen doppelt vorhanden ist. Solche nichtbalancierten Translokationen bedingen meist intrauterinen und postnatalen Minderwuchs, Schwachsinn und zahlreiche verschiedene morphologische Anomalien des Gesichtes, der Ohren, der Gliedmaßen und der inneren Organe. Da jedes der 23 Chromosomen an verschiedenen Stellen brechen und sich mit jedem anderen gebrochenen Chromosom verbinden kann, gibt es eine unübersehbare Vielfalt möglicher nichtbalancierter Translokationen. Von diesen führen viele zu spontanem Abort.

3.1.4 Indikationen zur Chromosomen-Untersuchung

Mongolismus (Translokation?), Verdacht auf Trisomie 13 oder 18, Verdacht auf Deletion oder nichtbalancierte Translokation (intrauteriner Minderwuchs, Cerebralschäden, multiple Fehlbildungen). Turner-Syndrom (45,X/ 46,XY-Mosaik).

Keine Indikation zur Chromosomen-Untersuchung
Monogene Erbleiden, die meisten schweren Fehlbildungen des ZNS, des Gesichts, der Gliedmaßen. Bei Klinefelter-Syndrom, XYY-Zustand, XXX-Zustand, testikulärer Feminisierung, adrenogenitalem Syndrom genügt für die Diagnose des Karyotyps die Bestimmung des X- und Y-Chromatins.

3.1.5 Autosomal dominanter Erbgang

Autosomal dominante Erbleiden können entweder als sporadische Fälle durch Neumutationen auftreten, dabei besteht kein Wieder-

Tabelle 6. Häufigkeit von Autosomen-Aberrationen

	Auf 1000 Neugeborene
47, +13	0,05
47, +18	0,18
47, +21	1,15
Deletionen	0,09
Translokationen	1,75

Tabelle 7. Häufigkeit von Geschlechtschromosomen-Aberrationen

	Auf 1000 neugeborene Knaben
47, XYY	1,1
47, XXY	1,1

	Auf 1000 neugeborene Mädchen
47, XXX	1,2
45, X	0,1
45, X, Mosaik	0,3

(Davon 45, X/47, XXX, 0, 15)

holungsrisiko für Geschwister, oder von einem der Eltern ererbt sein, wobei das Wiederholungsrisiko 50% beträgt. Bei schweren dominanten Erbleiden, die frühen Tod bedingen oder die Fortpflanzung stark herabsetzen, sind die meisten Fälle sporadisch, z. B. Myositis ossificans progressiva, Apert-Syndrom, Achondroplasie. Häufig betreffen dominante Erbleiden die Struktur der Gewebe und die Form des Körpers (Tabelle 8, S. 22).

3.1.6 Autosomal rezessive Erbleiden

Autosomal rezessive Erbleiden entstehen, wenn beide Eltern dasselbe rezessive Gen an ein Kind geben. Neumutationen spielen hier keine Rolle für den Einzelfall. Gewöhnlich sind beide Eltern heterozygot, wobei das Risiko für Geschwister der Probanden 25% beträgt. Wenn beide Eltern für dasselbe rezessive Gen homozygot, also selbst krank sind, sind sämtliche Kinder ebenfalls homozygot und damit krank. Dies kommt besonders bei Taubstummheit vor.
Rezessiven Erbleiden liegt nicht selten der Defekt eines Enzyms oder eines anderen funktionell wichtigen Proteins (Fibrinogen, Wachstumshormon) zugrunde. Bei vielen autosomal

Tabelle 8. Autosomal dominante Erbleiden

Basalzell-naevus-Syndrom	Breite Nasenwurzel, Stirnhöcker, Kieferzysten, Gabelrippen, Schwachsinn.
Hereditäre Sphärozytose	Kugelzellen-Anämie (S. 202)
Marfan-Syndrom	Arachnodaktylie, Linsenluxation (S. 340)
Medulläres Schilddrüsen-Karzinom	Extremer Schlankwuchs, Muskeldystrophie, dicke Unterlippe, Neurinome der Augen- und Mundschleimhaut, Phäochromozytome.
Neurofibromatose	Multiple Milchkaffeeflecken. Pseudarthrosen. Hochdruck. Phäochromozytome.
Tuberöse Sklerose	Schwachsinn, Epilepsie, Tumorbildungen (S. 390)

Tabelle 9. Autosomal rezessive Erbleiden

Adrenogenitales Syndrom	Nebenniereninsuffizienz, Virilisierung (S. 114)
Alpha$_1$-Antitrypsinmangel	Lebercirrhose im Neugeborenenalter, portale Hypertension, später Lungenemphysem (S. 316)
Galaktosämie	Lebervergrößerung, Ikterus, Katarakt, herabgesetzte Intelligenz (S. 77)
Homozystinurie	Linsenluxation, Osteoporose, Thrombosen und Embolien (S. 75)
Hypophosphatasie	rachitisähnliche Knochenveränderungen, Hyperkalzämie, Zahnausfall (S. 92)
Mukoviszidose	Bronchiektasen, Verdauungsinsuffizienz (S. 263)
Phenylketonurie	fortschreitende Oligophrenie (S. 71)

rezessiven Erbkrankheiten ist bei den gesunden heterozygoten Anlageträgern das fehlende Genprodukt auf die Hälfte vermindert.

3.1.7 X-gekoppelte rezessive Vererbung

X-gekoppelt rezessive Erbleiden treten fast nur im männlichen Geschlecht auf, bei Frauen nur, wenn diese ausnahmsweise homozygot für das betreffende X-gekoppelte Gen sind, oder wenn sie keinen normalen weiblichen (46,XX), sondern einen männlichen (46,XY: wie bei testikulärer Feminisierung, reiner Gonadendysgenesie) oder den 45,X-Karyotyp haben. Das Wiederholungsrisiko für Brüder der Patienten (ebenso wie für Halbbrüder mit derselben Mutter) beträgt 50%. Oft sind auch Brüder der Mutter und der mütterlichen Großmutter der Probanden oder Söhne einer Schwester der Mutter betroffen.
Bei X-gekoppelt rezessivem Erbgang ist genetische Beratung besonders wichtig, weil hier gesunde weibliche Verwandte des Probanden damit rechnen müssen, daß sie heterozygot sind und daher ihre Söhne ein Krankheitsrisiko von 50% haben. Hier ist die Entdeckung des heterozygoten Zustandes ungleich wichtiger als bei autosomal rezessiven Erbleiden. Patienten mit X-gekoppelten rezessiven Erbleiden haben in der Regel nur gesunde Kinder, doch sind alle ihre Töchter heterozygot.

Tabelle 10. X-gekoppelt-rezessive Vererbung

Hypogammaglobulinämie mit Plasmazell-Mangel
Hämophilie A und B (S. 219)
Hunter-Syndrom (Mucopolysaccharidose Typ II) (S. 90)
Muskeldystrophie Typ Duchenne (S. 391)
Norrie-Syndrom (beiderseitiges Pseudogliom * mit Taubheit und Oligophrenie)
Wiskott-Aldrich-Syndrom (Ekzem, Thrombozytopenie, Resistenzschwäche) (S. 183)

* Bei typischem X-gekoppelten Erbgang in der Familie braucht die Indikation zur Enukleation (die sonst im Zweifelsfall besteht) nicht gestellt zu werden.

3.1.8 Fragiles X-Chromosom als Ursache von Schwachsinn

Rund ein Fünftel der Fälle von Schwachsinn mit Intelligenzquotienten zwischen 30 und 55 folgen dem X-gekoppelt rezessiven Erbgang. Meist findet sich dabei ein fragiles X-Chromo-

Tabelle 11. X-gekoppelte dominante Erbleiden

Alport-Syndrom (Innenohrschwerhörigkeit und Nephropathie) (S. 322)
D-resistente Rachitis (S. 91)
Incontinentia pigmenti Bloch-Sulzberger* (S. 353)
Orofaciodigitales Syndrom*

* Vorgeburtlich letal im männlichen Geschlecht.

Tabelle 12. Wiederholungsrisiko von Mißbildungen

Mißbildungen beim Probanden	Häufigkeit derselben Mißbildung bei Geschwistern
	%
Anencephalie	3 – 6
2 Geschwister betroffen	9
Myelomeningocele	3 – 6
2 Geschwister betroffen	9
Lippen-Kiefer-Gaumenspalte	
einseitig	2,5
doppelseitig	6
2 Geschwister betroffen	10 – 14
Hirschsprungsche Krankheit *	
Brüder	6 – 10
Schwestern	2 – 4
Hüftluxation	
Brüder	1 – 4
Schwestern	7 – 10
Hypospadie	
Brüder	10
Klumpfuß	2 – 3
Herzfehler	1 – 3
Pylorushypertrophie	
Brüder	10
Schwestern	2

* Die höhere Zahl gilt, wenn der Proband weiblich, die niedrigere, wenn er männlich ist.

som, das nach speziellen Präparationsmethoden eine Unterbrechung im langen Arm zeigt. Patienten mit diesem brüchigen X sind häufig ausgesprochen autistisch, ja unter Kindern mit klassischem Autismus sind sie so häufig, daß dieser eine Indikation für eine Untersuchung auf fragiles X abgibt. Ein Fall von fragilem X kommt etwa auf 1000 männliche Neugeborene (siehe S. 394).

3.1.9 X-gekoppelte dominante Vererbung

Bei X-gekoppelt dominanter Vererbung sind betroffene Männer meist schwerer erkrankt als betroffene Frauen. Während betroffene Frauen das Erbleiden durchschnittlich an die Hälfte ihrer Söhne wie auch ihrer Töchter weitergeben, sind alle Söhne betroffener Väter frei, alle ihre Töchter ebenfalls betroffen. Bei einzelnen X-gekoppelt dominanten Erbleiden ist die Wirkung des Gens im männlichen Geschlecht so schwer, daß es bereits intrauterin zum Absterben führt. Die Vererbung ist also scheinbar auf die weibliche Linie beschränkt.

3.1.10 Multifaktorielle Fehlbildungen und Krankheiten

Während die Häufigkeit der meisten monogenen Erbleiden niedriger als 1:10 000 liegt (Ausnahme: Mukoviszidose 1:1000–2000), haben viele multifaktoriell bedingte Fehlbildungen Häufigkeiten über 1‰, viele multifaktorielle Krankheiten über 1%. Hier kann das Wiederholungsrisiko nicht aus dem Erbgang berechnet, sondern nur empirisch bestimmt werden (s. Tabellen 12 und 13).

Tabelle 13. Wiederholungsrisiko bei häufigen Störungen

	Häufigkeit in der Bevölkerung		Häufigkeit bei Geschwistern von Probanden
Asthma bronchiale	1 – 4%		7 – 9%
Diabetes im Kindesalter	0,2% (bis 19 Jahre)		6% (bis 19 Jahre)
Enuresis	10%	Brüder	32%
		Schwestern	20%
Epilepsie [1]	2%		8%
Oligophrenie (I.Q. unter 70)	2%		18%
Psoriasis	3%		16%
Strabismus	5%		25%

[1] Nur große motorische Anfälle, kumulatives Erkrankungsrisiko bis zum 40. Lebensjahr.

3.2 Embryopathien und Fetopathien durch exogene Noxen

Ursachen gestörter vorgeburtlicher Entwicklung können genetisch oder exogen sein. Bei den meisten Mißbildungen ist die Ursache nicht geklärt. Eine Minderzahl ist monogen erbbedingt. Seltener sind exogene Ursachen faßbar. Die Bedeutung von ionisierenden Strahlen, Infektionen und Medikamenten als Mißbildungsursache wird gewöhnlich überschätzt.

3.2.1 Strahlenembryopathie

Wenn Kinder im Uterus einer Strahlendosis von 100 r oder mehr ausgesetzt waren, so können Mikrozephalie, Katarakt, Mikrophthalmie, Wachstumshemmung und Schwachsinn die Folge sein. Wenn Mißbildungen nach wesentlich geringerer Strahlenexposition (unter 30 r) beobachtet werden, ist der Zusammenhang fraglich. Morphologisch wenig auffällige Störungen des ZNS entstehen vermutlich schon bei niedrigeren Strahlendosen (10–30 r).

3.2.2 Thalidomid: Sensible Phasen

Die Erfahrungen mit Thalidomid haben gezeigt, daß man auch damit rechnen muß, daß Substanzen von geringer akuter Toxizität Mißbildungen hervorrufen. Thalidomid erzeugt um den 35. Tag post menstruationem Anotie, um den 40. Tag Amelie der Arme, 2 bis 3 Tage danach Phokomelie, um den 46.–47. meist nur noch Triphalangie der Daumen, Leistenbruch und Rektumstenose.
Vergleich mit diesen sensiblen Phasen läßt erkennen, ob ein Faktor als Ursache für eine vergleichbare Mißbildung in Betracht kommt.

3.2.3 Neugeborene diabetischer Mütter

Neugeborene diabetischer Mütter kommen gewöhnlich in Größe und Gewicht überentwickelt zur Welt und sind in erhöhtem Maße gefährdet. *Mißbildungen*, vor allem des Skeletts, sind bei Kindern diabetischer Mütter etwas häufiger als bei anderen Kindern, besonders bei langdauerndem Diabetes mit Gefäßkomplikationen. Charakteristisch, allerdings selten, ist eine Aplasie des Os sacrum mit neurologischen Ausfällen der untersten Rückenmarkssegmente.
Die Kinder von Müttern mit Diabetes, aber auch Prädiabetes, haben ein charakteristisches *cushing*-artiges Aussehen mit reichlich entwickeltem subkutanem Fettgewebe und gerötetem Gesicht. Attacken von Zyanose, Hypoglykämie am ersten Lebenstag, Hyperbilirubinämie und Atemnotsyndrom sind die häufigsten Krankheitszeichen. Der Inselapparat des Pankreas ist vergrößert, die Granula in den β-Zellen sind vermehrt; der Hyperinsulinismus ist die Ursache schwerer hypoglykämischer Zustände. Durch rechtzeitige intravenöse Glukoseinfusionen können lebensbedrohliche hypoglykämische Krisen verhütet werden. Orale Glukosezufuhr ist nicht ausreichend. Konsequente strenge Behandlung des Diabetes in den letzten Schwangerschaftsmonaten kann die früher sehr hohe Neugeborenensterblichkeit, das Übergewicht und die Organveränderungen der Neugeborenen verhüten.

3.2.4 Fetales Alkohol-Syndrom

Chronischer Alkoholismus während der Schwangerschaft reduziert das Wachstum von Länge, Gewicht und Kopfumfang. Dieser exogene intrauterine Minderwuchs gleicht sich in der Regel nach der Geburt nicht mehr aus, ja ausgeprägter Zwergwuchs im Kleinkindesalter kann die Folge sein. Die perinatale Sterblichkeit ist hoch, die Intelligenz herabgesetzt. Häufig finden sich Herzfehler verschiedener Art. Bei unklaren Fällen von Minderwuchs mit geistiger Retardierung und Anomalien (Epicanthus, Ptosis, Hüftluxation, Kamptodaktylie etc.), die nicht eindeutig einem anderen Syndrom zugeordnet werden können, kann eine Alkoholanamnese die ätiologische Klärung bringen (Abb. 15).

3.2.5 Hydantoin-Syndrom

Hydantoinbehandlung in der Schwangerschaft führt zu leicht vermindertem Geburtsgewicht, vielleicht auch herabgesetztem Intelligenzquotienten und herabgesetztem Kopfumfang, kurzer Nase mit flacher Nasenwurzel und, was be-

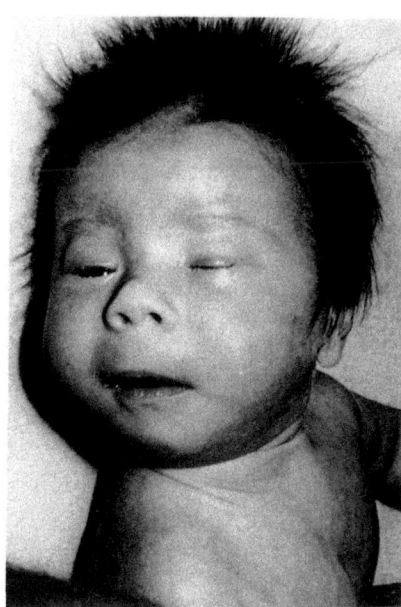

Abb. 15. Typische Facies eines Kindes mit Alkoholembryopathie

sonders charakteristisch ist, kurzen Fingerendphalangen mit hypoplastischen oder fehlenden Nägeln. Allerdings zeigen nur 6% der exponierten Kinder solche Schäden. Man schätzt, daß von 500 Schwangerschaften eine mit Hydantoinmedikation einhergeht. Die kindlichen Schäden sind meist so leicht, daß eine Interruptio nicht zu rechtfertigen ist.

3.2.6 Warfarin-Embryopathie

Die Behandlung der werdenden Mutter mit Cumarin-Derivaten (Warfarin), z. B. nach Herzoperationen, kann beim Kind zu extremer Hypoplasie der Nase, kleinfleckiger Verkalkung der Epiphysen, Blindheit durch Opticusatrophie und verzögerter intrauteriner Entwicklung führen.

3.2.7 Vitamin A und Analoge

Hohe Dosen von Vitamin A sind bei allen Säugetieren teratogen. Seit im Jahre 1982 in den USA Isotretinoin zur Behandlung der zystischen Akne eingeführt worden ist, wurde als Folge von Einnahme des Mittels in der Schwangerschaft ein Syndrom beobachtet, für das die Kombination von Anotie oder Mikrotie mit Hydrozephalus, oft zusätzlich mit Gaumenspalte oder Herzfehler, charakteristisch ist. Ob das in der Bundesrepublik mit ähnlich günstiger Wirkung bei schwerer Akne, Psoriasis, Morbus Darier und Ichthyosis congenita verwandte Etretinat eine ähnliche Wirkung hat, erscheint zweifelhaft.

3.2.8 Embryopathie als Folge mütterlicher Phenylketonurie

Wenn die werdende Mutter eine unbehandelte Phenylketonurie mit mehr als 20 mg/100 ml Phenylalanin im Blut hat, so kommt es beim Kind regelmäßig zu intrauteriner und postnataler Wachstumshemmung und Mikrozephalie. Herzfehler sind häufiger, Hüftluxation, Wirbelsäulen- und andere Skelettfehlbildungen nicht selten.

3.3 Pränatale Diagnostik

Chromosomen-Aberrationen und bestimmte Enzymdefekte lassen sich in der 16. Schwangerschaftswoche p. m. an Amnionzellen nachweisen, die durch Amniozentese gewonnen werden. Zunehmend wird dazu eine Chorionbiopsie durchgeführt, die bereits in der 9. Woche möglich ist. Das Risiko des Eingriffs ist gering. Als Indikationen gelten

1. Vorangehende Geburt eines Kindes mit einem schweren, unheilbaren Erbleiden (z. B. Tay-Sachssche amaurotische Idiotie, Lesch-Nyhan-Syndrom), dem ein in allen Zellen nachweisbarer Enzymdefekt zugrunde liegt. Enzymdefekte, die nur in bestimmten Zellen erkennbar sind (z. B. Leberzellen bei Phenylketonurie), sind an Amnionzellen nicht nachweisbar.
2. Heterozygotie der Frau für ein unheilbares X-gekoppeltes Erbleiden, wie Muskeldystrophie oder Norrie-Syndrom. Hier ist Bestimmung des Geschlechts und Unterbrechung einer Schwangerschaft mit einem männlichen Fetus möglich.
3. Vorangehende Geburt eines Kindes mit einer Trisomie (psychologische Indikation: Beruhigung. Risiko der Wiederholung gering).

4. Balancierte Translokation bei einem der Eltern.
5. Alter der Mutter über 37 Jahre.
6. Vorangehende Geburt eines Kindes mit Anencephalie oder Myelomeningozele. Bei diesen Fehlbildungen ist das Alpha-Fetoprotein in der Amnionflüssigkeit stark erhöht.

Der Gesetzgeber gestattet den Abbruch einer Schwangerschaft, wenn der Mutter das Austragen nicht zugemutet werden kann, ohne jedoch verbindliche Richtlinien für die Entscheidung zu geben, was zumutbar ist. Damit fällt dem ärztlichen Gutachter eine schwere Verantwortung zu. Die Mehrzahl der Gutachter ist nicht mit der Meinung einer Minderzahl einverstanden, nach der allein der Wunsch der Mutter maßgebend sei, sondern denkt, daß der Gutachter mitverantwortlich ist und nicht einfach automatisch durch Unterschrift dem Wunsch der Mutter den Anschein eines ärztlichen oder wissenschaftlichen Gutachtens verleihen soll. Der Konflikt zwischen den beiden Extrempositionen, von denen die eine den Eltern eine völlig freie Entscheidung überlassen möchte, die andere den Staat verpflichten will, seine Entscheidung mit der Macht des Gesetzes zu erzwingen, erscheint gegenwärtig unüberbrückbar.

4. Geburtsabhängige Besonderheiten und spezielle Erkrankungen des Neu- und Frühgeborenen

4.1 Definition, Untersuchung des Neugeborenen

W. SCHRÖTER

Die Neugeborenenperiode umfaßt die Zeit von der Geburt bis zur Umstellung des Organismus auf die extrauterine Umgebung. Diese Umstellung ist im wesentlichen nach 4 Wochen beendet.

Untersuchung

Sofort nach der Geburt wird das Kind auf äußerlich erkennbare Mißbildungen, Verletzungsfolgen und auf seine Vitalität untersucht. Nach dem Vorschlag von VIRGINIA APGAR werden fünf Kriterien zu einem Index der Vitalität zusammengefaßt (s. Tabelle 14). Jedes Kriterium wird mit 0–2 Punkten bewertet, so daß sich im günstigsten Fall 10 Punkte als Summe ergeben. Je niedriger der „Apgar-Score" ist, um so größer ist die Gefahr, und desto dringlicher sind die Therapiemaßnahmen (S. 44). Der Neugeborenen-Erstuntersuchung (U 1) folgt am 3.–10. Lebenstag die Neugeborenen-Basisuntersuchung (U 2).

Gleichzeitig werden bei allen Neugeborenen *Suchtests* nach angeborenen Stoffwechselerkrankungen durchgeführt. Das sogenannte *„Neugeborenen-Screening"* ist nur sinnvoll, sofern die diagnostischen Methoden zuverlässig und die diagnostizierbaren Erkrankungen einer wirksamen Behandlung zugänglich sind. Dies trifft für folgende Erkrankungen zu (Tabelle 15):

Tabelle 15. Screening auf angeborene Stoffwechselstörungen

Krankheit	Häufigkeit 1:	Beschreibung Seite
Hypothyreose	4 000	105
Phenylketonurie	7 000	66
Galaktosämie	50 000	73
Ahornsirup-Krht.	200 000	69

Unzuverlässig ist bisher die Diagnose der Mucoviscidose mit Hilfe der Albuminbestimmung im Mekonium. Das Muskeldystrophie-Screening ist wegen fehlender Behandlungsmöglichkeiten zur Zeit nicht zu empfehlen.

Tabelle 14. APGAR-Schema zur Beurteilung von Neugeborenen nach 1, 5 und 10 min

Kriterien	0	1	2
A = Aussehen Hautfarbe	Blaß oder blau	Stamm rosig, Extremitäten blau	Rosig
P = Puls oder Herzschlag	Keiner	Unter 100/min	Über 100/min
G = Grimassieren beim Absaugen	Keines	Verziehen des Gesichts	Schreien
A = Aktivität, Muskeltonus	Keine Bewegung, schlaff	Geringe Beugung der Extremitäten	Aktive Bewegung
R = Respiration	Keine	Unregelmäßig, langsam	Kräftiges Schreien

Beim wachen Kind findet man hauptsächlich ungerichtete **Massenbewegungen,** vorwiegend der rumpfnahen Gelenke. Grobschlägige tremorartige Bewegungen kommen häufig vor und haben selten eine pathologische Bedeutung. Die Spontanbewegungen sind im allgemeinen seitengleich. Der Muskeltonus Neugeborener ist im Vergleich zu älteren Säuglingen erhöht, Beuger- und Adduktorentonus überwiegen. Bei der Geburt ist die **Haut** mit Vernix caseosa (Käseschmiere), einer weißen, fettigen Masse, bedeckt. Die Hautfarbe wechselt je nach Aktivität des Kindes zwischen dunkelrot und rosa. Schlafende Kinder sind oft recht blaß.

Neugeborene haben oft **Ödeme** der Augenlider, der Hand- und Fußrücken und der Genitalregion. Häufige lokalisierte, spontan verschwindende Hautveränderungen sind die *Teleangiektasien* an den Augenlidern, im Nacken und auf der Stirn (Storchenbiß, Naevus flammeus). Im Gesicht finden sich weiße, stecknadelkopfgroße Talgretentionszysten (*Milien*). Bei dunkelhäutigen Kindern sieht man gelegentlich schwarzblaue, glattbegrenzte Flecken am Rücken („*Mongolenflecke*"). Sie sind bei hellhäutigen Kindern selten.

In den ersten 3–4 Lebenstagen tritt oft ein flüchtiges Exanthem unbekannter Ätiologie auf (**Exanthema allergicum**). In der Mitte der 3–5 mm großen roten Flecken schießt häufig eine Papel oder ein Bläschen auf. Einige Tage nach der Geburt kann sich die oberflächliche Epithelschicht in groben Schuppen ablösen (*Desquamatio neonatorum*).

Nach der Lage der Haut-Nabelschnurgrenze sind die drei in Abb. 16 dargestellten **Nabeltypen** zu unterscheiden. Beim Haut- und Amnionnabel handelt es sich um Anomalien, die sich spontan zurückbilden. Der Nabelschnurstumpf mumifiziert innerhalb von 5–10 Tagen und fällt dann ab. Er hinterläßt eine granulierende Wunde, die sich innerhalb einiger Tage epithelisiert. Da die Nabelwunde eine Eingangspforte für pathogene Keime sein kann, darf das Neugeborene erst nach völliger Überhäutung der Wundfläche gebadet werden. Peinliche Sauberkeit ist notwendig. Steriler Puder und ein lockerer Verband fördern die Eintrocknung des Nabelschnurrestes. Bei länger dauerndem Nässen ist an einen Ductus omphalo-entericus oder an eine Urachus-Fistel (S. 39) zu denken.

Wenn der Nabel nach Abfall des Nabelschnurrestes näßt, ist die Ursache oft ein *Nabelgranulom*. Es besteht aus weichem Granulationsgewebe. Nach Ätzen mit Silbernitrat bildet es sich rasch zurück. Gestielte Granulome werden abgebunden.

Bei Kindern in schlechtem Allgemeinzustand oder mit Allgemeininfektionen kann sich ein **Sklerödem** entwickeln. Die prall-wachsartige Schwellung der Haut beginnt meist an der oberen Körperhälfte. Prognostisch ungünstiger ist das **Sclerema neonatorum,** eine talgähnliche Verhärtung von Haut und subkutanem Gewebe. Es tritt, beginnend an den unteren Extremitäten und am Gesäß, meist bei unreifen, lebensschwachen Kindern auf. Fußsohle und Genitale werden ausgespart. Die Mehrzahl der betroffenen Kinder ist hypotherm. Die Ursache beider Veränderungen ist nicht bekannt.

An dem bei der Geburt vorangehenden Teil des Kopfes sitzt die **Geburtsgeschwulst,** eine teigige, oft zyanotische und mit Petechien bedeckte Anschwellung. Sie geht innerhalb von 24–48 Std zurück. Erst jetzt kann man mit Sicherheit entscheiden, ob gleichzeitig ein Kephalhämatom vorlag. Häufig haben Neugeborene subkonjunktivale Blutungen, die sich im Laufe einiger Wochen zurückbilden. Nach langer oder schwerer Geburt sind die Schädelknochen übereinandergeschoben.

Kurz nach der Geburt und in den ersten Lebenstagen sind transitorische **Herzgeräusche** häufig. Organisch bedingte Geräusche dagegen treten oft erst später auf.

Die **Leber** ist gewöhnlich 2 cm unter dem Rippenbogen zu tasten. Seltener sind auch Milz und Nieren zu fühlen. Rektusdiastasen sind häufig.

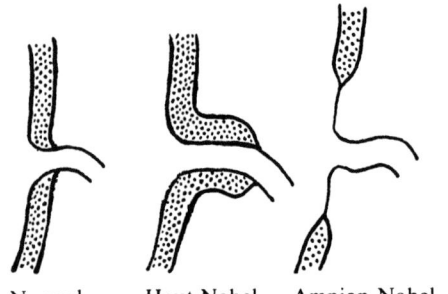

Abb. 16. Nabeltypen je nach Ansatz der Nabelschnur

Definition, Untersuchung des Neugeborenen

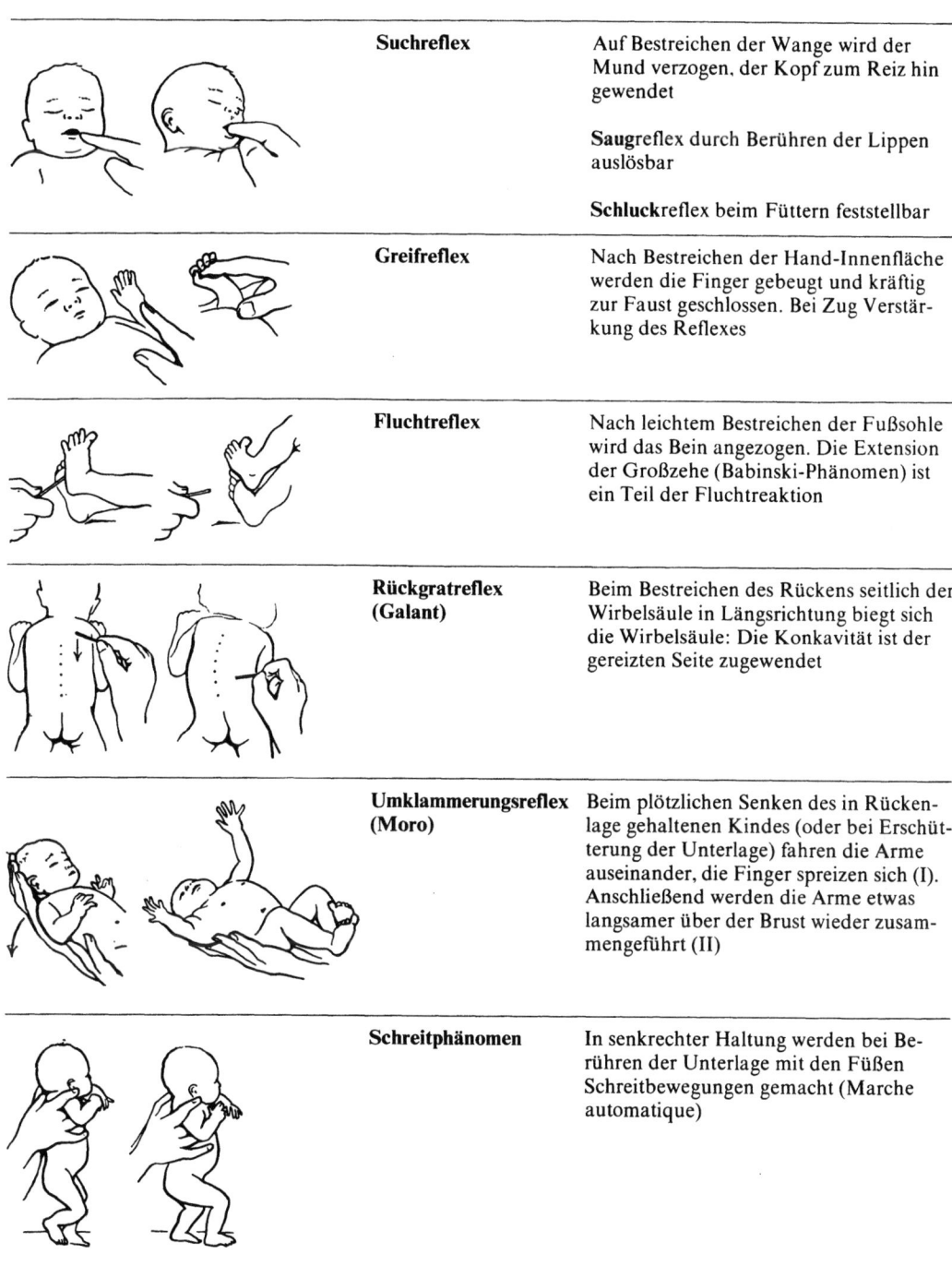

	Suchreflex	Auf Bestreichen der Wange wird der Mund verzogen, der Kopf zum Reiz hin gewendet
		Saugreflex durch Berühren der Lippen auslösbar
		Schluckreflex beim Füttern feststellbar
	Greifreflex	Nach Bestreichen der Hand-Innenfläche werden die Finger gebeugt und kräftig zur Faust geschlossen. Bei Zug Verstärkung des Reflexes
	Fluchtreflex	Nach leichtem Bestreichen der Fußsohle wird das Bein angezogen. Die Extension der Großzehe (Babinski-Phänomen) ist ein Teil der Fluchtreaktion
	Rückgratreflex (Galant)	Beim Bestreichen des Rückens seitlich der Wirbelsäule in Längsrichtung biegt sich die Wirbelsäule: Die Konkavität ist der gereizten Seite zugewendet
	Umklammerungsreflex (Moro)	Beim plötzlichen Senken des in Rückenlage gehaltenen Kindes (oder bei Erschütterung der Unterlage) fahren die Arme auseinander, die Finger spreizen sich (I). Anschließend werden die Arme etwas langsamer über der Brust wieder zusammengeführt (II)
	Schreitphänomen	In senkrechter Haltung werden bei Berühren der Unterlage mit den Füßen Schreitbewegungen gemacht (Marche automatique)

Abb. 17. Physiologische Neugeborenenreflexe

Suchreflex und Schreitphänomen sind Ende des ersten Lebensmonats nicht mehr nachweisbar, Greif-, Rückgrat- und Mororeflex verlieren sich im 4.–6. Lebensmonat. Nach diesem Zeitpunkt sind sie nur noch unter pathologischen Bedingungen nachweisbar.

Die **großen Schamlippen** bedecken beim reifen Mädchen die kleinen. Oft entleert sich etwas Schleim aus der Vagina. Beim Jungen ist das **Präputium** meist abhärent (physiologische Phimose). Mekoniumabgang s. S. 13, erster Urinabgang s. S. 13.

In den ersten Lebenstagen halten viele Kinder die Extremitäten noch in der intrauterin eingenommenen Beuge-Adduktions-Stellung. Hakkenfußähnliche Deformierungen der Füße sind meist durch die intrauterine Haltung bedingt. Sie gleichen sich spontan oder nach manueller Redression in den ersten Lebenswochen aus.

Die **Muskeldehnungsreflexe** sind infolge der Unreife der Pyramidenbahn nur unregelmäßig auslösbar. Pyramidenbahnzeichen sind dagegen normalerweise positiv. Wichtig ist die Prüfung der physiologischen Neugeborenenreflexe, die sich im Laufe des ersten Lebensjahres verlieren. Sie sind in Abb. 17 zusammengestellt. Fehlen dieser Reflexe oder Seitenasymmetrien weisen auf eine zerebrale Störung hin. Bleiben sie wesentlich länger als angegeben während der Säuglingszeit bestehen, ist dies ebenfalls als Zeichen einer zerebralen Störung zu werten (S. 380).

Ein Neugeborenes wird als „**übertragen**" bezeichnet, wenn die Schwangerschaft länger als 42 Wochen dauerte. Die Haut übertragener Kinder ist rissig, pergamentartig, schuppend. Vernix caseosa fehlt weitgehend. Die Schädelknochen sind fester als gewöhnlich. Die Kinder wirken wacher als normale Neugeborene. Haut und Nägel können infolge der Mekoniumbeimengungen zum Fruchtwasser braungrün verfärbt sein. Die Nägel überragen Finger- und Zehenkuppen. Übertragene Kinder sind schwerer als Neugeborene am Ende der 40. Schwangerschaftswoche. Bei hochgradiger Übertragung vermindert sich ihr Gewicht aber infolge von Wasserverlust und plazentabedingter Mangelernährung. Solche Kinder wirken alt und dystroph. Nach der Geburt nehmen sie nicht oder nur gering an Gewicht ab, sofern sie ausreichend Flüssigkeit erhalten

Kinder mit **intrauteriner Dystrophie** („small-for-date") sind übertragenen Neugeborenen ähnlich. Sie werden jedoch nach normaler oder verkürzter Tragzeit mit einem Gewicht geboren, das in bezug auf die Tragzeit zu gering ist. Ursache der intrauterinen Dystrophie ist eine gestörte Plazentafunktion, wie sie bei Müttern mit Schwangerschaftstoxikose und bei älteren Erstgebärenden besonders häufig vorkommt. Die Plazenta ist oft klein und enthält zahlreiche Kalkinfarkte. Infolge der Mangelernährung haben Kinder mit intrauteriner Dystrophie reduzierte Glykogendepots. Sie sind daher durch Hypoglykämie besonders gefährdet. Diese Kinder sollen so früh wie möglich gefüttert werden. Zur Verhütung der Hypoglykämie soll frühzeitig Glukose und zum Ausgleich der Hämokonzentration Flüssigkeit gegeben werden. Intravenös können täglich bis zu 80 ml einer 10- bis 15%igen Glukoselösung/kg Körpergewicht infundiert werden.

Auf rund 80 Schwangerschaften entfällt eine **Zwillingsschwangerschaft**. Zwillinge werden häufig schon vor Beendigung der 40. Schwangerschaftswoche geboren. Bei monoamniotischen Zwillingen ist die Tragzeit besonders kurz. Wegen der längeren Geburtsdauer und wegen vorzeitiger Plazentalösung ist der 2. Zwilling häufiger einer Hypoxie ausgesetzt als der erste. Daher entwickelt sich ein Atemnotsyndrom häufiger beim 2. Zwilling als beim ersten.

4.2 Frühgeborenes

G.-A. VON HARNACK

4.2.1 Definition

Von „Frühgeburt" spricht man, wenn die Geburt um *mindestens vier Wochen zu früh* erfolgt. Für statistische Zwecke ist eine solche Zeitangabe wenig zweckmäßig, da sie sich auf das Erinnerungsvermögen der Betroffenen stützt und durch Täuschung verfälscht sein kann. Als objektives *Kriterium findet das Geburtsgewicht Verwendung.*

Als „*untergewichtige Neugeborene*" definierte die WHO 1961 alle Kinder, die ein Geburtsgewicht von 2500 g und darunter aufweisen. Abb. 1 auf S. 1 zeigt die Schwankungsbreite der Geburtsgewichte in Abhängigkeit von der Schwangerschaftsdauer. Der durch die 10. und 90. Perzentile begrenzte Bereich umfaßt die Neugeborenen mit einem entwicklungsgerechten Geburtsgewicht. Ein darunter liegendes Gewicht läßt bei vorzeitig und rechtzeitig Geborenen auf eine intrauterine Dystrophie schließen, ein darüber liegendes Gewicht auf ein relatives Übergewicht.

Der Anteil der „Untergewichtigen" an der Gesamtzahl der Neugeborenen schwankt in den europäischen Ländern zwischen 5 und 8%. Von diesen ist rund ⅓ nach zeitlichen Kriterien nicht zu früh geboren.
Die Abgrenzung nach dem Gewicht ist auch aus praktischen Gründen gerechtfertigt, weil alle Kinder mit einem Geburtsgewicht von 2500 g und darunter in besonderem Maße pflegebedürftig sind. Die Grenze der *Lebensfähigkeit* liegt bei einem Geburtsgewicht von etwa 500 g. Vereinzelt gelang es, auch Kinder mit einem noch geringeren Geburtsgewicht am Leben zu erhalten. Die allgemeine Säuglingssterblichkeit kann entscheidend gesenkt werden, wenn es gelingt, die Häufigkeit vorzeitiger Geburten einzuschränken. Ein erster therapeutischer Ansatz hierzu ist die Tokolyse.

4.2.2 Ursachen der Frühgeburt

können auf seiten der Mutter sein:

1. Schwere **Allgemeinerkrankungen** wie Herzfehler, Nierenerkrankungen, Gestosen.
2. Akute und chronische **Infektionskrankheiten** wie Lues, Tuberkulose, Listeriose oder Toxoplasmose.
3. Anomalien der **Geburtswege und des Halteapparates** der Frucht wie Placenta praevia, Uterus myomatosus, Uterus bicornis.
4. Körperliche **Überbelastung** oder seelische **Erschütterungen.**

Unverheiratete Mütter haben rund doppelt so häufig Frühgeburten wie verheiratete. Das liegt z. T. daran, daß sie unter ungünstigen Bedingungen ihr Kind erwarten. Die Zahl der Spätabtreibungen als Ursache der Frühgeburt ist kaum zu ermitteln. In vielen Fällen haben Mütter wiederholt Frühgeburten ohne erkennbare Ursache, man spricht dann von „habitueller Frühgeburt".
Von seiten des **Kindes** kommt es zur Frühgeburt

1. bei Zwillings- und sonstigen Mehrlingsgeburten,
2. bei Mißbildungen des Fetus,
3. bei Infektionskrankheiten des Fetus wie Lues oder Toxoplasmose.

Von größter Wichtigkeit zur Vermeidung von Frühgeburten ist eine gut organisierte Schwangerschaftsfürsorge.

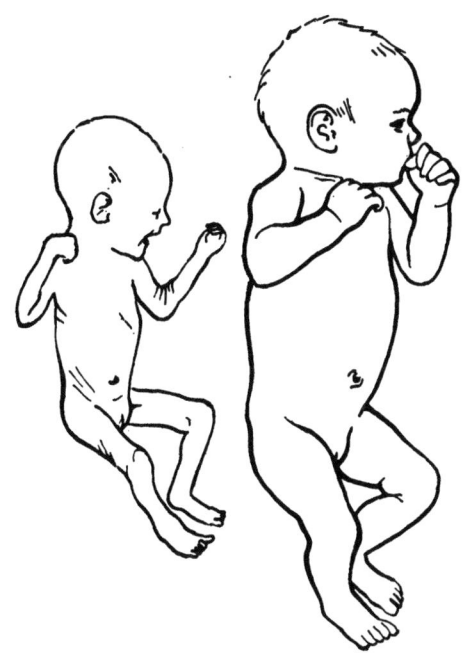

Abb. 18. Ein Neugeborenes mit einem Geburtsgewicht von 1500 g neben einem Neugeborenen mit einem Geburtsgewicht von 3300 g

4.2.3 Anatomische Unreife der Frühgeborenen

Frühgeborene unterscheiden sich von Reifgeborenen durch ihr geringeres Gewicht und ihre verminderte Körperlänge. Infolge des gering ausgebildeten subkutanen Fettgewebes sind sie auffallend mager (Abb. 18). Der Gesichtsausdruck ist unkindlich, fast greisenhaft. Die Haut ist auffallend rot, dünn und faltig, nach 1–2 Tagen oft glasig durchscheinend. Weite Partien der Körperoberfläche sind mit Lanugo bedeckt. Der Kopf ist relativ groß. Die sogenannte Pupillarmembran, ein Rest der Tunica vasculosa, erlaubt nicht, die Grenze von Iris und Pupille klar zu erkennen. Die Ohrmuscheln fühlen sich infolge der unvollständigen Knorpeleinlagerung auffallend weich und lappig an. Die Fingernägel erreichen nicht die Fingerkuppen. Der Nabel steht tief, die Genitalien sind unreif: Beim Jungen können die Hoden unvollständig deszendiert sein; beim Mädchen wirken die relativ große Clitoris und die klaffenden Labien zwittrig. Die Unreifezeichen sind mittels spezieller Tabellen quantitativ zu erfassen.

Auch nach einigen Monaten unterscheiden sich Frühgeborene in ihrem Aussehen noch von Reifgeborenen. Da die Gehirnentwicklung beim ungeschädigten Frühgeborenen rasch fortschreitet, die Kinder aber insgesamt untergewichtig sind, entsteht der Eindruck, als ob sie hydrozephal wären; es handelt sich aber nur um einen „Megacephalus". Der Eindruck wird durch die hervortretenden Augen verstärkt.

4.2.4 Funktionelle Unreife

Anatomische Präparate lassen erkennen, wie wenig differenziert, wie unreif das Gehirn Frühgeborener ist im Vergleich zu dem Reifgeborener (Abb. 19). Dem entspricht die funktionelle Unreife. Sie macht sich vor allem auf dem Gebiet der **Atemregulation** bemerkbar. Während Herz und Kreislauf intrauterin trainiert wurden, sind Lunge und Atemzentren auf die zu frühe Aufgabe nicht vorbereitet. Die Lungenalveolen und ihr Kapillarnetz sind unvollständig entwickelt, die Atemzentren noch nicht voll funktionsfähig. Die Atmung kommt daher erschwert in Gang und bleibt lange Zeit unregelmäßig. Perioden flacher Atmung wechseln mit Serien von tiefen Atemzügen, immer wieder sind Atempausen eingeschaltet; je länger ein apnoischer Anfall dauert, desto größer ist die Gefahr der Hirnschädigung.

Wärmeregulation: Die relativ große Körperoberfläche und das dünne Fettpolster der Frühgeborenen begünstigen die Wärmeabgabe. Außerdem ist die Gefahr der Auskühlung groß, weil ungenügend Energiequellen zur Verfügung stehen. In der Pflege ist daher für Wärmezufuhr und Abkühlungsschutz zu sorgen, damit nicht Untertemperaturen auftreten. Bereits unterkühlte Frühgeborene dürfen nur langsam ansteigend erwärmt werden.

Frühgeborene sind in erhöhtem Maße **infektanfällig**. Keime, die sonst nur eine geringe pathogene Bedeutung haben, können beim Frühgeborenen zu ausgedehnten Eiterungen und Sepsis führen. Die Eigenproduktion von Immunglobulinen läuft bei ihnen langsamer an als bei Reifgeborenen.

Nahrungsaufnahme: Auch der Magendarmtrakt Frühgeborener ist auf seine Funktion infolge mangelnder Ausreifung des Enzymsystems noch nicht voll vorbereitet. Insbesondere die Fettresorption aus dem Darm ist noch unzureichend. Die Magenkapazität ist gering.

Wasserhaushalt: Frühgeborene neigen zu Ödemen, d. h. zum Flüssigkeitsaustritt ins interstitielle Gewebe. Sklerödeme, teigig verhärtete Ödeme sind Gefahrensymptome.

4.2.5 Die Pflege der Frühgeborenen

Alle Frühgeborenen, insbesondere diejenigen mit einem Geburtsgewicht von unter 2000 g, werden in den ersten Lebenswochen zweckmäßig in Frühgeborenenzentren aufgezogen. Kommt ein Frühgeborenes zu Hause zur Welt, so wird es ohne vorherige Hautreinigung warm angezogen, unter Umständen mit einer dünnen Watteschicht bedeckt und in einen vorgewärmten Korb gelegt. Zwei bis drei gut

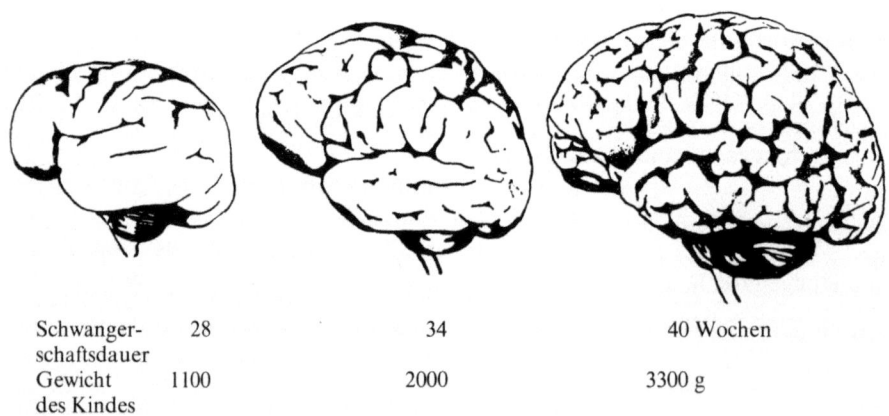

Schwangerschaftsdauer	28	34	40 Wochen
Gewicht des Kindes	1100	2000	3300 g

Abb. 19. Gehirnentwicklung des Fetus

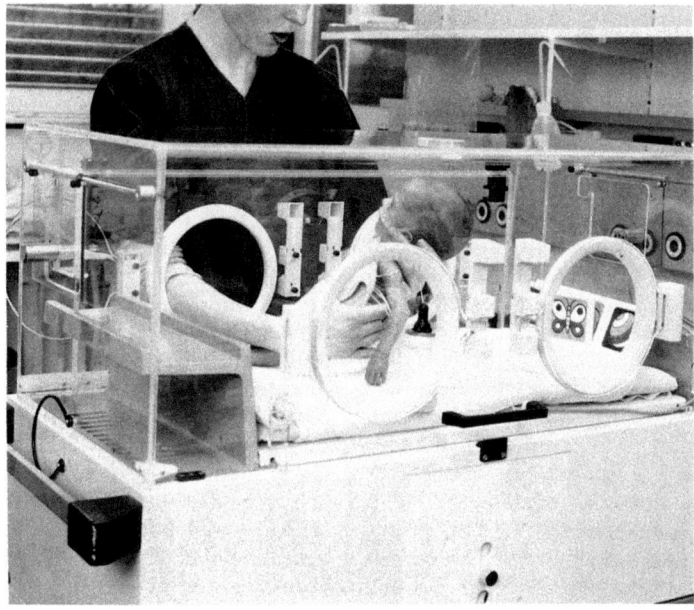

Abb. 20. Vorzüge der Inkubatorpflege

Vorrichtung:	Pflegerischer Vorteil:
Plexiglashaube	Verhalten des unbekleideten Frühgeborenen leicht zu kontrollieren
Durchgriffsöffnungen mit Irisblenden	Handreichungen und Pflegemaßnahmen möglich
Luftansaugung durch Bakterienfilter	Schutz vor Infektionen
Konstante Wärmezufuhr	Keine Temperaturlabilität
Zusätzliche Sauerstoffzufuhr	Hypoxiebekämpfung
Einstellbare Luftfeuchtigkeit (65–100%)	Keine Austrocknung der Atemwege

verschlossene und mit Windeln umwickelte Wärmflaschen von 40° werden um das Kind gelegt. Dann wird das Kind auf dem schnellsten Wege in eine Kinderklinik mit Frühgeborenenabteilung gebracht. Größere Krankenanstalten haben vorgeheizte **Transportinkubatoren,** die jederzeit einsatzbereit sind, das Kind sicher vor Unterkühlung wie vor Überhitzung schützen und außerdem eine Sauerstoffzufuhr auf dem Transport ermöglichen.

Frühgeborene mit einem Geburtsgewicht von unter 1800 g werden zweckmäßig in einen *Inkubator* gelegt, der die Pflege erleichtert (Abb. 20). Die Kinder sind nur mit einer Windel versehen, die Atmung wird nicht durch Kleidungsstücke und Bettdecke behindert. Die Konzentration des zusätzlich eingeführten Sauerstoffs muß aufmerksam verfolgt werden, weil sonst Gefahren drohen (S. 34). Die Bestimmung des Sauerstoffdruckes der behandelten Kinder ist unerläßlich. Besonders nach einer Veränderung der Sauerstoffzufuhr sind kurzfristige Messungen nötig.

Die **Lufttemperatur** im Inkubator liegt zweckmäßig zwischen 30 und 33° und wird durch einen Thermostaten konstant gehalten. Warnvorrichtungen zeigen einen Stromausfall an und schützen das Kind vor Unterkühlung und auch vor Überwärmung.

Die **Nahrung** wird zweckmäßig mittels eines dünnen Kunststoffkatheters zweistündlich zugeführt, da der Saugreflex fehlt oder kraftlos ist, und da bei sehr unreifen Frühgeborenen sogar der Schluckreflex fehlt. Die Sonde wird durch ein Nasenloch eingeführt und kann bis zu vier Tagen liegen bleiben. Wird unmittelbar vor einer Mahlzeit noch Milch der letzten Mahlzeit aspiriert, ist die zugeführte Milchmenge zu groß.

Mit der ersten Flüssigkeitszufuhr kann sogleich begonnen werden. Ein längeres Abwarten führt zu einer übermäßigen Gewichtsab-

nahme und zu einem verstärkten Anstieg harnpflichtiger Substanzen im Blut. Ist die enterale Ernährung zu gefahrvoll, ist eine parenterale Zufuhr angezeigt.
Frauenmilch belastet den Organismus in den ersten Tagen am wenigsten. Es ist aber auch möglich, Frühgeborene von Anfang an mit Kuhmilchmischungen zu ernähren. Am meisten bewährt haben sich Süßmilch-Fertigpräparate (z. B. Humana 0 oder Prä-Aptamil).
Nach der Zusammensetzung der Nahrungsbestandteile ist die Muttermilch ideal für das Frühgeborene: Imbalancen im Bereich der Aminosäuren treten bei Frühgeborenen, die mit Frauenmilch ernährt werden, selten auf. Auch die Molenlast ist bei Muttermilchernährung geringer als bei Verwendung von Milchmischungen, was der noch nicht ausgereiften Nierenfunktion entgegenkommt. Von besonderer Bedeutung sind für den Frühgeborenen die in der Muttermilch vorhandenen Schutzstoffe (z. B. IgA, s. S. 63).
Die *initiale Gewichtsabnahme* auch kleiner Frühgeborener sollte 10% nicht überschreiten. Da aufgrund tierexperimenteller Untersuchungen die Gefahr einer unterkalorischen Ernährung groß erscheint, ist auf eine ausreichende Kalorienzufuhr zu achten. Als Richtschnur kann gelten, daß die Nahrungsmenge Frühgeborener am 10. Lebenstag ⅙ bis ⅕ ihres Gewichtes beträgt. Zu diesem Zeitpunkt sollte das Geburtsgewicht wieder erreicht sein. Die darauffolgende Gewichtszunahme kann bei liberaler Nahrungszufuhr derjenigen eines gleichschweren Feten in utero entsprechen (S. 1), d. h. die durchschnittliche tägliche Zunahme kann rund 13 g pro kg Körpergewicht betragen.

4.2.6 Pathologische Syndrome bei Frühgeborenen

Ist die Gefahr der primären Entfaltungsstörung der Lunge gebannt, drohen sekundär Atelektasen und Pneumonien durch Aspiration von Schleim und Fruchtwasser. Das **Atemnotsyndrom** Frühgeborener ist meist durch hyaline Membranen verursacht oder mitbedingt (S. 48).
Leberunreife und verminderte Erythrozytenüberlebensdauer sind Ursache eines verstärkten und länger dauernden Ikterus: *Hyperbilirubinämie* und *Icterus prolongatus*. Die Gefahr eines Kernikterus ist um so größer, je niedriger das Geburtsgewicht ist. Eine Fototherapie ist daher häufiger als bei reifen Neugeborenen erforderlich. Vermag sie die Bilirubinkonzentration nicht ausreichend zu senken, muß eine Austauschtransfusion vorgenommen werden.
Eitrige Prozesse, vor allem Meningitis und Sepsis, sind beim Frühgeborenen oft schwer zu erkennen: Fieber fehlt fast immer, eher weist Untertemperatur auf den drohenden Verfall hin. Vergrößert sich in den ersten Lebenstagen das Abdomen und treten Erbrechen und blutige Stühle hinzu, so ist an die gefürchtete *neonatale nekrotisierende Enterokolitis* zu denken, deren Ursache unbekannt ist und die häufig tödlich verläuft.
Nach Ablauf von Wochen und Monaten drohen neue Gefahren: Die *interstitielle plasmazelluläre Pneumonie* ist auf Seite 273 beschrieben. Als Folge der Unreife und der Sauerstoffbehandlung in der ersten Lebenszeit kann sich nach einigen Wochen eine *Retinopathie (retrolentale Fibroplasie)* entwickeln. Durch Störung der Vaskularisation der Retina kommt es zu Blutungen und ungeordneten Gefäßwucherungen in den Glaskörper und damit zur Bildung einer weißlichen retrolentalen Membran. Fortgeschrittene Erkrankungsstadien sind einer Behandlung nicht mehr zugänglich, die Kinder erblinden.

Untergewichtige Neu- und Frühgeborene sind in erhöhtem Maße durch *Hypoglykämien* gefährdet. Regelmäßige Blutzuckerkontrollen in den ersten vier Lebenstagen sind notwendig. Da die Kinder reifer sind, als es ihrem Geburtsgewicht entspricht, erhalten sie eine größere Nahrungsmenge als vergleichbare Frühgeborene. Bei dieser Behandlung unterschreiten sie kaum ihr Geburtsgewicht und nehmen sehr schnell zu.
Der Hämoglobingehalt Neu- und Frühgeborener erreicht meist nach 6–8 Wochen sein Minimum. Der Abfall ist durch Eisen nicht aufzuhalten. Die meist *normochrome Frühgeborenenanämie* (1. Phase) bedarf nur in Extremfällen einer Behandlung mit kleinen Bluttransfusionen. Meist zeigt eine erhöhte Retikulozytenzahl im 3. Monat eine gute Neubildung an. Im weiteren Verlauf droht eine *hypochrome Eisenmangelanämie*. Da die Eisendepots Frühgeborener begrenzt sind, empfiehlt sich eine prophylaktische Eisengabe von 5–10 mg Eisen/Tag vom dritten Monat an.

Zur Rachitisprophylaxe wird – in der dritten Lebenswoche beginnend – am besten kontinuierlich Vitamin D zugeführt: 500–1000 IE/ Tag. Wegen ihres raschen Wachstums sind Frühgeborene in erhöhtem Maße **rachitis-gefährdet**. Eine Eindrückbarkeit der Parietalia ohne sonstige Symptome ist nicht als Rachitis aufzufassen, sondern als eine einfache Verzögerung der Verknöcherung.
Leistenbrüche entwickeln sich bei Frühgeborenen häufiger als bei reifen Kindern und erfordern meist eine operative Behandlung (S. 318).

4.2.7 Prognose

Die **Überlebensrate** Frühgeborener ist in erster Linie vom Geburtsgewicht abhängig (Abb. 21). Sie konnte in den beiden letzten Jahrzehnten durch die Fortschritte auf dem Gebiet der Intensivtherapie deutlich verbessert werden. In den unteren Gewichtsklassen ist eine weitere Verbesserung möglich, wenn an allen Orten der Transport der Neugeborenen unter intensivtherapeutischen Bedingungen und ihre Behandlung in Spezialabteilungen durchgeführt wird.

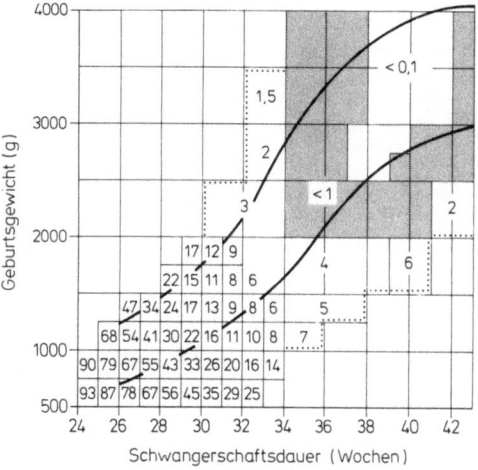

Abb. 21. Doppelte Abhängigkeit der Frühsterblichkeit (in Prozent) vom Geburtsgewicht und von der Schwangerschaftsdauer (nach VERLOOVE et al. 1985, ergänzt nach der Bayerischen Perinatalerhebung 1980). Die 10. und 90. Perzentile des intrauterinen Gewichtswachstums sind angegeben entsprechend Abb. 1 (S. 1)
☐ Sterblichkeit unter 0,1%
▨ Sterblichkeit unter 1%

In der **körperlichen Entwicklung** erreichen Frühgeborene den Altersdurchschnitt um so später, je unreifer sie bei der Geburt waren. Mit 4 bis 6 Jahren aber ist der Rückstand im allgemeinen aufgeholt, wenn nicht angeborene Schäden bestehen. Auch die statisch-motorischen Leistungen wie Sitzen, Stehen, Laufen verspäten sich je nach Grad der anfänglichen Unreife.
Das gleiche gilt für die **geistige Entwicklung** z. B. für den Beginn des Sprechenlernens. Sie ist vor allem bei Frühgeborenen mit einem Geburtsgewicht von unter 1500 g oft deutlich retardiert. Dauerhafte Hirnschäden durch Hirnblutungen oder perinatale Anoxie sind bei etwa 15% dieser Kinder später feststellbar: Intelligenzdefekte, Krampfleiden, Zerebralparesen und andere neurologische Defekte werden offenbar. Die überwiegende Mehrzahl der überlebenden Frühgeborenen entwickelt sich sowohl körperlich als auch geistig zufriedenstellend.

4.3 In der Neugeborenenperiode erkennbare Mißbildungen

G.-A. VON HARNACK

Mit dem bloßen Auge erkennbare Anomalien werden als Mißbildungen bezeichnet, wenn sie erhebliche Funktionsstörungen verursachen oder als Entstellung zu werten sind. Ihre Ätiologie ist nicht einheitlich. Genetische und exogene Faktoren können einzeln oder gemeinsam beteiligt sein, oft aber ist die Genese unbekannt. Nur ein Teil der Fehlbildungen innerer Organe ist sofort nach der Geburt erkennbar, und typische äußere Kennzeichen von Mißbildungssyndromen können sich erst im Laufe des Lebens ausprägen; trotzdem vermag eine gründliche Untersuchung des Neugeborenen eine große Zahl aufzudecken. Mit welchen Leiden vor allem zu rechnen ist, soll Abb. 22 verdeutlichen. Die Häufigkeit der Mißbildungen ist von rassischen und geographischen Gegebenheiten abhängig: zeitliche Schwankungen können auf den Einfluß exogener Faktoren hinweisen. Die Dysmelie-Welle 1958–1962 war darauf zurückzuführen, daß viele Mütter in der 6. und 7. Schwangerschaftswoche (post menstruationem) Thalidomid eingenommen hatten (S. 24).

Abb. 22. In der ersten Lebenszeit erkennbare Fehlbildungen. In Mitteleuropa werden unter 10 000 Geburten schätzungsweise 150 – 250 mißbildete Kinder beobachtet; darunter finden sich:

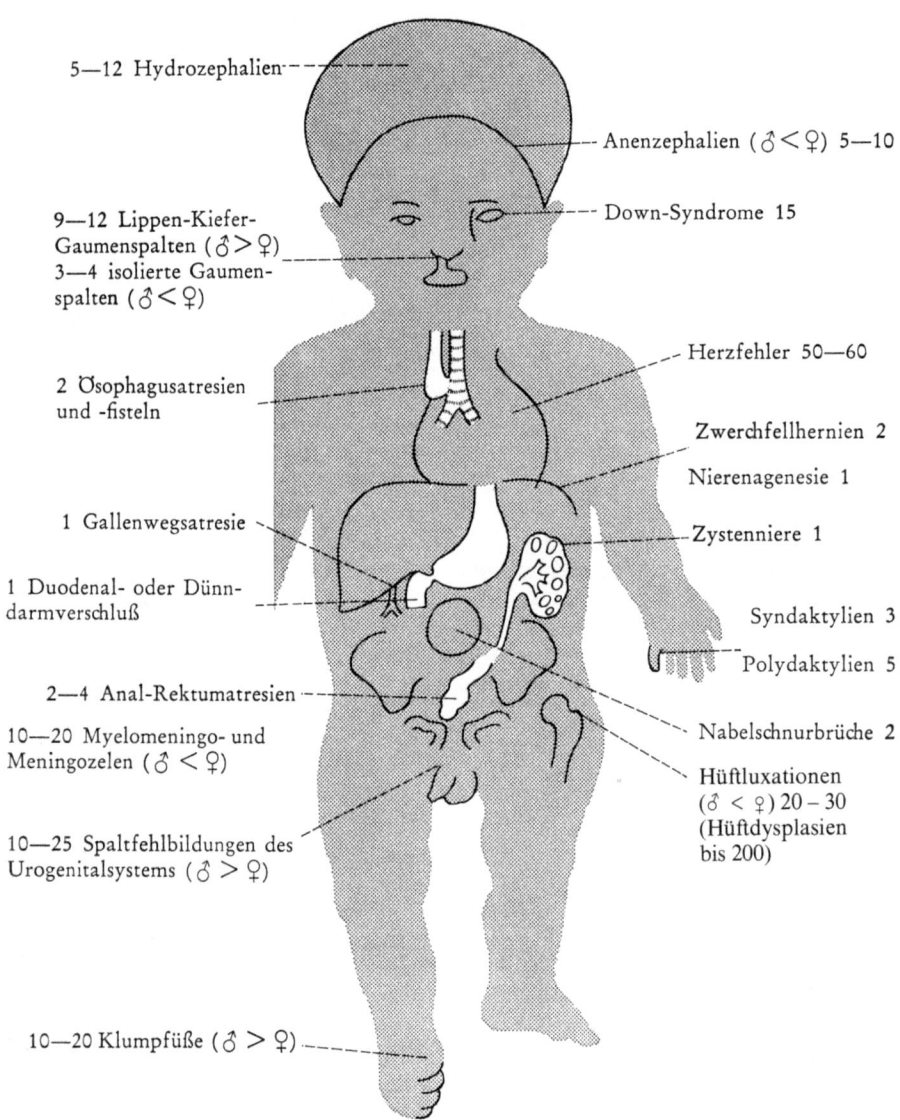

5—12 Hydrozephalien
Anenzephalien (♂<♀) 5—10
9—12 Lippen-Kiefer-Gaumenspalten (♂>♀)
3—4 isolierte Gaumenspalten (♂<♀)
Down-Syndrome 15
Herzfehler 50—60
2 Ösophagusatresien und -fisteln
Zwerchfellhernien 2
Nierenagenesie 1
1 Gallenwegsatresie
Zystenniere 1
1 Duodenal- oder Dünndarmverschluß
Syndaktylien 3
Polydaktylien 5
2—4 Anal-Rektumatresien
10—20 Myelomeningo- und Meningozelen (♂ < ♀)
Nabelschnurbrüche 2
Hüftluxationen (♂ < ♀) 20 – 30 (Hüftdysplasien bis 200)
10—25 Spaltfehlbildungen des Urogenitalsystems (♂ > ♀)
10—20 Klumpfüße (♂ > ♀)

4.3.1 Hirnschädel

Gehirnmißbildungen sind häufig mit Fehlbildungen des Schädelskeletts kombiniert. Nicht lebensfähig sind Neugeborene mit **Anenzephalie**. Eine **Mikrozephalie** findet sich oft als Teil eines Mißbildungssyndroms oder als Folge einer mangelnden Hirnentfaltung nach intrauteriner Erkrankung z. B. Toxoplasmose. Durch krankhafte Verlegung der Liquorzirkulation oder Hirnfehlbildung (z. B. Arnold-Chiari-Syndrom) kommt es zum angeborenen **Hydrozephalus**. Eine Ventrikeldrainage verhindert die weitere Zunahme des Schädelumfangs. Primäre Synostosen des Schädels sind an den wulstigen Nahtverdickungen der Schädelnähte erkennbar. Beim **Lücken-** oder **Leistenschädel** ist die Schädeldecke zwischen den wabig angeordneten Knochenspangen papierdünn tastbar; das ganze Ausmaß der Veränderungen zeigt sich erst im Röntgenbild. Im Laufe des ersten Lebensjahres verkalken auch die dünnen Kalottenbezirke, so daß sich eine Behandlung erübrigt.

4.3.2 Gesicht

Zu den Mißbildungssyndromen, welche auf Anhieb an der Gesichtsbildung abzulesen sind, gehört das **Down-Syndrom,** der „Mongolismus" (Abb. 23). Das Gesicht wirkt flach und ungestaltet, die Lidachsen sind schräggestellt (von innen unten nach außen oben), den inneren Lidwinkel bedeckt der Epikanthus, die Ohren sind mangelhaft modelliert. Die Brachycephalie ist beim Neugeborenen meist noch durch die Geburtseinwirkung verdeckt. Bei genauer Betrachtung entdeckt man auf der noch pigmentartigen Iris kleine weiße Flecken kranzförmig angeordnet, die BRUSHFIELD-Flecken (Abb. 24). Die Finger sind kurz (Brachydaktylie), die Endphalangen des fünften Fingers nach einwärts gekrümmt (Klinodaktylie), quer über die Handfläche verläuft meist die Vier-Finger-Furche. Der Abstand der zweiten von der ersten Zehe ist vergrößert („Sandalenlücke"). Die Gelenke sind überstreckbar, es besteht eine allgemeine Hypotonie.

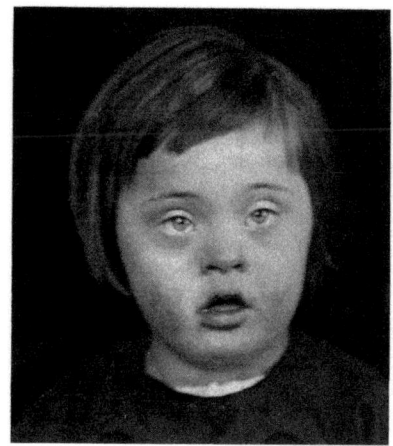

Abb. 23. Down-Syndrom

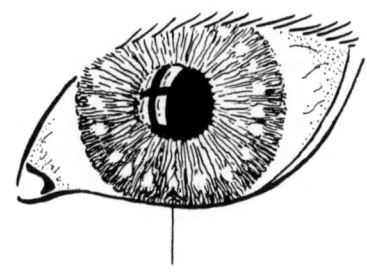

Abb. 24. Kreisförmig angeordnete Brushfield spots (↑) beim Down-Syndrom

Ein Teil der charakteristischen Stigmata bildet sich erst in der Folgezeit aus: Die lange, meist gefurchte Zunge ragt aus dem Mund heraus, die Wangen sind gerötet, die Haut ist rauh. Die Kinder bleiben im Wachstum und in der statischen Entwicklung zurück und sind meist imbezill (S. 393). Charakteristisch sind die röntgenologisch erkennbaren Becken-Hüft-Anomalien mit flachem Ileum- und Pfannendachwinkel. In etwa 40% der Fälle werden zusätzliche Fehlbildungen der inneren Organe festgestellt, vor allem des Herzens und des Duodenums.
In der überwiegenden Mehrzahl liegt eine **Trisomie 21** vor als Folge einer Oogenesestörung. Dafür spricht auch die Zunahme des Down-Syndroms mit steigendem Gebäralter der Mutter. Bei der Verbindung des überzähligen Chromosoms mit einem Chromosom der Gruppe D oder G spricht man von „Translokations-Mongolismus". Beim klinisch gesunden Anomalieträger besteht eine Translokation eines Chromosoms 21, aber keine Trisomie 21 (S. 20). Beim sog. „Mosaik" ist die Chromosomenaberration nur in einem Teil der Körperzellen nachweisbar. Die Therapie ist machtlos, die Kinder können nur innerhalb eines bescheidenen Rahmens gefördert werden.

Verschiedene **Anomalien des Gesichtsschädels** liefern Hinweise auf komplexe Entwicklungsstörungen: Man achte auf Hypertelorismus, „antimongoloide" Lidachsen (medial höher), hohen schmalen Gaumen, Makro- oder Mikrostomie. Der ophthalmologische Befund kann durch den Nachweis von Katarakten, Kolobomen, Retinaveränderungen u. a. wesentlich zur Diagnose beitragen. Eine Mikrophthalmie und Mikrozephalie findet sich neben anderen Mißbildungen bei der Trisomie 13 (S. 20), deformierte Ohren und eine Unterkieferhypoplasie neben zahlreichen anderen schweren Mißbildungen bei der Trisomie 18 (S. 20).

Die Variationsbreite der **Lippen-Kiefer-Gaumenspalten** ist groß; sie reicht von der einseiti-

gen, kaum sichtbaren Einkerbung des Lippenrots über die vollständigen, die untere Nasenöffnung einbeziehenden ein- oder doppelseitigen Lippen-Kieferspalten bis zur vollständigen Lippen-Kiefer-Gaumenspalte. Während diese Fehlbildungen bei Knaben häufiger sind, kommen die isolierten Spaltbildungen des Gaumens bei Mädchen häufiger vor. Sie können nur den weichen Gaumen oder auch den harten Gaumen betreffen und sind oft von weiteren Mißbildungen begleitet. Beim PIERRE-ROBIN-Syndrom z. B. besteht eine Mikrognathie, die eine Verlagerung der Zunge nach dorsal zur Folge hat. Die bedrohliche Dyspnoe wird durch Dauerzug am Unterkiefer verhindert. Die schweren Formen der Cheilognathopalatoschisis machen das Neugeborene saugunfähig, später steht die Infektanfälligkeit im Vordergrund. Die operative Korrektur der Lippenspalten soll im dritten Lebensmonat, später der Verschluß von Alveolarleiste und Gaumen vorgenommen werden. Die phonetische Nachbehandlung soll schon im Kleinkindalter einsetzen (Tabelle 16).
Eine Dyspnoe insbesondere bei Trinkversuchen muß den Verdacht auf eine doppelseitige **Choanalatresie** oder **-stenose** lenken. Einseitige Choanalatresien können symptomlos bleiben. Die Diagnose wird durch Einblasen von Luft in ein Nasenloch mittels Politzerballon gestellt oder durch Sondieren mit einem Gummikatheter.

Zu den angeborenen Fehlbildungen der *Ohrmuscheln* gehören u. a. Makrotie, Verbildung eines Ohrmuschelteiles, Anotie, Fisteln sowie präaurikuläre oder aurikuläre Anhänge, die manchmal mit einer Gehörgangsatresie oder mit einer Dysplasie des Gehörorgans kombiniert sein können. Die Behandlung ist operativ.

Abstehende Ohren sollten bei stärkerer Ausprägung wegen der starken psychischen Beeinträchtigung des Kindes vor Schulbeginn korrigiert werden. Man darf die Operation jedoch nicht vor dem 5.–6. Lebensjahr durchführen, da dadurch das Wachstum der Ohrmuschel beeinträchtigt werden könnte.

Ein verkürztes Zungenbändchen ist immer eine harmlose Anomalie ohne funktionelle Beeinträchtigung, die Durchtrennung ist unnötig.

Tabelle 16. Behandlungsmaßnahmen bei angeborenen Fehlbildungen

Diagnose	Behandlungsmaßnahme	Zeitpunkt
Meningo- und Myelomeningozelen	operative Entfernung	sofort nach Geburt
Nabelschnurbruch	operative Entfernung	sofort nach Geburt
Zwerchfellaplasie	operative Korrektur	sofort nach Diagnosestellung
Ösophagus-, Duodenal-, Dünndarm-, Analatresie	operative Korrektur	sofort nach Diagnosestellung
Pes equinovarus	Redression mit Binde, dann mit Gips	sofort nach Geburt
Pes calcaneus und Pes adductus	Redression mit Binde bzw. Gips	erste Woche
Hüftgelenksdysplasie	Spreizhose	2. Woche
Steißteratom	operative Entfernung	2.–4. Woche
Morbus Hirschsprung	Operation	1–2 Monate
Analatresie mit gangbarer Fistel	Operation	1–2 Monate
Lippenspalte	Lippenplastik	3 Monate
Kieferspalte	Kieferplastik	6 Monate
Gaumenspalte	Gaumensegelverschluß	1–2 Jahre
Meningozele mit Lipom	operative Entfernung	1–3 Jahre
Syndaktylie	Fingerplastik	1–6 Jahre
Gaumenspalte	Verschluß des harten Gaumens, Sprachschule	3–6 Jahre

4.3.3 Rumpf und Hals

Beim Klippel-Feil-Syndrom besteht ein ossär bedingter **Schiefhals**, mehrere Halswirbel sind miteinander verschmolzen und unregelmäßig verbildet. – Mediane **Halszysten** sind meist Reste des Ductus thyreoglossus, seitliche Halszysten und -fisteln Reste der Kiemengänge. Wegen der lästigen Sekretion und der Infektionsgefahr ist eine Radikalexstirpation angezeigt. Ein intensiver **Stridor connatus** kann gelegentlich auf Fehlbildung des Kehlkopfes oder der großen Gefäße zurückgeführt werden.

Beim **Nabelschnurbruch** ist Bauchinhalt in die Nabelschnur hinein verlagert; durch die transparenten Deckschichten sind Darm, manchmal auch Leber und Milz sichtbar; intraabdominelle Begleitmißbildungen sind häufig. Ist der Defekt für eine operative Rückverlagerung zu groß, so kann er primär mit lyophilisierter Dura oder Plastikmaterial versorgt und später endgültig verschlossen werden. Die konservative Behandlung nicht-rupturierter Omphalozelen mit Antibiotikapuder-Verbänden erfordert einen großen Pflegeaufwand und eine lange Behandlungsdauer. Differentialdiagnostisch ist die **Gastroschisis** abzugrenzen, die rechts vom Nabel gelegene Bauchwandspalte, die keine Verbindung zur Nabelschnur hat und meist mit sonstigen Darmfehlbildungen einhergeht.

Persistiert der Ductus omphaloentericus, so verbleibt eine **Ileumfistel**. Offenbleiben des Allantoisganges führt zur **Urachusfistel**. In beiden Fällen heilt die Nabelwunde nicht zur rechten Zeit (S. 39). Eine **Aplasie der Bauchwandmuskulatur** läßt die Bauchdecken schlaff auseinanderfließen. Anomalien der ableitenden Harnwege sind regelmäßige Begleiterscheinungen.

Eine **Blasenekstrophie** ist sofort erkennbar. Leichte Formen der Hypospadie können übersehen werden (S. 337). Eine **Analatresie** sollte nicht erst entdeckt werden, wenn sich Zeichen von Darmunwegsamkeit bemerkbar machen (S. 301). Offene oder nur durch Rückenmarkshäute gedeckte Meningozelen oder **Myelomeningozelen** müssen – wenn irgend möglich – in den ersten 24 Std operativ versorgt werden. Abwarten führt zum zusätzlichen Untergang von Nervengewebe und erhöht die Infektionsgefahr. Über dem Kreuzbein sitzende Lipome als Begleiterscheinungen von Myelomeningozelen sind manchmal schwer von Steißteratomen zu unterscheiden.

4.3.4 Innere Organe

Mißbildungen der inneren Organe werden in der ersten Lebenszeit im allgemeinen nur entdeckt, wenn sie das Gedeihen ernsthaft gefährden. **Angeborene Herzfehler** machen sich durch Dyspnoe und Zyanose bemerkbar und werden an Herzgeräuschen und Herzvergrößerung erkannt (S. 228). Allerdings können angeborene Herzfehler in den ersten Lebenstagen Geräusche vermissen lassen, recht laute Geräusche andererseits können wieder verschwinden. Zu Dyspnoe führen auch **Lungenfehlbildungen** und **Zwerchfell**hypo- und -aplasien mit meist linksseitigem Eingeweideprolaps in den Thoraxraum. Erbrechen und Dyspnoe sind die Zeichen einer **Unwegsamkeit** im Ösophagus, Erbrechen und aufgetriebener Bauch die Zeichen einer Unwegsamkeit im Dünn- oder Dickdarm (S. 295). Bei hochsitzender Atresie wird Mekonium in normaler Weise entleert, es enthält aber keine Lanugohaare. Die Entfärbung des Stuhls bei angeborener Gallengangsatresie macht sich erst nach einigen Tagen bemerkbar (S. 310).

4.3.5 Extremitäten

Eine **Hüftgelenksluxation** entwickelt sich im allgemeinen erst nach einigen Wochen bis Monaten aufgrund einer angeborenen Dysplasie der Hüftgelenkspfanne (siehe S. 342). Diese kann in der Neugeborenenperiode durch das Ortolanizeichen nachgewiesen werden. Die Hände des Untersuchers umfassen die Beine des Säuglings in der Weise, daß die Daumen an der Innenseite und die Finger an der Außenseite des Oberschenkels liegen (Abb. 25 a).

Dabei befinden sich die Kuppen des 4. und 5. Fingers im Bereich des großen Trochanters. Hüft- und Kniegelenke des Säuglings sind gebeugt, die Oberschenkel sind leicht nach innen rotiert. Nun werden die gebeugten Oberschenkel abduziert und leicht außenrotiert (Abb. 25 b). Bei Beginn der Bewegung wird in Richtung der Oberschenkelachse ein leichter Druck nach dorsal ausgeübt, bei Beendigung bewirken 4. und 5. Finger einen ventral ge-

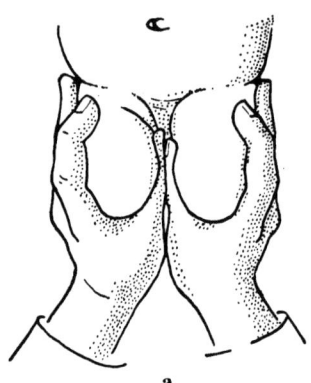
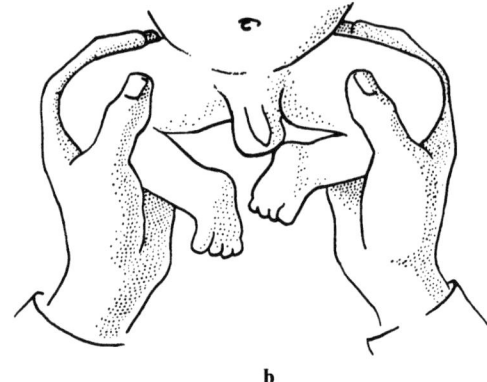

Abb. 25a, b. Ortolani-Zeichen zur Erkennung einer Dysplasie des Hüftgelenks. **a** 1. Phase, **b** 2. Phase

richteten Druck auf das Trochantermassiv. Liegt ein pathologischer Befund vor, so macht sich während des Bewegungsablaufes ein mehr oder weniger deutliches Schnappen oder Springen bemerkbar.
Ist das Ortolanizeichen nachweisbar, wird eine Behandlung eingeleitet (siehe S. 343).
Deformierungen der Gliedmaßen und Mikromelie lassen an eine pathologische **Knochenbrüchigkeit** denken (Osteogenesis imperfecta congenita), differentialdiagnostisch ist eine Chondrodystrophie auszuschließen.
Bei **angeborenen Fußanomalien,** vor allem beim Klumpfuß (Pes equinovarus), muß die Behandlung schon in den ersten Lebenstagen einsetzen. Der Hackenfuß (Pes calcaneus), die übermäßige Dorsalflexion des Fußes, ist meist auf eine Zwangsstellung in utero zurückzuführen und bildet sich spontan zurück. Amniotische Schnürfurchen manifestieren sich als ringförmige Einziehungen an den Extremitäten und können zu Verstümmelungen von Gliedmaßen führen. Die Genese multipler Einschnürungen und Amputationen ist nicht sicher geklärt.
Finden sich an Hand- und Fußrücken derbe, polsterartige **Ödeme,** so sollte bei äußerlich weiblich erscheinenden Neugeborenen darauf geachtet werden, ob die Haargrenze im Nacken tief herunterreicht, der Hals seitlich einen Ansatz zur Flügelfellbildung zeigt, die Mamillen weit auseinanderstehen: Die Chromosomenbestimmung sichert die Diagnose Turner-Syndrom (S. 120).

4.4 Perinatale Schäden

G.-A. VON HARNACK

4.4.1 Zentralnervensystem

Sub- und epidurale Hämatome sind vor allem auf *mechanische Ursachen* zu beziehen und kommen daher auch bei reifen Neugeborenen vor.
Subdurale Blutungen können durch Einrisse von Duraduplikaturen entstehen, **supratentorielle** Blutungen z. B. durch Einriß des Sinus sagittalis superior. Die Drucksteigerung ist gelegentlich an der Vorwölbung der großen Fontanelle erkennbar. **Infratentorielle** Blutungen entstehen aus Einrissen der Vena cerebri magna oder der Sinus rectus und transversus (s. Abb. 26).
Infratentorielle Blutungen werden vereinzelt nach schweren Geburten aus Beckenendlage beobachtet. Einrisse im Bereich des Tentorium cerebelli können zu infra- wie zu supratentoriellen Blutungen führen.
Im Röntgenbild können Fissuren oder Frakturen wegweisend sein.
Subarachnoidalblutungen sowie periventrikuläre und Ventrikelblutungen sind in der Mehrzahl *hypoxämisch* bedingt und finden sich daher vorwiegend bei Frühgeborenen. Zu **intrazerebralen** Blutungen kommt es durch Gefäßschäden im Bereich der Vena cerebri media und der Vena terminalis (Abb. 26) infolge Hypoxie, Azidose und Hyperkapnie. Blutungen unter das Wand-Ependym der Seitenven-

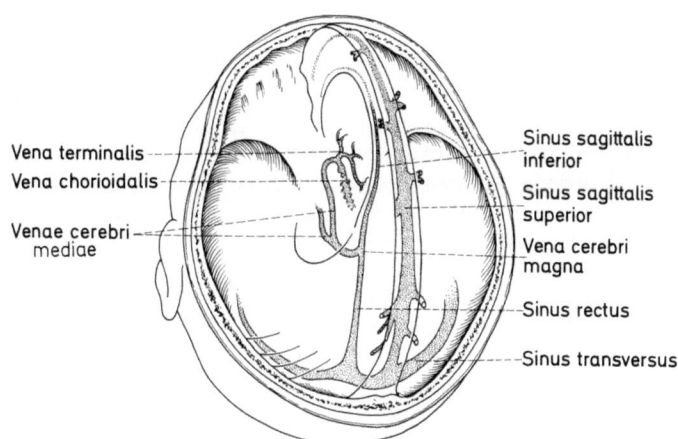

Abb. 26. Orte geburtstraumatischer intrakranieller Blutungen

trikel können in den Ventrikel durchbrechen. Im Liquor ist dann Blut unterschiedlichen Alters zu finden, Xanthochromie und phagozytierende Mastzellen.
Subarachnoidalblutungen entstehen bei Schädigung von Leptomeninx-Venen oder durch Arachnoideaeinrisse (s. Abb. 177, S. 372). Sie können in großer Ausdehnung die Oberfläche des Gehirns bedecken. Verklebungen und großflächige Fibrinablagerungen im Subarachnoidalraum können in der Folge die Liquor-Zirkulation und -Resorption behindern, so daß sich im weiteren Verlauf ein Hydrozephalus entwickeln kann.
Das akute *klinische Bild* einer Hirnschädigung durch Trauma, Hypoxie oder Blutung ist oft uncharakteristisch, und aus den Symptomen kann nur selten auf Art und Lokalisation des Schadens geschlossen werden. Allgemeinsymptome stehen im Vordergrund wie Unruhe oder Apathie, Blässe oder Zyanose, Pulsverschlechterung oder Atemstörung sowie Störungen der Temperaturregulation. Als neurologische Symptome können sich finden: Augenverdrehen, Nystagmus, Wimmern oder schrilles Schreien, einschießende Extremitätenbewegungen oder Opisthotonus.
Die *Diagnose* einer Blutung oder eines Hirnödems kann heute ohne Beeinträchtigung des Neugeborenen mittels Ultraschall gestellt werden. Eine exakte anatomische Diagnose ist mit Hilfe der Computer-Tomographie möglich. Zur Verlaufsbeurteilung eignet sich die Sonographie besser, da sie ohne Aufwand im Bett des Säuglings durchgeführt werden kann und nicht mit einer Strahlenbelastung behaftet ist.

Solange es nicht zu einem langdauernden Herz- und Atemstillstand gekommen ist, muß nicht mit einer ungünstigen *Prognose* gerechnet werden. Selbst initiale Krämpfe, zahlreiche Apnoen und neurologische Symptome können folgenlos bleiben. Bestehen aber neurologische Ausfälle über längere Zeit und zeigt das Elektroencephalogramm pathologische Abweichungen ernster Art, ist eine residuale Schädigung zu befürchten: Herdepilepsie, zerebrale Lähmungen wie Hemiplegie oder Diplegie (s. S. 279) oder Intelligenzschäden können später in Erscheinung treten.

4.4.2 Rückenmark

Blutungen im Bereich des Rückenmarks entstehen außer bei fortgeleiteten infratentoriellen Blutungen vor allem bei schwierigen Steißgeburten. Sie sind gelegentlich an Querschnittslähmungen zu erkennen. Ihre Prognose quoad sanationem ist ungünstig.

4.4.3 Periphere Nerven

Von der peripheren **Fazialisparese** ist besonders der Mundast betroffen; besteht ein Lagophthalmus, muß das Auge vor Austrocknung geschützt werden. Innerhalb von 1–2 Wochen erfolgt fast immer Spontanheilung.
Schädigungen des Plexus brachialis entstehen vor allem bei Beckenendlagen, seltener bei der Entwicklung des Rumpfes aus Kopflage. Besonders der Veit-Smelliesche Handgriff gefähr-

det den Armplexus, meist am Erbschen Punkt zwischen Hinterrand des Musculus sternocleidomastoideus und dem Musculus scalenus medius. Die dort vereinigten Vorderäste der Zervikalnerven (4), 5 und 6 können durch Quetschung, Zerrung oder Hämatome geschädigt werden; Abrisse sind seltener. Dadurch entsteht eine **obere Plexuslähmung** (ERB-DU-CHENNE), von der die Elevatoren des Schultergürtels und des Oberarms sowie die Unterarmbeuger und -supinatoren betroffen werden. Die Haltung der erkrankten Extremität ist charakteristisch (Abb. 27). Scheinlähmungen mit ähnlicher Haltung werden unter Umständen bei Humerusfrakturen und Muskelhämatomen beobachtet. Schmerzreaktionen bei Bewegungen des Oberarms sprechen gegen Plexuslähmung. Eine Zwerchfellähmung bei Beteiligung des 4. Zervikalnerven kann einseitig die Atmung behindern; die Röntgendurchleuchtung sichert die Diagnose. Geburtstraumatische Zwerchfellähmungen kommen auch isoliert vor.

Der gelähmte Arm wird durch einen **Schienenverband** in starker Abduktion und Außenrotation bei gebeugtem Unterarm fixiert. Dadurch wird vor allem vermieden, daß der Plexus durch den Druck des Schultergürtels und durch Dehnung der Nervenstränge weiter geschädigt wird. Sobald schmerzfreie passive Bewegungen möglich sind, beginnen Massage, passive Bewegungsübungen und elektrische Reizung der betroffenen Muskeln. Die Wiederherstellung kann Monate auf sich warten lassen und ist oft nicht vollständig.

Seltener und prognostisch wesentlich ungünstiger ist eine Schädigung der 7. und 8. Zervikalnerven, die **untere Plexuslähmung** (KLUMPKE). Gelähmt sind die langen, bei Beteiligung des 1. Thorakalnerven auch die kurzen Handmuskeln. Die Folge ist eine halboffene Fallhand bei gebeugtem Unterarm. Bei Beteiligung des Ramus communicans des Sympathicus entsteht gleichzeitig ein Hornerscher Symptomenkomplex: das oculopupilläre Syndrom mit Ptosis, Miosis und Enophthalmus. Die untere Plexuslähmung wird durch Schienung der Hand (zur Vermeidung von Fingerkontrakturen) und frühzeitig beginnende, langfristige Bewegungsübungen behandelt. Auch isolierte **Radialislähmungen** kommen vor; sie haben eine gute Prognose.

4.4.4 Weichteile

Der vorangehende Kindsteil ist durch die Umschnürung mit mütterlichen Weichteilen oft in einem scharf abgegrenzten Bereich ödematös und von Diapedeseblutungen durchsetzt. Dadurch entsteht die bläulichrot verfärbte **Geburtsgeschwulst,** beim häufigsten Sitz über der Schädelkalotte das **Caput succedaneum.** Es bildet sich immer innerhalb weniger Tage zurück. Typisch ist die ödematös-teigige Konsistenz und die Ausdehnung unabhängig von den Schädelnähten. Eine Behandlung ist überflüssig.

Im Gegensatz dazu ist das subperiostal gelegene **Kephalhämatom** durch die Schädelnähte begrenzt und fluktuierend (Abb. 28), es entsteht durch Rhexisblutung aus abgescherten Gefäßen und kann sich in den ersten Lebenstagen noch vergrößern. Die Rückbildung setzt zum Teil erst nach Monaten ein, und noch nach Jahren kann ein Knochenwall am Ort der begrenzenden Periostabhebung tastbar sein. Bleibende Schädelverformungen oder andere Folgen sind nicht zu befürchten. Trotzdem erscheint es zweckmäßig, größere Hämatome nach Ausschluß von Gerinnungsstörungen durch ein bis zwei Punktionen zu entleeren. Das *subaponeurotische* Kephalhämatom wird als Kopfschwartenhämatom bezeichnet.

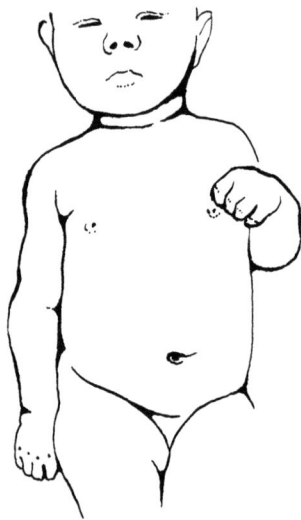

Abb. 27. Obere Plexuslähmung rechts. Die rechte Schulter steht tiefer, der Arm hängt unbeweglich in Innenrotation und Pronation nach unten. Die Finger können bewegt werden

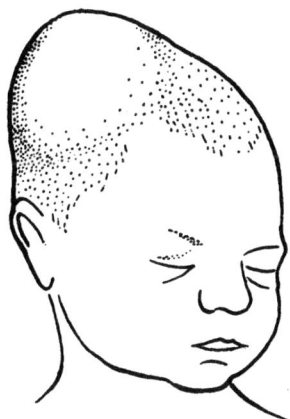

Abb. 28. Kephalhämatom des rechten Os parietale

Es ist nicht durch Knochennähte begrenzt und kann große Blutmengen enthalten. Transfusion und anschließender Druckverband sind angezeigt.

Ein **Hämatom des M. sternocleidomastoideus** (meist nach Beckenendlage) wird häufig erst einige Wochen nach der Geburt als harte, kirschgroße, schmerzlose Geschwulst bemerkt, weil ein Schiefhals – mit Blickwendung nach der Gegenseite – beobachtet wird. Behandlung s. S. 343.

Eine eigentümliche umschriebene Verhärtung des Subcutanfetts, **Adiponecrosis subcutanea neonatorum,** bildet sich innerhalb der ersten Lebenstage – besonders häufig bei übergewichtigen asphyktisch geborenen Kindern – an Stellen starker geburtsmechanischer Beanspruchung. Im weiteren Verlauf entstehen daraus erst rötlich-, dann bräunlich-livide Knoten, die mit der Oberhaut verbacken sind. Sie dürfen nicht mit Abszessen oder Phlegmonen verwechselt werden. Eine Behandlung erübrigt sich, da innerhalb einiger Wochen Spontanheilung eintritt.

4.4.5 Innere Organe

Selten treten *Blutungen in die Bauchhöhle* durch Verletzungen von Leber oder Milz auf. Kennzeichnend sind Schocksymptome infolge des Blutverlusts. Therapeutisch kommt nur eine Operation nach Blutersatz in Frage. *Nebennierenblutungen* verursachen uncharakteristische Kollapssymptome; sie können unter Umständen sonographisch sichtbar gemacht werden. Manchmal werden abgelaufene Nebenniereninfarkte aber auch erst durch Kalkschatten bei unauffälligen älteren Kindern erkannt.

4.4.6 Skelett

Geburtstraumatische Skelettverletzungen zeichnen sich durch sehr starke Kallusbildung und praktisch immer durch gute und vollständige Heilung aus. Bei multiplen Frakturen ist an eine Systemerkrankung des Skeletts zu denken. Besonders häufig ist die isolierte *Claviculafraktur,* die leicht übersehen wird. Eine Behandlung ist, wie bei *Rippen- und Beckenfrakturen,* überflüssig. *Oberarmfrakturen* sind bei manueller Armlösung häufig; sie werden durch Anwickeln des gebeugten Armes an den Thorax behandelt. Die *Epiphysenlösung* des Humeruskopfes und die *Schultergelenksluxation* sind in den ersten Lebenstagen auch röntgenologisch kaum von der oberen Plexuslähmung abzugrenzen. Ihre Behandlung entspricht derjenigen der Erb-Duchenne-Lähmung; ihre Prognose ist gut.

Fast immer tödlich sind dagegen die bei schwierigen Entbindungen aus Beckenendlage entstehenden *Abrisse im Bereich der Halswirbelsäule,* meist der distalen Epiphyse des 6. Halswirbelkörpers, die massive Rückenmarksblutungen zur Folge haben. *Schädelimpressionen* entstehen vor allem bei engem Becken an Scheitel- oder Schläfenbein. Sie sind fast immer harmlos und gleichen sich in wenigen Wochen spontan aus. *Impressionsfrakturen* dagegen können zur Hirnschädigung führen (s. S. 372).

4.5 Die Versorgung des Neugeborenen

P. LEMBURG

In der Perinatalphase, also von der 28. Schwangerschaftswoche an, ist es die Aufgabe nicht nur des Geburtshelfers, sondern auch des Kinderarztes, Risiken für das Kind richtig zu begegnen.

Es geht vor allem um die Vermeidung von unmittelbar postnatal dem Kinde drohende Gefahren, welche in den allermeisten Fällen vor-

hersehbar sind. Sie lassen sich aus Störungen des Schwangerschafts- und Geburtsablaufes herleiten und führen überwiegend zu **Sauerstoffmangel und Stoffwechselstörungen** beim Neugeborenen.
Neben abnormalen Geburtsverläufen mit protrahierter Geburtsdauer, neben Mehrlings- und Frühgeburt sind vor allem der vorzeitige Blasensprung (> 24 Stunden) mit der Gefahr der aufsteigenden Infektion, die intrauterine Hypoxie durch Placentaperfusionsstörungen, z. B. bei EPH-Gestose, Blutungen bei Placenta praevia und Nabelschnurkomplikationen gefürchtet. Mütterliche Stoffwechselstörungen, wie der Diabetes mellitus, sind in der Regel vorher bekannt. Dem das Kind erstbetreuenden Arzt wachsen deshalb Aufgaben zu, die am besten durch neonatologisch geschulte Kinderärzte wahrzunehmen sind (Tabelle 17). Sie gehören jedoch zum Ausbildungsstand eines am normalen Notfalldienst teilnehmenden Arztes, denn nicht in jedem Fall ist ein Spezialist verfügbar. Zur Erstversorgung und Untersuchung wird das Neugeborene auf einen Tisch unter einen Heizstrahler mit angewärmten Tüchern gelegt. Es wird sofort abgetrocknet und dann erst sein Zustand beurteilt: Das Ausbleiben der spontanen Atmung über mehr als 30 Sekunden und des ersten Schreies über mehr als 60 Sekunden nennen wir „Asphyxie". Das Wort bedeutet eigentlich „Pulslosigkeit". Atmung und Puls sind die weitaus präzisesten Indikatoren von Sauerstoffmangel unter und kurz nach der Geburt. Zyanose und Blässe sowie Muskeltonusverlust sind mehr indirekte Zeichen.
Der Zustand des Kindes und der Erfolg einer Behandlung läßt sich am genauesten mit den objektiv meßbaren Zahlen der beiden ersten Parameter beschreiben, unabhängig von subjektiven Eindrücken des Untersuchers.
Der sogenannte **Apgar-Score** hat weltweite Verbreitung gefunden (S. 27). Er ist immer umstritten geblieben. Es ist vor allem der Zeitaufwand, der zur vollständigen Erhebung des Apgar-Scores in der ersten und fünften Minute nötig ist, der seine Brauchbarkeit einschränkt. Im Normalfall ist der vollständige Score überflüssig, im Notfall kaum durchführbar.
In den Vorschlägen der American Heart Association wird deshalb die Zustandsdiagnostik auf zwei Problemgruppen reduziert (Tabelle 18). Indikatoren für Asphyxie sind lediglich noch Atmung und Pulsschlag. Den beiden Gruppen wird direkt die Therapie zugeordnet. Eine auf diese Weise reduzierte Diagnostik darf nicht auf die ersten fünf Minuten beschränkt bleiben. Sie muß in eine sich ständig wiederholende Befunderhebung einmünden. Damit erhält man einen *Zustandstrend,* den die reine Befunderhebung in den ersten Lebensminuten nicht erkennen läßt. Die Vorteile solcher reduzierten Zustandsdiagnostik sind:

– kein Zeitverlust durch umständliche Untersuchungen,
– Messung zahlenmäßig erfaßbarer Parameter,
– Einfluß von Unreife-Faktoren bei Frühgeborenen auf die Asphyxie-Diagnose ausgeschaltet,
– Erweiterung in vollständige andere Scores jederzeit möglich,
– bessere Trenderkennung von Veränderungen der Vitalfunktionen.

In mehr als 90% aller Geburten fängt das gesunde Neugeborene spontan nach wenigen Sekunden kräftig zu schreien an. Es weist nach wenigen Minuten regelmäßige Atemzüge auf. Seine Pulsfrequenz beträgt etwa 140/min und die Atmung 35/min. Seine Atemwege sind nach vaginaler Entbindung praktisch frei von Flüssigkeit und Schleim. Das umständliche und irritierende Absaugen von Mund-Nase-Rachenraum ist meistens überflüssig. Sollte sich jedoch zäher Schleim oder gar Mekonium-gefärbtes Fruchtwasser zeigen und die Atmung des Kindes behindert sein, ist es notwendig, durch Absaugen oder wenigstens Mundauswischen mit einem Tupfer für freie Atemwege zu sorgen. Es ist am besten, den Absaugvorgang in Seitenlage des Kindes vorzunehmen und beide Nasenlöcher freizumachen. Der Mund wird gesondert abgesaugt und dabei vermieden, die Schleimhaut des Hypopharynx zu sehr zu reizen, Bradykardien können durch Vagusstimulation die Folge

Tabelle 17. Aufgaben des ein Neugeborenes erstbetreuenden Arztes

– Erkennen und Behandeln von kardiorespiratorischen Störungen
– Vermeiden von Wärmeverlusten
– Schockbehandlung
– Medikamentöse Notfall-Therapie
– Transportbegleitung eines gefährdeten Neugeborenen in geeignete Behandlungseinheiten

Die Versorgung des Neugeborenen

Tabelle 18. Erkennen und Behandeln von leichten und schweren Depressionszuständen des Neugeborenen

Gruppe I[a]	Gruppe II[b]
Problem: Atmung gering oder fehlend, Herzaktion > 100/min Gute Reaktion auf taktile Stimuli	Problem: Atmung gering oder fehlend, Herzaktion < 100/min Wichtig: Sofort Oxygenisierung für zentrales Nervensystem und Myokard!
1. Abtrocknen des Kindes 2. Heizstrahler 3. Kopf-tief-Lage 4. Nase und Oropharynx absaugen 5. Sachte Stimulation, O_2 über Maske des Ambubeutels (ca. 40%) einatmen lassen Atmung bleibt insuffizient oder Herzaktion fällt ab → Gruppe II	1. Abtrocknen! 2. Heizstrahler 3. Kopf-tief-Lage 4. Nase und Oropharynx absaugen 5. Maske-Beutel-O_2-Beatmung (100%) 6. Intubation Ch 12–14 7. O_2-Beatmung über Tubus 8. Endotracheal absaugen 9. Herzmassage 3 : 15 (Herz zu Atmung) 10. Katheter in Nabelvene oder -arterie 11. Bei Herzaktion < 80/Min. Kombination von Herzmassage mit Beatmung!

[a] zum Vergleich mit dem Apgar-Wert etwa 4–7 Punkte
[b] zum Vergleich entsprechend einem Apgarwert unter 3

sein. Nur bei Erfolglosigkeit dieser Maßnahmen ist es notwendig, unter Sicht mit einem Laryngoskop den Larynx und die Atemwege abzusaugen. In jedem Fall muß das Kind rasch, möglichst zur gleichen Zeit abgetrocknet werden, damit seine Wärmeverluste minimal bleiben. Jetzt ist auch Zeit, eine ausführliche Zustandsdiagnostik zu betreiben.

Eine Reihe von Ereignissen können eine normale Entleerung der Atemwege von intrauterinem Inhalt während der Geburt gefährden:

- *nach Schnittentbindung* bleibt weitaus öfter als nach vaginaler Entbindung Fruchtwasser in den Atemwegen zurück, das abgesaugt werden muß. Es ist zudem auch oft zäh und klebrig, so daß die spontane Atmung behindert wird,
- *mekoniumhaltiges Fruchtwasser* ist für die normale Lungenentfaltung außerordentlich gefährlich und verursacht schwere Pneumonien. Es sollte schon nach der Geburt des Kopfes vor dem ersten Schrei versucht werden, es aus dem Mund- und Rachenraum abzusaugen,
- *infiziertes Fruchtwasser* nach aufsteigenden Infektionen bei vorzeitigem Blasensprung erhöht das Risiko angeborener Pneumonien. Auch hier ist frühzeitiges Absaugen wichtig.

4.5.1 Vorgehen bei leichten und schweren Depressionszuständen
(s. Tabelle 18):

Haben alle vorerwähnten Maßnahmen keine ausreichende Spontanatmung des Kindes erreicht und liegt vielleicht sogar die Pulsfrequenz unter 100/min, muß eine *Beatmung des Kindes* erwogen werden. Ohne jede Hilfsmittel bleibt nur die Mund-zu-Mund-Nase-Beatmung des Kindes übrig, bei der aber nicht der volle Atemdruck eines Erwachsenen angewendet werden darf. Man bläst lediglich den Mundinhalt an Luft mit geblähten Wangen in das Kind, was einem Atemvolumen von ungefähr 40–60 ml entspricht. Eine weitere Methode ist die Mund-zu-Maske-Beatmung.
Für die Versorgung von Kindern in der Klinik kommt heute nur noch die Beutel-Masken-Beatmung in Frage, welche in besonders schweren Fällen durch die Beutel-Tubus-Beatmung abgelöst wird. Für die ersten Beatmungszüge sollte ein höherer Lungenentfaltungsdruck angewendet werden, der bis zu 60–80 cm H_2O betragen kann. Die Beatmungsfrequenz sollte etwa 20–40 Atemstöße pro Minute betragen, und das sowohl bei der Mund-zu-Mund-Nase-Beatmung, als auch bei Beutel-Masken-Beatmung.

Die Beutel-Masken- oder -Tubus-Beatmung wird zuerst mit Luft ohne Sauerstoffzusatz vorgenommen, soweit es sich um Fälle handelt, die der Gruppe 1 zuzuordnen sind. In der Regel erholen sich die Kinder sehr rasch.
Ist jedoch nicht sofort ein Erfolg der Atmungsstimulation zu verzeichnen und fällt vielleicht der Puls unter 100/min ab, wird Sauerstoff über den Beatmungsbeutel in einer Konzentration von 40% zugeführt. Moderne Beatmungsbeutel erlauben diese Therapie ohne technischen Aufwand. Danach wird nur etwa 1 Minute abgewartet. Ist auch jetzt noch keine Besserung zu verzeichnen, muß die Beatmung mit 100% Sauerstoff erfolgen.
Die Beatmung bei Kindern mit schwerer Depression, deren Atmung nicht in Gang kommt und deren Puls weniger als 100/min beträgt (Gruppe 2), erfolgt am besten über eine endotracheale Intubation. Dabei können die Atemwege unter Sicht freigesaugt werden. Der endotracheal eingeführte Tubus erlaubt außerdem die Fortführung der Beatmung über eine längere Zeit. Das ist in solchen Fällen meistens nötig. Ob eine nasotracheale oder orotracheale Intubation vorgenommen wird, richtet sich nach der Erfahrung und Übung des Intubierenden und nach der voraussichtlichen Intubationszeit. Eine Langzeitintubation für eine tagelange Beatmung erfordert eine sichere Fixation des Tubus, die praktisch nur bei nasotrachealer Intubation gegeben ist. Auch für den Transport in die Intensivpflegestation ist die nasotracheale Intubation vorzuziehen.

Schock, Kreislaufstillstand und andere Notfallsituationen beim Neugeborenen:

Kreislaufstillstand

Das Ereignis ist sehr selten und überrascht meistens alle Beteiligten. Die Kontrolle der Herzaktion kann mit dem Stethoskop erfolgen. Den Puls tastet man am besten an der A. brachialis in der Mitte der Innenseite des Oberarmes. EKG-Monitore zeigen die elektrische Herzaktion an, geben aber keinen Aufschluß über die Pumpleistung des Herzens.
Fällt der Puls unter 50–80/min, ist die Herzmassage nicht zu umgehen (Tabelle 18, Gruppe 2). Während eine Beatmung mit Maske oder Tubus und Beutel vorgenommen wird, wird die Herzmassage am besten in den Pausen der Beatmung durchgeführt. Als Methode der Wahl wird heute der beidhändigen Herzmassage der Vorzug gegeben. Bei Reanimationen ohne fremde Hilfe und vielleicht bei im Inkubator liegenden Kindern sollte man mit zwei oder drei Fingern rhythmisch auf die Sternummitte drücken.
Ein Verhältnis von 3–5 Atemzügen zu 15 Herzmassagestößen hat sich bewährt. Entscheidend für die Wirksamkeit der Maßnahmen ist, daß das Kind rosig wird und der Puls sich erholt. Das geschieht meistens, wenn man konsequent vorgeht, ohne zusätzliche Medikamentenverabreichung.

Schock und Volumentherapie

Zur kurzfristigen intravenösen Therapie im Rahmen der Asphyxiebehandlung wird die Nabelvene bis zur Vena cava katheterisiert. Stichinjektionen in die Nabelschnurgefäße sind gefährlich, da sie auch in die Nabelarterien hinein erfolgen können. Nekrosen im Versorgungsgebiet von Arteria iliaca-Ästen können die Folge sein.
Intrakardiale Injektionen sollten nicht durchgeführt werden. Intramuskuläre und subkutane Injektionen sind für die Reanimation wertlos.
Eine Hypovolämie darf man bei jedem Kind voraussetzen, das wiederbelebt werden muß. Besonders häufig wird dieses Symptom bei einer Reihe klinischer Situationen gefunden, die fast alle mit schwerer Depression des kindlichen Zustandes einhergehen (Tabelle 19). Der zentral-venöse Druck (über den Umbilikalvenen-Katheter gemessen) liegt – als Schocksymptom – im Bereich von Null oder (bei Inspiration) sogar darunter. Er ist leicht meßbar, wenn der Nabelvenenkatheter am Ende offen angehoben wird und die darin stehende Blutsäule beobachtet und ihre Länge gemessen wird. Der arterielle Blutdruck ist am Anfang beim Neugeborenen wenig aussagefähig, erst

Tabelle 19. Zeichen der Hypovolämie und des Schocks beim Neugeborenen

1. Blässe der Haut trotz ausreichender Ventilation und Oxygenisierung
2. fadenförmiger Puls der A. brachialis
3. Tachykardie oder Bradykardie
4. normaler und niedriger Blutdruck
5. unzureichende Reaktion auf die Wiederbelebungsmaßnahmen

im Extremfall fällt er auf Werte unter 50 mg Hg (systolisch). Die Therapie wird mit 5 ml/kg 5% Humanalbumin bis zu einer maximalen Menge von 15 ml/kg vorgenommen. Pulserholung, rosige Haut und verbesserte Kapillarfüllung zeigen die Kreislauferholung an.

Bradykardie und Hypotension

Bei ungenügender Reaktion der Herzaktion auf die Wiederbelebungsmaßnahmen und bei Pulswerten unter 100/min mit unzureichender Zirkulation kann Suprarenin 0,1 ml/kg intravenös der 1:10 000 verdünnten Lösung angewendet werden. Zur Wiederbelebung kann die doppelte Menge auch in den endotrachealen Tubus instilliert werden.

Azidose und Puffergaben

Eine Pufferbehandlung sollte eher zurückhaltend vorgenommen werden. Osmolaritätsspitzen im Blut können Hirnblutungen provozieren. Sind Ventilation und Oxigenisierung wirksam, werden in der Regel Azidosen spontan ausgeglichen. Daher ist es ratsam, erst eine Blutgas- und Säure-Basenstatus-Messung vorzunehmen, bevor man behandelt. Nur beim Herzstillstand ist eine „blinde" Pufferbehandlung gerechtfertigt. Natrium-Bikarbonat wird dann in einer Menge von 2 mVal/kg und einer Geschwindigkeit von 2 mVal/min zugeführt.

Hypoglykämie

Tiefe Blutzuckerwerte sind im Neugeborenenalter normal. Unterschreiten sie Werte um 20 mg/dl, können Symptome wie Zittern bis zum Krampfanfall auftreten (s. S. 60). Hypoglykämien sind typisch für Situationen nach schwerer Asphyxie.
Der Blutzucker ist mit Teststreifen auch bei Notfallsituationen leicht meßbar. Die Therapie besteht aus der Gabe von 4 ml/kg 10% Glukoselösung intravenös. Die daran anschließende Infusion wird auf 4 ml/kg/Std. mit 10% Glukoselösung eingestellt. Der Blutzucker wird dabei wiederholt kontrolliert.

Atemdepression durch an die Mutter verabreichte Opiate

Hat die Mutter unter der Geburt Opiate zur Schmerzdämpfung erhalten, ist das Neugeborene mitunter hypoton und ateminsuffizient. 0,01 mg/kg Naloxon, intravenös verabreicht, vermag diese Situation zu bessern. Die Gabe kann innerhalb von 2–3 Minuten wiederholt werden.

4.5.2 Verlegung und Transport

In aller Regel sind die diagnostischen und therapeutischen Möglichkeiten in Neugeborenenstationen von Frauenkliniken begrenzt. Nach Depressionszuständen ist jedoch immer wenigstens eine kontinuierliche Überwachung der Vitalfunktionen Atmung, Kreislauf und Temperatur nötig. Das ist heute auch in Neugeborenenstationen möglich.
Spezialtherapie wie Frühgeborenenaufzucht oder auch die Intensivbehandlung schwerwiegender Neugeborenenerkrankungen erfordern jedoch die Verlegung in dafür geeignete Stationen.
Vom Transport innerhalb eines Krankenhauses oder in eine andere Klinik darf *keine Gefährdung für das Kind* ausgehen. Deshalb ist die wichtigste Regel, daß die *Vitalfunktionen des Kindes stabilisiert* sind und eine Therapie mit Überwachung während des Transportes lückenlos möglich ist. Das Begleitpersonal, Arzt und Schwester, muß erfahren sein.
Transportinkubatoren stehen heute, – auch unabhängig von Energiezufuhr während des Transportes – in vielen Ausführungen zur Verfügung. Sie sind mit EKG-, Atmungs-, Temperatur- und sogar PO_2-Monitor auszustatten. Beatmungsgeräte und Infusionspumpen vervollständigen die Ausrüstung. Notfallkoffer mit einem Minimum an Instrumentarium und Medikamenten zur Behandlung von Atmungs- und Kreislaufstörungen, von Krämpfen und anderen bedrohlichen Situationen wie Pneumothorax gehören ebenfalls dazu (Tabelle 20).
Die Transportfahrzeuge, Fahrgestelle oder Rettungswagen, müssen für den Inkubatortransport technisch eingerichtet sein. Vor allem an die Federung sind hohe Ansprüche zu stellen.

4.5.3 Prüfung der kardiorespiratorischen Funktion

Neben der immer wieder in kurzen Abständen vorgenommenen Zählung von Puls und Atmung ist auch die Beobachtung der Hautfarbe geeignet anzuzeigen, ob das Kind durch Sau-

Tabelle 20. Medikamente für die Notfallbehandlung beim Neugeborenen

Medikament	Indikation	Dosis	
1. Adrenalin 1 : 10 000	Bradykardie, Reanimation	0,1	ml/kg
2. Albumin 5%	Hypovolämie	15	ml/kg
3. Glukose 10%	Infusion bei Hypoglykämie	4	ml/kg/Stunde
4. Kalziumglukonat	Hypokalziämie	1	ml/kg
5. NaHCO$_3$	metabol. Azidose bei Herzstillstand	2	mE/kg
6. Narcanti neonatal	opiatbedingte Atemdepression	0,01	mg/kg

erstoffmangel gefährdet ist oder nicht (s. auch Zustandsbeurteilung S. 44). Zuverlässig arbeitende Monitore messen heute kontinuierlich die Atemfrequenz und -tiefe (Impedanzpneumogramm), bestimmen die Herzfrequenz über das EKG und können mit Hilfe winziger Sensoren transcutan PO$_2$, SO$_2$ und PCO$_2$ anzeigen. Die kontinuierliche Messung dieser Parameter ist zur Überwachung nach Depressionszuständen erforderlich. Sie sollte nur in solchen Stationen vorgenommen werden, in denen auch eine Therapie möglicher Störungen von Vitalfunktionen sicher möglich ist, sonst muß das Kind verlegt werden. Ebenfalls möglich ist die Messung von Sauerstoff- und Säure-Basen-Haushalts-Parametern im aortalen Blut, – kontinuierlich oder in Intervallen in kleinsten Blutproben. Dazu muß ein Katheter schon bei der Geburt in die Nabelvene eingeführt werden. Wiederholte Punktionen der Aa. temporales superficiales oder radiales zur Gewinnung arteriellen Blutes lassen sich nur für begrenzte Zeit vornehmen. Sogenanntes „arterialisiertes" Kapillarblut kann man durch Einstich in die kindliche Ferse entnehmen. Es ist nur zur Messung von pH und PCO$_2$ geeignet.

Kurz nach der Geburt kann eine leichte kombinierte Azidose (Normalwerte s. Tabelle 3, S. 11) bis zu einem pH-Wert von 7,20 hingenommen werden. Der arterielle PO$_2$-Wert liegt normal bei regelmäßiger Atmung um 65 mm Hg. Bei transkutanen Messungen soll ein Bereich von 50–70 mm Hg eingehalten werden. Der Kohlensäurepartialdruck (PCO$_2$) sollte 50–60 mm Hg nicht überschreiten. Das Kind muß dabei einen Hämoglobinwert von mehr als 14 g/dl aufweisen, weniger zeigt eine Anämie an.

Bei Frühgeborenen soll der PO$_2$ 90 mm Hg nicht längere Zeit überschreiten, um nicht eine Retinopathia praematurorum zu begünstigen.

Auch der PCO$_2$-Wert hat für sie besondere Bedeutung, da eine Erhöhung über 50 mm Hg die zerebrale Durchblutung steigert, wodurch Hirnblutungen provoziert werden können.

Die *klinischen Symptome* einer Ateminsuffizienz wie subkostale und sternale Einziehungen, exspiratorisches Stöhnen und Nasenflügeln sind früher in sogenannten Indices zusammengefaßt worden (Silverman-Index). Sie haben für die Indikation der heute sehr spezialisierten Therapie keine Bedeutung mehr.

4.5.4 Atelektasen und Syndrom der hyalinen Membranen

(RDS = respiratory distress-syndrome)

Alle Entfaltungsstörungen der Lunge von Neu- und Frühgeborenen hängen direkt oder indirekt mit einem Mangel an oberflächenaktiver Substanz („Surfactant") auf der Alveolaroberfläche zusammen. Die Substanz stellt ein Gemisch aus verschiedenen Phospholipiden dar, deren eigentlich oberflächenaktiv wirksamer Bestandteil Phosphatidylglycerol in Verbindung mit Fettsäuren ist. Es sorgt für eine geregelt schwankende Oberflächenspannung des Feuchtigkeitsfilms in der Alveole während der Atmung. Surfactant wird lediglich in den Pneumozyten vom Typ II der Alveolen gebildet. Die Synthese beginnt beim Menschen in der 24. Schwangerschaftswoche. Seine Bildung kann man an dem Lecithin-Sphingomyelin-Gehalt (LS-ratio) des Fruchtwassers verfolgen. Frühgeborene sind eher gefährdet durch einen Surfactant-Mangel als reifgeborene Kinder. Je unreifer sie sind, um so instabiler ist ihre vom Surfactant abhängige Lungenentfaltung. Das erklärt, warum bei sehr unreifen Frühgeborenen die Lunge praktisch immer völlig luftleer

(atelektatisch) bleibt und vom Kind ohne apparative Hilfe nicht entfaltet werden kann. Auch Kinder von Müttern mit Diabetes mellitus sind in dieser Hinsicht gefährdet.
Der Grad der vom Surfactant abhängigen Lungenentfaltung kann im Röntgenbild der Lunge in den ersten Lebensstunden gesehen werden. Er reicht von der vollkommen atelektatischen („weißen") (Abb. 29) bis zur mikroatelektatischen Lunge (Abb. 30) mit fein-retikulo-granulärer Zeichnung, bedingt durch kleinste Atelektasen.
Die Gasaustauschstörung wird vom Grad der Atelektasebildung bestimmt. Das unelastische Lungengewebe behindert eine normale Ventilation und verursacht einen Anstieg des PCO_2 im Blut. Die Atelektasen erhöhen den pulmonal-arteriellen Widerstand, folglich weicht das vom rechten Ventrikel kommende Blut über das Foramen ovale und den offenen Ductus arteriosus Botalli in den arteriellen Kreislauf aus. Der erhöhte prä- und intrapulmonale Rechts-links-Shunt bestimmt den Grad der Hypoxie.
Die Therapie versucht die pathophysiologischen Besonderheiten der gestörten Lungenfunktion zu korrigieren: Mit Hilfe kontinuierlich im positiven Druckbereich befindlicher Atemwegsdrücke, erzeugt von einem Respirator, werden die Alveolen passiv gebläht gehalten, bis die Lungenentfaltung stabil bleibt. Das Verfahren kann bei Spontanatmung (CPAP = continuous-positive-airway-pressure) oder auch bei Beatmung mit verschiedenen Atemfrequenzen angewendet werden. Mit zunehmender Lungenentfaltung nimmt die Lungendurchblutung und damit der Gasaustausch zu.
Sowohl das CPAP-Verfahren, als auch die Beatmung benötigen Sauerstoff und Druck, beides ist für das Lungengewebe in manchen Situationen gefährlich. Unreife, septische Infektion und Lungenstauung durch einen offenen Ductus arteriosus begünstigen einen narbigen Gewebsumbau („Umbaulunge" oder *Bronchopulmonale Dysplasie*), der zu langdauernder Lungenfunktionsstörung führen kann. Seine Kennzeichen sind zystische Überblähungen kombiniert mit Atelektasen und Infektionsherden. Die Kinder leiden an fortwährender Atemnot und Hypoxie.
Stellt sich bei einem *reifen* Neugeborenen eine dem Hyalin-Membran-Syndrom ähnliche Situation ein, ging meistens eine Schocksituation

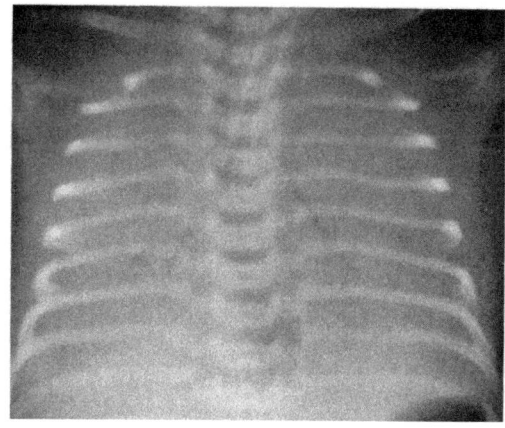

Abb. 29. „Weiße Lunge" bei Membransyndrom eines Frühgeborenen von 2000 g Geburtsgewicht. Die Lunge ist atelektatisch, der Herzschatten ist vom Lungengewebe nicht mehr abgrenzbar, die luftgefüllten Bronchien sind sichtbar

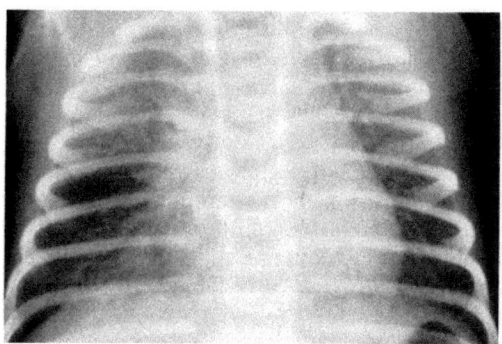

Abb. 30. Hyaline Membranen mit fein-retikulo-granulärer Lungenzeichnung bei einem Frühgeborenen von 1800 g Geburtsgewicht

kurz vor oder nach der Geburt voraus. Man findet oft Blutungen der Mutter in der Anamnese. Die Ursache der Atelektasenbildung ist eine Exsudation von Serumbestandteilen durch die alveolokapilläre Membran. Die Aktivität des Surfactant wird dadurch herabgesetzt, ein Alveolen-Kollaps ist die Folge.
Ob es einmal möglich sein wird, mit künstlichen Surfactant-Präparaten der Atelektase-Bildung zu begegnen, bleibt abzuwarten.

4.5.5 Verschiedene Atemnot-Zustände des Neugeborenen

Fruchtwasseraspiration: Hin und wieder verbleiben nach der Geburt Schleimreste in der Lunge, manchmal – nach intrauterinem Sauerstoffmangel (fetal distress) – mit Mekonium vermischt. Im Röntgenbild ist zwar das Lungengewebe entfaltet, die Atemwege jedoch verstärkt gezeichnet. Besonders gefährdet sind Kinder nach Schnittentbindungen. Die Aspiration kann Infektionen der Lunge den Weg bereiten und benötigt antibiotische Behandlung.

Pneumothorax: In seltenen Fällen kann das Lungengewebe schon bei den ersten Atemzügen einreißen, – meistens im Gefolge von Aspiration (s. S. 281). Auch forcierte Beatmung kann dazu führen. Es handelt sich dabei nicht um eine Alveolarruptur, sondern einen Einriß der Bronchialschleimhaut. Die Luft „kriecht" am Bronchus entlang bis in die Peripherie und erreicht dann die viszerale Pleura. Manchmal sammelt sich die Luft im Zentrum der Atemwege nahe der Bifurcation der Trachea und verursacht das sogenannte *Pneumomediastinum*.

Ist das Kind nicht beeinträchtigt, benötigt der Pneumothorax keine Behandlung. Ein Spannungspneumothorax muß jedoch sofort durch Punktion und Drainage entlastet werden.

Zwerchfelldefekt: Durch eine Entwicklungshemmung bleibt das Zwerchfell meistens in seiner linken Hälfte zum Bauchraum offen. Darmorgane finden sich im Pleuraraum. Die Lunge ist auf der betroffenen Seite in ihrer Entwicklung behindert und bleibt klein. Oft kann wegen der weitgehenden Funktionseinschränkung der Lunge auch eine sofortige Notoperation mit Verschluß des Zwerchfells das Kind nicht retten.

Andere seltene Ursachen von Atemnot sind angeborene Herzfehler, lobäres Emphysem, Choanalatresie und angeborene Pneumonien. Die Choanalatresie erfordert sofort orale Intubation und Operation.

Persistierende fetale Kreislaufzustände kommen bei reifen Kindern mit normaler Lungenentfaltung, aber unerklärlich hohem pulmonal-arteriellen Widerstand vor. Die Therapie ist schwierig und erfordert Beatmung und vasodilatierende Medikamente.

4.5.6 Apparative Atemhilfe

CPAP: Mit Hilfe eines in der Nase oder der Trachea endenden Tubus kann bei spontan atmendem Kind die Ausatmung so durch ein gesteuertes Ventil „behindert" werden, daß in den Atemwegen ein „**c**ontinuierlich **p**ositiver **A**temwegsdruck („**p**ressure") herrscht. Auf diese Weise können atelektatische Alveolen entfaltet werden. Grenzen der Anwendung sind Apnoen oder Anstieg des PCO_2 im Blut über 55 mm Hg.

IMV = **I**ntermittend-**m**andatory **v**entilation – eine mit wenigen Beatmungszügen des Respirators einhergehende Atemhilfe. Sie wird beim spontan, aber insuffizient atmenden Kinde angewendet. Bei Apnoen von Frühgeborenen, zur langsamen Entwöhnung von Dauerbeatmung und bei leichteren Atemnot-Zuständen wird das Verfahren eingesetzt.

CPPV = **c**ontinuous **p**ositive **p**ressure **v**entilation, eine Dauerbeatmung mit einem Respirator über Stunden und Tage. Der Druck in den Atemwegen liegt immer über dem atmosphärischen Druck, zwischen 5–30 cm H_2O auch in der Exspirationsphase (PEEP = **P**ositive-**e**nd-**e**xspiratory-**p**ressure). Die Alveolen bleiben gebläht. Die Beatmung kann mit niedriger (IMV), normaler (20–60/min), mittlerer (60–120/min) oder hoher Atemfrequenz (> 120/min) erfolgen.

Die Anpassung von Frequenz, Inspirations-Druckverlauf und -höhe sowie Sauerstoffkonzentration an den Bedarf des Kindes ist schwierig. Blutgasanalysen sind kontinuierlich notwendig, um die Sauerstoff- und CO_2-Partialdruckwerte im Normbereich zu halten. Oft ist zusätzlich Muskelrelaxierung notwendig.

Alle Atemhilfen beginnen mit dem geringsten notwendigen Aufwand, der einen PO_2-Wert von 50–70 mm Hg und einen PCO_2-Wert von < 55–60 mm Hg aufrechterhalten kann. Hyperventilation mit PCO_2-Werten < 25 mm Hg und Hyperoxie mit PO_2-Werten über 90 mm Hg sollten vermieden werden. Sauerstoff ist nicht nur ein toxisch wirksames Medikament für das Lungengewebe und die Augen von Frühgeborenen (s. S. 34), sondern spült auch den zur bleibenden Lungenentfaltung notwendigen Stickstoff aus den Alveolen aus. Er kann also bei falscher Anwendung Atelektasen erzeugen. Zu gering dosiert, ist Hirnschaden die Folge. Die Konzentration (FiO_2) im Einatemgas von Beatmungsgeräten muß immer wieder kontrolliert werden. Ebenso bedarf die Sauerstoffspannung im Blut der Überwachung, z. B. durch transkutan messende Geräte.

Beatmungsgeräte: Es gibt selbstentfaltende Beatmungsbeutel, die alle Beatmungsmuster wie IMV und CPPV manuell anzuwenden erlauben. Sie sind für den Notfall geeignet. Die Langzeitbeatmung über Stunden und Tage wird mit Respiratoren vorgenommen, an deren sichere automatische Funktionen die höchsten Ansprüche zu stellen sind. Deshalb wurden international anerkannte Sicherheitsrichtlinien entwickelt, denen nur wenige, sehr gut konstruierte Geräte genügen.

Für Neugeborene und Kinder werden meistens Geräte verwendet, die nur ein kleines Kompressionsvolumen haben, so daß Totraumventilation im Gerät vermieden wird. Das Atemvolumen muß für Frühgeborene bis zu wenigen Millilitern exakt einstellbar sein, – auch bei hohen Atemfrequenzwerten. Anwärmung und Anfeuchtung des Atemgases sind obligatorisch.

4.6 Morbus haemorrhagicus neonatorum

W. Schröter

Am 2. bis 5. Lebenstag treten infolge einer weiteren Verminderung der bei Neugeborenen schon normalerweise geringen Aktivitäten der Vitamin K-abhängigen Blutgerinnungsfaktoren Spontanblutungen in den Magen-Darm-Kanal (Haematemesis und Melaena vera), aus der Nase und aus der Nabelwunde auf. In vielen Fällen klingen sie ohne Behandlung am Ende der ersten Lebenswoche ab; sie können aber auch zu bedrohlichen Blutverlusten führen. Infolge der Unreife der Leber kommen diese Blutungen bei Frühgeborenen häufiger vor als bei ausgetragenen Neugeborenen. Blutungszeit, Thrombozytenzahl und Kapillarfragilität sind häufig normal. Zur Behandlung wird 1 mg/kg Körpergewicht eines natürlichen Vitamin K-Präparates, z. B. Konakion, injiziert. Bei Frühgeborenen und bei starkem Blutverlust müssen Frischblut oder Plasmapräparate mit hohem Gehalt an Gerinnungsfaktoren zugeführt werden. Zur Prophylaxe wird 1 mg Vitamin K am ersten Lebenstag injiziert.

Eine **zweite Gruppe** von Blutungen, vor allem Blutungen in das zentrale Nervensystem und in die Lungenalveolen, läßt sich durch Vitamin K weder verhüten noch erfolgreich behandeln. Nahezu alle betroffenen Kinder haben eine Hypoxie durchgemacht, die zu einer Schädigung der Leber- und Kapillarwandzellen führt. Im Vordergrund steht die erhöhte Kapillarpermeabilität, während die Verminderung der Gerinnungsfaktoren nur eine untergeordnete Rolle spielt. Wegen ihrer Lokalisation haben diese Blutungen eine ungünstige Prognose. Zur Verminderung der erhöhten Kapillarpermeabilität können Nebennierenrindensteroide gegeben werden.

Ursache einer am 2. und 3. Lebenstag auftretenden Haematemesis oder Melaena kann auch bei der Geburt verschlucktes **mütterliches Blut** sein. Die fehlende Alkaliresistenz des Hämoglobin A enthaltenden mütterlichen Blutes erlaubt die Unterscheidung vom Blut des Kindes, das vorwiegend aus dem alkaliresistenten Hämoglobin F besteht.

Petechien im Gesicht, auf dem Kopf und im Nacken sowie konjunktivale Blutungen und Suffusionen sind meistens die Folge einer venösen Stauung während der Geburt. Generalisiert auftretende Petechien können dagegen Ausdruck einer durch Sepsis oder durch Infektionen wie Zytomegalie oder Lues bedingten Thrombozytopenie sein. Neugeborene von Müttern mit autoantikörperbedingten Thrombozytopenien können ebenfalls an einer Thrombozytopenie erkranken. Selten kommt beim Neugeborenen auch eine Isoantikörperthrombozytopenie vor.

4.7 Morbus haemolyticus neonatorum und Hyperbilirubinämie

K. Fischer

4.7.1 Physiologischer Neugeborenenikterus

Bei etwa der Hälfte aller Neugeborenen wird eine Gelbfärbung der Haut sichtbar. Der Ikterus beginnt am 2. oder 3. Lebenstag, erreicht am 4. bis 5. Tag den Höhepunkt und klingt in

Tabelle 21. Differentialdiagnose des Ikterus in der Neugeborenenzeit

Ikterusform	Differentialdiagnostische Besonderheiten
1. **Hämolytische Erkrankungen**	
a) Rh-Erythroblastose	Mutter: Irreguläre Rh-Antikörper Kind: direkter Coombs-Test positiv
b) AB0-Erythroblastose	Konstellation meist Mutter 0, Kind A oder B, direkter Coombs-Test meist negativ
c) Kongenitale hämolytische Anämien	vor allem nichtsphärozytäre Anämien, z. T. mit nachweisbarem Enzymdefekt. Bei Sphärozytose: Untersuchung der Eltern
d) Hämolyse durch Medikamente und Gifte	Naphthalin, Phenacetin, Sulfonamide
2. **Blutungen in Gewebe und Körperhöhlen**	Hämatome, Petechien, Melaena. Störung der Blutgerinnung, verminderte Thrombozytenzahl, gestörte Thrombozytenfunktion
3. **Infektionen**	Symptome der Leberschädigung und Hämolyse
a) Bakterien	Sepsis, konnatale Lues
b) Viren	Zytomegalie, kongenitales Rötelnsyndrom, Herpes simplex, Riesenzellhepatitis
c) Protozoen	Kongenitale Toxoplasmose
4. **Hemmung der Glukuronyltransferase**	Medikamente: Chloramphenicol, Morphin, Sulfonamide Hormone: Pregnandiol, Östrogene
5. **Stoffwechselstörungen**	
a) Familiärer nicht hämolytischer Ikterus (Crigler-Najjar-Syndrom)	Fehlen der Glukuronyltransferasebildung. Autosomal rezessive Vererbung
b) Galaktosämie	Galaktosurie: Reduktionsproben positiv. Glukosetest negativ
6. **Transitorische, nichtantikörperbedingte Hyperbilirubinämie** (gesteigerter Icterus simplex)	Störung der Glukuronidbildung besonders bei Frühgeborenen
7. **Mißbildungen** Gallengangsatresie	Langsame Steigerung des Ikterus mit zunehmender Lebervergrößerung

der zweiten Lebenswoche ab. Das Maximum des Bilirubinspiegels liegt im Mittel bei 7 mg/dl (Schwankungsbreite: 1–15 mg/dl). 98% des Serumbilirubins Neugeborener ist unkonjugiert, da noch nicht genügend Glukuronyltransferase für die Glukuronsäurebindung an Bilirubin von der Neugeborenenleber gebildet wird.
Der **physiologische Neugeborenenikterus** (Ikterus simplex) tritt frühestens nach 36 Stunden bei Bilirubinwerten von 4–6 mg/dl auf und soll spätestens nach 14 Tagen nicht mehr nachweisbar sein. Ein früher nachweisbarer Ikterus wird mit Ikterus praecox (Hämolyse!), ein später bestehender Ikterus mit Ikterus prolongatus bezeichnet. Ursachen für einen pathologischen Neugeborenenikterus nennt die Tabelle 21.
Mit „**Hyperbilirubinämie**" (= Ikterus gravis) bezeichnet man Bilirubinwerte über 15 mg/dl. Bei weiterer Bilirubinerhöhung (Frühgeborene > 18 mg/dl, reife Neugeborene > 20 mg/dl) beginnt die Gefahr einer Bilirubinencephalopathie („Kernikterus"). Durch eine rechtzeitig durchgeführte Blaulichtbestrahlung (Wellenlänge um 450 nm) kann eine Bilirubinentfernung durch Blutaustausch fast immer vermieden werden, wenn keine stärkere Hämolyse vorliegt. Bei dieser *Fototherapie* wird das indirekte Bilirubin ohne Glukuronsäurebindung so verändert, daß es von der Leber und der Niere ausgeschieden werden kann. Einen ver-

längerten **Neugeborenenikterus** findet man u. a. bei Hypothyreose, Virushepatitis, Galaktosämie und gelegentlich bei stärkerem Pregnandiolgehalt der Muttermilch.

4.7.2 Morbus haemolyticus fetalis (neonatorum)

Mütterliche Blutgruppenantikörper der Immunglobulinklasse G (IgG) binden sich nach plazentarer Passage an die genetisch determinierten Blutgruppenantigene des Fetus, woraufhin die fetalen Erythrozyten mit Hilfe des Makrophagen-Monozyten-Systems oder des Komplement-Systems hämolysiert werden: Morbus haemolyticus fetalis (neonatorum).

Der Fetus versucht durch *vermehrte* – vor allem extramedulläre – *Erythrozytenneubildung* diesen verstärkten Abbau zu kompensieren, woraufhin unreife Erythrozyten aus der vergrößerten Leber und Milz in die Blutbahn gelangen: „fetale Erythroblastose", „Neugeborenen-Erythroblastose". Das hierbei vermehrt gebildete, toxische *indirekte Bilirubin* wird über die Plazenta ausgeschieden und kann daher erst nach der Geburt einen Hirnschaden verursachen.

Bei nicht kompensierter fetaler Anämie (unter 8 g/dl) kann es zu einem intrauterinen Fruchttod meist nach Ausbildung eines Hydrops congenitus universalis kommen.

Voraussetzung für die Bildung mütterlicher irregulärer IgG-Antikörper ist die *Sensibilisierung* durch Erythrozyten, die das entsprechende Antigen aufweisen.

Man muß die klinisch immer leicht verlaufende „**AB0-Erythroblastose**" von einer Gruppe von Neugeborenen-Erythroblastosen unterscheiden, bei der häufig ein intrauteriner Fruchttod auftritt, – meist von Antikörpern des Rhesus-Systems verursacht (Abb. 31).

4.7.2.1 Morbus haemolyticus durch Antikörper gegen Rh-Faktoren

Der *Rh-Faktor D* wurde 1940 von LANDSTEINER und WIENER entdeckt: Das Anti-Rh-Serum von Kaninchen, die mit Rhesusaffen-Erythrozyten immunisiert worden waren, reagierte mit Erythrozyten von 85% der weißen Bevölkerung positiv, von 15% negativ. Inzwischen wurden weitere Rhesus-Faktoren gefunden (C, c, E, e usw.), die zusammen mit dem Faktor D vererbt werden können: Rh-System.

Pathogenese: Von einem Rh-positiven Mann, der den Faktor Rh (= D) homozygot (D/D) oder heterozygot (D/d) besitzt, kann der Rh-Faktor auf ein Kind vererbt werden, das in einer Rh-negativen Frau heranwächst. Da Blutkreislauf von Mutter und Kind getrennt sind und größere Mengen kindlichen Blutes nur ausnahmsweise zu einem frühen Zeitpunkt der Schwangerschaft in den mütterlichen Organismus gelangen, bildet die Mutter in der ersten Schwangerschaft meist noch keine Rh-Antikörper. Daher bleibt das erste Kind meist gesund, wenn die Mutter nicht durch vorangegangene Bluttransfusionen mit Rh-positivem Blut oder durch Aborte sensibilisiert wurde. Größere Mengen fetaler Erythrozyten können unter der Geburt in den Kreislauf der Mutter gelangen und damit die Antikörperbildung hervorrufen. Eine Hämolyse kann somit erst bei dem *folgenden Kinde* auftreten. Um eine solche Sensibilisierung durch den klassischen Rh-Faktor D zu vermeiden, verabreicht man unmittelbar nach der Geburt eines Rh-positiven Kindes von einer Rh-negativen Mutter (10% aller Schwangerschaften) Rh-antikörperhaltiges Gammaglobulin. Auf diese Weise werden die Rh-positiven fetalen Erythrozyten im Kreislauf der Mutter zerstört, bevor sie eine Rh-Antikörperbildung induzieren: **Anti-Rh-Gammaglobulin-Prophylaxe.** Diese Maßnahme muß bei Rh-negativen Frauen auch nach Fehlgeburten, Amniozentesen und Rh-Fehltransfusionen durchgeführt werden. Die Häufigkeit der Rh-Erythroblastose ist durch die Anti-Rh-Gammaglobulin-Prophylaxe (und die geringe Geburtenzahl) von 0,6% aller Geburten auf etwa 0,07% zurückgegangen.

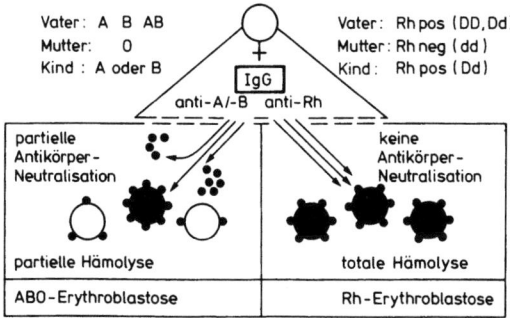

Abb. 31. Pathogenese der AB0- und Rh-Erythroblastose

Klinik

Die Hauptsymptome bei der Rh-Erythroblastose sind

1. Anämie.
2. Hydrops congenitus universalis: Wassersucht mit starker Anämie, Hypoproteinämie und Hypervolämie. Diese Krankheitsform und der intrauterine Fruchttod betreffen 15–20% der Kinder Rh-sensibilisierter Mütter.
3. Icterus gravis, Kernikterus.

Alle Symptome sind auf den *beschleunigten Erythrozytenabbau* durch die mütterlichen Rh-Allo-(früher Iso-)Antikörper zurückzuführen, da die Rh-Antigene nur an den Erythrozyten und ihren Vorstufen lokalisiert sind (Abb. 31). Der Abbau erfolgt vor allem in der Milz ohne Komplementbindung. Als Zeichen der Hyperregeneration findet sich eine Retikulozyten- und Erythroblastenvermehrung. Die Anämie geht mit einer vergrößerten Milz und Leber einher, in denen sich Blutbildungsherde befinden. Die bei stärkerer Anämie auftretende *Hypoxie* führt zu einer verminderten Albuminbildung der Leber und zu einer vermehrten Permeabilität: Hautödeme, Aszites, seltener Pleuraerguß. Der Bilirubinspiegel steigt nach der Geburt oft steil an, wobei das wasserunlösliche indirekte Bilirubin besonders dann in das Gehirn gelangt, wenn folgende „Risikofaktoren" die Albumin-Bilirubin-Bindung vermindern: Hypalbuminämie, Azidose, bilirubinverdrängende Medikamente. Das Stammhirn ist wegen seiner guten Durchblutung bevorzugt betroffen: Kernikterus!

Bei überlebenden Kindern lassen sich mit zunehmendem Alter *neurologische Symptome* nachweisen, die nicht auf eine alleinige Stammhirnschädigung zurückzuführen sind: Apathie, Trinkschwierigkeiten, verminderte oder fehlende Neugeborenenreflexe, Opisthotonus, Sonnenuntergangsphänomen beim Aufrichten, schrilles Schreien und Krämpfe. Spätfolgen sind: Choreoathetose, Ataxie, Krämpfe, Schwerhörigkeit für hohe Töne, Blicklähmung und geistige Retardierung.

Therapie

1. Besteht ein *Hydrops,* muß vor allem ein Lungenödem verhütet werden. Aderlaß und Aszitespunktion sind die Sofortmaßnahmen. Nach einer ersten Substitution mit Erythrozytenkonzentrat wird ein Blutaustausch mit Heparinblut durchgeführt. Eine Azidose gleicht man mit alkalisierenden Lösungen aus. Zusätzlich können Kortikosteroide gegeben werden.
2. In den Fällen *ohne Hydrops* wird nur die Blutaustauschtransfusion durchgeführt, und zwar mit der 2–3fachen Blutmenge des Kindes, die etwa $^1/_{10}$ seines Körpergewichts beträgt. Das Spenderblut darf nicht mit den krankmachenden mütterlichen Antikörpern reagieren; meist muß es also Rh-negativ sein. Steigt das Serumbilirubin wieder an, können wiederholte Austauschtransfusionen notwendig werden.

Durch Blaulicht-Bestrahlung des Kindes über mehrere Tage im Inkubator (Fototherapie) kann der Bilirubinspiegel häufig vermindert werden, was die Zahl der Blutaustauschtransfusionen erheblich reduziert.

3. Wenn die Spektralanalyse des *Fruchtwassers* einen hohen Bilirubinspiegel (Gefahrenzone III) anzeigt, muß dem Fetus ab 22. (20.) Schwangerschaftswoche verträgliches – meist Rh-negatives – Blut verabreicht werden. Die pränatale Bluttransfusion erfolgt in die Bauchhöhle oder in fetale Blutgefäße nach Ultraschallokalisation. Die Erfolgsrate beträgt bei dieser aufwendigen Behandlung bis zu 90%. Nach der 33. Schwangerschaftswoche führt man eine vorzeitige Entbindung durch.

Diagnostik

Im Rahmen der Schwangerschaftsvorsorge werden bei allen Frauen in der Mitte der Schwangerschaft und 6–8 Wochen vor dem errechneten Geburtstermin Untersuchungen auf irreguläre Blutgruppenantikörper mit Testerythrozyten durchgeführt, die möglichst viele Blutgruppensysteme erfassen: z. B. Antikörper des Rh-Systems (CcDEe), des Kell-Systems, des MNSs-Systems, des Kidd-Systems und des Duffy-Systems. Bei positivem Antikörpernachweis wird der Vater zusätzlich untersucht, wobei man feststellen kann, ob das mit dem Antikörper der Schwangeren reagierende Blutgruppenantigen in homozygoter (reinerbiger) oder heterozygoter (gemischterbiger) Form vorliegt. Im letzteren Fall können auch negative, d. h. gesunde Kinder gezeugt werden.

Bei diesem Screening-Programm werden häufig auch solche Antikörper nachgewiesen, die zu keiner Schädigung des Fetus führen: Kälte-

Tabelle 22. „Natürliche" irreguläre Antikörper ohne pathologische Bedeutung

a) Lewis-System:	Anti-Le(a), Anti-Le(b)
b) ABH-System:	Anti-A_1 bei A_2 und A_2B
	Anti-H bei A_1 und A_1B
c) MN-System:	Anti-M, Anti-N bei negativem
d) P-System:	Anti-P indirekten Coombs-Test!

Antikörper ohne therapeutische Konsequenz *während* der Schwangerschaft:
ABH-System: Anti-A und Anti-B – ohne Berücksichtigung der Immunglobulinklasse

---

antikörper, nicht plazentagängige IgM-Antikörper. Dabei handelt es sich um Antikörper gegen Antigene, die beim Fetus noch nicht entsprechend ausgebildet sind (Tabelle 22).
Der *indirekte Coombs-Test* ist besonders geeignet zum Nachweis plazentagängiger IgG-Antikörper: das Serum der Schwangeren wird hierbei mit Testerythrozyten inkubiert, die nach einem Waschvorgang mit Anti-Humanglobulin-Serum (= Coombs-Serum) auf gebundene inkomplette Antikörper ausgetestet werden.
Der *direkte Coombs-Test* weist inkomplette Antikörper an den Erythrozyten nach, die bereits in vivo gebunden wurden. Das ist z. B. bei Neugeborenen mit Rh-Erythroblastose der Fall, bei denen der direkte Coombs-Test regelmäßig positiv ausfällt mit der Konsequenz, durch regelmäßige Bilirubin- und Hämoglobinbestimmungen den optimalen Zeitpunkt der Fototherapie oder der Blutaustauschtransfusion nicht zu verpassen.
Da die Antikörpertiter meist nicht mit ihrer biologischen Wirkung korrelieren, müssen spektrophotometrische Bilirubinbestimmungen des Fruchtwassers vorgenommen werden. Ein erhöhter Bilirubinwert erfordert die o. g. pränatalen therapeutischen Maßnahmen.

4.7.2.2 Morbus haemolyticus im AB0-System

Eine AB0-Erythroblastose tritt häufig schon beim ersten Kinde auf. Erst *nach* der Geburt droht infolge Bilirubinintoxikation ein Hirnschaden. Da das Kind vor der Geburt nicht gefährdet ist, erübrigen sich die bei der Rh-Erythroblastose genannten pränatalen Maßnahmen. Der relativ leichte Verlauf hat folgende Ursachen (Abb. 31): Ein Teil der mütterlichen Antikörper wird durch extraerythrozytäre A- bzw. B-Rezeptoren abgefangen. Weiterhin ist das Antikörperbindungsvermögen des Kindes für Anti-A oder Anti-B noch nicht „ausgereift", so daß nur ein individuell verschieden großer Teil der Erythrozyten von den mütterlichen Antikörpern angegriffen werden kann. Erst mit zunehmender Reife des Kindes wird der Anteil der angreifbaren Erythrozyten größer. Daher ist eine AB0-Erythroblastose bei Frühgeborenen selten.

Diagnostik: Vor der Geburt

Eine Unterscheidung von plazentagängigen IgG-Antikörpern von den regelmäßig vorkommenden IgM-Antikörpern des AB0-Systems ist nur mit aufwendigen serologischen Methoden möglich. Die Korrelation dieser serologischen Testverfahren zum klinischen Bild ist viel geringer als bei der Rh-Erythroblastose. Gewisse Hinweise erlaubt die Hämolysinbestimmung: Läßt sich bei der Mutter kein Hämolysin gegen A oder B nachweisen, ist eine AB0-Erythroblastose nicht zu erwarten, doch beweist ein positiver Lysinnachweis noch keine AB0-Erythroblastose.

Klinik

Die Anämie ist nur leicht, Milz- und Lebervergrößerung fehlen, ein Hydrops kommt nicht vor. Das wichtigste Symptom ist der pathologisch erhöhte Serumbilirubinwert. Im Blutausstrich sind infolge der komplementbedingten Hämolyse Kugelzellen nachweisbar. Die Zahl der Retikulozyten ist erhöht.

Serologie

Der direkte Coombs-Test ist meist negativ. Speziell modifizierte Coombs-Teste erlauben den Ausschluß einer AB0-Erythroblastose. Bei positivem Test steigt aber nur bei jedem dritten bis vierten Kind der Bilirubinspiegel so stark an, daß eine Fototherapie oder auch eine Austauschtransfusion erforderlich wird.

Therapie

Ein Blutaustausch ist selten indiziert; z. B. dann, wenn eine Fototherapie zu spät eingeleitet wurde, so daß ein stärkerer Bilirubinanstieg nicht verhindert werden konnte.
Muß bei einer AB0-Erythroblastose ein Blutaustausch vorgenommen werden, so wird er mit A_2-Blut oder mit Anti-A-lysinarmem

0-Blut durchgeführt. Bei Anti-B-Erythroblastose verwendet man Anti-B-lysinarmes 0-Blut. In den meisten Fällen kommt man mit der Fototherapie aus.
Eine Hämolyse der Neugeborenenerythrozyten kann auch durch einen **genetischen Erythrozytendefekt** verursacht werden. Man muß an diese Möglichkeit denken, wenn ein Ikterus bereits am ersten Lebenstage bei negativem, direkten Coombs-Test und ohne AB0-Konstellation auftritt. Es handelt sich meist um nichtsphärozytäre Anämien (Tabelle 44, S. 201).

4.7.3 Die transitorische nicht-antikörperbedingte „Hyperbilirubinämie"

ist besonders bei unreifen Frühgeborenen häufig. Durch die Erhöhung des nicht konjugierten Bilirubins kann es zum Kernikterus kommen. Zeichen einer Hämolyse fehlen. Der Ikterus beginnt zur gleichen Zeit wie der physiologische Ikterus am dritten Lebenstage und erreicht seinen Höhepunkt am vierten bis fünften Lebenstag. Wahrscheinlich ist die vorübergehende Ausscheidungsschwäche der Leber für Bilirubin infolge Glukuronyltransferasemangel die Ursache der Bilirubinerhöhung.
Ein **Blutaustausch** mit gruppengleichem Blut ist in den seltenen Fällen erforderlich, bei denen die Fototherapie allein nicht ausreicht. Grenzwerte des indirekten Bilirubins: reife Kinder 20 mg/dl, Frühgeborene und Kinder mit zusätzlichen Risikofaktoren (s. o.) 18 mg/dl und niedriger.

4.8 Infektionen in der Neugeborenenperiode

P. Lemburg und
G.-A. von Harnack

4.8.1 Kolonisation, Infektion und Infektionsschutz

Neugeborene sind infolge ihrer noch unzureichenden Bildung humoraler Antikörper durch Infektionen in hohem Maße gefährdet. Die Infektion kann erfolgen entweder:

pränatal: diaplazentar, über infiziertes Fruchtwasser,
intranatal: Verschlucken oder Aspiration von kontaminiertem Inhalt des Geburtskanals oder
postnatal: durch Keimübertragung von der Mutter (Mastitis) oder von der Umgebung.
Es gibt eine Reihe von Risikofaktoren während der Schwangerschaft und Geburt, welche das Entstehen einer Infektion beim Neugeborenen begünstigen können. Gestosen, Blutungen und vaginale Eingriffe, fetal distress mit „grünem" mekoniumhaltigen Fruchtwasser, vorzeitiger Blasensprung mit Eihautentzündung und Fieber der Mutter unter der Geburt sind Zeichen erhöhter Infektionsgefahr für das Kind. In vielen Fällen bleibt völlig unklar, warum die normal stattfindende Keimbesiedelung (Kolonisation) des Kindes nach der Geburt in eine oft gefährliche Infektion übergeht.
Gegen eine Reihe von Infektionskrankheiten ist das Neugeborene durch diaplazentare Antikörperübertragung (IgG-Typ) von der Mutter her für etwa 3–6 Monate geschützt. Man findet Antikörper gegen Masern, Röteln und Varizellen.
Auch gegen bakterielle Infektionen durch Staphylokokken, Streptokokken, Pneumokokken und den Erreger der Pertussis sowie Salmonellen und Toxoplasmose besteht ein gewisser Schutz. Die Wirksamkeit dieses Schutzes ist abhängig von der Höhe des Antikörpertiters bei der Mutter.

4.8.2 Erregerspektrum

Eine mit klinischen Symptomen einhergehende Infektion wird meistens durch *E. coli (mit dem Kapsel-Antigen K1)* ausgelöst. Es kommt häufig zur Neugeborenen-Meningitis.
Beta-hämolysierende Streptokokken (Gruppe B_1–B_3) stellen die zweite wichtige Keimart dar, die vor allem zur sofort nach der Geburt einsetzenden Sepsis führen kann.
Während E. coli und Streptokokken peri- oder postnatal erworben werden, ist bei Listeria monocytogenes und Treponema pallidum der diaplazentare Infektionsweg der häufigere. Typische Erreger von Begleiterkrankungen sind Staphylokokken, Pseudomonas, Enterobacter u. a. m. Sie kommen häufig während der Intensivbehandlung schwerkranker Neugeborener vor.

Virusinfektionen können auch postnatale Erkrankungen verursachen, vor allem Herpes simplex-, Varizellen-Zoster- und Zytomegalie-Viren.

4.8.3 Allgemeine Symptome einer Infektion

Das an einer Infektion erkrankte Neugeborene trinkt schlecht, ist schlaff und zeigt oft ein grau-livides Hautkolorit mit deutlicher Felderung („marmorierte Haut"). Apnoen kommen vor, Fieber ist seltener als Hypothermie. Blutgasanalysen zeigen stark schwankende Werte. Mitunter kommt es zu Durchfall und Erbrechen.
Die uncharakteristischen Symptome erfordern immer rasche und intensive Klärung durch Blutkultur und Abstriche, z. B. am Nabelstumpf. Eine ähnlich sich ankündigende Meningitis sollte durch Lumbalpunktion ausgeschlossen werden. Manchmal kommt es zu sehr frühem und raschem Verfall des Kindes nach der Geburt, zur Frühform einer Infektion, z. B. bei Streptokokken-Sepsis. Es gibt jedoch auch wochenlange Symptomfreiheit und schleichendes Auftreten von Infektionen, man nennt sie Spätformen.

4.8.4 Klinische Formen der Infektion

Sepsis

Als Sepsis wird die Überschwemmung des Körpers mit Bakterien, Bakterientoxinen und Viren verstanden, die mit schweren, manchmal auch nur geringfügigen Krankheitserscheinungen einhergehen kann. Zur Definition gehört also, daß ein Erreger in die Blutbahn gelangt ist. Sein Nachweis kann unter antibiotischer Behandlung mitunter unmöglich sein.
Frühformen der Sepsis in den ersten 4–7 Lebenstagen sind weitaus gefährlicher als Spätformen. Die Sepsis kann als Allgemeinerkrankung, oft aber auch als Pneumonie oder Meningitis ablaufen. Vielfach kommen alle drei Formen zusammen vor. Seltene Komplikationen sind sekundäre Osteomyelitis, Otitis media u. a. m. Ikterus, Leber- und Milzvergrößerung sind im Vergleich zu den Allgemeinsymptomen späte Zeichen.

Im Blutbild sind vor allem plötzliche Leukozytenverminderung („Leukozyten-Sturz"), aber auch Vermehrung und Linksverschiebung der Granulozyten im Ausstrich Hinweiszeichen, die weitere Untersuchungen erfordern.
Ein Thrombozyten-Abfall ist als Spätsymptom anzusehen, Elektrolytverschiebungen mit Natrium-Senkung kommen häufig vor.
Veränderungen im Antigen- und Antikörper-Spektrum können mit der Blutsenkung, dem CRP-Test im Blut und der Gegenstromimmunelektrophorese in verschiedenen Körperflüssigkeiten aufgedeckt werden. Sie sind hinweisend, jedoch nicht beweisend für eine Sepsis.
Oft ist die Blutgerinnung stark gestört durch Ausbildung einer Verbrauchskoagulopathie (=disseminierte intravasale Gerinnung). Sie kann im Gerinnungsstatus aufgedeckt werden durch verstärkte Fibrinolyse und Mangel an Faktor II und VII (s. S. 216). Durch die Lumbalpunktion kann die Meningitis ausgeschlossen werden.
Blut-, Urinkulturen und die Untersuchung von Sekreten sind vor der antibiotischen Behandlung obligatorisch. Abstriche von Gehörgang und Rectum, Untersuchung von Magensaftaspirat können bei sofortiger mikroskopischer Untersuchung und Kultur schon früh bei der Diagnose weiterhelfen.
Zur Behandlung ohne Erregernachweis eignet sich die Kombination von Beta-Laktam-Antibiotika (Penicillinderivate, Cephalosporine) mit einem Aminoglykosid (Gentamicin o. a.). Die Therapie wird dann später dem Antibiogramm angepaßt.
Als schwere virale Allgemeinerkrankungen („*Virus-Sepsis*") kommen die Herpes simplex-Infektion (Typ 2), die Zytomegalie, die Coxsackie-B-Infektion, die Hepatitis B und die HTLV-III-Virus-Infektion vor. Die Diagnose bedarf des Virus- und Antikörpernachweises in Blut, Liquor u. a.
Die *Herpes-Infektion* kann mit schweren Leberzellschäden und Meningo-Enzephalitis einhergehen. Antivirale Therapie z. B. mit Aciclovir ist angezeigt. Chronischer Verlauf ist häufig (s. S. 146).
Die *Zytomegalie* kommt bei Frühgeborenen häufiger vor. Sie zeigt neben den schweren Allgemeinsymptomen Leber- und Milzvergrößerung mit Ikterus, Petechien und mitunter Chorioretinitis. Im Röntgenbild können intrazerebrale Verkalkungen gefunden werden.

Die Zytomegalie beruht auf einer bereits intrauterin erworbenen Virusinfektion. Erkrankte Neugeborene sind häufig untergewichtig. Hepatosplenomegalie, Ikterus, Anämie, Thrombozytopenie, Purpura, Chorioretinitis, Krämpfe und zerebrale Verkalkungen sind die wichtigsten Symptome. In zahlreichen Organen findet man vergrößerte Zellen mit im Kern und im Zytoplasma gelegenen Einschlußkörperchen. Ihr Nachweis im Urinsediment (Abb. 32) stützt die Diagnose beim Neugeborenen. Ein weiterer Hinweis sind die spezifischen Antikörper. Bei Infektion des Kindes in der Spätschwangerschaft der Mutter kann es zu Zytomegalieantikörpern von Typ IgM kommen; es werden hierbei hohe Titer erzielt, und im Nabelschnurblut sind die IgM-Antikörper sehr stark erhöht. Ihr Nachweis spricht für eine vorgeburtliche Infektion des Kindes in der zweiten Schwangerschaftshälfte.

Neuerdings stehen hochwirksame homologe Zytomegalieantikörper zur Verfügung, mit deren wiederholter Applikation es gelingt, die Zytomegalievermehrung im Organismus des Säuglings zu hemmen bzw. gänzlich auszuschalten.

Im späteren Lebensalter können Zytomegalieviren bei allen Zuständen von Immundefizienz eine verhängnisvolle Rolle spielen, wie z. B. bei Erkrankungen des Immunsystems (Leukämie, Morbus Hodgkin, AIDS) oder bei immunsuppressiv wirkenden Medikamenten wie Zytostatika und Kortikosteroide.

Therapeutisch kann man hohe Dosen spezieller homologer Zytomegalie-Immunglobuline einsetzen sowie Arabinosid-A bzw. Aciclovir intravenös zuführen.

Der Nachweis spezifischer Zellen im Urin und Liquor gelingt nur sehr selten (Abb. 32), schwere Blutungen führen oft zum Tode.

Coxsackie-B-Infektionen sind meistens mit einer Myocarditis verbunden. Herzversagen kann zum Tode führen (s. S. 154).

Hepatitis-B-Infektionen stammen immer von der Mutter. Sie kommen in Asien und Afrika häufig vor. Die Infektion erfolgt nicht diaplacentar, sondern peri- und postnatal. Die Kinder müssen durch Impfung mit Hyperimmunglobulin und aktive Immunisierung geschützt werden (s. S. 133).

Eine neue virale Infektionskrankheit ist die *HTLV-III-Virus-Infektion*. Sie kann in der Schwangerschaft, bei der Geburt und durch die Muttermilch übertragen werden (s. S. 149).

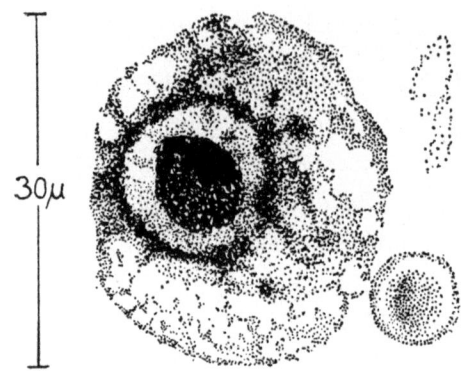

Abb. 32. Zytomegalie-Zelle im Urinsediment, im Zellkern ein Einschlußkörper (rechts ein Erythrozyt)

Die Mehrzahl der infizierten Neugeborenen verstirbt innerhalb von Wochen und Monaten durch den Zusammenbruch der gesamten körpereigenen Abwehr an septischen Infektionen (AIDS).

Meningitis

Klinische Zeichen einer Meningitis können neben den uncharakteristischen Symptomen u. U. sein: Vorgewölbte und gespannte Fontanelle, schrilles Schreien, Krämpfe und evtl. Opisthotonus.

Das im späteren Lebensalter diagnostisch entscheidende Meningitissymptom Nackensteife fehlt oder ist höchstens angedeutet. Bedeutungsvoll für die Prognose ist ein frühzeitiger Therapiebeginn. Als Folgeerscheinungen drohen Hydrocephalus internus, Hirninfarkte und Porencephalie.

Oft ist E. coli der ursächliche Erreger, aber auch Streptokokken und Listerien kommen vor. Die Gegenstromimmunelektrophorese des Liquors ist mitunter eine diagnostische Hilfe zur frühen Klärung.

Nekrotisierende Enterokolitis

Starke abdominale Blähung ist ein Frühsymptom. Durchfall, Obstipation und Darmblutungen kommen vor, Erbrechen fehlt meistens. Die Kinder wirken schwerkrank. Schon in diesem Stadium muß auf den bloßen Verdacht hin auf parenterale Ernährung übergegangen werden. Frühgeborene sind häufiger betroffen.

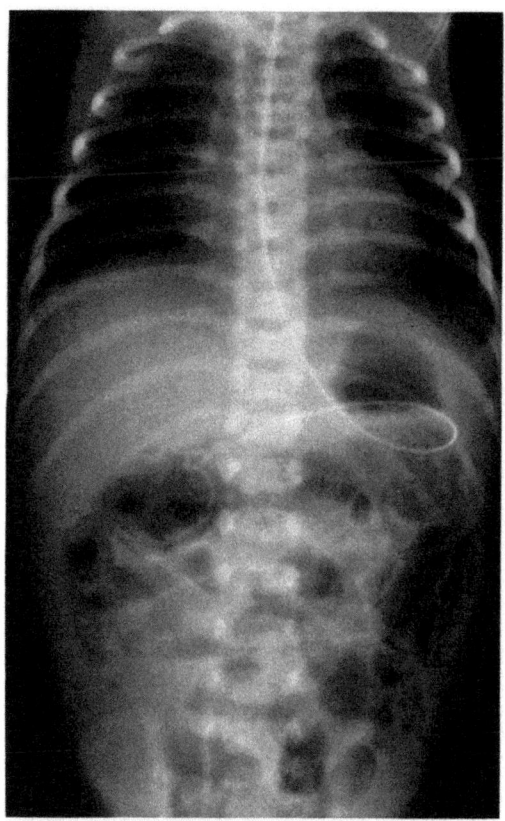

Abb. 33. Nekrotisierende Enterokolitis mit Pneumatosis intestini bei einem Frühgeborenen. Die intramurale Gasansammlung ist an der perlschnurartigen Doppelkontur der Darmwand zu erkennen

Im Röntgenbild sind die Darmschlingen oft steil aufgestellt. Spiegel kommen vor. Eine Pneumatosis intestini durch intramurale Gasbildung zeigt sich an perlschnurartiger Doppelkontur der Darmwände (Abb. 33). Als Erreger kommen überwiegend gramnegative und anaerobe Keime in Frage. Danach richtet sich auch die antibiotische Therapie. Mitunter erfordert eine Darmperforation operatives Vorgehen.
Muttermilchernährung soll einen gewissen Schutz bieten vor der Enterokolitis-Erkrankung.

Lokale Infektionen

Die *eitrige Entzündung des Nabels* (Omphalitis) zeigt sich durch Rötung und derbe Infiltration der Nabelumgebung. Der Nabelstumpf ist oft schmierig belegt. Durch Beteiligung der Umbilikalvene und -arterie ist eine Streuung mit nachfolgender Nabelsepsis gefürchtet. Neben der lokalen Antisepsis wird antibiotisch behandelt. Nabelhygiene ist der Präventionsfaktor für die in unterentwickelten Ländern noch verbreitete Nabeldiphtherie und den Tetanus (S. 155 und 165).

Eine *eitrige Conjunktivitis* kann Zeichen einer gonorrhoischen intranatalen Infektion sein. Die Credésche Prophylaxie dient ihrer Prävention, führt jedoch mitunter auch zu Bindehautreizungen.

Chlamydia trachomatis wird heute häufiger gefunden. Staphylokokken und andere Erreger kommen als nasokomiale Keime ebenfalls vor. Die Therapie richtet sich nach dem Abstrichergebnis und wird lokal durchgeführt.

Harnwegsinfektionen, Osteomyelitis, Mastitis und Diarrhoe sind überwiegend infektiöse Begleiterkrankungen bei anderen schweren Belastungen des Neugeborenen wie z. B. Atemnotsyndrom und Beatmung. Sie können generalisieren und dadurch ein septisches Krankheitsbild hervorrufen.

Besonders schwer verlaufen *angeborene Pneumonien*. Sie erfordern oft rasch Beatmung und gehen nicht selten mit Lungenblutungen einher. Die Erreger sind meistens E. coli, Streptokokken B, Pseudomonas und Listerien. Die Blutgerinnungsstörung führt manchmal zum Tode.

4.9 Neugeborenenkrämpfe

W. SCHRÖTER

Zerebrale Anfälle Neugeborener unterscheiden sich von den Krämpfen älterer Kinder und Erwachsener. Sie sind selten generalisiert und treten oft nur als diskrete, fokale tonisch-klonische Muskelzuckungen auf. Auch eine Apnoe oder ein Rhythmuswechsel der Atmung, plötzlich einsetzende Salivation, Nystagmus und Wechsel der Hautfarbe können Ausdruck eines zerebralen Anfalls sein. Häufig kann man nur während des Anfalls eine Erregbarkeitssteigerung im EEG nachweisen. Die Ursachen von Krämpfen beim Neugeborenen sind aus Tabelle 23 abzulesen. Geburtsbedingte **Hirnschädigungen** sind die häufigste Ursache. Wegen der ungenügenden Ausdiffe-

Tabelle 23. Ursachen von Neugeborenenkrämpfen

Ohne nachweisbare Stoffwechselstörung	Geburtsbedingte Hirnschädigung (Hypoxie, Blutung) Mißbildungen des ZNS (Hydrozephalus) Entzündungen (Meningitis, Toxoplasmose, Viren)
Mit Stoffwechselstörung	**Mit Hypoglykämie** Geburtsbedingte Schädigung der Stoffwechselzentren im Hirnstamm, Diabetes der Mutter Glykogenmangel oder erhöhter Glukoseverbrauch Angeborene Störungen des Kohlenhydrat- und Aminosäurenstoffwechsels **Mit Hypokalzämie** Geburtsbedingte Schädigung der Stoffwechselzentren im Hirnstamm Hypoparathyreoidismus Hypomagnesiämie **Verschiedene** Kernikterus, Vitamin B_6-Abhängigkeit, Urämie

renzierung des Großhirns ist die Wirkung von Hydantoinen unsicher. Am besten wirken noch Barbiturate (Phenobarbital) oder Diazepam (Valium).
Bei den **Krämpfen mit Stoffwechselstörungen** kann man oft nicht unterscheiden, ob die Stoffwechselstörung sekundär durch eine zerebrale Störung ausgelöst wurde oder ob es sich um eine primäre Störung des Stoffwechsels handelt.
Beim reifen Neugeborenen sprechen wir bei Glukosekonzentrationen von weniger als 30 mg/dl, bei Frühgeborenen bei Glukosekonzentrationen von weniger als 20 mg/dl von „Hypoglykämie". Erst bei so niedrigen Konzentrationen muß beim Neugeborenen mit neurologischen Symptomen gerechnet werden. Noch nicht geklärt ist, warum viele Kinder selbst bei Blutglukosekonzentrationen unter 20 mg/dl erscheinungsfrei sind.
Die klinischen Erscheinungen der Hypoglykämie sind uncharakteristisch. Neben Krämpfen können Tremor, zyanotische Anfälle, apnoische Anfälle, schwaches oder schrilles Schreien, Trinkschwierigkeiten und Augenrollen vorkommen. Die Behandlung besteht in intravenöser Gabe von 20%iger Glukoselösung und evtl. von ACTH.

Tetanie
Krämpfe in den ersten Lebenstagen beruhen nicht selten auf einer Hypokalzämie (S. 92). Zur Behandlung werden bei Krämpfen 3–5 ml einer 10%igen Kalziumglukonatlösung langsam intravenös injiziert. Bei intramuskulärer Injektion können Verkalkungen und Nekrosen auftreten. Nach Abklingen der Krämpfe kann Kalzium für die Dauer einer Woche oral gegeben werden (S. 93).

Kinder mit Vitamin B_6-abhängigen Krämpfen
haben einen vermutlich genetisch bedingten erhöhten Vitaminbedarf. Die Krämpfe können in den ersten Lebensstunden, aber auch erst am 4.–5. Lebenstag auftreten. Um Krampffreiheit zu erzielen, sind individuell verschiedene Dosen von 10 bis 80 mg Vitamin B_6 i. m. notwendig. Bei rechtzeitiger Behandlung entwickeln sich die Kinder normal. Allerdings müssen die hohen Vitamindosen während des ganzen Lebens gegeben werden, da 4–5 Tage nach Unterbrechung der Therapie die Krämpfe erneut auftreten.

5. Nahrungsbedarf und Ernährung

E. SCHMIDT und H. EWERBECK

5.1 Empfohlene Zufuhr

5.1.1 Frauenmilch und Kuhmilch

Der Nährstoffbedarf des jungen, gesunden Säuglings wird durch Ernährung mit Frauenmilch gedeckt. Sie dient als Modell für die Herstellung künstlicher Säuglingsmilchnahrungen, deren wichtigstes Ausgangsprodukt die Kuhmilch darstellt. Eine vollständige chemische und biologische Anpassung künstlicher Säuglingsmilchnahrungen an die Frauenmilch wird nie erreichbar sein, erscheint aber auch nicht als zwingende Notwendigkeit. Tabelle 24 stellt in Form von Richtzahlen Frauenmilch und Kuhmilch gegenüber.

Bei *Frauenmilch* liefern Proteine etwa 7%, Fette etwa 53% und Kohlenhydrate etwa 40% des Brennwertes. Dieses Verhältnis der Nährstoffe zueinander wird auch bei der künstlichen Ernährung des Säuglings angestrebt.

Kuhmilch enthält mehr als dreimal soviel an Protein und Mineralien wie Frauenmilch, entsprechend der größeren Wachstumsgeschwindigkeit des Kalbes im Vergleich zum Säugling: Das Kalb verdoppelt sein Geburtsgewicht bereits nach 50, der menschliche Säugling erst nach 150 Tagen. Bei annähernd gleichem Fettgehalt und Brennwert beider Milcharten nimmt der Säugling relativ mehr Kohlenhydrate (als „Betriebsstoffe") auf. Aber nicht nur im Mengenverhältnis, sondern auch in der chemischen Zusammensetzung weichen die einzelnen Nährstoffe in beiden Milcharten erheblich voneinander ab.

5.1.2 Protein

Frauenmilch- und Kuhmilchprotein setzen sich im wesentlichen aus 2 Fraktionen zusammen: dem grobflockig ausfallenden Kasein und dem Laktalbumin der Molke. Das Verhältnis Kasein zu Laktalbumin beträgt

bei der Frauenmilch   0,7 : 1,
bei der Kuhmilch   3 : 1.

Entgegen früheren Auffassungen hat Kuhmilcheiweiß bei isokalorischer Zufuhr (etwa 7% der Gesamtkalorien) gegenüber Frauenmilcheiweiß hinsichtlich Gewichtszunahme und Wachstum sowie Stickstoff-Aufnahme und -Retention bei reifgeborenen Säuglingen keine Nachteile. Die grobflockige Gerinnung des kaseinreichen Kuhmilchproteins im Magen des Säuglings kann durch Zusätze von Schleim oder durch Homogenisieren vermieden werden.

Auch bei der gebräuchlichen Verdünnung des Kuhmilchproteins ist die ausreichende Zufuhr **essentieller Aminosäuren** gewährleistet. Jedoch ist das Aminosäurenmuster des Frauenmilchproteins auf das Enzymmuster des menschlichen Neugeborenen abgestimmt.

Auch andere Proteine pflanzlichen und tierischen Ursprungs eignen sich für die Säuglingsernährung. So muß bei Unverträglichkeit gegenüber Kuhmilcheiweiß auf Nahrungen zurückgegriffen werden, in denen Soja, Fleisch oder Aminosäuren-Hydrolysate als Proteinquelle dienen. Sojabohnen-Eiweiß, oft als alternative Proteinquelle verwendet, hat aber eine dem Kuhmilchprotein vergleichbare aller-

Tabelle 24. Durchschnittliche Zusammensetzung reifer Frauenmilch und Kuhmilch (auf 100 g)

	Protein		Fett		Kohlenhydrat		Mineralien	Kalorien
	g/100 ml	% Kal	g/100 ml	% Kal	g/100 ml	% Kal	g/100 ml	pro 100 ml
Frauenmilch	0,9	7	4	53	6,8	40	0,2	70
Kuhmilch	3,3	21	3,5	46	4,8	33	0,7	66

gene Potenz. Milchnahrungen mit alternativen Eiweißquellen sind oft auch laktosefrei und können dann bei Galaktosämie oder Laktoseintoleranz eingesetzt werden.

5.1.3 Fett

Etwa 50% des Brennwertes der Frauenmilch entstammen dem Fett: Freie Fettsäuren sind die wichtigste Energiequelle für den jungen Säugling. Die ersten Lebensmonate sind durch besonders starke Zunahme des Fettanteils an der Körpermasse gekennzeichnet. Im Tierversuch verursacht eine fettarme Ernährung in der Frühphase langanhaltende zerebrale Funktionsstörungen.

Frauenmilchfett und Kuhmilchfett weichen in ihrer Zusammensetzung erheblich voneinander ab. In Abhängigkeit von der Ernährung unterliegen beide Fette großen Schwankungen.

Kuhmilchfett besteht überwiegend aus **gesättigten** Fettsäuren (70%), Frauenmilchfett überwiegend aus **ungesättigten** Fettsäuren (53%). Beide Fette sind reich an der gesättigten Palmitinsäure (C 16 : 0), jedoch zeichnet sich Frauenmilchfett durch seinen hohen Gehalt an den beiden ungesättigten Fettsäuren Ölsäure (C 18 : 1) und Linolsäure (C 18 : 2) aus. Linolsäure ist für den menschlichen Säugling **essentiell**. Frauenmilchfett enthält etwa 5mal soviel Linolsäure wie Kuhmilchfett. Der Anteil der Linolsäure am Brennwert der Frauenmilch beträgt 3–5%. Langdauernder Mangel an Linolsäure verursacht Veränderungen der Haut, beeinträchtigt die humorale Abwehr und steigert im Tierversuch den Brennwertbedarf. Butterfett wird vom Säugling schlecht ausgenutzt. Durch Zugabe polyenreicher Pflanzenöle kann die Fettresorption wesentlich verbessert werden. Obwohl es auf diese Weise gelingt, das Fettsäuremuster künstlicher Säuglingsnahrungen dem des Frauenmilchfettes anzugleichen, wird die hohe Resorptionsrate von Frauenmilchfett trotzdem nicht erreicht. Sie ist einerseits auf die Lipase der Frauenmilch, andererseits auf den besonderen Aufbau der **Triglyceride** des Frauenmilchfettes zurückzuführen. Triglyceride werden nach Abspaltung der Fettsäuren aus Position 1 und 3 als Monoglycerid mit einer Fettsäure in Position 2 resorbiert. Frauenmilchtriglyceride enthalten Palmitinsäure in Position 2, in der sie resorbiert werden kann. Im Kuhmilchtriglycerid findet sich Palmitinsäure in Stellung 1 und 3, aus der sie abgespalten wird und als Ca-Palmitat der Resorption entgeht.

5.1.4 Kohlenhydrat

Laktose ist das energieliefernde Kohlenhydrat in Frauenmilch und Kuhmilch. Nach Spaltung in der Darmwand wird Glukose je nach Erfordernis entweder glykolytisch gespalten oder zu Glykogen, Fett oder energiereichen Phosphaten synthetisiert. Galaktose kann in Glukose umgewandelt oder für den Aufbau von Glykoproteinen oder Glykolipiden herangezogen werden. Im Darm übt Laktose eine günstige Wirkung auf die Resorption von Kalzium und Magnesium aus. Lactose wird im Darm langsamer gespalten als andere Disaccharide. Deshalb gelangt sie auch in untere Abschnitte des Dünndarms, wo sie Gärungsprozesse auslöst. Sie ist mitverantwortlich für die azidophile Flora des Brustmilchkindes, welche das Wachstum fakultativ pathogener Colikeime unterdrückt.

In der künstlichen Ernährung des Säuglings werden auch *andere Disaccharide* eingesetzt. Neben Kochzucker können Stärke oder Malto-Dextrin verwendet werden, die zu Maltose und Isomaltose abgebaut und in der Darmwand in Monosaccharide gespalten werden.

20% der Kohlenhydratfraktion der Muttermilch bestehen aus stickstoffhaltigen Oligosacchariden mit einem hohen Gehalt an Neuraminsäure. Diese Substanzen kommen in Kuhmilch kaum vor. Sie dienen wahrscheinlich der unspezifischen Infektabwehr; außerdem können sie offenbar Immunglobuline der Frauenmilch vor proteolytischer Zersetzung im oberen Magendarmtrakt schützen und ermöglichen dadurch spezifische Abwehrreaktionen gegen die Invasion von E. coli und anderen pathogenen Erregern.

5.1.5 Mineralien

Der Elektrolytreichtum der Kuhmilch beruht in erster Linie auf ihrem hohen Ca- und P-Gehalt. Aber auch ihr Gehalt an Na, Cl, K und Mg ist 3–5fach höher als der Gehalt der Frauenmilch. Zink wird durch die Vermittlung eines spezifischen, resorptionsfördernden Liganden der Frauenmilch von gestillten Kindern besser resorbiert. Die als Zinkmangelerkrankung identifizierte Acrodermatitis enteropathica kommt bei gestillten Kindern nicht vor. Auch Eisen wird aus Frauenmilch besser resorbiert als aus Kuhmilch. Gestillte Kinder erkranken seltener an Eisenmangelanämien als künstlich ernährte.

Der Elektrolytgehalt der Kuhmilch liegt weit über dem Bedarf des Säuglings. Wird er für die künstliche Ernährung nicht wesentlich reduziert, besteht die Gefahr einer erhöhten renalen Molenlast und erniedrigter Wasserreserven. Möglicherweise führt ein überhöhtes Natriumangebot als Spätfolge zum Bluthochdruck.

5.1.6 Abwehrfaktoren

Einer der klinisch bedeutsamsten Unterschiede zwischen Frauenmilch und Kuhmilch ist der *Gehalt der Frauenmilch an spezifischen Abwehrfaktoren*. Makrophagen und Lymphozyten, besonders reichlich in der Vormilch enthalten, sowie spezifische Immunglobuline (z. B. sekretorisches IgA) verleihen Schutz gegen fast alle pathogenen Erreger, mit denen die Mutter vorher konfrontiert war. Damit ist der gestillte Säugling auf den Kontakt mit den Erregern seiner häuslichen Umwelt immunologisch vorbereitet. Enteropathogene Coli-Enteritis, Salmonellen- und Shigellen-Infektion, Sepsis und bakterielle Meningitis sowie abszedierende Staphylokokken-Pneumonien sind bei gestillten Kindern selten. Kuhmilch vermittelt dagegen keinen spezifischen Schutz gegen menschenpathogene Erreger.

Spezifische Immunglobuline und Makrophagen sind in der Lage, *nutritive Allergene* von der Darmwand fernzuhalten und zu eliminieren.

Den spezifischen Abwehrfaktoren stehen *unspezifische* gegenüber, von denen hier nur genannt seien

- Laktoferrin, ein eisenbindendes Protein, welches den Darmbakterien Eisen für ihr Wachstum entzieht,
- Lysozym, ein basisches Polypeptid, welches gemeinsam mit IgA in der Lage ist, Bakterienwände zu spalten.

Beide Faktoren kommen in Frauenmilch kaum vor.

5.1.7 Vitamine

Frauenmilch ist reicher an Vitamin A, C und E, Kuhmilch enthält mehr Vitamine der B-Gruppe. Der Vitamin-D-Gehalt beider Milcharten reicht nicht aus, den täglichen Bedarf des Säuglings zu decken. Das gleiche gilt von der 5. Lebenswoche an für den Vitamin-C-Bedarf.

5.1.8 Nährstoff-, Brennwert- und Flüssigkeitsbedarf im Säuglingsalter

Bedarfszahlen für einzelne Nährstoffe werden aus der Analyse von Wachstumsdaten im Verlauf von Bilanzuntersuchungen ermittelt. Berechnungen der fettfreien Körpermasse lassen Rückschlüsse auf den Bedarf für den Gewebsansatz zu. **Der Bedarf** an einem Nährstoff bezeichnet die geringste Menge, die zur Aufrechterhaltung eines optimalen Gesundheitszustandes in einer bestimmten Altersgruppe erforderlich ist. Nationale und internationale wissenschaftliche Gremien erarbeiten Richtlinien für ein **„empfohlenes Angebot"**. Es liegt zum Zweck der Sicherung des Gesundheitszustandes meist *über* dem Bedarfswert. Für eine Reihe von Nährstoffen oder ihre Bausteine ist der Bedarf im Säuglingsalter noch nicht einwandfrei geklärt.

Das anfangs hohe und dann nachlassende Tempo von Längenwachstum und Gewichtsansatz im 1. Lebensjahr bedingt rasche, altersabhängige Veränderungen vor allem des Flüssigkeits- und Brennwertbedarfs. Tabelle 25 gibt Richtzahlen wieder.

5.2 Ernährung im ersten Lebensjahr

5.2.1 Anpassung der Verdauungsfunktion in den ersten Lebensmonaten

Während der Schwangerschaft wird das Kind durch die Nabelschnur parenteral ernährt. Mit der Entbindung muß es sich auf die enterale Nahrungsaufnahme umstellen. Dieser Anpas-

Tabelle 25. Richtzahlen für Flüssigkeits-, Brennwert- und Nährstoffbedarf im Verlauf des 1. Lebensjahres

	Flüssigkeits-aufnahme im Verhältnis zum Körpergewicht	ml/kg Körpergewicht	Kalorien/kg Körpergewicht	Protein g/kg Körpergewicht	Fett	Kohlenhydrate
					% der Gesamt-Kalorien	
1. Trimenon	1/5 – 1/6	165 – 200	120 – 140	2,5 – 3,0		
2. Trimenon	1/7	140	120	2,4	35 – 50	30 – 50
3. Trimenon	1/8	120	100	2,0		
4. Trimenon	1/8	120	100	1,7		

sungsvorgang stellt hohe Anforderungen. Am besten trainiert ist das Neugeborene auf dem Gebiet der **Flüssigkeitsresorption,** da am Ende der Schwangerschaft etwas mehr als 3,5 l Flüssigkeit/Std zwischen Mutter und Kind ausgetauscht werden, wobei das Fruchtwasser etwa alle 2 Std erneuert wird. Davon werden rund 40% vom Fet oral aufgenommen, während der Rest vom Amnion resorbiert wird. Der Fet hat also intrauterin reichlich Gelegenheit, Schluckakt, Peristaltik und Resorption zu üben. (Deshalb bei Hydramnion immer an Ösophagusatresie oder Duodenalstenose denken!) So kann das neugeborene Kind schon nach kurzer Zeit Flüssigkeitsmengen verarbeiten, die beim Erwachsenen (bezogen auf Körpergewicht) täglich 14 l betragen würden.

Der Salzsäureverbrauch im Magen ist abhängig von der Pufferkapazität der zugeführten **Proteine.** Der geringste Verbrauch findet sich bei Frauenmilchproteinen. Die Verdauungsleistung für Proteine ist schon bei der Geburt hinreichend, um selbst dem relativ hohen Eiweißbedarf des Frühgeborenen gerecht zu werden. Bereits am Ende der 1. Lebenswoche beträgt die Stickstoffausnutzung 80–90%. Sie läßt keine nennenswerten Unterschiede zwischen Frauenmilch- und Kuhmilchprotein erkennen. Bei Frühgeborenen und Neugeborenen in den ersten Lebenstagen können kleinste Mengen ungespaltener Proteine die Darmwand passieren; Kuhmilchproteine können so gelegentlich intestinale Sensibilisierungen hervorrufen.

Das **Kohlenhydrat** beider Milcharten, Laktose, wird durch die Laktase der Dünndarmschleimhaut gespalten. Ihre Bereitstellung steigt adaptiv mit dem Angebot an Laktose. Auch andere Disaccharide (Maltose, Isomaltose, Rohrzucker) werden durch entsprechende Disaccharidasen in den ersten Lebenstagen noch nicht hinreichend hydrolisiert. Da die Spaltung erst beim Durchtritt durch die Zelle stattfindet, gelangt ein Teil der Disaccharide in den Dickdarm, wo vor allem Laktose, deren Resorptionsgeschwindigkeit am geringsten ist, bakterielle Gärungsprozesse unterhält (S. 62). Für die Aufschließung der bei künstlicher Ernährung verwendeten Polysaccharide steht bis zum 3. Lebensmonat Amylase in Speichel und Pankreas nur begrenzt zur Verfügung.

Da Frauenmilch eine Lipase enthält, werden bei Muttermilchernährung 40–50% des **Fettes** bereits im Magen gespalten. Bei künstlicher Ernährung beginnt der überwiegende Teil der Fettspaltung erst im Dünndarm. Die Emulgierung der Fette und die Aktivierung der Lipasen sind – wegen der zunächst geringen Verfügbarkeit von Gallensäuren – eine „werdende Funktion".

Bei Frauenmilchernährung werden schon von der 4. Lebenswoche an 90–95% des Fettes ausgenutzt, bei Zufuhr von Kuhmilchfett wesentlich weniger. Bei Durchfallerkrankungen ist die Fettausnutzung am ehesten beeinträchtigt.

5.2.2 Die natürliche Ernährung des Säuglings

5.2.2.1 Die Produktion der Frauenmilch

In der zweiten Schwangerschaftshälfte vermindern sich die von der Plazenta gelieferten östrogenen Substanzen, und die Prolaktinsekretion des Hypophysenvorderlappens nimmt zu. Unter der Einwirkung dieses Hormons wird die Milchsekretion ausgelöst. Zunächst wird **Kolostralmilch** gebildet, die im Vergleich zur reifen Milch reich an Eiweiß und arm an Kohlenhydrat und Fett ist. Sie besitzt einen hohen Gehalt an Immunoglobulinen, vor al-

lem dem sekretorischen IgA. Ihr folgt die **transitorische Milch ("Übergangsmilch")** und, vom 10.–15. Tag des Wochenbettes an, die **reife Frauenmilch** (s. Tabelle 24, S. 61).
In der Regel steigert sich in den ersten Tagen die Milchmenge täglich um etwa 70–80 g. Zwischen dem 2. und 5. Tag kommt es zum eigentlichen Beginn der Laktation. Die **Milchbildung** wird durch den Entleerungsreiz gesteuert. Über die Brustwarze kommt es zur Oxytocinsekretion des Hypophysenhinterlappens. Oxytocin exprimiert die Milch aus den Drüsenläppchen in die Milchgänge, führt gleichzeitig zu schmerzhaften Kontraktionen des Uterus und beschleunigt seine Involution nach der Entbindung. Vor dem 15. Tag nach der Entbindung ist ein Urteil über die Leistungsfähigkeit der Brust nicht möglich. Bei anfänglicher Trinkschwäche des Kindes muß die Brust durch Abpumpen vollständig geleert werden. Die Diät der Mutter sollte den Verlusten durch die Milchsekretion Rechnung tragen. Durch Medikamente ist eine Steigerung der Milchsekretion nicht zu erreichen.

5.2.2.2 Stillfähigkeit

Mindestens 90% aller Mütter sind in der Lage, ihr Kind selbst zu stillen; eine primäre Agalaktie ist extrem selten. Eine **Hypogalaktie** ist oft auf eine zögernde Einstellung der Mutter gegenüber dem Stillen oder auf falsche Stilltechnik zurückzuführen.
Die **Stillhäufigkeit** ist in den hochzivilisierten Ländern zwischen 1940 und 1970 ständig zurückgegangen. Das hohe Maß an Sicherheit der künstlichen Säuglingsernährung bietet den Hintergrund dieser Entwicklung, deren Motive vielseitig sind. Regionale und sozial bedingte Unterschiede der Stillfrequenz sind feststellbar. Seit Beginn der 70iger Jahre wird in den westlichen Industrieländern wieder vermehrt und länger anhaltend gestillt. Die Umorientierung der klinischen Geburtshilfe, die den frühen und ständigen Mutter-Kind-Kontakt im Wochenbett ("Rooming-in") ermöglicht, hat zu dieser Entwicklung beigetragen.

5.2.2.3 Stillhindernisse und Kontraindikationen

Stillhindernisse können sowohl auf seiten der Mutter als auch auf seiten des Kindes bestehen.

Auf seiten der Mutter gelten chronisch konsumierende Krankheiten, Unterernährung, Psychosen oder Epilepsien als *absolute* Stillhindernisse. Bei Erkältungs- und Infektionskrankheiten ist Stillen unter entsprechenden Schutzmaßnahmen möglich.
Flach- und Hohlwarzen, Milchstauung und Rhagaden stellen *lokale* Hindernisse dar, die durch dauerndes oder zeitweiliges Abpumpen der Milch überwunden werden können. Die Milch einer mastitischen Brust muß zwar abgepumpt, darf aber wegen des hohen Staphylokokkengehaltes nicht verfüttert werden.
Auf seiten des Kindes gelten Unreife oder Erkrankungen wie Geburtstrauma, Herzfehler, Pneumonie als *allgemeine* Hindernisse, die Sondierung oder Flaschenfütterung der abgepumpten Milch notwendig machen. Dies gilt auch für *lokale* Hindernisse, wie Mikrognathie und Spaltbildungen der Mundhöhle.
Die nicht antikörperbedingte Bilirubinämie, bei der in seltenen Fällen ein Progesteronabbauprodukt aus der Muttermilch, das Pregnandiol, die Aktivität der Glucuronyltransferase hemmen kann, soll höchstens eine kurzfristige Unterbrechung der Muttermilchernährung zur Folge haben und stellt somit keine echte Kontraindikation zum Stillen dar.
Der Gehalt der Muttermilch an chlorierten Kohlenwasserstoffen (z. B. DDT) liegt höher als in Säuglingsmilchpräparaten, deren Milchbasis von pestizidfreien Weiden stammt. Toxische Auswirkungen für den gestillten Säugling sind jedoch bisher nicht erwiesen.

5.2.2.4 Stilltechnik und Abstillen

Wenn es das Befinden der Mutter zuläßt, soll ein gesundes Neugeborenes bereits innerhalb der ersten 30 Minuten nach der Geburt angelegt werden, da zu diesem Zeitpunkt die Intensität des Saugreflexes einen ersten Höhepunkt erreicht. Selbst wenn noch keine Milch sezerniert wird, ist ein Saugversuch von rund 5 min Dauer anregend für die Milchbildung. Zur Überbrückung der ersten Tage bis zum Einschießen der Milch genügt bei gesunden, reifen Neugeborenen eine 5%ige Glukoselösung (30–60 ml/kg). Kinder, die durch die Geburt beeinträchtigt sind oder an Atemstörungen leiden, erhalten zunächst nur Glukoselösung, um einer Aspirationspneumonie vorzubeugen. Exsikkierte oder dystrophe Neugeborene müssen jedoch schon nach der zweiten Lebensstunde mit **Milchnahrung** versorgt werden. Kinder aus Atopikerfamilien, die mit einem hohen Risiko für Sensibilisierung gegen Fremdeiweiß behaftet sind, sollten zur Überbrückung eine hypoallergene Hydrolysatnahrung erhalten.

Bei raschem Einschießen mit Schmerzhaftigkeit der Brustwarzen kann vor dem Anlegen eine kleine Menge abgepumpt werden. Mit zunehmender Milchmenge soll das Kind zunächst jeweils eine Brust leertrinken. Sollte es nicht satt werden, kann auch die andere Seite gereicht werden. Nach der Mahlzeit läßt man das Kind aufstoßen, damit die mitgeschluckte Luft entweichen kann. Mutter und Kind müssen eine bequeme Lage einnehmen. Abb. 34 zeigt, daß der freie Arm die Brust zurückhält, damit das Kind die Warze fassen kann und die Nasenatmung frei bleibt.

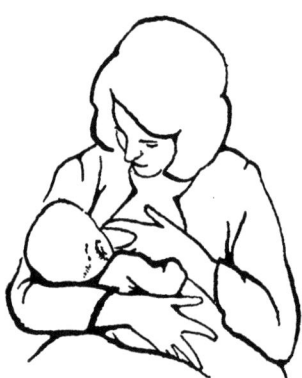

Abb. 34. Richtiges Halten beim Stillen

Zur **Brustpflege** gehört die Händedesinfektion vor dem Stillen, das Abwaschen der Warzen mit abgekochtem Wasser vor und nach dem Stillen. Zum Schutz vor Mazeration und Infektion ist das Trockenhalten der Warzen wichtig. Die Laktation kann beim Menschen über Jahre anhalten. Vom ernährungsphysiologischen Standpunkt aus ist das Stillen über den 6. Monat hinaus nicht mehr sinnvoll, da der Wachstumsbedarf an Protein und Mineralien nicht mehr hinreichend gedeckt wird (Abb. 35, S. 70). Bei ausreichender Milchproduktion kann mit dem Beginn des Zufütterns von Gemüsebrei bis zum 5. Monat gewartet werden. Mit Vitamin D muß der gestillte in gleicher Weise wie der künstlich ernährte Säugling versorgt werden.

Hunger an der Brust ist ohne Waage oft schwer zu erkennen. Die Säuglinge können entweder unruhig oder aber auffallend schläfrig sein. Eine unzureichende wöchentliche Gewichtszunahme, auch das Auftreten volumenarmer, dunkel-bräunlicher „Hungerstühle" können wichtige Hinweise sein. Der Verdacht kann durch eine Stillprobe geprüft werden: Zur Vermeidung von Fehlbeurteilungen durch unterschiedlich große Einzelmahlzeiten wird zwei Tage lang vor und nach dem Stillen gewogen. Erweist sich die Brustmilchmenge als unzureichend, sollte, je nach Motivation der Mutter, ihr Säugling, um die Milchproduktion zu steigern, häufiger angelegt, oder die Zufütterung von Flaschennahrung – **Zwiemilchernährung** – begonnen werden. Dabei kann ein Defizit von 50 ml pro Mahlzeit mit Löffelfütterung nach dem Stillen kompensiert werden, um die Trinkfreudigkeit an der Brust nicht zu stören. Größere Mengen müssen durch Flaschennahrung ergänzt werden.

Als natürlicher Termin für das **Abstillen** bietet sich der Übergang von Brust zu Löffel mit 6 Monaten und endgültig der Übergang von Brust zu Tasse mit ca. 1 Jahr an. Müttern, die weniger lange stillen möchten, hilft der Hinweis, daß Brustmilchernährung ernährungsphysiologisch nach dem 6. Lebensmonat keine Vorteile mehr bietet. Ist frühes Abstillen wegen geringer mütterlicher Brustleistung indiziert, werden eine oder zwei Brustmahlzeiten durch eine Flaschenmahlzeit ersetzt. Wegen des ausbleibenden Entleerungsreizes ist allerdings ein weiterer schneller Rückgang der mütterlichen Brustleistung bis zum kompletten Abstillen meist rasch die Folge.

5.2.2.5 Vorteile des Stillens

Trotz aller hygienischen und technischen Fortschritte auf dem Gebiet der künstlichen Säuglingsernährung sind Vorteile der Frauenmilchernährung auch heute noch nachweisbar. Diese betreffen

1. die Milchqualität:
   a) Biochemische Verwandtschaft von Frauenmilch und Serumproteinen (keine intestinale Sensibilisierung durch Übertritt unveränderter Proteine aus dem Darm)
   b) Keine Hitzedenaturierung des Eiweißes und der Fermente
   c) Hoher Gehalt an unspezifischen und (lokal im Darm wirksamen) spezifischen Abwehrfaktoren (Immunglobuline)
   d) Bakterienfreiheit der Muttermilch.

2. Vorteile für die Gesundheit des Kindes:
   a) Verminderte Infektanfälligkeit gestillter Kinder
   b) Geringere Anforderungen an die Verdauungsleistung
   c) Günstigere Fett- und Vitaminversorgung.

Der **emotionale Kontakt** zwischen der stillenden Mutter und ihrem Kind ist besonders eng. Allerdings schließt die künstliche Ernährung eine enge seelische Verbundenheit zwischen Mutter und Kind nicht aus. Auch kann die zu starke Betonung der positiven psychologischen Faktoren des Stillens bei Müttern, denen der Stillerfolg versagt bleibt, Schuldgefühle gegenüber dem Kind wecken.

5.2.2.6 Besondere Indikationen zum Stillen

Bei **allergischer Familienbelastung** mit Asthma oder Pollinosen soll der Säugling wenn möglich 6 Monate voll gestillt werden und insbesondere in den ersten Lebenstagen, wegen der hohen Sensibilisierungsgefahr, keine Säuglingsmilchnahrung mit intaktem Fremdeiweiß (siehe S. 66) erhalten. Die Manifestation allergischer Krankheiten kann so hinausgeschoben und gemildert werden. Dies gilt jedoch vermutlich nicht für das atopische Ekzem.
Frühgeborene benötigen die Milch ihrer eigenen Mutter. Sie enthält im Vergleich zur Milch von Müttern Reifgeborener bis zu 20% mehr Protein in den ersten Lebenswochen und eignet sich damit besonders für den hohen Proteinbedarf des rasch wachsenden Frühgeborenen.
Bei **Mukoviszidose** (s. S. 263) kompensiert die Lipase der Muttermilch die Verdauungsinsuffizienz und schiebt den Beginn der enteralen Symptomatik auf.

5.2.3 Die künstliche Ernährung des Säuglings

Bei der künstlichen Ernährung des Säuglings werden heute überwiegend industriell hergestellte Milch- und Beikostpräparate verwendet. Nur etwa 10% der Mütter bereiten die Nahrungsgemische noch selbst zu. Die wichtigsten Voraussetzungen für die Verträglichkeit einer Säuglingsnahrung sind:

1. Keimarmut,
2. die Anpassung der Kuhmilch an die Verdauungsfunktion des Säuglings mittels verschiedener Formen künstlicher Säuglingsmilchnahrungen.

5.2.3.1 Keimarmut

Frisch gemolkene Kuhmilch enthält bereits zwischen 2000–200 000 Keime/ml. Diese Zahl potenziert sich rasch, wenn die Milch auf dem Weg vom Erzeuger zur Molkerei nicht hinreichend gekühlt wird. Um eine Keimreduktion bzw. Keimfreiheit zu erreichen, stehen folgende Verfahren zur Verfügung:
Beim **Pasteurisieren** wird durch verschiedene Koppelung von Temperatur und Zeit, z. B. 62–65° für 30 Minuten, die Keimzahl auf 0,5% des Ausgangswertes reduziert. Zur Verwendung für den Säugling muß dennoch abgekocht werden.
Beim **Pulverisieren** werden pathogene Keime und Saprophyten im Sprüh- und Perlierverfahren abgetötet. Kaseolyten und aerobe Sporenbildner können erhalten bleiben. **Uperisation** ist Erhitzung auf 130–150° für die Dauer weniger Sekunden durch Dampfinjektion. Das Eiweiß wird dabei relativ geringfügig denaturiert. Die Milch wird keimfrei und ist bei Zimmertemperatur in der Originalpackung wochenlang haltbar. Demgegenüber sind **Sterilmilch** (H-Milch) und **Kondensmilch** mit langen Erhitzungszeiten bei hohen Temperaturen wegen des höheren Denaturierungsgrades der Proteine für die Säuglingsernährung weniger geeignet. Sog. Vorzugsmilch ist wegen ihres Keimgehaltes, ihres stark schwankenden Fettgehaltes und der hohen Allergenität des unbehandelten Proteins für junge Säuglinge nicht verträglich.

5.2.3.2 Verschiedene Formen künstlicher Säuglingsmilchnahrungen

A. **Teiladaptierte Nahrungen:** Dieser Typ von Säuglingsmilchnahrungen wird hinsichtlich des Nährstoffbedarfs dem „empfohlenen Angebot" gerecht. Der Proteingehalt ist auf den einer ½-Milch gesenkt, und das Kaloriendefizit wird durch Kohlenhydrat- und Fettzusätze korrigiert.
Gebräuchlich ist die Zugabe eines ersten Kohlenhydrats (Mono- oder Disaccharid, meist Saccharose) und eines zweiten Kohlenhydrats (Polysaccharid). Die Einführung des zweiten

Tabelle 26. Richtzahlen für teiladaptierte und adaptierte Säuglingsmilchnahrungen in der BRD. Fast alle Herstellerfirmen[1]) von Säuglingsmilchnahrungen bieten sowohl teiladaptierte als auch adaptierte Nahrungen an

	Protein g/100 ml	Fett g/100 ml	Kohlenhydrate g/100 ml	Mineralien g/100 ml	Kalorien pro 100 ml
teiladaptierte Nahrung	höchstens 2,0	3,0 – 3,8	nicht über 50% der Gesamtkalorien	< 0,45	68 – 78
adaptierte Nahrung	1,4 – 1,9	3,3 – 4,2	6,3 – 7,9 nur Laktose	< 0,39	67 – 74

[1]) Aponti, Deutsche Abbott, Hipp, Humana, Kölln, Milupa, Nestle, Töpfer

Kohlenhydrats in Form von Schleimen (Reis- oder Haferschleim) oder Mehlen (z. B. Mondamin, Maizena, Gustin) erfolgte u. a., um durch ein „Schutzkolloid" die Eiweißgerinnung im Magen zu verfeinern. Auf die Schutzkolloidwirkung kann heute verzichtet werden, da feinflockige Gerinnung durch **Homogenisieren,** aber auch durch „Adaptierung" (s. u.) erreicht werden kann. Durch Zugabe von polyensäurereichen Pflanzenölen (z. B. Baumwollsaatöl oder Maiskeimöl) oder durch vollständigen Ersatz des Butterfettes durch ein Gemisch pflanzlicher Öle und tierischer Fette wird der Fettkörper in seiner Zusammensetzung dem der Frauenmilch angenähert. Kohlenhydrat- und Fettanreicherung stellen das Prinzip vieler Fertignahrungen dar (s. Tabelle 26).
Die **Verträglichkeit** dieser Milchen ist sehr gut. Sie eignen sich auch zur Ernährung Frühgeborener und rekonvaleszenter Säuglinge.
B. **Adaptierte Nahrungen:** Neben der quantitativen wird bei diesem Milchnahrungstyp auch eine weitmögliche qualitative Anpassung angestrebt:
a) Im niedrigen **Proteinanteil** kann durch Zusatz von Molkeneiweiß ein Kasein- : Laktalbuminverhältnis von ca. 1 : 1 erreicht werden.
b) Durch Voll- oder Teilaustausch des Butter*fettes* wird ein Verhältnis gesättigter : ungesättigter Fettsäuren von 1 : 1 hergestellt, wobei der Linolsäureanteil 3–5% der Gesamtkalorien der Nahrung entspricht.
c) Milchzucker wird als einziges Kohlenhydrat eingeführt. In fettreicher Milch wird Laktose gut toleriert. Durch geringgradige Gärung begünstigt sie die Entwicklung einer acidophilen Darmflora.
d) Die Reduktion von Elektrolyten, vor allem von Kalzium, Phosphat und Natrium.

Adaptierte Nahrungen (Tabelle 26) können (wie Muttermilch) nach Bedarf gefüttert werden. Sie sind besonders für die Zwiemilch-Ernährung, als Ergänzung zur Muttermilch, aber auch für die Aufzucht von dystrophen und rekonvaleszenten Kindern sowie von Säuglingen mit niedrigem Geburtsgewicht geeignet. Eine völlige Angleichung der Resorptions- und Stoffwechselvorgänge an die Verhältnisse bei Frauenmilchernährung wird jedoch nicht erreicht.
C. **Folgemilchnahrungen:** In der Bundesrepublik sind eine Reihe von Säuglingsmilchnahrungen im Handel, welche entweder im Brennwert-, Protein-, Kohlenhydrat- oder Mineralangebot von den empfohlenen Richtwerten nach oben oder im Fettgehalt nach unten abweichen. Sie sollten nicht vor dem 4.–6. Monat in die Ernährung des Säuglings eingeführt werden.

5.2.3.3 Technik der Zubereitung

Die Selbstzubereitung der Säuglingsflaschennahrung ist wegen der Fehlermöglichkeiten und der Gefahr der bakteriellen Kontamination weniger zu empfehlen. Bei richtigem Vorgehen ist aber die Ernährung eines Säuglings mit einer solchen Nahrung durchaus möglich: Pasteurisierte Frischmilch mit 3,5% Fett (Vollmilch) wird 1 : 1 mit Wasser aufgekocht. Dazu werden 2,4% Stärke (z. B. Mondamin, Gustin), 4% Kochzucker und 1,5% Keimöl (z. B. Maiskeimöl oder Sonnenblumenöl) mit Starmix oder Schneebesen eingerührt. Es ergibt sich eine teiladaptierte Milchnahrung, der jedoch wegen des Kochvorganges, im Gegensatz zu industriell gefertigten Präparaten, Vitamin A und C bereits ab der 6. Woche in Form von Säften oder Löffelkost zugefügt werden sollte.

Bei Verwendung pulverisierter, perlierter oder konzentrierter **Fertignahrung** ist lediglich Zugabe von abgekochtem Wasser erforderlich. Uperisierte, trinkfertige Nahrungen brauchen nur noch in die Flasche umgefüllt zu werden. Jede Mahlzeit sollte erst unmittelbar vor Verfütterung zubereitet werden, um bakteriellen Kontaminationen sicher vorzubeugen. Nach der Mahlzeit werden leere Flaschen erst kalt, dann unter Zusatz von Reinigungsmittel in heißem Wasser gespült und gebürstet. Einmal am Tag müssen sie ausgekocht werden. Der Sauger soll in heißem Wasser gereinigt und zwischen den Mahlzeiten in einem ausgekochten Gefäß aufbewahrt werden. Er muß täglich einmal ausgekocht und alle 2 Wochen erneuert werden.

5.2.4 Der Ernährungsplan des Säuglings

5.2.4.1 Der Trinkrhythmus

Gesunden Neugeborenen, die nicht gestillt werden können, wird die erste Flasche innerhalb der ersten zwei Stunden nach der Geburt gereicht. Bestehen Atemstörungen oder liegt der Verdacht auf einen Geburtsschaden vor, so bietet man nur 5%ige Glukoselösung an, um die Gefahr einer Aspirationspneumonie zu verringern und beginnt mit dem ersten Trinkversuch erst 24 Std nach der Geburt.

Als Anhaltspunkt für die tägliche **Trinkmenge** in den ersten 10 Lebenstagen bedient man sich der Formel

(Lebenstage minus 1) × 50 bis 80 ml.

In der Folge gelten die in der Tabelle 25 angegebenen Richtzahlen für die tägliche Milchmenge.
Überläßt man den Trinkrhythmus weitgehend den Kindern selbst, indem man sie nur füttert, wenn sie sich durch Hungerschreien melden, so verlangen sie am Ende der 1. Lebenswoche meist 6–8 Mahlzeiten. Auch in der Nacht melden sie sich, weil sich der **Tag-Nacht-Rhythmus** noch nicht eingespielt hat. Man sollte jeder Mutter raten, ihrem Gefühl zu folgen und sich nach den Bedürfnissen des Kindes zu richten. Bei 90% der Kinder spielt sich innerhalb des 1. Lebensmonats ein konstanter Rhythmus ein; nach 3–6, spätestens nach 12 Wochen, meldet sich das Kind nachts nicht mehr, so daß die Mutter jetzt durchschlafen kann. Verweigert sie dem Kinde in den ersten Wochen die nächtliche Mahlzeit, so kann sie den Zeitpunkt des Durchschlafens nicht vorverlegen, wie vergleichende Untersuchungen gezeigt haben. Meist kann sie sich ohnehin wegen der Nachbarn nicht erlauben, das Kind nachts längere Zeit schreien zu lassen – abgesehen davon, daß sie selbst während des Schreiens keine Ruhe findet.

Das elastische Vorgehen, die **„Fütterung nach Bedarf"** („self demand feeding") ist nicht nur bei gestillten Säuglingen möglich. Auch für „adaptierte Nahrungen" haben die Kinder eine angemessene Appetitregulation, die eine Überfütterung verhindert.

Bei Muttermilchernährung begünstigt Fütterung nach Bedarf die Stilleistung. Da das Kind nur angelegt wird, wenn es hungrig ist, entleert es die Brust gründlich und sorgt für eine intensivere Milchproduktion.

Nicht alle Mütter sind dazu befähigt, elastisch vorzugehen. Insbesondere übergewissenhaften Müttern wird man regelmäßige Fütterungszeiten alle 4 Std empfehlen mit festen Zeiten um

6, 10, 14, 18 und 22 Uhr.

Zwischen dem 4. und 8. Monat kann die späte Abendmahlzeit fortfallen, und um den 12. Monat kann von 4 auf 3 Mahlzeiten übergegangen werden.

5.2.4.2 Die Beikost

Bei Muttermilchernährung oder Verfütterung einer industriellen Fertignahrung ist Zufütterung von Beikost vor dem vollendeten 5. Lebensmonat überflüssig (Abb. 35). Um Ballaststoffe und Eisen anzubieten, wird im 5. Lebensmonat allmählich ein Gemüse-Fleisch-Brei eingeführt, im 6. Monat eine weitere Flasche durch Obst-Getreide-Brei mit Vollmilch ersetzt. Nach dem 6. Monat kann die Säuglingsmilch verlassen und durch Vollmilch (mit 5% Kochzucker und 2% Mondamin oder Grieß) ersetzt werden.

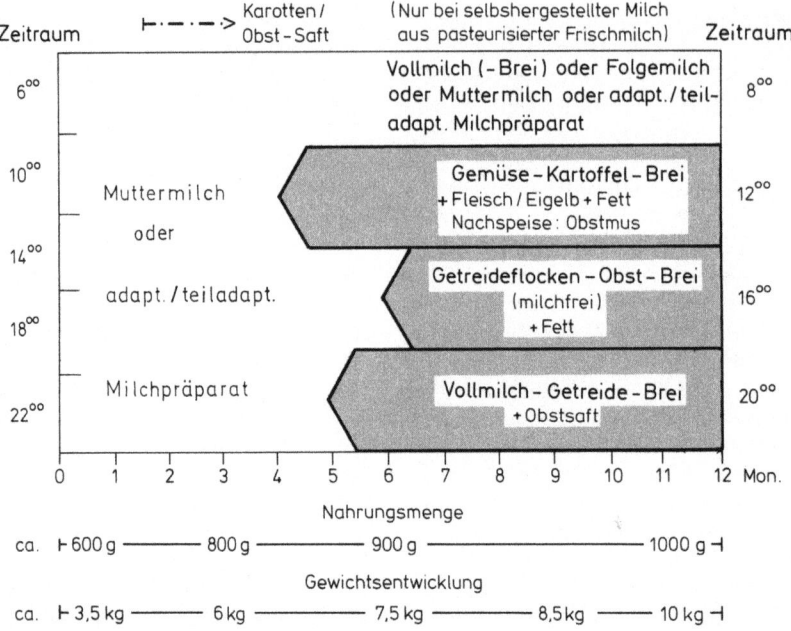

Abb. 35. Ernährungsplan im ersten Lebensjahr (Forschungsinstitut für Kinderernährung Dortmund)

Anstelle von selbst zubereiteten Breien wird heute in zunehmendem Maße industriell hergestellte **Fertigbreikost** verwendet. In der Großstadt ist der Weg vom Erzeuger bis zum Verbraucher oft weit, so daß Qualitätsminderung des Frischgemüses in Kauf genommen werden muß. Außerdem schwankt die Gemüsequalität je nach der Jahreszeit. Zur Großproduktion von Fertigbreikost wird Gemüse bzw. Obst verwendet, das zu günstiger Jahreszeit geerntet wurde und aus möglichst pestizidfreiem Anbau stammt. Keimfreiheit, konstanter Vitamingehalt und ein geringer Arbeitsaufwand bei der Zubereitung stellen weitere Vorteile dar.

Die in **portionierten Gläsern** angebotene Fertigbreikost braucht nur im Wasserbad erwärmt zu werden. Fertigbrei in **Pulverform** ist besonders preiswert. Das Anrühren des Pulvers im Schüsselchen mit heißem Wasser benötigt nur einen geringen Zeitaufwand. Das Verfahren hat sich auch in Kliniken bewährt. Da der Brei jedesmal mit Hilfe eines Heißwasserbereiters frisch hergestellt wird, kann es nicht zu einer Keimbesiedlung und -vermehrung kommen.

6. Stoffwechsel

H. BICKEL und E. HARMS

6.1 Stoffwechselanomalien

6.1.1 Aminosäurenstoffwechsel

Die erblichen Enzymdefekte im Aminosäurenstoffwechsel werden *fast alle autosomal-rezessiv* übertragen.
Die biochemische Frühdiagnose in den ersten Lebenstagen durch sog. **Screening-Teste** ermöglicht bei einigen Anomalien eine wirksame Therapie vor dem Auftreten irreversibler Schäden. Ist eine Frühdiagnose durch Screening nicht möglich, sollte vor allem bei psychomotorischer Entwicklungsverzögerung, neurologischen Symptomen ohne erkennbare organische Ursache, persistierender metabolischer Azidose, Hepatopathien und bei Nephrolithiasis das Vorliegen einer Aminosäurenstoffwechselstörung in Betracht gezogen werden. Durch dünnschichtchromatographische Analyse von Urin und Plasma wird ein gezieltes Screening auf diese Störungen durchgeführt.
Bei verschiedenen Aminoazidopathien läßt sich eine pränatale Diagnose stellen durch **Amniozentese** in der 15.–17. Graviditätswoche und biochemisch-enzymatische Erfassung der Stoffwechselstörung in der Amnionzellkultur. Gegebenenfalls kann dann die Schwangerschaft noch bis zur 23. Woche unterbrochen werden.
In der postpartalen Phase finden sich bei hohem Eiweißangebot in der Nahrung häufig *erhöhte Konzentrationen* für einzelne oder mehrere Aminosäuren (Tyrosin, Methionin, Phenylalanin, Histidin). Die Normalisierung erfolgt in den ersten Lebenswochen spontan oder unter einem verminderten Eiweiß- und erhöhten Vitamin-Angebot. Diese passageren Aminoazidämien, die Folge der postpartalen Adaptation bzw. Enzymreifung sind, müssen von den echten Aminoazidopathien differenziert werden.
Sekundäre Störungen des Aminosäurenstoffwechsels kommen bei zahlreichen Erkrankungen der Leber, der Niere und des Darmkanals, bei endokrinen Störungen sowie bei massivem Gewebszerfall vor.
Primäre Störungen des Aminosäurenstoffwechsels können entweder durch Mangel an aktivem Enzymprotein (Apoenzymdefekt) oder aber durch das Fehlen eines für die Enzymreaktion benötigten Kofaktors verursacht sein. Die Synthese der Apoenzyme kann durch mehr als ein Gen reguliert werden. Dies macht die klinische und biochemische Heterogenität der einzelnen Stoffwechseldefekte verständlich.

6.1.1.1 Störungen des Stoffwechsels aromatischer Aminosäuren

Phenylketonurie

Beim Phenylbrenztraubensäure-Schwachsinn (FÖLLING) ist durch den Defekt der Phenylalanin-Hydroxylase die Umwandlung von Phenylalanin in Tyrosin gestört. Infolgedessen staut sich Phenylalanin an. Es wird in erhöhtem Maß im Urin ausgeschieden und außerdem zu Phenylbrenztraubensäure und anderen Verbindungen abgebaut (Abb. 36).
Klinische Befunde: Nach anfänglich normaler Entwicklung zeigt sich vom 4.–6. Lebensmonat an ein fortschreitender geistiger Entwicklungsrückstand, in etwa der Hälfte der Fälle treten Krämpfe auf. Andere häufige, aber nicht konstante Symptome sind hellblonde Haare und blaue Augenfarbe, ekzematöse Hautveränderungen sowie ein mäusekot- oder pferdestallähnlicher Uringeruch nach Phenylessigsäure. Der Hirnschaden ist bis zur Pubertät progredient, dann stationär und führt in über der Hälfte der Fälle zu schwerer Idiotie. Verlaufsformen mit nur leichter Debilität oder völligem Fehlen der Hirnschädigung sind selten. Die Krankheit befällt in der Bundesrepublik Deutschland etwa 1 von 7000 Neugeborenen.

Laborbefunde: Schon vom 4. Lebenstag an läßt sich die Phenylalaninämie in einem Bluts-

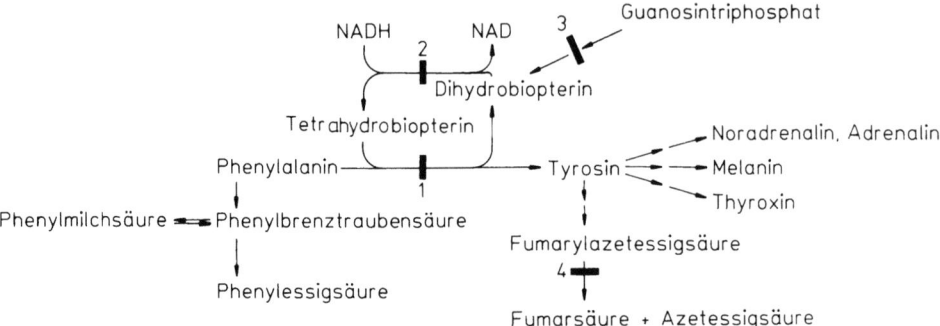

Abb. 36. Störungen des Stoffwechsels aromatischer Aminosäuren
1) Phenylalaninhydroxylase-Defekt
2) Dihydrobiopterinreduktase-Defekt   } erhöhte Phenylalaninblutspiegel
3) Dihydrobiopterin-Synthesedefekte
4) Fumarylazetoazetase-Defekt
   (primärer Defekt bei Tyrosinämie Typ I)

tropfen mit dem mikrobiologischen Hemmtest nach Guthrie nachweisen (Abb. 37). Die Methode eignet sich zur Routineuntersuchung jedes Neugeborenen auf Phenylketonurie, lange bevor irreversible Hirnschäden gesetzt werden. Der Phenylalaninblutspiegel beträgt normal 1–2 mg/100 ml, bei ausgeprägtem Leiden bis über 30 mg/100 ml. Neben der „klassischen" Phenylketonurie gibt es Varianten mit leichter Hyperphenylalaninämie, deren genetische und enzymatische Differenzierung noch nicht vollständig gelungen ist. Die Phenylbrenztraubensäureausscheidung im Urin läßt sich mit der sehr einfachen Ferrichloridprobe oder dem Phenistix-Testpapier nachweisen. Die Probe ist jedoch relativ unspezifisch und wird erst bei 10–15fach erhöhtem Phenylalaninblutspiegel 3–4 Wochen nach der Geburt oder noch später positiv. Die Diagnose sollte stets durch quantitative Bestimmung des Phenylalanins im Serum bestätigt werden.

Eine pränatale Diagnose der Phenylketonurie durch Bestimmung der Enzymaktivität ist in Amnionzellen nicht möglich, da die Phenylalaninhydroxylase hier nicht meßbar ist. Inzwischen ist das Gen der Phenylalaninhydroxylase in vitro verfügbar. Durch molekulargenetische Untersuchungen mit dieser Gensonde (Restriktionsfragmentlängenpolymorphismus) kann schon in der Frühschwangerschaft aus Chorionzotten eine pränatale Diagnose durchgeführt werden. Der Einsatz einer solchen Diagnostik bedarf einer strengen Indikationsstellung, da die Phenylketonurie eine behandelbare Krankheit ist.

Therapie: Da ein pathogenetischer Zusammenhang zwischen hohen Phenylalaninplasmaspiegeln und Schwachsinn bewiesen ist, muß Ziel der diätetischen Therapie eine Normalisierung der hohen Phenylalaninspiegel sein.

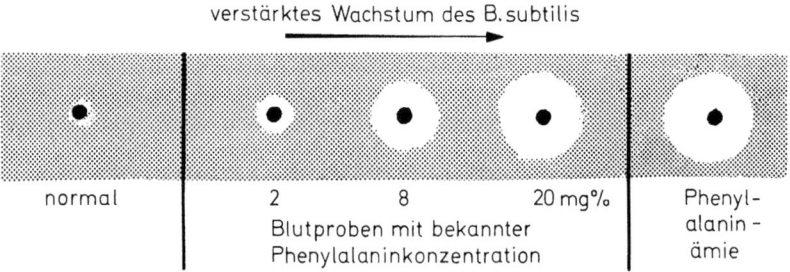

Abb. 37. Guthrie-Hemmtest zur Diagnose der Phenylketonurie: Mit Blut getränktes Scheibchen Filtrierpapier auf Agarplatte gebracht. Der durch Thienylalanin gehemmte Bacillus subtilis wächst bei Vorhandensein von Phenylalanin

Alle natürlichen Proteine enthalten ca. 5% Phenylalanin, sie müssen daher in der Nahrung weitgehend reduziert werden. Als *Eiweißquelle* werden spezielle Proteinhydrolysate oder Aminosäurengemische (z. B. Milupa PKU 1 und 2, PAM Maizena, Aponti-PKU-Diät) gereicht, die Phenylalanin nicht oder nur in Spuren enthalten. Da Phenylalanin eine essentielle Aminosäure ist, darf es nicht vollständig in der Ernährung fehlen. Eine Zufuhr im Säuglingsalter von 30–50, später 10–30 mg/kg/Tag muß gesichert sein. Dieser Bedarf wird durch die Gabe natürlichen Eiweißes gedeckt. Eine Unterdosierung der Phenylalaninzufuhr führt zu erheblichen Hunger- und Mangelschäden. Die Behandlung wird bei wiederholten Phenylalanin-Serumwerten von 10 mg% und darüber begonnen und muß durch häufige Kontrollen überwacht werden, um den **Plasmaspiegel zwischen 2 und 4 mg%** zu halten und eine Über- sowie Unterdosierung des zugeführten Phenylalanins rechtzeitig zu erkennen. Beginn der Diät in der Neugeborenenperiode vermag den Hirnschaden ganz zu verhüten, eine später im Säuglings- und Kleinkindesalter einsetzende Behandlung ergibt begrenzte Erfolge mit Besserung des IQ um 10–30 Punkte. Auch Krämpfe werden günstig beeinflußt. Die diätetische Therapie soll mindestens bis zum 12. Lebensjahr fortgeführt werden. Auch nach Absetzen der streng phenylalaninarmen Kost sollte die tägliche Eiweißaufnahme den notwendigen Bedarf nicht wesentlich überschreiten, da die völlige Unschädlichkeit hoher Phenylalaninblutspiegel in fortgeschrittenem Lebensalter bislang nicht zweifelsfrei erwiesen ist.

Ein neues Problem, das in künftigen Jahren zunehmend an Bedeutung gewinnen dürfte, ist die **maternale Phenylketonurie**. Aus Beobachtungen an Kindern hyperphenylalaninämischer Mütter, die von ihrer unbehandelten, leichteren Stoffwechselstörung oft keine Kenntnis hatten, hat man gelernt, daß es durch erhöhte Phenylalaninblutspiegel während der Schwangerschaft zu einer Embryopathie kommt, die zu Fehlgeburten, neonataler Dystrophie, Mikrocephalie mit psychointellektueller Entwicklungsverzögerung und Herzmißbildungen führt. Nach dem gegenwärtigen Wissensstand muß daher phenylketonurischen Frauen geraten werden, schon *vor* einer geplanten Schwangerschaft und *während* des gesamten Schwangerschaftsverlaufes erneut eine streng phenylalaninarme Diät mit entsprechenden Kontrollen einzuhalten (Phenylalaninblutspiegel 2–4 mg%).

Hyperphenylalaninämien durch Tetrahydrobiopterin-Mangel

Tetrahydrobiopterin ist der aktive Kofaktor der Phenylalaninhydroxylase-Reaktion (siehe Abb. 36), wird aber auch zur Synthese von Neurotransmittern benötigt (Hydroxylierung von Tyrosin und Tryptophan). Bekannt sind der Defekt der Reduktase, die Dihydrobiopterin zu Tetrahydrobiopterin reduziert und verschiedene Störungen der Biosynthese von Dihydrobiopterin. Klinisch sind diese biochemisch verschiedenen Erkrankungen nicht zu unterscheiden.

Die Patienten fallen im Screening durch erhöhte Phenylalaninblutspiegel auf. Trotz phenylalaninarmer Diät kommt es jedoch ab 2.–4. Lebensmonat zu Tonusverlust, Myoklonien, Krampfanfällen und Verlust motorischer Funktionen, ohne Behandlung schließlich zum Tod.

Diagnostisch wertvoll ist die orale Applikation von Tetrahydrobiopterin, nach der es bei normalem Phenylalaninhydroxylase-Apoenzym zu einem Abfall des Phenylalaninblutspiegels innerhalb weniger Stunden kommt. Die Therapie in diesen seltenen Fällen ist daher nicht phenylalaninarme Diät, sondern regelmäßige Verabreichung von Tetrahydrobiopterin sowie zusätzliche Gabe von Neurotransmitter-Vorstufen.

Die Tyrosinämien

Als Ursache der **Tyrosinämie Typ I** wird heute ein Defekt der Fumarylazetoazetase im Abbauweg des Tyrosins (Abb. 36) angenommen. Das Krankheitsbild ist in der klassischen Form durch eine Leberzirrhose mit renal-tubulären Symptomen geprägt. Die Prognose dieser Erkrankung ist sehr ungünstig.

Daß Tyrosin selbst in hohen Konzentrationen nicht lebertoxisch ist, wird am Beispiel der seltenen **Tyrosinämie Typ II** (Richner-Hanhart-Syndrom) deutlich, bei der Tyrosinspiegel bis über 30 mg% auftreten und die wahrscheinlich durch ein Fehlen der cytosolischen Tyrosinaminotransferase verursacht wird. Typische Symptome sind palmare und plantare Hyperkeratosen, sowie eine herpetiforme Keratokonjunktivitis, die sich unter tyrosin- und phenylalaninarmer Kost zurückbilden.

Alkaptonurie

Es handelt sich um eine sehr seltene Störung des Tyrosinabbaus, bei der vermehrt Homogentisinsäure im Urin ausgeschieden (dunkle Farbe in alkalischem Milieu) und in Haut, Schleimhaut und Knorpel abgelagert wird, was im Erwachsenenalter zu arthrotischen Veränderungen führt.

Albinismus

Der **totale Albinismus** (okulokutane Form) wird durch Defekte der Melanin-Bildung bei der Umwandlung von Tyrosin über DOPA und DOPA-o-Chinon verursacht (Abb. 36). Die Haut der Patienten ist weiß und stark sonnenempfindlich, das Haar weiß oder fahlgelb, die Iris transparent mit rotdurchscheinender Chorioidea. Es kommt zur Beeinträchtigung der Sehschärfe sowie zu zentralen Skotomen durch Überbelichtung der Makula. Die Therapie beschränkt sich auf Strahlenschutz für Haut und Augen.

6.1.1.2 Störungen des Stoffwechsels verzweigtkettiger Aminosäuren

Ahorn-Sirup-Krankheit

Bei dieser Erkrankung ist der Abbau der nach Desaminierung entstehenden Ketosäuren von Leuzin, Isoleuzin und Valin gestört. Entsprechend diesem biochemischen Block sind Leuzin, Isoleuzin und Valin sowie ihre Ketosäuren in Serum und Urin erhöht.
Die **Frühdiagnose** kann durch einen mikrobiologischen Hemmtest nach Guthrie mit Nachweis des erhöhten Blutleuzins erfolgen. Im Verdachtsfall allerdings muß die Diagnose durch sofortige säulenchromatographische Bestimmung der Aminosäuren im Serum gestellt werden, da das Ergebnis des Guthrietestes nicht selten zu spät vorliegt. Das Leiden verdankt seinen Namen dem charakteristischen Uringeruch nach dem Sirup einer nordamerikanischen Ahornart, er läßt sich bei uns mit dem Geruch von Maggiwürze oder Lakritze vergleichen. Gegen Ende der ersten Lebenswoche kommt es zu einer rasch zunehmenden Hirnstörung mit Rigidität, Opisthotonus, Krämpfen und asphyktischen Anfällen; ohne Behandlung erfolgt der Tod meist im Säuglingsalter.
Die **Therapie** muß in den ersten Lebenstagen einsetzen, wenn sie erfolgreich sein will. Es wird eine Nahrung ähnlich der Phenylketonurie-Diät gereicht. Sie ist arm an Lezin, Isoleuzin und Valin. Zur Deckung des täglichen Eiweißbedarfes enthält sie eine Aminosäuremischung. Diese Diät muß lebenslang fortgeführt werden, da es beim Absetzen sonst erneut zu neurologischer Symptomatik kommt (Ataxie, Koma). Neben der typischen, im Neugeborenenalter beginnenden Verlaufsform sind **intermediäre** und **intermittierende** Varianten bekannt, bei denen eine Restaktivität der α-Ketosäuren-Dekarboxylase vorhanden ist. Diese gestattet den Patienten eine tägliche Eiweißaufnahme von 1–1,5 g/kg Körpergewicht; erst bei Überschreitung kommt es zu den Symptomen der Ahorn-Sirup-Krankheit. Eine pränatale Diagnose ist durch Nachweis des Defektes der α-Ketosäuren-Dekarboxylase in der Amnionzellkultur möglich.

Organoazidurien

Im sehr komplexen Abbauweg der verzweigtkettigen Aminosäuren sind eine Reihe von Störungen bekannt, die zu einer Vermehrung organischer Säuren aus dem Abbau dieser Aminosäuren führen. Leitsymptom ist eine oft in periodischen Attacken auftretende metabolische Azidose, die besonders durch eiweißreiche Nahrung oder katabole Zustände bei Hunger und Infektionen ausgelöst wird. Im Blut findet sich häufig eine sekundäre Hyperglyzinämie, weshalb diese Krankheit auch früher als „ketotische Hyperglyzinämie" bezeichnet wurde. Im Verdachtsfall muß die Ausscheidung der organischen Säuren im Urin durch gaschromatographische Untersuchungen bestimmt werden. Für die nicht so seltene Methylmalonazidämie gibt es einen einfachen Harnsuchtest (Farbtest). Bei der **Methylmalonazidämie** und der **Propionazidämie** kommt es oft schon in der Neugeborenenperiode zu ersten schweren Ketazidosen, häufig mit Thrombopenie und Neutropenie und letalem Ausgang in der ersten Lebenswoche. Die Behandlung erfolgt durch eine Diät, die arm an Valin, Isoleuzin, Methionin und Threonin ist.
Eine weitere mit Ketoazidose, Hirnschädigung und Dystrophie akut oder chronisch verlaufende Störung im Leucinabbau ist die **Isovalerianazidämie,** bei der charakteristischerweise ein intensiver Geruch nach Schweißfüßen beobachtet wird. Bei dieser Erkrankung erfolgt die Behandlung durch eine leuzinarme Diät.

Wahrscheinlich häufiger als bisher angenommen ist der **multiple Karboxylasemangel**. Ein Mangel an Biotin, eines bei Karboxylierungen notwendigen Kofaktors, bewirkt eine Störung im Abbau mehrerer organischer Säuren. Neben der metabolischen Azidose ist meistens ein typisches klinisches Bild mit Muskelhypotonie, Ataxie und Alopezie vorhanden. Der Stoffwechsel kann durch Gabe von Biotin rasch normalisiert werden. Ein Screening in der Neugeborenenzeit macht die Behandlung vor Auftreten erster Symptome möglich.

Die pränatale Diagnose dieser Organoazidurien ist möglich.

6.1.1.3 Störungen des Stoffwechsels schwefelhaltiger Aminosäuren

Homozystinurie

Bei dieser Erkrankung fehlt die Aktivität des Enzyms Zystathionin-Synthetase auf dem Syntheseweg des Zysteins aus Methionin, so daß Zystathionin nicht aus Serin und Homozystein gebildet werden kann (Abb. 38). Infolgedessen sammeln sich Homozystein und Methionin (durch Remethylierung von Homozystein) in Blut und Urin an.

Die **Trias Linsenektopie, Langgliedrigkeit** und **kardiovaskuläre Erkrankungen** könnte an das Marfan-Syndrom denken lassen, doch weisen der gelegentliche geistige Entwicklungsrückstand, thromboembolische Komplikationen und das charakteristische Aussehen der Patienten diagnostisch auf den richtigen Weg: dünne Haare, watschelnder Gang, gelegentlich Wangenröte und Kyphoskoliose.

Die **Homozystinausscheidung im Harn** ist stark erhöht und läßt sich chromatographisch darstellen. Als erster Hinweis dient der Zyanid-Nitroprussid-Test. Die Bestimmung der Zystathionin-Synthetase ist in kultivierten Fibroblasten und Amnionzellen (pränatale Diagnose) möglich. Eine Früherfassung gelingt durch Screening auf Methioninerhöhung im Blut.

Ein Teil der Patienten spricht auf pharmakologische Dosen von Vitamin B_6 an. Ist dies nicht der Fall, so ist eine methioninarme Diät mit zusätzlicher Gabe von Zystin zu verabreichen, um die lebensbedrohlichen thromboembolischen Komplikationen zu verhindern.

Klinisch und biochemisch differente, seltene Formen der Homozystinurie werden durch das Fehlen der Remethylierung von Homozystin zu Methionin verursacht (s. Abb. 38). Patienten mit einem **Mangel an Methylentetrahydrofolat-Reduktase** zeigen psychiatrische und neurologische Symptome.

Zystinose

Die Häufigkeit der von ABDERHALDEN, LIGNAC und FANCONI beschriebenen Zystinspeicherkrankheit wird auf 1 : 50 000 bis 1 : 100 000 geschätzt. Als Ursache wird eine Transportstörung des Zystins aus Lysosomen angenommen, der zugrunde liegende biochemische Defekt ist jedoch noch nicht bekannt. Eine Speicherung des schwer löslichen Zystins findet sich besonders in retikulo-endothelialen Zellen verschiedener Organe: Besonders betroffen sind Kornea, Konjunktiva, Leber, Milz, Lymphknoten und Knochenmark. Während die Zystinspeicherung in den genannten Organen keine wesentlichen klinischen Symptome hervorruft, kommt es in der Niere zu schweren Funktionsstörungen, zuerst am Tubulus, später auch am Glomerulum.

Klinische Befunde: Nach den ersten symptomfreien Lebensmonaten stellen sich hartnäckige Appetitlosigkeit, Erbrechen, Gewichtsstillstand, unklares Fieber, Dystrophie, Polydipsie, Polyurie und eine Vitamin D-refraktäre Rachitis ein. Die intellektuelle Entwicklung ist ungestört, die Kinder sind oft hellblond und lichtscheu. Bei Spaltlampenuntersuchung leuchten

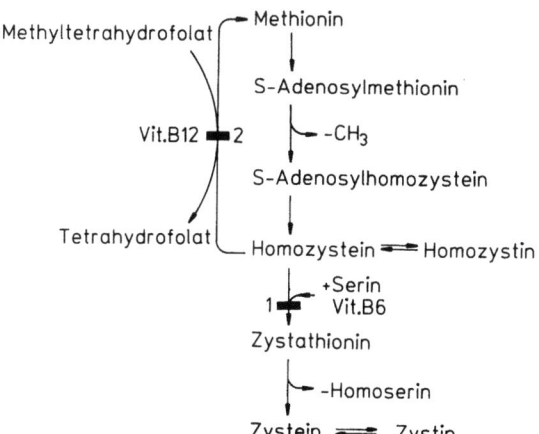

Abb. 38. Störungen des Stoffwechsels schwefelhaltiger Aminosäuren. 1) Zystathioninsynthetase-Defekt; 2) Remethylierungsdefekt

zahlreiche Zystinkristalle in Kornea und Konjunktiva der Augen auf. Die Retina zeigt eine typische Pigmentveränderung. Dehydratation, Azidose und Hypokaliämie durch renalen Wasser- und Elektrolytverlust können besonders im Verlauf von Infekten zu schweren Stoffwechselkrisen führen, denen die Patienten oft schon im Säuglings- oder Kleinkindesalter erliegen. Die Erkrankung kann jahrelang mit relativem Wohlbefinden einhergehen, sich eventuell nur in Kleinwuchs mit und ohne Rachitis, Durst und Polyurie äußern, bis infolge der Abnahme der glomerulären Filtration das urämische Endstadium im Schulalter mit hypokalzämischen Krämpfen beginnt.

Laborbefunde: Die Zystinspeicherung läßt sich mikroskopisch an Nativpräparaten von Knochenmark, Lymphknoten oder Konjunktiva zeigen (doppelbrechende Kristalle in polarisiertem Licht) (siehe Abb. 39). Beweisend ist der mit Mikromethoden geführte quantitative Nachweis einer intrazellulären Zystinvermehrung in den peripheren Leukozyten, in Hautfibroblasten und in Amnionzellkulturen, die beim homozygot Kranken stark, bei Heterozygoten gering ist. Dies ermöglicht eine pränatale Diagnostik Homozygoter. Die Tubulusinsuffizienz betrifft nach Art des DeToni-Debré-Fanconi-Syndroms (siehe Seite 77) bevorzugt den proximalen, dann auch den distalen Tubus: generalisierte Aminoazidurie, Glukosurie, Polyurie, renale Azidose, Phosphaturie und Hyperkaliurie mit der Folge der Hypophosphatämie und Hypokaliämie. Im fortgeschrittenen Stadium nimmt die Urinproduktion wegen der glomerulären Dysfunktion ab, bis schließlich die terminale Niereninsuffizienz (Urämie) erreicht wird.

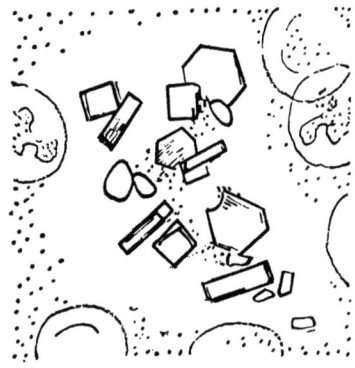

Abb. 39. Zystinkristalle im Knochenmark

Therapie: Diese ist bisher symptomatisch, trägt jedoch wesentlich zur Lebensverlängerung in gutem Allgemeinzustand bei. Polyurie, Azidose und Hypokaliämie müssen durch ausreichende Zufuhr von Flüssigkeit, Kalium und Natriumzitrat bzw. -bikarbonat ausgeglichen werden. Die Vitamin D-refraktäre Rachitis benötigt eine gut überwachte Behandlung mit hohen Vitamin-Dosen, wodurch eine Verkrüppelung der Kinder verhütet wird. Ultima ratio im Stadium der Urämie ist die Hämodialyse und/oder Nierentransplantation.

6.1.1.4 Störungen der Harnstoffsynthese

Allen diesen Störungen gemeinsam ist die Hyperammonämie, die diagnostisch richtungweisend ist. Die **Hyperammonämie** Typ I und II führt schon in den ersten Lebenstagen zu Spastik, Krämpfen und Koma. Auch von der **Zitrullinämie** und der **Argininsuccinurie** gibt es eine neonatale, meist letale Form, daneben mildere Verlaufsformen, die vor allem zu Krampfanfällen und Schwachsinn führen.

6.1.1.5 Weitere Enzymopathien des Aminosäurenstoffwechsels

Bei der **nichtketotischen Hyperglyzinämie** ist der Glyzinspiegel im Blut und Liquor stark erhöht und die Ausscheidung im Urin massiv vermehrt.
Typisch für das Leiden sind ausgeprägte Muskelhypotonie und myoklonische Anfälle von den ersten Lebenstagen an. Eine wirksame Therapie ist nicht bekannt.
Die Defekte der beiden **Oxalose-Formen** führen zur Kalziumoxalat-Ablagerung. Es kommt zur rezidivierenden Nierensteinbildung, Nephrocalcinose, Begleitpyelonephritis und nach Jahren zur Niereninsuffizienz. Bei der **Histidinämie** kommt es infolge Histidasemangels zu einer Anhäufung von Histidin und zu einer starken Ausscheidung von Imidazolbrenztraubensäure im Urin, die mit $FeCl_3$ eine blaue Farbe bildet (Fehldiagnose: Phenylketonurie!).

6.1.1.6 Aminosäuren-Transportdefekte

Bei den renalen Formen der Aminosäuren-Transportdefekte unterscheiden wir **partielle Defekte,** mit vermehrter Ausscheidung einzelner oder Gruppen von Aminosäuren (z. B. Zystinurie), von den universellen oder **generalisierten Aminoazidurien** mit erhöhter Ausscheidung fast aller Aminosäuren. Die generalisierten Aminoazidurien entstehen meist sekundär durch andersartige Stoffwechselstörungen (z. B. Zystinose, Galaktosämie, Tyrosinämie Typ I, Morbus Wilson). Sie kombinieren sich häufig mit weiteren tubulären Funktionsstörungen wie Glukosurie, Phosphaturie mit Vitamin D-refraktärer Rachitis oder Osteomalazie, renaler Azidose und Polyurie. Dieses wird als **DeToni-Debré-Fanconi-Syndrom** bezeichnet. Dem sekundären Syndrom wird eine idiopathische Form gegenübergestellt. Hier wird ein primärer hereditärer Tubulusdefekt vermutet, der sich vor allem auf den Transport von Aminosäuren, Glukose und Phosphaten bezieht.

Zystinurie

Diese hat mit der Zystinose weder klinisch noch pathogenetisch etwas gemein. Sie beruht auf einem **hereditären Tubulusdefekt**. Die Rückresorptionsstörung betrifft außer Zystin auch Lysin, Arginin und Ornithin. Im Blut findet sich keine erhöhte Aminosäurenkonzentration. Die Zystinurie ist eine harmlose Stoffwechselanomalie, solange es nicht zur Steinbildung durch auskristallisierendes, sehr schlecht lösliches Zystin in den Harnwegen kommt. Bei jedem Kind mit einer Urolithiasis sollte als orientierender Schnelltest die Zyanid-Nitroprussid-Probe im Urin angestellt werden. Diagnostisch beweisend ist der chromatographische Nachweis des charakteristischen Aminosäurenmusters im Urin. Eine Steinprophylaxe gelingt durch konsequente Alkalizufuhr (erhöhte Löslichkeit von Zystin bei alkalischem pH) und reichliche Flüssigkeitsgaben sowie durch Gabe von D-Penicillinamin, das mit Zystein ein besser lösliches Disulfid bildet.

Das **okulo-cerebro-renale Syndrom von Lowe** zeigt eine dem Fanconi-Syndrom ähnliche Tubulopathie mit einer renalen universellen Aminoazidurie, Proteinurie, einer renalen Azidose und einer Phosphaturie mit Hypophosphatämie und Skelettbefall. Die Kinder sind schwachsinnig, kleinwüchsig und haben eine Muskelhypotonie. Linsenkatarakte mit Mikrophthalmie und Glaukom führen zu fast völliger Blindheit. Die langen Röhrenknochen sind verkrümmt und osteoporotisch, gewöhnlich aber ohne die Zeichen einer floriden Rachitis. Die zugrunde liegende Stoffwechselstörung ist bisher nicht bekannt. Das Leiden wird X-chromosomal rezessiv vererbt, offenbar erkranken nur Knaben. Die Therapie ist symptomatisch.

Das **Hartnup-Syndrom** (nach der ersten Patientenfamilie benannt) ist Folge eines Defektes der Aufnahme verschiedener Aminosäuren im Darm und der Rückresorption im Tubulus, darunter Tryptophan. Pellagra-ähnliche Hauterscheinungen an den belichteten Hautpartien, eine zerebellare Ataxie und manchmal Intelligenzschäden geben dem Leiden das charakteristische Gepräge. Diagnostisch entscheidend ist der Nachweis einer erhöhten Ausscheidung der neutralen Aminosäuren und von Indolkörpern im Urin. Neben Lichtschutz wird therapeutisch Nikotinsäureamid empfohlen.

6.1.2 Kohlenhydratstoffwechsel

W. Schröter

6.1.2.1 Störungen im Stoffwechsel der Monosaccharide

Galaktosämie

Bei der Galaktosämie ist durch den Mangel an Galaktose-1-phosphaturidyltransferase die Umwandlung von Galaktose-1-phosphat in Uridindiphosphogalaktose gestört. Infolgedessen staut sich Galaktose-1-phosphat an. Es wirkt toxisch und verursacht Schädigungen von Leber, Niere, Gehirn und Linse. Die Krankheit kann durch das Neugeborenen-Screening (s. S. 27) frühzeitig erkannt werden.

Symptomatik

Nach Beginn der Milchfütterung entwickelt sich beim Neugeborenen ein charakteristisches Krankheitsbild mit Erbrechen, Durchfall, Gewichtsabnahme, Ikterus, Hepatosplenomegalie und Aszites. Schon im ersten Lebensmonat kann eine Katarakt auftreten. Später kommt ein geistiger Entwicklungsrückstand hinzu. Unerkannt führt die Krankheit rasch zum Tode. Schwachformen verlaufen günstiger. Etwa 1 von 50 000 Neugeborenen ist homozygot für das rezessive Gen, das dem Enzymdefekt zugrunde liegt.

Die Reduktionsproben im Urin sind positiv. Durch Chromatographie des Urins läßt sich der ausgeschiedene Zucker als Galaktose identifizieren. Proteinurie und Aminoazidurie sind sekundäre Folgen. Die Diagnose wird durch den Nachweis der erhöhten Galaktose-1-phosphat-Konzentration und der verminderten Enzymaktivität in den Erythrozyten gesichert. Auch heterozygote Genträger können so erkannt werden.

Therapie

Durch eine frühzeitig beginnende galaktosefreie Diät (Lactopriv, Multival plus, Nutramigen) kann eine normale Entwicklung erreicht werden. Auch wenn die Krankheit erst nach einigen Monaten erkannt wird, ist durch die Diät eine Besserung zu erzielen, Katarakte können sich zurückbilden. Alle Nahrungsmittel, auch Medikamente, die Galaktose oder Laktose enthalten, müssen jahrelang vermieden werden. Im späteren Alter wird Galaktose etwas besser toleriert.
Ein weiterer Defekt im Galaktose-Stoffwechsel ist der **Galaktokinase-Mangel**. Die Symptome sind Galaktosurie und Kataraktbildung bei normaler Intelligenz.

Fruktoseintoleranz

Die Fruktoseintoleranz ist auf einen autosomal rezessiv vererbten Mangel an Fruktose-1-phosphataldolase zurückzuführen. Die ersten Symptome treten beim Säugling auf, wenn der Nahrung Saccharose oder Fruchtsäfte zugesetzt werden. Appetitlosigkeit, Erbrechen, Fruktosurie und Hypoglykämie mit Krämpfen sind die ersten Symptome. Atrophie, Hepatosplenomegalie, Albuminurie, Aminoazidurie und Ikterus folgen. Unerkannt kann die Krankheit zum Tode führen. Die Therapie besteht aus einer fruktosefreien Diät. Ältere Kinder und Erwachsene entwickeln eine Abneigung gegen fruktosehaltige Nahrungsmittel und schützen sich damit selbst vor weiteren Symptomen. Im späteren Alter treten nach Genuß von Fruktose Leibschmerzen, Übelkeit und Durchfall auf.
Die Fruktoseintoleranz ist von der harmlosen benignen **Fruktosurie** zu unterscheiden, die auf einem Mangel an Fruktokinase beruht.

Weitere Melliturien

Bei der harmlosen *essentiellen Pentosurie* wird vermehrt L-Xylose ausgeschieden. Normalerweise werden im Urin nur geringe Mengen an Zucker ausgeschieden. Bei Neugeborenen ist die Ausscheidung von Glukose, Fruktose, Galaktose und Laktose allerdings normalerweise etwas höher als bei älteren Kindern, so daß die Reduktionsprobe nicht selten positiv ausfällt.

6.1.2.2 Störungen des Glykogenstoffwechsels

Die erblichen Enzymdefekte im Glykogenstoffwechsel bewirken eine Speicherung von normalem oder anomalem Glykogen oder einen Glykogenmangel. Nach der Art des Defekts und der Beteiligung verschiedener Organe resultieren verschiedene Krankheitsbilder (Tab. 27). Belastungstests des Kohlenhydratstoffwechsels geben wichtige Hinweise für die Diagnose. Beweisend ist erst der Nachweis des Glykogens und der verminderten Enzymaktivität in den betroffenen Geweben, bei einigen Anomalien auch in Erythrozyten und in Leukozyten.

Typ I Hepatorenale Glykogenspeicherung (V. Gierke)

Der Glukose-6-phosphatase-Mangel

ist die klassische und am besten bekannte Glykogenose. Aufgrund des autosomal rezessiv vererbten Enzymmangels ist die Freisetzung von Glukose aus Glykogen gestört. Infolgedessen ist der Glykogengehalt von Leber, Niere und Dünndarmschleimhaut erhöht.
Das *klinische Bild* ist durch eine im ersten Lebensjahr auftretende Hepatomegalie und durch Hypoglykämien gekennzeichnet. Die Nierenvergrößerung ist meist nur röntgenologisch nachweisbar. Die Patienten bleiben im Wachstum zurück. Reichlicher Fettansatz läßt ihr Gesicht „puppenähnlich" erscheinen. Blutungsneigung, Hungerazidose und Xanthome an den Extremitäten sind weitere Symptome. Je häufiger Hypoglykämien auftreten, desto stärker ist die geistige Entwicklung beeinträchtigt.
Charakteristisch sind nach kurzen Hungerperioden auftretende *Azidose und Hypoglykämie*. Die Leberfunktionsproben sind normal. Die Aktivität der Serumtransaminasen und der

Stoffwechselanomalien

Tabelle 27. Enzymdefekte im Glykogen-Stoffwechsel

Enzymdefekt:	Typ:	Betroffene Organe:
Glykogen-Synthetase	–	Leber, Glykogen-Mangel
Amylo-1, 4 – 1, 6-transglukosidase (Brancher-Enzym)	IV ↑ Aufbau Glykogen- Abbau ↓	Leber- und Milz-Vergrößerung, Leberzirrhose. Abnormes Glykogen mit wenig Verzweigungen
Glukose-6-Phosphatase	I	Leber, Niere
Lysosomale α-Glukosidase	II	Generalisierte Glykogenose mit Kardiomegalie
Amylo-1, 6-Glukosidase (Debrancher-Enzym)	III	Leber, Niere. Abnormes Glykogen mit kurzen Seitenketten
Muskel-Phosphorylase	V	Muskelschwäche (bei Erwachsenen)
Leber-Phosphorylase	VI	Leber
Muskel-Phosphofruktokinase	VII	Muskelschwäche (wie Typ V)
Leber-Phosphorylasekinase	VIII	Leber (männl. Geschlecht)

LDH kann leicht erhöht sein. Im Plasma sind die Konzentrationen an Laktat, Pyruvat, freien Fettsäuren, Lipiden, Cholesterin und Ketonkörpern erhöht. Die Fettstoffwechselstörung ist sekundär. Die Glukagonbelastung bewirkt einen Anstieg der Laktat-, aber nicht der Glukosekonzentration im Blut. Es kann sich eine schwere Azidose entwickeln.
Die *Therapie* hat das Ziel, Hypoglykämien zu verhindern. Häufige Mahlzeiten, auch nachts, die als Kohlenhydrat vorwiegend Glukose oder Stärke enthalten, sind notwendig. Eine metabolische Azidose wird mit Natriumbikarbonat ausgeglichen.

Die übrigen Typen der Störungen im Glykogenstoffwechsel

Beim Typ II, der *Generalisierten Glykogenspeicherkrankheit* (POMPE) wird ein Mangel an saurer α-Glukosidase gefunden. Muskelschwäche, Areflexie und Kardiomegalie treten im ersten Lebensjahr auf. Die Zunge ist auffallend groß. Die Patienten sterben spätestens im zweiten Lebensjahr an Herzinsuffizienz.
Der Typ III, der *Amylo-1,6-glukosidase-Mangel* (CORI) hat ein abnormes Glykogenmolekül mit kurzen Außenketten zur Folge. Klinisch entspricht das Bild einem milden Typ I, die Patienten erreichen das Erwachsenenalter.
Beim Typ IV, dem *Amylo-1,4-1,6-transglukosidase-Mangel* (ANDERSEN), können die 1,6-glykosidischen Verzweigungen des Glykogens nicht gebildet werden, so daß ein abnormes Glykogen gespeichert wird. Bei diesem Typ ist die Milz vergrößert. Eine Leberzirrhose mit portaler Stauung führt im frühen Kindesalter zum Tode.
Typ V: *Muskelphosphorylase-Mangel*. Die muskuläre Glykogenspeicherung führt erst im zweiten Lebensjahrzehnt zu Ermüdbarkeit bei stärkeren Anstrengungen. Krämpfe und Muskelatrophie können folgen.
Beim Typ VI, dem *Leberphosphorylase-Mangel* (HERS) ist die Glykogenstruktur normal, doch ist die Spaltung der 1,4-glykosidischen Bindungen gestört. Im Vordergrund steht die Hepatomegalie.
Typ VII und VIII betreffen die Phosphofruktokinase bzw. die Phosphorylase-b-Kinase.
Bei der *Glykogenmangel-Krankheit* fehlt die Glykogensynthetase, und es kommt schon im Säuglingsalter zu morgendlichen Hypoglykämien mit Krämpfen.

6.1.2.3 Hypoglykämie-Syndrome

Bei jedem krampfenden Kinde muß eine Hypoglykämie als mögliche Ursache ausgeschlossen werden. Häufige Hypoglykämien können zu Nekrosen des Hirngewebes führen.

Klinisches Bild

Eine Hypoglykämie kündigt sich durch Reizbarkeit, Verwirrtheit, Übelkeit, Apathie und Blässe an. Schwitzen, Tachykardie, Krämpfe und Koma sind die weiteren Symptome. Zur Behandlung wird 20–50prozentige Glukoselösung intravenös injiziert.

Zur Klärung der Ursache sind eingehende Untersuchungen des Kohlenhydratstoffwechsels notwendig (Belastungen mit Glukose, Insulin, Tolbutamid, Leuzin und Glukagon; Bestimmung der Insulinaktivität und des Wachstumshormons).

Ursachen

Eine *Hypophysenvorderlappeninsuffizienz* kann bei fehlendem Anstieg des Blutzuckers nach Insulinbelastung vermutet werden, da die gegenregulatorische Sekretion von Wachstumshormon ausbleibt. Die *idiopathische infantile Hypoglykämie (McQuarrie)* soll auf einen Mangel an Glykogen zurückzuführen sein. Die pathologische Insulinbelastung läßt sich durch ACTH normalisieren. Therapeutisch sind Glukokortikoide nützlich. Typisch für die *leuzinsensible Hypoglykämie* ist das Auftreten nach eiweißreichen Mahlzeiten. Eine leuzinarme Diät ist therapeutisch wirksam. Die im Alter von 2–5 Jahren auftretende *ketotische Hypoglykämie* scheint dem Krankheitsbild des „azetonämischen Erbrechens" (S. 384) zuzuordnen zu sein. Die Behandlung besteht in kohlenhydratreicher Diät. Auch *akute Intoxikationen* mit Alkohol oder Salicylaten können zur Hypoglykämie führen. Seltene Ursachen sind Inselzelltumoren, die Nesidioblastose, Wilmstumoren sowie eine verminderte Katecholaminsekretion.

6.1.2.4 Zucker-Malabsorptionssyndrome

Unvollkommene Zuckerabsorption und Störungen des Kohlenhydratabbaus im Darm können die Ursache chronischer Verdauungsstörungen sein, die mit Durchfällen, aufgetriebenem Leib und Dystrophie, in schweren Fällen auch Atrophie, einhergehen.

Die angeborenen Formen beruhen auf einer erblichen Aktivitätsminderung, nicht auf einem völligen Fehlen von Disaccharidasen der Dünndarmschleimhaut oder auf einer gestörten Absorption von Glukose und Galaktose. Die ersten Symptome treten auf, wenn der Zucker, dessen Abbau oder Absorption gestört ist, zum ersten Mal mit der Nahrung zugeführt wird, beim *Laktase-Mangel* also schon kurz nach der Geburt. Bei der *Laktose-Intoleranz mit Laktosurie* scheint die in größeren Mengen absorbierte Laktose toxisch zu wirken (Proteinurie, Aminoazidurie, renale Acidose). Die chronische Diarrhoe beim *Saccharase-Isomaltase-Mangel* beginnt erst, wenn die Nahrung Saccharose, Stärke oder Glykogen enthält. Auch die gleichzeitig vorkommende Aktivitätsminderung dieser zwei Enzyme ist erblich. Beim *Monosaccharid-Malabsorptionssyndrom* ist die Absorption von Glukose und Galaktose vermindert, während Fruktose normal absorbiert wird. Im Urin wird zeitweise Glukose ausgeschieden.

Erworbene Formen

Eine nach einer akuten Darmerkrankung auftretende chronische Diarrhoe ist charakteristisch für **erworbene Disaccharid-Intoleranzen.** Meist ist die Aktivität mehrerer Enzyme vermindert. Im Vordergrund steht allerdings die Laktoseintoleranz. Solche sekundären Störungen kommen auch bei Mangelernährung, Kwashiorkor, Pankreasfibrose und Zöliakie vor.

Laboruntersuchungen

Bei allen Zucker-Malabsorptionssyndromen ist der Stuhl-pH-Wert niedriger als 5,5; der Stuhl riecht säuerlich. Sein Gehalt an Milchsäure, anderen organischen Säuren und an unverdautem Zucker ist erhöht. Auch bei den angeborenen Störungen kann die Fettausscheidung im Stuhl sekundär höher sein. Die Xyloseabsorption ist häufig normal.

Diagnose

An ein Zucker-Malabsorptionssyndrom muß gedacht werden, wenn sich eine chronische Diarrhoe nach Weglassen eines bestimmten Zuckers aus der Nahrung bessert und wenn eine Verschlechterung nach Belastung mit dem gleichen Zucker eintritt. Durch orale Zuckerbelastung kann der Verdacht erhärtet werden: Nach einer Dosis von 2 g Zucker/kg Körpergewicht steigt der Blutzucker innerhalb einer Stunde normalerweise um 50 mg/dl an, bei den Malabsorptionssyndromen um weniger als 20 mg/dl. Unter der Belastung sinkt der pH-Wert des Stuhles ab. Massive Durchfälle können auftreten. Gesichert wird die Diagnose durch die Bestimmung der Enzymaktivitäten in der durch Biopsie gewonnenen Dünndarmschleimhaut. Bei sekundärer Disaccharid-Intoleranz ist die Schleimhaut auch histologisch verändert.

Die Behandlung

besteht in der Vermeidung des unverträglichen Zuckers und der Nahrungsstoffe, aus denen er gebildet werden kann. Die Diät muß jahrelang eingehalten werden. Im späteren Alter wird die Verträglichkeit etwas besser.

6.1.2.5 Diabetes mellitus

G.-A. VON HARNACK

1) Pathogenese

Erkranken Kinder an Diabetes mellitus, so handelt es sich fast immer um den Typ-I-Insulinmangel-Diabetes (Juvenile Onset Diabetes). Der Erwachsenen-Typ-II-Diabetes (Maturity Onset Diabetes) ist bei Kindern extrem selten. Der Typ-I-Diabetes muß unbedingt mit Insulin behandelt werden, während der Typ-II-Diabetes nicht insulinpflichtig ist und auch mit oralen Antidiabetika behandelt werden kann.

Virusinfektionen spielen beim Diabetes im Kindesalter offenbar eine auslösende Rolle, wobei vor allem das Mumpsvirus und das Coxsackie B_4-Virus in Frage kommen. Sie schädigen die B-Zellen des Inselapparates und setzen einen Autoimmunprozeß in Gang; hierfür spricht insbesondere der Nachweis von spezifischen Autoantikörpern gegen B-Zell-Oberflächen. Genetische Faktoren sind dafür verantwortlich, daß eine unterschiedliche Disposition besteht, am Typ-I-Diabetes zu erkranken. Eine erhöhte Empfänglichkeit besteht, wenn der Histokompatibilitätstyp DR3 bzw. DR4 vorliegt, gekoppelt mit B8 oder B18 bzw. B15. Zu klinischen Erscheinungen kommt es, wenn mehr als 90% aller B-Zellen der Pankreasinseln zerstört sind; die Glukagon produzierenden A-Zellen und die Somatostatin produzierenden D-Zellen sind zunächst noch nicht beeinträchtigt.

2) Die Krankheitszeichen

des beginnenden Diabetes sind Polydipsie und Polyurie (Nykurie), Reizbarkeit, Abgeschlagenheit und Abmagerung. Einige Kinder verspüren Heißhunger, andere sind appetitlos. In vielen Fällen treten die Symptome erstmalig nach einem akuten Virusinfekt auf oder werden durch einen Infekt verstärkt, so daß es zum Koma kommen kann, wenn die Diagnose nicht rechtzeitig gestellt wird.

Die **Diagnose** wird wahrscheinlich, wenn im Urin die spezifischen Nachweisreaktionen für Glukose positiv ausfallen (z. B. Glukotest). Außerdem findet sich in der Regel eine Azetonurie. Der Nüchternblutzucker liegt über 130 mg/dl, nach Zuckeraufnahme oder einer Mahlzeit kommt es zum Blutzuckeranstieg über 200 mg/dl. Dieser Anstieg schließt einen renalen Diabetes aus. In fraglichen Fällen und bei asymptomatischem Diabetes kann eine orale Glukosebelastung die Diagnose klären. Nach Gabe von 1,75 g Glukose/kg Soll-Gewicht liegt der Blutzuckerwert im pathologischen Fall nach 1 Stunde über 160 mg/dl, bzw. nach 2 Stunden über 120.

Der Typ-I-Diabetes manifestiert sich (im Gegensatz zum Typ-II) meist rasch und die Eigeninsulinproduktion nimmt in den ersten 1–3 Jahren schnell ab. Bei einem Drittel der Patienten erholt sich die Insulinsekretion initial vorübergehend. Bald aber wird der Stoffwechsel instabil, und es entwickelt sich eine ausgeprägte Ketoseneigung.

3) Stoffwechselentgleisungen

Das **diabetische Koma** ist der schwerste Grad der Dekompensation des Stoffwechsels. Es wird ausgelöst durch unzureichende Insulingaben, akute Infekte oder Diätfehler. Die Exsikkose durch Wasserverluste manifestiert sich in der Herabsetzung des Hautturgors und des intraokulären Druckes sowie in der Trockenheit der Haut. Auf die Azidose weist die vertiefte Atmung hin; die Atemluft riecht nach Azeton. Im Urin sind Azeton, Azetessigsäure und β-Hydroxybuttersäure nachweisbar. Kopfschmerzen, Reflexabschwächung, Somnolenz, schließlich Bewußtseinsverlust zeigen den Grad der Beeinträchtigung des Zentralnervensystems an. Erbrechen und heftige Oberbauchschmerzen können zur Fehldiagnose „akute Baucherkrankung" führen.

Während sich das diabetische Koma im allgemeinen schleichend entwickelt, kann die **hypoglykämische Reaktion** plötzlich einsetzen. Sie entsteht, wenn die Nahrung plötzlich vermindert oder die Insulindosis erhöht wurde und kommt vor allem auch nach ungewohnten Anstrengungen vor, wenn dabei nicht zusätzliche Nahrung genommen wurde. Der hypoglykämische **Schock** ist im allgemeinen vom diabetischen Koma leicht zu unterscheiden: keine Exsikkose, die Haut ist im Gegenteil feucht;

keine Reflexabschwächung, eher lebhafte Reflexe; keine vertiefte Atmung, keine Kreislaufinsuffizienz. Dagegen können Krämpfe im Beginn des Bewußtseinsverlustes bestehen. In Zweifelsfällen klärt eine probatorische intravenöse Glukosegabe die Diagnose: Ist die Bewußtseinstrübung durch Hypoglykämie verursacht, dann hellt sich das Bewußtsein sogleich wieder auf.

Bei Verwendung von Depotinsulinen kommen eher **schleichende hypoglykämische Zustände** vor. Treten sie nachts auf, kann es zu einer sonst unerklärlichen Enuresis kommen, und die Kinder sind am Morgen unausgeschlafen. Zu diesem Zeitpunkt können die Blutzuckerwerte wieder hoch sein, so daß der Verdacht auf eine zu **geringe** Insulindosis aufkommt. Überinsulinierung ist die häufigste Komplikation der Diabetestherapie im Kindesalter.

Während des Tages können Antriebsarmut, Gereiztheit oder Verhaltensstörungen Folge einer schleichenden zerebralen Hypoglykämie sein. Sie können zu irreversiblen Schäden des Gehirns führen.

4) Die Komplikationen

eines Diabetes im **Frühstadium** sind im allgemeinen durch eine sorgfältige Überwachung zu vermeiden. Gehäufte Infektionen, insbesondere der Haut oder Schleimhaut, Paradentose und Katarakt, finden sich nur bei schlecht eingestellten Diabetikern im Frühstadium.

Im **Spätstadium** tritt die diabetische Angiopathie in Erscheinung. Nach zwanzigjähriger Diabetesdauer sind rund zwei Drittel aller Patienten, die als Kinder erkrankten, von vaskulären Spätschaden befallen. Bei unzureichender Stoffwechseleinstellung ist mit einem früheren Einsetzen der Komplikationen zu rechnen als bei guter Einstellung. Die diabetische **Retinopathie** ist zunächst an den sog. Mikroaneurysmen erkennbar. Exsudate, Blutungen und Glaskörpertrübungen treten hinzu. Die diabetische **Nephropathie** äußert sich zunächst in einer geringgradigen Proteinurie. Die interkapilläre Glomerulosklerose (KIMMELSTIEL-WILSON) führt schließlich zum glomerulären Nierenversagen, zum Tod durch Urämie. Neuritiden und sonstige Komplikationen sind seltener.

5) Behandlung

Zur Ersteinstellung wird der Patient in die Klinik aufgenommen. Anschließend stellt er sich alle zwei Wochen, später alle 4–6 Wochen dem Arzt vor.

Ziel der Behandlung ist ein ungestörtes Wachstum und ein Zustand „bedingter Gesundheit". Zur Behandlung sind erforderlich:

a) Insulingaben
b) Kostregelung
c) Muskelarbeit
d) Stoffwechselkontrolle

a) Insulin

Normalinsulin (Altinsulin) wird dreimal täglich vor dem Frühstück, dem Mittagessen und dem Abendbrot subkutan verabreicht. Meist vermindert sich die anfänglich erforderliche Insulinmenge beträchtlich, und die Stoffwechsellage gleicht sich aus, so daß man bald auf ein Insulin mit längerer Wirkungsdauer übergehen kann.

Tabelle 28. Wirkungsdauer der Insuline

	Stunden:
Normalinsuline	4 – 6
Intermediärinsuline	10 – 16
Langzeitinsuline	18 – 26

Normalinsulin hat eine Wirkungsdauer von 4–6 Stunden. 15 (–20) Minuten nach Insulingabe sollte die betreffende Mahlzeit eingenommen werden. Präparate: Insulin Hoechst, Insulin Novo Actrapid, Optisulin Alt u. a.

Intermediärinsulin hat eine Wirkungsdauer von 10–16 Stunden. 30 (–45) Minuten nach Insulingabe sollte die betreffende Mahlzeit eingenommen werden. Präparate: Depot-Insulin Hoechst, Insulin Novo Rapitard, Optisulin Depot u. a.

Langzeitinsuline mit einer Wirkungsdauer von 18–26 Stunden haben sich im Kindesalter nicht bewährt.

Die **Dauereinstellung** wird i. a. mit zwei Injektionen eines Intermediärinsulins vorgenommen, wobei im Mittel zwei Drittel der Tagesdosis morgens verabfolgt werden und ein Drittel abends. Dabei kann sich die Mischung eines Alt- und eines Intermediär-Insulins empfehlen. Für die Morgen-Injektion bzw. für die Abend-Injektion sollte immer die gleiche Körperpartie benutzt werden – also der Oberschenkel, der Oberarm oder die Bauchhaut, weil das Insulin je nach Körperregion unterschiedlich rasch absorbiert wird und bei einer „Rotation" des Injektionsortes mit zusätzlichen Schwankungen der Blutzuckerregulation zu rechnen wäre. Allerdings sollte nicht immer dieselbe Stelle der betreffenden Körperregion verwendet werden, weil dies u. U. Atrophie oder Hypertrophie des Unterhautfettgewebes begünstigen würde. Durch Hochreinigungsverfahren wurde die Gefahr solcher Lipatrophien bzw. Lipohypertrophien vermindert. Die bisher üblichen Insuline stammen vom Rind oder vom Schwein. Schweineinsulin unterscheidet sich von menschlichem Insulin nur in einer Aminosäure. Es stehen jetzt biosynthetische oder biotechnisch hergestellte Humaninsuline zur Verfügung, z. B. Humaninsulin von Hoechst, Lilly und Novo. Insbesondere bei Neueinstellungen empfiehlt sich der Gebrauch dieser Insuline.

Wünschenswert wäre eine kontinuierliche Insulinzufuhr, wie sie mit Insulinpumpen möglich ist. Im Kindesalter ist dies Verfahren wegen der erhöhten Anforderungen an die Stoffwechsel-Selbstkontrolle aber kaum anwendbar.

b) Kostregelung

Ohne eine Kostregelung ist eine gute Einstellung nicht möglich. Bei einer „freien Kost" würden Blutzucker und Harnzuckerausscheidung zu sehr schwanken. Bei der geregelten Kost richtet sich die Kalorienmenge nach dem individuellen Bedarf des Kindes. Im allgemeinen werden von Kleinkindern 60–80, von Schulkindern 40–60 Kalorien/kg Körpergewicht benötigt. Davon sollten 15% auf Eiweißkalorien entfallen, 35–40% auf Fett- und 45–50% auf Kohlenhydratkalorien. Diese Angaben sind Richtzahlen, die je nach Insulingabe und körperlicher Aktivität elastisch gehandhabt werden sollen. Vor Eintönigkeit der Kost bewahrt die Benutzung von Austauschtabellen, die angeben, welche Mengen der einzelnen Nahrungsmittel einem bestimmten Kohlenhydratgehalt entsprechen (1 Broteinheit = 12 g Kohlenhydrat). Entsprechend können eiweißhaltige Nahrungsmittel gegeneinander ausgetauscht werden. Die Nahrungsmenge verteilt sich auf drei Hauptmahlzeiten, zwei bis drei Zwischenmahlzeiten und eine Spätmahlzeit (bei Intermediär- und Langzeitinsulinen), so daß sich die Blutzuckerschwankungen in mäßigen Grenzen halten und 250–300 mg/dl maximal nicht überschreiten. Auf reinen Zucker und Süßigkeiten muß das Kind verzichten.

c) Muskelarbeit

Eine regelmäßige **Muskelarbeit** im Sinne eines körperlichen Trainings ohne erschöpfende sportliche Leistungen verbessert die Stoffwechsellage. Ziel der Behandlung ist es, den Patienten so einzustellen, daß er normal heranwächst, in seiner Aktivität nicht beschränkt ist und eine selbständige, verantwortliche Haltung seinem Leiden gegenüber gewinnt. Zu diesem Zweck muß er früh lernen, die Insulininjektionen selbst vorzunehmen. Eltern und Kind sollen über alle Einzelheiten der Behandlung genau instruiert werden. Stets soll das Kind ein Stück Zucker mit sich führen, um es bei den ersten Zeichen einer Hypoglykämie einzunehmen. Zu achten ist auf plötzliches Gähnen, Schwächegefühl, Zittern, Hunger, Beklemmung und kalten Schweiß.

Trotz allen erzieherischen Geschicks sind **seelische Fehlentwicklungen** nicht immer zu vermeiden. Differenzierte Kinder haben die Empfindung der Minderwertigkeit und glauben, abseits stehen zu müssen. Sie fühlen sich eingeengt durch den Zwang zu täglichen Injektionen, durch die Kostbeschränkung und die häufigen Stoffwechselkontrollen. Spezielle Ferienlager, die vom Bund diabetischer Kinder unterhalten werden, haben sich als segensreich erwiesen.

d) Selbstkontrolle

Um den Patienten soweit wie möglich vom Arzt unabhängig zu machen, werden die Eltern aufs genaueste instruiert, in welcher Weise sie selbst die Stoffwechsellage kontrollieren können. Je älter und je vernünftiger das Kind ist, um so mehr kann es die tägliche Kontrolle selbst übernehmen. Ideales Ziel der Diabetes-Behandlung ist ein zuckerfreier Urin oder ein Urin, der jedenfalls nicht mehr als 5% der zugeführten Kohlenhydratmenge enthält, sowie ein Blutzucker, der 180 mg/dl nicht übersteigt. Wegen der Labilität des Typ-I-Diabetes sind allerdings in der Praxis gelegentlich höhere Werte in Kauf zu nehmen.

Der Harnzucker kann von Patienten semiquantitativ mittels Teststreifen bestimmt werden, anfangs im Sammelurin, später in Urin-

Einzelportionen. Der „Diabur-Test 5000" (Boehringer-Mannheim) z. B. zeigt Glukosekonzentrationen von 0–5% an. Als kombinierter Teststreifen „Keto-Diabur-Test 5000" gibt er auch über den Gehalt an Ketonkörpern Auskunft.

Nüchtern-Blutzucker-Kontrollen werden i. a. in der Sprechstunde vorgenommen. In der Klinik kann auch das Blutzucker-Tagesprofil durch mehrfache Blutabnahmen ermittelt werden, wodurch ein Einblick in die tageszeitlichen Blutzucker-Schwankungen möglich ist. Ältere Kinder bestimmen gelegentlich auch ihren Blutzucker selbst. Dazu verwenden sie z. B. „Haemo-Glukoteststreifen", die den Glukosespiegel in einem Bereich von 20–800 mg/dl anzeigen.

Alle erhobenen Daten müssen sorgfältig und fortlaufend in einem Protokollheft niedergelegt werden, damit dem konsultierten Arzt ein detaillierter Einblick in die Stoffwechsellage seit dem letzten Arztbesuch ermöglicht wird (Diabetiker-Tagebuch).

Eine **ergänzende Kontrolle** der Stoffwechselsituation des Patienten ist dem Arzt heute möglich durch die Bestimmung des glykosylierten Hämoglobins (Hb A_{1c}), das um so höher ist, je höher der Blutzuckerspiegel in den vergangenen 6–10 Wochen war (Grenzwert 8%, tolerabel bis 10%).

Die Behandlung des diabetischen Komas

Bei Kindern handelt es sich meist um ein **ketoazidotisches Koma** mit einem hohen Basen-Defizit. Zur Rehydrierung wird sogleich ein intravenöser Dauertropf angelegt. Eine isotone Kochsalzlösung (0,9%ig) ist in den meisten Fällen angezeigt. Nur bei hyperosmolarem Koma kann eine hypotone Kochsalzlösung (0,45%ig) zweckmäßig sein. Die Menge richtet sich nach dem Alter des Kindes und nach dem Grad der Exsikkose. Außer bei Anurie kann der Flüssigkeit Kalium zugefügt werden, da es bei Besserung der Stoffwechsellage rasch zu einem Wiedereinstrom des Kaliums in die Zelle kommt.

Normalinsulin wird initial intravenös in einer Dosis von $\frac{1}{10}$ E/kg Kp.-Gew. injiziert und dann durch den intravenösen Dauertropf in der gleichen Dosis/Stunde zugeführt (maximal $\frac{1}{5}$ E). Durch laufende Blutzuckerkontrollen läßt sich die Dosis variieren. Sinkt der Blutzucker unter 300–250 mg/dl, muß Glukoselösung zugeführt werden. Urin wird laufend auf seinen Zuckergehalt überprüft.

Zur Azidosebekämpfung kann unter Kontrolle von Blut-pH und Plasma-Bikarbonat eine Natriumbikarbonatlösung zugeführt werden. Sind die Kinder ausgekühlt, ist für Wärmezufuhr zu sorgen. Unruhige Kinder müssen Sedativa erhalten.

Sobald es der Zustand des Patienten erlaubt, kann mit oraler Kalorienzufuhr begonnen werden: Zunächst Tee mit Traubenzucker, sodann geschlagene Banane, geriebener Apfel oder Haferbrei.

6.1.3 Fettstoffwechsel

H. BICKEL und E. HARMS

6.1.3.1 Veränderungen der Blutlipide

Der Gehalt des Blutplasmas an Fetten (Triglyzeride, Cholesterin und Phospholipide) ist in der frühen Kindheit, insbesondere während der Neugeborenenperiode, noch vermindert und erreicht erst gegen Ende des zehnten Lebensjahres Erwachsenenwerte. Die im Blut vorkommenden Fette (Lipide) zirkulieren nicht frei, sondern sind, da sie wasserunlöslich sind, an Eiweiße (Globuline) gebunden und werden als sogenannte Lipoproteine transportiert. Grundsätzlich wird daher jede Vermehrung oder Verminderung einer oder mehrerer dieser Lipidfraktionen im Serum als Hyperlipoproteinämie (Hyperlipämie) oder Hypolipoproteinämie bezeichnet.

Normales Nüchternplasma enthält 450–750 mg/dl Lipide, davon 150–250 mg/dl Cholesterin, 150–250 mg/dl Phospholipide und 50–125 mg/dl Triglyzeride (Neutralfette). Diese Erwachsenen-Normalwerte sind für Kinder um etwa 10% niedriger. Zur Differenzierung der Hypo- und Hyperlipoproteinämien ist zudem die Kenntnis des Lipoproteinmusters erforderlich. Die Lipoproteine können durch Ultrazentrifugation in verschiedene Dichteklassen eingeordnet werden:

HDL: high density lipoproteins
LDL: low density lipoproteins
VLDL: very low density lipoproteins

Hypolipoproteinämien

Diese Erkrankungen sind selten. Bei der **Abetalipoproteinämie** (Kornzweig-Bassen-Syndrom), einer autosomal rezessiv vererbten Erkrankung, sind Triglyzeride und Cholesterin im Serum vermindert, Chylomikronen, LDL und VLDL fehlen. Die schon im Säuglingsalter beginnenden Symptome sind Fett-Malabsorption, Ataxie, Retinitis pigmentosa und Stechapfelbildung der Erythrocyten (s. S. 181). Bei der **familiären Hypobetalipoproteinämie** sind LDL und Cholesterin im Serum erniedrigt. Während bei Heterozygoten nur niedrige Serumcholesterinwerte und Akanthocytose beobachtet werden, erkranken Homozygote mit ähnlichem klinischen Bild wie bei Abetalipoproteinämie. Bei der **Tangier-Erkrankung** (familiärer HDL-Mangel) haben Heterozygote erniedrigte HDL-Spiegel ohne Krankheitserscheinungen. Bei Homozygoten mit ausgeprägtem HDL-Mangel tritt eine charakteristische Speicherung von Cholesterylestern in Tonsillen (orange bis gelb-graue, hyperplastische Tonsillen) und in den retikuloendothelialen Zellen anderer Organe auf. Die Speicherung im ZNS führt zu neuromuskulären Symptomen.

Hyperlipoproteinämien

Die Kenntnis der Lipoproteinveränderungen im Serum ermöglicht eine genauere Differentialdiagnose der besonderen Form von Hyperlipoproteinämie als es durch alleinige Triglyzerid- und Cholesterinbestimmung möglich ist. Bei weitem am häufisten treten Hyperlipoproteinämien *sekundär* bei anderen Grunderkrankungen auf, z. B. bei schlecht eingestelltem Diabetes mellitus, nephrotischem Syndrom, Glykogenose Typ I, Cholestase, Hypothyreoidismus und idiopathischer Hyperkalzämie. Von den selteneren, erblichen *primären* Hyperlipoproteinämien lassen sich aufgrund des Lipoproteinmusters mindestens 6 Formen unterscheiden, darunter:

Hyperlipoproteinämie Typ I (BÜRGER- GRÜTZ)

Schon in der frühen Kindheit kann es unter Anstieg der Blutlipide offenbar durch Fettüberladung und Kapseldehnung von Leber und Milz zu heftigen Abdominalkoliken kommen. Xanthome, gelb- bis orangefarbene Papeln oder Knötchen mit einem roten Hof, treten vor allem an den Streckseiten der Extremitäten und am Gesäß auf.

Die charakteristische *milchweiße Farbe des Serums* kann den ersten Hinweis auf die Diagnose geben. Im Augenhintergrund ist die retinale Lipämie erkennbar. Chemisch ist eine starke Erhöhung der exogenen Triglyzeride (Chylomikronen) nachweisbar und ein geringer sekundärer Anstieg von Phospholipiden und Cholesterin. Differentialdiagnostisch ist an symptomatische Hyperlipämien bei Diabetes mellitus, Glykogenose, Hypothyreose usw. zu denken.

Die Pathogenese beruht auf einem **Mangel an Triglyceridlipase** (Lipoproteinlipase), einem Enzym, das für den Abbau der Chylomikronen verantwortlich ist und im Plasma nach Injektion von Heparin nachgewiesen werden kann. Die Behandlung besteht in einer strengen Fettkarenz, möglicherweise sind Gaben von Triglyzeriden mit mittelkettigen Fettsäuren indiziert.

Hyperlipoproteinämie Typ II (Hyperbetalipoproteinämie, Hypercholesterinämie)

Sie stellt eine relativ häufige Form unter den familiären Hyperlipoproteinämien dar. Auch Heterozygote zeigen Krankheitserscheinungen. Tendinöse oder tuberöse Xanthome, Xanthelasmen und Arcus lipoides corneae sind oft äußere Zeichen dieser Stoffwechselerkrankung. Patienten mit dieser Hyperlipoproteinämie sind durch eine frühzeitige *Arteriosklerose* gefährdet (Herzinfarkt, periphere Verschlußkrankheiten). Kinder mit der sehr seltenen homozygoten Verlaufsform entwickeln bereits sehr früh Xanthome und coronarsklerotische Veränderungen. Als Ursache wurde ein Defekt der Low-density-Lipoprotein-Rezeptoren erkannt, der zu einer unkontrollierten Cholesterin-Biosynthese führt. Im Blut findet sich daher eine Erhöhung der LDL und des Cholesterins. Als **Therapie** empfiehlt sich eine Beschränkung des mit der Nahrung zugeführten Cholesterins sowie eine Diät, die reich an mehrfach ungesättigten Fettsäuren (Linolsäure u. a.) ist. Als Pharmaka haben sich Colestyramin (z. B. Quantalan 16 g/Tag) und Nicotinsäure bzw. Nicotinylalkohol (z. B. Niconacid oder Ronicol, ungefähr 1,5 g/Tag) bewährt.

6.1.3.2 Sphingolipidosen

Bei den Sphingolipidosen handelt es sich um Krankheiten mit Speicherung bestimmter Lipide in Ganglienzellen, Neuroglia, Markscheiden sowie im retikulohistiozytären System von Leber, Milz, Knochenmark und Lymphknoten, ferner in Nierenepithelien. Die Konzentration der gespeicherten Lipide ist im Blut gewöhnlich nicht vermehrt, die Speicherung ist in den meisten Fällen auf autosomal-rezessiv vererbte Enzymdefekte zurückzuführen (Abb. 40). Es handelt sich um *lysosomale* Enzymdefekte, d. h. die bei den einzelnen Erkrankungen fehlenden Enzyme sind vorwiegend oder ausschließlich in den Lysosomen lokalisiert, deren Funktion der intrazelluläre Abbau von Makromolekülen ist (vgl. Mukopolysaccharidosen). Eine spezifische Therapie fehlt noch, Versuche mit Enzymersatztherapie haben bisher enttäuscht.

Gangliosidosen

Die **GM$_2$-Gangliosidose (infantile amaurotische Idiotie, Tay-Sachs-Erkrankung)** beschränkt sich auf das Gehirn und die Ganglienzellen der Retina. In der *zweiten Hälfte des ersten Lebensjahres* fallen die bis dahin normal entwickelten, oft jüdischen Kinder durch Verlust bereits erworbener statischer Fähigkeiten und myoklonische Schreckbewegungen besonders bei kurzen, scharfen Geräuschen auf (Frühsymptom!). Bei einer Krankheitsvariante (SANDHOFF) unter nicht-jüdischen Kindern sind lipidchemisch auch Visceralorgane (Niere) befallen.

Im *zweiten Lebensjahr* liegen sie in Froschschenkelstellung bewegungsarm im Bett, ihre zunehmende Muskelatrophie wird durch Vermehrung des subkutanen Fettgewebes maskiert. Feiner Fingertremor, Krämpfe, Opisthotonushaltung, Nystagmus und Erblindung stellen sich ein, bis im 2. bis 4. Lebensjahr das Finalstadium mit Kachexie und Dezerebrationsstarre erreicht ist.

Im Computer-Tomogramm finden sich zunächst Hinweise auf eine Atrophie der Hirnrinde, später bisweilen eine Volumenzunahme des Gehirns durch Gliavermehrung. Im Elektroenzephalogramm häufen sich langsame Wellengruppen und Krampfpotentiale. Der charakteristische kirschrote, *bilaterale Makulafleck* wird von der rot durchscheinenden Chorioidea gebildet, welche von lipidgefüllten Ganglienzellen weiß umrahmt ist. Er kann in den ersten Lebensmonaten noch fehlen, ist dann aber bei 90% der infantilen Fälle vorhanden.

Die im Hirn autoptisch nachweisbare Speichersubstanz besteht zu 90% aus dem **Tay-Sachs-Gangliosid** (Abb. 40), welches im normalen Hirn nur in geringer Menge vorkommt. Es unterscheidet sich von den Hauptgangliosiden des Hirns durch das Fehlen der endständigen Galaktose. Die Ganglioside sind Glykolipide, die aus Sphingosin, Fettsäuren, Glukose, Galaktose, N-Azetylgalaktosamin und N-Azetyl-Neuraminsäure aufgebaut sind. Gegenwärtig unterscheidet man 12 Ganglioside, die sich durch Unterschiede in der Struktur des Kohlenhydratanteils und der Anzahl der Neuraminsäure-Moleküle auszeichnen. Den verschiedenen **Varianten der Tay-Sachs-Erkrankung** liegt ein Defekt der Hexosaminidase A und/oder B zugrunde.

Bei der **generalisierten** oder **GM$_1$-Gangliosidose** wird eines der Hauptganglioside des Gehirns gespeichert, sie entsteht durch einen β-Galaktosidase-Mangel. Zusätzlich kommt es zu einer Vergrößerung viszeraler Organe und zur Ablagerung von Mukopolysacchariden, so daß häufig auch klinisch eine Ähnlichkeit mit dem M. Hurler in Erscheinung tritt.

Da diese Krankheiten *prognostisch infaust* und ohne Behandlungsmöglichkeiten sind, ist es von Bedeutung, daß ihr Vorliegen bereits in utero durch *Amniozentese* in der 15.–17. Schwangerschaftswoche erkannt werden kann (s. S. 25). Die aus der Amnionflüssigkeit gewonnenen Amnionzellen können kultiviert, der jeweilige Enzymdefekt in der Zellkultur erfaßt und der graviden Mutter eine Schwangerschaftsunterbrechung vorgeschlagen werden. Bei der Häufigkeit der Tay-Sachs-Krankheit unter den Aschkenasi-Juden Nordamerikas von 1 : 2500 Neugeborenen (in nichtjüdischen Bevölkerungsgruppen 1 : 200 000) ist diese Möglichkeit der pränatalen Diagnostik für jüdische Eltern mit bereits einem kranken Kind bzw. für Eltern mit enzymatisch nachgewiesener Heterozygotie für den M. Tay-Sachs von großem praktischen Wert.

Die meisten Fälle von spätinfantiler und juveniler amaurotischer Idiotie gehören nicht zu den Gangliosidosen (z. B. neuronale Ceroidlipofuscinose).

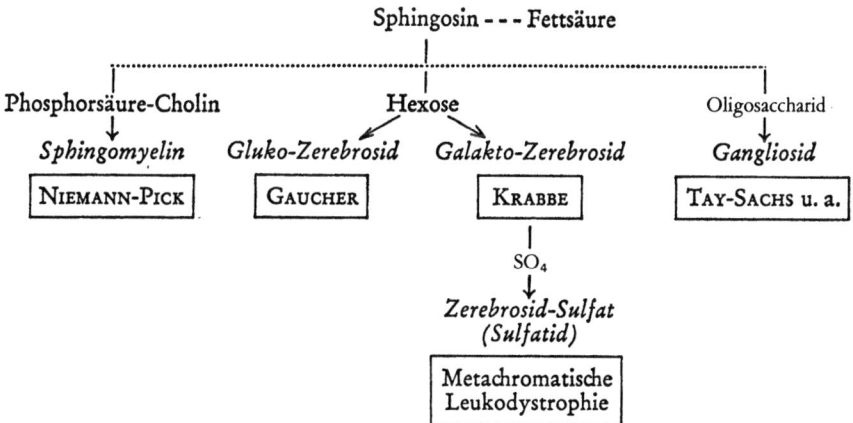

Abb. 40. Der chemische Zusammenhang zwischen den Lipiden der verschiedenen Thesaurismosen: *gespeichertes Lipid*, Erkrankung

Niemann-Picksche Krankheit (Sphingomyelinose)

Die autosomal rezessiv vererbte Erkrankung ist durch eine Speicherung des Phosphatids Sphingomyelin charakterisiert. Das Krankheitsbild ist uneinheitlich; von einer **akuten neuronopathischen** Form mit viszeraler Beteiligung lassen sich **chronisch viszerale** Formen ohne Beteiligung des ZNS und **chronisch neuronopathische** Formen abgrenzen. Bei der akuten neuronopathischen Form tritt bereits im *ersten Lebensjahr* eine Dystrophie auf. Der Leib ist durch eine enorme Lebervergrößerung aufgetrieben, auch die Milz ist geschwollen. Im weiteren Verlauf stellen sich Aszites und Beinödeme ein, an der Haut fallen gelblich-braune Pigmentationen auf. Lipidzellinfiltrationen der Lunge führen zu miliaren und bronchopneumonischen Herden. Weitere Symptome sind Osteoporose, Fieber und Speichelfluß bei offenstehendem Mund und großer Zunge. Die Speicherung im Nervengewebe äußert sich in zunehmender Demenz, Muskelrigidität, Tremor, Athetose, Sehstörungen, Taubheit, Krämpfen und Dezerebration. Der *kirschrote Makulafleck* ist (ein- oder beidseitig) nur bei einem Teil der Patienten nachweisbar. Die Kinder sterben meist in den ersten zwei Lebensjahren. Eine Therapie ist nicht bekannt. Der Nachweis der charakteristischen **Niemann-Pick-Zellen** im Blutausstrich, in Milz- oder Knochenmarkspunktat stützt die Diagnose. Das Zytoplasma dieser großen retikuloendothelialen Schaumzellen ist uniform von vielen kleinen Vakuolen und Partikeln angefüllt und hat eine feinkörnig-retikuläre, später grobwabig-maulbeerförmige Struktur. Bei den klassischen Verlaufsformen bestätigt der Defekt des Enzyms Sphingomyelinase die Diagnose.

Die *Wolman-Krankheit*, eine Cholesterinester- und Neutralfett-Lipidose infolge des Fehlens der sauren (lysosomalen) Lipase, ist klinisch und histologisch von der Niemann-Pickschen Erkrankung nicht zu unterscheiden. Als pathognomonisch gilt eine Verkalkung der Nebennieren. Beide Krankheiten können analog den Gangliosidosen pränatal durch Nachweis des Defekts der Sphingomyelinase – soweit im Indexfall gezeigt – bzw. der sauren Lipase in Amnionzellkulturen erkannt werden.

Gauchersche Krankheit (Glukozerebrosidose)

Die Zerebrosidspeicherung findet sich vorwiegend im retikuloendothelialen System von Milz und Leber, in Knochenmark und Lymphknoten, sowie in der Lunge in Form miliarer Infiltrationen. **Die infantile Form** (akute neuronopathische) beginnt im ersten Lebenshalbjahr mit Anorexie, Dystrophie und Fieber, gefolgt von Hepatosplenomegalie mit Überwiegen der Milzschwellung, generalisierter Lymphknotenvergrößerung, miliaren Lungeninfiltraten und progredientem Zerebralbe-

fall mit Strabismus, Spastizität der Extremitätenmuskeln, Jaktationen und Oligophrenie. Die Kinder überleben selten das erste Lebensjahr.
Die juvenilen und adulten Formen gehen ohne klare Abgrenzung ineinander über und können sich über Jahrzehnte erstrecken. Bei der adulten Form (nicht neuronopathisch) ist die Funktion des ZNS nicht beeinträchtigt. Verdrängungserscheinungen von seiten des riesigen Milztumors und Knochenschmerzen mit Spontanfrakturen stehen im Vordergrund. Die Haut kann bei der adulten Form an lichtausgesetzten Stellen, aber auch an den Schleimhäuten, braungelb, bronzen oder bleiern pigmentiert sein.

Pathognomonisch ist der Nachweis von **Gaucher-Zellen** im Knochenmark und in anderen befallenen Organen. Diese Retikulumspeicherzellen zeigen eine eigentümlich retikuläre Zytoplasmastruktur, die mit zerknittertem Zellstoff oder verdrückter Seide verglichen wurde. Die Speicherung des Gluko-Zerebrosids ist auf den Enzymdefekt bei der Glukoseabspaltung vom Zerebrosidmolekül zurückzuführen (Glukozerebrosid-β-Glukosidase).

Therapeutisch führt bei hochgradiger Splenomegalie eine Splenektomie zur Besserung der mechanischen Beschwerden und hämatologischen Befunde (Thrombopenie), jedoch werden dann andere Organe stärker mit Speicherzellen infiltriert. Bei der rein viszeralen Form hat die Enzymersatztherapie in Einzelfällen begrenzte Erfolge gezeigt. Der Enzymdefekt läßt sich bereits pränatal in Amnionzellkulturen nachweisen.

Metachromatische Leukodystrophie (Sulfatidose)

Die Krankheit beginnt meist *jenseits des Säuglingsalters:* Die Kinder verlieren bereits erworbene statische und geistige Fähigkeiten. Die Muskelkraft nimmt ab, oder es stellen sich spastische Lähmungen ein; Ataxie, Tremor und Nystagmus vervollständigen das Bild. In der Folge entwickelt sich eine progressive Demenz, gelegentlich auch eine Optikusatrophie mit kirschrotem Makulafleck. Unter dem Bild der Enthirnungsstarre führt eine zunehmende Bulbärparalyse mit drei bis sechs Jahren schließlich zum Tode. Auch spät-juvenile und adulte Verlaufsformen kommen vor. Eine Therapie ist nicht bekannt.

Das metachromatische Speichermaterial besteht aus **Sulfatiden,** die in einer normalen weißen Hirnsubstanz 10–25%, bei den Patienten aber 70–80% der Gesamtzerebroside ausmachen (Abb. 40). Auch das Tubulusepithel der Nieren, das Leberparenchym, die Wände der Gallenblase und die peripheren Nerven nehmen an der Sulfatidspeicherung teil (verzögerte Nervenleitgeschwindigkeit!). Als ein diagnostisches Verfahren kommt der Nachweis der charakteristischen histologischen Veränderungen im Biopsiepräparat eines peripheren Nerven (z. B. N. suralis oder Zahnpulpa) in Frage, jedoch ist das Fehlen der Arylsulfatase A in Urin, Serum, Leukozyten und Fibroblasten von entscheidender diagnostischer Bedeutung.

Bei der sog. **Globoidzell-Leukodystrophie (Galaktozerebrosidose, M. Krabbe)** treten die Symptome der neurodegenerativen Erkrankung bereits im *frühen Säuglingsalter* auf; in den typischen Globoid-Zellen kommt es zur Anreicherung von Galakto-Zerebrosiden infolge eines Defekts der Galaktozerebrosid-β-Galaktosidase.

Auch diese Leukodystrophien sind pränatal in der Amnionzellkultur durch Nachweis der zugrunde liegenden Enzymdefekte diagnostizierbar.

6.1.3.3 Heredopathia atactica polyneuritiformis (Refsum-Krankheit)

Im Gegensatz zu den Sphingolipidosen liegt bei dieser Erkrankung eine Verwertungsstörung *exogen* zugeführten Lipids vor, die zur Speicherung führt.

Klinische Befunde: Das Leiden wurde vorwiegend in den ersten zwei Lebensjahrzehnten beobachtet. Es ist durch polyneuritische Symptome mit Paresen, eine zerebellare Ataxie, Taubheit, Geruchs- und Sehstörungen (atypische Retinitis pigmentosa), Ichthyose und elektrokardiographische Veränderungen charakterisiert. Auch symmetrische Epiphysendysplasien kommen vor. Der Verlauf ist chronisch-progredient mit Remissionen. Der Krankheit liegt ein **Enzymdefekt (Phytansäure-α-Oxydase)** im Abbau des Chlorophyllbestandteils Phytol zugrunde, wobei Phytansäure vermehrt anfällt und u. a. in Leber-, Nieren-, Muskel- und Nervengewebe gespeichert wird. Im Serum ist eine Fettsäure, die Phytansäure, stark vermehrt. Im stehenden Urin bildet sich manchmal eine Fettschicht aus feinsten Neutralfett-Tröpfchen. Diätetische Beeinflussung ist durch Chlorophyll-Karenz möglich.

6.1.4 Mukopolysaccharidosen

W. SCHRÖTER

Als Mukopolysaccharidosen werden genetisch bedingte Störungen des Mukopolysaccharid-Stoffwechsels bezeichnet, die zu einer Anhäufung von Mukopolysacchariden in den Zellen des Mesenchyms, des Nervengewebes und viszeraler Organe führen. Störungen der enchondralen und periostalen Ossifikation sind die Ursache von zum Teil grotesken Skelettveränderungen (Abb. 42) und Wachstumsstörungen. Es kommt zu Hepatosplenomegalie, Gehörverlust, bei einigen Formen auch zur Trübung der Kornea und zu geistiger Retardierung.

Allen Typen gemeinsam ist, daß die betroffenen Kinder als *Neugeborene unauffällig* und normal groß sind. In den peripheren Leukozyten und in Retikulum- und Plasmazellen des Knochenmarks findet man regelmäßig aus sauren Mukopolysacchariden bestehende *granuläre Einschlüsse* (ALDER-Granulationen), die von großem diagnostischen Wert sind. Die Ausscheidung saurer Mukopolysaccharide im Urin ist erhöht; als Suchtest hat sich der Toluidinblau-Test bewährt. Die quantitative Bestimmung der einzelnen Fraktionen erlaubt die Abgrenzung sechs verschiedener, mit Eponymen versehener, „klassischer" Typen. Einige neue Varianten können noch nicht sicher eingeordnet werden.

Als entscheidender pathogenetischer Faktor wird eine *Abbaustörung der Mukopolysaccharide* angenommen. Untersuchungen an Fibroblastenkulturen zeigten, daß bei den einzelnen Typen offenbar verschiedene für den Abbau verantwortliche Proteine mit Enzymwirkung fehlen. Eine wirksame Behandlung ist nicht bekannt.

Die Häufigkeit wird auf 1 : 25 000 geschätzt. Mit Ausnahme von Typ II, der X-chromosomal rezessiv vererbt wird, ist bei allen Formen ein autosomal rezessiver Erbgang gesichert.

Typ I (PFAUNDLER-HURLER)

Die Diagnose kann mit einiger Sicherheit am Ende des 1. Lebensjahres gestellt werden. Großer Kopf, grobe Gesichtszüge, geistige Retardierung, Leistenbrüche, dorso-lumbale Kyphose, Gelenkkontrakturen und Hepatomegalie sind führend. Das Vollbild entwickelt sich mit 2–3 Jahren (Abb. 44): Großer plumper Kopf mit verkürzter Schädelbasis, eingesunkene Nasenwurzel, breites Gesicht mit auf-

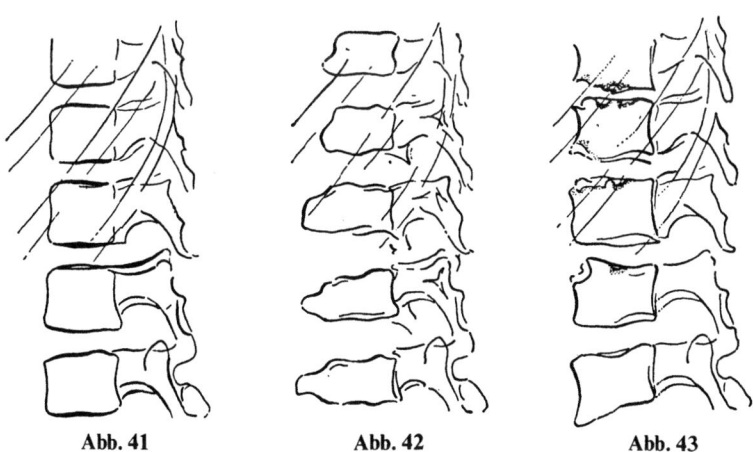

Abb. 41. Normale untere Brust- und obere Lendenwirbelsäule eines Kindes (zum Vergleich)
Abb. 42. Dysostosis multiplex (Pfaundler-Hurler): Wirbelkörper niedrig, Abschlußplatten wellig, unregelmäßig. Zugespitzte vordere Wirbelkörperkanten
Abb. 43. Scheuermannsche Krankheit: Verschmälerte Intervertebralräume, Defekte der Randleisten mit Einbrüchen der Deckplatten (S. 348).

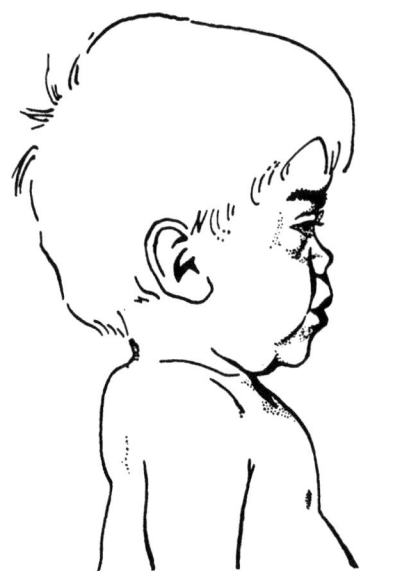

Abb. 44. Morbus Pfaundler-Hurler bei 6jähr. Jungen

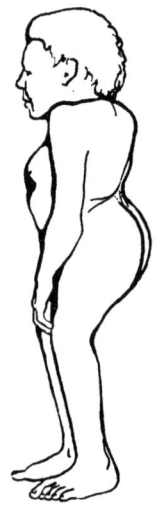

Abb. 45. Morquiosche Krankheit (Dysostosis enchondralis metaphysaria)

geworfenen Lippen (Wasserspeier-Gesicht, Gargoylismus), Makroglossie, Trübung der Kornea, kurzer Hals, Lendenkyphose mit Deformierung der Wirbelkörper (Abb. 42), unförmiger Körper mit überlangen Armen und tatzenhaft plumpen Händen, durch Hepatosplenomegalie vorgewölbter Bauch, rezidivierende Infektionen der Luftwege und schwere Hüftgelenksveränderungen. Die Prognose ist ungünstig.

Typ II (HUNTER)

Die klinischen Erscheinungen ähneln denen des Typs I, sie sind jedoch weniger stark ausgeprägt. Die Hornhauttrübung fehlt, nur Knaben sind betroffen. Bei der juvenilen Verlaufsform führt der Entwicklungsstillstand innerhalb von 2–3 Jahren zu schwerer geistiger Retardierung. Bei der späten Verlaufsform sind die Symptome weniger stark ausgeprägt. Die Intelligenz kann normal bleiben.

Typ III (SANFILIPPO)

Charakteristisch sind eine schwere Beeinträchtigung der psychomotorischen Entwicklung und progredienter geistiger Abbau mit Hurlerähnlichem Dysmorphismus, jedoch mit nur leichten Skelettdeformitäten.

Typ IV (MORQUIO)

Die ersten Symptome fallen meistens im zweiten Lebensjahr auf. Eine bizarre Verformung der Metaphysen, Deformitäten des Brustkorbes, Verbiegung der hochgradig verkürzten Wirbelsäule und der Extremitäten, rezidivierende Infektionen der Luftwege und chronische Otitis media sind charakteristisch (Abb. 45). Hals und Rumpf sind kurz. Die untere Gesichtshälfte, geprägt von einem prominenten Kinn, ist unverhältnismäßig groß. Korneatrübungen fehlen. Die Intelligenz ist normal. Als Folge der Wirbeldeformierungen treten häufig auf eine Rückenmarkskompression zurückzuführende neurologische Symptome auf. Da die Lebenserwartung kaum verkürzt ist, sind frühzeitige orthopädische Maßnahmen zur Verhütung schwerer Gelenk- und Wirbelsäulenschäden zu ergreifen und eine mit dem Leiden vereinbare Berufsausbildung einzuleiten.

Typ V (SCHEIE)

Die Krankheit wird selten im Kindesalter diagnostiziert. Steifheit der Finger und eingeschränkte Beweglichkeit anderer Gelenke können jedoch schon in den ersten Lebensjahren auftreten. Wachstum und Intelligenz sind normal.

Typ VI (MAROTEAUX-LAMY)

Der Makrocephalus fällt bereits bei der Geburt auf. Deformierungen des Thorax, rekurrierende Infektionen, psychomotorischer Entwicklungsrückstand und eingeschränkte Beweglichkeit der Gelenke sind die wichtigsten Symptome. Bei der langsam verlaufenden Form entwickelt sich bei normaler Intelligenz ein Hurler-ähnliches Bild bis zum 6. Lebensjahr, bei der schneller verlaufenden Form bereits im 3. Lebensjahr.

6.1.5 Störungen des Kalzium-, Phosphat- und Magnesium-Stoffwechsels

H. J. Bremer

6.1.5.1 Rachitis und Osteomalazie

Bei der Verkalkung der Knochen wird Kalzium, Phosphat und Magnesium in einem festen Verhältnis im Osteoid abgelagert. Eine mangelnde Verkalkung des Osteoids der Knochen, meist ohne stärkeren Metaphysenbefall wird bei älteren Kindern und Erwachsenen als Osteomalazie, mit wesentlichen zusätzlichen Metaphysenveränderungen bei jüngeren Kindern als Rachitis bezeichnet. Wesentliche Veränderungen dieser Mineralien können eine Tetanie (erhöhte neuromuskuläre Erregbarkeit) induzieren. Eine Rachitis oder eine Osteomalazie kann unter mitteleuropäischen Lebensbedingungen bei Vitamin D-Mangel (s. S. 101), Vitamin D-Stoffwechselstörungen und durch Phosphatmangel entstehen.

1) Rachitis bei Frühgeborenen

Werden Frühgeborene mit Frauenmilch aufgezogen, so kann es durch Phosphatmangel zu einer Rachitis kommen. Eine Verhinderung ist möglich durch Phosphat-Zusatz: 0,3 ml 1 M K_2HPO_4 werden 100 ml Frauenmilch zugefügt. – Außerdem haben Frühgeborene einen höheren Vitamin D-Bedarf als Reifgeborene. Eine Aufnahme von 1000 I.E. Vitamin D/Tag verhindert in der Regel aber auch bei Frühgeborenen die Entwicklung einer Rachitis.

2) Rachitis oder Osteomalazie bei Antikonvulsiva-Therapie

Langdauernde Zufuhr verschiedener Antikonvulsiva bei Krampfleiden führt bei einigen Kindern zu rachitischen Knochenveränderungen. Hierbei kommen als Medikamente in Frage u. a. Phenytoin, Primidon und Phenobarbital (s. S. 388). Durch die Gabe von 5000 –10 000 I.E. Vitamin D sind die Veränderungen zu heilen, durch etwas geringere Vitamin D-Mengen zu verhindern.

3) Vitamin D-resistente Rachitiden

lassen sich dadurch von den Mangelrachitiden abgrenzen, daß nach einer dreiwöchigen Gabe von täglich 5000 I.E. Vitamin D röntgenologisch keine Kalkeinlagerungen in die Metaphysen nachweisbar sind. Die häufigste Form ist

a) die klassische Vitamin D-resistente Rachitis (Phosphat-Diabetes)

eine X-chromosomal dominant vererbte Störung der tubulären Phosphat-Rückresorption. Diese führt zu einer **Hypophosphatämie** mit Erhöhung der alkalischen Serumphosphatase und mehr oder weniger ausgeprägten osteomalazischen und rachitischen Skelettveränderungen, die zur Verkrümmung der Beine und der Wirbelsäule führen können. Die Kalziumwerte im Serum und die Aminosäurenausscheidung im Urin sind normal. Die klinischen Symptome manifestieren sich nach dem ersten Lebensjahr. Die Behandlung erfolgt mit der Kombination hoher Vitamin D-Gaben und Phosphatzulagen von täglich 2,5 bis 7,5 g. Wird über den Tag verteilt Phosphat zugeführt (alle 4 Stunden), so reichen meist 40 000 –60 000 I.E. Vitamin D/Tag für die Therapie aus. Ob die Behandlung im Einzelfall über die Pubertät hinaus fortgesetzt werden muß, hängt von den klinischen Erscheinungen ab.

b) Die Pseudomangelrachitis

manifestiert sich beim jungen Säugling als schwere Rachitis gewöhnlich mit Hypokalzämie. Es liegt entweder ein Umwandlungsdefekt von 25-Hydroxycholecalciferol in 1,25-Dihydroxycholecalciferol vor oder der Rezeptor für 1,25-Dihydroxycholecalciferol fehlt. Bei dem Rezeptordefekt findet sich eine Alopezie. Alle Symptome entsprechen einer schweren Vitamin D-Mangelrachitis. Eine lebenslange Behandlung mit Vitamin D ist notwendig in einer auszutestenden Dosis zwischen 10 000 und 50 000 I.E./Tag.

4) Die Hypophosphatasie

beruht auf einem autosomal-rezessiv vererbten Defekt der alkalischen Phosphatase in Geweben und Blutplasma; dadurch kommt es zu einer unzureichenden Phosphatablagerung in den Knochen mit rachitischen Veränderungen. Pathognomonisch ist die starke Vermehrung von Phosphoäthanolamin im Plasma und Urin. Es gibt verschiedene Schweregrade der Krankheit, die die Prognose beeinflussen; innerhalb einer Familie tritt immer die gleiche Form auf. Ein Teil der Kinder stirbt bereits im ersten Lebensjahr, die anderen wachsen heran mit mehr oder weniger schweren Knochen- und Verkalkungsstörungen. Häufig ist eine Kraniosynostose. Eine Beeinflussungsmöglichkeit besteht nicht. Vitamin D-Gaben sind kontraindiziert.

5) Eine renale Rachitis

entsteht bei chronisch-glomerulärer Insuffizienz und renaler Azidose (S. 329) durch die Kombination von Hyperparathyreoidismus und renal verursachten Verkalkungsstörungen, zum Teil auch verursacht durch eine zu hohe Phosphatzufuhr. Ein Teil der Patienten läßt sich mit Vitamin D-Metaboliten (z. B. 1,25-Dihydroxycholecalciferol oder 1-α-Hydroxycholecalciferol) behandeln, bei anderen bewirkt diese Behandlung keine Besserung.

6.1.5.2 Tetanie

Pathogenese

Als Tetanie wird eine Erhöhung der neuromuskulären Erregbarkeit durch Veränderungen der Ionenkonstellation bezeichnet. Die Einflüsse der Ionen lassen sich durch folgende „Formel" darstellen:

Erregbarkeit des Nervensystems:

$$\frac{[K^+][HCO_3^-][HPO_4^{--}]}{[Ca^{++}][Mg^{++}][H^+]}$$

Die Einzelfaktoren sind allerdings von unterschiedlichem Gewicht. Besonders gravierend ist die Hypokalzämie alleine oder potenziert in Kombination mit Hyperphosphatämie oder Alkalose. Eine Hypomagnesiämie kann ebenfalls zu einer Tetanie führen, jedoch ist dabei fast immer durch den gleichzeitig vorkommenden Hypoparathyreoidismus eine Hypokalzämie vorhanden.

1) Die Neugeborenentetanie

findet sich als **frühe neonatale Hypokalzämie** besonders bei Frühgeborenen, ist meist asymptomatisch und beruht auf der Unterbrechung mütterlicher Kalziumzufuhr in Kombination mit hohem Plasmacalcitonin. Beginnt man früh mit der Milchfütterung, so vermindert man die Inzidenz während der ersten drei Tage nach der Geburt (S. 60).
Die **späte neonatale Hypokalzämie** tritt meistens zwischen dem 3. und 15. Lebenstag auf und ist häufig mit tetanischen Krämpfen kombiniert. Ihr liegt meistens ein transitorischer Hypoparathyreoidismus zugrunde. Prophylaktisch füttert man Frauenmilch oder eine Milch mit hohem Kalzium-Phosphat-Verhältnis und gibt frühzeitig Vitamin D.
Therapie der späten Form: Die Gabe von 1,25-Dihydroxycholecalciferol ist die beste Behandlungsform.

2) Die rachitogene Tetanie (Spasmophilie)

war früher häufig. Sie trat gewöhnlich bei rachitischen Kindern in den Monaten Januar bis April dann auf, wenn die Kinder einer Sonnenbestrahlung ausgesetzt waren. Die Ursache für den plötzlichen Abfall des Serumkalziums ist nicht völlig geklärt. Bei ausreichender Vitamin D-Gabe tritt bei rachitischen Kindern diese Tetanieform nicht auf. Ausgelöst werden kann sie jedoch durch einen banalen Infekt.

3) Der primäre oder sekundäre Hypoparathyreoidismus

ist im Kindesalter selten, kann jedoch in allen Altersstufen auftreten. Die Ursache ist in der Regel ein Autoimmunprozeß, wobei auch andere Organe befallen sein können, besonders häufig die Nebennieren. Die Symptome sind eine Hypokalzämie und Hyperphosphatämie mit Tetanie. Die Behandlung erfolgt mit hohen Gaben von Vitamin D (40 000–120 000 I.E./Tag); relativ häufig können allerdings Überdosierungserscheinungen auftreten. Daher ist es bei manchen Patienten besser, 1,25-Dihydroxycholecalciferol therapeutisch einzusetzen, da es wegen der kurzen Halbwertszeit besser steuerbar ist. Die Behandlung muß lebenslang fortgeführt werden.

4) Der Pseudohypoparathyreoidismus

beruht auf einem Rezeptordefekt für das Parathormon und kann aus diesem Grunde mit den gleichen Erscheinungen wie ein Hypoparathyreoidismus einhergehen. In der Regel findet man Skelettanomalien (Brachymetacarpie und -tarsie sowie Kleinwuchs). Das Leiden wird dominant vererbt. Es gibt Formen mit Hypokalzämie (und Tetanie) und solche ohne Kalziumveränderungen (Pseudopseudohypoparathyreoidismus). Die Behandlung entspricht der des primären Hypoparathyreoidismus.

5) Hypomagnesiämie

findet sich transitorisch kurzfristig bei Neugeborenen. – Die seltene Stoffwechselkrankheit, die „primäre Hypomagnesiämie" mit einem Magnesiumresorptionsdefekt im Dünndarm bildet sich nicht zurück. Sie tritt gewöhnlich erst einige Wochen nach der Geburt auf und äußert sich in einer Hypomagnesiämie und Hypokalzämie sowie in schweren tetanischen Krämpfen, die zum Tode führen. Diese Krankheit ist zu vermuten, wenn bei Säuglingen mit Hypokalzämie die tetanischen Erscheinungen nach Kalziumsubstitution bestehen bleiben.
Therapie: Gabe großer Mengen von Magnesiumsalzen oral. Dadurch ist es meistens möglich, den Magnesiumspiegel im Blut auf nahezu normale Werte anzuheben.

Klinische Erscheinungsformen der Tetanie

Eine Tetanie kann *latent* sein und sich dann nur durch den Nachweis der erhöhten elektrischen Erregbarkeit der Nerven zeigen (Erb-Phänomen): Eine Kathodenöffnungszuckung findet sich bei Werten unter 5 mAmp. Im EKG kann eine latente Tetanie Zeichen einer Hypokalzämie aufweisen: QT-Verlängerung mit langem, meist isoelektrischem Zwischenstück und nicht verbreiteter T-Welle. Diese latente Tetanie kann in eine manifeste übergehen, wenn durch Hyperventilation (schreiender Säugling!) oder andere Anlässe (z. B. Erkrankung) weitere belastende Faktoren hinzukommen.
Bei der *manifesten Tetanie* finden sich je nach Ausmaß der erhöhten elektrischen Reizbarkeit zunächst einige mechanisch auslösbare Zeichen:
- **Chvostek-Zeichen:** blitzartiges Zucken im Bereich des Mundes und der Augen nach Beklopfen des Austrittspunktes des N. facialis.
- **Trousseau-Zeichen:** Stauen des Oberarms mit einer Blutdruckmanschette für 3 Minuten; positiv, wenn es im Bereich der gestauten Hand zu einem Karpopedalspasmus kommt.
- **Peronaeus-Phänomen:** rasche Abduktion des Fußes nach Beklopfen des N. fibularis superficialis.

Später können klinische Zeichen auftreten wie ein **Laryngospasmus,** der sich in einem juchzenden Ziehen beim Inspirium zeigen kann. Ein stärkerer Laryngospasmus kann jedoch auch zu hochgradiger Atemnot und zum Erstickungstod führen. Außerdem kommen tetanische **Krampfanfälle vor,** die kaum von Grand mal-Anfällen zu unterscheiden sind. Häufig besteht hohes Fieber. Bei Kleinkindern werden häufig **Karpopedalspasmen** beobachtet. Die Hände sind gebeugt und die Fingergelenke gestreckt (Geburtshelferstellung). Die Füße stehen in Equinovarushaltung mit plantarflektierten Zehen. Ein charakteristischer „Karpfenmund" entsteht durch Spasmen des M. orbicularis oris. Ein tetanischer Anfall kann durch Laryngospasmus oder Herzbeteiligung in wenigen Sekunden zum Tode führen und muß deswegen unverzüglich durchbrochen werden.
Eine Soforttherapie ist die langsame i.v.-Injektion von 3–5 ml 10%iger Kalziumglukonat-Lösung (cave: keine i.m.-Injektion). Eine Therapie der Grundkrankheit muß aber erfolgen, z. B. je nach Ursache Vitamin D (S. 102), Magnesiumsalze usw. Eventuell muß man die Zeit bis zum Wirksamwerden von Vitamin D durch Behandlung mit Kalzium überbrücken, z. B. durch eine Infusion mit Kalziumsalzen in einer Dosis, die dem Kalziumspiegel im Serum angepaßt wird: etwa 50 mg/kg/Tag in Form einer 10%igen Kalziumglukonat-Lösung. 10 ml entsprechen dabei 89 mg Kalzium. Zur Vermeidung von Gewebsnekrosen muß ein sicherer venöser Zugangsweg gewählt werden.

6.1.5.3 Hyperkalzämie

Eine Hyperkalzämie kann entstehen durch Vitamin D-Intoxikation, Hyperparathyreoidismus (bei Kindern extrem selten) und bei idiopathischer Hyperkalzämie mit überhöhter Vitamin D-Empfindlichkeit. Daneben gibt es eine dominant vererbte asymptomatische Hy-

perkalzämie, wobei bereits im Neugeborenenalter hohe Kalziumwerte gefunden werden.
Die Hauptsymptome betreffen den Magendarmtrakt und die Nieren; es sind Anorexie, Obstipation, Erbrechen und Gewichtsverlust sowie Leukocyturie und Polyurie. Bei längerem Bestehen kann es zu einer zunehmenden Nierenschädigung mit Blutdruckerhöhung und Hyalinisierung der Glomerula kommen. Gewöhnlich findet sich ein positiver Sulkowitsch-Test im Urin als Indikator einer Hyperkalziurie. Im weiteren Verlauf kann eine Nephrokalzinose oder Nephrolithiasis bzw. eine Verkalkung der Arterien auftreten. Die häufigste Ursache einer Hyperkalzämie ist eine iatrogene D-Hypervitaminose durch zu große Vitamin D-Gaben. Wiederholte Vitamin D-Stöße bei nicht sicher nachgewiesener Rachitis sind fast immer als Ursache anzuschuldigen. Selten kommt es bei einer verminderten Vitamin D-Toleranz zu der **chronisch-idiopathischen Hyperkalzämie** (FANCONI-SCHLESINGER). Bei dieser Krankheit findet sich die Hyperkalzämie oft schon im frühen Säuglingsalter, ohne daß überhöhte Vitamin D-Dosen verabfolgt wurden. Gelegentlich bestehen dabei eine supravalvuläre Aortenstenose und multiple periphere Pulmonalstenosen sowie Gesichtsveränderungen im Sinne einer Vergröberung der Gesichtszüge (Williams-Beuren-Syndrom). Eine Inaktivierung durch ausgedehnte Gipsverbände nach Traumen kann ebenfalls vorübergehend eine Hyperkalzämie verursachen. Eine Hyperkalzämie kann ein lebensbedrohliches Symptom sein; eine akute Lebensgefahr besteht bei Werten über 15 mg/dl. Die Vitamin D-Zufuhr ist sofort einzustellen und die Kalziumzufuhr mit der Nahrung zu reduzieren. Während der akuten Phase läßt sich in der Regel der Kalziumspiegel nur durch Gabe von Prednison (2 mg/kg/Tag) herabsetzen. Da eine Hyperkalzämie nach einer Vitamin D-Intoxikation sehr lange anhalten kann, muß man die niedrigste Prednison-Dosis wählen, die einen Kalziumspiegel im oberen Normbereich garantiert, um nicht zu schwere Cushing-Symptome zu induzieren. Gelegentlich ist die Prednison-Behandlung monatelang notwendig.

6.2 Störungen des Wasser-, Elektrolyt- und Säurebasenhaushalts

H. J. BREMER[1]

6.2.1 Physiologische Besonderheiten

Der Wassergehalt des Organismus

ist in der Fetalperiode und frühen Säuglingszeit am größten. Von der 26. bis zur 36. Gestationswoche beträgt der Wasseranteil am Gewichtszuwachs 70–80%, in den ersten drei Lebensmonaten 50–70% – sowohl bei reifen als auch bei unreifen Säuglingen. Dieser Rückgang erfolgt hauptsächlich auf Kosten der Extrazellularflüssigkeit. Sie macht beim jungen Säugling 30% des Körpergewichts aus, beim Erwachsenen nur noch 18%.

Der Wasserumsatz,

der in seinem Umfang vom Gesamtstoffwechsel abhängt, ist bei Säuglingen wesentlich größer als bei Erwachsenen. Da Wasserzufuhr und Flüssigkeitsabgabe beim Säugling einen wesentlich größeren Anteil der Extrazellularflüssigkeit ausmachen, führt eine Störung der Bilanz, insbesondere ein Verlust, in diesem Alter schneller zur Allgemeinstörung (Abb. 46). Die Aufrechterhaltung einer positiven Wasserbilanz wird ferner belastet durch die erhöhte Wasserabgabe über die verhältnismäßig größere Körperoberfläche und die unzureichende Wasser-Konservierungsfähigkeit der Säuglingsniere.
Der Wasserbedarf wird durch den renalen Verlust, hauptsächlich jedoch durch die extrarenalen Verluste bedingt: Perspiratio insensibilis von Haut und Atemwegen, Stuhlwasser. Die renale Wasserausscheidung ist innerhalb bestimmter Grenzen regulierbar. Sie wird bestimmt durch die sog. Molenlast. Diese macht es erforderlich, daß der Urin verdünnt bzw. konzentriert wird. Bei Frühgeborenen ist, wie bei Patienten mit eingeschränkter Nierenfunktion, die Konzentrationsfähigkeit eingeschränkt.
Der Säure-Basenstoffwechsel ist in der frühen Säuglingszeit besonders labil. Frühgeborene

---
[1] Bis 6. Aufl. E. W. REIMOLD

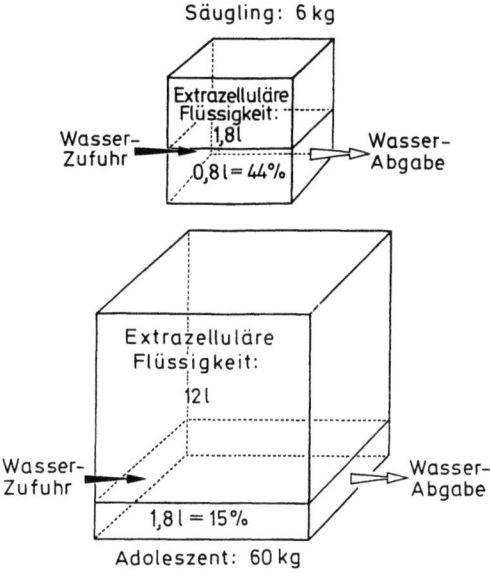

Abb. 46. Die Größe der täglichen Wasser-Austauschmenge im Vergleich zum Volumen der Extrazellularflüssigkeit (EZF). Die Werte eines Säuglings sind denen eines Adoleszenten gegenübergestellt. Der extrazelluläre Flüssigkeitsraum beträgt beim Säugling 1,8 l (=30% des Körpergewichts), beim Adoleszenten 12 l (=20% des Körpergewichts). Beim Säugling werden 44%, beim Adoleszenten 15% der Extrazellularflüssigkeit pro Tag zugeführt bzw. abgegeben

und Neugeborene befinden sich bereits unter physiologischen Bedingungen in leichter Azidose.

6.2.2 Störungen des Wasser- und Elektrolytstoffwechsels

Der Wasser- und Natriumgehalt des Körpers kann auf verschiedenen Wegen verändert werden: 1. durch übermäßigen Wasser- und Elektrolytverlust (Dehydratation, Salzmangel), 2. durch pathologische Retention oder unphysiologische Zufuhr von Wasser, Salz und direkt oder indirekt aus der Nahrung stammenden Substanzen, z. B. Phosphat, Sulfat (Ödem, Wasserintoxikation), 3. durch gesteigerte Produktion oder Fehlen der regulierenden Hormone: Aldosteron und Antidiuretisches Hormon (ADH).

Dehydratation

Ein Wasserdefizit des Organismus, eine Dehydratation, entsteht durch unzureichende Flüssigkeitszufuhr oder übermäßigen Wasserverlust im Gefolge von Durchfall, Erbrechen, Schwitzen oder Hyperventilation. Auch Störungen in den regulierenden Organen wie Nierenerkrankungen mit Funktions-Einschränkung, eine Störung der Nebennierenrindenfunktion oder eine Fehlsteuerung der Osmorezeptoren und des antidiuretischen Hormons verursachen eine Dehydratation. Im akuten Stadium betrifft der Wasserverlust hauptsächlich den Extrazellularraum. Durch Übertritt intrazellulärer Flüssigkeit wird schon nach kurzer Zeit das Defizit gemildert.
Meist sind der Wasser- und der Elektrolytverlust gleich groß (**iso**tonische Dehydratation), seltener ist ein Salzdefizit größer als der Flüssigkeitsverlust (**hypo**tonische Dehydratation). Eine **hyper**tonische Dehydratation kann bei übermäßiger Zufuhr osmolar aktiver Substanzen bei gleichzeitig vermehrtem Wasserverlust (z. B. Diarrhoe) sowie durch vermehrte Natriumfreisetzung aus Knochen entstehen. Sie ist wegen zerebraler und renaler Komplikationen oft lebensgefährlich.
Typische **Symptome** eines Wasser- und Natriummangels sind tiefliegende Augen, verminderter Hautturgor, trockene Schleimhäute, kühle, blasse Haut und Somnolenz. Die durch Hypovolämie verursachte Kreislaufstörung führt zum Blutdruckabfall mit Tachykardie, mangelhafter peripherer Kapillarfüllung und Oligurie. Besteht eine Hypernatriämie, herrschen Symptome des Zentralnervensystems vor wie motorische Unruhe, Delirium, Krampfanfälle.
Gewichtsverlust, Hautturgor, Hämatokrit und Serum-Gesamteiweiß geben einen Hinweis auf die Schwere des extrazellulären Wasserverlusts. Serum-Na- und -Cl-Bestimmung sind unerläßlich in der Beurteilung der Elektrolytstörung und ihrer Korrektur.
Unbehandelt führt ein fortschreitender Flüssigkeitsverlust zum hypovolämischen Schock. Sonst ist die Prognose gut.

Ödem, Hyperhydratation oder Wasserintoxikation

beobachtet man demgegenüber bei Kindern seltener. Das klinische Bild reicht von massivem generalisierten Ödem bis zu symptomatischer oder asymptomatischer Hyponatriämie. Jedem generalisierten Ödem liegt eine pathologische Wasser- und Elektrolyteinlagerung zugrunde, bei der der Extrazellularraum stark vergrößert ist. Ist diese Störung von Hypoproteinämie begleitet, wird das Ödem im interstitiellen Raum abgelagert, während das Blutvolumen verringert ist. Eine Hyperhydratation, charakterisiert durch eine Zunahme des Gesamt-Körperwassers, ist fast immer begleitet von einer übermäßigen Natriumretention. Nur selten besteht eine Wasserintoxikation, verursacht durch unphysiologisch große Wasserzufuhr mit gelegentlich gleichzeitiger Einschränkung der Nierenfunktion. Eine oft asymptomatische Form von Wasserretention begleitet die Überschußproduktion von ADH im Gefolge von Meningitis oder anderen zerebralen Erkrankungen („inappropriate" Sekretion von ADH). Bei Kindern tritt ein Ödem als Folge von Herzinsuffizienz, Leberzirrhose oder Eiweißmangelzustand auf (Kwashiorkor, Zöliakie, nephrotisches Syndrom, intestinales Eiweißverlust-Syndrom). Die Therapie von Ödem oder Wasserintoxikation hat die Wasser-, die Natriumretention sowie die Plasma-Eiweiß-Konzentration zu berücksichtigen und muß der zugrunde liegenden Störung angepaßt werden.

Störungen im Kaliumhaushalt

entwickeln sich vielfach unbemerkt. Zum Kaliummangel kommt es bei unzureichender Kaliumzufuhr oder starkem Kaliumverlust in Verbindung mit Erbrechen, Durchfall, Infektion, Trauma, Diuretica-Behandlung oder Alkalose, bei primärem Hyperaldosteronismus, Bartter-Syndrom und kongenitaler Alkalose (Stoffwechselkrankheiten mit erheblichen Chloridverlusten im Stuhl). Kaliummangelsymptome betreffen hauptsächlich die Muskulatur: Die Darmmotilität ist herabgesetzt, es entsteht sogar ein paralytischer Ileus. Die Skelettmuskulatur ist hypoton bis zur schlaffen Lähmung. Die Herztöne sind frequent und leise, es besteht die Gefahr einer Herzinsuffizienz. Die Konzentrationsfähigkeit der Niere ist vermindert. Die Verminderung der Kaliumkonzentration im Serum gibt keinen Aufschluß über die Verminderung des Gesamtbestandes an Kalium (Hypokalie). Im EKG fallen abgeflachte T-Zacken, Verlängerung des QT-Intervalls und deutliche U-Wellen auf.

Eine *Hyperkaliämie* (> 6 mäq/l) ist vor allem bei eingeschränkter Nierenfunktion, nach Trauma oder Verbrennung zu erwarten. Im EKG sind die T-Zacken hoch und spitz, der QRS-Komplex verbreitert. Im Extremfall kommt es zum Kammerflimmern.

6.2.3 Therapie der Störungen des Wasser- und Elektrolythaushalts

Ein Flüssigkeitsverlust sollte in leichten Fällen durch orale Wasser- und Salzzufuhr ausgeglichen werden. In schweren Fällen, bei Blutdruckabfall oder wenn eine Kreislaufinsuffizienz droht, muß eine intravenöse Dauertropfbehandlung durchgeführt werden.
Bei der Bestimmung der Flüssigkeitsmenge sind zu berücksichtigen:

1. Erhaltungsbedarf
2. Defizit
3. Fortlaufende ungewöhnliche Verluste.

6.2.3.1 Der Erhaltungsbedarf für Wasser

umfaßt den Wasserverbrauch im Stoffwechsel: die Abgabe durch Perspiratio insensibilis, Urin, Schweiß und Stuhl, den Wassergewinn durch Oxydation. Der Wasserbedarf pro kg Körpergewicht sinkt mit zunehmendem Alter (Tabelle 29).
Die Tabelle gibt nur Näherungswerte für den Wasserbedarf. Er erhöht sich z. B. durch starkes Schwitzen, Hyperventilation und Fieber, bei Frühgeborenen auch durch Phototherapie, er vermindert sich vor allem bei Oligurie. – Bei Neugeborenen gibt man bis zum 3. Lebenstag eine Flüssigkeitsmenge von 50–60 ml/kg Körpergewicht.

Tabelle 29. Erhaltungsbedarf für Wasser

Altersstufe	Wasserbedarf/kg Körpergewicht (ml)	davon als 0,9%ige NaCl-Lösung
Frühgeborenes[a]	130–160	–
Säugling	100–150	1/6
Kleinkind	70	1/4
Schulkind	50	
Erwachsener	30	1/3

[a] für das gedeihende Frühgeborene bei Zufuhr von 130 Kcal/kg/Tag

Der Erhaltungsbedarf für Elektrolyte bei parenteraler Therapie beträgt für K^+, Na^+, Cl^- 1–4 mäq/kg Körpergewicht/24 Std. Der Na^+-Bedarf kann bei Frühgeborenen in der ersten Lebenswoche wesentlich höher sein.

6.2.3.2 Defizit

Das Flüssigkeitsdefizit wird geschätzt unter Berücksichtigung von Anamnese und klinischem Befund. Eine mäßige Exsikkose entspricht einem Wasserverlust von rund 5% des Körpergewichts, eine schwere Exsikkose einem Wasserverlust von 10–15%. Danach richtet sich die zusätzliche Flüssigkeitsgabe. Ein Anhalt für das Elektrolytdefizit ergibt sich aus den Serumanalysen, wobei aber bei akuter und chronischer Niereninsuffizienz eine Hyponatriämie durch Wasserretention bedingt sein kann.

Die Therapie wird in leichteren Fällen, besonders aber bei Diarrhoe, oral durchgeführt (s. S. 309). Bei schwerem Wasser- und Elektrolytmangel muß man eine intravenöse Infusion starten. Man verwendet isotone Lösungen und beginnt mit einer Infusionslösung, die zu gleichen Teilen 0,9%ige NaCl-Lösung und 5%ige Glukoselösung enthält (wichtige Ausnahmen: Niereninsuffizienz, hypertone Dehydratation). Dieses Mischungsverhältnis hat sich als zweckmäßig erwiesen: In der Mehrzahl der Fälle führt es weder zu einer Salz- noch zu einer Wasserüberladung. Hiervon infundiert man zunächst 15–30 ml/kg Körpergewicht in einer Stunde. Zum vollständigen Ausgleich des Wasser- und Salzdefizits ist anschließend meist eine Infusionslösung erforderlich, die zu ⅓ bis ¼ aus 0,9%iger Natriumchlorid-Lösung besteht.

Kalium darf der Infusionslösung nur bei ausreichender Diurese zugesetzt werden. Dann jedoch ist es zum Ausgleich von Verlusten wichtig. Die Kaliumkonzentration der Infusionslösung darf 40 mäq/l nicht überschreiten.

6.2.3.3 Ungewöhnliche Wasser- und Salzverluste

entstehen während der Behandlung durch Erbrechen, Durchfall, Nierentubulusschaden, bestimmte endokrine Störungen, Ileus oder Drainagen. Sie müssen durch Zugabe von entsprechenden Salzlösungen ausgeglichen werden.

Tritt im Schockzustand nach der Erstinfusion nicht schnell eine Besserung ein, ist eine Gabe von Plasma oder Plasmaexpandern (10 –15 ml/kg) indiziert.

Wird eine Azidose vermutet und kann eine genaue Analyse nicht durchgeführt werden, nimmt man ein Basendefizit von 10 mäq/l an und versucht, es mit Natriumbikarbonatlösung auszugleichen (S. 98). Jede weitere Azidose-Therapie sollte jedoch nur nach Kontrolle von Blut-pH und -Bikarbonat erfolgen.

6.2.4 Störungen im Säure-Basen-Stoffwechsel

Der Säure-Basenhaushalt wird durch Kohlensäureabgabe in der Lunge, durch Ausscheidung nichtflüchtiger Säuren oder Basen in der Niere und durch intermediäre Säureneutralisation reguliert. Das Gleichgewicht kann durch Stoffwechselentgleisung (metabolisch) oder durch Respirationsanomalien (respiratorisch) gestört werden. Aus der Bestimmung von Bikarbonat-Konzentration und pH im Serum ist ein Rückschluß auf den Grad der Azidose bzw. Alkalose möglich. Eine metabolische Azidose erkennt man am Absinken, eine metabolische Alkalose am Ansteigen des Standard-Bikarbonats; eine respiratorische Azidose ist erkennbar am Ansteigen, eine respiratorische Alkalose am Absinken des pCO_2. Azidose und Alkalose sind kompensiert, wenn dabei der Blut-pH-Bereich von 7,30 bis 7,45 nicht unter- bzw. überschritten wird (Abb. 47).

Metabolische Azidose

Die häufigste Störung ist eine metabolische Azidose. Sie entsteht einerseits durch übermäßigen Verlust an Bikarbonat, sowie meist Natrium und Kalium bei Durchfall oder Niereninsuffizienz, andererseits durch einen Überschuß an Säuren oder Nahrungsbestandteilen, z. B. Eiweiß. Zu einer vermehrten Bildung von Säuren, besonders Milchsäure und/oder Ketosäuren, kommt es u. a. bei Hypoxie, Dehydratation, diabetischer Ketoazidose, Toxikose oder Hunger. Die gleiche Wirkung hat eine Retention von Säuren bei gestörter Nierenfunktion oder die übermäßige Zufuhr starker Säuren.

Charakteristische *Symptome* sind die tiefe „Kußmaulsche Atmung", Schwäche, Verwirrt-

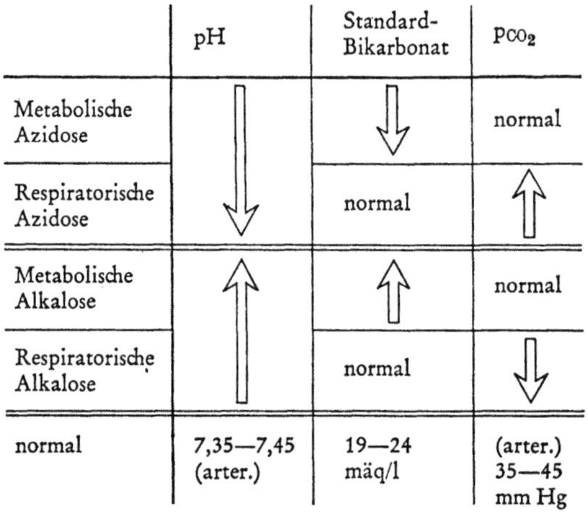

	pH	Standard-Bikarbonat	pCO_2
Metabolische Azidose		⇓	normal
Respiratorische Azidose	⇓	normal	⇑
Metabolische Alkalose	⇑	⇑	normal
Respiratorische Alkalose		normal	⇓
normal	7,35—7,45 (arter.)	19—24 mäq/l	(arter.) 35—45 mm Hg

Abb. 47. Schematische Darstellung der Blut-pH, -Bikarbonat und pCO_2-Bewegungen bei dekompensierten metabolischen und respiratorischen Störungen. Kompensationsversuch mit Annäherung des Blut-pH-Wertes an den Normalwert
        bei metabolischer Azidose   durch pCO_2-Senkung,
        bei respiratorischer Azidose   durch Bikarbonat-Steigerung,
        bei metabolischer Alkalose   durch pCO_2-Steigerung,
        bei respiratorischer Alkalose   durch Bikarbonat-Senkung

heit und Koma. Bei jungen Säuglingen und insbesondere bei Frühgeborenen besteht oft keine Atemvertiefung. Daher ist eine sichere Diagnose nur durch Blutgasanalysen möglich. Eine metabolische Azidose ist erkennbar an der Erniedrigung der Bikarbonat-Konzentration im Plasma bei zunächst noch normalem Blut-pH. Der Organismus versucht das Gleichgewicht wiederherzustellen durch CO_2-Abgabe über die Lunge, erkennbar am pCO_2-Abfall im Blut, durch vermehrte tubuläre Retention von Bikarbonat und durch Ausscheidung nichtflüchtiger Säuren über die Niere, erkennbar am Absinken des Urin-pH's.

Als *Therapie* kann Natriumbikarbonat benutzt werden, wobei in einer akuten Notfallsituation das Bikarbonatdefizit des Extrazellulärvolumens (im Mittel 30% des Körpervolumens) aus dem Wert des Standard-Bikarbonats errechnet werden kann; z. B. würde bei einem Standard-Bikarbonat von −18 mäq/l ein Kind von 10 kg $10 \times 0,30 \times 18 = 54$ mäq Bikarbonat benötigen. Bei chronischen Azidosen können verschiedene Lösungen mit organischen Anionen, die im Körper in Bikarbonat umgesetzt werden, zur Therapie benutzt werden.

Respiratorische Azidosen

Eine akute respiratorische Azidose wird im Kindesalter relativ häufig beobachtet, insbesondere im Säuglings- und Kleinkindesalter. Sie ist charakterisiert durch plötzlich auftretende CO_2-Retention, die zum Anstieg der Kohlensäure-Konzentration im Blut führt und in schweren Fällen zum Abfall des Blut-pH. Verschiedenartige Störungen kommen als Ursache in Frage:

a) kardial (Kammerflimmern, Herzstillstand),
b) Atemlähmung (partiale Gehirnschäden, Hirnverletzung),
c) Stenose der oberen Luftwege (Epiglottitis, Krupp, Fremdkörper-Aspiration),
d) Störungen der peripheren Luftwege und des Lungenparenchyms (Asthma bronchiale, Aspiration, Atemnot-Syndrom).

Die *klinischen Symptome* (akuter Lufthunger, suprasternale und epigastrische Einziehungen, Einschaltung der akzessorischen Atemmuskulatur) sind bei peripheren Atemwegsbehinderungen oft so eindrucksvoll, daß die Diagnosestellung nicht schwierig ist. Die Hautfarbe ist nicht immer verändert, in manchen Fällen jedoch graublaß oder zyanotisch. Der pCO_2 im Blut ist stets erhöht, in schweren Fällen ist das

arterielle pH erniedrigt (< 7,3) und der Basen-Überschuß auf –10 (bis –15) mäq/l abgefallen.
Die *Therapie* besteht vordringlich bei Atemhindernissen in Beseitigung des Hindernisses. Künstliche oder assistierte Beatmung ist der nächste Schritt in Fällen, in denen der pCO_2-Wert über 60 mm Hg liegt. Läßt sich die Azidose auf diese Weise nicht beseitigen, kann eine langsame Korrektur mit intravenöser Alkali-Therapie begonnen werden. Das Mittel der Wahl mit Ausnahme bei Neugeborenen ist Natriumbikarbonat, das über mehrere Stunden verabreicht werden soll, bis das Blut-pH wieder normalisiert ist.

Eine chronische respiratorische Azidose ist im Kindesalter viel seltener und entwickelt sich oft unbemerkt während eines langen Zeitraums. Sie ist ebenfalls gekennzeichnet durch CO_2-Retention. Das Blut-pH ist vielfach jedoch normal, da genügend Zeit zur Einschaltung von Kompensationsmechanismen vorhanden war. Chronische Lungenerkrankungen (schweres Asthma bronchiale, Mukoviszidose) sind die häufigsten Ursachen. Die Befunde einer respiratorischen Azidose werden aber auch in Begleitung von progressiver Muskeldystrophie, Guillain-Barré-Syndrom und Polymyositis beobachtet.
Dyspnoe, periphere Zyanose und Trommelschlegelfinger können die hervorstechendsten *klinischen Symptome* sein. Die Eltern klagen darüber, daß das Kind schwierig, ständig schlechter Stimmung, zurückgezogen und depressiv, gelegentlich sogar verwirrt ist. Der pCO_2 im Blut ist immer erhöht, das pH jedoch normal oder nur leicht erniedrigt (7,35–7,30). Der Basen-Überschuß ist oft erheblich erhöht (bis +15 mäq/l) als Ausdruck des renalen Kompensationsmechanismus. Die Entscheidung, ob eine metabolisch kompensierte respiratorische Azidose oder eine respiratorisch kompensierte metabolische Azidose vorliegt, kann gelegentlich schwer sein und muß anhand der klinischen Situation getroffen werden.
Die *Therapie* muß auch hier die Beseitigung des Atemhindernisses anstreben. Sie ist daher in vielen Fällen wenig erfolgreich. Auf jeden Fall ist eine ausreichende Sauerstoff-Gabe wichtig. Zur Normalisierung des Blut-pH wird Natriumbikarbonat verwandt. Jedoch sind einer unbeschränkten Natriumgabe Grenzen gesetzt, wenn bereits Herz- und Kreislaufstörungen vorhanden sind. Zusätzlich besteht die Gefahr einer Hypernatriämie. Die Prognose ist in diesen Fällen schlecht.

Eine metabolische Alkalose, charakterisiert durch erhöhten Bikarbonat-Gehalt und pH-Wert, ist zu erwarten bei Verlust von Chlorid und Kalium durch Erbrechen oder Magensaftdrainage (Pylorusstenose). Charakteristische Symptome sind Muskelhypertonus und Reflexsteigerung. Die Therapie der hypochlorämischen Alkalose besteht in der Infusion chloridreicher Lösungen (NaCl). Eine Kaliumchloridlösung vermag das gleichzeitig bestehende Kaliumdefizit auszugleichen.

6.3 Hypo- und Hypervitaminosen

W. KÜBLER

Der **Vitaminbedarf** ist eine individuelle Größe mit beträchtlicher Streubreite. *Empfehlungen* für die Nährstoffzufuhr durch internationale und nationale Sachverständigenkommissionen geben Mengen an, die höher sind als der durchschnittliche Bedarf an essentiellen Nährstoffen. Sie sind so ausgelegt, daß nahezu die gesamte Bevölkerung vor Funktionsstörungen durch einen Mangel geschützt wird. Dabei ist zu berücksichtigen, daß es nicht erforderlich ist, die empfohlenen Vitaminmengen täglich zuzuführen. Es genügt, wenn der Bedarf im Wochendurchschnitt gedeckt ist: Der Organismus ist fähig, Vitamine in Speicherorganen (Leber und Fettgewebe) für mehrere Jahre (Vitamin B-12 und A), Monate (Vitamin E, D und Folsäure) oder durch Retention in stoffwechselaktiven Geweben wenigstens für einige Tage (Thiamin) auf Vorrat zu halten. Erst wenn diese Reserven großenteils erschöpft sind, treten erste biochemisch nachweisbare Funktionsstörungen auf.

Ein **Vitaminmangel** entwickelt sich daher zunächst subjektiv kaum merklich. Er läßt sich jedoch mit Labormethoden nachweisen. Die Stadien der marginalen Bedarfsdeckung und des subklinischen Mangels (Abb. 48) sind allenfalls in besonderen Belastungssituationen (Infektionen, schwere Traumen, Leistungssport, Schwangerschaft) von Funktionsausfällen begleitet. Auch in den Frühstadien des kli-

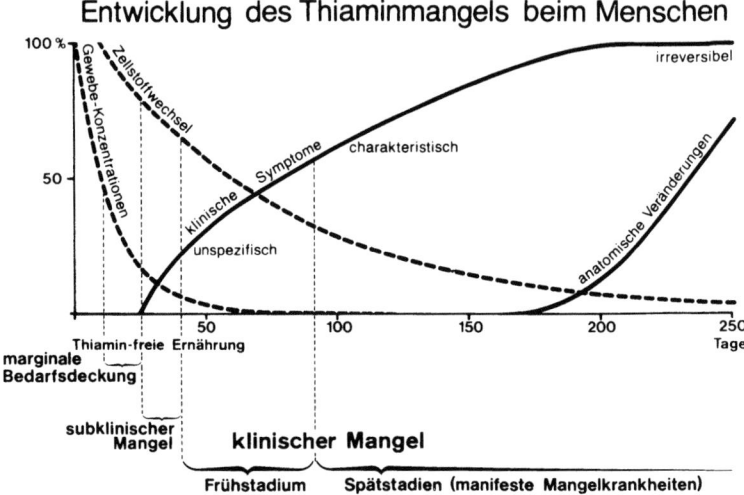

Abb. 48. Entwicklung des Thiaminmangels beim Menschen

nischen Mangels beherrschen unspezifische Symptome (z. B. gesenkte Infektionsresistenz, verminderte körperliche Leistungsfähigkeit oder psychische Störungen) das Bild. Erst in den Spätstadien verdichten sie sich zu typischen Syndromen, die als Frühstadien der klassischen Vitaminmangelkrankheiten erkannt werden können.

Ätiologisch unterscheidet man drei Formen des Vitaminmangels:

1. **Exokarenz:** Das Vitaminangebot in der Nahrung ist vermindert.
2. **Enterokarenz:** Die Vitaminresorption ist gestört.
3. **Endokarenz:** Der Vitaminbedarf ist pathologisch erhöht infolge angeborener oder erworbener Krankheiten oder durch chronischen Medikamenten- oder Genußmittelverbrauch.

1. Ein **exogener Vitaminmangel** betrifft unter den Ernährungsbedingungen Mitteleuropas nur wenige Vitamine: Vitamin D, Thiamin, Vitamin B_6 und Folsäure.
Im Säuglingsalter kann es zu C- und A-Hypovitaminosen kommen, wenn selbstgefertigte Milchnahrungen nicht früh (ab 4.–6. Woche) durch Zitrus- und Karottensäfte oder Vitaminpräparate ergänzt werden. Die Milch gesunder, gut ernährter Mütter deckt den Vitaminbedarf zumindest im 1. Lebenshalbjahr. Industriell vorgefertigte Säuglingsmilchpräparate enthalten Vitaminzusätze. Bei Frühgeborenen sind Vitaminzulagen notwendig, da die Vitaminspeicher erst in den letzten Schwangerschaftsmonaten (durch aktive Transportleistungen der Plazenta) aufgefüllt werden. Ist der Vitaminbedarf der Mutter nicht befriedigend gedeckt, kommt es in den letzten Schwangerschaftsmonaten zu einer Erschöpfung ihrer Vitaminreserven zugunsten des Feten. Dies führt zu einer Verminderung des Vitamingehalts der Muttermilch. In solchen Fällen können beim voll gestillten Kind Mangelsymptome auftreten, *bevor* die Mutter erkrankt. Bei jungen Frauen findet man auffallend häufig (bis zu 30% der untersuchten Fälle) eine biochemisch nachweisbare unsichere Bedarfsdeckung mit den Vitaminen A, Thiamin, Riboflavin, B_6 und Folsäure. Im Klein- und Schulkindalter wird durch einen übermäßigen Konsum von Süßwaren und Süßgetränken die Bedarfsdeckung mit Vitaminen gefährdet.

2. Bei **Resorptionsstörungen** durch Veränderungen der Dünndarmschleimhaut oder Verkürzung der Dünndarmpassage ist die Bedarfsdeckung mit Vitamin A, D, E, Thiamin, Folsäure und Vitamin B_{12} gefährdet. Fettresorptionsstörungen bei chronischen Leber- oder Pankreaserkrankungen beeinträchtigen auch die Ausnützung der fettlöslichen Vitamine.

3. Ein **pathologisch erhöhter Vitaminbedarf** wird bei einigen angeborenen Stoffwechselerkrankungen (Vitamin B_6-abhängige Krämpfe

s. S. 60, Pseudomangelrachitis s. S. 91) beobachtet. Bei schweren akuten Infektionskrankheiten (Masern, Röteln, Hepatitis) oder bei ausgedehnten Verbrennungen oder Traumen kann ein stark erhöhter Vitamin A-, Riboflavin- und Vitamin C-Bedarf zu schweren Mangelzuständen führen. Zu manifesten Mangelkrankheiten kommt es, wenn vorher ein subklinischer Mangel vorlag.

Die Dauereinnahme von Medikamenten führt häufig zu einem erhöhten Vitaminbedarf. Besonders oft sind Vitamin B_6- und Folsäure-Bedarf betroffen: östrogenhaltige Contraceptiva, Antirheumatika, Tuberkulostatica, einige Sedativa. Einige Antikonvulsiva führen zur Spätrachitis, die durch höhere Vitamin D-Gaben zu behandeln ist.

Die häufigste Ursache schwerer Polyavitaminosen (v. a. Beriberi, Folsäuremangelanämie, zuweilen Pellagra) ist chronischer Alkoholmißbrauch.

6.3.1 Vitaminmangel-Rachitis

Die Vitamin D-Mangelkrankheit wird streng genommen durch einen Mangel an **Ultraviolettstrahlen** verursacht: Durch sie wird das in der Epidermis angereicherte, vom Körper voll synthetisierbare 7-Dehydrocholesterin durch Ringsprengung in Vitamin D_3 überführt. Die photochemisch wirksamen Wellenlängen (Dornostrahlung, Maximum 280–310 µm) werden durch Wolken, Dunstschichten und Fensterglas absorbiert. In den Wintermonaten tritt daher eine deutliche Rachitishäufung auf. Der eigentliche Wirkstoff (1,25-Dihydroxycholecalciferol) wird aus Vitamin D in Leber und Niere gebildet. Zur Hydroxylierung in C_1-Stellung ist nur die Niere fähig. So wird verständlich, daß manche Nierenerkrankungen zu einer vitamin-D-resistenten Rachitis führen (S. 92).

Der **primäre Angriffsort** von Vitamin D im Gewebestoffwechsel ist noch unklar. Der Vitamin D-Mangel vermindert die Kalziumresorption, den Zitratgehalt von Geweben und Blutplasma und den Kalziumaustausch zwischen Blut und Skelett. Die dadurch entstehende Hypokalzämie führt zur Gegenregulation der Nebenschilddrüse. Dieser **sekundäre Hyperparathyreoidismus** hat eine verstärkte Kalkmobilisation aus dem Knochen zur Folge, im proximalen Tubulus wird die Rückresorption von Kalzium verstärkt, die von Phosphat gehemmt. Dadurch entstehen die typischen Konzentrationsverschiebungen im Harn und Plasma rachitischer Kinder (s. u.).

Der Vitamin D-Bedarf des Säuglings variiert in weiten Grenzen. Im Mittel kann man mit einem täglichen Bedarf von 10–15 µg (=400–600 IE) rechnen. In Gebieten mit spärlichem Ultravioletteinfall sollte das Vitamin D-Angebot höher sein. Die Rachitisneigung ist bei schnell wachsenden Kindern (z. B. Frühgeborenen) größer als bei langsam wachsenden: familiäre Disposition spielt ebenfalls eine wesentliche Rolle. Neuerkrankungen nach dem Kleinkindesalter (Rachitis tarda) sind unter unseren Lebensbedingungen nicht auf Vitamin D-Mangelrachitis zurückzuführen (S. 91).

Symptomatik

Die ersten **klinischen Symptome** treten selten vor dem zweiten Lebensmonat auf. Eine Ausnahme machen nur untergewichtig geborene Kinder. Ohne Behandlung bleibt die Erkrankung bis in das zweite, gelegentlich sogar das dritte Lebensjahr hinein bestehen (perennierende Rachitis). Zunächst sind unspezifische Allgemeinstörungen zu beobachten: Unruhe, Reizbarkeit, Schlafstörungen, Kopfschweiß. Später tritt dazu eine hochgradige Muskelhypotonie, die auch die Bauchmuskulatur betrifft („Froschbauch").

Das erste **Skelettsymptom** ist die Kraniotabes, zunächst an umschriebenen Stellen im Bereich der Lambdanaht. Sie ist anfangs nur durch energischen Druck der Fingerspitzen nachweisbar; später nehmen handtellergroße Bezirke die Konsistenz eines Tischtennisballs oder feuchter Preßpappe an. Die elastische Eindrückbarkeit der Parietalia allein ist noch nicht für Rachitis beweisend. Bei Neuerkrankungen im zweiten Lebenshalbjahr tritt eine Kraniotabes nicht mehr auf.

Die metaphysären Wachstumszonen der Röhrenknochen sind durch Störung des Knorpelabbaus und Anlagerung nicht verkalkenden **Osteoids** aufgetrieben. Besonders an den Rippen ist dies durch den zunächst nur tastbaren, dann auch sichtbaren rachitischen Rosenkranz zu erkennen (Abb. 49). An Hand- und Fußgelenken entsteht in schweren Fällen eine Doppelkonturierung der distalen Metaphysen. Osteoidauflagerungen an den Protuberantien

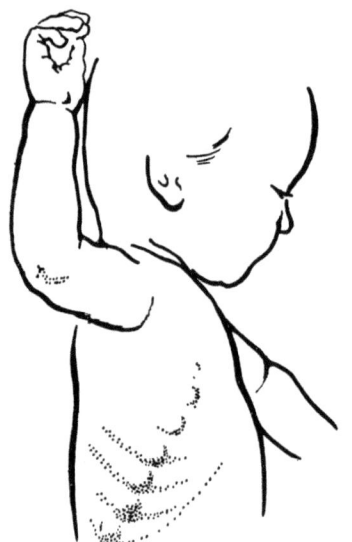

Abb. 49. Rachitischer Rosenkranz

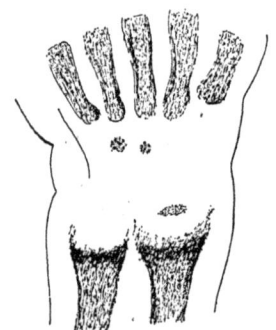

Abb. 50. Handwurzel eines Säuglings mit florider Rachitis: Allgemeine Kalkarmut des Skeletts, becherförmige Metaphysengrenzen

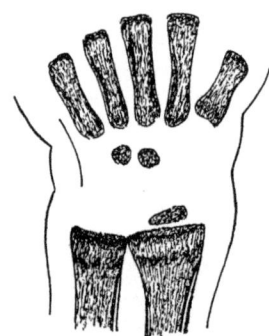

Abb. 51. Handwurzel 14 Tage nach Vitamin D-Stoß: Kalkgehalt hat zugenommen. Aufbau einer neuen scharf gezeichneten präparatorischen Verkalkungszone, periostale Osteoidverkalkung

der Stirn- und Scheitelbeine lassen zusammen mit der durch die Kraniotabes bedingten Abplattungen des Hinterhauptes ein Caput quadratum entstehen. Die Verformbarkeit des rachitischen Skeletts führt in schweren Fällen beim jungen Säugling zum Glockenthorax: Der Zwerchfellansatz markiert sich an der Thoraxtaille, wo im Inspirium ein kräftiger Zug nach innen ausgeübt wird (Harrisonsche Furche). Die Ränder der unteren Thoraxapertur werden durch die ausladenden Flanken des Froschbauchs nach außen gedrängt. Beim älteren Kind entsteht eine lumbale Sitzkyphose. Selten gewordene Folgen einer schweren Rachitis sind Hühnerbrust, Unterschenkelverkrümmungen und Kartenherzbecken. Die Skelettreifung beim rachitischen Säugling ist verzögert: Die Schädelnähte bleiben lange offen; die Milchzähne brechen verspätet und oft unregelmäßig durch. Am Milchgebiß wie an den bleibenden Zähnen können sich typische Schmelzdefekte bilden.

Pathognomonisch sind die **Röntgenzeichen** der Rachitis (Abb. 50): Abnahme des Kalkgehalts, verspätete Verkalkung der Knochenkerne, stark verbreiterte, verwaschene Metaphysengrenzen in Becherform an langen Röhrenknochen und Rippen. Die Diaphysen zeigen häufig schmale Begleitschatten: Subperiostale Osteoidauflagerungen (Abb. 51). An Rippen, Wadenbein oder langen Unterarmknochen entstehen oft bandförmige Aufhellungs- und Verdichtungsbezirke: Loosersche Umbauzonen. Sie führen in schweren Fällen zu pathologischen Frakturen.

Laborbefunde

Im Blutplasma ist der Gehalt an Vitamin D-Metaboliten und Phosphat vermindert, der Kalziumgehalt im unteren Normbereich, die alkalische Serumphosphatase ist stark erhöht. Die Kalziumausscheidung im Urin ist stark vermindert. Es besteht eine Hyperaminoazidurie.

Therapie

Orale Vitamin D-Gaben – z. B. täglich ⅛ mg über 3 Wochen oder ein Vitamin D-Stoß von 2mal 5 mg – und Zulage von täglich 1 g Kalzium. Nur bei Resorptionsstörungen ist eine i. m.-Gabe indiziert (z. B. Vi-De-3-Hydrosol); sie wirkt später und weniger sicher als die orale Zufuhr. Wiederholung nur unter Kontrolle von Labor- und Röntgenbefunden. Der Serumphosphatspiegel steigt innerhalb von 2–3 Tagen deutlich an, die alkalischen Phosphatasewerte normalisieren sich nach 6–8 Wochen. Auf dem Röntgenbild sind schon nach 1–2 Wochen deutliche Kalkeinlagerungen im Bereich der metaphysären Verknöcherungszone zu erkennen; der Kalkgehalt des Skeletts insgesamt hat zugenommen. Rachitische Skelettdeformitäten bleiben bestehen und müssen gelegentlich operativ korrigiert werden. Die Prognose der Rachitis wird getrübt durch die nicht selten tödlich verlaufende rachitogene Tetanie (S. 92).

Eine Rachitisprophylaxe

mit Vitamin D muß bei jedem Säugling durchgeführt werden. Den physiologischen Erfordernissen während des ersten Lebensjahres entspricht am besten die **protrahierte Gabe** von täglich 10–25 µg (400–1000 IE) von der zweiten Lebenswoche an. Sie wird zweckmäßig mit der Fluor-Kariesprophylaxe kombiniert (z. B. D-Fluoretten mit tgl 0,25 mg Fluorid).
Wegen des unterschiedlichen Vitamin-D-Bedarfs und der (sehr seltenen) Fälle von verminderter Vitamin D-Toleranz (S. 94) ist eine regelmäßige ärztliche Überwachung der Säuglinge notwendig. Eine **Stoßprophylaxe** sollte nur bei Kindern unzuverlässiger Mütter angewandt werden: 5 mg Vitamin D am Ende der Neugeborenenperiode und am Ende des 2., 4., 6. (und in den Wintermonaten 9.) Lebensmonats. Der Wert einer „stummen Prophylaxe" durch Anreicherung der Säuglingsnahrungen mit Vitamin D (10 µg = 400 IE/l) kann nur darin liegen, die schlimmsten Folgen einer Rachitis zu verhüten. Die „Milchvitaminierung" macht die beschriebene Rachitisprophylaxe unter ärztlicher Kontrolle nicht überflüssig!
Unkontrollierte Vitamin D-Gaben gefährden die Kinder durch **Vitamin D-Intoxikation** (S. 93).

6.3.2 Keratomalazie

Die manifeste **Vitamin A-Mangelkrankheit** kommt in Europa nur vor bei langfristiger Verwendung milchfettfreier Heilnahrungen und als Folge von Fettresorptionsstörungen. Ihre weite Verbreitung im vorderen Orient, Vorder- und Hinterindien, Teilen von Afrika und Lateinamerika macht sie zur häufigsten Vitamin-Mangelkrankheit. Je jünger die Kinder sind, desto schneller entwickelt sich das Vollbild der Erkrankung – im ersten Trimenon oft schon nach 4–6 Wochen Vitamin A-freier Ernährung.

Symptomatik

Ein Frühsymptom des Vitamin A-Mangels ist die Nachtblindheit. Etwas später entsteht eine generalisierte metaplastische **Hyperkeratose der Schleimhautepithelien;** sie ist im Vaginal- und Konjunktivalabstrich nachweisbar. Wahrscheinlich ist sie die Hauptursache der hochgradigen Infektanfälligkeit. Beim Säugling beobachtet man regelmäßig Gedeihstörungen. Das Endstadium der Erkrankung wird durch die schweren **Augenveränderungen** beherrscht. Die Bindehautxerose ist am Glanzverlust im Bereich der Lidspalte erkennbar. Mattweiße Bitotsche Flecke bilden sich an der Conjunctiva bulbi (Xerophthalmie), Endstadium ist die Keratomalazie: eine schnell fortschreitende Ulzeration der Hornhaut. Sie hinterläßt bleibende Hornhautnarben. Zum Verlust des Auges führt ein Durchbruch in die vordere Augenkammer, der wenige Stunden nach den ersten Hornhautläsionen erfolgen kann. Ohne Behandlung verlaufen rund 60% der Erkrankungen tödlich. Durch orale und lokale Vitamin A-Applikation wird das Fortschreiten der Erkrankung innerhalb weniger Stunden aufgehalten. Eine Prophylaxe erübrigt sich bei normaler Beikost.

Intoxikation

Durch eine überhöhte Vitamin A-Zufuhr werden akute und chronische **A-Hypervitaminosen** ausgelöst. Die **akute** Intoxikation ist gekennzeichnet durch Schwindel, Übelkeit und Kopfschmerzen; bei Säuglingen kann sich durch Liquordrucksteigerung die große Fontanelle vorwölben. Für die **chronische** Intoxikation sind Appetitlosigkeit, Mundwinkelrhagaden, periostale Anschwellungen an den langen Röhrenknochen, Milz- und Leberschwellung charakteristisch. Karotin wird nur in begrenzter Menge resorbiert, kann deshalb auch nicht zu toxischen Erscheinungen führen.

6.3.3 Säuglings-Skorbut (Möller-Barlowsche Krankheit)

Junge Säuglinge sind durch die intrauterin angesammelten **Vitamin C-Speicher** vor einem Skorbut geschützt, auch wenn sie eine Vitamin C-arme künstliche Ernährung erhalten. Die Vitamin C-Mangelkrankheit tritt deshalb erst im zweiten Lebenshalbjahr auf; eine Ausnahme machen Frühgeborene. Im Vordergrund der **Pathogenese** stehen erhöhte Kapillarfragilität und Störung des Kollagenaufbaus. Beim Säugling und Kleinkind ist in erster Linie das Skelett, bei älteren Kindern und Erwachsenen Haut und Zahnhalteapparat betroffen.

Als unspezifische Frühzeichen

treten Appetitmangel, Anämie und Gedeihstörungen auf. Das erste charakteristische Frühsymptom ist häufig eine Mikrohämaturie. Das Vollbild des Säuglingsskorbuts manifestiert sich oft nach akut fieberhaften Erkrankungen. Hochgradige Bewegungsarmut (Pseudoparalyse), verbunden mit großer Berührungsempfindlichkeit im Bereich der am meisten betroffenen distalen Femurepiphysen, sind kennzeichnend. Später treten diffuse Schwellungen mit glänzend-livider Haut im Bereich der Knie und Unterschenkel auf. Bajonettförmige Abknickungen an den Knorpelknochengrenzen der Rippen werden häufig für einen rachitischen Rosenkranz gehalten. Petechien an Hals, Schultern und Thorax sind häufig. Gingivitis und Zahnfleischblutungen kommen erst nach dem Zahndurchbruch vor.

Die Röntgenbefunde des Skeletts

sind unverwechselbar: Osteoporose mit scharf gezeichneter dünner Korticalis, später verbreiterte und verdichtete Metaphysenabschlußplatten von unregelmäßiger Struktur (Trümmerfeldzone). Darunter liegt fast immer eine Aufhellungszone infolge Kontinuitätstrennung durch Blutung. Die großen subperiostalen Hämatome werden erst im Heilungsstadium deutlich erkennbar: Unter einer Behandlung mit oralen oder intravenösen Vitamin C-Gaben kommt es oft zu riesigen periostalen Hyperostosen im Bereich der Blutungen. Mit einer vollständigen Wiederherstellung ist – auch bei Epiphysenlösung – zu rechnen.

6.3.4 B-Avitaminosen

(Beriberi, Ariboflavinose, Pellagra, hyperchrome makrozytäre Anämie) sind in Mitteleuropa selten. B_6-Avitaminosen wurden bei Säuglingen nach Verfütterung von Sterilmilch beobachtet. Leitsymptome waren therapieresistente generalisierte Krampfanfälle.

7. Erkrankungen der endokrinen Drüsen

7.1 Wirkungen

J. R. BIERICH

Stoffwechsel und Funktion des Organismus werden sowohl nerval als auch hormonal reguliert. Letztlich werden auch die nervalen Impulse durch humorale Wirkstoffe, wie Adrenalin, Noradrenalin und Azetylcholin, vermittelt. Während diese Substanzen aber **örtlich** gebildet und wirksam werden, gelangen Hormone im engeren Sinne mit der Zirkulation zu **sämtlichen** Gebieten des Körpers und entfalten, abgesehen von den glandotropen Hormonen, Wirkungen, die den gesamten Organismus betreffen.

Die peripheren endokrinen Drüsen empfangen die *Informationen,* die ihre Funktionen bestimmen, z. T. durch spezifische Plasmabestandteile: Für die Nebenschilddrüsen ist das Plasmakalzium, für das Pankreas der Blutzucker bestimmend. Bei den übrigen peripheren Hormondrüsen wird die Information über eine Kette von Zwischenstationen übermittelt. Die ersten Impulse gibt, angeregt durch Zustandsänderungen in der Peripherie, der Hypothalamus. Seine am Boden des 3. Ventrikels gelegenen Kerngebiete bringen spezifische „Releasing Hormone" hervor. Sie werden als Neurosekrete über den Portalkreislauf zum Hypophysenvorderlappen transportiert. Derartige hypothalamische Faktoren sind für das Wachstumshormon, das Thyreotropin, das ACTH und die Gonadotropine bekannt (Abb. 52); sie regen die Produktion und Abgabe der hypophysären Hormone an, die ihrerseits wieder die peripheren Hormondrüsen stimulieren. Die Hypophyse wirkt in diesem Zusammenhang als Verstärker primärer Impulse. Die Releasing Hormone und die tropen Hormone der Adenohypophyse wirken auf endokrine Organe. Dagegen greifen hypothalamische Neurosekrete wie Adiuretin und Oxytozin direkt in den Stoffwechsel ein. Das Prolaktin beeinflußt das Corpus luteum und die

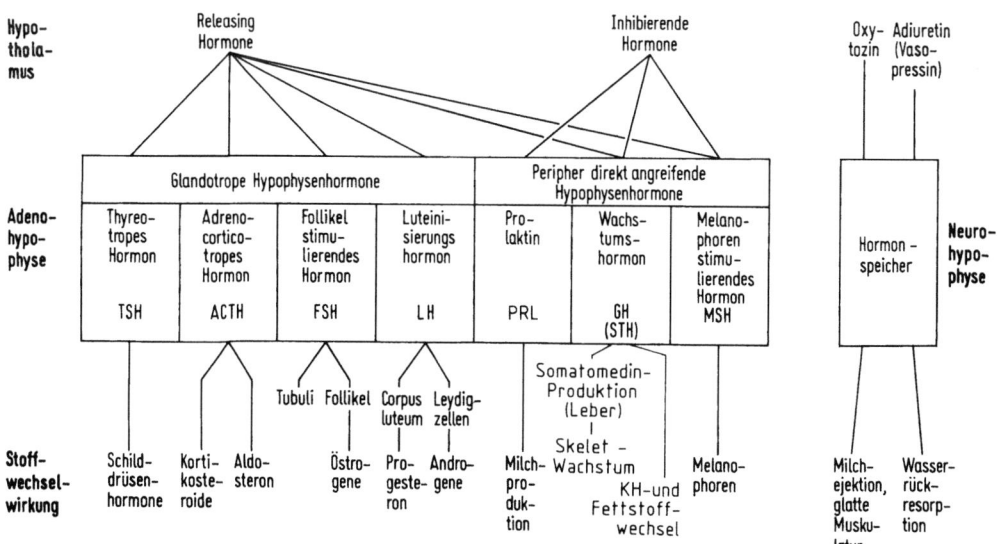

Abb. 52. Schematische Darstellung der Korrelationen des Hypothalamus-Hypophysen-Systems

Milchdrüse. Die allgemeinen metabolischen Wirkungen des Wachstumshormons betreffen Leber, Muskulatur und Fettgewebe; das Längenwachstum der Knochen fördert es über die Somatomedine, die in der Leber gebildet werden und den Stoffwechsel der Knorpelzellen aktivieren.

7.2 Regulation

Für die Regulation des Endokriniums sind vor allem zwei Prinzipien von Bedeutung: 1. die Regelung durch **Rückkoppelung** und 2. die davon unabhängige zentrale **Steuerung**. Als Regelkreis bezeichnet man ein in sich geschlossenes System, in welchem die Betriebsgröße, in diesem Fall der Plasmahormonspiegel, dem Regler mitgeteilt (rückgekoppelt) wird. Die Betriebsgröße wird als „**Ist-Wert**" mit dem „**Soll-Wert**" des Systems verglichen und in Übereinstimmung gebracht. Unter Steuerung versteht man dagegen aktiv programmierte Vorgänge, bei denen die Automatik des Rückkoppelungsmechanismus außer kraft gesetzt wird, weil dem System veränderte Leistungen abverlangt werden. So findet sich bei Streßsituationen ein Kortisolspiegel, der ein Mehrfaches der Norm beträgt. Die zugrunde liegende gesteigerte Kortisolsekretion ist das Ergebnis eines aktiven Steuerungsvorganges.

Krankhafte **Unterfunktionen** der endokrinen Organe beruhen auf angeborenen Dysgenesien, genetisch bedingten Synthesestörungen der Hormone und erworbenen Defekten der Drüsen. Atrophien der peripheren Hormondrüsen haben ihre Ursache in der Regel in einer Unterfunktion der Hypophyse oder des Hypothalamus. **Überfunktionen** entstehen einerseits durch benigne und maligne Tumoren, andererseits durch fehlerhafte Einstellung der übergeordneten Regelsysteme, so z.B. bei Frühreife und Morbus Cushing.

7.3 Hypophyse und Hypothalamus

7.3.1 Adenohypophyse

Die Hypophyse entsteht durch die Verschmelzung zweier Fortsätze ektodermalen Gewebes: Die Rathkesche Tasche bildet die **Adenohypophyse**; aus einem kaudalwärts wachsenden Zapfen des Zwischenhirns geht die **Neurohypophyse** hervor.

Das **Wachstumshormon** steigert die Proteinsynthese und fördert die Lipolyse. Bei längerdauernder (experimenteller) Verabreichung hemmt es die Glukose-Utilisation und führt zum Diabetes mellitus. Seine wachstumsfördernde Wirkung auf den Knochen wird durch die Somatomedine (früher: Sulfation factor) vermittelt, deren Konzentration im Plasma nach Wachstumshormongaben ansteigt. Neuerdings sind Hinweise dafür gefunden worden, daß das Hormon auch direkt an den Knorpelzellen angreift. Das **Thyreotropin** stimuliert die Proliferation des Schilddrüsenepithels und die synthetischen Leistungen der Drüse; das **ACTH** bewirkt das gleiche an der Nebennierenrinde. Das **follikelstimulierende Hormon** fördert bei der Frau die Entwicklung der Follikel des Eierstocks, beim Mann das Wachstum des Samenepithels des Hodens, während das **luteinisierende Hormon** bei der Frau die Transformation des Graafschen Follikels zum Gelbkörper bewirkt und im Verein mit dem follikelstimulierenden Hormon die Ovulation auslöst und beim Mann die Entwicklung und Funktion der Leydigschen Zwischenzellen stimuliert. Das **Prolaktin** fördert und unterhält die Milchproduktion der laktierenden Mamma.

Funktionsdiagnostik. Die einzelnen Funktionen der Adenohypophyse lassen sich einerseits **direkt** durch die Bestimmung der Hypophysenhormone im Blut, andererseits **indirekt** durch die Erfassung der Funktionsverhältnisse der hypophysenabhängigen peripheren Hormondrüsen beurteilen. Für die quantitative Bestimmung des *Wachstumshormons* stehen radioimmunologische Methoden zur Verfügung. Während ohne Belastung ermittelte Einzelwerte keine Aussagekraft besitzen, hat sich eine Reihe von Provokationstests gut bewährt, vor allem die Stimulation mit Arginin, Clonidin und DOPA sowie die Messung des Hormons nach Insulin-erzeugter Hypoglykämie. Auskunft über die *spontane* Sekretion des Hormons erhält man durch die serielle Messung über 24 Stunden oder im nächtlichen Tiefschlaf.

Ein *Thyreotropinmangel* wird durch die radioimmunologische Bestimmung des TSH vor und nach Verabreichung des übergeordneten hypothalamischen Releasing Factor, des TRF nachgewiesen. Auch das *ACTH* ist radioimmunologisch bestimmbar. Der Mangel an ACTH kann außerdem durch die Feststellung einer sekundären Nebenniereninsuffizienz bewiesen werden, die durch ACTH-Gabe ausgleichbar ist. Zudem steht der Metopirontest zur Verfügung. Metopiron blockiert die Steroidsynthese der Nebennierenrinde und erhöht somit sekundär die endogene ACTH-Sekretion. Unter pathologischen Bedingungen bleibt die ACTH-Erhöhung aus. Für die Gonadotropine stehen heute zuverlässige RIA zur Verfügung. Primäre Unterfunktionen der Keimdrüsen werden von der Hypophyse mit erhöhtem FSH und LH beantwortet, niedrige Werte weisen auf eine zentrale Störung hin. Ob dahinter eine hypothalamische oder hypophysäre Insuffizienz steht, läßt sich durch die Stimulation mit dem hypothalamischen Releasing Hormon LHRH ermitteln; nur bei hypothalamischen Defekten kann man die Gonadotropine mit LHRH normalisieren.

7.3.1.1 Insuffizienz der Adenohypophyse

Eine Unterfunktion der Adenohypophyse kann das **ganze Organ** oder **einzelne Hormone** betreffen. Der isolierte Mangel an Wachstumshormon beruht oft auf einem autosomal rezessiven Erbleiden, kann aber auch geburtstraumatisch bedingt sein. Eine isolierte hypophysär bedingte Insuffizienz der Schilddrüse oder der Nebennierenrinde ist sehr selten; die Ursache bleibt meist unbekannt. Der hypogonadotrope Hypogonadismus manifestiert sich erst zu dem Zeitpunkt, an dem normalerweise die Pubertät eintritt: idiopathischer Eunuchoidismus.
Die globale Form der Hypopheninsuffizienz, der Panhypopituitarismus, tritt im Kindesalter als **hypophysärer Zwergwuchs** in Erscheinung. Die sog. **idiopathische Form** ist meist durch Geburtstraumen verursacht (Geburt in Beckenendlage). Die Läsionen betreffen in vielen Fällen primär den Hypothalamus, nicht die Hypophyse. Daneben kommen Hemmungsmißbildungen der Hypophyse vor. Der **Tumorform** liegt in der Regel ein *Kraniopharyngeom* zugrunde.
Kinder mit **idiopathischem** hypophysären Zwergwuchs sind bei der Geburt normal groß und schwer. Der Wachstumsrückstand wird gewöhnlich erst im 3. oder 4. Lebensjahr bemerkt. Liegt eine stärkere kortikotrope Insuffizienz vor, können hypoglykämische Anfälle auftreten. Der Kopf dieser Kinder ist relativ groß, Hände und Füße dagegen auffällig klein. Die gleiche „Akromikrie" charakterisiert auch das Gesicht: Nase und Kinn sind klein, die Pausbacken erinnern an die von Käthe-Kruse-Puppen. Immer besteht eine mäßige Stammfettsucht. Skelett- und Gebißentwicklung sind retardiert, die Entwicklung der Intelligenz ist ungestört. Bei mehr als der Hälfte der Kinder findet man eine Unterfunktion anderer Vorderlappenhormone. Differentialdiagnostisch ist vor allem an die konstitutionelle Entwicklungsverzögerung zu denken, die ebenfalls mit retardierter Skelettentwicklung und verzögerter Pubertät einhergeht (s. S. 119). Neuere Untersuchungen haben ergeben, daß dieser Störung ebenfalls eine verminderte Wachstumshormonproduktion zugrundeliegt; charakteristisch ist vor allem die erniedrigte Spontansekretion in der Nacht. Der verspätete Pubertätsbeginn ist ein sekundäres Phänomen, bedingt durch den Minderwuchs und die retardierte Skelettentwicklung.
Für ein **Kraniopharyngeom** als Ursache einer Hypopheninsuffizienz sprechen folgende Zeichen: Krankheitsbeginn nach dem 6. Lebensjahr, Visusstörungen („Scheuklappen"-Hemianopsie), hypothalamische Symptome (Diabetes insipidus und stärkere Fettsucht) und suprasälläre Verkalkungen. Die hypothalamisch bedingte Symptomentrias Kleinwuchs, sexueller Infantilismus und Fettsucht wird auch als *Dystrophia adiposo-genitalis* oder *Fröhlich-Syndrom* bezeichnet. Das Krankheitsbild ist selten und darf nicht mit der häufigen Präpubertätsfettsucht verwechselt werden (S. 19).
Für die **Therapie** der hypophysären Wachstumsstörungen hat man sich bisher des menschlichen Wachstumshormons bedient, das aus Leichenhypophysen genommen wird. Schon heute stehen jedoch gute gentechnologisch-biosynthetisch gewonnene Präparate mit gleich guter Wirksamkeit zur Verfügung. Synthetische anabole Steroide steigern das Längenwachstum zwar ebenfalls, fördern aber im Gegensatz zum Wachstumshormon gleichzeitig die Skelettreifung, so daß der Epiphysenfugenschluß eintritt, bevor die normale Erwachsenengröße erreicht ist. Sind andere Vorderlappenhormone ausgefallen, muß mit Schilddrüsenhormon, Kortison und später mit Sexualhormonen substituiert werden. Die

Kraniopharyngeome werden, wenn sie das Sehvermögen beeinträchtigen und Hirndruckerscheinungen verursachen, neurochirurgisch behandelt. Aufgrund ihrer Ontogenese und Zytologie gelten sie als strahlenresistent; trotzdem können Röntgenbestrahlungen durch Verödung der Zysten und damit Verkleinerung der Tumoren Besserungen herbeiführen.

7.3.1.2 Überfunktion der Adenohypophyse

Adenome der eosinophilen Zellen führen im Kindesalter zum hypophysären **Gigantismus,** im späteren Alter zur *Akromegalie.* Der Gigantismus ist durch ein rasches Wachstum des Skeletts ohne gleichzeitige Steigerung des Knochenalters gekennzeichnet. Das Offenbleiben der Epiphysenfugen ist die Voraussetzung des Riesenwuchses. Nicht selten findet sich eine Schilddrüsenvergrößerung, bisweilen verbunden mit einer mäßigen Hyperthyreose. Die vermehrte Sekretion von Wachstumshormon führt in rund einem Drittel der Fälle zu einem latenten, seltener zu einem manifesten Diabetes mellitus.

Nach Schluß der Epiphysenfugen kann eine vermehrte Sekretion von Wachstumshormon keine Steigerung der Körpergröße mehr bewirken, nur die Akren können in begrenztem Umfang weiterwachsen. Das Gesicht des **Akromegalen** ist durch die große plumpe Nase, prominente Augenbrauenwülste und Bakkenknochen und ein vorspringendes grobes Kinn charakterisiert; auch die Hände und Füße sind vergrößert. Da der pathologische Prozeß oft in der Pubertätszeit beginnt, werden nicht selten Mischbilder von Gigantismus und Akromegalie beobachtet. Pathologisch-anatomisch handelt es sich häufig um kleine Adenome, die kaum neurologische Symptome verursachen. Allmählich bringen die Tumorzellen jedoch die übrigen Vorderlappenzellen zur Atrophie, so daß es zu einer zunehmenden Hypophyseninsuffizienz und durch Kompression des Chiasma opticum zu Sehstörungen kommt.

Therapie: Die Adenome werden entweder chirurgisch entfernt oder durch Röntgenstrahlen oder implantierte Radio-Yttrium-Stäbchen zum Verschwinden gebracht.

Der **Morbus Cushing** beruht auf einer erhöhten ACTH-Sekretion der Hypophyse, welche zu einer bilateralen Nebennierenrindenhyperplasie und vermehrten Kortisolausschüttung führt. Unter **Cushing-Syndrom** dagegen versteht man jede Art von Hypercortisolismus, gleichgültig, ob er durch eine erhöhte kortikotrope Stimulation oder einen primär adrenalen Tumor verursacht ist. Die von H. CUSHING für die primäre Ursache der nach ihm benannten Krankheit gehaltenen basophilen Vorderlappenadenome sind als Sekundärveränderungen aufzufassen. Die primäre Störung besteht in einer vermehrten Ausschüttung des hypothalamischen Kortikotropin-Releasing-Hormons (S. 105), dessen Abgabe nicht in adäquater Weise durch den Kortisol-Rückkoppelungsmechanismus gehemmt wird (S. 106).

7.3.2 Erkrankungen des Hypothalamus-Neurohypophysensystems

Die Neurohypophyse enthält keine Epithelzellen, sondern marklose Nervenfasern, deren Zellkerne im Nucleus supraopticus und paraventricularis liegen. Die Ganglienzellen dieser Kerne bilden die beiden Oktapeptide Adiuretin (oder Vasopressin) und Oxytozin. Sie werden in den Neuriten zum Hinterlappen transportiert, der als Hormonspeicher dient. Das **Adiuretin** steigert durch Permeabilitätsänderungen der distalen Nierentubuli die Rückresorption von Wasser aus dem Tubuluslumen. Das **Oxytozin** bewirkt eine verstärkte Kontraktion glatt-muskulärer Organe, besonders des Uterus, und fördert die Milchejektion aus der laktierenden Mamma.

Funktionsdiagnostik. Die Intaktheit der Adiuretinausschüttung der Neurohypophyse wird indirekt an dem Konzentrationsvermögen der Niere gemessen. Im Durstversuch erreicht der Urin eines Gesunden ein spezifisches Gewicht von > 1026. Die i. v. Infusion einer 2,5%igen Kochsalzlösung und die i. v. Injektion von Nikotin werden vom Gesunden mit einer sofortigen Diuresehemmung beantwortet: Das spezifische Gewicht des Urins steigt steil an. Patienten mit Diabetes insipidus konzentrieren höchstens bis 1008.

Schädigungen des Hypothalamus-Neurohypophysensystems verlaufen unter dem Bilde des **Diabetes insipidus neurohormonalis,** der auf einen Mangel an Adiuretin zurückzuführen ist, welcher heute radioimmunologisch verifiziert werden kann. Die **idiopathische Form** ist ursächlich noch ungeklärt. Man findet hypothalamische Läsionen, die auf die Nuclei supraoptici und paraventricularares beschränkt sind. Eine *dominant erbliche* Form manifestiert sich bereits im frühen Kindesalter.

Weit häufiger als diese Krankheiten sind die **symptomatischen Formen** des Diabetes insipidus; sie werden einerseits angetroffen bei Tumoren der Sellagegend (im Kindesalter vorwiegend Kraniopharyngeome), andererseits bei traumatischen Läsionen und chronischen Granulomatosen der Schädelbasis, z. B. Hand-Schüller-Christianscher Krankheit und Sarkoidose. Das führende **Krankheitszeichen** ist die Polyurie; gewöhnlich werden täglich 6 bis 10 l Urin ausgeschieden. In den ersten zwei Lebensjahren haben die Kinder noch ein unvollkommen entwickeltes Durstempfinden. Da sie außerdem keinen freien Zugang zu Trinkflüssigkeiten haben, kommt es rasch zu Dehydratation und Durstfieber. Hämatokrit, Natrium und Chlorid sind erhöht. Das spezifische Gewicht des Urins kann bis auf 1008 ansteigen, während es bei ausreichender Flüssigkeitszufuhr 1003 nicht überschreitet. Die Abgrenzung gegen den Diabetes insipidus renalis gelingt durch eine probatorische Adiuretin-Therapie (S. 329). Therapeutisch kann das synthetische Vasopressinderivat 1-Desamino-8-D-Arginin-Vasopressin intranasal zugeführt werden; bei Irritation der Nasenschleimhaut wird Pitressin i. m. gegeben. Eine orale Behandlung ist mit dem Sulfonylharnstoffderivat Chlorpropamid (Chloronase) möglich.

7.4 Schilddrüsenerkrankungen

G.-A. von Harnack

Wachstum und Funktion der Schilddrüse unterliegen dem steuernden Einfluß des thyreotropen Hormons (S. 105). In der Schilddrüse werden aus Jod und Tyrosin die Schilddrüsenhormone synthetisiert: das rasch und intensiv wirkende Trijodthyronin und das verzögert und weniger stark wirkende Thyroxin (Tetrajodthyronin). Diese Hormone fördern eine Vielzahl von enzymatischen Reaktionen und steigern die Sauerstoffaufnahme fast aller Gewebe; für alle Wachstums- und Reifungsprozesse sind sie unentbehrlich. Ist die Hormonproduktion gesteigert, so laufen die Verbrennungsvorgänge beschleunigt ab, der Grundumsatz ist erhöht; ist die Hormonproduktion vermindert, so sinkt der Grundumsatz ab, das Wachstum kommt zum Stillstand.

7.4.1 Angeborene Schilddrüsenunterfunktion

Fehlt bei der Geburt funktionstüchtiges Schilddrüsengewebe vollständig **(Athyreose),** so liegt entweder eine Aplasie vor, oder es muß eine Destruktion des ursprünglich angelegten Organs angenommen werden. Die Natur der intrauterinen Entwicklungsstörung bzw. der hypothetischen Noxe ist nicht bekannt. Erbfaktoren spielen eine untergeordnete Rolle. Auf 3 Mädchen mit angeborener Schilddrüsenunterfunktion kommt 1 Knabe. Von **Hypothyreose** spricht man, wenn die Menge an funktionstüchtigem Gewebe so weit reduziert ist, daß Ausfallserscheinungen resultieren. Betroffen sind häufig Schilddrüsen, deren Anlage nicht in normaler Weise vom Zungengrund bis in die vordere Halsregion deszendierten. **Dystope** hypoplastische Schilddrüsen finden sich vor allem im Bereich des Foramen caecum am Zungengrund oder auch im Verlauf des Ductus thyreoglossus. Leidet die Mutter an einer endemischen Struma (meist infolge Jodmangels), kann es beim Kinde zu einem **endemischen Kretinismus** kommen: Funktionstüchtiges Schilddrüsengewebe fehlt völlig, oder die Schilddrüse ist trotz Vergrößerung funktionell insuffizient.

Klinische Zeichen

der Schilddrüsenunterfunktion sind nur selten gleich bei der Geburt erkennbar; meist entwickeln sie sich allmählich im Verlauf der ersten Lebenswochen – bei Athyreose rascher als bei Hypothyreose. Erste Hinweiszeichen sind Trinkfaulheit und Schläfrigkeit. Ein Icterus prolongatus infolge Beeinträchtigung des Bilirubin-Stoffwechsels kann diagnostisch wegweisend sein. Die Diagnose sollte aber durch das Hypothyreose-Screening schon in der Neugeborenenperiode erfolgen (S. 27). Unterblieb dies, so entwickelt sich eine Obstipation. Das Gesicht nimmt nun den pathognomonischen stumpfen Ausdruck an (Abb. 53). Die vergrößerte und verdickte Zunge ragt aus dem Mund, die Lidspalten sind eng, die Nase

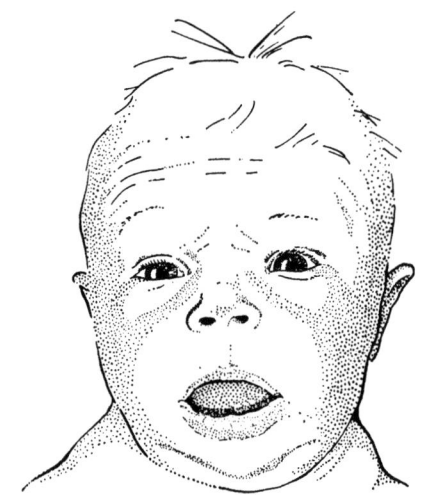

Abb. 53. Säugling mit unbehandelter Hypothyreose

breit und flach. Die große Fontanelle ist weit offen, die Schädelnähte klaffen, beiderseits des kurzen Halses finden sich teigige supraklavikuläre Polster. Der Bauch ist groß und schlaff, fast immer besteht ein Nabelbruch. Die Haut fühlt sich kühl und trocken an, der Haarwuchs ist spärlich.

Unbehandelt wächst das Kind im *weiteren Verlauf* kaum, die Körperproportionen bleiben kleinkindhaft. Statisch macht das Kind keine Fortschritte, die Zähne brechen verzögert durch. Alle Reaktionen des Kindes laufen zeitlupenartig ab, es lernt verspätet sprechen.

Diagnose

Diagnostisch ergiebig ist die Röntgenuntersuchung des Knochensystems: Die **Skelettentwicklung** des unbehandelten Säuglings ist rückständig; die bei reifen Neugeborenen ossifizierte distale Femurepiphyse ist noch nicht verkalkt. Später stellen sich die Lendenwirbelkörper keilförmig deformiert dar, und es kommt zur Epiphysendysgenesie. Insbesondere die Femurkopfepiphyse verkalkt multizentrisch, wird komprimiert, u. U. seitlich verschoben. Der Befund erinnert an die Perthes-Erkrankung, doch laufen die Veränderungen beidseitig und ohne Schmerzen ab. Die Beurteilung des Handskeletts ermöglicht es, das Ausmaß der Entwicklungshemmung zu bestimmen.

Die Diagnose wird *gesichert* durch die Hormonbestimmung. Bei primärer Schilddrüsenunterfunktion wird eine Erniedrigung der Thyroxinkonzentration im Blut gefunden, der TSH-Spiegel ist erhöht. Bei der sekundären (hypophysär bedingten) Hypothyreose ist der TSH-Spiegel nicht meßbar und läßt sich auch durch die intravenöse Gabe von Thyroxin-Releasing-Hormon nicht steigern. – Besteht der Verdacht auf eine Zungengrundschilddrüse infolge mangelhaften Descensus der Schilddrüsenanlage, so sagt die Szintigraphie mittels Pertechnat etwas über die Lokalisation aus.

Durch die Einführung des **Hypothyreose-Suchtests** für alle Neugeborenen in der Bundesrepublik Deutschland wurde die wünschenswerte Frühdiagnose der konnatalen Hypothyreose ermöglicht (s. S. 27), d. h. die Krankheitserkennung, bevor sich die Zeichen der Unterfunktion manifestieren. Das Thyreoidea-stimulierende Hormon ist im Blut des Neugeborenen in allen Fällen von primärer A- und Hypothyreose erhöht.

Die Behandlung

mit Schilddrüsenhormon muß so früh wie möglich einsetzen und so konsequent wie möglich durchgeführt werden. Man verwendet zweckmäßig synthetisches L-Thyroxin. Zur Vollsubstitution beim Erwachsenen benötigt man 150–200 µg/Tag. Die voraussichtlich optimale Dosis im Kindesalter richtet sich nach der Körperoberflächenregel (S. 419). So wird im Mittel ein Kind

in den ersten Lebensmonaten	25– 30 µg
mit 2 Jahren	50 µg
mit 9 Jahren	100 µg

L-Thyroxin/Tag erhalten. L-Thyroxin „Hennig"-Tabletten sind in den Stärken 25, 50, 75, 100, 125, 150, 175 und 200 µg erhältlich. Durch Konversion von Thyroxin in Trijodthyronin deckt der Organismus damit auch seinen Bedarf an Trijodthyronin.

Die optimale Dosis muß individuell bestimmt werden und so hoch sein, daß die körperliche und geistige Entwicklung optimal gefördert wird; sie darf aber nicht so hoch bemessen werden, daß das Skelett überstürzt reift oder Schweißneigung, Unruhe, Tachykardie und Schlaflosigkeit eine Überdosierung anzeigen. Die Kinder müssen regelmäßig kontrolliert werden, die körperlichen Daten werden zweckmäßig in ein Entwicklungsdiagramm eingetragen (Abb. 54).

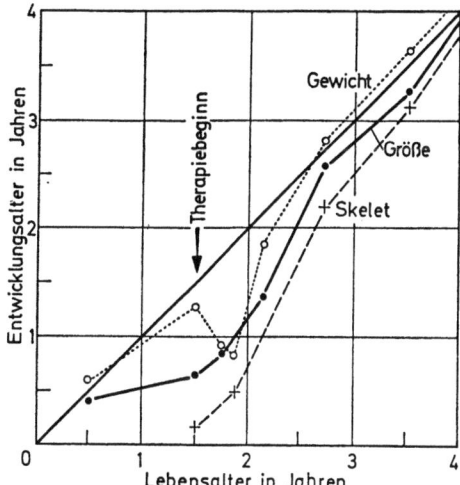

Abb. 54. Entwicklungsverlauf bei einem Mädchen mit Hypothyreose: Mit 18 Monaten entspricht das Gewicht des Mädchens dem eines 15 Monate alten Kindes, die Größe der eines 7 Monate alten Kindes und die Skelettentwicklung der eines 2 Monate alten Kindes. Befriedigender Verlauf mit körperlicher Normalisierung: keine überstürzte Skelettentwicklung

Die Prognose

der angeborenen Schilddrüsenunterfunktion hängt vom Zeitpunkt des Therapiebeginns und der Zuverlässigkeit der Behandlung ab. Aber auch bei rechtzeitigem Behandlungsbeginn ist das Ergebnis in intellektueller Hinsicht oft unbefriedigend, während sich die körperlichen Mängel voll ausgleichen lassen. Die letzten Monate des Fetallebens sind für die Gehirnentwicklung eine kritische Phase: Steht in dieser Zeit zu wenig Schilddrüsenhormon zur Verfügung, so kommt es zu irreparablen Schäden, da die Ausdifferenzierung des Nervensystems sich nur bei ausreichender Versorgung mit Schilddrüsenhormon vollzieht. Zwar kann das freie, d. h. nicht an Eiweiß gebundene, mütterliche Thyroxin den Feten vor den schlimmsten Auswirkungen der Athyreose bewahren, doch reicht die Menge des plazentar übertretenden Hormons i. a. nicht aus, wie die verzögerte Skelettentwicklung anzeigt.

7.4.2 Sonderformen der Schilddrüsenunterfunktion

Eine **erworbene Hypothyreose** kommt im Kindesalter selten vor. Ätiologisch werden entzündliche und degenerative Prozesse diskutiert; möglicherweise spielen auch Autoimmunprozesse eine Rolle (S. 187).
Eine **sekundäre Hypothyreose** entsteht durch Ausfall des thyreotropen Hormons bei Insuffizienz des Hypophysenvorderlappens (S. 105). Bei den genetisch bedingten **Anomalien der Schilddrüsenhormon-Synthese** unterscheidet man verschiedene Formen; jeder einzelne Syntheseschritt kann gestört sein. Am häufigsten liegt eine Unfähigkeit vor, Jodid in organische Bindung zu überführen oder Mono- und Dijodtyrosin zu dejodieren; in anderen Fällen wird ein atypisches Jodthyronin gebildet. Fast immer führt der Mangel an wirksamem Schilddrüsenhormon zu einer vermehrten Thyreotropinsekretion und dadurch zum Kropf. Eine solche Struma darf nicht operativ entfernt werden, da sich die Hypothyreosezeichen verstärken würden. Der Kropf ist selten angeboren, meist entwickelt er sich im 3.–10. Lebensjahr; unter Substitutionsbehandlung bildet er sich zurück. Schilddrüsenhormon-Synthesestörungen kommen familiär gehäuft vor; Knaben erkranken ebenso oft wie Mädchen.

7.4.3 Schilddrüsenüberfunktion

Die Hyperthyreose ist im Kindesalter selten und befällt fast nur Mädchen. Das Vollbild der Erkrankung mit Exophthalmus, Struma, Tachykardie und psychomotorischer Übererregung ist nicht zu verkennen. Schwierigkeiten bietet die Abgrenzung einer leichteren Hyperthyreose von der **vegetativen Dystonie**. Meist handelt es sich um junge Mädchen, die wegen Leistungsschwäche und neurozirkulatorischer Dystonie vorgestellt werden. Besteht dann auch noch eine Pubertätsstruma, so kann die Unterscheidung erst mit Hilfe einer differenzierten Hormonuntersuchung möglich sein (Trijodthyronin, Thyroxin, TSH u. a.). Klinisch sprechen Kälteempfindlichkeit, feucht-kalte Hände und eine Tachykardie nur bei Erregung (nicht aber nachts) für vegetative Labilität und gegen Morbus Basedow.

Therapeutisch versucht man bei Hyperthyreose möglichst ohne Operation oder Radiojodanwendung auszukommen. Thyreostatika, wie Propylthiouracil oder Methylmercaptoimidazol (Favistan), müssen mindestens zwei Jahre lang gegeben werden und dann wegen Rezidivgefahr sehr vorsichtig reduziert werden. Die Zugabe kleiner Mengen von Schilddrüsenhormon vermag die übermäßige thyreotrope Stimulation und damit das Strumawachstum zu bremsen.

7.4.4 Struma

Die häufigste Ursache einer blanden Struma ist **Jodmangel**. In Europa ist in der Hälfte der Länder die Jodversorgung mit der Nahrung unzureichend, so auch in der Bundesrepublik Deutschland, in der ein deutliches Nord-Süd-Gefälle herrscht. Bei 4% der Gemusterten konnte in Schleswig-Holstein ein Kropf festgestellt werden gegenüber 32% in Bayern. Die optimale Jodzufuhr wird mit etwa 200 µg/Tag angenommen, beträgt aber im süddeutschen Raum nur 40 µg/Tag. In der Schweiz wird seit über 50 Jahren dem Kochsalz generell Jod zugefügt (jetzt 20 mg/kg NaCl). Die Kropfhäufigkeit ist dadurch auf weniger als 1% abgesunken. In der Bundesrepublik verbietet das Lebensmittelgesetz eine generelle Jodierung des Kochsalzes.

Für die **Manifestierung** einer Struma bzw. für den Zeitpunkt ihres Manifestwerdens spielen offenbar weitere Faktoren eine Rolle. Dafür spricht die familiäre Häufung und das bevorzugte Auftreten in Pubertät und Schwangerschaft. Die Fähigkeit des Organismus, sich einem bestehenden Jodmangel anzupassen, ist individuell verschieden und von der hormonellen Situation abhängig.

Schilddrüsenvergrößerungen ohne faßbare Funktionsabweichungen kommen vor allem bei Mädchen in der **Präpubertät oder Pubertät** vor. Sie werden insbesondere beim Schluckakt sichtbar und können diffus oder knotig sein; stets ist der rechte Schilddrüsenlappen stärker vergrößert als der linke. Mittlere Strumen verursachen ein Druckgefühl, große auch Kompressionszeichen an Trachea oder Ösophagus.

Die **Behandlung** besteht bei Jodmangel in der Zufuhr ausreichender Jodmengen (100 µg Kaliumjodid täglich zusätzlich). Bei längerem Bestehen der Struma reicht diese Maßnahme oft nicht aus, und es muß Thyroxin zugeführt werden.

Die **Struma connata** ist in den meisten Fällen auf einen Jodmangel der Mutter in der Schwangerschaft zurückzuführen. In seltenen Fällen wird sie durch eine Hormonsynthese-Störung verursacht oder durch eine Behandlung der Mutter in der Schwangerschaft mit jodhaltigen Medikamenten oder Thyreostatika (bei Hyperthyreose).

7.4.5 Schilddrüsenentzündung

Eine **akute Thyreoiditis** wird gelegentlich im Zusammenhang mit einer Allgemeininfektion beobachtet (z. B. Mumps). Sie hat fast immer eine gute Prognose. Unter den chronischen Formen ist die **lymphozytäre Thyreoiditis** (Hashimoto) die häufigste. Die sich progressiv vergrößernde Schilddrüse ist von fester Konsistenz; in einem Teil der Fälle kommt es schließlich zur Hypothyreose. Der häufige Nachweis von Schilddrüsenantikörpern stützt die pathogenetische Annahme einer Autoimmunerkrankung. Die Feinnadel-Biopsie der Schilddrüse beweist zytologisch die Diagnose. Eine Dauerbehandlung mit Schilddrüsenhormonen wird empfohlen; man kann auch einen Versuch mit Kortikosteroiden machen.

7.4.6 Schilddrüsentumoren

Die benignen **Schilddrüsenadenome** entwickeln sich als lokale Hyperplasien des Schilddrüsengewebes unabhängig vom Hypophysenvorderlappen. Unter den malignen Tumoren ist das **papilläre Karzinom** im Kindesalter bei weitem am häufigsten. Der Verlauf ist relativ gutartig. Selbst bei zervikalem Lymphknotenbefall kann die Entwicklung noch jahrelang zum Stillstand kommen. Die Behandlung ist operativ; jodspeichernde Metastasen können mit Radiojod zerstört werden. In der Anamnese der Patienten werden gelegentlich Röntgenbestrahlungen der vorderen Halsregion wegen Thymushyperplasie, Hämangiom oder Tonsillenhyperplasie angegeben.

7.5 Parathyreoidea

Hypoparathyreoidismus
s. Kap. 6.1.5, S. 92
Hyperparathyreoidismus
s. Kap. 6.1.5, S. 93

7.6 Nebennierenrinde

W. BLUNCK

Die physiologisch wichtigen Hormone der Nebennierenrinde sind das Glukokortikoid Kortisol und das Mineralokortikoid Aldosteron. Abgesehen von diesen hochaktiven Steroidhormonen werden noch Zwischen- und Endprodukte der Steroidsynthese sezerniert. Dazu gehören u. a. Kortikosteron und verschiedene schwach androgen wirksame Steroide (Abb. 55).

Die **Kortisolproduktion** wird durch das Zwischenhirn-Hypophysensystem über das Eiweißhormon ACTH gesteuert. Kortisol fördert die Bildung von Glukose aus Körpereiweiß (katabole Glukoneogenese); außerdem wirkt es entzündungshemmend (antiphlogistisch). Die Aldosteronproduktion wird über das Renin-Angiotensin-System gesteuert; Aldosteron bewirkt am Tubulusepithel der Niere Natriumretention und Kaliumdiurese.

7.6.1 Chronisches Nebennierenrindenversagen (Morbus Addison)

Eine Zerstörung der hormonproduzierenden Zellen der Nebennierenrinde im Rahmen einer Autoimmunerkrankung oder durch einen tuberkulösen Prozeß führt zu einer chronischen Unterfunktion der Nebennierenrinde, dem Morbus Addison. Die Autoantikörper können gleichzeitig auch gegen andere hormonproduzierende Zellen wirksam sein, so kann sich beispielsweise ein Hypoparathyreoi-

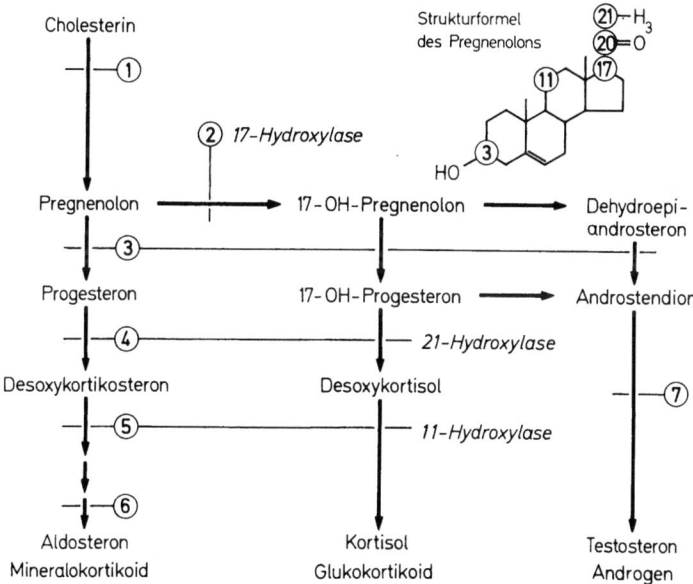

Abb. 55. Schema der Steroidsynthese: Bei Defekt der Enzyme ①–⑤ ist die Kortisolsynthese eingeschränkt. Bei Defekt des Enzyms ④ (klassisches AGS) oder des Enzyms ⑤ (AGS mit Hypertension) kommt es durch vermehrte Androgenproduktion („Überlauf") zur Virilisierung. Der mögliche Salzverlust bei den Defekten ①, ④ und ⑥ ist durch mangelhafte Aldosteronproduktion bedingt, dagegen ist die Hypertension beim Defekt ⑤ Folge einer vermehrten Bildung von Desoxykortikosteron. Bei den Defekten ① und ③ ist die Bildung aller biologisch aktiven Steroide (auch der Sexualsteroidhormone) eingeschränkt, beim Defekt ② ist dagegen die Produktion von Mineralkortikoiden nicht behindert, eher erhöht. Defekt ⑦ (17-Reduktasedefekt) bedingt mangelhafte Androgenproduktion

dismus ausbilden. Der Mangel an Kortisol und Aldosteron bedingt zahlreiche, zunächst uncharakteristische Symptome. Die Patienten werden zunehmend schwach und hinfällig. Appetitlosigkeit und Erbrechen führen zur Abmagerung; Obstipation oder Diarrhoen und Schmerzen im Abdomen oder in den Muskeln treten auf. Die Symptome können sich im Laufe von Jahren entwickeln, es kann aber auch ganz akut zu einer Dekompensation („Addison-Krise") kommen. Pulsfrequenz, Blutdruck und Blutzucker sinken ab. Charakteristisch sind Pigmentationen, die sich besonders an belichteten Körperteilen und Hautfalten finden. Sie sind Folge einer erhöhten Produktion des hypophysären Melanophorenhormons (MSH), das bei vermehrter ACTH-Produktion ebenfalls verstärkt gebildet wird. Kortikosteroide werden im Urin nur in geringer Menge ausgeschieden, und der Kortisol-Plasmaspiegel ist stark erniedrigt; nach exogener ACTH-Zufuhr kommt es nicht zum Anstieg der Sekretion; die endogene ACTH-Produktion ist bereits maximal gesteigert.

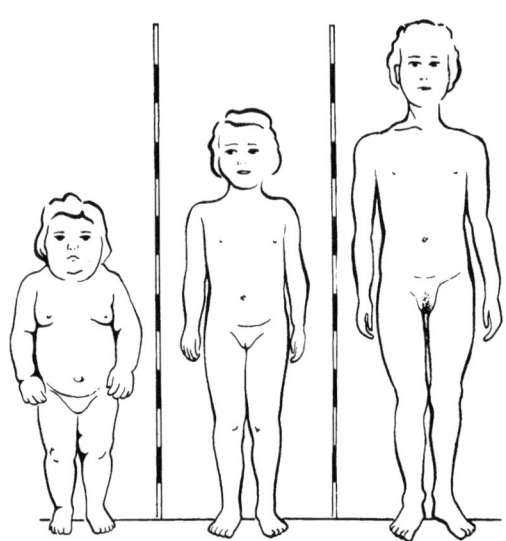

Abb. 56. Drei Kinder im Alter von 5 Jahren. Links Cushing-Syndrom, Mitte gesundes Kind, rechts adrenogenitales Syndrom. Das linke Kind hat die Größe eines 2jährigen, das rechte Kind eines 8jährigen Mädchens

7.6.2 Enzymdefekte der Steroidsynthese

Das adrenogenitale Syndrom

stellt eine Sonderform der Nebennierenrindeninsuffizienz dar. Es handelt sich um den angeborenen Mangel eines für die Steroidsynthese notwendigen Enzyms, im klassischen und häufigsten Fall um einen C 21-Hydroxylasemangel (Abb. 55, Nr. 4). Der Defekt ist aber nur partiell, das völlige Fehlen des Enzyms wäre mit dem Leben nicht vereinbar. Aufgrund der stark eingeschränkten Aktivität des Enzyms wird Kortisol vermindert produziert, der Kortisolspiegel im Blut ist stark erniedrigt. Über das Zwischenhirn-Hypophysensystem kommt es regulativ zu einer starken und andauernden ACTH-Ausschüttung und damit zur Aktivierung der gesamten Steroidsynthese mit Nebennierenrindenhypertrophie. Ein weiteres Symptom des Leidens wird durch die Steroidmetaboliten verursacht, die sich vor dem Engpaß anstauen. Durch Abspaltung der Seitenkette am C-Atom 17 entstehen Androgene (Abb. 55). Sie bedingen eine starke Virilisierung: Nebennierenrindenhypertrophie bei relativer Nebennierenrindeninsuffizienz und Virilisierung sind somit die typischen Symptome des adrenogenitalen Syndroms.

Die **Virilisierung** beginnt schon während der Fetalzeit, so daß bei Mädchen ein Pseudohermaphroditismus femininus verschiedener Ausprägung entsteht. Schon bei der Geburt ist die Klitoris penisartig vergrößert, häufig findet sich eine einzige Urogenitalöffnung, die Labia minora fehlen, die Labia majora ähneln einem gespaltenen Skrotum. Bei Knaben sind die Genitalien bei der Geburt normal. Beim unbehandelten adrenogenitalen Syndrom kommt es dann in den ersten Lebensjahren durch den anabolen Effekt der virilisierenden Steroidhormone zu einem schnellen Wachstum (Abb. 56). Bei Mädchen entwickeln sich männliche Muskulatur, Sekundärbehaarung und eine tiefe Stimme. Da die Gonadotropinsekretion durch den hohen Sexualhormonspiegel gehemmt wird, kommt es nicht zu Brustdrüsenentwicklung und Menstruation, es entsteht das Bild einer heterosexuellen Scheinfrühreife.

Bei **Knaben** bleiben die Hoden infantil: ein wichtiger Hinweis auf die – im Gegensatz zur echten Pubertas praecox – fehlende gonadotrope Stimulation. Bei ihnen handelt es sich um eine isosexuelle *Pseudo*pubertas praecox. Bei beiden Geschlechtern tritt unbehandelt nach einer Steigerung des Wachstums in den ersten Jahren etwa im 10. Lebensjahr durch den Schluß der Epiphysenfugen ein vorzeitiger Wachstumsstillstand ein, die Patienten bleiben klein. Bei schweren Infektionen sind die Patienten durch die relative Nebenniereninsuffizienz gefährdet.

Das adrenogenitale Syndrom mit Salzverlustsyndrom

Bei einem hochgradigen Defekt der 21-Hydroxylase ist auch die Aldosteronproduktion vermindert. In den ersten Lebenswochen bildet sich ein typisches Krankheitsbild aus mit Erbrechen, Durchfällen, zunehmender Exsikkose und schließlich Schocksymptomen. Der niedrige Natriumgehalt bei hohem Kaliumgehalt des Serums weist auf den Aldosteronmangel hin und erlaubt die Unterscheidung von der spastischen Pylorusstenose. Bei Mädchen ist aufgrund der Genitalveränderungen die Diagnose leichter zu stellen als bei Knaben.

Beweisend für das adrenogenitale Syndrom mit und ohne Salzverlustsyndrom ist die extrem erhöhte Plasmakonzentration des sich vor dem Enzymdefekt anschoppenden Steroids 17-Hydroxyprogesteron. 17-Hydroxyprogesteron wird radioimmunologisch bestimmt; der Hauptmetabolit dieses Steroids, Pregnantriol, wird stark vermehrt im Urin ausgeschieden. Die Konzentration der 17-Ketosteroide im Urin ist ebenfalls stark erhöht.

Die Therapie

des adrenogenitalen Syndroms und des Morbus Addison besteht in der Substitution der fehlenden Hormone. Die Glukokortikoide werden oral als Hydrokortison zugeführt, die Mineralokortikoide werden oral als 9-α-Fluorokortisol verabreicht. Die Substitution mit Hydrokortison und 9-α-Fluorokortisol ist regelmäßig zu überwachen. Ziel der Behandlung ist die altersentsprechende Entwicklung von Körperlänge und Knochenalter. Die Beurteilung der richtigen Einstellung wird durch die Überprüfung der Pregnantriol-Ausscheidung im Urin bzw. der Konzentration des 17-Hydroxyprogesterons im Plasma erleichtert. Bei Patienten mit einem Salzverlustsyndrom sollten nicht nur die Serumelektrolyte sondern auch die Reninaktivität im Plasma normalisiert sein.

7.6.3 Überfunktion der Nebennierenrinde

Ursachen einer Nebennierenrindenüberfunktion sind einmal zentrale Regulationsstörungen, die zu einer vermehrten ACTH-Produktion führen, andererseits hormonproduzierende Tumoren der Nebennierenrinde. Im Kindesalter sind Tumoren der Nebenniere häufiger als die ACTH-bedingte Überfunktion. Das Krankheitsbild ist abhängig von der Art der vermehrt gebildeten Steroidhormone. Bei überwiegender Glukokortikoidproduktion kommt es zur Ausbildung eines Cushing-Syndroms, bei überwiegender Produktion von Androgenen entspricht die Symptomatik der des adrenogenitalen Syndroms.

Bilaterale Nebennierenrindenhyperplasie

Vermehrte ACTH-Produktion bei Regulationsstörungen im Zwischenhirn-Hypophysensystem führt zur Ausbildung eines Cushing-Syndroms. Da ACTH beide Nebennieren stimuliert, bezeichnet man die Erkrankung auch als bilaterale Nebennierenrindenhyperplasie im Gegensatz zum einseitigen Tumor. In der Hypophyse der Patienten finden sich häufig ein oder mehrere kleine Adenome ACTH-produzierender Zellen. Im Einzelfall ist es schwer zu unterscheiden, ob es sich hier um autonome Neubildungen oder aber um Hyperplasien als Folge einer vermehrten Produktion des hypothalamischen Freisetzungsfaktors Kortikotrophin Releasing Hormone (CRH) handelt. Eine solche vermehrte CRH-Produktion wäre als zentrale Regulationsstörung zu verstehen. Die Erkennung des ausgeprägten Krankheitsbildes ist leicht: Die Patienten sind klein, haben eine Stammfettsucht mit Büffel-Nacken und ein rotes Vollmondgesicht (Abb. 56). Eine starke Akne, rote Striae distensae und oft auch vorzeitige Schambehaarung vervollständigen das Bild. Der katabole Effekt des Kortisols bedingt eine Osteoporose. Die Erythrozytenzahl, der Blutdruck und der Blutzucker sind erhöht. Die Ausscheidung der Kortikosteroide im Harn ist vermehrt. Die Kortisol- und die ACTH-Konzentration im Plasma ist erhöht und zeigt kaum einen Tagesrhythmus. Die Therapie der Erkrankung sollte, wenn irgend möglich, in der Exstirpation der hypophysären Mikroadenome bestehen; nur wenn unabwendbar, ist die bilaterale Adrenalektomie mit dann lebenslänglicher Substitution durchzuführen.

Das Nebennierenrindenadenom und das Karzinom der Nebennierenrinde

führt meist zu einer Glukokortikoid- und Androgenüberproduktion. Die entsprechende körperliche Symptomatik kann isoliert, aber auch gemischt auftreten, es findet sich gelegentlich auch eine vermehrte Östrogenproduktion mit Brustdrüsenentwicklung. Bei überwiegender Androgenproduktion ähnelt das Krankheitsbild dem des adrenogenitalen Syndroms durch Enzymdefekt, bei überwiegender Glukokortikoidproduktion ist die Symptomatik nur schwer von derjenigen der ACTH-bedingten bilateralen Hyperplasie zu unterscheiden. Die Differentialdiagnose ist aber wichtig, da bei Adenom oder auch Karzinom nur eine einseitige Adrenalektomie erforderlich ist. Bei der bilateralen Nebennierenrindenhyperplasie geht die Ausscheidung der Kortikosteroide zurück, wenn die endogene ACTH-Produktion durch hohe Dosen des synthetischen Steroids Dexamethason unterdrückt wird. Adenome oder Karzinome dagegen sind so gut wie unabhängig vom ACTH. Der ACTH-Spiegel im Blut ist supprimiert. Der Tumor kann sonographisch, in einem Computer-Tomogramm, über eine selektive Gefäßdarstellung oder durch eine NNR-Szintigraphie dargestellt werden.

Das Conn-Syndrom

Ursache dieser Erkrankung ist eine vermehrte adrenale Aldosteronproduktion. Ursache ist eine meist adenomartige Vermehrung der Aldosteron-produzierenden Zellen der Nebennierenrinde. Leitsymptome sind Blutdruckerhöhung bei Hypernatriämie und Hypokaliämie. Der Aldosteronspiegel im Plasma ist stark erhöht, die Reninaktivität supprimiert, die sonstigen Nebennierenrindensteroide werden in normaler Menge sezerniert. Auch hier ist eine operative Behandlung notwendig.

7.7 Nebennierenmark

Im Nebennierenmark oder in anderen Zellgruppen des sympathischen Nervensystems können Neubildungen entstehen. Im Kindesalter stehen die Neuroblastome ganz im Vordergrund, das Phaeochromozytom ist sehr selten.

Die Neuroblastome

kommen vorwiegend bei Säuglingen und jungen Kleinkindern vor; nach den Leukämien und den Gliomen bilden sie die dritthäufigste maligne Erkrankung im Kindesalter. Nicht so selten findet man bei Neugeborenen, die aus anderen Gründen starben, bei der Sektion in den Nebennieren Anlagen dieses embryonalen Tumors; es muß angenommen werden, daß sich viele dieser Tumoren spontan zurückbilden. Der auch primär vom Grenzstrang ausgehende Tumor metastasiert leider recht frühzeitig, typisch sind knotige Hautmetastasen, Leberbefall und eine Protrusio bulborum durch Metastasierung in die Augenhöhlen. Im Knochenmark lassen sich rosettenartige Tumorzellnester nachweisen. Allgemeinsymptome sind neben den durch den Tumor selbst verursachten Krankheitszeichen Anämie, unklares Fieber und Knochenschmerzen. Bei etwa der Hälfte der Patienten sind röntgenologisch Verkalkungen im Tumor nachweisbar, bei etwa 9 von 10 Kindern ist die Ausscheidung von Adrenalinmetaboliten (= Katecholamine) im Urin vermehrt.

Immer sollte der Versuch unternommen werden, den Primärtumor zu lokalisieren und zu exstirpieren, eine Strahlenbehandlung sowie eine intensive zytostatische Behandlung sind erforderlich. Die Prognose ist um so günstiger, je jünger der Patient ist.

Das Phaeochromozytom

muß trotz seiner Seltenheit auch im Kindesalter als Ursache einer Hypertension differentialdiagnostisch in Erwägung gezogen werden, zumal der Hypertonus beim Phaeochromozytom des Kindes eher kontinuierlich als attakkenartig in Erscheinung tritt.

7.8 Gonaden

7.8.1 Die normale Geschlechtsentwicklung

J. R. BIERICH

Im Ablauf der normalen Geschlechtsentwicklung lassen sich drei Stadien unterscheiden:
1. Der Aufbau der **primitiven Gonade**; ihre

Anlage tritt in der 5. Embryonalwoche in Erscheinung.

2. Die Geschlechtsbestimmung: die Differenzierung der Keimdrüse in männlicher oder weiblicher Richtung erfolgt entsprechend der gegebenen genetischen Information. Vorbedingung der Differenzierung zum Testis ist das Vorhandensein eines Y-Chromosoms, der Entwicklung zum funktionsfähigen Ovar das Vorhandensein von zwei X-Chromosomen.

3. Die geschlechtsspezifische Entwicklung der inneren und äußeren Genitalorgane ist der Geschlechtsbestimmung der Keimdrüse zeitlich und kausal nachgeordnet. Ohne Vorhandensein von Testikeln wird das Genitale weiblich gestaltet. Da der Vorgang unabhängig von der Gegenwart von Ovarien abläuft, repräsentiert die weibliche Prägung des Genitale eigentlich eine neutrale Form. In Gegenwart endokrin aktiver Testes entwickeln sich die männlichen Gonodukte, die Wolffschen Gänge, zu Nebenhoden, Samensträngen und Samenblasen, während die weiblichen Gonodukte, die Müllerschen Gänge, der Rückbildung anheimfallen. Ferner erfolgt die Ausgestaltung der bisexuellen Anlage des äußeren Genitale in männlicher Richtung; das Tuberculum genitale wächst zum Penis aus, die Geschlechtswülste vereinigen sich zum Skrotum, die Schamspalte wird geschlossen. Während diese Vorgänge durch das Testosteron der fetalen Leydigzellen induziert werden, erfolgt die Rückbildung der Müllerschen Gänge unter der Wirkung eines zweiten, kürzlich in den Sertolizellen aufgefundenen Hormons, des sog. Anti-Müller-Hormons.

Unter **Pubertät** verstehen wir die Zeit vom Beginn der Ausbildung der sekundären Geschlechtsmerkmale bis zum Erwerb der Fertilität. Beginn und Ablauf der sexuellen Reifung sind großen individuellen Schwankungen unterworfen. In Abb. 57 sind Mittelwerte angegeben. Die erste Menstruationsblutung (Menarche) tritt in Mitteleuropa durchschnittlich im Alter von 12½ bis 13 Jahren auf. Zwillingsuntersuchungen lassen erkennen, in welchem Maße der Termin von genetischen Gegebenheiten abhängt. Änderungen der Lebensweise, vor allem der Ernährung, haben in den meisten Ländern der Welt zu einer Vorverlegung der Menarche geführt.

Die sexuelle Reifung kommt in Gang, wenn unter dem Einfluß hypothalamischer Faktoren Gonadotropine vermehrt ausgeschüttet werden. Dies geschieht in engem Zusammenhang mit dem Erreichen bestimmter Parameter der allgemeinen körperlichen Entwicklung, unter denen vor allem das Gewicht und die Skelettreife eine Rolle spielen. Eine Reihe von Beobachtungen spricht dafür, daß in der eigentlichen Kindheit starke hormonale Einflüsse wirksam sind, die die Pubertätsentwicklung hemmen, namentlich das Melatonin der Epiphyse.

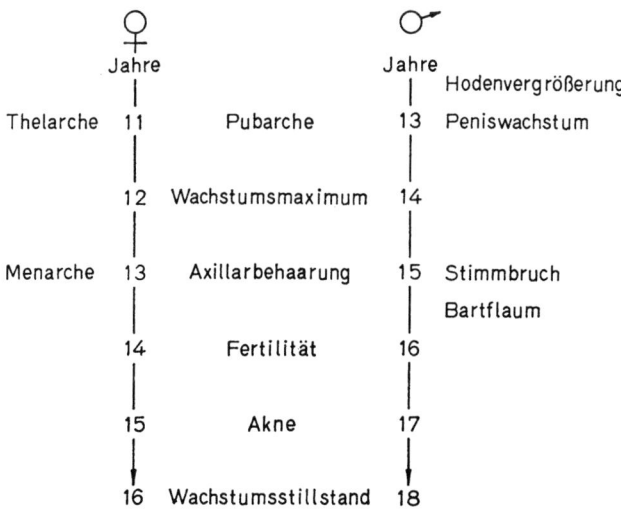

Abb. 57. Physiologische Pubertätsentwicklung

7.8.2 Störungen der Pubertät

W. BLUNCK

Pubertas praecox

Treten Pubertätszeichen 4 Jahre vor den im Schema der Abb. 57 genannten Daten oder noch eher auf, wird von Pubertas praecox gesprochen. Man unterscheidet die echte Pubertas praecox von der Pseudopubertas praecox.

Die echte Pubertas praecox

ist durch eine zu frühe hypophysäre Gonadotropinsekretion gekennzeichnet. Die Symptomatik entspricht weitgehend derjenigen der normalen Pubertät. Häufig fällt als erstes ein beschleunigtes Wachstum der Kinder auf. Dieser vorzeitige Wachstumsschub, dessen Ursache in einer vermehrten Produktion von androgenen Sexualsteroiden liegt, geht mit einem verfrühten Epiphysenschluß einher. Die endgültige Körpergröße des ausgewachsenen Patienten ist sehr niedrig und liegt oft nur zwischen 140 und 145 cm. Die seelische Entwicklung der Kinder verläuft oft überraschend normal und eher dem chronologischen Alter entsprechend. In den meisten Fällen ist die Ursache einer verfrühten sexuellen Reifung unbekannt, man spricht von der idiopathischen Pubertas praecox. Diese Form bevorzugt das weibliche Geschlecht.

Die *Behandlung* ist mit synthetischen Anti-Androgenen möglich. Sie unterdrücken die vorzeitige Gonadotropinsekretion und hemmen gleichzeitig die Wirkung der Androgene an der Zelle des Endorgans. Unter dieser Behandlung bleibt die Menstruation aus, die vorzeitige Geschlechtsentwicklung bildet sich in gewissem Umfang zurück. Ein Einfluß auf die verfrühte Knochenreifung ist weniger deutlich.

Destruierende Zerebralprozesse

wie Hirntumoren oder ein progredienter Hydrozephalus können die Zentren zerstören, welche die Pubertätsentwicklung während der Kindheit *hemmen,* und dadurch eine echte Pubertas praecox auslösen. Selten sind Tumoren des Hypothalamus (Hamartome), die gonadotropin-*freisetzende* Hormone produzieren.

Bei der Pseudopubertas praecox

ist die Produktion von Sexualsteroidhormonen autonom, d. h. nicht von Gonadotropinen abhängig, die Gonadotropinproduktion ist sogar unterdrückt. Je nach Art des vermehrt gebildeten Steroids ist der Charakter der Entwicklungsbeschleunigung unterschiedlich.

Eine *erhöhte Androgenproduktion* verursacht beim adrenogenitalen Syndrom der Knaben, beim Nebennierenrindenkarzinom oder bei Zwischenzelltumoren des Testis eine verfrühte Schambehaarung sowie Penisvergrößerung, aber keine beidseitige Hodenvergrößerung.

Eine *erhöhte Oestrogenaktivität* mit Reifung der sekundären weiblichen Geschlechtsmerkmale findet sich ebenfalls beim Nebennierenrindenkarzinom, aber auch bei hormonproduzierenden Tumoren der Ovarien.

Eine partielle Frühreife

der Schambehaarung bzw. der Brustdrüsenentwicklung kann beim Fehlen sonstiger Abweichungen als physiologische Variante angesehen werden. Eine *praemature Pubarche,* die vorzeitige Entwicklung der Scham- und Achselbehaarung ohne sonstige Zeichen einer vorzeitigen Reifung, findet sich bevorzugt bei Mädchen. Hier handelt es sich um eine vorzeitige, leicht vermehrte Androgenproduktion, deren Ursache noch nicht bekannt ist. Ähnlich ist es bei der *praematuren Thelarche,* der vorzeitigen isolierten Brustdrüsenentwicklung beim Mädchen, die schon in den ersten Lebenstagen auftritt und vor Beginn der eigentlichen Pubertät wieder verschwindet.

Die Pubertätsgynäkomastie bei Knaben ist ein vorübergehendes Phänomen. Differentialdiagnostisch müssen das Klinefelter-Syndrom sowie oestrogenproduzierende Tumoren ausgeschlossen werden.

Pubertas tarda

Treten Pubertätszeichen zwei Jahre vor oder zwei Jahre nach den in der Tabelle der Abb. 57 genannten Daten auf, so liegt dies noch im Bereich der normalen Schwankung. Auch eine *Verzögerung von mehr als 2 Jahren* ist meist harmlos, Kinder und Eltern sind aber durch das Ausbleiben des Wachstumsschubs der Pubertät und den daraus resultierenden Minderwuchs sowie die kindliche Entwicklung beunruhigt und drängen auf eine Abklärung. Ursache der Verzögerung kann eine Störung der Gonadotropinproduktion bzw. der Gonadenfunktion sein (s. Hypogonadismus), eine verspätet ablaufende Pubertät kann aber auch familiär sein.

Bei der **konstitutionellen Entwicklungsverzögerung**, einer häufigen Entwicklungsvariante, sind Wachstum, Skelettreife und sexuelle Entwicklung in gleichen Ausmaß verzögert. Die Kinder sind kleiner als ihre Altersgenossen, erreichen später aber meist eine normale Länge, da der Epiphysenschluß später eintritt. Der Minderwuchs ist durch den verspäteten androgenbedingten Pubertätswachstumsschub bedingt. Minderwuchs und ausbleibende Entwicklung der sekundären Geschlechtsmerkmale können die Patienten erheblich belasten. Übertriebener Ehrgeiz oder auch Schulversagen sind häufig. Eine Behandlung durch Hormonsubstitution ist nur selten indiziert, eine Aufklärung der Jugendlichen über die Ursache und Prognose ihres Zustandes ist wichtig.

7.8.3 Hypogonadismus

W. BLUNCK

Verschiedene zentral oder peripher angreifende Störungen können die Geschlechtsentwicklung verzögern oder verhindern. Liegt der Angriffspunkt im Hypothalamus oder im Hypophysenvorderlappen, ist die Gonadotropinsekretion stark erniedrigt: Wir sprechen vom hypogonadotropen *sekundären* Hypogonadismus. Ein solcher Fall liegt z. B. bei der Zerstörung der Hypophyse durch ein Kraniopharyngeom oder andere Tumoren vor. Vom *primären* Hypogonadismus sprechen wir, wenn die Gonade selbst geschädigt ist. Da Sexualhormone und Gonadotropine zu einem Regelkreis geschlossen sind, eine Verminderung der Sexualhormone eine Erhöhung der Gonadotropinsekretion bewirkt, sind z. B. bei der präpuberalen Kastration Gonadotropine vermehrt im Urin nachweisbar: Es liegt ein primärer *hyper*gonadotroper Hypogonadismus vor.

Sekundärer Hypogonadismus

Bei beiden Geschlechtern ist ein *isolierter Ausfall* der Gonadotropinsekretion bekannt. Das Krankheitsbild entspricht dem der primären Keimdrüseninsuffizienz. Beim männlichen Geschlecht wird diese Erkrankung als idiopathischer Eunuchoidismus bezeichnet. Gonadotropine können im Urin nicht nachgewiesen werden. Gleichzeitige Anosmie (Riechverlust) läßt an eine hypothalamische Störung denken (KALLMANN-Syndrom). *Mehrere glandotrope Hormone* sind beim hypophysären Minderwuchs, der Insuffizienz des Hypophysenvorderlappens, vermindert bzw. ausgefallen. Passagere Formen des sekundären Hypogonadismus treten symptomatisch bei Erkrankungen wie Morbus Addison, Hypothyreose oder schlecht eingestelltem Diabetes mellitus auf. Beim weiblichen Geschlecht können zehrende Erkrankungen oder psychische Konfliktsituationen (z. B. Pubertätsmagersucht) zur Amenorrhoe führen.

Primärer Hypogonadismus beim Knaben

Entsprechend den zwei Hauptfunktionen des Hodens gibt es Schädigungen, die sowohl den Tubulusapparat als auch die Testosteronproduktion in den Leydigschen Zwischenzellen betreffen, sowie Störungen, die vorwiegend eine der Funktionen angreifen.

Eine isolierte Schädigung des **Keimepithels** führt zur Sterilität ohne sonstige Symptome, die Auswirkungen einer Schädigung der **Zwischenzellen** sind abhängig vom Zeitpunkt der Erkrankung. Tritt sie vor Beginn der Pubertät ein, so entwickelt sich das Krankheitsbild des Früheunuchoidismus. Typisch sind infantiles Genitale, fehlende Sekundärbehaarung, hohe Stimme und Hochwuchs. Da die Epiphysenfugen offen bleiben, ist das Längenwachstum der Extremitäten auffällig. Hypothalamus und Hypophyse sind funktionsfähig, so ist die Gonadotropinproduktion stark vermehrt. Testosteron wird vermindert gebildet, die Plasmaspiegel des Testosterons sind deutlich vermindert, nach der Gabe von humanem Choriongonadotropin (HCG) kommt es nicht zu einem angemessenen Anstieg der Testosteronspiegel. Tritt die Schädigung der Hoden erst während oder nach der Pubertät ein, so ist die Symptomatik weniger auffällig, jetzt stehen die Stoffwechselveränderungen durch das Fehlen des Testosterons im Vordergrund (Osteoporose).

Häufig ist der Hypogonadismus beim Klinefelter-Syndrom (1 von 800 männlichen Neugeborenen). Hier findet sich eine primäre Hodeninsuffizienz aufgrund der chromosomalen Aberration (S. 20).

Häufig manifestiert oder verstärkt sich in der Präpubertät (8.–11. Lebensjahr) die kindliche *Fettsucht*. Sie ist aber nicht durch die Pubertätsentwicklung verursacht. Die Präpubertät ist lediglich ein bevorzugtes Manifestationsalter für die kindliche Fettsucht (S. 18). Die normal entwickelten, noch infantilen Genitalien stehen im Gegensatz zur Körperfülle. Da der Penis zum Teil im Fettgewebe liegt, entsteht der *Eindruck eines Hypogenitalismus.* Wegen einer „Drüsenstörung" wird daher oft der Arzt aufgesucht. Ätiologisch spielen aber endokrine Faktoren keine primäre Rolle.

Hodenretention

Eine Hodenretention in ihren verschiedenen Graden findet sich bei etwa 4% der reifen Neugeborenen, mit einem Jahr ist der Prozentsatz unter 1% abgesunken. In wenigen Fällen liegen anatomische Hindernisse vor, die den Descensus in den letzten 2 Monaten vor der Geburt verhindern, insbesondere wenn der Hoden ektop liegt, d. h. außerhalb des normalen Weges durch den Leistenkanal. In vielen Fällen ist eine Ursache aber zu eruieren.

Vom **Kryptorchismus** sprechen wir, wenn der Hoden bei gründlicher Palpation nicht zu tasten ist; er liegt dann entweder im Bauchraum, oder es handelt sich um eine (seltene) Anorchie. Ein Hoden im Leistenkanal wird als **Leistenhoden** bezeichnet. Eine Behandlung der Hodenretention ist notwendig, da zur Entwicklung des Samenepithels eine niedrige Umgebungstemperatur notwendig ist. Verbleiben die Hoden zu lange im Bauchraum bzw. Leistenkanal, kommt es zu irreversiblen Schädigungen des germinativen Epithels und damit zur Sterilität. Die Behandlung sollte nach neuen Empfehlungen bis zum vollendeten 2. Lebensjahr abgeschlossen sein, da schon in der frühen Kindheit histologisch regressive Veränderungen des Tubulusepithels nachweisbar sind. Ob nun die Fertilität durch die Frühbehandlung verbessert wird, kann heute noch nicht gesagt werden. Die Behandlung besteht in der parenteralen Gabe von Choriongonadotropinen (=HCG), auch werden LHRH-Zubereitungen nasal angewendet. Kommt es nach einer Hormontherapie nicht zum Descensus, muß operiert werden. Die Funiculo-Orchidolyse muß so schonend wie möglich durchgeführt werden, gerade bei Operationen im frühen Kindesalter sollte dieser Eingriff nur durch den erfahrenen Kinderchirurgen bzw. Kinderurologen vorgenommen werden.

Die Untersuchung bei Verdacht auf Vorliegen einer Hodenretention muß besonders sorgfältig und in Ruhe erfolgen, bei Kälte oder eiliger Untersuchung werden bei vielen Kindern die Hoden durch die Mm. cremaster aus dem Skrotum in Logen am unteren Ende des Leistenkanals gezogen. Ein derartiger **„Pendelhoden"** bedarf in der Regel keiner Therapie. Ein **„Gleithoden"** liegt vor, wenn der Hoden sich zwar in das obere Skrotum herabschieben läßt, infolge eines relativ kurzen Gefäßstrangs aber nach dem Loslassen wieder in den Leistenkanal zurückgleitet und auch in Ruhe oder in der Wärme nicht ins Skrotum absteigt. In diesen Fällen sollte zunächst eine Hormonbehandlung durchgeführt werden.

Hypogonadismus beim Mädchen

infolge primärer Ovarialinsuffizienz ist ein seltenes Ereignis. Die häufigste Ursache einer Ovarial- bzw. Keimdrüseninsuffizienz bei phänotypisch weiblichen Individuen ist das

Ullrich-Turner-Syndrom

Bei der Geburt fallen gelegentlich Ödeme an Hand- und Fußrücken auf (S. 40).

Die Kinder haben oft eine Behinderung ihrer Intelligenz, sie sind zu klein. Der kurze Hals erscheint oft sehr breit, manchmal findet sich ein „Pterygium colli", eine Hautduplikatur zwischen Mastoid und Schultern. Der Thorax ist „schildförmig" verbreitert, die Mamillen sind hypoplastisch und stehen weit auseinander. Der Haaransatz im Nacken ist typischerweise nach oben gerichtet, die oft dysplastischen Ohren sitzen relativ tief. Im Ellenbogengelenk findet sich eine oft deutliche Abwinklung der Unterarme nach außen (Cubita valga).

Charakteristische Mißbildungen der inneren Organe sind Aortenisthmusstenose und Hufeisenniere. Alle diese Symptome kommen jedoch nur bei einem Teil der Patienten vor, man nennt sie daher die fakultativen Symptome. Obligat allein sind die Gonadendysgenesie und der Minderwuchs. Anstelle der Keimdrüsen findet man bindegewebige Stränge, die kein germinatives Epithel enthalten. Uterus und Tuben sind vorhanden. Da das Erfolgsorgan der Gonadotropine fehlt, werden

Sexualsteroidhormone nicht gebildet, die Gonadotropinspiegel sind schon beim Kind deutlich erhöht. Es kommt nicht zur Pubertät, es fehlt der Pubertätswachstumsschub. Ursächlich liegt dem Syndrom eine chromosomale Aberration zugrunde (siehe Seite 20).

7.8.4 Intersexualität

J. R. BIERICH

Chromosomales, gonadales und genitales Geschlecht

eines Individuums sind normalerweise einheitlich männlich oder weiblich. Als intersexuell werden Individuen bezeichnet, bei denen sexuelle Merkmale beider Geschlechter vorhanden sind. Entweder ist das Genitale rein männlich oder weiblich geprägt und steht im Widerspruch zum chromosomalen bzw. gonadalen Geschlecht, oder es enthält gleichzeitig männliche und weibliche Elemente. Von echtem Hermaphroditismus wird gesprochen, wenn die Gonaden Keimdrüsengewebe beider Geschlechter enthalten, von Pseudohermaphroditismus masculinus bzw. femininus, wenn die Gonaden einheitlich männlich oder weiblich sind, das Genitale jedoch gegengeschlechtlich oder intersexuell gestaltet ist.

Vom pathogenetischen Standpunkt aus lassen sich die verschiedenen Formen der Intersexualität einteilen 1. in Störungen der **Geschlechtsbestimmung** (Hermaphroditismus verus, Klinefelter- und Turner-Syndrom) und 2. in solche der **Differenzierung des Genitales**. Zu dieser Gruppe gehören die zahlreichen Formen des Pseudohermaphroditismus masculinus und femininus. Klinefelter- und Turner-Syndrom stellen allerdings keine Intersexformen im strengen Sinne dar; ihre Einordnung in diesen Formenkreis geht auf die Anfangszeit der Zytogenetik zurück, als man bei Klinefelter-Patienten ein „weibliches", bei Turner-Patientinnen ein „männliches" Kerngeschlecht diagnostizierte (S. 20). Allenfalls kann man den XXY-Zustand als chromosomale Intersexualität auffassen.

Hermaphroditismus verus

Der echte Hermaphroditismus, der durch das Vorhandensein von **Keimdrüsengewebe beiderlei Geschlechts** charakterisiert ist, zählt zu den seltenen Formen der Intersexualität. Das äußere Genitale ist gewöhnlich ohne weiteres als intersexuell zu erkennen. Ein deutlicher Phallus findet sich bei mehr als ⅔ der Patienten. Ein Uterus ist in fast allen Fällen vorhanden. Bei ⅔ der Zwitter treten in der Pubertät Brustentwicklung und Menstruation auf; in zahlreichen Fällen hat man Spermatozoen gefunden. – Es liegt nahe, anzunehmen, daß dem Hermaphroditismus gonosomale Aberrationen zugrunde liegen, nämlich Mosaike männlicher (XY) und weiblicher (XX) Gonosomenpaare. In der Tat sind in den letzten Jahren mehrfach derartige Aberrationen gefunden worden, z. B. XX/XY- und XX/XXY-Mosaike, bei denen sowohl testikuläres als auch ovarielles Gewebe nachgewiesen wurde – im allgemeinen allerdings in rudimentärer Form. *Bei der Mehrzahl der Hermaphroditen lautet die Formel der Gonosomen jedoch einheitlich XX oder (seltener) XY.*

Pseudohermaphroditismus

Die klassischen Formen des Pseudohermaphroditismus repräsentieren Störungen der geschlechtlichen Differenzierung der bipotenten Genitalanlage. Beim Pseudohermaphroditismus masculinus sind entweder die embryonalen Hoden nicht fähig, das Genitale zu vermännlichen, oder die Genitalanlage bleibt den testikulären Faktoren gegenüber refraktär. Beim Pseudohermaphroditismus femininus

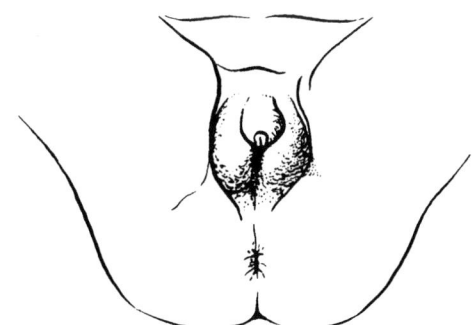

Abb. 58. Zwittriges äußeres Genitale. Differentialdiagnose: Virilisierung des weiblichen Genitale beim kongenitalen adrenogenitalen Syndrom (mit Klitorishypertrophie und Verschmelzung der skrotumartigen Labia majora) oder unvollständig ausgebildetes männliches Genitale bei Hypospadia perineoscrotalis mit Kryptorchismus?

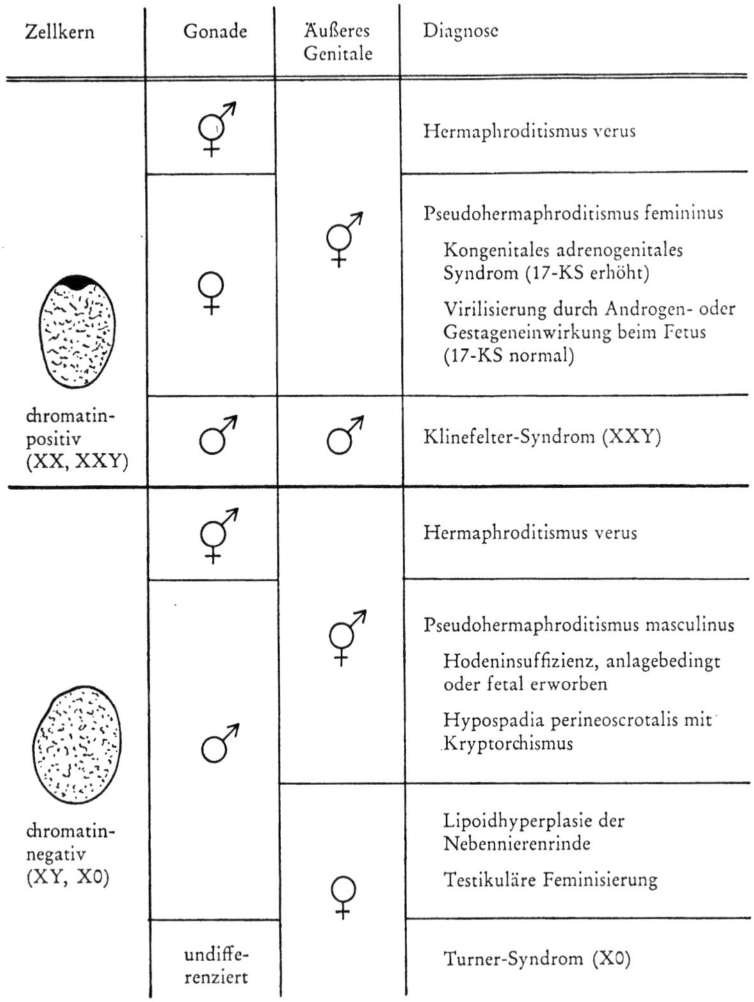

Zellkern	Gonade	Äußeres Genitale	Diagnose
chromatin-positiv (XX, XXY)	♂♀		Hermaphroditismus verus
	♀	♂♀	Pseudohermaphroditismus femininus Kongenitales adrenogenitales Syndrom (17-KS erhöht) Virilisierung durch Androgen- oder Gestageneinwirkung beim Fetus (17-KS normal)
	♂	♂	Klinefelter-Syndrom (XXY)
chromatin-negativ (XY, X0)		♂♀	Hermaphroditismus verus
	♂	♂♀	Pseudohermaphroditismus masculinus Hodeninsuffizienz, anlagebedingt oder fetal erworben Hypospadia perineoscrotalis mit Kryptorchismus
		♀	Lipoidhyperplasie der Nebennierenrinde Testikuläre Feminisierung
	undifferenziert		Turner-Syndrom (X0)

Abb. 59. Kernbefund, gonadales und genitales Geschlecht bei verschiedenen Formen der Intersexualität

wird die Genitalanlage durch endogene oder exogene Androgene in pathologischer Weise virilisiert. – Allerdings hat man aufgrund der Fortschritte der Zytogenetik in den letzten Jahren erkannt, daß zahlreiche Fälle von Intersexualität, die nach den morphologischen Befunden an den Gonaden üblicherweise als Pseudohermaphroditismus eingeordnet werden, auf Dysgenesien der Keimdrüsen infolge distinkter Gonosomenaberrationen beruhen (z. B. XO/XY, XO/XY/XXY, XO/XXY) und damit zu den Störungen der Geschlechtsbestimmung zu zählen sind. Solche rudimentären Keimdrüsen sind nicht in der Lage, eine normale geschlechtliche Prägung des Genitales zu induzieren.

Pseudohermaphroditismus masculinus

Als Ursache eines Pseudohermaphroditismus masculinus **mit intersexuellem äußeren Genitale** kommen u. a. folgende Störungen in Betracht:
1. Eine anlagebedingte **Hodeninsuffizienz,** welche u. a. durch eine Gonosomenaberration verursacht sein kann, oder eine fetal erworbene Insuffizienz der Hoden. Sie äußert sich klinisch in abnorm kleinen, undifferenzierten Testikeln und führt später zu Eunuchoidismus.
2. Eine lokale Nichtansprechbarkeit der Genitalanlage auf das Testosteron der Hoden. Als leichte Form dieser Störung kann man die Hypospadia penis auffassen; die schwerste Form

stellt die **Hypospadia perineoscrotalis mit Kryptorchismus** dar. Sie ist die häufigste Form des männlichen Pseudohermaphroditismus. Die Urethra öffnet sich perineal zwischen den getrennten, labienähnlich wirkenden Skrotalhälften; das nicht kanalisierte Membrum kann eine annähernd normale Länge haben, ist oft aber nur rudimentär angelegt. Häufig findet sich eine kurze Pseudovagina, die blind endigt, da Uterus und Tuben fehlen (Abb. 58).
Bei den beiden folgenden Syndromen ist das *äußere Genitale vollkommen weiblich geprägt:*

1. Die Lipoidhyperplasie der Nebennierenrinde beruht auf einem enzymatisch bedingten Ausfall der gesamten Steroidbiosynthese, welcher Nebennieren und Gonaden in gleicher Weise betrifft. In der Regel sterben die Kinder als Neugeborene an Nebenniereninsuffizienz.

2. Der „testikulären Feminisierung" liegt eine generalisierte Nichtansprechbarkeit der Gewebe des Organismus gegenüber den androgenen Hormonen zugrunde, die die eigenen Testikel in normaler Weise produzieren. Im Gegensatz zum weiblichen äußeren Genitale sind Hoden, Nebenhoden und Samenstränge männlich gestaltet. Der Gesamthabitus erscheint feminin, die Brustentwicklung ist gut; die Sekundärbehaarung fehlt oder ist spärlich („hairless woman").

Pseudohermaphroditismus femininus

1. Die weitaus häufigste Ursache ist das **kongenitale adrenogenitale Syndrom**. Der Grad der Vermännlichung des äußeren Genitale ist von der Schwere des adrenalen Enzymdefekts abhängig; das innere Genitale ist völlig weiblich.
2. Auch androgene Hormone aus dem mütterlichen Organismus, welche die Plazentaschranken passieren, können den weiblichen Fetus vermännlichen, z. B. bei virilisierenden Ovarialgeschwülsten der Mutter. Häufiger sind **Virilisationen bei Verabreichung** androgen wirkender Anabolika oder von **Gestagenen** der Nor-testosteronreihe an die graviden Mütter beobachtet worden.

Zur **Diagnose** müssen das chromosomale, das gonadale und das genitale Geschlecht gesondert bestimmt werden (Abb. 59). Zur Beurteilung der inneren Geschlechtsorgane bedient man sich der Rektaluntersuchung, der vaginalen Endoskopie, der Sonographie und der röntgenologischen Kontrastdarstellung des inneren Genitale von der Vagina bzw. vom Sinus urogenitalis aus. Ist die Diagnose so nicht zu sichern, muß die gonadale Geschlechtszugehörigkeit durch Laparotomie und Keimdrüsenbiopsie bestimmt werden.

Aufgabe der **Behandlung** ist es, dem Patienten zu einer geschlechtlich eindeutigen Genitalform zu verhelfen und ihm ein Optimum an sexueller Funktion zu ermöglichen. Diesem Ziel wird am besten Rechnung getragen, wenn die Wahl der Geschlechtsrolle, in der das Kind aufwachsen soll, in erster Linie von der gegebenen Form des äußeren Genitale und erst in zweiter Linie von der Art der Keimdrüsen abhängig gemacht wird. Wie man heute weiß, wird auch die normale psychosexuelle Ausrichtung des Individuums stärker durch seine anerzogene und „erlernte" Geschlechtsrolle als durch seine Keimdrüsen bestimmt. Die erforderlichen plastischen Operationen müssen in den ersten beiden Lebensjahren vorgenommen werden, – ehe die Kinder zum Bewußtsein ihrer sexuellen Abartigkeit kommen. Eine Umwandlung des bürgerlichen Geschlechts jenseits des zweiten Lebensjahres ist nur ausnahmsweise angezeigt, nämlich dann, wenn die Kinder selbst Ungewißheit und Zweifel bezüglich ihrer Geschlechtszugehörigkeit hegen und die äußere Form des Genitale in starkem Widerspruch zu der anerzogenen Geschlechtsrolle steht.

8. Infektionskrankheiten

8.1 Epidemiologie und Prophylaxe

H. STICKL

8.1.1 Verhalten der Mikroorganismen

Die Erreger können übertragen werden

1. *direkt* vom erkrankten zum gesunden Menschen (Masern, Varizellen),
2. *indirekt* durch gesunde Zwischenträger (Scharlach), durch Tiere (Gelbfieber, Malaria) oder durch Gegenstände (Tetanus),

Infektionsarten sind

1. *Tröpfchen*infektion = Inhalationsinfektion. Austrittsort und Eintrittspforte: Rachen, Lungen, Konjunktiven (Masern).
2. *Orale* Infektion. Austrittsort und Eintrittspforte: Magen-Darm-Kanal (Typhus, Ruhr)
3. *Schmier-* oder *Kontakt*infektion, Austrittsort und Eintrittspforte: Haut, Schleimhaut (Staphylokokken, Gonorrhoe).

Die Verteilung der Erreger:

1. Die Erreger bleiben am Infektionsort und vermehren sich nur hier: *lokale* Infektionen (Furunkel).
2. Die Erreger verteilen sich im Organismus und vermehren sich auch an anderen Körperstellen: *generalisierte* Infektion (Masern, Varizellen).
3. Kombination von lokaler und generalisierter Infektion: *zyklische* Infektionskrankheit (Typhus, Poliomyelitis).

Indirekte Wirkungen der Erreger durch:

1. *Exotoxine,* d. h. Stoffwechselprodukte (Diphtherie, Tetanus),
2. *Endotoxine,* d. h. Zerfallsprodukte abgestorbener Erreger (Typhus, Ruhr) oder direkt durch
3. Gewebszerstörung und Störungen des Zellstoffwechsels (Staphylokokken, Tuberkulosebakterien, Viren).

Der Verlauf einer Infektionskrankheit wird bestimmt

1. durch die *Virulenz* der Erreger: sie beruht u. a. auf der Produktion von Toxinen und Allergenen sowie auf ihrer Fähigkeit, sich auf Kosten des Organismus zu vermehren,
2. durch die *Erregermenge,* die bei der Primärinfektion in den Organismus eingedrungen ist.

Tropismus der Erreger

Oft werden von bestimmten Erregern *einzelne Organe* oder Gewebe bevorzugt befallen (= Tropismus). Beispiele: Pneumokokken–Lunge, Meningokokken–Hirnhäute, Enteroviren–Magendarmkanal, Hepatitisvirus–Leber. Von *Sepsis* spricht man, wenn Erreger von einem Infektionsherd aus schubweise in das Blut gelangen und dadurch Allgemeinerscheinungen hervorrufen.

8.1.2 Verhalten des Makroorganismus

K. FISCHER und H. STICKL

Der infizierte Patient kann entweder **manifest** (= apparent) erkranken, und die Erkrankung verläuft dann leicht (abortiv), schwer oder tödlich. Oder er macht eine **inapparente Infektion** durch. Das hängt u. a. von der Disposition des Organismus ab. Diese wird u. a. von Alter, Geschlecht, Ernährungszustand und psychischen Faktoren bestimmt. Eine große Rolle spielt auch die **Resistenz:** Man versteht darunter die erbbedingte Widerstandsfähigkeit gegenüber verschiedenen Erregern. Während manche Erreger bei der Erst-Infektion in fast jedem Fall eine manifeste Erkrankung herbeiführen (Masern, Varizellen), ist das bei anderen seltener der Fall (Röteln, Tuberkulose). Ausgedrückt wird diese Tatsache im **Kontagionsindex,** der den Prozentsatz der Menschen angibt, die für eine bestimmte Infektionskrankheit empfänglich sind.

Der befallene Organismus antwortet auf die Infektion in Form von

1. Lokalreaktionen (Entzündung),
2. Allgemeinreaktionen (Fieber, Mattigkeit, allergische Erscheinungen usw.)
3. Bildung von Antikörpern (Antitoxinen) und sonstigen Abwehrstoffen.

Die inapparente Infektion wird vom Patienten nicht oder kaum wahrgenommen. Eine Reaktion des befallenen Organismus findet aber ebenfalls statt. Durch die Ausscheidung von Erregern oder durch die Bildung von Antikörpern kann festgestellt werden, daß eine Infektion durchgemacht wurde.

Erholt sich der Patient nach der Krankheit oder ist bei ihm eine inapparente Infektion abgelaufen, so kann er bei erneuter Infektion mit dem gleichen Erreger entweder wiedererkranken (z. B. bei Gonorrhoe, Rhinitis, Tonsillitis) oder verschont bleiben. In diesem Fall spricht man von **Immunität.** Sie ist immer **erworben** und setzt einen Kontakt mit dem betreffenden Erreger oder wesentlichen Teilen von ihm voraus. Sie ist **spezifisch,** d. h. nur gegen eine bestimmte Erregerart, manchmal auch gegen nahe Verwandte (**Kreuzimmunität**) gerichtet. Die Immunität kann lebenslänglich andauern oder nur vorübergehend vorhanden sein.

Beispiele für unterschiedliche Immunitätsausbildung:

1. Zuverlässige Immunität hinterlassen: Pokken, Masern, Varizellen, Röteln, Mononucleosis infectiosa, Poliomyelitis, Hepatitis epidemica, Mumps.
2. Weniger zuverlässige Immunität hinterlassen: Scharlach, Diphtherie, Keuchhusten, Typhus.
3. Unzuverlässige Immunität hinterlassen: Grippe, Rhinitis, Gonorrhoe, Lues, Staphylokokken- und Streptokokken-Infektionen, Tuberkulose.

Normalerweise geht eine Infektion nicht an, solange noch gleiche Erreger im Organismus vorhanden sind (**Infektionsimmunität**).
Die Immunität nach inapparenter Infektion wird auch als „stille Feiung" bezeichnet.
Man unterscheidet zelluläre und humorale Abwehrsysteme, deren funktionelle Leistungen entweder schon primär vorhanden sind oder erst *nach* Kontakt mit antigenen Bestandteilen des pathogenen Agens entstehen.

a) Natürlich vorhandene unspezifische Infektabwehr

Neben den Epithelien von Haut und Schleimhäuten sind hier besonders die Granulozyten des Blutes (= „Mikrophagen") zu nennen. Zu den unspezifischen humoralen Stoffen gehören das Properdin-Komplement-System, Opsonin, Leukotoxin, Lysozym und Interferon. Diese Stoffe wirken z. T. in Kombination mit der zellulären Abwehr.

b) Erworbene spezifische Infektabwehr

Viele Infektionskeime regen infolge ihrer antigenen Eigenschaften das Abwehrsystem zu Leistungen an, die sich spezifisch gegen diese Mikroorganismen richten.
Die antigenen Bestandteile der Infektionserreger oder ihrer Stoffwechselprodukte gelangen als „Substratantigen" in die phagozytierenden Zellen des retikulohistiozytären Systems („Makrophagen") und werden dort in das **„Organisatorantigen"** (= Superantigen) umgewandelt (Abb. 60). Zellen des retikulohistiozytären Systems findet man vor allem in Milz, Lymphknoten, Leber und Knochenmark. Diese **Antigenphase** wird besonders durch Glukokortikosteroide und Röntgenstrahlen gehemmt.
Das Organisatorantigen induziert in der nun folgenden **Antikörperphase** die Bildung immunologisch kompetenter kleiner Lymphozyten. Sie sind die Träger der **zellvermittelten Immunreaktion** und führen u. a. zu allergischen Reaktionen vom Spättyp (= Tuberkulintyp). Unter der Wirkung des Organisatorantigens treten auch vermehrt Plasmazellen auf, die **Immunglobuline** als **humorale Antikörper** sezernieren. Humorale Antikörper werden in der Allergielehre für die Sofortreaktion (Arthus-Typ) verantwortlich gemacht. Schließlich werden im Laufe einer spezifischen Immunisierung Memory-Zellen, „Erinnerungszellen",

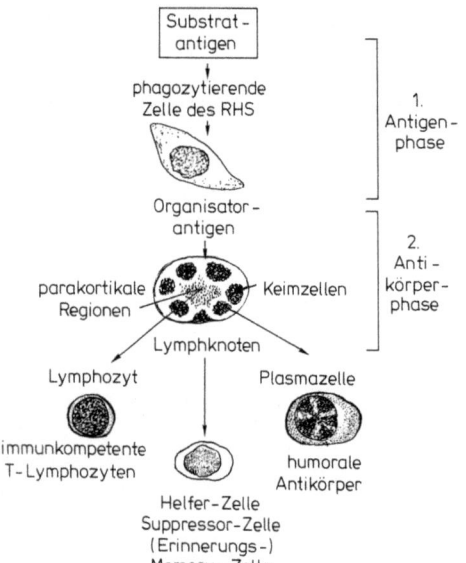

Abb. 60. Zellvermittelte Immunreaktion und humorale Antikörperbildung (modif. nach DAMASHEK u. GOOD)

angelegt, die ebenfalls zu den kleinen langlebigen Lymphozyten gehören und die bei einem späteren erneuten Antigenkontakt, wie z. B. bei einer nochmaligen Infektion, eine sofortige Antikörperbildung bewirken (Booster-Reaktion). Die Helfer-Lymphozyten fördern die Antikörperbildung, während eine gestörte Suppressor-Lymphozytenfunktion Ursache einer Autoimmunerkrankung sein kann.

Die **Immunglobuline**, die als humorale Antikörper spezifisch mit Antigenen oder Haptenen reagieren, werden vor allem in den Plasmazellen gebildet. Von praktischer Bedeutung sind drei verschiedene Immunglobuline (Ig), die sich immunelektrophoretisch darstellen lassen (Tabelle 30).

Während des intrauterinen Lebens werden kleine Mengen IgM und oft nur Spuren von IgG und IgA vom Fetus selbst gebildet. Mit Antikörpern der **IgG-Fraktion** wird das Kind diaplazentar von der Mutter versorgt. Ein erhöhter **IgM-Spiegel** (über 30 mg%) bei der Geburt spricht daher für eine pränatale Infektion (Lues, Röteln u. a.).

Die **IgA**, die leicht aggregieren, werden über die Schleimhäute sezerniert und fangen als immunologischer Schutzfilm eindringende Erreger und Antigene ab. Sie sind z. B. beim Heuschnupfen und bei der Mukoviszidose erniedrigt; die Polio-Schluckimpfung regt ihre Bildung an. Die Immunogenese der IgA vollzieht sich langsamer als diejenige der übrigen Immunglobulinklassen: IgA erreichen erst etwa im 4. Lebensjahr die volle Höhe ihres Funktionsspiegels (daher z. B. Anfälligkeit für Infekte der oberen Luftwege im Säuglings- und Kleinkindesalter). Die **IgE** werden in höchsten Konzentrationen bei Erkrankungen des allergischen Formenkreises nachweisbar (Atopie) sowie bei Parasitenbefall. Die praktische Bedeutung der IgD ist noch nicht bekannt. In der Fetalzeit reifen die immunologisch kompetenten **kleinen Lymphozyten** unter dem Einfluß des Thymus (= T-Lymphozyten) in den parakortikalen Regionen der Lymphknoten aus (Abb. 60). Die immunglobulinbildenden **Plasmazellen** entstehen aus lymphozytären Vorstufen (= B-Lymphozyten) in den Keimzentren der Lymphknoten. Eine **gestörte unspezifische Infektabwehr**, die bei verschiedenartigen Erkrankungen auftreten kann, läßt sich am sichersten bei einer Verminderung der Granulozyten unter 1000 pro mm³ diagnostizieren. Die klinischen Zeichen sind Stomatitis ulcerosa, bakterielle Infektionen mit Nekrosen ohne Eiterbildung, Diarrhoe, Fieber. Neben den symptomatischen Granulozytopenien kennt

Tabelle 30. Die drei wichtigsten Immunglobuline (Ig): Die Ig-Konzentrationen weisen – besonders bei jungen Kindern – eine erhebliche Altersabhängigkeit auf!

Bezeichnung	Sedimentationskonstante	Molekulargewicht	Konzentration im Serum (mg/dl)	Plazenta-Passage
IgG	7 S	160 000	1240	ja
IgA	7 S und 11 S	160 000 u. höher	280	nein
IgM	19 S	970 000	120	nein

Epidemiologie und Prophylaxe

Tabelle 31. Inkubationszeiten und Infektiosität von Infektionskrankheiten

Diagnose	*Mittlere* Inkubationszeit in Tagen (mit Extremvarianten)	Beginn der Infektiosität	Dauer der Ansteckungsfähigkeit
Mittlere Inkubation weniger als 1 Woche:			
Erysipel	*1 – 4*	Ausbruch	bis zur Abheilung
Ruhr	½ – *1* – *7* – 8	Ausbruch	meist bis zur Stuhlnormalisierung
Diphtherie	1 – *2* – *5* – 7	Ausbruch	solange im Rachen Erreger vorhanden
Scharlach	1 – *2* – *4* – 9	Ausbruch	wenige Tage nach Beginn der Penicillinbehandlung
Exanthema subitum	*3* – *7*	?	?
Mittlere Inkubation 1 – 2 Wochen:			
Erythema infectiosum	*6* – *14*	?	?
Keuchhusten	5 – *7* – *14* – 21	katarrhalisches Stadium	2 Wochen hustenfrei; 6 Wochen nach Beginn des Stadium convulsivum
Mononucleosis infectiosa	*7* – *14* – 20	Ausbruch	?
Tetanus	3 – *7* – *14* – 21	0	0
Masern	8 – *9* – *12* – 18	Prodromalstadium	1 – 2 Tage nach Exanthemausbruch
Poliomyelitis	6 – *9* – *14* – 21	8 Tage vor Beginn	6 Wochen und länger
Typhus abdominalis	*7* – *21* (–42)	Ausbruch	je nach Therapieerfolg
Mittlere Inkubation 2 – 3 Wochen (und länger):			
Akute infektiöse Lymphozytose	*12* – *21*	?	?
Röteln	11 – *14* – *21* – 23	1 – 2 Tage vor Beginn des Exanthems	bis zum Abblassen des Exanthems
Windpocken	11 – *14* – *21* – 28	1 Tag vor Beginn des Ausschlags	bis zum Abfall der Borken
Mumps	12 – *16* – *20* – 26	1 – 2 Tage vor Beginn der Drüsenschwellung	solange die Drüsenschwellung besteht
Hepatitis epidemica	14 – *21* – *28* – 50	präikterisches Stadium	mehrere Monate

man auch genetisch bedingte Bildungsstörungen dieser Mikrophagen (S. 206). Die fast immer gutartige zyklische Agranulozytose wiederholt sich alle 7, 14 oder 28 Tage und tritt meist als Symptom der „Periodischen Krankheit" (Periodic Mediterranean Fever) auf. Die Immunglobulinbildung ist bei dieser Erkrankung normal oder sogar kompensatorisch vermehrt. Über die **Störungen der spezifischen Infektabwehr** siehe S. 182.

8.1.3 Erkrankungsablauf

H. STICKL

Zeitlicher Ablauf

Nach dem Eindringen der Erreger in den Organismus vergeht eine mehr oder weniger lange Zeit, in der keine manifesten klinischen Symptome vorhanden sind: **Inkubationszeit** (Tab. 31). In dieser Zeit vermehren sich die

Erreger, und es kommt auch schon zu unterschwelligen Gegenreaktionen im Organismus.

Diagnose

Der *Erreger* kann aus Blut, Stuhl, Rachen-, Nasen- oder Wundabstrichen gezüchtet werden. Einen Hinweis darauf, daß der gefundene Erreger den Organismus nicht nur besiedelt, sondern tatsächlich infiziert hat, erhält man durch den Nachweis neutralisierender, komplementbindender oder hämagglutinationshemmender Antikörper. Während der Erregernachweis meist nur im Beginn einer Infektionskrankheit möglich ist, können die *serologischen Untersuchungen* erst nach dem Höhepunkt der Krankheit ein positives Ergebnis liefern. Dafür ist durch Beobachtung der Titerverläufe sowie der Art der gebildeten spezifischen Immunglobuline manchmal auch noch retrospektiv die Diagnose möglich. So sprechen spezifische IgM-Antikörper für eine frische Infektion. Dies kann z. B. bei Schwangeren mit Rötelnverdacht von großer Bedeutung sein.

Pandemie, Epidemie, Endemie

Man spricht von einer **Epidemie,** wenn eine *Infektionskrankheit plötzlich zahlreiche Personen gleichzeitig erfaßt. Wandert die Infektion über mehrere Erdteile, so wird dies als* **Pandemie** bezeichnet.
Viele Krankheiten kommen **endemisch** vor: Ständig sind Erkrankungen in der Bevölkerung zu verzeichnen. Sie werden auch als **Zivilisationskrankheiten** bezeichnet, da sie hauptsächlich in dicht bevölkerten Gebieten mit lebhaftem Verkehr auftreten. Zu ihnen gehören praktisch alle Kinderkrankheiten: Masern, Windpocken, Keuchhusten, Scharlach, Mumps, Röteln. Die Ursachen für das bevorzugte Auftreten bei Kindern sind einerseits die große Infektiosität dieser Krankheiten und andererseits die Ausbildung einer Immunität: Die Erreger kursieren in der Bevölkerung, finden immer wieder in den heranwachsenden Kindern empfängliche Wirts-Organismen, in denen sie sich vermehren können. Sie verursachen apparente oder inapparente Infektionen, die eine Immunität hinterlassen, so daß die Krankheit nur einmal, nämlich in der Kindheit, durchgemacht wird. Je enger die Wohndichte, desto früher kommt es zur Infektion.

Die *Häufigkeit* von Infektionskrankheiten schwankt im Laufe der Jahre, weil nach Ablauf einer Erkrankungswelle erst längere Zeit vergehen muß, bevor wieder genügend empfängliche Kinder vorhanden sind. Schwankungen über mehrere Jahrzehnte, ja sogar Jahrhunderte, werden ebenfalls beobachtet (Diphtherie), ohne daß hierfür eine Erklärung möglich ist. Man spricht vom **Genius epidemicus,** der sich wandelt.
Andere Infektionskrankheiten lassen sich im Gegensatz zu den Zivilisationskrankheiten durch hygienische Maßnahmen verhüten: Beseitigung von Ungeziefer läßt z. B. Fleckfieber und Pest verschwinden; Ruhr, Typhus und Cholera werden durch hygienisch einwandfreie Beseitigung von Stuhl und Urin vermieden. Bei mangelhafter *Seuchenhygiene* kann es aber immer wieder zu örtlich gehäuftem Auftreten kommen. Um die seuchenhygienischen Maßnahmen wirksam werden zu lassen, ist in praktisch allen Ländern eine gesetzliche Meldepflicht derartiger Erkrankungen eingeführt. In der Bundesrepublik Deutschland ist das Bundesseuchengesetz von 1961 in der Neufassung von 1978 gültig (S. 135).

8.1.4 Impfungen und Seuchenbekämpfung

8.1.4.1 Expositionsprophylaxe

Eine Infektion soll verhindert werden durch

a) Absonderung der Erkrankten (Isolierung),
b) Absonderung der noch nicht erkrankten, aber möglicherweise infizierten Menschen (Quarantäne),
c) Abtötung aller pathogenen Erreger, die vom Patienten verbreitet werden können (Desinfektion),
d) Erzielung absoluter Keimfreiheit von Gegenständen, die mit Gesunden in Berührung kommen (Sterilisation).

8.1.4.2 Dispositionsprophylaxe

Die Krankheits-Anfälligkeit wird vermindert durch

a) **unspezifische Maßnahmen:** Ausreichende Ernährung und gute Umweltbedingungen.
b) **spezifische Maßnahmen:** Immunisierungen. Sie lassen sich durchführen gegen Krankhei-

ten, die selbst eine Immunität hervorrufen. Man nutzt die Fähigkeit des Organismus, Antikörper zu produzieren. Dabei gibt es zwei Wege: die „passive" und die „aktive" Immunisierung.

Serumprophylaxe und -therapie: Das Serum eines Spenders, der bereits Antikörper gebildet hat, kann einem noch zu schützenden Menschen injiziert werden: Diese *„passive Immunisierung"*, eine Übertragung bereits gebildeter Antikörper, kann mit Seren, die vom Tier stammen (heterologe passive Immunisierung) oder mit menschlichen Seren (homologe passive Immunisierung) durchgeführt werden. *Tierische Seren* haben den Nachteil, daß sie artfremde Proteine enthalten und somit den zu schützenden Organismus durch die Injektion sensibilisieren. Wiederholte Gaben heterologer Seren können daher zu *Überempfindlichkeitsreaktionen* vom Soforttyp (anaphylaktischer Schock), zur Urtikaria und zum kutanvaskulären Syndrom (Arthus-Phänomen) führen. Vor jeder Infektion heterologer Seren ist eine genaue Anamnese aufzunehmen sowie eine *biologische Vorprobe* (intrakutane Testinjektion von 0,1 ml des 1 : 100 verdünnten Serums, Ophthalmoreaktion) durchzuführen. Für eine evtl. Schockbekämpfung muß vorgesorgt sein. 8–14 Tage nach der Injektion heterologer (=tierischer) Seren kann es zur sogen. *Serumkrankheit* und *Serumpolyneuritis* kommen (s. d.).

Heterologe Seren sind heute noch das antitoxische Serum gegen Diphtherie, Botulismus, Gasbrand und gegen Digitoxin und Schlangengifte.

Homologe, vom Menschen stammende Seren mit spezifischen Immunglobulinen führen nicht zu Überempfindlichkeitsreaktionen. Diese Seren können wiederholt verabreicht werden. Homologe Antiseren sind Seren gegen Wundstarrkrampf, Masern, Röteln, Varizellen, Hepatitis A und B, sowie FSME und Tollwut.

Menschliche Gammaglobuline enthalten eine Vielzahl von Antikörpern, die letztlich einen Spiegel des epidemiologischen Geschehens in unserem Biotop darstellen. Sie enthalten u. a. *Antikörper gegen zahlreiche Viruskrankheiten:* Masern, Röteln, Herpes, Mumps, Hepatitis A, Influenza-Viren, Adeno-Viren.

Eine **passive Immunprophylaxe** gegen Masern, Röteln u. a. kann daher mit Immunglobulinen des Menschen durchgeführt werden. Zur passiven Immunprophylaxe gegen Röteln und Varizellen werden spezielle Immunseren mit hohen spezifischen Antikörpertitern bevorzugt.

8.1.4.3 Aktive Schutzimpfungen

Aktive Schutzimpfungen sind Impfungen, bei denen sich der Organismus mit einem zugeführten Antigen selbst auseinandersetzen muß und bei dem das eigene Immunsystem zur Produktion von Antikörpern angeregt wird.
Die **Antigene der Impfstoffe** können bestehen aus:
lebenden Erregern, die in ihrer Wirkung abgeschwächt wurden: Masern-Impfung, Polio-Schluckimpfung, BCG-Impfung gegen Tuberkulose, u. a.,
abgetöteten Erregern: Keuchhusten-Impfung, Cholera-Impfung u. a.
Toxinen und Stoffwechselprodukten von Erregern: Diphtherietoxoid, Tetanustoxoid u. a.
Der nachstehende *Impfkalender* (Tab. 32) soll Anhaltspunkte über empfehlenswerte Schutzimpfungen und ihre zeitliche Reihenfolge geben. Er entspricht der *augenblicklichen* epidemiologischen Situation und ändert sich, wenn neue oder verbesserte Impfstoffe zur Verfügung stehen oder neue Erkenntnisse vorliegen.

Impfabstände: Eine Kumulation bestimmter Impfungen ist ohne Erhöhung des Komplikationsrisikos nicht möglich. So sollte z. B. zwischen der BCG-Impfung und der Pertussis-Impfung ein Zeitabstand von vier Monaten liegen. Die kombinierte Impfung mit sogenannten Totimpfstoffen, wie z. B. dem Impfstoff gegen Diphtherie, Tetanus und Keuchhusten, ist dagegen möglich. Kombinierte Totimpfstoffe können auch simultan mit einem Lebendimpfstoff gegeben werden.

Impfdurchbrüche: Kaum eine Schutzimpfung führt zum vollkommen Schutz des Geimpften: Die Impfung kann aber den Ablauf der Infektion beeinflussen. So schützt die BCG-Impfung zwar nicht sicher vor der tuberkulösen Infektion, doch verhindert sie bedrohliche Tuberkuloseformen wie Miliartuberkulose und Meningitis tuberculosa. Die Pertussis-Impfung schützt ca. 5 Jahre vor der Infektion; jedoch verliert der Keuchhusten für weitere 2–5 Jahre im Infektionsfall seinen quälenden Charakter. Auch nach der Röteln-Impfung sind im Fall einer Exposition Reinfektionen bekannt geworden; häufig verlaufen sie subklinisch, ohne den Embryo zu gefährden (keine Virämie).

Tabelle 32. Impfplan

Zeitpunkt	Impfung	Applikation	Bemerkungen
1. Lebenswoche	BCG-Impfung	intrakutan	Impfung beim Neugeborenen, vor allem bei erhöhtem Tb-Expositionsrisiko (z. B. famil. Belastung, Häufung von Umgebungserkrankungen, etc.)
4. Lebensmonat	1. Diphtherie-Tetanus-Impfung +	i.m.	Mit Pertussiskomponente Impfung mit DPT alle vier Wochen. Besondere Indikation für Risiko-Kinder, wie z. B. Mukoviszidose- oder Herzpatienten. Mit Pertussiskomponente [2]) (DPT) sind im ersten Lebensjahr drei Impfungen erforderlich (s. S. 132)
	1. Polio-Schluckimpfung [1])	oral	
6. Lebensmonat	2. Diphtherie-Tetanus-Impfung +	i.m.	
	2. Polio-Schluckimpfung [1])	oral	
15. Lebensmonat	Masern-Mumps-Röteln Lebend-Impfung	s.c.	Rötelnkomponente bei Jungen und Mädchen
18. Lebensmonat	3. Diphtherie-Tetanus-Impfung +	i.m.	
	3. Polio-Schluckimpfung	oral	
7. Lebensjahr (vor Schulbeginn)	Diphtherie-Tetanus-Auffrischimpfung [3]) [4])	i.m.	
ab 8. Lebensjahr	Diphtherie-Auffrischimpfung mit reduzierter Antigendosis („d" = 5IE) [5])	i.m.	
10. Lebensjahr	Polio- und Tetanus Auffrischimpfung	oral	Weitere Auffrischungsimpfungen alle 8 – 10 Jahre
12. Lebensjahr	Röteln-Lebendimpfung bei Mädchen	s.c.	Evtl. Wiederhollung als Wochenbettimpfung

[1]) Wenn die Schluckimpfung nicht mit der DT-Impfung kombiniert wird, ist der nächstfolgende Herbsttermin beim Gesundheitsamt wahrzunehmen.

[2]) Treten nach der Impfung Nebenwirkungen auf (s. S. 132), so sollte bei den weiteren Impfungen die Pertussiskomponente fortgelassen werden.

[3]) Tetanus-Auffrischimpfungen alle 5 – 8 Jahre beim Kind, alle 10 Jahre beim Jugendlichen und Erwachsenen. Polio-Auffrischung alle 10 Jahre. Bei Verletzungen Tetanus-Auffrischung, wenn die letzte Tetanustoxoidgabe länger als 5 Jahre zurückliegt.

[4]) Mumpsimpfung für Knaben, soweit nicht bereits im 15. Lebensmonat als kombinierte Masern-Mumps-Impfung erfolgt.

[5]) Auch in Kombination mit Tetanus-Impfstoff (= „Td").

1. Tuberkulose-Schutzimpfung

Indikation: In der Bundesrepublik Deutschland (s. S. 170) besitzt die BCG-Impfung bei ihrer unbestrittenen Wirksamkeit noch eine allgemeine Indikation für diejenigen Kinder, die in tuberkulosebelastetem Milieu aufwachsen.

Impfstoff: Durch mehrfache Passagen auf Nährböden wurden bovine Tuberkulose-Bakterien in ihrer Virulenz abgeschwächt („attenuiert" = *B. Calmette-Guérin*).

Applikationsart: Streng intrakutane Injektion von 0,1 ml der standardisierten Keimaufschwemmung am Oberschenkel unterhalb der Crista iliaca links.

Zeitpunkt: Neugeborenen-Periode bis einschließlich 6. Lebenswoche (Ausnahme: Neugeborene nach Austausch-Transfusion). Bei Impfungen in späteren Lebensjahren sollte mit Tuberkulin vorgetestet werden: Nur Negativreagenten dürfen geimpft werden.

Impfreaktion und Verträglichkeit: Die Verträglichkeit der BCG-Impfung ist sehr gut. Allgemeinreaktionen fehlen, und die Lokalreaktionen in Form eines kleinen Knötchens, das un-

ter Narbenbildung abheilt, sind gering. Gelegentlich sind Impfulzera und eine Schwellung örtlicher Lymphknoten zu registrieren. Extrem selten sind BCG-Osteomyelitiden, die eine günstige Prognose haben.
Die Tuberkulinproben werden 6–8 Wochen nach der Impfung positiv, bei Neugeborenen manchmal auch erst nach 4 Monaten.

2. Diphtherie-Schutzimpfung

Indikation: Seit 1975 werden immer wieder Diphtherie-Kleinraumepidemien (zuletzt 1984) gemeldet. Die Impfindikation ist somit gegeben.
Impfstoff: Das Toxin der Diphtherie-Bakterien wird mit Formalin entgiftet (Formoltoxoid).
Die Grundimmunisierung erfolgt im 4. und 6. Lebensmonat (s. Tabelle 32), Auffrischimpfungen werden nach Jahresfrist sowie bei Schuleintritt im 7. Lebensjahr durchgeführt. Sollten Auffrischimpfungen nach dem 8. Geburtstag notwendig werden, so ist nur der niedrigdosierte Diphtherie-Impfstoff mit 5 I.E./dosi zu verwenden (monovalent oder als „Td" in Kombination mit dem Tetanusimpfstoff).
Wirksamkeit: Das Angehen einer Infektion kann durch die Diphtherie-Impfung nicht immer verhütet werden. Dagegen kommt es nicht zur toxischen Form der Diphtherie-Erkrankung. Die Schutzdauer der Impfung wird im Kindesalter auf etwa 7 bis 10 Jahre geschätzt. Die Impfung kann jedoch durch Auffrischimpfungen mit niedriger Antigendosis auch noch im Erwachsenenalter einen wirksamen Schutz aufrechterhalten, hierzu trägt auch die unter relativem Antikörperschutz stattfindende „stille Feiung" bei.

3. Tetanus-Schutzimpfung (Tabelle 32)

Indikation: Da es auch durch Bagatellverletzungen zum Tetanus kommen kann, besteht vom Kriechalter an die Indikation für die Tetanus-Schutzimpfung. Der Impfstoff soll über das ganze Leben hindurch, anfangs alle 5, später alle 10 Jahre, aufgefrischt werden.
Impfstoff: Etwa die 50fach letale Toxindosis wird mit Formalin entgiftet (Formoltoxoid) und liefert das Antigen für eine Impfinjektion. Überstehen von Tetanus führt nicht zur Immunität; auch Tetanus-Rekonvaleszenten müssen folglich geimpft werden.
Die **Verträglichkeit** der Tetanus-Impfung ist in allen Altersstufen sehr gut. Allergische Begleitreaktionen bei zu häufigen Impfungen sind außerordentlich selten und prognostisch günstig. Häufiger sind bei sog. „Überimpfung" die lästigen (harmlosen) lokalen Immunkomplexbildungen, die nicht selten als Allergiereaktion verkannt werden.
Die **Wirksamkeit** der Impfung hinsichtlich Schutzhöhe und -dauer ist sehr gut. Eine Tetanuserkrankung ist bei Geimpften fast ausgeschlossen. Auffrischimpfungen sind nach Abschluß des Kindesalters nur noch alle 10 Jahre notwendig.
Hat sich ein Ungeimpfter verletzt, so kann das schutzlose Intervall durch Applikation des homologen antitoxischen Serums überbrückt werden. Die **simultane aktive Impfung** (aktivpassiv-Impfschema) mit 3 Antigeninjektionen führt in den langwährenden aktiven Impfschutz über. Auch wenn die letzte Impfung mehr als fünf Jahre zurückliegt, empfiehlt sich eine Simultanimpfung. Vorgehen:

1. 250 antitoxische Serumeinheiten simultan mit einer Injektion von 0,5 ml monovalentem Formoltoxoid (an entfernter Stelle);
2. 4–6 Wochen später Wiederholung der aktiven Tetanus-Impfung mit 0,5 ml Formoltoxoid (frühestens nach 2 Wochen).
3. 6 bis 12 Monate später Auffrischimpfung mit 0,5 ml Formoltoxoid.

4. Keuchhusten-Schutzimpfung

Indikation: Da die Keuchhustenimpfung nicht vor dem 4. Lebensmonat begonnen werden sollte, der volle, belastungsfähige Impfschutz aber erst nach dem 7. Lebensmonat einsetzt, wird das Kind in der am meisten durch Keuchhusten gefährdeten Lebensspanne, dem ersten Lebenshalbjahr, durch die Impfung nicht geschützt. Daher vermindert die Impfung die Keuchhustenletalität nur unwesentlich; dafür aber mitigiert sie den Keuchhusten für mindestens sieben Jahre nach der Impfung. Die Keuchhusten-Impfung ist fast immer von leichteren, meist nur lokalen Nebenreaktionen begleitet; bleibende Impfschäden sind selten. Die Impfung ist während einer Epidemie in kinderreichen Familien berechtigt, sowie bei Kindern, die in Kinderheimen oder in schlechten sozialen Verhältnissen leben. Nach dem 24. Lebensmonat sollten keine Keuchhustenimpfungen mehr durchgeführt werden.

Der **Impfstoff** besteht aus hitzeabgetöteten toxinhaltigen Keuchhustenbakterien. Er wirkt als „Immunadjuvans" – verstärkt somit die mit ihm kombinierten Komponenten des Tetanus- und Diphtherie-Impfstoffes. Die am meisten gefürchtete Komplikation ist die Impfenzephalose: Offenbar kann der hohe Ekto= und Endotoxingehalt des Impfstoffs zu einer Gefäßschädigung führen. Die Inkubationszeit dieser Komplikation beträgt 6–72 Stunden.

Wegen der schlechten Antigenität der Keuchhustenkomponente im kombinierten Diphtherie-Tetanus-Keuchhusten-Impfstoff besteht die *Grundimmunisierung* aus drei Impfinjektionen im Abstand von jeweils 4 Wochen. Bei den geringsten Unverträglichkeitserscheinungen wie Tag-Nacht-Umkehr, Unruhe, Fieberanstieg und Lymphknotenschwellungen, schrillem Aufschreien u. a., ist die Impfserie abzubrechen. Dies gilt besonders beim Auftreten von Gelegenheitskrämpfen unmittelbar im Anschluß an die Impfung. Schon der Verdacht einer Schädigung oder Anomalie des Zentralnervensystems gilt als Kontraindikation für die Impfung.

5. Pockenschutzimpfung

Indikation: Das weltweite Schwinden der Pokken führte zu ihrer Aufhebung.

6. Poliomyelitis-Schutzimpfung

Indikation: Durch die Einführung der Schluckimpfung konnte die Verbreitung der Kinderlähmung ganz wesentlich eingedämmt werden. Aus Europa ist die Poliomyelitis fast vollkommen verbannt. Da die Schluckimpfung das Kursieren des Wildvirus nicht völlig zu unterbinden vermag, ist die Durchführung der Polio-Schutzimpfung nach wie vor notwendig. Sichere Schutzwirkung über Jahre, gute Verträglichkeit und fast vollkommenes Fehlen von Komplikationen machen die Polio-Schutzimpfung zur besten der modernen Impfungen.

Impfstoff: Durch Attenuierung über Zellkulturpassagen gelang es SABIN, COX und KOPROWSKI, ein attenuiertes Impfvirus aus allen drei Polio-Virusstämmen herzustellen. Der trivalente Kombinationsimpfstoff wird oral zugeführt und kann ab dem dritten Lebensmonat verabreicht werden. Die *Grundimmunisierung* besteht aus drei Schluckimpfungen, die im Abstand von mindestens sechs Wochen (bis zu acht Monaten) vorgenommen werden. Eine Auffrischimpfung erfolgt nach acht bis zehn Jahren. Auffrischimpfungen können im Erwachsenenalter beliebig und jederzeit (z. B. anläßlich von Tropenreisen) durchgeführt werden.

Der **Salk-Impfstoff** aus formalin-abgetöteten Polioviren wurde in der Bundesrepublik in einem weit verbreiteten Kombinationsimpfstoff verimpft. Er war unzureichend wirksam. Er findet noch eine Indikation für die Impfung von Kindern mit angeborenen oder erworbenen Immundefekten, bei denen für den oralen Lebendimpfstoff eine Gegenindikation vorliegt.

7. Masern-Schutzimpfung

Indikation: Die zunehmende Spätmanifestation der Masern und das gehäufte Auftreten von cerebralen Komplikationen zwangen zur Einführung einer Schutzimpfung.

Impfstoff und Durchführung der Impfung: Das Masern-Virus wird durch multiple Zellkultur-Passagen attenuiert, so daß es seine Virulenz weitgehend einbüßt, seine Immunogenität jedoch behält. Der Impfstoff muß injiziert werden. Geimpfte Personen können das Impfvirus nicht auf Empfängliche übertragen. Bei 3–5% aller Impflinge kommt es zwischen dem 5. und 7. Tag zu einer leichten Impfreaktion mit Temperaturanstieg und einem diskreten Masernexanthem. Der *günstigste Zeitpunkt* der Masernimpfung ist der 15. Lebensmonat. Bei früherer Impfung besteht die Gefahr der Neutralisation des Impfvirus durch noch vorhandene, diaplacentar übertragene, mütterliche Antikörper. Der kombinierte Masern-Mumps-Impfstoff bzw. Masern-Mumps-Röteln-Impfstoff ist wirksam und sehr gut verträglich. **Kontraindikationen** der Masern-Impfung sind die medikamentöse oder physikalische Immunsuppression sowie die Allergie gegen Hühnereiweiß. Kinder mit zerebralem Anfallsleiden, angeborenem Herzfehler, Mukoviszidose u. a. können ohne Bedenken geimpft werden.

Die **Wirksamkeit der Impfung** ist sehr gut; sie hält wahrscheinlich lebenslang an.

8. Mumps-Schutzimpfung

Indikation: Mit 1¼ Jahren sollte eine Mumpsschutzimpfung vorgenommen werden. Dadurch lassen sich die sehr häufigen Mumps-

Epidemiologie und Prophylaxe 133

Meningoencephalitiden vermeiden; vor allem aber wird die gefürchtete Mumps-Orchitis verhindert (s. S. 148).
Impfstoff: Der Impfstoff besteht aus vermehrungsfähigen Impfviren, die über multiple Zellkultur-Passagen attenuiert wurden. Die Injektion des lyophilisierten und jeweils frisch resuspendierten Impfstoffes erfolgt subcutan. Zu leichten Lokalreaktionen in Form von vorübergehender Schwellung im Subkutangewebe kommt es nur bei der versehentlichen Impfung eines bereits Immunen.
Die **Verträglichkeit der Impfung** ist ausgezeichnet, gravierende Komplikationen wurden bisher nicht bekannt. Selten kommt es 10–12 Tage später zu einer vorübergehenden Schwellung einer Parotisdrüse. Die Schutzdauer der Mumps-Impfung ist wahrscheinlich lebenslänglich. Inapparente Reinfektionen, kenntlich am Antikörper-Anstieg nach Exposition, kommen vor. **Kontraindikationen** der Mumps-Impfung sind die medikamentöse oder physikalische Immunsuppression (z. B. auch Leukämie, u. a.) sowie die Hühnereiweiß-Allergie.

9. Röteln-Schutzimpfung

Indikation: Zur Vermeidung der gefürchteten Röteln-Embryopathie (s. S. 141) wurde eine Impfung mit virulenz-abgeschwächten („attenuierten") Viren eingeführt. Der lyophilisierte und jeweils frisch resuspendierte Impfstoff wird einmalig subcutan injiziert. Die Verträglichkeit ist bei Kindern ausgezeichnet; im Erwachsenenalter können bei 3% der Geimpften flüchtige Gelenkbeschwerden auftreten. Bei der versehentlichen Impfung eines rötelnimmunen Kindes kann es am Injektionsort zu einer leichten Schwellung des Subkutangewebes kommen, die 2–3 Tage anhält. Das Impfvirus wird nicht von Mensch zu Mensch übertragen. Der **Impfschutz** dauert mehr als 16 Jahre (Stand 1986) und evtl. sogar lebenslang. Reinfektionen schon kurze Zeit nach der Impfung (kenntlich am Antikörperanstieg) wurden bei Verwendung des RA-23-HCD-Impfstoffes bisher nicht beobachtet, können aber bei anderen Impfstoffen gelegentlich auftreten. Bei einer geimpften schwangeren Frau, die dennoch an Röteln erkranken sollte, kommt es nicht zur Viraemie; das Embryopathie-Risiko ist daher weitaus geringer als bei einer Ungeimpften.
Kontraindikationen: Medikamentöse oder physikalische Immunsuppression stellt eine Kontraindikation dar.

Eine kombinierte Masern-Mumps-Röteln-Impfung steht seit 1981 zur Verfügung und ist nach § 14 BSeuchG öffentlich im 15. Lebensmonat empfohlen. Beide Geschlechter werden geimpft. Im 10. bis 14. Lebensjahr („präpubertär") erfolgt nochmals die Röteln-Impfung nur für Mädchen. In jedem Fall ist vor oder spätestens zu Beginn einer Schwangerschaft durch den Röteln-HAHT festzustellen, ob ein wirksamer Rötelnschutz vorliegt.
Die Rötelnimpfung führt nicht zur Embryopathie; dennoch soll bei gestationsfähigen Frauen zum Zeitpunkt der Impfung eine Schwangerschaft ausgeschlossen sein.

10. Wutschutzbehandlung

Indikation: Seit mehreren Jahren nimmt die Tollwut in der Bundesrepublik zu; bei Kindern und Erwachsenen wird häufig eine Wutschutzbehandlung erforderlich. Eine Indikation ist gegeben beim Biß eines tollwütigen oder tollwutverdächtigen Tieres. Auch bei Berührung infektiösen Materials muß mit einer Infektion gerechnet werden, wenn die Hände Schrunden oder Einrisse aufwiesen. Der Verdacht verstärkt sich im Zweifelsfall, wenn es sich um ein Tollwut-Endemiegebiet handelt. In der Bundesrepublik wird der aus humanen, diploiden Zellkulturen gewonnene HDC-Impfstoff verwendet. Die Wirksamkeit ist gut, seine Anwendung risikofrei und problemlos. Neuerdings (seit Okt. 1985) steht auch ein wesentlich billigerer Hühnerfibroblasten-Impfstoff zur Verfügung (cave: Allergie gegen Hühnereiweiß). – Bei massiver Tollwutexposition sowie bei allen Gesichts-, Hals- und Daumen-Daumenballen-Bissen ist die passive Immunisierung mit speziellem, homologen Tollwut-Immunglobulin geboten (simultane aktiv-passive Impfung).

11. Hepatitis-B-Schutzimpfung

Aus dem Plasma chronischer Hepatitis-B-Virusträger wird das Oberflächenantigen des Virus gewonnen, isoliert und gereinigt (HB_S-Antigen). Das inaktivierte Antigen ist Grundlage der Impfstoffherstellung. Drei (bzw. je nach Impfstoff vier) Impfinjektionen führen bei 97% der geimpften Personen zu einem belastungsfähigen Impfstoff, der alle 3 bis 5 Jahre aufgefrischt werden muß. Ein gentechnisch hergestellter Hepatitis-B-Impfstoff (Matrix sind

Hefezellen) gleicher Qualität, doch mit erhöhter Sicherheit, steht seit Juli 1986 zur Verfügung. Neben der aktiven Immunisierung (s. o.) besteht noch die Möglichkeit der passiven Immunisierung mit einem homologen (vom Menschen stammenden), hochtitrigen (über 6000 I.E./ml) Immunglobulin, mit dessen Hilfe postexpositionell ein sofortiger Schutz gegen das Angehen der Infektion erzielt werden kann. Die größte Wirksamkeit ist vom Immunglobulin zu erwarten, wenn es innerhalb von 6 Stunden nach Exposition verabreicht wird; sind mehr als 72 (96?) Stunden nach Infektion vergangen, kann mit einer Infektionsverhütung nicht mehr gerechnet werden.

Große Bedeutung hat die Hepatitis-B-Prophylaxe für *Neugeborene* erlangt: Ca. 4000 Neugeborene sind jährlich einer Infektion durch die mit Hepatitis-B-Virus infizierte Mutter ausgesetzt; die Infektion erfolgt während der Geburt beim Durchtritt des Kindes durch die Geburtswege. Ist die Mutter als Hepatitis-B-Virus-Trägerin bekannt (HBe-Ag- und/oder HBs-Ag-positiv), so erhält das Neugeborene noch im Kreißsaal 1 ml des HBIG i. m. und simultan (an getrenntem Injektionsort) die erste aktive Immunisierung mit Hepatitis-B-Impfstoff (10 bzw. 5 Mikrogramm Antigen). Die aktive Immunisierung verleiht einen Dauerschutz, der das Kind bei persistierendem, familiären Infektionsrisiko vor Erkrankung (bei einer Letalität zw. 15–20%), Siechtum und Dauerausscheidung von Hepatitis-B-Virus schützt. – Die Hepatitis-B-Impfung ist frei von Nebenwirkungen; Kontraindikationen gibt es praktisch nicht. Bei bereits immunen Personen oder bei Virusträgern ist die Impfung (hoher Preis!) unnütz.

12. Pneumokokken-Schutzimpfung

Aus den Kapselpolysacchariden der in der nördlichen Hemisphäre am häufigsten vertretenen 23 Pneumokokken-Subtypen (über 90% aller Infektionen) wird ein gut verträglicher und wirksamer Totimpfstoff hergestellt. Er findet seine spezielle Indikation bei Kindern mit Sichelzellanämie, bei Kindern nach Milzexstirpation, mit Mucoviszidose, mit Immundefekten, besonders im Immunglobulin-A-System, u. a. Nach Grundimmunisierung durch zwei Impfinjektionen im Abstand von 4 bis 6 Wochen erfolgen alle fünf Jahre Auffrisch-Impfungen. Die ersten beiden Impfinjektionen sollten möglichst vor einer geplanten Milzexstirpation erfolgen.

13. Zentraleuropäische Frühsommer-Meningoenzephalitis

Aktive Immunisierung. Das Flavivirus der Gruppe Togaviridae (Arbor-Virus B) wird in Zellkulturen gezüchtet und inaktiviert. Der Totimpfstoff ist wirksam und hat höchstens lokale Nebenwirkungen. Zwei Injektionen im Abstand von 4–6 Wochen sind erforderlich, Auffrischung nach Jahresfrist und dann alle 3 Jahre. Durch passive Immunisierung mit einem homologen speziellen FSME-Immunglobulin kann innerhalb von 72 Stunden post expositionem ein relativ sicherer Schutz erzielt werden. Die Impfung ist vom 3. Lebensjahr an möglich.

14. Varizellen

Der Windpocken-Impfstoff besteht aus attenuiertem vermehrungsfähigen Varicella-Zoster-Virus; er ist teuer und sehr umwelt-empfindlich.

Hauptindikation des Impfstoffes ist eine Varizellen-Exposition von Kindern mit Immundefizienz. Bei Kindern mit Leukämie oder Lymphogranulomatose u. a. wird die Impfung im chemotherapeutischen Intervall vorgenommen. Ausnahmsweise darf die aktive Varicella-Immunisierung auch bei gesunden Erwachsenen erfolgen, die windpocken-empfänglich sind (z. B. Kinderkrankenschwestern).

Ersatzweise kann postexpositionell (innerhalb von 96 Std) auch passiv mit Varicella-Zoster-Immunglobulin immunisiert werden.

Andere Schutzimpfungen

Die Verabreichung anderer Schutzimpfungen ergibt sich bei Kindern in der Regel im Zusammenhang mit *Auslandsreisen* der Eltern. Die Notwendigkeit dieser Impfungen wird von der persönlichen Exposition und Belastung bestimmt, außerdem aber auch von der Weltgesundheits-Organisation (WHO) aufgrund der internationalen Gesundheitsvorschriften (IGV) als Pflicht auferlegt. Es kommen hier die Impfungen gegen Gelbfieber und Cholera in Frage. Eine zusätzliche Impfung mit einem gut wirksamen Lebend-Impfstoff gegen *Typhus abdominalis* steht seit 1981 zur Verfü-

Tabelle 33. Meldepflicht

Verdacht und Erkrankung		Erkrankung und Tod	Todesfall	Ausscheider
Botulismus	Poliomyelitis	Rötelnembryopathie	Keuchhusten	Enteritis infectiosa
Cholera	Tollwut	Zytomegalie	Masern	Typhus abdominalis
Enteritis infectiosa	Pest und Tularämie	Brucellose	Virus-Grippe	Paratyphus A, B und C
Fleckfieber	Pocken	Hepatitis A, B und nonA-nonB	Scharlach	bakterielle Ruhr
Typhus abdominalis	Lepra	Diphtherie		
Paratyphus A und B	Milzbrand	Leptospirose		
Ruhr	Rückfallfieber	Listeriose		
Übertragbare Enzephalitis	virusbed. haemorrhag. Fieber	Malaria		
Ornithose		Enzephalitis, Meningitis u. a.		
		Meningitis epidemica		
		Q-Fieber		
		Tetanus		
		Toxoplasmose		
		Trichinose		
		Tuberkulose		
		Syphilis		
		Gasbrand		

gung; die Impfkapseln werden oral eingenommen (dreimaliger Impfschluck jeweils mit einem Tag Intervall). Der Schutz währt mit Sicherheit ein (wahrscheinlich drei) Jahre. Kontra-Indikationen für diese Typhus-oral-Impfung sind bisher nicht bekannt geworden. Für Länder mit niedrigerem hygienischen Standard empfiehlt sich grundsätzlich die Prophylaxe der *Hepatitis A* durch die intramuskuläre Injektion vom Gammaglobulinen. Impfungen, die nur ausnahmsweise erforderlich sind, sind die Schutzimpfungen gegen Pest und Fleckfieber.

Die Impfung gegen *Meningokokken-Infektionen* fand in letzter Zeit besonders bei Massen-Impfaktionen in Südamerika und Afrika Anwendung. Der Impfstoff besteht aus den isolierten Polysacchariden der Streptokokken A und C. In der Bundesrepublik Deutschland ergibt sich für die Meningokokken-Impfung nur ausnahmsweise eine Indikation, vor allem, weil es bisher noch nicht gelungen ist, aus den Meningokokken Typ B einen Impfstoff herzustellen. Etwa 80% der Meningokokkenerkrankungen auf der nördlichen Hemisphäre gehen auf Meningokokken vom Typ B zurück.

Ein Impfstoff gegen *Rota-Virus*-Infektionen befindet sich in Erprobung (oraler attenuierter Lebendimpfstoff).

8.1.4.4 Meldepflicht

Nach dem Bundesseuchengesetz von 1961 (letztmalig geändert 1978) sind u. a. die in Tabelle 33 genannten Infektionskrankheiten meldepflichtig. Zur Meldung ist vor allem der behandelnde Arzt verpflichtet.

Bei den gefährlichsten Infektionskrankheiten ist bereits der **Krankheitsverdacht** dem Gesundheitsamt zu melden, damit es sofort entsprechende seuchenhygienische Maßnahmen ergreifen kann. Der Aufdeckung und Abriegelung von Infektionsquellen kommt eine besondere Bedeutung zu, damit eine Weiterverbreitung vermieden wird. Weitere Infektionskrankheiten sind meldepflichtig, wenn sie in Krankenanstalten oder Gemeinschaftseinrichtungen (z. B. Internaten, Waisenhäusern) **gehäuft** auftreten: Erkrankungen an Keuchhusten, Masern, Röteln, Windpocken, Mumps und Koli-Dyspepsie.

8.2 Virus-Krankheiten

H. STICKL

Viren sind kleiner als Bakterien und bieten **biologische Besonderheiten,** die sich auch im klinischen Bild der Virus-Erkrankungen niederschlagen. So vermehren sich Viren z. B. innerhalb der Zellen eines infizierten Organismus und funktionieren den Synthese- und Energiestoffwechsel der befallenen Zelle zu ihren eigenen Gunsten um. Während dieser Zeit ist das Virus für die humoralen Antikörper nicht erreichbar. Die Integration in den Zellstoffwechsel bedingt, daß Viren bisher einer gezielten Chemotherapie weitgehend entzogen waren.

Erst in letzter Zeit zeichnen sich erste Möglichkeiten einer **gezielten Behandlung von Virus-Erkrankungen** ab. Jod-Desoxyuridin hat eine therapeutische Wirksamkeit bei der Lokalbehandlung von Herpes-simplex-Virusinfektionen; Arabinosid A und Aciclovir wurden mit einigem Erfolg bei generalisierten Herpes-Virus-Infektionen sowie bei Varicella-Enzephalitis eingesetzt; Adamantanamin soll gegen Influenza-Viren prophylaktisch wirken.

Viren vermehren sich innerhalb der Zelle, können die Zelle gegenüber den kleinen, kontrollierenden T-Lymphozyten „fremd" machen und somit zur Vernichtung der Zelle durch sogenannte „Killer-Lymphozyten" (T_4-L.) führen. Auch die Vernichtung eingedrungener Viren obliegt in erster Linie dem zellulären Immunapparat. So können z. B. Kinder mit partiellem Antikörpermangel-Syndrom z. B. die Infektion mit dem Masern-Virus ohne besondere Krankheitszeichen überstehen, sofern der zelluläre Immunapparat intakt ist. Andererseits können Viren im Körper trotz hoher humoraler Antikörper-Titer persistieren: Die rezidivierenden Herpes-Virus-Manifestationen sind hierfür ein alltägliches Beispiel. Manche Viren, so das RNS-Retrovirus HTLV-III, der Erreger des AIDS, können die für die zelluläre Abwehr zuständigen T_4-Lymphozyten zerstören (s. S. 150). Damit wird der Organismus permissiv für sog. opportunistische Erreger.

Dringt das Virus in bestimmte Zellen des Organismus ein, vor allem in Zellen des aktiven RES und des lymphatischen Apparates, so kann zellulär gespeichertes **„Interferon"** freigegeben und seine Neuproduktion angeregt werden. Interferon ist eine nicht einheitliche Substanz mit einem Molekulargewicht von 15 000 bis 60 000 mit hoher Eindringungsfähigkeit in Gewebe und Zellen. Es vermag den letzten Schritt der Virussynthese in der Zelle zu blockieren. Der therapeutische Einsatz von Interferon bzw. Interferon-Induktoren befindet sich noch im Versuchsstadium.

Die intrazelluläre Vermehrung von Viren im Organismus bedingt, daß der **zellulären Immunabwehr** die überwiegende Bedeutung zukommt. Alles, was diese zelluläre Immunabwehr beeinträchtigen kann wie z. B. die Verabreichung von Kortikosteroiden oder Zytostatica, vermag auch das Wachstum von Viren zu fördern. Gleiches gilt für Allgemeinerkrankungen, die das Immunsystem schwächen bzw. zerstören, wie z. B. Leukämien.

8.2.1 Viruskrankheiten mit flächenhaftem Exanthem

H. STICKL

In Tabelle 34 ist die Symptomatik der häufigsten mit einem flächenhaften Exanthem einhergehenden Infektionskrankheiten aufgeführt einschließlich einiger differentialdiagnostisch wichtiger Erkrankungen.

8.2.1.1 Masern (Morbilli)

Die Infektionskrankheit Masern ist in der ganzen Welt verbreitet. Sie wird durch Viren verursacht, geht mit einem typischen Exanthem einher und hinterläßt eine dauerhafte Immunität. Die Erreger gehören zur Gruppe der Myxo-Viren; sie sind kugelförmig mit einem Durchmesser von 120 bis 150 nm.

Die **Inkubationszeit** beträgt bis zum Beginn der ersten Symptome sehr regelmäßig neun bis zwölf Tage, bis zum Auftreten des Exanthems rund 12–15 Tage.

Epidemiologie

Masern sind sehr kontagiös, sie gehören zu den „fliegenden Infektionen". Schon ein kurzer Kontakt über eine Entfernung von rund 5 m genügt, um das Virus von Mensch zu Mensch zu übertragen. Die Zeit der höchsten Infektiosität beginnt mit dem Prodromal-Stadium und endet ein bis zwei Tage nach Exanthem-Ausbruch. Indirekte Übertragung durch Gegenstände ist dagegen nicht möglich. Eintrittspforten sind die Schleimhäute des Respirationstraktes und die Cornealhaut. Der Manifestationsindex beträgt über 99%, d. h. fast jeder infizierte Empfängliche erkrankt ma-

Tabelle 34. Differentialdiagnose von Krankheiten mit flächenhaftem Exanthem

Diagnose	Dauer der Prodromi (Tage)	Form des Exanthems	Lokalisation und Prädilektionsstellen des Exanthems	Rachensymptome	Fieber	Leukozyten	Differential-Blutbild
Masern	3–5	großfleckig, konfluierend	Beginn hinter den Ohren, über Rumpf zu den Extremitäten absteigend	Kopliksche Flecke, Enanthem	zweigipflig	Leukopenie	Lymphopenie
Röteln	1–2	mittelfleckig	Beginn am Kopf, spärlicher am Rumpf	diskretes Enanthem	mäßig	Leukopenie	Lymphozytose, Plasmazellen
Scharlach	0	feinfleckig	blasses Munddreieck, Beginn in Achselhöhlen und Leistenbeugen	Tonsillitis, Enanthem, Himbeerzunge	plötzlicher Beginn	Leukozytose	Eosinophilie
Exanthema subitum	3–4	klein- bis mittelfleckig	hauptsächlich am Stamm	keine	3 Tage, mit Fieberabfall Exanthem	Leukopenie	hohe Lymphozytose
Erythema infectiosum	0	mittelfleckig, konfluierend	Schmetterlingsfigur im Gesicht, Girlanden an Extremitäten	keine	mäßig	uncharakteristisch	
Andere Viruskrankheiten (ECHO, Coxsackie A und B)	0–4	klein- bis mittelfleckig	Stamm	Pharyngitis, Herpangina bei Coxsackie A	hoch	Leukopenie	Lymphozytose
allergische Exantheme	0	multiform, Quaddeln	meist Extremitäten und Gesicht	keine	selten	verschieden	Eosinophilie

nifest. Die drei Faktoren „hoher Kontagionsindex", „hoher Manifestationsindex" und „hoher Immunitätsgrad" machen die Masern zu einer ausgesprochenen Kinderkrankheit. Erwachsene in dicht bewohnten Gegenden erkranken sehr selten. Epidemien mit einem hohen Anteil an Erwachsenen sind aber bei isolierten Bevölkerungsgruppen beobachtet worden, die mehrere Jahrzehnte keinen Kontakt mehr mit dem Masern-Virus gehabt hatten (Faröer, Grönland, Tahiti).

Klinik

Das **Prodromal-Stadium** beginnt mit katarrhalischen Symptomen: Schnupfen, Husten, Bindehautentzündung und Fieber um 39 Grad (Abb. 61). Obwohl die Kinder mit ihrer deutlichen Lichtscheu, dem bellenden Husten und dem gedunsenen Aussehen bald ein ziemlich typisches Bild bieten, wird die Diagnose vor Exanthemausbruch meist nicht gestellt, und es kommt zu gehäuften Kontaktinfektionen. In 60 bis 70% aller Erkrankungen treten am zweiten oder dritten Tag des Prodromalstadiums die charakteristischen „Koplikschen Flecken" an der Wangenschleimhaut in Gegend der vorderen Backenzähne auf. In ausgeprägten Fällen kann die ganze Schleimhaut der Wangen und der Lippen sowie manchmal auch der Konjunktiven mit dichtstehenden weißen Fleckchen „kalkspritzerartig" bedeckt sein.

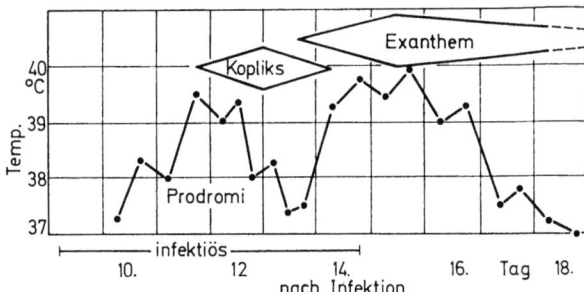

Abb. 61. Krankheitsverlauf bei Masern

Die Flecken lassen sich aber mit dem Spatel nicht abwischen. Die ganze Wangenschleimhaut ist nicht mehr spiegelglatt, sondern aufgelockert, samtartig verdickt und gerötet. Die „Kopliks" bleiben meistens bis zum zweiten Exanthemtag nachweisbar. Am weichen Gaumen und an der Uvula tritt ein Enanthem auf, bestehend aus streichholzkopf- bis linsengroßen, dunkelroten Flecken. Nach drei bis fünf Tagen geht das Prodromalstadium über in das

Exanthem-Stadium

Zuerst hinter dem Ohr, innerhalb weniger Stunden auf dem Kopf und im Gesicht, schießt ein anfangs hellroter, später dunkel werdender Ausschlag auf (Farbabbildung 1, S. 161). Die Flecken sind 3–6 mm groß und leicht erhaben. Sie neigen zum Konfluieren, bekommen vom zweiten Tag an einen Stich ins Bläuliche und breiten sich über den Körper kranio-kaudal aus. Nach dem Kopf werden der Rumpf, die Arme und zuletzt die Beine befallen (Farbabbildung 2, S. 161). Mit der Ausbreitung des Exanthems steigt das Fieber, das gegen Ende der Prodromi abfiel, abrupt wieder an, nicht selten auf über 40 Grad. Der Allgemeinzustand der Kinder ist deutlich beeinträchtigt. Sie sind apathisch, appetitlos und weinerlich, durch Konjunktivitis, Tracheobronchitis und Laryngitis gequält. Nicht selten treten Durchfälle als Ausdruck einer Beteiligung der Darmschleimhaut auf. Die Lymphknoten des Halses sind vergrößert, manchmal ist auch eine Milzvergrößerung festzustellen. Hat das Exanthem hämorrhagischen Charakter, kann nicht unbedingt auf einen besonders schweren Verlauf geschlossen werden. Vom dritten Tag an geht das Exanthem in derselben Reihenfolge wieder zurück, in der es gekommen ist. Dabei hinterläßt es oft bräunliche Flecke, die manchmal noch nach 10–14 Tagen zu sehen sind. War das Exanthem stark ausgeprägt, zeigt sich – besonders am Stamm – oft noch für einige Zeit eine kleieförmige, feine Schuppung. Gleichzeitig mit dem Abblassen des Exanthems fällt beim unkomplizierten Verlauf das Fieber ab.

Besondere Verlaufsformen

Bis zum 6.–8. Lebensmonat erkranken Säuglinge bei uns normalerweise nicht, da sie über eine diaplazentar erworbene Immunität verfügen. Nur in den extrem seltenen Fällen, in denen die Mutter noch keine Masern hatte, kann es zur Erkrankung bei jungen Säuglingen, ja sogar bei Neugeborenen kommen.
„**Mitigierte**" Masern sind abgeschwächte Verlaufsformen bei Kindern, denen vor oder kurz nach der Infektion durch Bluttransfusion oder Gamma-Globulin-Gabe Antikörper übertragen wurden (S. 129). Auch bei abklingender „Leihimmunität" können Säuglinge an mitigierten Masern erkranken. Bei **foudroyant** verlaufenden Masern scheint der Abwehrmechanismus zu versagen. Das frische Exanthem blaßt plötzlich ab, die Masern sind – wie der Volksmund sagt – „nach innen geschlagen". Unter dem Bild des Kreislauf-Kollapses mit Herzversagen kann das Kind zu Tode kommen.

Laborbefunde

Schon im Beginn des Prodromalstadiums bildet sich eine Leukopenie aus, die hauptsächlich durch Lymphopenie bedingt ist. Tiefpunkt ist der zweite Exanthem-Tag mit 3000–4000 Leukozyten, hauptsächlich Segmentkernigen mit deutlicher Linksverschiebung. Eosinophile fehlen. Im **Urin** ist oft eine geringe Albuminurie festzustellen. In etwa der Hälfte der Fälle kommt es zu pathologischen Veränderungen des **Elektroenzephalogramms,** die aber nur bei 3% der Kinder persistieren. Masern-Virus läßt sich in der infektiösen Phase in Blut, Rachensekret, Konjunktival-Flüssigkeit und Urin nachweisen. **Antikörper** erscheinen am ersten Exanthemtag, erreichen in den folgenden drei Wochen hohe Werte und sinken dann allmählich ab.

Differential-Diagnose

Verwechslungen mit Röteln, Scharlach oder allergischen Exanthemen sind möglich. Röteln sind aber durch einen leichteren Verlauf und ein meist schütteres Exanthem charakterisiert. Beim Scharlach erlauben der abrupte Beginn, die Tonsillitis und das viel kleinfleckigere Exanthem ohne Beteiligung des Gesichts eine deutliche Unterscheidung. Schwierig ist manchmal die Differential-Diagnose zu allergischen morbilliformen Exanthemen (Farbabbildung 11, S. 163). Das Fehlen von Kopliks und Enanthem sowie das Blutbild geben aber Hinweise auf die richtige Diagnose. Die flüchtigen Exantheme, die bei einigen anderen Virus-Krankheiten auftreten können, werden seltener mit Masern verwechselt.

Komplikationen

Die häufigsten Komplikationen sind Bronchopneumonie und Otitis media (Abb. 62). Sie treten meistens während oder kurz nach dem Exanthemstadium auf. Weniger häufig, aber gefährlich ist der Masern-Krupp. Mit einer Masern-Enzephalitis ist bei Kleinkindern in 1 von etwa 15 000 Fällen, bei Schulkindern in 1 von etwa 1000 Fällen zu rechnen.

a) **Die Masernpneumonie** kann entweder primär durch das Masern-Virus oder sekundär durch Superinfektion mit Bakterien entstehen. Sie manifestiert sich durch anhaltenden Husten, Lippenzyanose und Ausbleiben der Entfieberung nach Abblassen des Exanthems.

b) **Die Masern-Otitis** ist immer durch eine bakterielle Superinfektion bedingt. Sie kommt oft beidseitig vor und führt zu anhaltendem Fieber.

c) **Der Masernkrupp** tritt im Beginn des Exanthemstadiums auf und beruht auf einer schweren Laryngitis mit Ulzeration an den Stimmbändern, einem Glottis-Ödem und Membranbildung. Er kann manchmal sehr rasch zur Stenosierung der Atemwege führen, so daß eine Intubation erforderlich wird.

d) **Die Masern-Enzephalitis** kann schon im Prodromalstadium auftreten. Meistens kommt es aber erst drei bis zehn Tage nach Exanthemausbruch zu zerebralen Erscheinungen. Unter akutem Fieberanstieg werden die Kinder somnolent bis bewußtlos, oft treten Krämpfe auf. Meistens besteht Nackensteifigkeit, die Bauchdeckenreflexe fehlen. Die Lumbalpunktion ergibt eine mäßige Pleozytose von 30–1000 Zellen, das Eiweiß im Liquor ist vermehrt. Die Bewußtlosigkeit kann im Einzelfall tage- bis wochenlang anhalten, oder es kommt schon nach wenigen Tagen zum Tode. Die Letalität beträgt rund 20%. Defektheilungen sind mit rund 30% nicht selten; auch bei scheinbar geheilten Kindern kann sich nach längerer Latenz als Restschaden noch ein Krampfleiden bzw. ein zerebraler Defekt mit Intelligenz- und Konzentrationsstörung manifestieren. Das Elektroenzephalogramm normalisiert sich in diesen Fällen nicht.

Die Masern führen zu einer deutlichen **Verminderung der Resistenz** gegenüber vielen Infektionen. Kombinationen mit anderen bakteriellen Erkrankungen wie Diphtherie, Scharlach und Keuchhusten führen zu einer wechselseitigen Verschlimmerung. Besonders auffällig ist die veränderte Reaktion gegenüber der **Tuberkulose.** Die Tuberkulinempfindlichkeit bei zuvor Tuberkulinpositiven verschwindet fast ganz, und zwar vom Beginn des Exan-

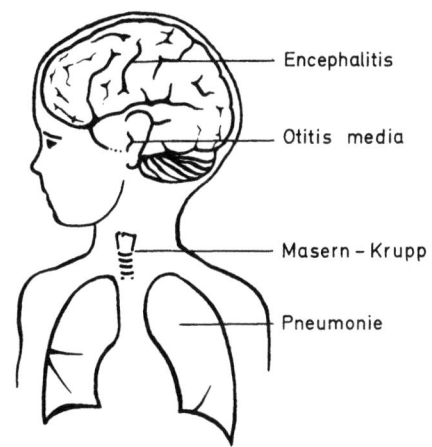

Abb. 62. Wichtigste Masernkomplikationen

themstadiums an bis in die zweite und dritte Krankheitswoche. Gleichzeitig können alte Infektionen aktiviert werden. Miliare Aussaat, auch tuberkulöse Meningitis, können die Folge sein. Günstig beeinflußt wird dagegen manchmal ein nephrotisches Syndrom, das nach einer interkurrenten Maserninfektion ausheilen kann.

Prognose

Die unkomplizierten Masern haben eine gute Prognose. Die Kinder erholen sich nach Fieberabfall erstaunlich rasch und gleichen den regelmäßig eingetretenen Gewichtsverlust durch guten Appetit schnell wieder aus. Das gilt auch für ausreichend behandelte Fälle von Masern-Pneumonie und -Otitis.

Therapie

Das Masern-Virus ist einer gezielten Behandlung nicht zugänglich. Bei unkomplizierten Fällen sollte symptomatisch mit Antipyretika, ausreichender Flüssigkeitszufuhr und hustenstillenden Medikamenten behandelt werden. Die Kinder sollen zur Pneumonie-Prophylaxe in gut gelüfteten Zimmern liegen. Sie sollten wegen der Konjunktivitis vor grellem Licht geschützt werden. Masern-Pneumonie und -Otitis müssen antibiotisch behandelt werden, ebenso der Masern-Krupp. Hier ist unbedingt klinische Behandlung erforderlich, um im Notfall sofort tracheotomieren zu können. Die Masern-Enzephalitis erfordert bei Krämpfen ausreichende Sedierung, am besten mit Chloralhydrat rectal, Luminal i. m. oder Valium i. v. Der Wert der Kortison-Therapie ist umstritten.

Prophylaxe

Die *bakteriellen Komplikationen* lassen sich durch Sulfonamide, Co-Trimoxazol und Antibiotika beherrschen.
Zur passiven Immunisierung wird Gamma-Globulin i. m. injiziert. Dadurch können Masern verhütet werden, wenn die Schutzdosis von 0,2 ml pro kg Körpergewicht rechtzeitig, d. h. bis spätestens zum vierten Inkubationstag, gegeben wird. Zwischen dem fünften und siebten Inkubationstag wird zwar keine völlige Verhinderung der Masern mehr erreicht, jedoch eine Mitigierung ohne Beeinträchtigung der Immunitätsausbildung. Gammaglobuline schützen etwa vier Wochen. Die postexpositionelle Masern-Impfung kann die „Wildmasern" durch ihre raschere Immunogenität verhüten, sofern sie innerhalb der ersten 48 Std p. i. verabreicht wurde.

8.2.1.2 Röteln (Rubeola)

sind eine leicht verlaufende und mit einem Exanthem einhergehende Infektionskrankheit, die durch Viren verursacht wird und eine Immunität hinterläßt. Die Erreger sind rund 55 nm groß und lassen sich auf Zellkulturen züchten. Die **Inkubationszeit** beträgt meist zwei bis drei Wochen. Hauptsächlich werden ältere Kinder und jugendliche Erwachsene befallen. Kinder unter sechs Monaten erkranken sehr selten. Die Kontagiosität ist nicht sehr groß, die Übertragung erfolgt nur direkt von Mensch zu Mensch über den Nasenrachenraum. Der Manifestationsindex beträgt rund 30%, bei engem Kontakt bis 70%; ein Teil der Infizierten macht nur eine abortive Erkrankung durch. Die Infektiosität beginnt vier Tage vor Beginn des Exanthems und endet etwa zwei Wochen danach, gelgentlich auch später.

Klinik

Im fieberhaften **Prodromalstadium** bestehen nur leichte katarrhalische Erscheinungen, ein bis zwei Tage später beginnt das **Exanthem** zuerst hinter den Ohren und im Gesicht, dann geht es kranio-kaudal auf Stamm und Extremitäten über (Farbabbildung 5, S. 162). Die Effloreszenzen sind hellrot, selten größer als eine Linse, ohne Tendenz zum Konfluieren, etwas erhaben und manchmal von einem anämischen Hof umgeben. Im **Rachen** besteht nur ein mittelfleckiges Enanthem. Häufig ist die Körpertemperatur normal, nur selten erreicht das Fieber höhere Werte als 38,5°. Charakteristisch sind indolente Lymphknotenschwellungen am Hals. Besonders retroaurikulär und okzipital sind oft erbs- bis bohnengroße Schwellungen tastbar. Die Milz ist in der Hälfte der Fälle vergrößert. Typisch ist meistens auch das **Blutbild**. Es besteht eine Leukopenie mit Lymphozytose und Vermehrung der Plasmazellen. Die Eosinophilenzahl ist normal bis vermehrt. Lymphknotenschwellungen und typisches Blutbild persistieren noch einige Zeit nach Abblassen des Exanthems, das meist schon nach drei Tagen wieder verschwunden ist, Schuppung tritt nicht auf. Der **Verlauf** ist bei Kindern fast immer komplikationslos und die Prognose gut. Ganz vereinzelt treten Enzephalitiden auf, meist in unmittelbarem Anschluß an das Exanthem. Ihr Verlauf ist uncharakteristisch, Spätschäden oder Todesfälle sind sehr selten. Bei größeren Kindern und Erwachsenen kommen ab und zu Arthralgien vor, die mehrere Gelenke befallen können, sich aber ohne Therapie wieder zurückbilden.

Komplikationen

Eine Komplikation besonderer Art ist die **Röteln-Embryopathie**, die 1942 von GREGG in Australien beschrieben wurde. Es handelt sich um eine Infektion der Mutter, die auf den Embryo übergeht und je nach Schwangerschaftszeitpunkt verschiedene Mißbildungen oder einen Abort hervorruft. Typisch ist die Kombination von Herzfehlern mit Blindheit und Taubheit (Abb. 63). Bei den Herzfehlern handelt es sich meist um einen offenen Ductus Botalli, die Blindheit ist auf beiderseitige Katarakte zurückzuführen: Die stark abgeflachten Linsen sind diffus getrübt. Die Taubheit beruht auf einer Innenohrschädigung. Infolge einer Hirnschädigung sind viele dieser Kinder mikrozephal und debil. Daneben können weitere Fehlbildungen bestehen wie Zahndefekte u. a. Bei der Geburt finden sich u. U. Leber- und Milzvergrößerung, Thrombozytopenie und hämolytische Anämie. An den Röhrenknochen sind lineare Aufhellungsbänder röntgenologisch nachweisbar. Ein erhöhter IgM-Gehalt im Serum beweist die intrauterine Infektion. – Die Höhe des Mißbildungsrisikos schwankt in verschiedenen Berichten: Sie ist am größten vom Ende des ersten bis zum Beginn des dritten Schwangerschaftsmonats. Bei Erkrankung nach dem dritten Monat treten nur noch selten Mißbildungen auf. Das Rötelnvirus ist manchmal bei solchen Kindern noch Monate nach der Geburt aus Rachen, Stuhl und Urin zu züchten: Die Kinder sind infektiös!

Differentialdiagnostisch macht gelegentlich die Abgrenzung gegenüber Masern, Erythema infectiosum und Exanthema subitum und besonders gegenüber allergischen Exanthemen Schwierigkeiten. Diagnostisch sind der Antikörpernachweis (KBR und HAHT) und das Blutbild hilfreich (s. Tabelle 34, S. 137).

Eine **Therapie** erübrigt sich meistens. Wegen der Gefahr einer Röteln-Embryopathie besteht dagegen ein Bedürfnis nach einer **Prophylaxe**. Die beste Vorbeugung ist die Schutzimpfung aller Kinder im 15. Lebensmonat und der Mädchen im 10. bis 14. Lebensjahr (S. 133), – unabhängig davon, ob sie Röteln durchgemacht hatten oder nicht. Bisher kommt bei Exposition einer rötelnempfänglichen Schwangeren in den ersten vier Monaten nur die i.m.-Gabe von Rötelnimmunglobulin (12–16 ml bis zum 8. Inkubationstag) in Frage. Bei Exposition vor der 8. Schwangerschaftswoche muß die Gabe von Rötelnimmunglobulin nochmals wiederholt werden. Die Immunprophylaxe mit Rötelnantiserum ist in ihrer Schutzsicherheit umstritten. Auch inapparente Infektionen der Mütter können zu Mißbildungen bei Kindern führen, wenn auch nicht im gleichen Umfang.

8.2.1.3 Exanthema subitum (Dreitagefieber)

Das Exanthema subitum ist eine Infektionskrankheit, die fast ausschließlich Kinder im Alter von sechs Monaten bis zu zwei Jahren befällt und die mit dem Ausbruch des Exanthems praktisch beendet ist. Sie wird durch noch nicht identifizierte Viren verursacht und hinterläßt Immunität. Über die Epidemiologie ist wegen des niedrigen Manifestations-Indexes nichts Sicheres bekannt. Wahrscheinlich kommen inapparente Infektionen sowie Übertragungen durch gesunde Zwischenträger vor. Die **Inkubationszeit** beträgt drei bis sieben Tage. Es kommt dann zu plötzlichem und hohem Fieberanstieg, nicht selten mit Erbrechen und Krämpfen (Abb.

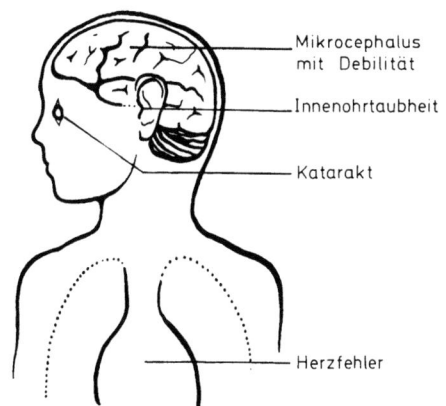

Abb. 63. Häufigste Symptome bei Rötelnembryopathie

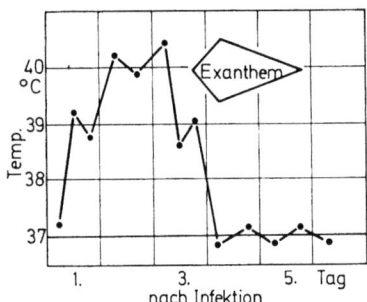

Abb. 64. Krankheitsverlauf bei Exanthema subitum

64). Manchmal bestehen geringe katarrhalische Erscheinungen, welche die hohe Temperatur aber nicht erklären. Bei Säuglingen ist die Fontanelle häufig gespannt und vorgewölbt, die Lumbalpunktion ergibt aber keinen pathologischen Befund.

Das Fieber bleibt meistens für drei bis vier Tage bestehen (deshalb „Dreitagefieber"). Unter mehr oder weniger plötzlichem Fieberabfall tritt dann ein Exanthem auf, das sich in Stunden über den ganzen Körper ausbreitet. Befallen ist hauptsächlich der Stamm, während Extremitäten, Gesicht und behaarte Kopfhaut eine geringere Intensität des Exanthems zeigen (Farbabbildung 7, S. 162). Es ist meistens klein- bis mittelfleckig, am Stamm zum Teil sehr dichtstehend, blaßrot und kaum erhaben. So schnell wie es kam, verschwindet es auch wieder – meist bis zum nächsten Tag. Im Blutbild findet sich eine Leukopenie mit hochgradiger relativer Lymphozytose.

Die **Differentialdiagnose** des Exanthema subitum ist im febrilen Stadium sehr schwierig. Leiden Kinder im ersten oder zweiten Lebensjahr an hohem Fieber, ohne Infektzeichen zu bieten, und besteht Meningismus ohne pathologischen Liquorbefund, so ergibt sich zwar der Verdacht, bestätigt wird die Diagnose aber erst durch das Auftreten des Exanthems mit der Entfieberung.

Komplikationen sind selten, vereinzelt sind Enzephalitiden mit bleibenden Schäden beobachtet worden. Die **Prognose** der unkomplizierten Erkrankung ist sehr gut. Die **Therapie** muß sich auf symptomatische Maßnahmen beschränken.

8.2.1.4 Ringelröteln (Erythema infectiosum)

Das Erythema infectiosum ist eine seltene Infektionskrankheit des Kindesalters, die meistens in lokal begrenzten Epidemien auftritt. Es handelt sich um eine Virusinfektion, deren Erreger aber noch nicht isoliert ist.

Die **Inkubationszeit** beträgt 6–14 Tage. Die Kontagiosität scheint niedrig zu sein. Der Manifestationsindex liegt je nach Epidemielage zwischen 10 und 20%. Betroffen werden meistens Kinder im Schulalter, aber auch Erwachsene können erkranken.

Der **Ausschlag** tritt ohne Vorboten und ohne wesentliche Beeinträchtigung des Allgemeinbefindens auf. Zuerst wird das Gesicht befallen: Auf den Wangen kommte es zur Ausbildung einer intensiven Rötung mit leichter Schwellung, die durch die Nasolabialfalte und den Unterrand der Orbita begrenzt ist und das Munddreieck freiläßt. Das Exanthem hat dadurch die Gestalt eines Schmetterlings. Es fühlt sich etwas heiß an, die Haut spannt und juckt in diesem Bezirk. Nach ein bis zwei Tagen geht das Exanthem auf die Extremitäten über und befällt hier vor allem die Streckseiten und das Gesäß (Farbabbildung 6, S. 162). Es kommt zu girlandenförmigen Figuren durch zentrales Abblassen und Fortschreiten am Rande, bis die „Ringelröteln" nach durchschnittlich acht Tagen wieder verschwinden.

Das **Blutbild** ist uncharakteristisch, Komplikationen treten höchst selten auf, die Prognose ist immer günstig, eine Therapie erübrigt sich.

8.2.2 Viruskrankheiten mit bläschenförmigem Exanthem

H. STICKL

Die Tabelle 35 zeigt die Symptomatik der häufigsten Krankheiten mit bläschenförmigem Exanthem. Außer den nachfolgend beschriebenen Viruskrankheiten sind auch das Erythema exsudativum multiforme (Stevens-Johnson-Syndrom) sowie der Strophulus infantum aufgeführt, deren Ätiologie noch unklar ist. Für die Differentialdiagnose können diese Krankheitsbilder aber bedeutungsvoll werden.

Tabelle 35. Differentialdiagnose von Krankheiten mit bläschenförmigem Exanthem

Diagnose	Prodromi	Form des Exanthems	Lokalisation und Prädilektionsstellen	Schleimhautbeteiligung	Fieber	Leukozyten	Virus-Wachstum auf der Chorioallantoismembran
Varizellen	selten „Rash"	kleine Bläschen mit dünner Decke, ungekammert	Kopf und Stamm, weniger an Extremitäten	charakteristisch	mäßig	später Leukozytose	0
Zoster	Neuralgie	gruppiert stehende kleine Bläschen	einseitig, segmental	meist fehlend	0	uncharakteristisch	0
Variola vera	Fieber Kreuzschmerzen	Pusteln mit Delle, gekammert	vom Gesicht auf Stamm und Extremitäten übergehend	stark	sehr hoch	Leukopenie, dann Leukozytose	+
Stomatitis aphthosa	0	einzelne umkammerte Bläschen, meist mazeriert	fast ausschließlich Mundschleimhaut und Lippen	vorwiegend	hoch	Leukozytose	+
Herpes simplex	0	dicht stehende, juckende Bläschen	perioral, perianal, perigenital, Kornea	0	0	uncharakteristisch	
Strophulus infantum	0	knötchenförmige, juckende, derbe Effloreszenzen mit zentralem Bläschen	hauptsächlich an Extremitäten, weniger am Stamm, selten im Gesicht	0	0	uncharakteristisch	0
Erythema exsudativum multiforme	Fieber	schlaffe Blasen, oft groß und leicht zerreißlich, mit rotem Hof (Kokardenform)	hauptsächlich an Extremitäten, weniger am Stamm, selten im Gesicht	stark	vorhanden	Leukozytose, Linksverschiebung	0

8.2.2.1 Windpocken (Varizellen) und Gürtelrose (Zoster)

Die Windpocken und der Zoster sind verschiedene Erscheinungsformen einer Infektion durch dasselbe Virus; beide gehen mit einem bläschenförmigen Exanthem einher. Die Erreger sind rund 150 nm groß.

1. Windpocken (Varizellen)

Die **Inkubationszeit** beträgt meist zwei bis drei Wochen, in Ausnahmefällen bis zu 28 Tagen. Die meisten Erkrankungen treten bei Kindern zwischen dem zweiten und sechsten Lebensjahr auf. Sie kommen aber auch in allen anderen Altersgruppen vor. Bei Erkrankung der Mutter in der Schwangerschaft kann es infolge intrauteriner Infektion zu „angeborenen Varizellen" kommen.

Die Krankheit wird nur durch Erkrankte, nicht durch Zwischenträger oder Gegenstände übertragen. Allerdings werden vom Virus oft weite Entfernungen überwunden: Windpocken gehören zu den „fliegenden Infektionen". Es sind Übertragungen durch Luftschächte, offene Fenster und Türen bis zu zehn Meter Entfernung beobachtet worden. Besonders infektiös sind Kinder mit Rachensymptomen. Die Infektiosität beginnt ca. einen Tag vor Auftreten des Hautausschlages und endet rund eine Woche später. Wenn man ganz sicher gehen will, sollte aber bis zum Abfall der letzten Borken gewartet werden, bevor man Infektfreiheit attestieren kann. Der Kontagionsindex liegt bei etwa 70–80%. Auch der Manifestationsindex ist hoch, Infektionen ohne Symptome sind selten. Eintrittspforten sind der Nasenrachenraum und wahrscheinlich auch die Konjunktiven. Wiederholte Varizellenerkrankungen sind extrem selten.

Das klinische Bild

der Varizellen wird durch ein ziemlich plötzliches Auftreten von Hauterscheinungen ohne wesentliche Vorboten eingeleitet. Manchmal kommt es allerdings am Ende der Inkubationszeit kurz vor Ausbruch des typischen Exanthems zu einem kleinfleckigen, scharlachartigen „Vor-Exanthem" (Rash) mit leichtem Fieber, das aber höchstens einen Tag anhält. Das eigentliche Exanthem tritt eruptionsartig an Stamm, behaartem Kopf und Gesicht auf und besteht aus oberflächlichen streichholzkopfgroßen Bläschen, die sich aus ca. 2–3 mm großen Knötchen entwickeln und manchmal heftig jucken. Sie haben einen wasserklaren Inhalt und sind von einem roten Saum umgeben. Die Bläschen sind nicht gekammert; schon ein leichter Druck bringt die Blasendecke zum Zerreißen. Größere Blasen können sich nach einiger Zeit trüben und haben manchmal eine zentrale Delle. Da sich das Exanthem in ein bis drei Tagen schubweise entwickelt, findet man nebeneinander kleine rote Knötchen, frische Bläschen und abtrocknende, mit einer Kruste bedeckte Effloreszenzen. Dieses „Bild einer Sternkarte" ist recht charakteristisch und erleichtert die Diagnose (Farbabbildung 9, S. 163). Das Exanthem ist am dichtesten am Rumpf, weniger befallen sind die Extremitäten. Im Gesicht sind fast immer Bläschen zu sehen, daneben kommt es oft zum Befall der Rachenschleimhaut, manchmal auch der Konjunktiven und der Genitalschleimhaut. Die Schleimhautbläschen mazerieren nach kurzer Zeit; es finden sich dann kleine Ulzera, die ziemlich schmerzhaft sein können, so daß die Kinder nicht essen mögen. Nach einigen Tagen trocknen alle Effloreszenzen ab, die Krusten bleiben aber noch sieben bis zehn Tage haften. Wenn sie abgefallen sind, ist oft für längere Zeit eine depigmentierte Stelle zu sehen. Ist es durch Zerkratzen zur bakteriellen Superinfektion des Bläscheninhalts gekommen, so können weiße kreisrunde oder ovale Narben zurückbleiben. Oft verlaufen die Windpocken afebril, andererseits kommen schwere Verlaufsformen mit tagelang anhaltendem Fieber vor.

Differentialdiagnostisch

kommen andere Krankheiten mit bläschenförmigen Eruptionen in Frage (Tabelle 35). Die virologische Methode erlaubt eine Unterscheidung gegenüber dem durch Herpes simplex-Virus verursachten *Ekzema herpeticatum* (S. 360). Wichtig ist die Anamnese, die ein schon längere Zeit bestehendes Ekzem ergibt, sowie die typische Lokalisation der Effloreszenzen. Der *Strophulus infantum*, der urtikarieller Natur ist, sieht manchmal den Varizellen sehr ähnlich (Farbabbildung 10, S. 163); auch *Insektenstiche* können zur Verwechslung Anlaß geben. Beide Effloreszenzen sind aber mehr knötchenförmig und zeigen nicht die typische Bläschenform mit leicht zerreißbarer Decke.

Komplikationen

können durch *Sekundärinfektionen* der Varizellenbläschen mit Eitererregern entstehen. Daran schließen sich manchmal Pneumonie, Otitis oder Nephritis an. Es kann außerdem drei bis zehn Tage nach der akuten Phase zum Auftreten einer *Varizellen-Enzephalitis* kommen, die zwar in der Regel eine günstige Prognose hat, aber in Einzelfällen zu Defektheilungen oder zum Tode führen kann. In letzter Zeit sind schwere Verlaufsformen, manchmal mit hämorrhagischer Komponente des Exanthems und tödlichem Ausgang unter *Kortisonbehandlung* sowie bei Zytostatikatherapie aufgetreten. Es kommt dabei infolge Resistenzminderung zu einer massiven Virus-Ausbreitung in den viszeralen Organen, insbesondere Lunge, Leber und Milz. Kinder, die lange mit Kortison behandelt werden, müssen deshalb besonders sorgfältig gegen eine Windpocken-Infektion geschützt werden (Immunglobulin und Impfung s. S. 134). Auch wiederholte Erkrankungen sind während einer Kortison-Therapie beobachtet worden.

2. Zoster

Beim Zoster handelt es sich um die Zweitmanifestation der Varizellen bei Menschen, die nach länger zurückliegender Varizellen-Infektion nur noch eine Teilimmunität besitzen (Abb. 65). Durch eine massive Re-Infektion

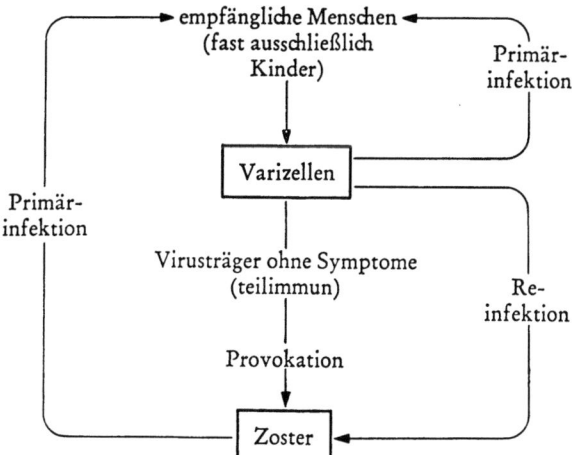

Abb. 65. Zusammenhang zwischen Varizellen und Zoster

oder durch Provokation von latent im Organismus verbliebenen Varizellen-Viren durch Infektionen, Traumen, Intoxikationen, Leukämie u. a., kommt es zu örtlich begrenzten Eruptionen von dichtstehenden Bläschen (*Gürtelrose*). Im Inhalt läßt sich Varizellen-Virus nachweisen. Von diesen Patienten können empfängliche Kinder infiziert werden, die dann an Varizellen erkranken. Die eigenartige bandförmige Anordnung der Effloreszenzen im Bereich eines Dermatoms, fast immer einseitig, verbunden mit Neuralgien, deutet darauf hin, daß die Erkrankung von den hinteren Nervenwurzeln oder Ganglien ausgeht. Es kann praktisch jedes Nervensegment befallen sein, am häufigsten sind es Thorax und Nacken-, Schulter-, Arm-Regionen. Es kann aber auch zum Befall von Hirnnerven kommen (Trigeminus, Zoster ophthalmicus, Zoster oticus). Seltener erfolgt eine Aussaat über den ganzen Körper (Zoster generalisatus); eine Unterscheidung von Varizellen ist dann praktisch nicht mehr möglich. Bei normalem Verlauf trocknen die Effloreszenzen nach ein bis zwei Wochen ein. Nach weiteren zwei bis drei Wochen stoßen sich die gelb-braunen Borken unter Hinterlassung von depigmentierten Narben ab. Es können aber noch lange Zeit neuralgiforme Schmerzen bestehen.
Die **Therapie** der Varizellen und des Zoster besteht in symptomatischen Maßnahmen, wie Linderung des Juckreizes bzw. der Neuralgien, Verhütung von Superinfektionen, kurze Fingernägel u. a., bei Zoster-Enzephalitis wird Aciclovir mittels Infusion zugeführt. Als **Prophylaxe** kann Gamma-Globulin in der Inkubationszeit versucht werden, der Erfolg ist aber zweifelhaft. Gamma-Globuline, nach Exposition verabreicht, können zuweilen die Inkubationszeit der Varizellen um das Doppelte verlängern.

8.2.2.2 Herpes simplex-Infektionen

Das Herpes simplex-Virus ist für eine Reihe von Allgemein- und Lokal-Erkrankungen verantwortlich. Das Virus ist rund 100–200 nm groß und läßt sich auf der Chorioallantois des bebrüteten Hühnereis züchten.
Die epidemiologischen Zusammenhänge der verschiedenen Erkrankungsformen sind ähnlich denen bei Varizellen und Zoster, wie Abb. 66 zeigt. Die Infektion mit dem Herpes simplex-Virus ist sehr weit verbreitet: über 60% der Bevölkerung hat bis zum 30. Lebensjahr Herpes-Antikörper. Ein großer Teil der Infektionen verläuft inapparent. Es werden Antikörper gebildet, und das Virus bleibt unter Umständen lebenslang im Organismus. Nach Provokation gehen aus der latenten Infektion lokale Krankheitssymptome hervor. Auslösend sind hauptsächlich hochfieberhafte Erkrankungen aller Art, besonders häufig bakterielle Pneumonien und Meningitiden (Herpes febrilis), dann aber auch physikalische Reize, wie Sonnenbestrahlung (Herpes solaris) oder einfach Änderungen der Resistenzlage, z. B. bei Darminfektionen oder Menstruation.

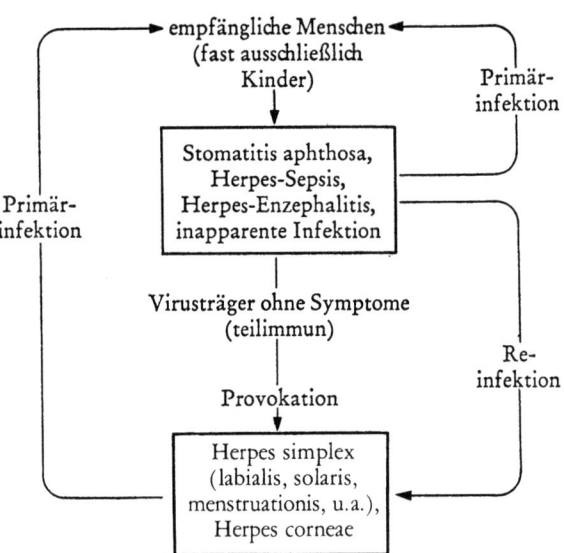

Abb. 66. Zusammenhang bei Herpesvirus-Infektionen

Allgemeininfektion

Die **Stomatitis aphthosa** beginnt bei Kindern zwischen dem ersten und dritten Lebensjahr nach einer Inkubationszeit von drei bis sieben Tagen mit hohem Fieber und der Bildung von zahlreichen Bläschen auf der gesamten Mund- und Rachenschleimhaut, die rasch mazerieren und als multiple Ulzerationen mit blutigem Blasengrund imponieren. Sie sind sehr schmerzhaft, so daß die Nahrungsaufnahme verweigert wird. Die örtlichen Lymphknoten sind schmerzhaft geschwollen. Nach fünf bis sieben Tagen reinigen sich die Schleimhautulzera, die Temperatur normalisiert sich, und die Krankheit heilt aus.
Nur selten kommt es zu einer **Meningoenzephalitis** als Komplikation, die dann ähnlich verläuft wie andere Virus-Enzephalitiden. Die **Herpessepsis** der Neugeborenen wird entweder intrauterin oder durch eine Infektion kurz nach der Geburt verursacht. Unter hohem Fieber, Leber- und Milzvergrößerung, Ikterus, Enteritis und Krämpfen kommt es nach rund einwöchiger Krankheitsdauer fast immer zum Tode. Bei der Autopsie findet man massenhaft stecknadelkopfgroße nekrotische Herde an allen inneren Organen. Histologisch lassen sich typische Kerneinschlüsse und Riesenzellen nachweisen. Therapie: Aciclovir-Infusionen.

Beim **Ekzema herpeticatum** breitet sich das Herpes-Virus auf ekzematös veränderter Haut aus und führt zu dichtstehenden bläschenförmigen Eruptionen (S. 143).

Die lokale Manifestation des Herpes simplex

beginnt mit einer juckenden Hautrötung perioral, manchmal auch perianal oder perigenital. Rasch entwickeln sich dichtstehende kleine Bläschen mit klarem Inhalt, die nach zwei bis drei Tagen eintrocknen, verschorfen und ohne Narbenbildung abheilen. Manche Menschen leiden ihr ganzes Leben lang an immer wiederkehrenden Erscheinungen, die sich bei geringstem Anlaß einstellen.
Die **Kerato-Conjunktivitis herpetica** ist eine langwierige Krankheit, die sich hauptsächlich in der gefäßlosen Kornea abspielt und nicht selten zu Hornhauttrübungen mit Visusverminderung führt. Hier sind durch die Einführung des Jod-Desoxyuridins (sowie in begrenztem Umfange durch Interferon-α-Augentropfen) erstmals therapeutische Erfolge erzielt worden. Neuerdings kann die Herpes-Enzephalitis auch chemotherapeutisch mit Aciclovir (Mittel der 1. Wahl) oder mit Arabinosid-A-Diphosphat behandelt werden (i. v.-Dauertropf). Die übrigen Manifestationen des Herpes-simplex-Virus (HSV) finden nach wie

vor nur symptomatische, meist lokale Behandlung.

8.2.2.3 Infektionen durch das Herpes-II-Virus

Das Herpes-II-Virus (bzw. Herpes-genitalis-Virus) erzeugt bei Mann und Frau Lokalinfektionen im Genitalbereich, oft unter Einbeziehen der lokalen Lymphknoten sowie der Lymphknoten des kleinen Beckens (Kreuzschmerz!) sowie der Haut des Glutealbereichs, und in seltenen Fällen auch in der Nase und im oberen Nasolabialbereich. Die Tendenz zu rezidivierendem Aufflammen der Effloreszenzen ist hier größer als bei der Herpes-simplex-Virusinfektion, wobei oft ein erkennbarer provokativer Reiz fehlt. **Neugeborene** können bei Durchtritt durch die Geburtswege infiziert werden, mit allen bereits bei der Herpes-simplex-Virusinfektion zustandekommenden Folgen. Die Letalität des Neugeborenen bei Herpes-genitalis-Virusinfektionen liegt bei 30 Prozent! Es empfiehlt sich daher bei bekanntem Herpes-genitalis der Mutter (oft Effloreszenzen in der Vorgeburtsphase an der Portio) das Kind durch Sectio caesarea zur Welt zu bringen. Das Herpes-genitalis-Virus hat sich bisher der Beeinflussung durch Chemotherapie oder durch Behandlung mit spezifischen Antikörperpräparaten entzogen.

8.2.3 Viruskrankheiten ohne obligates Exanthem

H. STICKL

8.2.3.1 Mumps (Parotitis epidemica)

Mumps ist eine in der ganzen Welt verbreitete Viruskrankheit, die hauptsächlich die Ohrspeicheldrüsen befällt und eine dauerhafte Immunität hinterläßt. Der Erreger gehört zur Gruppe der Myxo-Viren, ist 80–120 nm groß und läßt sich im bebrüteten Hühnerei züchten.

Epidemiologie

Die Inkubationszeit beträgt zwei bis vier Wochen, meistens 16–20 Tage. Die Patienten sind bereits wenige Tage vor Auftreten der Drüsenschwellung bis zur endgültigen Abschwellung infiziös. Das Virus wird in den Speichel ausgeschieden und durch Tröpfchen verbreitet. Eintrittspforte ist die Mundschleimhaut. Befallen werden hauptsächlich Kinder zwischen dem vierten und zehnten Lebensjahr. Der Kontagionsindex ist hoch, der Manifestationsindex dagegen relativ niedrig: Etwa 50% aller Mumps-Infektionen verlaufen inapparent oder mit einer flüchtigen, kaum erkennbaren einseitigen Parotisschwellung, hinterlassen aber trotzdem Immunität. In zivilisierten Ländern ist die Krankheit endemisch.

Die Klinik

des Mumps ist in der Mehrzahl der Fälle charakterisiert durch die entzündliche Schwellung der Ohrspeicheldrüsen (Abb. 67). Nach einem uncharakteristischen ein- bis zweitägigen Prodromalstadium, aber auch ohne Vorboten, kommt es zur Anschwellung einer Drüse. Dabei klagen die Kinder oft über Schmerzen beim Kauen, in den Ohren oder beim Bewegen des Kopfes. In drei Viertel der Fälle folgt ein bis zwei Tage später die Schwellung der anderen Seite. Das Gesicht der Patienten bietet dann einen charakteristischen Anblick: Die Ohrläppchen stehen ab, über der teigigen Schwellung der Drüsen ist die Haut ödematös und gespannt. Die Einmündung des Ductus parotidis in der Wangenschleimhaut ist oft gerötet und geschwollen. Die submaxillaren und sublingualen Speicheldrüsen können mitbetroffen, gelegentlich auch isoliert befallen sein.

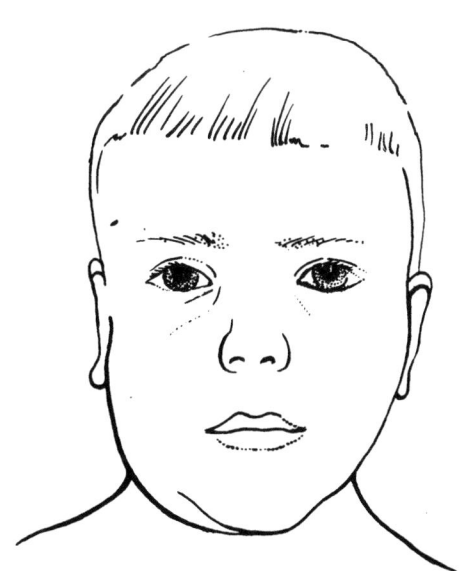

Abb. 67. Rechtsseitige Parotisschwellung bei Mumps

Die Kinder fiebern um 38 Grad, nicht selten verläuft die Krankheit aber afebril. Nach einigen Tagen geht die Schwellung zurück, und die Krankheit heilt folgenlos ab.
An **Laborbefunden** kann häufig eine Vermehrung der Blut-Amylasewerte infolge Pankreasbeteiligung gefunden werden. Serologisch läßt sich oft retrospektiv die Diagnose bestätigen.
Differentialdiagnostisch kommen eitrige Parotitiden oder Sekretstauungen durch Speichelsteine in Frage. Die toxische Diphtherie mit periglandulären Ödemen (Caesarenhals) kann nur bei oberflächlicher Untersuchung zur Verwechslung Anlaß geben.

Die häufigste Komplikation

im Kindesalter ist eine blande verlaufende *seröse* Meningitis mit Zellvermehrung im Liquor bis zu 3000 mononukleären Zellen. Es können aber auch Meningo-Enzephalitiden auftreten mit Benommenheit, Erbrechen und vorübergehenden neurologischen Ausfällen. Dabei kann es zur Beteiligung des Nervus statoacusticus mit nachfolgender Taubheit kommen. Etwa die Hälfte der Mumps-Patienten weist Liquorveränderungen auf, auch wenn klinisch keine Meningitis vorliegt. Auf der anderen Seite wird ein großer Teil der ätiologisch unklaren Fälle von seröser Meningitis durch eine sonst inapparent verlaufende Mumpsinfektion hervorgerufen. Das Mumps-Virus kann außerdem andere drüsige Organe befallen, z. B. Pankreas, Thymus, Thyreoidea oder Tränendrüsen. Das Mumps-Virus kann offensichtlich bei entsprechender genetischer Konstellation mittelbar einen Typ-I-Diabetes induzieren (sechs Wochen bis sechs Monate nach Erkrankungsbeginn). Die von der Pubertät an nicht seltene Orchitis mit Epididymitis ist gekennzeichnet durch eine ein- oder doppelseitige schmerzhafte Hodenschwellung, u. U. mit nachfolgender Sterilität. Differentialdiagnostisch ist hierbei an eine Hodentorsion zu denken. Die **Prognose** des Mumps ist auch in komplizierten Fällen meistens gut.
Therapeutisch kommen nur symptomatische Maßnahmen, wie milde lokale Wärme und Analgetika in Frage. Bei ausgeprägter enzephalitischer Komponente und vor allem bei Orchitis ist eine Kortikosteroid-Behandlung indiziert.
Prophylaxe des Mumps s. S. 132.

8.2.3.2 Mononucleosis infectiosa (Pfeiffersches Drüsenfieber)

Die infektöse Mononukleose ist eine akute Erkrankung des lymphatischen Systems mit typischem Blutbild. Der Erreger ist das zu den Herpes-Viren zählende E. B.-Virus (= Epstein-Barr-Virus), das in bestimmten Gegenden Afrikas zusammen mit anderen Noxen bösartige Lymphome bei Kindern (Burkitt-Tumor) hervorrufen kann.

Epidemiologie

Die Inkubationszeit beträgt ein bis zwei Wochen.
Befallen werden Kinder und Erwachsene. Die Erkrankung hinterläßt eine Immunität, über deren Dauer nichts Sicheres bekannt ist. Auffällig ist eine Häufigkeitszunahme seit dem zweiten Weltkrieg, zeitlich zusammenfallend mit der Abnahme der Diphtherie. Wie allen Viren der Herpes-Gruppe kommt auch dem E. B.-Virus die Eigenschaft der Persistenz im Gewebe, vor allem in lymphatischen Zellen zu. Die Übertragung erfolgt über die Schleimhäute. Die Durchseuchung der Bevölkerung erreicht bis zum 30. Lebensjahr 50–60%.

Das klinische Bild

der infektiösen Mononukleose ist außerordentlich vielfältig. Bei Kindern wird meistens der Symptomenkomplex Fieber, Tonsillitis, generalisierte Lymphknotenhyperplasie und Milzvergrößerung beobachtet. Das **Fieber** kann anfangs ohne Symptome auftreten und dann auch nach Ausbildung der typischen Symptomatik remittierend oder intermittierend tage- oder sogar wochenlang anhalten. Die **Tonsillitis** kann vielgestaltig sein: Oft bestehen flächenhafte, schmutzig-graue oder gelbliche Beläge, manchmal sieht man aber nur eine katarrhalische Rötung der Tonsillen oder einzelne Stippchen. Oft findet sich das typische haemorrhagische Enanthem aus stecknadelkopfgroßen Petechien an weichem Gaumen und Uvula. Häufig besteht Foetor ex ore.
Die **Lymphknotenschwellungen** finden sich vorzugsweise am Hals, aber auch in den Achselhöhlen, den Leistenbeugen und nicht selten auch intrathorakal, wo sie röntgenologisch als Vergrößerung der Hilusfigur nachweisbar sind. Findet sich ein periglanduläres Ödem, so können die einzelnen Lymphknoten schwer

Virus-Krankheiten

gegeneinander abgrenzbar sein. Die Milz ist in den meisten Fällen als indolente, ziemlich derbe Schwellung tastbar. Die in der Regel passageren Lymphknotenschwellungen können in seltenen Fällen in ein chronisch-progressives Lymphadenopathiesyndrom übergehen (Differentialdiagnose AIDS).
Das **Blutbild** klärt häufig die Diagnose: Die Leukozytenzahl kann erhöht sein, im Ausstrich findet sich ein starkes Überwiegen der Lymphozyten, Monozyten und Plasmazellen, 5–20% der mononukleären Zellen sind „Drüsenfieberzellen". Sie werden als monozytoide bzw. lymphozytoide Zellen bezeichnet, da sie eine Art Intermediärstadium zwischen den beiden Reihen darstellen, das sonst nicht im Blut vorkommt. Diese Zellen sind bei der üblichen Färbung relativ groß und haben einen exzentrischen gelappten Kern in einem dunkelgrau-blauen Plasma mit Vakuolenbildung. An *sonstigen Symptomen* werden uncharakteristische, polymorphe Exantheme, Lidödeme und katarrhalische Erscheinungen mit Husten und Schnupfen beobachtet. Die Kinder machen anfangs einen deutlich kranken Eindruck und erholen sich relativ langsam, manchmal erst nach zwei bis drei Wochen.

Laborbefunde

Hinweisend für die Diagnose ist bei Erwachsenen der positive Ausfall spezifischer Seroreaktionen sowie der fluoreszenzoptische Virusnachweis.

Differentialdiagnose

Schwierig ist manchmal die Abgrenzung gegen eine Diphtherie, die bis auf Blutbild und Milzvergrößerung ein ganz ähnliches Bild bieten kann. Im Zweifelsfall muß eine intensive bakteriologische Diagnostik betrieben werden. Auch banale Tonsillitiden infolge von Strepto- oder Staphylokokken-Infektionen können ähnliche Bilder hervorrufen, zeigen aber nicht das typische Blutbild. Wegen des Begleitexanthems wird manchmal auch ein Scharlach diagnostiziert.
Als **Komplikationen** werden Myokarditis, Meningismus und Polyneuritis beobachtet, sie sind im Kindesalter aber selten. Allerdings findet man auch bei Kindern manchmal pathologische Leberfunktionstests; aber nur ausnahmsweise kommt es zu einer Hepatitis mit Ikterus.

Die **Prognose** bei Kindern ist gut. Die **Therapie** sollte bei gesicherter Diagnose nur symptomatisch sein (Antipyretika); wegen Verdachts auf Superinfektion der Tonsillen werden aber oft Antibiotika angewandt; die Grundkrankheit läßt sich dadurch nicht beeinflussen. Die Gabe von Ampicillin bei Mononucleosis infectiosa führt mit großer Häufigkeit zum Arzneimittelexanthem und ist daher kontraindiziert. Bei bedrohlicher Verlegung des Rachenraums durch stark angeschwollene Tonsillen kann die Tonsillektomie lebensrettend sein. Allerdings besteht erhöhte Blutungsgefahr (auch bei normaler Thrombozytenzahl), da bei der infektiösen Mononukleose mit einer gesteigerten Fibrinolyse zu rechnen ist.

8.2.3.3 Akute infektiöse Lymphozytose

Unter dieser Bezeichnung wird eine seltene fieberhafte, mit Mattigkeit, Kopfschmerzen, Übelkeit und Leibschmerzen sowie leichten katarrhalischen Symptomen des Respirationstraktes einhergehende Infektionskrankheit verstanden, die vermutlich durch ein Virus verursacht wird und durch ein typisches Blutbild charakterisiert ist.
Die **Inkubationszeit** beträgt 12–21 Tage, und die Erkrankung hinterläßt wahrscheinlich eine dauerhafte Immunität. Die Krankheit wird oft in lokaler Häufung beobachtet, befallen sind hauptsächlich zwei- bis sechsjährige Kinder, aber auch Säuglinge können erkranken.
Gelegentlich werden kleinfleckige Exantheme, Milz- und Leberschwellung und leichter Meningismus beobachtet; Rachenerscheinungen fehlen. Charakteristisch ist die Lymphozytose im Blut: Die Leukozytose kann bis zu 100 000 Zellen/mm^3 ansteigen. Dabei besteht eine Lymphozytose von 80–95% und eine mäßige Eosinophilie. Die Lymphozyten zeigen keine Besonderheiten. Oft dauert es ein bis zwei Wochen, bis sich das Blutbild normalisiert. Differentialdiagnostisch wird immer wieder eine Leukämie in Betracht gezogen, Anämie und Blutungsbereitschaft fehlen aber, und durch die Knochenmarkspunktion läßt sich die Entscheidung herbeiführen. Komplikationen kommen praktisch nicht vor, die Prognose ist gut.

8.2.3.4 Infektion mit dem HTLV-III-Virus

Das HTLV-III (Human-T-Lymphocyte-Virus-III) wird heute allgemein als Erreger der AIDS-

Erkrankung angesehen (Acquired Immune Deficiency Syndrome) (siehe auch S. 183).
Es handelt sich um einen Vertreter der Lenti-Virusgruppe, – ein RNS-Virus mit spezifischen Rezeptoren von T-Lymphozyten (Helferzellen des Immunsystems, Killer-Lymphozyten, normale Killerzellen), das in T-Lymphozyten eindringt und zu einer Uminformation des genetischen Apparates der T-Lymphozyten durch reverse Transskription führt. Die infizierte Zelle wird veranlaßt, eine Substanz zu bilden, die es den gesunden, noch abwehrbereiten T-Lymphozyten unmöglich macht, infizierte und erkrankte T-Lymphozyten zu erkennen und zu vernichten. Eine T-Zell-spezifische Stimulation der Lymphozyten durch Immunmodulatoren, wie beispielsweise Levamisol, führt zu einer Stoffwechselsteigerung der T-Lymphozyten und damit zu einer explosionsartigen Vermehrung des HTLV-III. Die Vernichtung des zellulären Immunapparates führt zur Erkrankung an AIDS. Erkrankungen an AIDS bei Erwachsenen wurden in Europa erstmals 1981 registriert. Das HTLV-III wird hauptsächlich durch Geschlechtsverkehr sowie durch Bluttransfusionen übertragen. Die Erkrankung beginnt bei größeren Kindern und Erwachsenen uncharakteristisch mit Mißbefinden, Müdigkeit, häufigen Durchfällen, indolenten generalisierten Lymphknotenvergrößerungen (Lymphadenopathie-Syndrom) sowie über Monate sich hinziehenden rezidivierenden Infekten der verschiedensten Art. Der Nachweis der Erkrankung erfolgt serologisch.
Von 1981 bis April 1986 sind 148 Kinder an AIDS erkrankt, wobei 140mal die Übertragung über eine infizierte Mutter zustande kam, einmal durch Muttermilch, bei den übrigen Kindern durch Applikation von Serumderivaten bzw. wiederholten Bluttransfusionen (Behandlung der Bluter-Erkrankung). Die Infektion erfolgt offensichtlich in den meisten Fällen bei Durchtritt durch die Geburtswege einer virustragenden Mutter; Erkrankungen in utero mit Geburt bereits kranker Kinder wurden bisher nicht beobachtet. Die Erkrankung am AID-Syndrom bei Säuglingen verläuft akuter und rascher, so daß die Kinder oft vor ihren Müttern sterben (100%ige Letalität). Bei Kindern dominieren Symptome einer zentralnervösen Infektion, wobei sehr häufig bei der HTLV-III-bedingten Immundefizienz diese Symptome durch opportunistische Erreger, vor allem das Zytomegalievirus (siehe S. 58) zustandekommen.
89 der oben genannten Kinder sind bisher verstorben. Bei den übrigen besteht bei scheinbarer äußerlicher Gesundheit ein chronisches Virusträgertum. Da das Virus nicht ausgeschieden wird (z. B. keine Tröpfcheninfektion), besteht für andere Kinder (beispielsweise im Kindergarten) keine Übertragungsgefahr. Gleiches gilt für Pflegepersonen, Kinderschwestern, u. a.
Eine Therapie der HTLV-Träger ist nicht möglich; die Therapie der an AIDS Erkrankten ist bisher rein symptomatisch. Offensichtlich gibt es unterschiedliche HTLV-Typen mit teilweise geringerer Virulenz und Pathogenität. So scheint in Afrika die Infektion mit HTLV III weit verbreitet, jedoch nur von geringer Letalität belastet zu sein. Erkrankungen an AIDS kamen über Haiti und die USA nach Europa. Sie werden seit 1981 gehäuft in besonderen sozialen Randgruppen der ganzen Erde registriert (Homosexuelle, Personen mit häufig wechselndem Geschlechtsverkehr sowie Patienten mit häufigen Frischblutübertragungen und Verabreichungen von Serumderivaten, u. a.). Die Infektion neugeborener Kinder ist daher relativ selten; sie beträgt etwa 0,1 Prozent.

8.2.3.5 Virusinfektionen der Luftwege

Im Kindesalter spielen sich die meisten Infektionen an den Luftwegen ab. Im Durchschnitt macht jedes Kind jährlich mehrere derartige „Infekte" durch. Im ersten Lebenshalbjahr sind die Erkrankungen noch relativ selten. Ein gewisser Höhepunkt ist gewöhnlich im dritten bis vierten Lebensjahr erreicht; die Zahl der jährlichen Erkrankungen fällt dann allmählich ab; im Schulalter ereignen sich noch etwa ein bis zwei pro Jahr. Bevorzugt sind die Herbst- und Wintermonate.
Die Ansicht ist weit verbreitet, daß eine „Erkältung" als auslösendes Moment anzusehen sei. Offensichtlich muß aber zur niedrigen Außentemperatur noch eine Infektion hinzutreten. Die „katarrhalischen" Erkrankungen sind zwar in wärmeren Gegenden seltener als in kälteren und im Sommer seltener als im Winter, doch sind sie in Populationen mit geringen Kontaktmöglichkeiten, so bei Eskimos und Lappen, trotz der dort herrschenden Kälte im Sommer seltener als im Winter: Offensichtlich fördert der engere Lebensraum in der

Tabelle 36. Virusarten, die über den Respirationstrakt verbreitet werden

Virus-gruppe	Wichtige Typen	Symptome		
		Mundhöhle, Luftwege und Lunge	Zentralnervensystem	Sonstige Organe
Myxoviren				
Influenza	A, A_1, A_2, B, C	epidemische und endemische Grippe, Pneumonie	Enzephalitis	–
Parainfluenza	1–4	Rhinopharyngitis, Tracheo-Bronchitis, Pneumonie, Croup	Enzephalitis	–
RS-Viren		Rhinopharyngitis, Bronchiolitis, Pneumonie	–	–
Rhino-Viren	1–30	Rhinopharyngitis, Tracheobronchitis, Pneumonie	–	Konjunktivitis
Adeno-Viren (31 Typen)	1, 2, 5, 6	*Endemisch:* Pharyngitis, Lymphadenitis, Infektionen von Gaumen- und Rachenmandeln	–	–
	3, 4, 7, 7a, 14, 21	*Epidemisch:* Rhinopharyngitis, Pneumonie	–	Pharyngokonjunktival-Fieber, Enteritis, Exantheme
Reo-Viren	1–3	Rhinopharyngitis	–	Otitis, Enteritis
Entero-Viren				
Echo-Viren	1–31	Rhinopharyngitis	Meningitis	Enteritis, Exantheme
Coxsackie A	1–24	Rhinopharyngitis „Herpangina"	Meningitis	Exantheme
Coxsackie B	1–6	–	–	Epidemische Myalgie (Pleurodynie), Myokarditis
Polio-Viren	1–3	Rhinopharyngitis	Myelo-Meningo-Enzephalitis	–

kalten Jahreszeit die Infektionsmöglichkeiten. Durch die Fortschritte der Virologie konnte eine **große Zahl von Erregern** identifiziert werden, die für diese Krankheitsgruppe verantwortlich zu machen sind. Die vielfältigen Erkrankungen wie Rhinitis, Pharyngitis, Laryngitis, Tracheitis und Bronchitis werden als „grippale Infekte", „Nasen-Rachen-Infekte" oder einfach „Virusinfekte" zusammengefaßt. Die Tabelle 36 soll eine Vorstellung darüber vermitteln, wie vielfältig die Erregertypen und wie mannigfaltig die Reaktionsmöglichkeiten des Makroorganismus sind.

Gemeinsam ist fast allen Gruppen eine **Inkubationszeit** zwischen zwei und sieben Tagen und eine hohe Infektiosität, wobei die Eintritts- und Austrittspforte meist der Respirationstrakt ist. Einige Viren hinterlassen eine relativ beständige Immunität (Influenza?), andere eine nur kurzdauernde, so daß wiederholte Infektionen mit kurzem Abstand möglich sind. Möglicherweise ist die Immunitätsdauer im allgemeinen lang und nur die Vielzahl der verschiedenen Typen mit ihrer mangelnden Kreuzimmunität täuscht Wiederinfektionen vor.

Grippe durch Influenzavirus

Die Virusstämme A, A_1 und A_2 sind die Erreger von Grippeepidemien, die z. T. ein weltweites Ausmaß annahmen (Pandemien). Grippevirus B ist für umschriebene Ausbrüche verantwortlich. Typ C ruft nur lokale Nasenerkrankungen hervor.

Klinik der Grippe

Das Fieber steigt unter Schüttelfrost überfallsartig an, die Patienten leiden unter Kopf-, Rücken-, Kreuz- und Gliederschmerzen und liegen schwer darnieder. Zum Gefühl des „Wundseins" im Hals und den Schmerzen hinter dem Brustbein kommt ein quälender, hartnäckiger trockener Husten.
Komplikationen entstehen vor allem durch Superinfektion u. a. mit Haemophilus influenzae, Pneumokokken und Staphylokokken. Sie führen zur stenosierenden Laryngotracheitis (Grippe-Krupp), zur nekrotisierenden Tracheobronchitis und zur Grippepneumonie. Die **Letalität** war vor allem bei der Pandemie von 1918 erschreckend hoch, die „Asiatische Grippe" von 1957, hervorgerufen durch einen A_2-Stamm, verlief weniger schwer.

Parainfluenza-Erkrankungen

sind in Deutschland endemisch und führen zu weniger dramatischen Ausbrüchen. Klinisch beobachtet man fieberhafte Pharyngitiden, Bronchitiden und Pneumonien. Typ 1 und 2 sind für etwa die Hälfte der Krupp-Erkrankungen bei Kindern verantwortlich.

RS-Virus-Erkrankungen

Die Bezeichnung leitet sich von „Respiratory Syncytial" her: Der zytopathogene Effekt des Virus bedingt die Bildung von großen synzytialen Verbänden. Vor allem Epidemien von Bronchiolitis (S. 260) können dem RS-Virus zur Last gelegt werden. Pneumonien entstehen durch zusätzliche Bakterieninvasion.

Adenovirus-Erkrankungen

Die wichtigste Quelle zur Isolierung von Adenovirus ist adenoides Gewebe beim Menschen. Von den 35 Typen sind sehr viele ohne pathogene Bedeutung. Von den mehr epidemisch auftretenden Typen rufen einige Konjunktivitiden hervor (Tabelle 36).
Die durch die verschiedenartigen Viren an Luftwegen und Lungen hervorgerufenen Erkrankungen sind S. 248 bis 278 beschrieben. Primär atypische Pneumonien können durch die zur Mykoplasmagruppe gehörenden PPLO (pleuro-pneumonia-like-organisms) verursacht werden, – Erreger, die auf toten Nährböden züchtbar, also nicht Viren im engeren Sinne sind (Eaton agent).

8.2.4 Viruskrankheiten mit bevorzugter Beteiligung des Zentralnervensystems

H. STICKL [1]

8.2.4.1 Poliomyelitis

Die Poliomyelitis ist eine akute Infektionskrankheit, bei der es durch Befall des Zentralnervensystems zu schlaffen Lähmungen kommen kann. Der Erreger gehört zur Gruppe der Enteroviren; er ist kugelig und hat einen Durchmesser von etwa 27 nm.
Die **Inkubationszeit** beträgt im allgemeinen 1–2 Wochen.

Epidemiologie

Die Poliomyelitis wird meist durch Schmierinfektion von Mensch zu Mensch übertragen. Zur Infektion kommt es gewöhnlich nur bei engem Kontakt. In Gegenden mit geringem zivilisatorischen Standard werden die Kinder frühzeitig durchseucht („Kinderlähmung"), die Erkrankung verläuft dabei meist inapparent.
In unseren Breiten wurden in früheren Jahren 2000–4000 Fälle pro Jahr gemeldet, seit Einführung der Impfung mit lebendem Virus (S. 132) sank die Zahl praktisch auf Null ab.

---

[1] Bis 6. Auflage F. HANSEN

Pathogenese

Nach der Infektion vermehrt sich das Virus im Epithel und im lymphoretikulären Gewebe des Pharynx und des Darmkanals. Meist sistiert die Virusvermehrung durch örtlich stimulierte Antikörperbildung: Die Erkrankung bleibt inapparent, hinterläßt aber eine typenspezifische Immunität. In anderen Fällen kommt es zur Virämie ohne Organbefall (abortive Erkrankung). Bei einigen Kranken gelangt Virus durch die Blutliquorschranke ins Zentralnervensystem. Der Befall der grauen Substanz (polios = grau) gab der Erkrankung den Namen, doch werden auch die weiße Substanz und die Hirnhäute befallen. Das Schwergewicht der Erkrankung liegt im allgemeinen in den motorischen Vorderhornzellen des Rückenmarks. Mit dem Auftreten titrierbarer Antikörper im Serum endet die Virämie.

Klinische Befunde

Beim voll entwickelten Krankheitsbild lassen sich folgende Phasen unterscheiden (Abb. 68).
1. **Die Initialphase** dauert 2–3 Tage und entspricht der Virämie. Die Patienten leiden unter Katarrhsymptomen der oberen Luftwege oder auch an Durchfall, sind abgeschlagen und klagen über Kopf- oder Gliederschmerzen.
2. **Im Latenzstadium** von 1–3 Tagen Dauer sind die Patienten fieberfrei, sie scheinen wieder gesund zu sein. Die Erkrankung kann aber auch ohne Fieberabfall ins präparalytische Stadium übergehen.
3. **Das präparalytische Stadium** ist durch meningitische Symptome gekennzeichnet. Die Patienten sind nackensteif und stützen sich beim Sitzen ab (Dreifußzeichen). Versuchen sie bei gebeugten Beinen die Knie mit dem Mund zu berühren, klagen sie über Nackenschmerzen (Kniekußphänomen); hinzu kommen Kopfschmerzen und eine allgemeine Hyperästhesie. Die Reflexe sind gesteigert.
4. Nur etwa jede 100. bis 200. Infektion im Rahmen einer Epidemie führt zu Lähmungen, d. h. zum **paralytischen Stadium**. Nach der dominierenden Lokalisation unterscheidet man drei Formen:

a) Die spinale Form

Bei ihr sind am häufigsten die Beine betroffen, es folgen die Arme und dann erst die Rumpfmuskulatur. Bei Versagen der Interkostalmuskeln entsteht eine periphere Atemlähmung.

b) Die bulbär-pontine Form

ist die gefährlichste Erkrankungsart. Die zentrale Atemlähmung ist wegen der massiven Sekretbildung in den Luftwegen und der ständigen Aspirationsgefahr prognostisch ungünstig.

c) Die polioenzephalitische Form

kann mit Krämpfen beginnen und zu hohem Fieber und Bewußtlosigkeit führen.

Laborbefunde

Im Liquor findet sich eine Pleozytose von 10 bis zu einigen 100 Zellen, dabei dominieren anfangs die polynukleären Zellen. Die Eiweißvermehrung ist zu Beginn gering. Später nimmt die Zellzahl ab, und der Eiweißgehalt steigt an. Der Zuckergehalt des Liquors ist normal oder sogar erhöht – im Gegensatz zur

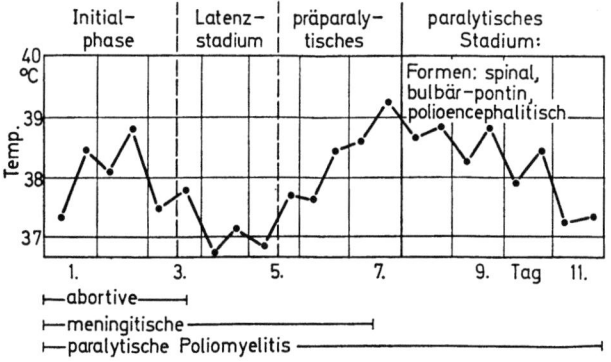

Abb. 68. Krankheitsverlauf bei Poliomyelitis

Meningitis tuberculosa, bei der eine etwa gleichstarke Pleozytose und immer eine starke Zuckerverminderung gefunden werden.

Das Virus kann aus Rachenspülwasser oder Stuhl isoliert werden; ein Anstieg der neutralisierenden und komplementbindenden Antikörper innerhalb von 14 Tagen stützt die Diagnose.

Prognose

Etwa in jedem zweiten Fall von paralytischer Poliomyelitis bleiben Restlähmungen bestehen, deren Rückbildung sich ein Jahr und länger hinziehen kann.

Therapie

Eine spezifische Therapie gibt es nicht.

8.2.4.2 Coxsackievirus-Erkrankungen

Coxsackie-A-Viren gehören zur Gruppe der Enteroviren (Tabelle 36, S. 151). Von den 24 serologisch unterscheidbaren Typen kommen zehn als Erreger der **Herpangina** in Frage. Nach einer Inkubationszeit von zwei bis sechs Tagen bilden sich bevorzugt auf der Schleimhaut des weichen Gaumens fünf bis zehn, manchmal auch mehr, 1–2 mm große papulovesiculöse Effloreszenzen, die von einem roten Hof umgeben sind. Fieber und Schluckbeschwerden sind die Regel, ernstere Allgemeinreaktionen selten. Die Erkrankung ist meist in einer Woche überstanden. Differentialdiagnostisch ist vor allem die Stomatitis aphthosa abzugrenzen, deren Effloreszenzen viel schmerzhafter und bevorzugt an Wangen, Lippen und Interdentalschleimhaut lokalisiert sind. Das Coxsackie A_4-Virus kann bei bestimmter HLA-Konstellation einen Typ I-Diabetes induzieren (s. S. 81).

Wahrscheinlich verlaufen die meisten Coxsackie-A-Infektionen ohne Herpangina; sie sind ein Hauptgrund für die zahlreichen Infekte im Kindesalter, die als **Sommergrippe** bezeichnet werden; gelegentlich kommen dabei rötelnähnliche Exantheme vor. Coxsackie-A- und B-Viren werden auch als Erreger einer *Meningitis serosa* identifiziert; ausnahmsweise können sie sogar *polioähnliche Erkrankungen* mit meist leichten Paresen oder auch ein Guillain-Barré-Syndrom auslösen.

Die sechs serologisch unterscheidbaren Typen der Coxsackie-B-Viren sind die Ursache der im Sommer epidemisch auftretenden **Myalgia epidemica** oder **Bornholmer Krankheit.** Typisch ist der urplötzliche Beginn mit heftigsten, stechenden Schmerzen, vorwiegend in den Muskeln von Brust und Bauch („Teufelsgriff"). Fieber ist fast immer, Katarrhsymptome sind fast nie vorhanden. Die betroffenen Muskeln sind sehr druckempfindlich. Manchmal besteht eine trockene Pleuritis oder Peritonitis. Differentialdiagnostisch sind in erster Linie akute Entzündungen oder Perforationen im Bauchraum auszuschließen. Die häufigste Fehldiagnose ist Appendizitis.

Im Verlauf von Coxsackie-B-Virusinfektionen sind bei Neugeborenen und Säuglingen tödliche **Myokarditiden** und **Enzephalitiden** vorgekommen. Die gleiche Ursache haben sicher manche **Durchfallserkrankungen** der Säuglinge sowie **Myo- und Perikarditiden** bei älteren Kindern und Erwachsenen.

8.2.4.3 ECHO-Viruserkrankungen

Ebenfalls zur Gruppe der Enteroviren gehören die ECHO-Viren (**E**nteric **C**ytopathogenic **H**uman **O**rphan-virus) mit 31 serologisch unterscheidbaren Typen (Tabelle 36, S. 151). Diese Viren wurden von Patienten mit seröser Meningitis (ECHO 9), fieberhaften Erkrankungen mit rötelnähnlichem Exanthem, Durchfällen und Infekten der Luftwege isoliert; vereinzelt wurden polioähnliche Erkrankungen mit leichten Paresen beschrieben.

8.3 Bakterielle Infektionskrankheiten

U. B. Schaad[1]

8.3.1 Akute bakterielle Infektionskrankheiten

8.3.1.1 Diphtherie

Die Diphtherie ist eine akute, übertragbare Infektionskrankheit der oberen Luftwege mit gefürchteten Exotoxinwirkungen auf verschiedene Organsysteme. Pathogenetisch stehen die Schleimhautinvasion mit der Bildung von ty-

---

[1] Bis 6. Auflage F. Hansen

pischen fibrinhaltigen Pseudomembranen („speckige Beläge") und die Exotoxinwirkung mit Zellnekrose lokal und in entfernten Organen (Herz, peripheres Nervensystem, Niere, Leber) im Vordergrund. Dank der aktiven Schutzimpfung wird die Diphtherie bei uns heute nur noch selten gesehen.

Epidemiologie

Als Reservoir ist nur der Mensch bekannt. Die Übertragung erfolgt über die Sekrete (Tröpfchen- oder Schmierinfektion) von infizierten Schleimhäuten im Bereich von Nase, Rachen oder Kehlkopf, seltener von Diphtherielokalisationen im Bereich von Haut oder Bindehaut; in der Regel ist dazu ein enger Kontakt mit einem Diphtheriepatienten oder seltener mit einem asymptomatischen Bakterienträger Voraussetzung. Bei uns handelt es sich immer um nicht oder inadäquat immunisierte Patienten. Die Kontagiosität dauert ungefähr 2 Wochen ohne und maximal 2 Tage unter adäquater antimikrobieller Therapie. Das chronische Trägertum nach antibiotischer Behandlung ist sehr selten. Die Inkubationszeit beträgt meistens 2–5 Tage.

Erreger

Das *Corynebacterium diphtheriae* ist ein grampositives, pleomorphes, unbewegliches Stäbchen, welches Exotoxin produzieren kann.

Klinik

Das *Prodromalstadium* mit Fieber, reduziertem Allgemeinbefinden und katarrhalischen Symptomen dauert 1–2 Tage.
Bei den *lokalisierten Diphtherien* werden 4 Formen unterschieden (s. Abb. 69):

1. Die **Rachendiphtherie** mit den speckigen, grau-weißlichen Belägen, die über die Tonsillen reichen und bei Ablösung zu Blutung führen; hierzu kommen dolente anguläre Lymphadenitis und der charakteristische süßlich-fade Foetor.
2. Die **Nasendiphtherie** mit blutig-serösem bis blutig-eitrigem Sekret und Exkoriationen und Krusten am Naseneingang kommt überwiegend beim Säugling vor, dessen Allgemeinbefinden meistens wenig gestört ist.
3. Bei der **Kehlkopfdiphtherie** (dem eigentlichen Krupp) dominieren Heiserkeit, inspirato-

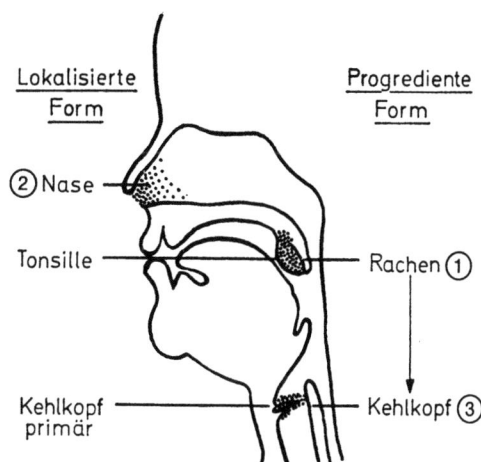

Abb. 69. Erscheinungsformen der lokalisierten und der progredienten Diphtherie

rischer Stridor, Atemnot und Erstickungsgefahr.
4. Die *lokalisierten* Diphtherien im Bereich von Haut (Intertrigo), Nabel, Wunde, Konjunktiva oder Vagina sind ausgesprochen selten und meistens harmlos.

Sowohl die *rasch progrediente Diphtherie* als auch die *maligne Diphtherie* mit hohem Fieber und grotesken Oedemen und Nekrosen, stellen extreme Raritäten dar, denen bei uns nur noch historische Bedeutung zukommen.

Komplikationen

Als gefürchtete *exotoxinbedingte Komplikationen* können sich, in der Regel nicht vor Ende der ersten Krankheitswoche, *Kreislaufversagen* (Rhythmusstörungen bei Myokarditis), *Lähmungen* (Gaumensegel, Schlundmuskulatur, Augenmuskeln, Zwerchfell, Beine), *Nephritis* oder *Hepatitis* einstellen.

Diagnose

Der *kulturelle Erregernachweis* aus entsprechenden Sekreten (bevorzugte Materialentnahme *unter* der Pseudomembran) bestätigt die klinische Verdachtsdiagnose. Grampräparate sind unzuverlässig. Stets ist natürlich auch die Impfanamnese zu berücksichtigen. Die isolierten Diphtheriebakterien werden auf ihre Toxigenität (Fähigkeit der Exotoxin-Produktion) untersucht. Differentialdiagnostisch kommen je nach Lokalisation der Pseudomembrane andere Anginen inkl. Mononucleosis infectiosa, Nasenfremdkörper oder Lues, und Pseudokrupp oder Epiglottitis in Betracht.

Therapie

Das unverzüglich, möglichst intravenös zu verabreichende *Antitoxin* (Pferdeserum) inaktiviert noch zirkulierendes Exotoxin. Lokalisation und Ausmaß der Pseudomembrane, Toxizitätsgrad, sowie Krankheitsdauer bestimmen die individuelle Dosis. Vor jeder Fremdseruminjektion muß kutan oder okulär ein Verträglichkeitstest durchgeführt werden.

Die *antibiotische Therapie* mit Penicillin oder Erythromycin über 2 Wochen rottet die Diphtheriebakterien aus und unterbricht die mögliche Infektionskette.

Je nach Diphtherieform kommen zusätzlich reanimatorische (insbesondere Intubation) und medizinische Maßnahmen auf der *Intensivpflegestation* zum Einsatz.

Prophylaxe

Alle Kontaktpersonen erhalten eine Auffrischimpfung, eine Nasen-Rachenabstrich-Kultur wird angelegt und bei positivem Nachweis von Diphtheriebakterien wird antibiotisch über 1 Woche therapiert.

Zur effizienten *Prävention* eignet sich nur die konsequente *Durchimpfung* mit der wirksamen und gut verträglichen aktiven Vakzine (s. S. 131).

In der Rekonvaleszenz erhalten alle Diphtheriepatienten die aktive Grundimmunisierung, da die Krankheit keine gesicherte Immunität hinterläßt.

8.3.1.2 Keuchhusten (Pertussis)

Der Keuchhusten ist eine akute, stark kontagiöse Infektion des Respirationstraktes, die insbesondere bei ungeimpften Säuglingen und Kleinkindern mit den typischen Hustenattacken abläuft. Für die Läsionen im Respirationstrakt (Vermehrung der Pertussiserreger im Flimmerepithel) und im ZNS sind verschiedene Antigene (Zellbestandteile) und zwei Toxine verantwortlich.

Epidemiologie

In dicht besiedelten Ländern ist der Keuchhusten endemisch. Die Übertragung erfolgt mittels Tröpfchen und die Infektionsrate bei empfänglichen Haushaltskontakten erreicht oft 100%. Die Immunität dauert nicht lebenslänglich, und die Krankheit kommt in jedem Lebensalter vor. Allerdings erkranken Erwachsene meistens nur atypisch (grippale Symptomatik), repräsentieren jedoch das entscheidende Reservoir.

Die Infektiosität ist am größten während des katarrhalischen Stadiums, kann sich jedoch ohne antibakterielle Therapie bis über 3–4 Wochen nach Krankheitsbeginn erstrecken. Die adäquate antibiotische Behandlung mit Erythromycin führt nach 5–7 Tagen zum Sistieren der Keimausscheidung.

Im Säuglings- und Kleinkindesalter kommen die schwersten Verläufe vor, wobei ungewöhnlicherweise die *Mädchen* häufiger und meistens stärker erkranken als die Knaben. Die Inkubationszeit beträgt im allgemeinen 1–2 Wochen.

Erreger

Die Ätiologie stellt in über 95% die gramnegative, pleomorphe, unbewegliche, kokkobazilläre *Bordetella pertussis* dar; in den restlichen Fällen werden Bordetella parapertussis oder Bordetella bronchiseptica isoliert.

Klinik

Der klassische Krankheitsverlauf dauert ein bis mehrere Monate, und es lassen sich drei charakteristische Stadien unterscheiden (Tabelle 37):

1. Im **Stadium catarrhale** (1–2 Wochen) finden sich ein leichter, therapieresistenter uncharakteristischer Husten und eine leichte Rhinitis ohne nennenswerte Störung des Allgemeinbefindens bei meist subfebrilen Temperaturen.

2. Im **Stadium convulsivum** (3–6 Wochen) dominieren die besonders nachts auftretenden, paroxysmalen Hustenstöße im Exspirium (*Stakkatohusten)*, die von einem lauten *juchzenden Inspirium* gefolgt werden (mühsames Einziehen der Luft durch die verkrampfte Stimmritze). Während der oft in Serie auftretenden Hustenanfälle rötet sich das Gesicht, in schweren Fällen wird es zyanotisch. Nach dem Anfall wird glasiger, oft zäher Schleim hochgewürgt, Speichel und Tränen fließen und häufig kommt es zum Erbrechen (s. Abb. 70). Das unkomplizierte Stadium convulsivum verläuft

Tabelle 37. Stadien des Keuchhustens

	Inkubation	1. Stadium catarrhale	2. Stadium convulsivum	3. Stadium decrementi
Dauer in Wochen	1–2	1–2	3–6	2–3
Symptome	–	uncharakteristischer Husten	Stakkatohusten mit juchzendem Inspirium	Zahl und Schwere der Anfälle nimmt ab
Infektiosität	–	am höchsten	nimmt ab	–

ohne Fieber, und die Kinder erscheinen zwischen den Hustenattacken gesund und weisen im Gegensatz zu anderen respiratorischen Infektionen auch kein Hüsteln auf. Die Anzahl der Hustenanfälle ist individuell sehr verschieden und beträgt auf dem Höhepunkt des Keuchhustens zwischen weniger als 10 und über 50 pro Tag.

Bei jungen Säuglingen hört man statt der juchzenden Inspiration oft nur ein klägliches Piepsen und in diesem Alter treten auch die lebensbedrohlichen *apnoischen Anfälle* auf.

Durch gewaltsames Vorstrecken der Zunge findet sich am Zungenbändchen manchmal ein typisches weißlich belegtes Ulkus. Die durch Preßhusten erzeugte venöse Einflußstauung, zusammen mit der Endotoxin-vermittelten Gefäßwandschädigung, erklären die gehäuft beobachteten Hämorrhagien im Sinne von Epistaxis, Konjunktivalblutung und Petechien an der oberen Körperhälfte. Die erhöhten intraabdominellen Drucke können – insbesondere beim dystrophen Säugling – zu Nabel- oder Leistenhernien, selten zu Rektalprolaps führen.

3. Im **Stadium decrementi** (2–3 Wochen) werden die Hustenanfälle seltener und leichter, es kommt zur *Rekonvaleszenz*. Sensible Kinder können die Hustenattacken über viele Wochen wie einen Tic beibehalten!

Komplikationen

Am häufigsten sind *Bronchopneumonien* mit Fieber, Tachydyspnoe, Reizhusten und Zyanose; der pneumonische Auskultationsbefund wird radiologisch durch *Infiltrate* (perihilär, segmentär, bis lobär) verifiziert, oft entwickeln sich *Atelektasen*. Auch eine typische *Otitis media* wird gelegentlich manifest. Als seltene, jedoch schwerste, manchmal letale Komplikation tritt die *Enzephalopathie* auf, die sich in Krämpfen, Bewußtseinsstörungen und Lähmungen äußert. Als pathogenetische Faktoren kombinieren sich toxischer Kapillarschaden, Hypoxie, Ödem und venöse Stase.

Diagnose

Der klassische Krankheitsverlauf ist nahezu pathognomonisch, wobei natürlich erst das Stadium convulsivum abgewartet werden muß. Im Blutbild findet sich in der Mehrzahl eine absolute und relative *Lymphozytose* (60–80%) bei auffallend tiefer Blutsenkungsreaktion. Der *Erregernachweis* ist relativ heikel (auf Hustenplatte oder in Nasen-Rachenabstrich) und kann sowohl kulturell als auch immunfluoreszenz-mikroskopisch versucht werden. Neuere serologische Methoden (IgG, IgM, IgA) scheinen sich zu bewähren. Differentialdiagnostisch verdienen neben der bereits erwähnten Parapertussis die Chlamydienpneumonie (afebrile pertussoide eosino-

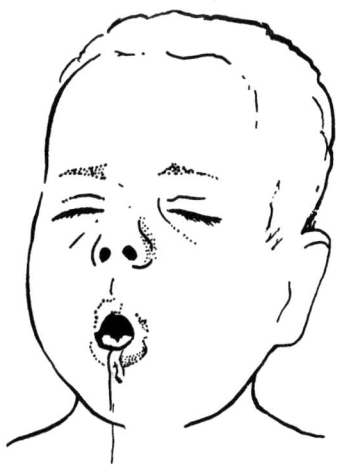

Abb. 70. Keuchhustenanfall

phile Pneumonie des jungen Säuglings), die Adenovirusinfektion, die Mukoviszidose, die verschleppte Fremdkörperaspiration, die chronische Sinusitis und vergrößerte Hiluslymphknoten (inkl. Tuberkulose und Lymphom) Erwähnung.

Therapie

Die schwersten Verläufe mit der Gefahr apnoe-bedingter Todesfälle kommen fast ausschließlich im ersten Lebensjahr (insbesondere im Alter von 2–6 Monaten) vor, so daß Pertussispatienten in dieser Altersgruppe während des Stadium convulsivum *stationär* betreut werden sollen. Im Vordergrund der Betreuung stehen die behutsame Pflege und die sorgfältige Überwachung. Bewährt haben sich eingedickte Kost mit häufigen kleinen Mahlzeiten, angefeuchteter Sauerstoff, vorsichtige Sedierung mit Luminal oder Chloralhydrat und in Reserve intensivpflegerische Maßnahmen (parenterale Ernährung, Beatmung). Auch systemische Kortikosteroide über einige Tage oder Salbutamol (per inhalationem oder per os) können den paroxysmalen Stakkatohusten günstig beeinflussen. Hingegen zeigen weder hustenstillende Präparate, Xanthine und Mukolytika, noch die Pertussishyperimmunglobuline eine gesicherte Wirksamkeit und sind somit kontraindiziert.

Die *antimikrobielle Behandlung* mit *Erythromycin* (Estolat) oder Tetrazyklin vermag die Pertussisbakterien auszurotten, unterbricht somit die Infektiosität (nach 5- bis 7tägiger Behandlung) und kann, falls frühzeitig eingesetzt (vor oder während des Stadium catarrhale), den Krankheitsablauf abschwächen oder gar verhindern. Die Behandlungsdauer beträgt stets 2 Wochen, da bei kürzerer Verabreichung in 10–20% mit einem Rückfall gerechnet werden muß.

Prophylaxe

Über die Impfung mit Totvakzinen siehe S. 131. Neuere, nur aus Antigenen bestehende Impfstoffe stehen in klinischer Erprobung; sowohl Sicherheit als auch Wirksamkeit scheinen gegenüber den Totvakzinen eindeutig verbessert. Die *antimikrobielle Prophylaxe* mit Erythromycin über 2 Wochen ist für ungeimpfte Säuglinge und geschwächte Patienten nach Haushaltkontakt angezeigt.

8.3.1.3 Scharlach (Scarlatina)

Die häufigste klinische Infektion der *β*-hämolysierenden Streptokokken der Gruppe A ist die *akute Tonsillopharyngitis* (Angina). Seltener verursachen A-Streptokokken Erysipel, Impetigo, Sepsis, Endokarditis, Pneumonie oder Skelettinfektionen. Die Virulenz der Streptokokken beruht auf verschiedenen zellulären (Schleimhülle, Fimbrien, Zellwand) und extrazellulären Bestandteilen (Toxine, Enzyme). Das Exanthem und andere toxische Manifestationen beim Scharlach beruhen auf Überempfindlichkeitsreaktionen der Patienten gegenüber den insgesamt drei verschiedenen erythrogenen bzw. pyrogenen Toxinen.

Beim *Scharlach* handelt es sich also um eine A-Streptokokkeninfektion mit dem typischen Hautausschlag – meist verbunden mit einer Angina, seltener von einer Impetigo oder einer Wundinfektion ausgehend.

Epidemiologie

Bei der Tonsillopharyngitis steht als Übertragung der Krankheit die *Tröpfcheninfektion* und bei den Hautinfektionen die direkte Kontaktinfektion im Vordergrund. Die Kontagiosität der Streptokokkenangina beschränkt sich weitgehend auf das akute Stadium und ist bereits 24 Stunden nach Beginn der Penicillintherapie aufgehoben.

Gesunde Streptokokkenträger kommen kaum je als Krankheitsüberträger in Frage.

Die *Streptokokken-Tonsillopharyngitis* tritt vor allem im Vorschul- und Schulalter auf. Der Häufigkeitsgipfel fällt in die Wintermonate, während die Streptokokken-Pyodermie eine Krankheit des Kleinkindes darstellt und durch heißes und feuchtes Klima begünstigt wird. Die Inkubationsperiode der durch A-Streptokokken verursachten Krankheiten ist typischerweise sehr kurz und beträgt 1–4 Tage. Es besteht kein signifikantes Erreger-Reservoir bei Tieren.

Erreger

Die grampositiven, *β-hämolysierenden Streptokokken* der *Gruppe A* lassen sich mittels serologisch faßbarer Besonderheiten im Oberflächenprotein M in über 70 verschiedenen Typen unterteilen.

Streptokokkenträger

Symptomlose Träger von A-Streptokokken im Nasopharynx werden in Abhängigkeit des untersuchten Kollektivs in bis zu 20% gefunden. Der Nachweis von A-Streptokokken im Rachenabstrich mittels Kultur oder Antigennachweis läßt keine Unterscheidung zwischen Trägern und Infizierten zu. Auch die kulturelle Quantifizierung und die Bestimmung von Antikörpern helfen im Einzelfall diesbezüglich nicht immer weiter.

Die symptomlosen Streptokokkenträger bleiben von den hyperergen Komplikationen verschont, sind kaum je Krankheitsüberträger und müssen daher im Normalfall nicht erfaßt werden, um so weniger, als die antibiotische Ausrottung dieses chronischen Trägertums sehr oft nicht gelingt. Somit ist die routinemäßige Durchführung von *Rachenabstrichen* bei *gesunden* Kontaktpersonen und beim Indexpatienten nach erfolgter antibiotischer Therapie *nicht* indiziert. Rheumatisches Fieber oder postinfektiöse Glomerulonephritis in der persönlichen oder Umgebungsanamnese und persistierende bzw. rezidivierende Symptomatik bilden dabei wichtige Ausnahmen dieser Richtlinien.

Klinik

Das **Prodromalstadium** des Scharlachs entspricht in den meisten Fällen einer klinisch *mild verlaufenden A-Streptokokken-Tonsillopharyngitis*, selten einer Pyodermie (Impetigo oder Wundinfekt). Für die Streptokokken-Angina sind abrupter Krankheitsbeginn, Fieber, Erbrechen, sowie Hals-, Kopf- und Leibschmerzen typisch. Es finden sich hyperämische und später follikuläre bzw. exsudative Tonsillitis, stark gerötete und teils petechiale Schleimhaut an Gaumen und Rachen (*Enanthem*), sowie vergrößerte und druckdolente *anguläre Lymphknoten*. Die zunächst grau-weiß belegte Zunge reinigt sich ab dem 3. Krankheitstag; das Bild der hochroten hypertrophen Papillen wird als *Erdbeer-* oder *Himbeerzunge* bezeichnet (Abb. 71).

Das **Exanthem** beginnt 12–24 Stunden nach Krankheitsbeginn in den Leisten und breitet sich vom Stamm zentrifugal über den gesamten Körper aus, wobei jedoch die Region um den Mund frei bleibt (blasses Munddreieck) (Farbabbildung 3 und 4, S. 161). Die Effloreszenzen sind blaß- bis hochrote, stecknadel-

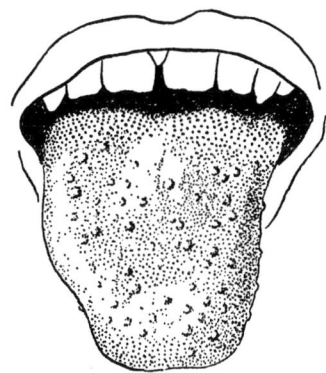

Abb. 71. Scharlachzunge

kopfgroße, dicht beieinanderstehende Makulopapeln, die sich beim Berühren samtartig anfühlen. Typisch sind die durch Petechien akzentuierten Hautfalten (Pastia-Streifen) und die Schuppung in der 2. Krankheitswoche (feinlamellös im Gesicht, groblamellös an Händen und Füßen): Abb. 72.

Schwerste Verlaufsformen des Scharlachs im Sinne von *toxischem* oder *septischem* Scharlach werden bei uns kaum mehr gesehen.

Komplikationen

Die auf bakterieller Ausbreitung beruhenden *eitrigen Komplikationen* sind vorwiegend in den regionalen Lymphknoten (Lymphadenitis) oder im HNO-Bereich lokalisiert (Otitis media, Sinusitis, Peri- oder Retrotonsillarabszeß). Pneumonie, Sepsis oder Skelettinfektion stellen in diesem Zusammenhang ausgesprochene Raritäten dar.

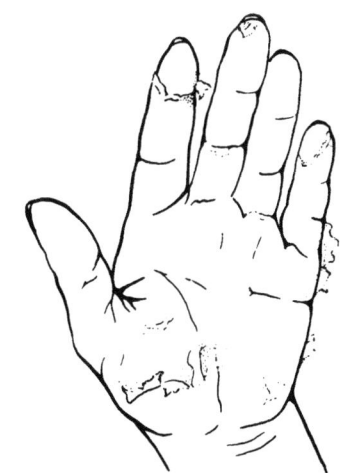

Abb. 72. Scharlachschuppung

Die *nicht-eitrigen Komplikationen* (hyperge bzw. autoimmune Pathogenese), akutes rheumatisches Fieber (siehe S. 194) und akute postinfektiöse Glomerulonephritis (siehe S. 321) erklären die Bedeutung der Infektionen durch A-Streptokokken und nicht die eitrigen Komplikationen, die antibiotisch problemlos beherrschbar sind. Die Latenzperiode nach Streptokokkeninfekten der oberen Luftwege beträgt 1–2 Wochen für die akute Glomerulonephritis und 2–3 Wochen für das rheumatische Fieber. Kutane Streptokokkeninfekte können akute Nephritis, nicht aber rheumatisches Fieber auslösen. Diese hyperergen Komplikationen bilden sich unabhängig von der Schwere der zugrunde liegenden Streptokokkeninfektion aus, befallen vor allem Patienten zwischen 6 und 15 Jahren und kommen bei uns nur noch sehr selten vor. Adäquate antibiotische Therapie verhindert in der großen Mehrzahl das rheumatische Fieber, hingegen nicht gesichert die post-streptokokkale Glomerulonephritis. Somit muß die Nachkontrolle 2–3 Wochen nach jeder Streptokokkeninfektion klinische Untersuchung (Gelenke, Herz, Blutdruck, Ödeme) und Urinstatus umfassen.

Schwere eitrige und nicht-eitrige Komplikationen kommen bei uns im Gegensatz zu den Entwicklungsländern heute kaum mehr vor. Diese *„Pathomorphose"* des Scharlachs ist durch rasche Diagnostik, intakte Körperabwehr und adäquate Therapie nur teilweise zu erklären.

Diagnose

Die **klinische Diagnose** des Scharlachs bereitet im Normalfall keine Schwierigkeiten. Bei den milden Scharlachexanthemen gilt es, die blasse Farbe und die Flüchtigkeit der Effloreszenzen zu erkennen. Differentialdiagnostisch stehen dann Dreitagefieber, allergisches Exanthem und Erythema infectiosum im Vordergrund. Bei schweren Scharlach-Verläufen hingegen sind insbesondere die durch Staphylokokkentoxine verursachten Krankheitsbilder und das Kawasaki-Syndrom auszuschließen.
Im peripheren *Blutbild* finden sich typischerweise eine vorwiegend neutrophile Leukozytose mit Linksverschiebung und gelegentlich eine Eosinophilie. Der *serologische* Nachweis eines vierfachen Titeranstiegs von Antikörpern gegenüber Streptokokken-Antigenen (i. d. R. Antistreptolysintiter) beweist retrospektiv die durchgemachte Infektion. Zum *bakteriologischen* Nachweis der A-Streptokokken im Rachenabstrich eignet sich die Kultur (evtl. auf Selektivmedium) oder einer der neuen immunologischen Schnelltests.

Therapie

Penicillin V (60 000 E/kg/Tag per os) ist das Antibiotikum der ersten Wahl und eliminiert die Streptokokken innerhalb der ersten 24 Stunden aus dem Rachenraum. Die 8- bis 10-tägige Behandlungsdauer ist jedoch für die definitive Keimausrottung Voraussetzung. Das klinische Ansprechen stellt sich typischerweise sehr rasch ein. Als Alternativantibiotikum kommen Erythromycin, ein orales Cephalosporin oder Clindamycin in Frage; nicht aber Sulfonamide (inkl. Trimethoprim-Sulfamethoxazol) und Tetrazykline.

Prophylaxe

Zur *Expositionsprophylaxe* genügt die Isolation der Patienten bis über 24 Stunden nach Therapiebeginn. Eine Schließung von Klassen oder gar Schulen muß heute als nicht berechtigt bezeichnet werden. Es sind weder aktive (über 70 verschiedene Erreger-Typen!) noch passive Impfungen erhältlich. Die *Chemoprophylaxe* von Kontaktpersonen ist nicht zu empfehlen. Hingegen erhalten Kinder *nach* durchgemachtem rheumatischen Fieber eine Penicillin-Dauerprophylaxe (s. S. 195).

8.3.1.4 Erysipel (Wundrose)

Dabei handelt es sich ume eine akute Streptokokkeninfektion der Haut und des oberflächlichen subkutanen Gewebes. Voraussetzung zur Infektion ist eine *vorbestehende Hautläsion:* Wunde (Trauma, Operation), Dermatose (Ekzem, Mykose), Rhagade, Insektenstich usw. Ein *schlechter Allgemeinzustand* erhöht die Empfänglichkeit.

Epidemiologie

Eine erhöhte Disposition (verminderte natürliche Abwehr) findet sich im jungen Säuglings- und im hohen Erwachsenenalter. Die durch häufige Hautläsionen erklärten typischen Lokalisationen des Erysipels sind Gesicht, Nabel und Leisten beim Säugling, und Nase, Ohr und Extremitäten beim älteren Patienten. Die *direkte Kontaktinfektion* steht im Vorder-

Farbtafeln

Farbabbildungen zu den Kapiteln 8, 9, 11 und 16

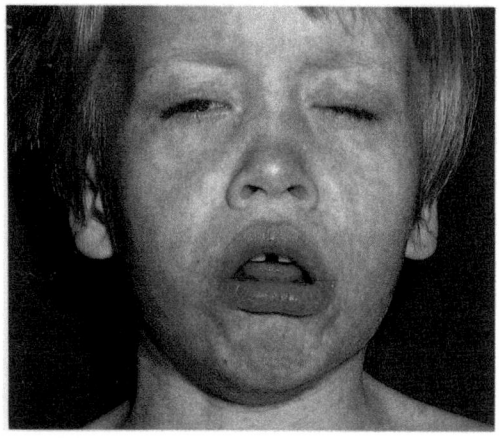

Abb. 1. Masern: Konjunktivitis, Rhinitis, großfleckiges konfluierendes Exanthem, das auch die Mundpartie befällt

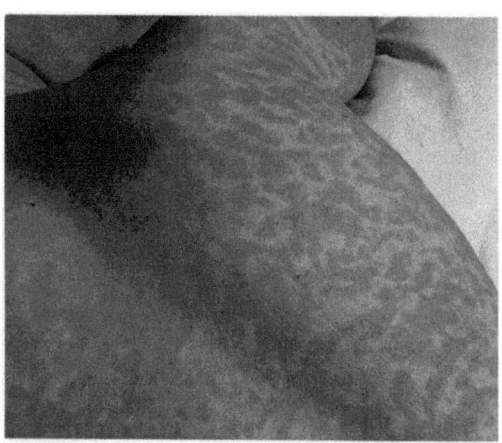

Abb. 2. Masernexanthem am Rücken: Universelles großfleckiges Exanthem. Leicht erhabene konfluierende Effloreszenzen mit einem Stich ins Bläuliche

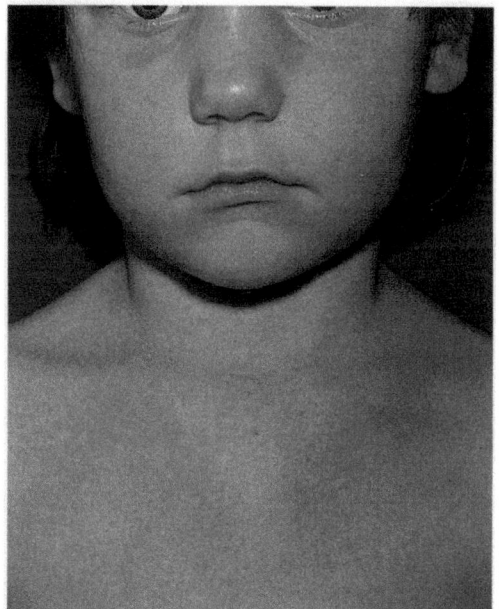

Abb. 3. Scharlach: Fiebergerötete Wangen, blasses Kinn-Mund-Dreieck. An den oberen Brustpartien ein feinfleckiges Exanthem

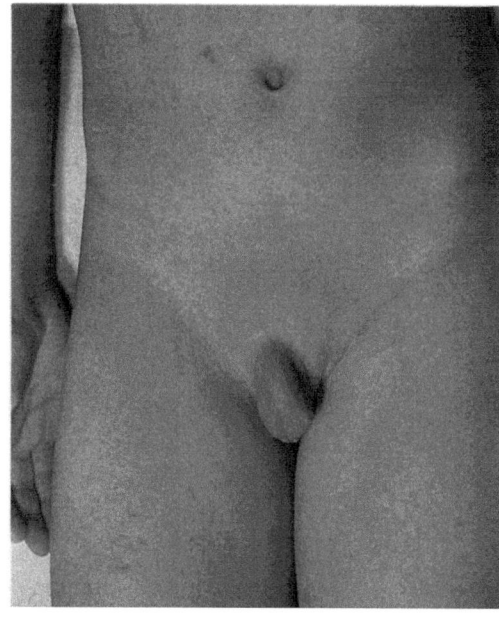

Abb. 4. Scharlach: Exanthem am dichtesten in den Leistenbeugen und an den Oberschenkel-Innenseiten. Stecknadelkopfgroße gerötete und geschwollene Hautfollikel, die sich samtartig anfühlen

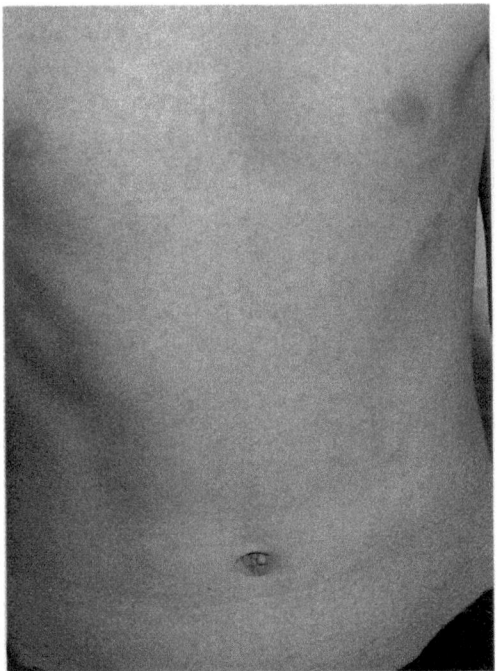

Abb. 5. Röteln: Hellrote, zarte, etwas erhabene, nicht konfluierende Effloreszenzen. Die maximal linsengroßen Fleckchen sind z. T. von einem anämischen Hof umgeben

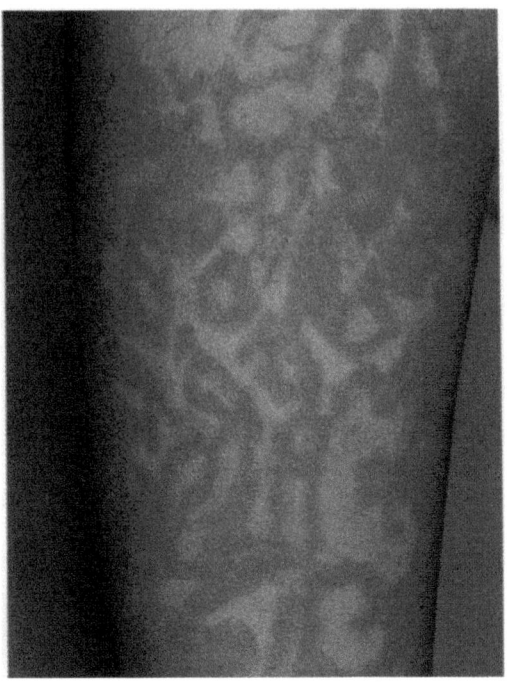

Abb. 6. Ringelröteln (Erythema infectiosum): Vor allem an den Streckseiten der Extremitäten girlandenförmige Effloreszenzen, die zentral abblassen und am Rande fortschreiten

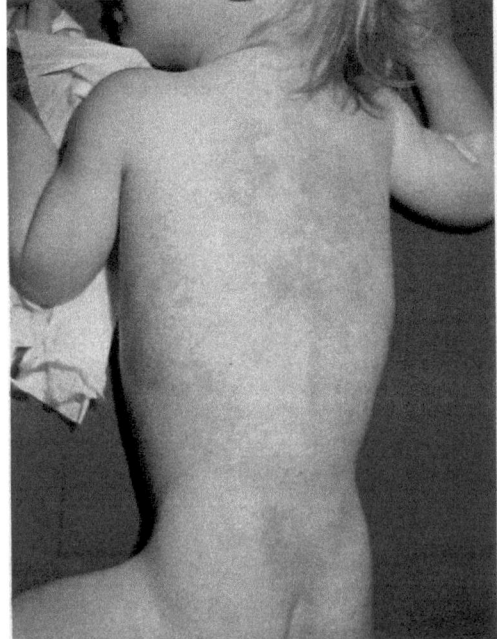

Abb. 7. Exanthema subitum (Drei-Tage-Fieber): Flüchtiges, blaßrötliches klein- bis mittelfleckiges Exanthem, das vor allem den Rumpf befällt

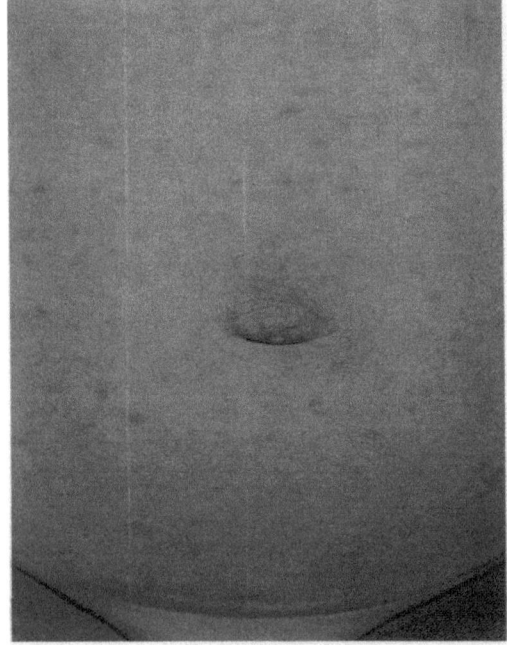

Abb. 8. Typhus abdominalis: Roseolen am Bauch. Stecknadelkopf- bis linsengroße, schubweise auftretende, alleinstehende, rosafarbene Flecken, die sich mit dem Glasspatel wegdrücken lassen

Farbtafeln

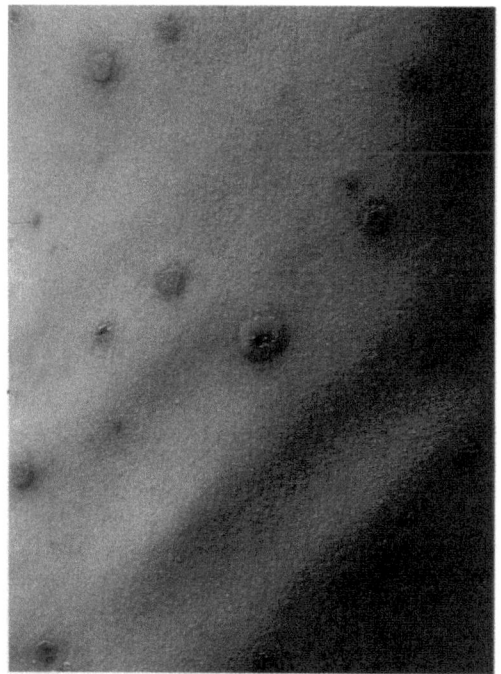

Abb. 9. Windpocken: Varizellen-Effloreszenzen in unterschiedlichen Entwicklungsstadien am Rumpf: rote Knötchen, frische Bläschen, größere Blasen mit zentraler Delle

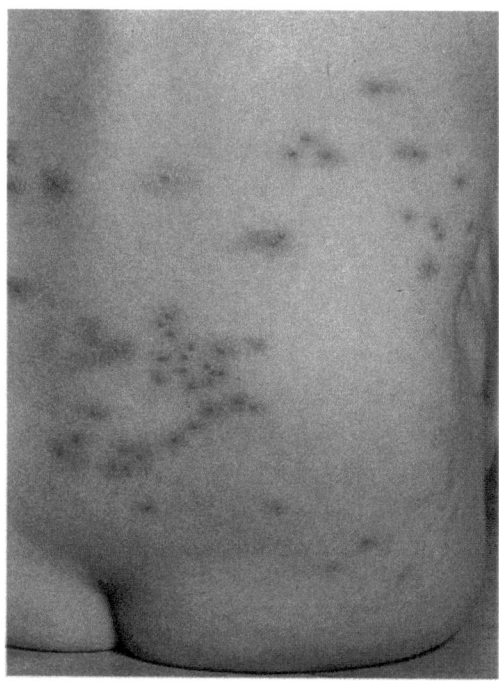

Abb. 10. Strophulus infantum: Stecknadelkopf- bis maximal linsengroße, schubweise auftretende Knötchen, die im Zentrum ein derbes Bläschen tragen können, das zu einer Kruste eintrocknet

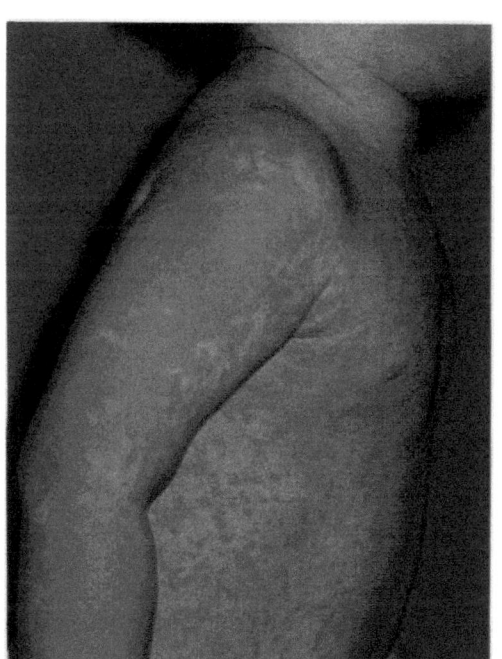

Abb. 11. Arzneimittelexanthem durch Ampicillin: Großfleckiges, z. T. flächenhaft konfluierendes Exanthem (morbilliform)

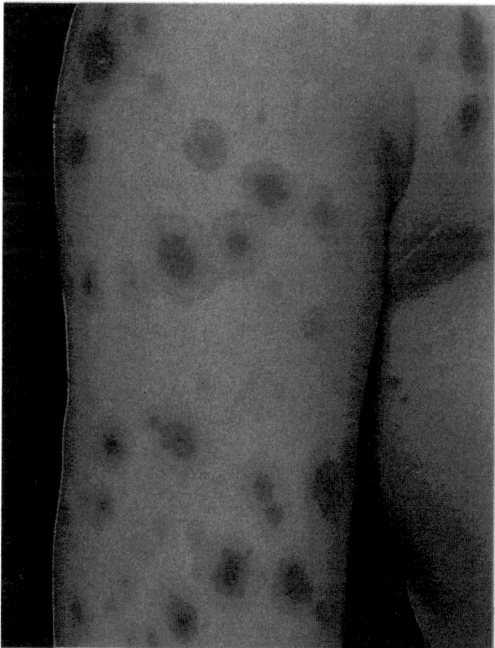

Abb. 12. Erythema exsudativum multiforme: Kokardenförmige livid-rote Flecken mit hellrotem, wallartigen Rand vor allem an den Extremitäten

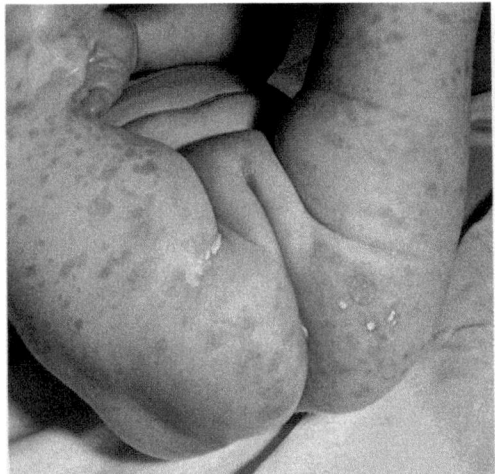

Abb. 13. Lues connata: Makulo-papulöse Syphilide perianal und an den Extremitäten. Rötlich-braune Effloreszenzen unterschiedlicher Größe

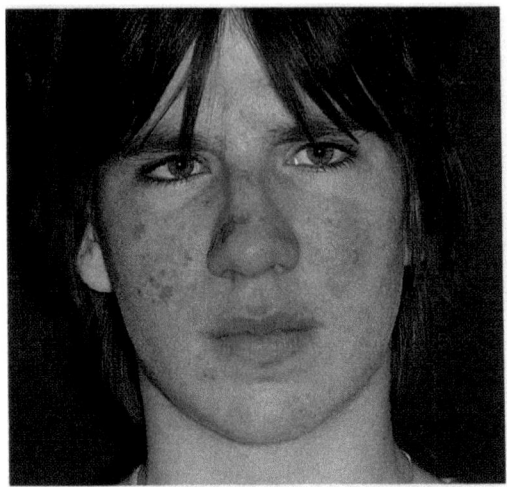

Abb. 14. Lupus erythematodes disseminatus: Mädchen mit schmetterlingsförmig angeordnetem Erythem. An Nasenrücken und Wangen entzündliche, papulöse, leicht schuppende Effloreszenzen

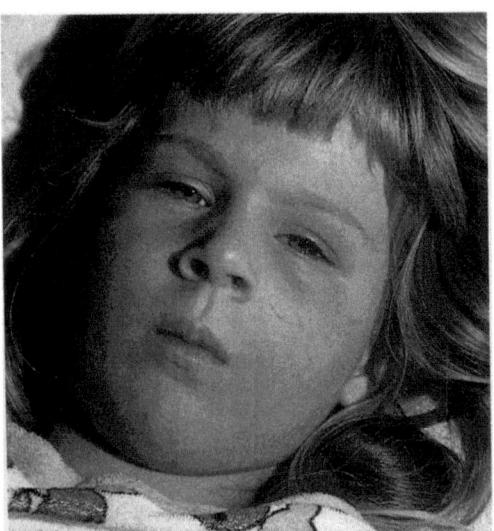

Abb. 15. Dermatomyositis: Rötlich-lilafarbenes Erythem des Gesichts

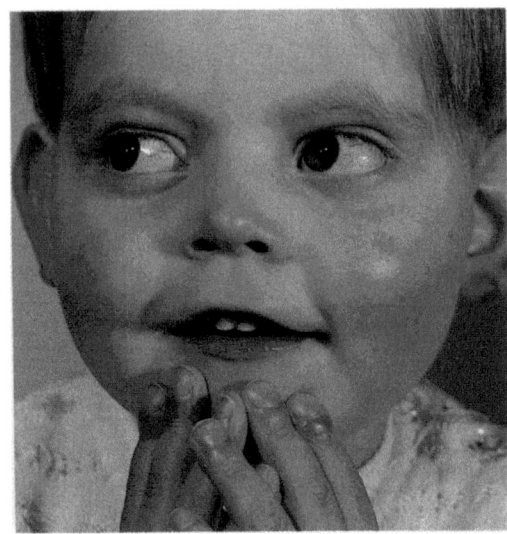

Abb. 16. Angeborener Herzfehler mit Zyanose von Haut und Schleimhaut. Vermehrte Venenfüllung, injizierte Konjunktivalgefäße, Trommelschlegelfinger und Uhrglasnägel

grund, wobei jedoch nur offene und nässende Läsionen ansteckend sind; auch indirekte Übertragung kommt vor. Die Inkubationszeit beträgt 1–4 Tage.

Erreger

Diese sind die *β-hämolysierenden Streptokokken* der *Gruppe A,* selten der Gruppen C oder D.

Klinik

Mit Fieber und deutlich reduziertem Allgemeinbefinden kommt es zum hochroten, erhabenen und druckdolenten *Erythem,* auf dem gelegentlich Blasen entstehen. Oft unter Jukken und Brennen breitet sich die Infektion mit einem distinkten und erhabenen *Rand* rasch peripherwärts aus. Somit besteht eine scharfe, meist unregelmäßig gebuchtete Grenzlinie zwischen gesunder und infizierter Haut. Im weiteren Verlauf blaßt das Zentrum langsam ab. Dies unterscheidet ein Erysipel von einer Phlegmone (Ausbreitung der Staphylokokken-Infektion in die Tiefe mit Abszeßbildung), bei der die Entzündungsintensität vom Zentrum zur Peripherie hin abnimmt. Beim Erysipel finden sich zudem oft Lymphangitis und regionäre Lymphadenitis.
Die Sepsis stellt die gefürchtete *Komplikation* dar.

Diagnose

Neben der typischen *Klinik* können die beim Scharlach erwähnten diagnostischen Untersuchungen weiterhelfen. Der kulturelle Nachweis gelingt am häufigsten aus dem Aspirat einer oberflächlichen Nadelpunktion der erhabenen Randzone.

Therapie

Das zunächst meistens intravenös zu verabreichende Penicillin bringt rasche Besserung: die übliche Behandlungsdauer beträgt 1 Woche. Symptomatisch bewähren sich kühle Kompressen.

Prophylaxe

Zur *Expositionsprophylaxe* genügt auch beim Erysipel die Isolation des Patienten bis 24 Stunden nach Therapiebeginn. Bei der lokalen Pflege ist stets auf strenge Hygiene und Desinfektion zu achten.

Das Erysipel hinterläßt keine Immunität: im Gegenteil, die eingangs erwähnten Dispositionen führen zu gehäuften *Rückfällen.*

8.3.1.5 Tetanus

Der Wundstarrkrampf ist eine *exotoxinbedingte,* prognostisch ungünstige, vorwiegend neurologisch manifeste, bakterielle Infektionskrankheit. Diese weltweit vorkommende Krankheit ist in den industrialisierten Ländern dank der aktiven Schutzimpfung weitgehend verschwunden.

Epidemiologie

Die Tetanusbakterien gehören zu der normalen Darmflora verschiedenster Tiere und auch des Menschen. Die indirekte Schmierinfektion von Wunden beruht klassischerweise auf durch Kot kontaminierter Erde (v.a. Kulturböden). Tetanus ist nicht ansteckend. Die Inkubationszeit beträgt 3 Tage bis 3 Wochen.

Erreger

Das *Clostridium tetani* ist ein grampositives, anaerobes, Sporen bildendes Bakterium. Die endständigen Sporen sind außerordentlich resistent und bleiben jahrelang infektionstüchtig: unter geeigneten anaeroben Bedingungen kommt es zur bakteriellen Multiplikation und zur Bildung des Exotoxins, einem äußerst potenten Neurotoxin.

Wunden

Als *gefährdete* Wunden sind insbesondere solche mit signifikanter Gewebsverletzung zu nennen: Neugeborenennabelstumpf, Pfählung, Splitter, Biß, Quetschung, Verbrennung und Erfrierung, aber auch Suchtmittel-Injektion. Das in den Wunden gebildete Exotoxin gelangt lymphogen und hämatogen zum ZNS, wo es insbesondere inhibitorische Neurone blockiert.

Klinik

Der *schleichende* Krankheitsbeginn äußert sich mit Allgemeinsymptomen, Irritabilität und neurovegetativer Dystonie. Das erste hinweisende Symptom ist meistens eine zunehmende Steifigkeit der Kaumuskeln: *Trismus* (Masseterkrampf). Der Spasmus der mimischen Muskulatur führt zum *Risus sardonicus.*

Kopf und Hals werden nach hinten ins Kissen gebohrt: *Opisthotonus.* Schließlich kommt es zur anfallsweisen, tonischen, *generalisierten Muskelstarre,* die bei erhaltenem Bewußtsein extrem schmerzhaft ist. Diese Spasmen werden oft durch äußere Reize ausgelöst (Berührung, Geräusch, Lichteinfall), was bei der Pflege unbedingt beachtet werden muß.
Der *neonatale Tetanus* äußert sich in „Schnäuzchen"-Stellung des Mundes, Saug- und Schluckstörung, Opisthotonus, spastischer Hyperextension und Krämpfen. Er ist in den Entwicklungsländern weiterhin eine häufige Ursache der Neugeborenensterblichkeit.
Der seltene, *lokalisierte Tetanus* erzeugt Spasmen in den der Wunde angrenzenden Muskeln.

Komplikationen

Am häufigsten kommt es zu *Aspirationen* mit Pneumonie und Atelektasen. Hinzu kommen Frakturen, Luxation und Atemstillstand (Laryngospasmus oder Befall der Atemmuskulatur). Die *Letalität* beträgt 20–50%, im Neugeborenenalter ca. 75%. Für die Prognose sind neben Patientenalter und Therapie auch Inkubationszeit und Progredienz entscheidend; je kürzer die Inkubation und desto rascher die Zunahme der Muskelspasmen, desto schwerer der Verlauf.

Diagnose

Im Vordergrund steht die *Klinik.* Die kulturelle Bestätigung aus der Wunde gelingt nur selten, und der Serologie kommt keine Bedeutung zu. Differentialdiagnostisch können rachitogene Tetanie, Meningoenzephalitis, Tollwut und extrapyramidale Dyskinesien (Intoxikation!) in Betracht kommen.

Therapie

Die wichtigsten Maßnahmen umfassen *humanes Antitoxin* (zur Inaktivierung von noch nicht gebundenem Exotoxin) intramuskulär und lokal um die Wunde, intravenös verabreichtes *Antibiotikum* (i. d. R. Penicillin G) über 14 Tage, peinliche *Wundversorgung* (Wundexzision) und die oft entscheidenden *supportiven* Behandlungen (Sauerstoff, Beatmung, Muskelrelaxantien, Sedativa, Antikonvulsiva, Ernährung, Physiotherapie und Allgemeinpflege).

Prophylaxe

Die entscheidende Maßnahme zur wirksamen Prävention dieser schweren Infektionskrankheit ist die konsequente *Durchimpfung* (siehe S. 131). In der Rekonvaleszenz erhalten alle Tetanuspatienten die aktive Grundimmunisierung, da die Krankheit keine gesicherte Immunität hinterläßt.

8.3.1.6 Salmonellosen

Bei den Salmonellen-Infektionen handelt es sich um eine Vielzahl von Krankheiten mit beachtlicher, weltweiter Bedeutung. In der Pathogenese spielen das kritische Inokulum (relativ groß, d. h. $\geq 10^5$ Keime), die Durchdringung der Darmwand und die mögliche lymphatische oder hämatogene Ausbreitung die Hauptrolle. Die verschiedenen Toxine rufen sekretorische Diarrhoe, Fieber und disseminierte Gerinnungsstörung hervor.

Epidemiologie

Der Erreger des Typhus abdominalis, Salmonella typhi, kommt ausschließlich beim Menschen vor. Für die Ausbreitung des Abdominaltyphus sind neben den manifest Erkrankten vor allem die asymptomatischen Dauerausscheider verantwortlich: indirekte Schmierinfektion (Stuhl, seltener Urin) über kontaminierte Nahrungsmittel oder Trinkwasser. Die Inkubationszeit beträgt 1–3 (–6) Wochen.
Alle übrigen, nicht-typhoiden Salmonellen sind Darmparasiten verschiedener Tiere inkl. Geflügel und Haustiere. Auch hier dominieren indirekte Schmierinfektionen, v. a. über ungekochte kontaminierte Nahrungsmittel. Die symptomatischen Erkrankungen betreffen insbesondere Patienten unter 5 bzw. über 70 Jahre. Die Inkubationszeit ist sehr kurz (6–24–72 Stunden).

Erreger

Die *Salmonellen* sind gramnegative, bewegliche Stäbchen und gehören zu den Enterobakterien. Es sind über 2200 verschiedene Typen bekannt, die allesamt humanpathogen sein können.

Klinik

Es lassen sich vier Hauptmanifestationen unterscheiden, die sich zum Teil auch kombinieren können.

1. Die **Gastroenteritis** wird durch verschiedene nicht-typhoide Salmonellen verursacht: S. enteritidis, S. typhimurium, S. heidelberg, S. cholerasuis, S. paratyphi und viele andere mehr. Sie ist im Kindesalter sehr häufig, in Bern z. B. bei 10–15% der hospitalisierten Kinder mit Durchfallserkrankungen. Die akut auftretende Krankheit umfaßt Fieber, Nausea, Erbrechen, wäßrige und oft auch etwas eitrige bis blutige Durchfälle. Die übliche Krankheitsdauer beträgt 2–7 Tage, und die Erregerausscheidung im Stuhl persistiert 2–6 Wochen. Dauerausscheider (d. h. länger als 1 Jahr) sind außerordentlich selten. Im Erwachsenenalter dominieren subklinische und inapparente Infektionen.
2. Dem **Abdominaltyphus** liegt in der Mehrzahl Salmonella typhi zugrunde. Diese generalisierte Infektion beginnt schleichend und ist langsam progredient. Typisch sind Fieber, Appetitlosigkeit, grippale Symptome, blutige Diarrhoe, relative Bradykardie, Splenomegalie, gestörtes Bewußtsein, sowie die seltenen Roseolen am Stamm (Farbabbildung 8, S. 162). Als gefürchtete Komplikationen im Darm kann es zu Blutung und Perforation kommen.
Beim *Säugling* fehlen allerdings meistens viele dieser Symptome, dafür kommt es häufiger zu septischen Metastasen (siehe fokale Infektionen).
In fast 20% muß 1–2 Wochen nach der erfolgreichen Behandlung mit einem in der Regel milden Rückfall gerechnet werden. In ungefähr 3% kommt es zur asymptomatischen Dauerausscheidung.
3. Bei der **Bakteriämie** dominieren Fieber und reduziertes Allgemeinbefinden die meist milde gastroenteritische Symptomatik.
4. Die **fokalen Infektionen** entstehen *hämatogen*. Die häufigsten Lokalisationen sind Skelett, Perikard, Lunge, Niere und Meningen. Bevorzugt ist das Neugeborenen- und Säuglingsalter. Gehäuft werden diese eitrigen Salmonellen-Ableger bei Immunosuppression und bei Hämoglobinopathie gefunden.

Diagnose

Im Vordergrund steht der *kulturelle Erregernachweis* im Stuhl, Blut oder anderen Körperflüssigkeiten. Die Serologie (WIDAL) ist wegen falsch positiver und falsch negativer Resultate nur begrenzt aussagekräftig.

Therapie

Für die *Salmonellen-Gastroenteritis* im Kindesalter ist die adäquate *Rehydrierung* (per os oder seltener intravenös) entscheidend. Die Verabreichung von Antibiotika (Ampicillin oder Trimethoprim-Sulfamethoxazol) ist nur bei schwersten Verläufen, bei Bakteriämie, bei vorbestehender Darmkrankheit (z. B. Morbus Crohn), bei Immundefekten sowie im Neugeborenenalter indiziert. Eine kritiklose Antibiotikagabe kann die Rezidivhäufigkeit erhöhen, die Resistenzentwicklung fördern und die Ausscheidezeit verlängern.
Bei *Abdominaltyphus*, *Bakteriämie* und *fokalen Infektionen* kommen zunächst parenteral verabreichte *Antibiotika* (Trimethoprim-Sulfamethoxazol oder Chloramphenicol) zum Einsatz.

Prophylaxe

Die *hygienischen Anforderungen* (persönliche Hygiene, Aufbewahrung und Zubereitung von Nahrungsmitteln) sind entscheidend für die wirksame Prävention.
Die antibiotische Ausrottung des chronischen Ausscheidertums (v. a. S. typhi) ist schwierig. Ein Versuch mit Laktulose über mehrere Wochen ist berechtigt. Beim Erwachsenen muß manchmal die Cholezystektomie in Erwägung gezogen werden, da die Salmonellen in der Gallenblase persistieren können.
Gegen den Abdominaltyphus steht ein peroraler attenuierter Lebendimpfstoff zur Verfügung, der vor Reisen in endemische Gebiete empfohlen werden kann (siehe S. 134).

8.3.1.7 Andere bakteriell bedingte Durchfallkrankheiten

In der Ätiologie der infektiösen Diarrhoe im Kindesalter (sogenannter „Brechdurchfall") dominieren bei uns in weit über 50% die Viren (v. a. Rota-Viren, siehe S. 306).
Außer den Salmonellen kommen einige weitere Bakterienarten als Durchfallserreger in Frage:
Die *Staphylokokken-Gastroenteritis* stellt die bei uns häufigste Form einer *Nahrungsmittelvergiftung* dar. Die verschiedenen Enterotoxine werden von den Staphylokokken bei geeigneten Bedingungen gebildet, die insbesondere nach der Kontamination von gewissen Speisen gegeben sind. Die S.-aureus-Keime stammen von den in der Lebensmittelbranche tätigen

Personen (Keimträger, Pyodermie); die prädestinierten Nahrungsmittel sind Fleisch- und Milchprodukte (Pasteten, Saucen usw.). Die Enterotoxine sind hitze- und somit kochstabil. Enterotoxinbildung durch Staphylokokken im menschlichen Gastrointestinaltrakt kommt nicht vor. Zwei bis sechs Stunden nach der Ingestion der Enterotoxine treten abrupt Übelkeit, Erbrechen, Diarrhoe, Bauchkoliken und evtl. ein leichter Kreislaufkollaps auf. Die Therapie ist rein symptomatisch; die Krankheit dauert 12–24 (–48) Stunden. Die Diagnose beruht auf der oft positiven Umgebungsanamnese (in der Regel kleinere Ausbrüche), der typischen Klinik und dem Nachweis von koagulasepositiven Staphylokokken und Enterotoxin in Nahrungsmittelresten. Bei der Prophylaxe sind die adäquate Hygiene in der Lebensmittelzubereitung und die Aufbewahrung der gefährdeten Nahrungsmittel im Kühlschrank entscheidend.

Als seltene Erreger der bakteriellen Gastroenteritis werden neben den Salmonellen noch *Escherichia coli*, *Campylobacter jejuni*, *Yersinia enterocolitica* und *Shigellen* sowie als ausgesprochene Raritäten Aeromonas hydrophila und Vibrio cholerae isoliert.

Die mit *Escherichia coli* assoziierten Durchfallserkrankungen lassen sich 3 pathogenetisch unterschiedlichen Bakterientypen zuordnen, was technisch allerdings aufwendig und schwierig ist.

1. Die *enterotoxigenen* Stämme verursachen einen Großteil der sogenannten Reisediarrhoen.
2. Die *enteroinvasiven* Stämme führen zu schweren, ruhrähnlichen Bildern mit eitrigblutigen Durchfällen.
3. Die *enteropathogenen* Stämme können epidemische Diarrhoen auf Neugeborenenstationen, und beim jungen Säugling eine protrahiert verlaufende Durchfallserkrankung mit Gedeihstörung bedingen („Dyspepsie-Coli" siehe S. 307).

Bei der Behandlung der Escherichia coli-Enteritiden kommen neben der Diät meistens auch resistenzgerechte Antibiotika zum Einsatz (z. B. Trimethoprim-Sulfamethoxazol). Als Erregerreservoir kommt nur der Mensch in Frage. Die Hygiene, insbesondere die strenge Isolation, ist für die Prophylaxe entscheidend.

Die *Campylobacter-Enteritis* kommt in jedem Lebensalter vor. Der Campylobacter jejuni ist ein gramnegatives, bewegliches, gekrümmtes Stäbchen mit Reservoir in Haustieren (rohe Milch, Geflügel) und infizierten Personen. Nach abruptem Beginn kommt es zu Fieber, Myalgien, heftigen Bauchkoliken und blutigschleimigen Durchfällen. Bei prompter bakteriologischer Diagnosestellung führt die Erythromycin-Therapie zu baldiger Besserung der sich sonst über 3–14 Tage erstreckenden Erkrankung.

Die *Yersinien-Enterokolitis* ist häufiger in nördlichen Ländern. Die Yersinia enterocolitica ist ein gramnegatives Stäbchen mit einem großen Tierreservoir (Nager, Haustiere, Vögel). Bei Patienten unter 6 Jahren sind Nausea, Erbrechen, Fieber, heftige Bauchkrämpfe und öfters blutige Diarrhoe typisch, während über 6 Jahren die Pseudo-Appendizitis bei mesenterialer Lymphadenitis vorherrscht. Auch Erythema nodosum und reaktive Arthritis kommen vor, bei Immunschwäche auch Sepsis und Abszeßbildung. Die antibakterielle Behandlung (Trimethoprim-Sulfamethoxazol) ist bei frühzeitiger Diagnose und persistierender Symptomatik angezeigt.

Das Auftreten der *Shigellen-Dysenterie* (bakterielle Ruhr) wird durch niedrigen Lebensstandard (Notzeit, Entwicklungsland) begünstigt. Shigella sonnei und Shigella flexneri sind gramnegative Enterobakterien, die nur beim Menschen vorkommen. Nicht nur im Erwachsenenalter, sondern auch im Kindesalter zeigen diese Infektionen bei vorher gesunden Patienten meistens einen relativ milden Verlauf, so daß eine rein symptomatische Behandlung genügt. Das typische, schwere Krankheitsbild mit Fieber, Erbrechen, heftigem Stuhldrang (Tenesmen) und häufigen, blutig-schleimigen Stuhlentleerungen führt beim Säugling sehr rasch zur lebensbedrohlichen Entgleisung des Wasser- und Elektrolythaushaltes; gehäuft kommt es zu Konvulsionen. In diesen Fällen sind intravenöse Rehydrierung und resistenzgerechte Antibiotikumgabe (Ampicillin oder Trimethoprim-Sulfamethoxazol) indiziert, hingegen sind Darmmotilitätshemmer absolut kontraindiziert.

8.3.1.8 Listeriose
Ätiologie und Epidemiologie

Die grampositiven, sporenlosen Stäbchen *Listeria monocytogenes* besitzen vier Geißeln. Sie kommen weltweit vor; als Reservoir sind zahl-

reiche Tierarten bekannt. Die Übertragung auf den Menschen bleibt meistens ungeklärt, in Frage kommen insbesondere durch tierische Ausscheidungen kontaminierte Nahrungsmittel wie Milchprodukte oder Gemüse. Das Vorkommen ist geographisch sehr unterschiedlich; endemische Herde sind bekannt (z. B. in Spanien).
Klinisch können drei Formen unterschieden werden: die Schwangerenlisteriose, die Neugeborenenlisteriose (als Früh- oder Spätform) und die Sonderformen bei immunosupprimierten Patienten.

Schwangerenlisteriose

Diese äußert sich in der zweiten Schwangerschaftshälfte meistens als febrile Erkrankung mit Zeichen der Amnionitis oder der Pyelonephritis, seltener als Pneumonie.

Neugeborenenlisteriose

Die Infektion erfolgt während der Schwangerschaftslisteriose, entweder transplazentar oder aber während bzw. nach der Geburt über den infizierten Geburtskanal, selten auch nosokomial.
Als Frühform ist die *Granulomatosis infantiseptica* bekannt: Frühgeborene mit miliaren Granulomen in der Haut und in inneren Organen (Atemnot, insuffizienter Kreislauf, Ikterus). Als Spätform imponiert die *Listerienmeningitis*, die meistens erst nach der ersten Lebenswoche auftritt. Klinik und Liquorbefunde unterscheiden sich nicht von den anderen bakteriellen Meningitisformen, eine vorwiegend monozytäre Liquorpleozytose ist selten.

Sonderformen

Diese werden vor allem bei erwachsenen, immunosupprimierten Patienten gesehen und umfassen Meningoenzephalitis, Pneumonie, Drüsenfieber, Sepsis und Endokarditis.

Diagnose

Bei entsprechendem klinischen Verdacht ist der sofortige *Erregernachweis* mittels Gramfärbung und Kultur (Anreicherung in der Kälte) anzustreben: aus Mekonium, Liquor, Blut, Hautgranulom, Urin, Fruchtwasser oder Abstrich vom Geburtskanal und Plazenta. Die serologischen Methoden sind unzuverlässig.

Therapie

Im Neugeborenenalter (und bei Meningitis) ist die in vitro gegen Listerien synergistisch wirksame Kombination von Ampicillin (oder Amoxycillin) mit einem Aminoglykosid indiziert, wobei insbesondere bei den prognostisch ungünstigen Frühformen auch die intensivpflegerischen Maßnahmen maßgebend mitentscheidend sind. Bei den übrigen Listeriosen kommen auch Tetrazyklin, Erythromycin oder Trimethoprim-Sulfamethoxazol zum Einsatz.

8.3.1.9 Bakteriaemie und Sepsis

Die strenge Definition einer *Sepsis* verlangt die folgenden drei Punkte:

1. Der Nachweis des *primären bakteriellen Infektionsherdes* (Fokus) z. B. als Pyodermie, HNO-Infektion, Harnwegsinfekt, Pneumonie, Skelettinfektion, u. a. m.;
2. die *positive Blutkultur* als Ausdruck der hämatogenen Streuung der Bakterien, meist mit Allgemeinsymptomen (Fieber, Schüttelfrost, reduziertes Allgemeinbefinden, evtl. Schock, disseminierte intravasale Koagulopathie, u. a. m.) sowie
3. der Nachweis des oder der *sekundären bakteriellen Infektionsherde* (Ableger), z. B. in Lunge, Skelett, Herzen, Niere, Hirnhäuten, Gehirn, u. a. m.

Beim Nachweis von Bakterien in der Blutkultur ohne faßbaren Fokus oder Sekundärherd (beim meist nicht sehr kranken Patienten) spricht man von *Bakteriämie*.
In der Klinik genügen für die Diagnose *Sepsis* die mit den typischen Allgemeinsymptomen einhergehende Bakteriämie plus Nachweis des primären oder des sekundären Infektionsherdes.
Nicht selten ergeben das Alter des Patienten und das klinische Bild bereits zuverlässige Hinweise auf die mutmaßlichen Sepsiserreger. So dominieren im *Neugeborenenalter* die B-Streptokokken und die E. coli, sowie die auch bei *imungeschwächten Patienten* jeden Alters gehäuft isolierten Erreger der nosokomialen Infektionen: Staphylokokken (S. aureus und S. epidermidis), Klebsiellen und Pseudomonas aeruginosa. Bei *intravasalem Fremdkörper* (z. B. intravenöser Katheter) stehen Staphylokokken (und Soorpilze), bei *Verbrennungen* auch Pseudomonaden im Vordergrund. Die *Skelettinfektion* und die *Pyodermie*

als Primärfokus einer Sepsis deuten auf Staphylococcus aureus, die *lobäre Pneumonie* auf Pneumococcus, der *Harnwegsinfekt* auf E. coli und die *Gastroenteritis* auf Salmonella oder Shigella. Im Alter zwischen *6 und 24 Monaten* finden sich vorwiegend Pneumokokken oder Hämophilus influenzae Typ B, wobei öfters kein Fokus nachweisbar ist (Bakteriämie); falls primäre oder sekundäre Infektionsherde manifest werden, so sprechen HNO- oder Lungeninfektionen für den Pneumokokkus, und Meningitis, Zellulitis, Arthritis oder Epiglottitis für Haemophilus influenzae. Das schwere Sepsisbild mit diffusen *Petechien und Schock* rückt als Ätiologie die Meningokokken in den Vordergrund.

Die parenterale *antimikrobielle Behandlung* der Sepsis muß initial alle für den individuellen Patienten in Frage kommenden Erreger abdecken, i. d. R. als Kombinationstherapie. Nach dem Erregernachweis erfolgt die gezielte Anpassung gemäß dem Antibiogramm. Zu Beginn muß die Mehrzahl der septischen Patienten auf der Intensivpflegestation überwacht und betreut werden, wobei es insbesondere gilt, die vitalen Funktionen (Kreislauf, Atmung, Niere) sicherzustellen.

8.3.2 Tuberkulose

G.-A. VON HARNACK[1]

Die Tuberkulose ist eine chronische Infektionskrankheit, die durch das Mycobacterium tuberculosis hervorgerufen wird. Nach der Infektion, für die jeder Mensch empfänglich ist, können in allen Organen vielgestaltige Krankheitsbilder entstehen. Unabhängig davon, ob sich typische Tuberkel mit Epitheloid- und Riesenzellen bilden, werden alle durch Tuberkulosebakterien verursachten Veränderungen als tuberkulös bezeichnet.

8.3.2.1 Ätiologie

Der bei weitem am häufigsten gefundene Erreger ist das Mycobacterium tuberculosis. Mit der Ausmerzung der Rindertuberkulose verschwand das Mycobacterium bovis fast ganz. Vereinzelt isolierte man von Tuberkulosekranken aviäre Mykobakterien (Typus gallinaceus) und andere „atypische" Mykobakterien, die sich eindeutig von den beiden Säugetier-Tuberkulosebakterien-Arten unterscheiden. Die Tuberkulosebakterien sind unbewegliche, dünne Stäbchen. Im Gegensatz zu fast allen anderen Bakterienarten sind sie säurefest. Diese Eigenschaft wird durch die Färbung nach ZIEHL-NEELSEN erkennbar.

Bei der *Züchtung* teilen sich die Mykobakterien nur langsam; daher ist das Ergebnis von Kultur bzw. Tierversuch erst nach einigen Wochen zu erwarten. Die Bestimmung der Chemosensibilität gibt Auskunft über die Ansprechbarkeit auf Antituberkulotika. Gegenüber den meisten Desinfektionsmitteln sind die Mykobakterien unempfindlich; dagegen werden sie rasch durch Hitze oder Licht inaktiviert. Deshalb spielen die in den Zimmerstaub gelangten Keime für die Verbreitung der Tuberkulose praktisch keine Rolle.

Übertragungsweise

Die Hauptinfektionsquelle für Kinder sind lungentuberkulosekranke Erwachsene; ihre Ausatmungsluft enthält vor allem beim Niesen und Husten in feinsten *Wassertröpfchen* suspendierte Tuberkulosebakterien.

Ebenso gefährlich wie die *Tröpfcheninfektion* mit M. tuberculosis ist die *Fütterungstuberkulose* durch M. bovis. Der Primärherd bildet sich hierbei in der Mundhöhle oder im Darm.

8.3.2.2 Epidemiologie

Im 19. Jahrhundert war die Tuberkulose in den jungen Industriestaaten eine Volksseuche. Die unhygienischen Massenunterkünfte in den rasch entstehenden Großstädten hatten zur Folge, daß praktisch jeder Schulentlassene tuberkulös infiziert war. Durch die Verbesserung der allgemeinen hygienischen Verhältnisse und der Krankheitserkennung, -vorbeugung und -behandlung ist die Durchseuchung ständig zurückgegangen. Von den Schulanfängern ist heute knapp 1% tuberkulinpositiv, d. h. tuberkuloseinfiziert, von den 14–15jährigen 3–5%, während sich von den Erwachsenen 35% mit der Tuberkulose auseinandergesetzt haben. Die Tuberkulose-Sterblichkeit ist auf 0,2 bezogen auf 10 000 Einwohner der Bundesrepublik Deutschland zurückgegangen (Abb. 73).

---

[1] Bis zur 6. Aufl. F. HANSEN

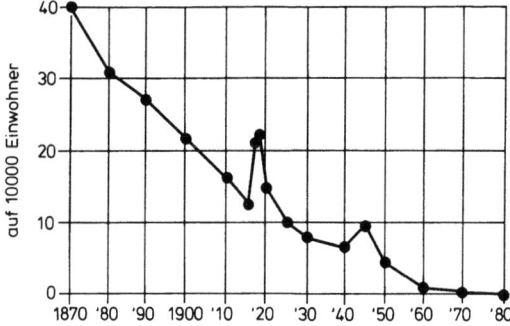

Abb. 73. Tuberkulosesterblichkeit im Deutschen Reich bzw. in der Bundesrepublik von 1870 bis 1980, bezogen auf 10 000 Einwohner. Der Rückgang wird durch die beiden Weltkriege nur vorübergehend unterbrochen

8.3.2.3 Disposition, Immunität und Allergie

Ob aus einer Infektion mit M. tuberculosis eine Erkrankung wird, hängt von zahlreichen Faktoren ab. Die unspezifische **natürliche Resistenz** ist im Säuglingsalter äußerst gering im Vergleich zum Schulalter; sie ist bei einigen Rassen (Indianer, Neger) deutlich schwächer ausgebildet als bei anderen. In Kriegs- und Hungerzeiten, nach körperlicher oder geistiger Überbeanspruchung und nach Krankheiten (Masern) steigt die Tuberkulosemorbidität (Abb. 73).

Immunität

Nach einer tuberkulösen Infektion erwirbt der Organismus die Fähigkeit, die Infektion an einer weiteren Ausbreitung zu hindern bzw. sie zu überwinden. Diese *erworbene Immunität* ist an das Vorhandensein eines tuberkulösen Herdes mit noch vermehrungsfähigen Tuberkulosebakterien gebunden. Dieser Schutz kann aber von massiven Infektionen durchbrochen werden; er erlischt, wenn die tuberkulöse Erkrankung vollständig ausgeheilt ist und damit auch alle Erreger eliminiert sind. Wenn dann eine erneute Ansteckung zustande kommt, kann sie wie eine Erstinfektion verlaufen.

Allergie

Nach einer Infektion werden sehr bald Mykobakterien phagozytiert. Die anfallenden Proteine leiten die Sensibilisierung ein und unterhalten die Allergie. Beim Menschen nimmt die Sensibilisierung 3–6, selten 12 Wochen in Anspruch. Nach Ablauf dieser Frist werden die diagnostischen Tuberkulinproben positiv.

Tuberkulinproben

Der Wert der Tuberkulinproben beruht darauf, daß der tuberkulös Infizierte nach Applikation von Tuberkulin mit einer lokalen Entzündung vom verzögerten Typ (Tuberkulintyp) reagiert, die nach 48–72 Stunden ihren Höhepunkt erreicht und die beweist, daß der Betreffende mit Mykobakterien infiziert ist. Ein Rückschluß auf die Aktivität der Infektion ist im allgemeinen nicht möglich.
Am gebräuchlichsten ist der *Tine-Test*. Salben- und Pflaster-Proben werden heute kaum mehr verwandt. Ein Plastikhalter trägt eine kleine Stahlscheibe mit 4 spitzen, 2 mm langen Zähnchen (tines), an denen angetrocknetes Alt-Tuberkulin haftet. Man drückt den Testkörper 2 Sekunden lang auf eine Stelle der entfetteten und gespannten Haut an der Volarseite des Unterarmes. Bei dieser Technik werden etwa 5 Tuberkulineinheiten wirksam. Der Test ist positiv, wenn nach 72 Stunden wenigstens 1 Knötchen von 2 mm Durchmesser entstand (Abb. 74). Beim technisch ähnlichen Tubergen-Test wird gereinigtes Tuberkulin verwendet.

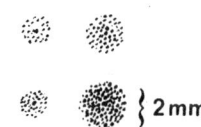

Abb. 74. Positiver Tine-Test

Die Intrakutanprobe nach Mendel-Mantoux ist die verläßlichste aller Tuberkulinproben, bei der eine genau bemessene Tuberkulinmenge in 0,1 ml Lösungsmittel streng intrakutan gespritzt wird. Eine positive Reaktion muß nach 72 Stunden ein fühlbares Infiltrat haben. Eine negative Tuberkulinreaktion mit 100 TE beweist in der Regel, daß keine tuberkulöse Infektion vorliegt.
Die intrakutane Tuberkulinreaktion ist hochgradig spezifisch; mit **fälschlich positiven** Reaktionen braucht man in Deutschland nicht zu rechnen. Dagegen kann die Tuberkulinreaktion negativ ausfallen, obwohl der Proband tuberkulös infiziert ist, und zwar

1. in der präallergischen Phase (Inkubationszeit),

2. nach manchen Infektionskrankheiten (Masern, Keuchhusten) für 1-8 Wochen,
3. bei allgemeiner Kachexie,
4. bei schwerer Lungen- oder Bauchtuberkulose,
5. unter zytostatischer oder Kortikosteroidtherapie.

Einige Jahre nach vollständiger Ausheilung einer Tuberkulose wird die Tuberkulinreaktion wieder negativ.

8.3.2.4 Die Klinik der Tuberkulose

Die inapparente Tuberkulose

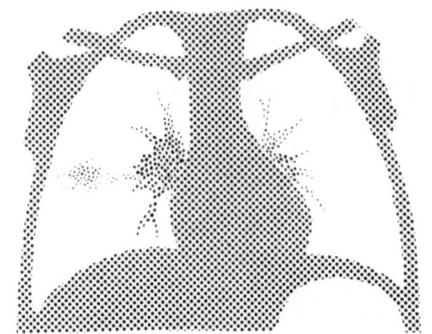

Abb. 75. Bipolares Stadium bei tuberkulösem Primärkomplex der Lunge

Nach Ablauf der präallergischen Phase kann ein uncharakteristisches Fieber ohne sonstige Organsymptome auftreten. Da die Ausheilung eines Primärkomplexes 1 Jahr und mehr in Anspruch nimmt, muß man bei einem nicht BCG-geimpften, tuberkulinpositiven Kleinkind immer eine aktive Tuberkulose annehmen.
Zur Feststellung der Aktivität einer Tuberkulose ist die *Blutkörperchensenkungsgeschwindigkeit* geeignet. Ein für Tuberkulose charakteristisches *Fieber* gibt es nicht; es kann oft fehlen. Tuberkulose-bedingte subfebrile Temperaturen müssen gegenüber einer „habituellen Hyperthermie" abgegrenzt werden. Recht verdächtig auf eine frische tuberkulöse Infektion ist das Auftreten eines *Erythema nodosum* oder einer Conjunctivitis phlyctaenulosa. Sehr bedeutungsvoll ist der *Nachweis von Tuberkulosebakterien* im Magenspülwasser und die *Röntgenuntersuchung*.

Die Primärtuberkulose der Lunge

1. Der unkomplizierte Primärkomplex

Die überwiegende Mehrzahl der Primärinfektionen betrifft die Lunge. Nach dem Eindringen der Tuberkulosebakterien entsteht eine umschriebene, exsudative Alveolitis. Über die Lymphwege gelangen Bakterien und Zellbauprodukte in die regionalen Lymphknoten. Hier bildet sich eine Abflußmetastase, die durchweg größer ist als der Lungenherd. *Lungenherd* und *Abflußmetastase* bilden zusammen den *Primärkomplex;* er ist meist weder klinisch noch röntgenologisch nachweisbar. Das Zentrum der Entzündung verkäst und wird durch einen Zellwall aus Epitheloid- und Langhansschen Riesenzellen sowie Lymphozyten vom gesunden Gewebe abgeriegelt. Nach ½-2 Jahren lagern sich in die Nekrosen Kalksalze ein. Eine Ausheilung ist auch ohne Verkalkung durch bindegewebige Vernarbung möglich.

2. Die Primärinfiltrierung

Durch stärkere perifokale Entzündung entstehen röntgenologisch unscharf begrenzte Verschattungen. Das hantelförmige Bild des sogenannten *bipolaren Stadiums* entsteht durch die deutlich erkennbare Verbindung des Primärherdes mit den Lymphknoten durch das Band der perifokalen Lymphangitis (Abb. 75).

3. Die tumorige Bronchiallymphknotentuberkulose

Die Lymphknoten beider Seiten sind durch Lymphgefäße miteinander verbunden. Daher kann die tuberkulöse Abflußmetastase auf benachbarte Lymphknoten übergreifen. Dadurch entstehen oft geschwulstartig vergrößerte, miteinander verbackene Lymphknoten am Lungenhilus, die im Röntgenbild rundlich, scharf begrenzt sind. Exazerbationen in der Nachbarschaft der alten Herde sind möglich, da sich lebende Tuberkulosebakterien noch lange halten können.

Die Bronchiallymphknotenperforation und ihre Folgen

Durch den Druck vergrößerter Lymphknoten und durch das Übergreifen der Entzündung kann die Bronchialwand zerstört werden. Viele Einbrüche bleiben klinisch symptomlos; es kann aber auch zu heftigem Reizhusten oder exspiratorischem Keuchen kommen.

Selten wird das eingebrochene Material ausgehustet. Meist entsteht im betroffenen Bronchus mit dem zugehörigen Lungensegment zunächst eine Resorptionsatelektase, in der sich spezifische und unspezifische pneumonische Prozesse, Verkäsung und Fibrose entwickeln.
Nur ausnahmsweise kommt es zur **Einschmelzung des Primärherdes,** zur fortschreitenden Primärtuberkulose. Ist der Bronchus durch tuberkulöses Material verlegt, entsteht in dem von ihm versorgten Lungenabschnitt eine **Atelektase** (Abb. 76). Eine **Bronchusstenose** wirkt wegen der größeren Inspirationskraft wie ein exspiratorisch hemmendes *Ventil*. Die Folge ist eine starke Überblähung der Lunge distal von der Stenose (*Ventilemphysem*).

Veränderungen an den Bronchien

Nach der Perforation eines Lymphknotens oder nach dem käsigen Zerfall eines Lungenherdes kann sich eine **Bronchustuberkulose** entwickeln. Die Heilungsaussichten werden schlecht, wenn nach Zerstörung des Knorpelgerüstes die Bronchialwand kollabiert. Hierdurch entstehen häufig im Verein mit den vorherigen Bronchialwandschäden Bronchiektasen.

8.3.2.5 Generalisierte Formen der Tuberkulose

Beim erstinfizierten Menschen gelangen laufend Keime über den Ductus thoracicus ins Blut. Erst bei besonderer Allergielage können plötzlich Miliartuberkel aufschießen. Auslösende Ursache kann ein Einbruch großer Bakterienmengen, eine massive Superinfektion oder eine sonstige Infektion sein.

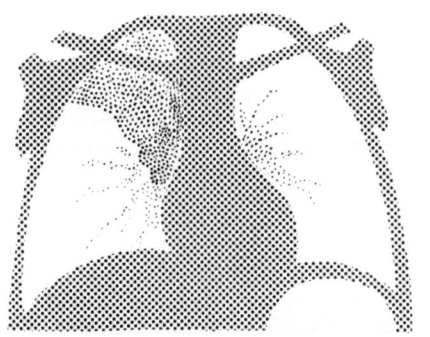

Abb. 76. Atelektase des rechten Oberlappens infolge Lymphknotentuberkulose des rechten Hilus mit Einbruch in den rechten Hauptbronchus

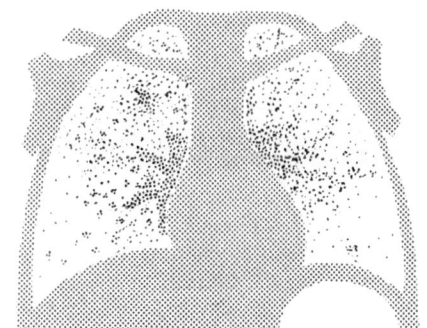

Abb. 77. Miliartuberkulose

Miliartuberkulose

Insbesondere bei Säuglingen und schwergeschädigten Patienten kann es zur meist akuten und hochfieberhaften *Miliartuberkulose* kommen. Beim **pulmonalen Typ** der Miliartuberkulose besteht eine Tachypnoe mit leichter Zyanose. Der physikalische Lungenbefund ist unergiebig. Bei der Röntgen*durchleuchtung* sind die kleinen Herdchen nicht zu erkennen. Etwa 3–4 Wochen nach Beginn sind auf der Röntgen*aufnahme* dichtstehende, hirsekorn (milium)-große Fleckschatten zu sehen (Abb. 77). Während die vollausgebildete akute Miliartuberkulose unbehandelt in 6–10 Wochen zum Tode führt, haben die nicht seltenen *begrenzten miliaren Streuungen* eine gute Prognose. Einzelne dieser Absiedlungen in den Lungenspitzen bleiben klinisch unbemerkt. Sie neigen zur Verkalkung (Simonsche Spitzenherde).
Mit den miliaren Lungenherden können sich an der Haut gleichartige Veränderungen entwickeln: kleinpapulöse oder papulonekrotische *Tuberkulide*. Tuberkel der *Chorioidea* sind für die Diagnose einer Meningitis tuberculosa beweisend.

Die Meningitis tuberculosa

betrifft vorwiegend Kleinkinder im Laufe des ersten Jahres nach der tuberkulösen Erstinfektion. Die *ersten Symptome* sind Wesensänderung, Spielunlust, Kopfschmerzen und Fieber. Darauf folgen Zeichen meningealer Reizung sowie erhöhter Erregbarkeit: Erbrechen, Berührungsempfindlichkeit, schrilles Schreien und Zähneknirschen. Dieses **Reizstadium** geht bald in das **Lähmungsstadium** über: Das Bewußtsein schwindet, die Atmung wird unregelmäßig, Hirnnervenlähmungen treten hinzu. Da der therapeutische Erfolg wesentlich von der möglichst frühzeitigen Behandlung abhängt, ist bei fiebernden Kindern mit Anzeichen einer Wesensänderung stets sorgfältig nach meningitischen Zeichen zu fahnden. Der Liquor erscheint klar, der Eiweißgehalt ist mäßig erhöht, der Liquorzucker vermindert. Die Zellzahl kann einige Hundert betragen, anfangs überwiegen die Granulozyten. Sehr verdächtig für eine tuberkulöse Meningitis ist die Bildung eines Spinngewebgerinnsels, aus dem immer der Bakteriennachweis versucht werden soll. Bei frühzeitiger Behandlung ist die Prognose gut, d. h., Meningitis heilt ohne Restschäden aus. Bei verspätet einsetzender Behandlung kommt es zu einer Defektheilung mit zerebralen und Hirnnerven-Schäden unterschiedlicher Schwere.

Pleuritis tuberculosa

Bei pleuranahem Sitz eines tuberkulösen Herdes wird die Pleura leicht in Mitleidenschaft gezogen. Die für das Schulalter typische **Pleuritis exsudativa serofibrinosa** stellt sich fast stets in den ersten 3–6 Monaten nach der Primärinfektion ein mit Fieber, Reizhusten und stechenden Schmerzen beim Atmen. Punktionen sind nur zur Diagnose und zur Entlastung nötig, wenn Atmung und Kreislauf stark behindert werden. Tuberkulosebakterien sind im Exsudat nicht immer nachweisbar, weil die Affektion eine rein hyperergische Reaktion sein kann.

Selten kommt es zu einer **Perikarditis serosa**, die bei der Ausheilung zu einer Verklebung und Verkalkung des Herzbeutels führen kann. Die Therapie besteht in der chirurgischen Kardiolyse.

8.3.2.6 Die Lungentuberkulose vom Erwachsenentyp im Pubertätsalter

Eine kavernöse Lungenphthise kommt vor dem 10. Lebensjahr nur ausnahmsweise vor; im Pubertätsalter erreicht sie ein erstes Häufigkeitsmaximum. Die apiko-kaudal fortschreitende Lungentuberkulose geht entweder von Simonschen Spitzenherden oder von spät erworbenen Primärherden aus. Als charakteristisch werden angesehen: Husten, Auswurf, Nachtschweiß, leichte Ermüdbarkeit und Gewichtsabnahme. Im Röntgenbild sieht man meist einen infraklavikulären, weichen Schat-

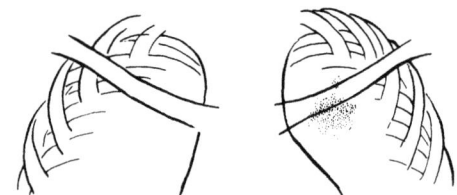

Abb. 78. Infraklavikuläres Frühinfiltrat links

ten, der als Rundherd oder Frühinfiltrat bezeichnet wird (Abb. 78). Nach raschem Zerfall dieser Herde kommt es durch bronchogene Streuung zur Bildung von Kavernen, zu Bindegewebswucherung und Schrumpfung. Wenn dieser Vorgang beide Lungen betrifft, spricht man von Lungenschwindsucht = Phthise.

8.3.2.7 Extrapulmonale Organtuberkulosen

Tuberkulose der Halslymphknoten

Die Lymphknoten am Kieferwinkel können infolge eines oft nicht mehr nachweisbaren tuberkulösen **Primärherdes** an den Tonsillen oder neben einem kariösen Zahn einseitig erkranken, oder sie können postprimär **hämatogen** infiziert werden (meist beidseitig). Die Knoten sitzen meist vor dem Kopfnicker, sind wenig schmerzhaft, neigen aber zur Einschmelzung und Fistelbildung.

Abdominaltuberkulose

Bei der **primären Bauchtuberkulose** bildet sich der Primärherd meist vor der Valvula ileocoecalis; er heilt rasch ab und ist deshalb sehr oft nicht aufzufinden, während die regionalen Lymphknoten noch lange geschwollen sein können und später oft verkalken. Die **postprimäre, hämatogene** Bauchtuberkulose befällt vorwiegend das Peritoneum. Gelegentlich bilden sich bei Organtuberkulose der Lungen durch verschlucktes Sputum **tuberkulöse Geschwüre im Darm,** besonders im unteren Ileum und Coecum; hierbei sind die Lymphknoten nur wenig beteiligt.

Urogenitaltuberkulose

Jede langdauernde, therapieresistente und symptomarme Pyurie ist verdächtig auf eine *Nierentuberkulose*. Typisch ist eine wechselnd starke Pyurie und Erythrozyturie bei saurer Harnreaktion.

Die Tuberkulose der *Nebennieren* verursacht das Bild eines Morbus Addison.

Die Tuberkulose der Knochen und Gelenke

Die Skelettuberkulose entsteht immer hämatogen. Im Röntgenbild sind die Knochenveränderungen in den ersten 2–3 Monaten noch nicht zu erkennen. Eine häufige Form der Skelettuberkulose im Kindesalter ist die **Spondylitis tuberculosa**. Sie befällt meist die unteren Brust- und die oberen Lendenwirbel (Abb. 79). Der Prozeß bleibt selten auf einen Wirbel beschränkt. Oft kommt es zu Senkungsabszessen (Psoasabszeß). Das erste und wichtigste objektive Symptom ist die Verschmälerung der Zwischenwirbelscheibe im Röntgenbild. Nach dem Zusammenbruch eines oder mehrerer Wirbel bildet sich eine spitzwinklige Kyphose aus: Pottscher Gibbus.

Von der **Coxitis tuberculosa** werden vor allem Klein- und Schulkinder befallen. Die Schmerzen in der Hüfte strahlen oft in das Knie aus. Eine langsam zunehmende Schwellung eines Knies kann auf eine *Gonitis tuberculosa* hinweisen.

8.3.2.8 Therapie der Tuberkulose

Die Behandlung tuberkulosekranker Kinder wird zweckmäßig **stationär** durchgeführt bzw. eingeleitet. Bei fieberhaftem Verlauf ist Bettruhe angezeigt, die bald gelockert werden kann, um dem natürlichen Bewegungsdrang der Kinder Rechnung zu tragen. Zur Ausnützung klimatischer Faktoren sind Kuren in speziellen Heilstätten geeignet; Beschäftigungstherapie und schulische Betreuung sind erforderlich.

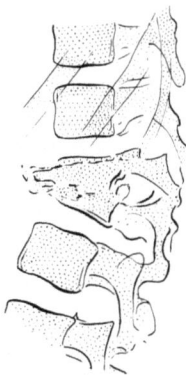

Abb. 79. Zusammenbruch von zwei Lendenwirbelkörpern mit Kyphose bei tuberkulöser Spondylitis

Die Ernährung soll vollwertig sein, Mastkuren sind fehl am Platz.

Arzneimittelbehandlung

Die im Kindesalter wichtigsten Antituberkulotika sind:

Tabelle 38. Dosierung und Zufuhr von Antituberkulotika

	Dosis in mg/kg Körp.-Gew.	Zufuhr:
Isonikotinsäurehydrazid (INH)	5 – 10	oral
Rifampicin	10 – 15	oral
Ethambutol	15 – 20	oral
Streptomycin (max. 750 mg/Tag)	15 – 25	i.m.

Hierbei erhalten Kinder eher die höheren Dosen/kg Körpergewicht, Erwachsene eher die niedrigeren.

Alle Antituberkulotika können die Leber schädigen. Deshalb sind laufende Kontrollen insbesondere der Transaminasen erforderlich. INH ist gelegentlich neurotoxisch, Streptomycin oto- und nephrotoxisch. Ethambutol kann den Sehnerv schädigen und sollte erst ab viertem Lebensjahr eingesetzt werden.

INH ist das Basistherapeutikum. Zur Chemoprävention der Tuberkulose kann es als einziges Mittel eingesetzt werden (5 mg/kg Körp.-Gew.). Jede aktive Tuberkulose erfordert eine Kombinationsbehandlung mit zwei, meist drei, gelegentlich vier Mitteln, die im Wechsel eingesetzt werden können, da mit einer Resistenzentwicklung jederzeit zu rechnen ist. Die Dauer der Behandlung beträgt einige Monate, gelegentlich mehr als 1 Jahr. Kommt es zur Resistenz gegenüber den genannten Mitteln, kommen als Medikamente der zweiten Wahl Pyracinamid oder Prothionamid in Frage.

Chirurgische Therapie

Chronische Primärtuberkulosen, starrwandige Kavernen und Bronchiektasen machen nach Versagen der Chemotherapie und der Kollapsbehandlung eine Segment- oder Lappenresektion erforderlich. Einschmelzende Lymphknoten am Kieferwinkel werden nach 3monatiger erfolgloser Tuberkulo-Behandlung exstirpiert. Erreichbare tuberkulöse Knochenherde sollen möglichst früh ausgeräumt und mit Dauerinstillation tuberkulohaltiger Lösungen behandelt werden.

Bei überschießenden, akuten exsudativen Reaktionen (Pleuritis, frische Lymphadenitis, akute Miliartuberkulose mit Dyspnoe) können **Kortikosteroide** sehr nützlich sein.

8.3.2.9 Prophylaxe der Tuberkulose

Das Hauptziel der **Expositionsprophylaxe** ist die Aufdeckung bisher unerkannter Tuberkuloseerkrankungen. Bei jeder Neuerkrankung ist eine eingehende Umgebungsuntersuchung angezeigt.

Die **Dispositionsprophylaxe** hat eine Hebung der Widerstandskraft zum Ziel. Einen spezifischen Schutz vermittelt die BCG-Impfung (S. 130).

8.3.3 Lues connata

G.-A. VON HARNACK

Infektion

Ohne ausreichende Behandlung führt eine Lues der Mutter in der Regel zu einer Lues der Frucht, da das Treponema pallidum vom fünften Schwangerschaftsmonat an die Plazenta zu durchwandern vermag. Die Schwere der Erkrankung des Kindes ist davon abhängig, wann sich die Mutter infizierte.

Eine Neuinfektion der Mutter in den *ersten Schwangerschaftsmonaten* führt zum Fruchttod oder zur Geburt eines schwergeschädigten Frühgeborenen.

Wurde die Mutter anbehandelt oder infizierte sie sich erst in den *letzten Schwangerschaftsmonaten*, kann das ausgetragene Neugeborene zunächst noch gesund erscheinen und erst nach einigen Wochen Krankheitszeichen bieten.

Infizierte sich die Mutter erst in den *letzten sechs Schwangerschaftswochen*, so kann sie ein gesundes Kind zur Welt bringen.

Klinisches Bild

Hauterscheinungen. Die Lues connata manifestiert sich in vielfacher Weise an der Haut. Das syphilitische *Pemphigoid* des Neugeborenen findet sich an Handtellern und Fußsohlen, die infiltriert sind und lackartig glänzen. Linsen- bis kirschgroße Blasen können platzen und massenhaft Treponemen freisetzen. Die Haut insgesamt hat einen milchkaffeefarbenen Ton. Im weiteren Verlauf können sich *diffuse Syphilide* bilden, derbe Hautinfiltrationen vor allem im Mund- und Analbereich (Farbabbildung 13, S. 164). Durch den Elastizitätsverlust entstehen radiär angeordnete Rhagaden (Abb. 80), die charakteristische Narben hinterlassen. *Umschriebene Syphilide*, makulöse, makulopapulöse, seltener pustulöse Effloreszenzen, heilen schuppend ab und hinterlassen rötlichbraune Flecken. Die *Paronychie* an den Nagelfalzen kann zu Störungen des Nagelwachstums führen. Den Ausfall von Kopfhaaren, Wimpern und Augenbrauen bezeichnet man als luische *Alopezie*. Auch die Schleimhäute können befallen sein: Das erste Symptom eines jungen Säuglings kann ein hartnäckiges trockenes Schniefen sein, die syphilitische *Coryza*, deren Sekret eitrig und blutig werden kann. Als Folge droht eine Zerstörung des Nasengerüsts, das zum bleibenden Stigma, der Sattelnase, führen kann.

Skeletterscheinungen

Knochenveränderungen der angeborenen Lues entstehen bereits intrauterin (Abb. 81).

1. Als luische *Osteochondritis* bezeichnet man Störungen der Ossifikation im Metaphysenbereich. Die Epiphysenlinien sind verbreitert, verdichtet und unregelmäßig begrenzt; von der Spongiosa trennt sie eine Aufhellungszone. Die langen Röhrenknochen und die großen Fußwurzelknochen sind am häufigsten befallen. Schwellung und Rötung der bedeckenden Weichteile können hinzukommen, und eine Schmerzlähmung kann sich einstellen (Bednar-Parrotsche-Pseudoparalyse).

2. Die luische *Osteomyelitis* kommt vor allem an den Metaphysen von Tibia, Ulna und Radius vor, seltener an Schädelkalotte oder Phalangen.

3. Begleitende *Periostreaktionen* werden vor allem im Ausheilungsstadium der Knochenerkrankung an Femur- und Tibia-Diaphysen erkennbar. Die Periostitis der platten Schädelknochen führt zu charakteristischen Schädeldeformierungen: Olympierstirn, Caput natiforme.

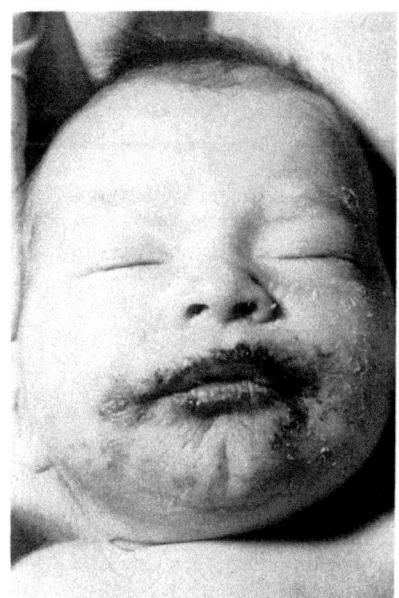

Abb. 80. Diffuses Hautsyphilid mit Bildung von Rhagaden, die das Lippenrot überschreiten

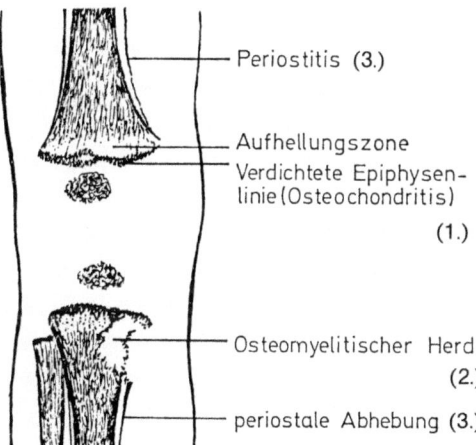

Abb. 81. Knochenveränderungen am rechten Bein bei Lues connata

Sonstige Krankheitszeichen

Leber- und Milzvergrößerung beim Neugeborenen sind Zeichen der visceralen Lues, der luischen Erkrankung aller inneren Organe infolge der hämatogenen Infektion über die Nabelvene. Charakteristisch sind generalisierte Lymphknotenschwellungen. Erkrankungen der Lungen, der Nieren oder eine interstitielle Myokarditis sind seltener. Im Liquor findet sich häufig Pleozytose und Eiweißvermehrung, auch wenn klinische Zeichen einer Meningitis fehlen. Hydrocephalus internus, zerebrale Herdläsionen und Intelligenzdefekte sind nicht selten die Folge einer Lues connata. Am Augenhintergrund bleibt als Rest einer Chorioretinitis des Säuglingsalters ein „Pfeffer- und Salzfundus" lebenslang nachweisbar.
Bei der hypochromen *Anämie* sind im peripheren Blut Erythroblasten anzutreffen. Besteht beim Neugeborenen außerdem eine *Hyperbilirubinämie*, so muß eine Blutgruppeninkompatibilität differentialdiagnostisch ausgeschlossen werden. Haut- und Schleimhautblutungen sind durch Leber- und Gefäßschädigungen, wie durch Thrombozytopenie verursacht.

Späterscheinungen der Lues connata

In der Regel manifestiert sich eine Lues connata innerhalb der ersten zehn Lebenswochen, Rezidive und – sehr selten – Erstmanifestationen können aber auch noch im Schulalter auftreten. Die *Lues tarda* entspricht der tertiären Lues des Erwachsenen. Gummen können tiefe Gewebsdefekte hinterlassen. Die hyperplastische Periostitis der vorderen Schienbeinkanten läßt die charakteristischen Säbelscheidentibien entstehen. Chronisch ankylosierende Arthritiden betreffen häufig die Knie. Zur sog. *Hutchinson-Trias* gehören die Keratitis parenchymatosa, die Labyrinthtaubheit und die Hutchinson-Zähne (Abb. 82).

Diagnose

Beim Neugeborenen kann die Diagnose durch den *direkten Nachweis* der Treponemen im Inhalt von Hautblasen oder im Nasensekret gesichert werden.

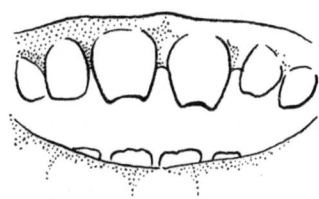

Abb. 82. Hutchinson-Zähne: Obere mittlere Schneidezähne des bleibenden Gebisses verschmälern sich gegen die Schneide zu. Halbmondförmige Einbuchtung der Schneide

In der *serologischen Diagnostik* hat sich als Suchreaktion bei Mutter wie Kind der Treponema-pallidum-Hämagglutinations-Test (TPHA-Test) bewährt, der zwei Wochen nach Infektion positiv wird. Fällt er negativ aus, so kann eine Syphilis ausgeschlossen werden. Fällt er positiv aus oder ist sein Resultat zweifelhaft, wird der Fluoreszenz-Treponema-pallidum-Antikörper-Absorptions-Test (FTA-ABS-Test) zur Befundabsicherung angestellt. Fällt diese „Bestätigungsreaktion" positiv aus, so besteht ein dringender Verdacht auf das Vorliegen einer behandlungsbedürftigen Lues. Allerdings kann die Lues auch schon ausgeheilt sein, weil die beiden Teste auch nach wirksamer Behandlung noch jahrelang positiv bleiben können.

Über die *Behandlungsbedürftigkeit* bei positivem TPHA-Test und positivem FTA-ABS-Test können die Cardiolipin-Reaktionen Auskunft geben. Der Cardiolipin-Mikroflockungstest (CMT) und die Cardiolipin-Komplementbindungs-Reaktion (KBR) fallen bei aktiver Syphilis deutlich positiv aus. Ein signifikanter Titerabfall ist Ausdruck einer wirksamen Behandlung, ein Anstieg kann Zeichen eines Rezidivs sein.

Da die luesspezifischen Antikörper *transplazentar* von der Mutter auf das Kind übergehen können, beweist ein positiver Ausfall beim Neugeborenen zunächst nicht, daß das Kind selbst luisch infiziert wurde. Nur der Nachweis von treponemenspezifischen Ig-M-Antikörpern (IgM-FTA-19s-Test) im Blut des Kindes zeigt an, daß bei ihm eine behandlungsbedürftige Lues connata vorliegt, da diese Antikörper nur vom Kinde selbst stammen können.

Therapie

Penicillin ist für die Behandlung der Lues aller Stadien das Mittel der Wahl. Bei der Lues connata erhält der Säugling 14 Tage lang 40 000 E Penicillin G/kg Körpergewicht/Tag intramuskulär. Ist, wie in der Klinik, eine regelmäßige Einnahme garantiert, zieht man die schonendere orale Zufuhr vor: 80 000 E/kg Körpergewicht/Tag für 14 Tage. Bei der Pflege luischer Kinder mit Haut- und Schleimhaut-Effloreszenzen sollten Schwestern Einmalhandschuhe tragen, um sich nicht über Hautverletzungen zu infizieren.

Die syphilitischen Symptome bilden sich i. a. rasch zurück. Der Therapieerfolg muß drei Jahre lang serologisch überwacht werden. Bei manifester Lues kann es zur Hyperthermie kommen, der *Jarisch-Herxheimerschen Reaktion*, einer Schockreaktion des Organismus auf frei werdende Toxine aus dem Massenzerfall der Treponemen. Wenn ausgedehnte klinische Erscheinungen bestehen, leitet man die Behandlung daher vorsichtig ein (100–500 E Penicillin G in dreistündigem Abstand) und steigert die Dosen dann langsam bis zur erforderlichen Höhe.

Besonderes Gewicht ist auf die **Prophylaxe** der Lues connata zu legen. Bei allen Graviden muß im 4. und 7. Schwangerschaftsmonat eine luesserologische Diagnostik vorgenommen werden. Hatte die Mutter früher eine Lues, müssen mindestens zwei vollständige Penicillinkuren von je 12 Millionen E Procain-Penicillin i. m. durchgeführt werden: die erste vor der 16. Schwangerschaftswoche, die zweite im letzten Schwangerschaftsdrittel. Bei nicht vorbehandelten Syphilitikerinnen müssen während der Schwangerschaft drei Penicillinkuren durchgeführt werden. Ausreichende *antenatale Prophylaxe* schützt das Kind nahezu sicher; serologische und klinische Kontrollen sind trotzdem erforderlich. In Zweifelsfällen wird als *postnatale Präventivbehandlung* eine Penicillinkur beim Neugeborenen durchgeführt.

8.4 Infektionen durch Protozoen

U. B. SCHAAD[1]

8.4.1 Toxoplasmose

Ätiologie und Epidemiologie

Das ubiquitär vorkommende *Toxoplasma gondii* ist ein bis 2 µ langes, gebogenes Protozoon (Toxon = Bogen, Abb. 83). Es ist ein obligat intrazellulärer Parasit und kann zu *konnatalen* und *postnatal erworbenen* Infektionen führen. Toxoplasmazysten, vor allem im Gehirn und in Muskulatur, bleiben jahrelang lebensfähig.

Die *Katzen* sind die Hauptwirte und scheiden infektiöse Oozysten im Stuhl aus. Als Zwi-

---
[1] Bis 6. Auflage F. HANSEN

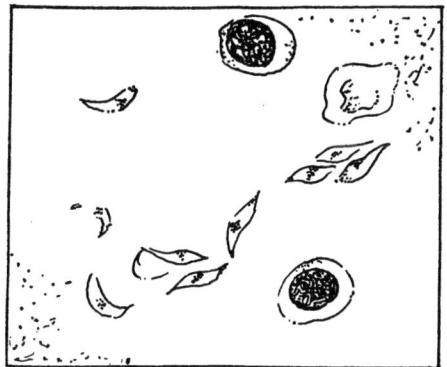

Abb. 83. Freie Toxoplasmen aus dem Aszites intraperitoneal infizierter Mäuse

schenwirte sind vor allem *Rinder, Schweine* und *Schafe* bekannt, bei denen Toxoplasmazysten in Muskeln, Gehirn und anderen Organen vorkommen.
Für den Menschen kommen vier Infektionswege in Betracht: am wichtigsten über *Katzenstuhl* (Schmierinfektion, Staubinfektion, Geophagie) und über *ungekochtes Fleisch*, seltener transplazentar und als extreme Rarität über Bluttransfusionen. Die weite Verbreitung des Erregers führt zu einer *hohen Durchseuchung* der Bevölkerung. Im Erwachsenenalter finden sich spezifische Antikörper im Blut in 20% (USA) bis 80% (Frankreich), in der Schweiz in ungefähr 40%.

Erworbene Toxoplasmose

Die postnatale Infektion verläuft in über 90% der Fälle *subklinisch*. Die apparenten Infektionen verlaufen grippeartig oder als Drüsenfieber, beide typischerweise mit sehr starker Abgeschlagenheit. Bei immungeschwächten Patienten kommen relativ häufig Enzephalopathie (ohne Verkalkung), Hepatitis, Pneumonie, Myokarditis oder Chorioretinitis vor. Bei vorher Gesunden ist dies eine Rarität.
Stets entwickelt sich nach der Infektion zunächst eine *Parasitämie,* die nach ein bis zwei Wochen durch die spezifische körpereigene Abwehr beendet wird. Die anschließende Enzystierung der Toxoplasmen leitet die *latente Infektionsphase* ein. Durch Platzen einer solchen Zyste freiwerdende Erreger werden sofort abgefangen, so daß sich eine Parasitämie bei intakter Immunabwehr nur einmal, nämlich bei der Erstinfektion einstellen kann; somit ist eine transplazentare Infektion des Fetus nur während der *Erstinfektion der Mutter* möglich, spätere Schwangerschaften sind nicht mehr gefährdet.

Kongenitale Toxoplasmose

Bei der pränatalen Infektion handelt es sich um eine *Fetopathie*. Ungefähr zwei Drittel der infizierten Kinder sind bei der Geburt asymptomatisch, entwickeln jedoch später häufig neurologische Symptome: psychomotorische Retardation, Krämpfe, Hydrozephalus und intrazerebrale Verkalkung. Auch okuläre Symptome werden beobachtet: Visusstörungen bis Blindheit bei dunkel pigmentierten chorioretinitischen Herden. Das restliche Drittel ist schon bei Geburt manifest infiziert: das allerdings seltene Vollbild der Generalisation umfaßt Früh- und Mangel-Geburt, makulopapulöses, oft petechiales Exanthem, Hepatosplenomegalie und generalisierte Lymphadenopathie. Häufiger dominieren floride Meningoenzephalitis (Konvulsionen, Apathie, Spastizität, Paresen) oder aber postenzephalitische Läsionen: Konvulsionen, psychomotorische Retardation, zerebrale Bewegungsstörung, Hydrozephalus, Mikrozephalie, intrazerebrale Verkalkung, Chorioretinitis.

Diagnose

Die Vielfalt und die fehlende Charakteristik der klinischen Bilder verlangt nach zuverlässigen Labormethoden. Im Vordergrund stehen heute die *serologischen* Bestimmungen von spezifischen IgG- und IgM-Antikörpern, d. h., insbesondere deren Titerverläufe. Der Erregernachweis im Tierversuch ist obsolet.

Therapie

Nur die frischen Stadien der Toxoplasmose (proliferative Formen) – also in der Regel nur die postnatal erworbenen Formen – sind chemotherapeutisch zu beeinflussen. Meistens kommen Pyrimethamin (Daraprim) plus ein Sulfonamid zum Einsatz über minimal 4 Wochen; damit wird eine synergistische Hemmung der Nukleotidsynthese erreicht. Bei Hemmung der Hämatopoese (regelmäßige Kontrolle des Blutbildes inkl. Thrombozyten) ist eine Supplementierung durch Folinsäure angezeigt. Bei chorioretinitischen Herden evtl. zusätzlich Kortikosteroide. Als Alternativthe-

rapie steht das Makrolidantibiotikum Spiramycin zur Verfügung, jedoch nur bei fehlender okulärer und zentralnervöser Beteiligung.
Die Toxoplasmazysten und natürlich auch die Narbenstadien werden durch diese Chemotherapien nicht beeinflußt.

Prophylaxe

Vor allem die prognostisch häufig ungünstigen und therapeutisch kaum mehr zu beeinflussenden kongenitalen Formen sollen verhütet werden. Empfohlen sind Titerkontrollen vor und bei negativem Ausgangsbefund auch während der Schwangerschaft, mit konsequenter Chemotherapie bei dokumentierter Serokonversion. Gravide seronegative Frauen sollen engsten Kontakt mit Katzen vermeiden und möglichst auf den Genuß von rohem Fleisch verzichten. Die im Katzenstuhl ausgeschiedenen Oozysten erlangen ihre Infektiosität erst nach 24–48 Stunden, so daß bereits die prompte, adäquate Entsorgung der Exkremente bei jeder Katzenhaltung eine wirksame Prophylaxe darstellt.

8.4.2 Sonstige Protozoen-Erkrankungen

Über **Pneumocystis carinii** als Erreger der interstitiellen plasmazellulären Pneumonie siehe Seite 273.
Giardia lamblia, der Erreger der Giardiasis (Lambliasis), besiedelt Duodenum und Jejunum und kann in die Mukosazellen eindringen. Bauchschmerzen, Durchfälle und Malabsorption können die Folge sein. Zur Behandlung eignet sich Metronidazol (Clont).
Die folgenden Protozoenerkrankungen kommen vorwiegend in den Tropen und Subtropen vor und werden bei uns gelegentlich eingeschleppt (z. B. aus dem Mittelmeerraum): Amöbenruhr (Entamoeba histolytica), Malaria (Plasmodien), Leishmaniase (Leishmanien). Näheres siehe Spezialliteratur.

9. Immunologie, Immunpathologie, rheumatische Erkrankungen

9.1 Immunmangelkrankheiten und Veränderungen der Serumeiweißkörper

H. BICKEL und W. E. BRANDEIS

Zu einer **Hypoproteinämie** kann es kommen, wenn in der erkrankten Leber zu wenig Protein synthetisiert wird, wenn die Eiweißzufuhr ungenügend ist oder wenn durch Darm, Niere oder Haut vermehrt Eiweiß verloren geht. Bei den **Defektproteinämien** liegt ein meist hereditärer Synthesedefekt einer Serumeiweißfraktion vor. **Paraproteinämien** wie das multiple Myelom sind durch das Vorkommen abnorm strukturierter Proteine aus der Gruppe der Immunproteine charakterisiert; sie kommen im Kindesalter extrem selten vor. Unter **Dysproteinämien** werden die häufigen und relativ unspezifischen Verschiebungen des Serumeiweißspektrums verstanden, welche sich symptomatisch bei akuten und chronischen Entzündungen, bei Leber- und Nierenkrankheiten finden.

Die **A-Betalipoproteinämie** ist klinisch durch eine Akanthozytose der Erythrozyten, eine zöliakieähnliche Verdauungsstörung, eine Retinitis pigmentosa und durch zentralnervöse Spätsymptome charakterisiert. Diese bestehen in Ataxie, Tremor, Koordinationsstörungen und athetoiden Bewegungen. Das Blutserum ist fast wasserklar, das Gesamtcholesterin beträgt nur 19–25 mg/100 ml. Das Betalipoprotein im Serum fehlt völlig, das Alphalipoprotein ist vermindert. Eine fettarme Diät vermag die Verdauungsinsuffizienz zu bessern (S. 85).

Ein **angeborener Alpha-1-Antitrypsinmangel** führt häufig schon beim Neugeborenen zu einer Cholestase, die bald in eine Leberzirrhose übergeht (s. S. 316). Der erst im frühen Erwachsenenalter manifest werdende Alpha-1-Antitrypsinmangel geht mit der Ausbildung eines Lungenemphysems einher.

Die **Serumeiweißkörper des Säuglings** entsprechen quantitativ und qualitativ noch nicht denen späterer Altersgruppen. Das neugeborene Kind hat im Vergleich zum älteren Kind einen wesentlich niedrigeren Alpha 2- und Betaglobulinspiegel. Die immunelektrophoretische Differenzierung des Gammaglobulins des Neugeborenen ergibt, daß es fast ausschließlich aus IgG besteht, welches die Plazenta zu durchwandern vermag. Die Immunglobuline IgA und IgM sind nicht plazentadurchgängig und im Neugeborenenserum nur in Spuren vorhanden (Tabelle 30, S. 126). IgA ist das Hauptimmunglobulin in Milch und Kolo-

Tabelle 39. Einteilung der wichtigsten Immundefekte

	Art des Immundefektes	
	humoral	zellulär
Infantile X-chromosomale Hypogammaglobulinämie (Bruton)	+	
Selektiver IgA-Mangel	+	
Kongenitale Thymusaplasie (DiGeorge-Syndrom)		+
Chronisch mucocutane Candidiasis (CMC)		+
Erworbenes Immundefekt-Syndrom (AIDS)		+
Schwerer kombinierter Immundefekt (SCID)	+	+
Ataxia Teleangiektatica (Louis Barr-Syndrom)	+	+
Wiskott-Aldrich-Syndrom	+	+

strum, doch treten wahrscheinlich nur unwesentliche IgA-Mengen mit der Muttermilch durch den Darm in das Serum über.

9.1.1 Die Antikörpermangelsyndrome

Physiologischerweise entsteht gegen Ende des ersten Trimenons durch den Abbau des von der Mutter stammenden IgG ein Antikörpermangel, wobei der Gammaglobulinspiegel von 19% bei der Geburt bis auf etwa 9% abfallen kann. Erst die durch Antigenkontakt in Gang kommende Eigenproduktion des Säuglings an Gammaglobulin gleicht diesen Mangel im ersten Lebensjahr allmählich wieder aus. Bei **Frühgeborenen** ist der Abfall noch stärker und kann zu einer gesteigerten Infektgefährdung führen.

Das frühkindliche transitorische Antikörpermangelsyndrom

Gelegentlich wird bei Säuglingen eine abnorme Reifungsverzögerung der Antikörperbildung beobachtet, die besonders die Antikörper der IgA- und IgM-Klasse betrifft. Histologisch treten dabei, vermutlich durch mangelnde Antigenreize, die Keimzentren in den Lymphfollikeln verspätet auf.

Die infantile X-chromosomal vererbte Hypogammaglobulinämie (Bruton)

Das **hereditäre Antikörpermangelsyndrom** (Hypogammaglobulinämie), ein rezessiv vererbter Serumproteindefekt, wird fast ausnahmslos bei Jungen beobachtet. Die Synthese der Immunglobuline IgA, IgG und IgM ist ganz oder weitgehend aufgehoben, so daß es nach Abbau des mütterlichen Gammaglobulins zu einer anhaltenden Hypogammaglobulinämie mit ständig rezidivierenden bakteriellen Infektionen kommt.
Die Krankheit beginnt gewöhnlich im Säuglings- oder Kleinkindesalter mit gehäuften Infektionen der oberen Luftwege: Sinusitis, Otitis, Bronchitis und Pneumonie. Auch Mikroorganismen, die sonst apathogen sind, können bei Hypogammaglobulinämie zu Erkrankungen führen. Tastbare Lymphknoten fehlen, der lymphatische Rachenring ist atrophisch. Akute und chronische Gastroenteritiden und Enterokolitiden verursachen Elektrolyt-, Vitamin- und Proteinverluste mit sekundärer Hypoproteinämie, Ödemen und Dystrophie. Auch an der Haut treten hartnäckige bakterielle Infektionen auf. In der Regel kommt es zu septischen Komplikationen wie Osteomyelitiden, Meningitiden, Bronchiektasen und Empyemen. Im Spätstadium sind die Patienten kachektisch und gehen an pulmonaler oder kardialer Insuffizienz zugrunde. Die Abwehr gegenüber Viruskrankheiten und Tuberkulose ist normal.

Die Anti-A- und Anti-B-Isoagglutinine sowie der Antistreptolysintiter sind stark vermindert. Nach Impfung mit Diphtherie-, Tetanus- und anderen Antigenen wird eine ungenügende Bildung homologer Antikörper beobachtet. Der Schicktest fällt nach vorangegangener Diphtherieimpfung positiv aus. Im peripheren Blut, im Knochenmark und in der Darmbiopsie fehlen die Plasmazellen, die Hauptbildungsstellen der Antikörper; in den hypoplastischen Lymphknoten fehlen die Keimzentren.

Die **Therapie** des Brutonschen Typs der Hypogammaglobulinämie besteht in der Behandlung akuter Infektionen mit Antibiotika sowie in der regelmäßigen prophylaktischen Zufuhr von Gammaglobulin (0,2–0,5 mg/kg KG) intramuskulär oder intravenös alle 3–4 Wochen. Die Anwendung von Lebendimpfstoffen ist kontraindiziert.

Der **selektive IgA-Mangel** ist eine Sonderform des Antikörpermangelsyndroms, bei dem in der Regel die IgA-produzierenden Plasmazellen der Lamina propria des Darms und der Bronchialschleimhaut fehlen. Die zelluläre Immunität ist intakt, die übrigen Immunglobuline sind in normaler Menge vorhanden. Kinder mit selektivem IgA-Mangel neigen zu rezidivierenden Sinubronchitiden; gelegentlich werden zöliakieähnliche gastrointestinale Störungen und rheumatische Beschwerden beobachtet. Im späteren Leben treten Autoaggressionskrankheiten überdurchschnittlich häufig auf. Eine Therapie mit IgA-Konzentraten ist gefährlich, da es durch Sensibilisierung zu anaphylaktoiden Reaktionen kommen kann. Zudem ist dieser Therapieversuch wirkungslos, da IgA nicht in ausreichender Menge an den Wirkungsort, die sekretorischen Drüsen, gelangt.

Das **symptomatische erworbene** Antikörpermangelsyndrom wird bei generalisierten Erkrankungen des Retikuloendothels angetroffen, z. B. bei Strahlenschäden oder Leukosen.

Die sogenannte „erworbene" **idiopathische Hypogammaglobulinämie** des späteren Kindes- bzw. Erwachsenenalters entsteht ohne erkennbare Grundkrankheit und befällt beide Geschlechter. Bei einem Teil dieser Fälle wird eine späte Manifestation eines rezessiv autosomal vererbten Defektes diskutiert.

9.1.2 Zelluläre Defektimmunopathien

Bei der kongenitalen Thymusaplasie (**Di George-Syndrom**) liegt eine Störung der T-Lymphozyten vor. Im peripheren Blut zeigt sich wegen der fehlenden T-Zellen eine Lymphopenie, die Stimulationsversuche mit Mitogenen bleiben negativ. Kinder mit dem Di George-Syndrom weisen bereits unmittelbar nach der Geburt Krankheitszeichen auf: abnormales Gesicht mit fischförmigem Mund, niedrigem Ohransatz, Hypertelorismus, Mikrognathie, antimongoloide Lidachsenstellung, Hypoparathyreoidismus (Hypokalzämie), Herzfehler und gehäufte Infektionen. Eine Transplantation von fetalem Thymus führt zu einer bleibenden Rekonstitution der T-Zellfunktion. Bei Transfusionen dürfen nur bestrahlte Blutkonserven verwendet werden, um eine graft versus host-Reaktion (GVH) zu vermeiden.

Die **chronisch mucocutane Candidiasis (CMC)** wird durch einen therapieresistenten Soorbefall der Haut, Schleimhaut, Nägel und Vagina diagnostiziert. Ein Hypoparathyreoidismus, eine Nebennierenrindeninsuffizienz sowie ein Diabetes mellitus können hinzutreten. Während mit topischen Antimykotika nur ein geringer Erfolg gegen die Candida-Infektion zu erreichen ist, hat sich Ketoconazol bei vielen Fällen bewährt, die auch auf Amphotericin B resistent waren.

Das **erworbene Immundefekt-Syndrom (AIDS)** im Kindesalter wird vorwiegend perinatal von HTLV III (humane T-Leukämie Viren) infizierten Müttern übertragen und führt durch eine spezifische Zerstörung der T-Helferlymphozyten (T4) zu einem Überwiegen der T-Suppressorlymphozyten (T8). In der Folge leiden die Kinder an einem zellulären Immundefekt und weisen vergrößerte Lymphknoten, Hepatosplenomegalie, Gastroenteritiden und sonstige schwere Infektionen auf. Sie versterben häufig an Pneumocystis carinii-Pneumonien, CMV- oder anderen opportunistischen Infektionen. Der Nachweis der Erkrankung erfolgt mit der ELISA-Technik auf HTLV III-Antikörper und dem Western-Blot-Test. Eine spezifische Therapie wurde noch nicht gefunden, symptomatisch wird Cotrimoxazol gegeben (siehe S. 149).

9.1.3 Kombinierte Immundefekte

Bei dem **schweren kombinierten Immundefekt (SCID)** ist neben der humoralen auch die zellgebundene Infektabwehr gestört. Im hypoplastischen Thymus sind Lymphoidzellen und Hassallsche Körperchen nicht nachweisbar. Im Blutbild ist die Lymphopenie pathognomonisch, die tiefen Rindenanteile der Lymphknoten sind frei von lymphozytären Zellen. Nach dem ersten Trimenon stellen sich unbeeinflußbare Pneumonien, Diarrhoen, Mykosen und Ulzerationen der Schleimhäute ein. Nach BCG-Impfung kann es zu fatalen Verläufen, nach Frischbluttransfusionen zur graft versus host-Reaktion kommen. Der Hauttest mit Candida-Antigen bleibt trotz bestehender Candida-Infektion negativ. Die Kinder sterben unbehandelt noch im Säuglingsalter. Allein der frühzeitige Versuch einer Knochenmarkstransplantation bietet eine Überlebenschance für das betroffene Kind.

Die **Ataxia teleangiektatica (Louis-Barr-Syndrom)** tritt autosomal-rezessiv auf und besteht aus Teleangiektasien vor allem der Skleren, Ataxie ab dem 1. Lebensjahr, rezidivierenden sinu-pulmonalen Infektionen und einer Störung der T- und B-Lymphozyten. Da die Pathogenese dieser Erkrankung nicht geklärt ist, muß eine symptomatische Therapie durchgeführt werden.

Beim **Wiskott-Aldrich-Syndrom**, einer X-chromosomalen Erkrankung, liegt bei Geburt eine Thrombozytopenie vor. Bakterielle Infektionen in Form von Otitis media, Pneumonien, Meningitis und Sepsis können ab dem 6. Monat hinzutreten; ab dem ersten Lebensjahr finden sich zudem Ekzeme. Neben der T-Zellstörung besteht eine Dysproteinämie mit vermindertem IgM und erhöhtem IgA und IgE, IgG ist normal. Die kleinen Thrombozyten und die immunologischen Auffälligkeiten schließen eine idiopathische Thrombozytopenie differentialdiagnostisch aus.

9.2 Allergische Reaktionen, Atopie

K. FISCHER

9.2.1 Allgemeine Grundlagen

Bei der Allergie liegt eine im Sinne einer spezifischen Überempfindlichkeit veränderte Reaktionsbereitschaft vor. Hierbei führen meist Stoffe der Umwelt (Allergene) zu pathogenen Immunreaktionen, die sich in einer Entzündungsreaktion äußern.
Der Begriff „Allergie" (PIRQUET 1906) entspricht den Bezeichnungen „spezifische Überempfindlichkeit", „Hyperergie" und „hypersensitivity".
Bei 8–12% der Kinder findet man allergische Erkrankungen; 2–5% davon leiden an Atopie.
Allergene können direkt zu einer Sensibilisierung mit Auftreten krankmachender Antikörper und/oder mit dem Allergen reagierenden Lymphozyten führen oder erst nach Bindung an körpereigene Substanzen immunogen werden (Haptene; z. B. Penicillin).
Die klinische Symptomatik hängt ab von der Art und dem Eintrittsweg des Allergens, der Reaktion des humoralen u. zellvermittelten Immunsystems und der Wirkung freigesetzter pathogener Mediatoren. Man kann folgende Allergene unterscheiden: Inhalationsallergene (Pollen, Staub), Nahrungsmittelallergene (Kuhmilch, Hühnerei), medikamentöse Allergene (Kalomel), kutane Allergene (Bestandteile von Textilien), parasitäre Allergene (Insekten), mikrobielle Allergene, Autoallergene (körpereigene Stoffe).
Die erstmalige Allergenzufuhr führt zu einer **Sensibilisierung**, worauf eine erneute Allergenapplikation eine immunologische Reaktion auslöst. Nach ihrem zeitlichen Auftreten unterscheidet man eine *Früh- oder Sofortreaktion (Arthus-Typ)* von einer *Spätreaktion („delayed hypersensitivity", Tuberkulintyp)*.
Die Tabelle 40 zeigt neben den 4 „klassischen" Reaktionstypen einen fünften Typ, wobei in dem aufgeführten Beispiel „stimulierende Antikörper" zu einer pathologischen Hormonausschüttung führen.
Sofortreaktion. Diese allergische Reaktion tritt meist schon wenige Minuten nach der Allergenverabreichung auf mit folgenden Symptomen: *Anaphylaktischer Schock* mit Kreislaufversagen (besonders nach intravenöser Allergengabe), schwere lokale Entzündungsreaktion nach subkutaner Allergenapplikation (Arthus-Phänomen). Klinisch kann sich die Sofortreaktion weiterhin als *Heufieber, Urtikaria*, polymorphe Hautexantheme (rubeoliform, skarlatiniform u. a.) zeigen. Allergische Reaktionen vom Soforttyp werden durch humorale Antikörper hervorgerufen, weshalb man diese allergische Reaktionsform mit dem Plasma oder Serum des Patienten – z. B. bei Bluttransfusionen – übertragen kann. Die hierbei auftretenden Antikörper können folgendermaßen reagieren:

1) Präzipitierende oder agglutinierende Antikörper oder beide gemeinsam verursachen den anaphylaktischen Schock oder die lokale Anaphylaxie. Sie gehören zu den IgM-, auch IgG-Immunglobulinen.

2) Reagine (IgE) binden sich unspezifisch vor allem an Mastzellen, die nach spezifischer Reaktion dieser Immunglobuline mit dem Allergen (z. B. Pollen) verschiedenartige Mediatorstoffe – wie z. B. Histamin – freisetzen: Entzündungsreaktion, Kontraktion der glatten Muskulatur des „Schockorgans". Eosinophile Leukozyten können einige Mediatoren – z. B. Histamin – inaktivieren.

3) Blockierende Antikörper entstehen nach Verabreichung des Allergens in zunehmenden Mengen bei der Hyposensibilisierung. Diese IgG-Antikörper blockieren die Bindung krankmachender Antikörper an das Allergen und verhindern somit eine allergische Reaktion.

Nachweismethoden. Bei dem in vivo-Nachweis werden Provokationsversuche durch Verabreichung kleiner Allergenmengen über die Haut (perkutan, intrakutan) oder Schleimhaut (Allergeninhalation) durchgeführt.
Neben diesen in vivo-Reaktionen gibt es eine große Zahl von in vitro-Methoden zum Nachweis humoraler Antikörper: Agglutination allergenhaltiger Partikel, Präzipitationsreaktionen, Komplementbindungsreaktion u. a. Von zunehmender Bedeutung ist der Nachweis spezifisch reagierender IgE-Antikörper mit dem Radioallergosorbent-Test (RAST). Die quantitative Bestimmung des Plasma-IgE-Spiegels – z. B. mit dem Radioimmunosorbenttest (RIST) – hat besonders bei der Atopie eine Bedeutung.

Allergische Reaktionen, Atopie

Tabelle 40. Art und Auswirkung allergischer Reaktionen

Reaktions-Typ	Immun-System	Reaktionsweise	Klinische Beispiele (Hautreaktion)
I Anaphylaktische Reaktion	IgE (IgG)	Mastzellendegranulierung mit Freisetzung von Mediatorstoffen	Anaphylakt. Schock Pollen-Allergie (Quaddeln u. Erythem: max. 15 Minuten)
II Zytotoxische (lytische) Reaktion	IgG IgM	Antikörperbindung an das Antigen der Zellmembran – meist mit Komplementaktivierung: Zytolyse	Immunhämolyse: Morbus haemolyticus neonatorum Hämolytische Transfusionsreaktion
III Immunkomplex-Reaktion (ARTHUS-Phänomen)	IgG IgM	Sekundäre Bindung extrazellulärer Immunkomplexe an die Zellmembran mit Komplementaktivierung	Immunkomplexvaskulitis Nephritis, Serumkrankheit Arthritis (Papel mit Hämorrhagien: nach 6–8 Stunden)
IV Zellvermittelte Immunreaktion	T-Lymphozyten	Direkter Antigenkontakt mit Freisetzung von Lymphokinen	Tuberkulinreaktion Kontaktekzem Transplantatabstoßung (Infiltrat: nach 12–48 Stunden = Spätreaktion)
V Stimulierende Überempfindlichkeit	IgG IgM	Kreuzreagierende Antikörper – Signalfunktion mit Stoffwechselaktivierung der Zelle	Thyreoidea-stimulierender Antikörper bei Thyreotoxikose (TSH-like-Autoantikörper)

Spätreaktion. Die allergische Reaktion tritt erst 12–48 Stunden – manchmal noch später – nach wiederholter Allergenverabreichung auf. Die Tuberkulinreaktion ist ein typisches Beispiel für diese Allergieform, die man als „Infektionsallergie" (Tuberkulose, Lues u. a.) und beim allergischen Kontaktekzem findet. Auch die Abstoßung transplantierter Organe erfolgt auf diese Weise (Transplantationsallergie). Eine Übertragung dieser Allergie ist nicht mit Serum möglich. Immunologisch kompetente Lymphozyten verursachen die Allergie vom Spätreaktionstyp, die auch bei fehlender humoraler Antikörperbildung (Agammaglobulinämie) auftreten kann. Bei der intrakutanen Allergenapplikation kommt es in der Regel zu papulösen, bei der epikutanen Allergenapplikation zu ekzematösen Hautveränderungen.
Enzymatische Vorgänge bei allergischen Reaktionen. Die Antigen-Antikörperreaktion allein führt nicht zu einer allergischen Manifestation. Die allergischen Erscheinungen treten erst nach Ablauf einer Kette enzymatischer Reaktionen auf: Aktivierung von Proteasen und Komplementfaktoren. Freisetzung von Histamin, 5-Hydroxytryptamin und Heparin aus den Mastzellen; Bildung von Kininen und der „slow reacting substance". Außer durch Antigen-Antikörperreaktionen können diese enzymatischen Vorgänge auch durch „anaphylaktoide Substanzen" und unspezifische Reize induziert werden, was zu gleichen klinischen Symptomen führt.

9.2.2 Allergische Diathese – Atopie

Asthma bronchiale, Heufieber oder Heuschnupfen, Ekzema infantum und Neurodermitis kommen familiär gehäuft vor. Man spricht in diesen Fällen von „allergischer Diathese" oder „Atopie" (Coca). Ihre Häufigkeit wird mit 2–5% angegeben. Bei diesen Patienten treten schwere Reaktionen nach erstmaliger Gabe artfremder Seren besonders häufig auf, wobei eine Sensibilisierung durch kreuzreagierende Umweltantigene angenommen wird.

Die Ursache für die besondere Reaktionsweise von Patienten mit allergischer Diathese ist nicht sicher bekannt; Bluteosinophilie und therapeutische Ansprechbarkeit (Kortikosteroide, Hyposensibilisierung) haben sie mit den Allergie-Patienten ohne Atopie gemeinsam. Die IgE-Konzentration liegt bei Patienten mit Atopie durchschnittlich über dem Normbereich; weniger als 20% haben normale IgE-Spiegel. Übersteigt das IgE im ersten Lebensjahr 20 E/ml, so tritt eine Allergie im Kleinkindesalter besonders häufig auf.

9.2.3 Diagnostische und therapeutische Maßnahmen bei allergischen Krankheiten

Die Unterscheidung einer allergischen Reaktion von einer direkten Toxinwirkung ist nicht immer möglich: Allergische Reaktionen treten erst nach einer Latenzzeit von mindestens 5 Tagen nach der ersten Allergengabe auf. Im Gegensatz zur toxischen Reaktion, bei der es auf die Menge des Toxins ankommt, werden die Allergenmengen, die zu einer allergischen Manifestation führen, mit zunehmender Sensibilisierung immer geringer.

Von großer Bedeutung ist die **Anamnese:** Sind andere allergische Manifestationen beim gleichen Patienten bekannt? Familiäre Belastung (Atopie)? Ein nicht obligates Symptom ist die Eosinophilie in Blut und Sekreten. Weitere Hinweise können Hautteste und serologische Reaktionen geben. Diagnostisch entscheidend sind der Entzug eines als Allergen verdächtigen Stoffes (Karenzprobe) und der Provokationstest, der allerdings nicht immer durchführbar ist.

Die *therapeutischen Sofortmaßnahmen* richten sich gegen den anaphylaktischen Schock, gegen akute Haut- und Schleimhauterscheinungen (Erstickungsgefahr) und gegen den Asthmaanfall. Unter Kontrolle von Blutdruck, Puls und Atmung werden Adrenalin oder Noradrenalin, Prednisolon, Antihistaminika und Infusionen verabreicht.

Die Medikamente für die symptomatische Therapie haben folgende Wirkungen:

Hemmung der Freisetzung von *Mediatoren* (Mastzellen-Degranulation): Dinatriumcromoglycat, Adrenalin- u. Theophyllinabkömmlinge.
Hemmung der Brückenbildung mit IgE an den *Mastzellen:* Penicilloylmonolysin.
Vasokonstriktion und Hemmung der *Gefäßpermeabilitätsstörung:* Kortikoide, Antihistaminika, Adrenalinderivate.
Kontraktionshemmung der *glatten Muskulatur:* Theophyllin-, Adrenalinderivate, Antihistaminika.
Antiphlogistische Wirkung: Kortikosteroide.
Antipruriginöse Wirkung: Antihistaminika.

Eine **Hyposensibilisierung** durch Verabreichung zunehmend großer Allergenmengen ist dann indiziert, wenn ein Entzug des Allergens nicht möglich ist. Diese nur bei Allergietyp I wirksame Maßnahme führt zu einer Verminderung der krankmachenden IgE-Antikörper und einer Vermehrung der protektiven (blockierenden) IgG-Antikörper.

9.2.4 Erkrankungen durch Allergene – Serumkrankheit

Bei einzelnen Kindern, die erstmals mit artfremdem Serum (z. B. tierischem Diphtherieantitoxin) behandelt werden, tritt nach 6–13 Tagen eine Reaktion neugebildeter Xenoantikörper mit noch im Körper vorhandenem Fremdeiweiß auf, die Serumkrankheit: Urtikarielles Exanthem, Fieber, Ödeme, Lymphknotenschwellung und Gelenkschmerzen.
Eine Intrakutantestung oder ein Ophthalmotest mit kleinen Serummengen geben nur dann einen diagnostischen Hinweis auf eine zu erwartende Sofortreaktion, wenn eine Sensibilisierung durch eine bekannte oder unbekannte vorangegangene Antigenzufuhr erfolgte.
Die zunehmende Verwendung *menschlicher* Immunglobulinpräparate vermeidet solche Fremdeiweißreaktionen. – Die Serumkrankheit behandelt man mit Kortikosteroiden, Antihistaminika und intravenösen Kalziuminjektionen.

Die Nahrungsmittelallergie

Bei akuten und chronischen Darmaffektionen

muß man an eine Allergie denken. Diese kann unter den Symptomen der akuten Dyspepsie, des habituellen Erbrechens oder als chronische Gedeihstörung mit Erbrechen verlaufen. Besonders gegen folgende Nahrungsmittel wurden Antikörper nachgewiesen: artfremde Milch, Hafer, Gerste, Soja, Mandeln, Bananen, Eier. Allerdings war ihre pathogenetische Bedeutung im Einzelfall nicht immer zu beweisen. Diagnostik und Therapie ergeben sich aus der Karenzprobe und dem Provokationstest.

Allergische Reaktionen auf Quecksilber

Quecksilberhaltige Medikamente können bei Kleinkindern eine fieberhafte Erkrankung hervorrufen mit Lymphknotenschwellung und polymorphen Exanthemen.
Eine subakute Form der Quecksilberallergie ist das Akrodynie-Syndrom (Feersche Krankheit) (S. 370).

Die Sulfonamidkrankheit

Besonders Sulfathiazol kann – begünstigt durch die Grundkrankheit – folgende Symptome hervorrufen: Fieber, Exantheme verschiedener Art, pluririfizielle Ektodermose, Anämie und Knochenmarkshemmung: nach Absetzen des Medikaments klingen die Erscheinungen schnell ab. Schockzustände nach wiederholter Sulfonamidgabe sind selten.
Allergische Reaktionen werden von sehr vielen Medikamenten hervorgerufen, vor allem wenn sie über lange Zeit gegeben werden müssen (Penicillin, Insulin). Da bei einer Langzeittherapie auch ein viszeraler Lupus erythematodes (S. 188) induziert werden kann, sollte von Zeit zu Zeit auf antinukleäre Faktoren (sog. LE-Antikörper) untersucht werden.

9.3 Autoimmunerkrankungen

K. FISCHER und V. WAHN[1]

9.3.1 Pathogenese

Das Immunsystem mit seinen hochspezialisierten Zellen wird durch zellgebundene (Rezeptoren) und humorale (z. B. Interleukine) Regulatoren in einem Gleichgewichtszustand gehalten, wobei die verschiedenen Lymphozytensubtypen und die Immunglobuline in einer bestimmten Konzentration nachzuweisen sind. Diese u. a. durch HLA-Antigene (DR-Locus) beeinflußte Immunregulation verhindert normalerweise pathogene Autoimmunreaktionen, wobei die körpereigenen Antigene (Autoantigene) eine *aktive* Immuntoleranz aufrechterhalten. Bei Versagen dieser Immuntoleranz lassen sich somit nicht nur spezifische und unspezifische Autoantikörper sondern auch ein gestörtes Gleichgewicht der zellulären und humoralen Anteile des Immunsystems ermitteln. Bei Immundefekten mit gestörter mikrobieller Abwehr findet man häufiger Autoimmunreaktionen.
Pathogene Autoimmunreaktionen können folgendermaßen entstehen:
1. Körpereigene Zellen oder ihre Bestandteile werden durch eine Noxe aus ihrem Gewebsverband herausgerissen und gelangen so in höherer Konzentration zu dem immunologisch kompetenten Gewebe. Beispiel: Autoantikörper gegen Herzmuskelzellen nach entzündlichen Herzaffektionen oder Herzoperationen.
2. Exogene Einflüsse (z. B. Virusinfekte, Medikamente) verändern eine körpereigene Struktur und machen sie zu einem Autoantigen.
3. Verlust der Immuntoleranz aus – meist unbekannter – „endogener" Ursache: Expansion und Proliferation von immunkompetenten autoreaktiven Lymphozyten, die sich gegen körpereigene Strukturen richten, z. B. gegen Azetylcholin-Rezeptoren bei der Myasthenia gravis.

Bei verschiedenen Erkrankungen entstehen nicht-pathogene Autoantikörper als „Epiphänomen". Möglicherweise erfüllen sie eine schutzbringende Abräumfunktion gegenüber untergegangenem Gewebe.
Während die krankmachenden Autoantikörper oft nur schwer nachzuweisen sind, können „unspezifische" Immunphänomene auf eine Autoimmunkrankheit hinweisen:
Im humoralen Bereich antinukleäre Antikörper (ANA), gegen verändertes (denaturiertes) IgG gerichtete Rheumafaktoren (RF) und erniedrigte Serum-Komplement-Spiegel. Im zellulären Bereich (Lymphozyten) kann oft eine vermehrte spontane Immunglobulin-Synthese in vitro oder eine vermehrte spontane ^{3}H-Thy-

---
[1] Bis 6. Auflage O. HÖVELS

midin-Inkorporation in vitro nachgewiesen werden.
Grundsächlich muß bei allen Autoimmunerkrankungen geklärt werden, ob diese medikamentös induziert oder endogen entstanden sind. Im ersten Fall ist die Ausschaltung der exogenen Noxe kurativ, während im zweiten Fall meist immunsuppressive Maßnahmen erforderlich sind. Ein Medikament muß mindestens drei Monate lang verabreicht werden, bevor Autoimmunreaktionen – wohl durch Schädigung der Suppressor-Lymphozyten – auftreten, während eine Medikamentenallergie mit Auftreten von Antikörpern gegen das Medikament selbst meist schneller vor sich geht.

9.3.2 Systemischer Lupus erythematodes (SLE)

1) Definition, pathologische Anatomie

1982 hat die American Rheumatism Association 11 gleichwertige (!) Kriterien aufgestellt, wonach ein SLE vorliegt, wenn 4 dieser Kriterien erfüllt sind. Wieweit diese Kriterien auch im Kindesalter für das praktische diagnostische und therapeutische Vorgehen nützlich sind, ist noch offen.
Diese Erkrankung betrifft Mädchen 6mal häufiger als Knaben meist im Alter von 10–14 Jahren.
Pathoanatomisch liegt den meisten Organmanifestationen eine Immunvaskulitis zugrunde. Sie entsteht durch in Gefäßen abgelagerte Immunkomplexe, die sich mit speziellen Anfärbetechniken vor allem in kleinen Arterien und Arteriolen nachweisen lassen. So erklärt sich die potentielle Schädigung fast aller Organe mit Entzündungs-Reaktionen.

2) Ätiologie und Pathogenese

Zirkulierende Immunkomplexe spielen pathogenetisch eine zentrale Rolle. Eine noch nicht bewiesene DNA-Virus-Infektion könnte die DNA-Anti-DNA-Komplexe bedingen, die auf den Blutzellen und im Gewebe abgelagert werden. Solche Immunkomplexe aktivieren Komplement mit Freisetzung von Entzündungsmediatoren. Lysosomale Enzyme aus infiltrierten Granulozyten führen Gewebsläsionen herbei. Neben den Immunkomplexen können *multiple* organspezifische Autoantikörper – z. B. gegen Erythrozyten, Thrombozyten, Schilddrüse – auftreten.

3) Klinisches Bild und Verlauf

Die Tabelle 41 zeigt die Hauptsymptome und ihre Häufigkeit. Das Krankheitsbild tritt selten akut auf: häufig nach einer uncharakteristischen Phase, die Wochen bis Monate dauert und mit Fieber, Unlust und unklaren Gelenkbeschwerden einhergeht. Kennzeichnend ist die folgende Kombination von Symptomen: schmetterlingsförmig um die Nase herum lokalisiertes Erythem, das blasig und sekundär infiziert werden kann (Farbabbildung 14, S. 164). Dazu können außer Fieber arthritische Gelenkbeschwerden vorwiegend an den großen Gelenken kommen, außerdem Polyserositis, Endokarditis verrucosa, chronische Glomerulonephritis mit Hypertonie und fortschreitender Niereninsuffizienz, generalisierte Lymphknotenschwellung sowie Schwellung von Milz und Leber. Eine Beteiligung des zentralen und peripheren Nervensystems kann vorkommen. Temporäre Remissionen werden mit und ohne Therapie beobachtet.

4) Laboratoriumsbefunde

Die fast immer nachweisbare hohe Blutkörperchensenkung mit Hypergammaglobulinämie ist in der Regel nicht mit einer vermehrten Bildung von C-reaktivem Protein verbunden, wenn nicht zusätzlich eine mikrobielle Infektion vorliegt. Gegen Einzelstrang-DNA gerichtete IgG-Antikörper lassen sich mit empfindlichen Methoden (z. B. Immunfluoreszenz-Technik) so häufig nachweisen, daß wiederholt negative Befunde die Erkrankung praktisch ausschließen. Antikörper gegen Doppelstrang-DNA und Sm haben einen hohen Beweiswert, sind jedoch (auch bei häufigen Untersuchungen) nicht immer zu finden (bis 80%). Sie sind z. T. (Anti-DNA$_{ds}$) ein Maß für die Aktivität der Erkrankung. Eine mäßige Leukopenie findet sich häufig, eine Anämie oder Thrombopenie seltener. Häufiger weist ein positiver Coombs-Test biologisch inaktives Komplement (C3d) an der Erythrozytenmembran nach.

5) Behandlung, Prognose

Entsprechend der klinischen Symptomatik benutzt man vor allem antiphlogistisch wirksame

Tabelle 41. Systemischer Lupus erythematodes (SLE) (F. Caeiro et al. 1981)

Geschlechtsverteilung:	Mädchen 6mal häufiger	
Hauptsymptome:	Gelenkschmerz	100%
	Hautaffektion	76%
	Fieber	55%
	Nierenaffektion	48%
Labor-Diagnostik:	Anti-DNA$_{ss}^a$ -negativ = „Ausschluß"	
	Anti-DNA$_{ds}$-positiv ⎱ = „Beweis"	
	Anti-Sm-positiv ⎰	
	Komplementfaktoren vermindert	
	C-reaktives Protein normal	
Therapie:	Nichtsteroidale Entzündungshemmer (Salizylate, Kortikosteroide)	
	Anti-Malaria-Mittel	
	Immunsuppressiva, Zytostatika	
	Plasmapherese	
Prognose:	Überlebenszeit (abhängig von der Nierenerkrankung):	
	5 Jahre = 83%	
	10 Jahre = 77%	

[a] DNA_{ss} = Einzelstrang-DNA
DNA_{ds} = Doppelstrang-DNA
SM = lösliches Zellkernantigen (erstmals bei Pat. Smith gefunden!)

Präparate, nachdem ein „Medikamenten-Lupus" ausgeschlossen wurde. Notfalls kann man die Immunkomplexe durch Plasmapherese entfernen. Die Prognose hängt vor allem von der Nierenbeteiligung ab. Andererseits hat der meist chronisch kranke Patient eine lange Lebenserwartung (Tabelle 41).

9.3.3 Neonataler Lupus Erythematodes

Die meisten Neugeborenen von Müttern mit SLE sind gesund, obwohl die DNA-Antikörper vom IgG-Typ im Gegensatz zu der DNA die Plazenta passieren. Man kann jedoch bei dem Neugeborenen auch folgende Leitsymptome beobachten:

1. Transitorischer kutaner LE
2. AV-Block III. Grades

Bei 80% der Kinder mit AV-Block und der Mehrzahl der Mütter findet man Antikörper gegen die lösliche ANA-Fraktion Ro(SS-A)-Antigen. Durch Schädigung des Erregungsleitungssystems können auch Neugeborene von Müttern mit Sjögren-Syndrom und Ro-Antikörpern einen AV-Block III. Grades entwickeln.

9.3.4 Sharp-Syndrom

Von dem SLE kann dieses meist gutartig verlaufende Syndrom nicht immer abgegrenzt werden; es verbindet die Krankheitszeichen von SLE, Rheumatoider Arthritis, Dermatomyositis und Sklerodermie: „mixed connective tissue disease" = MCTD. Neben verschiedenen antinukleären Antikörpern sind hierbei hohe Titer gegen ENA (= extrahierbares nukleäres Antigen) von besonderer diagnostischer Bedeutung. Anti-ENA sind, im Gegensatz zum SLE, gegen Ribonukleoprotein gerichtet.

9.3.5 Dermatomyositis

1) Definition

Die Dermatomyositis ist eine mit erythematösen, indurativen und atrophischen Hautveränderungen einhergehende, nicht-eitrige Entzündung der Muskulatur. Dieser seltenen Erkrankung liegen ätiologisch wahrscheinlich Autoimmunprozesse zugrunde.

2) Klinik, Laboratoriumsbefunde, Verlauf und Prognose

Nach häufig uncharakteristischem, selten akutem Beginn fallen mit meist leichtem Fieber gleichzeitig Schwäche und Schmerzhaftigkeit vorwiegend der proximalen Muskulatur auf. Im Gesicht, über den Fingerknöcheln, Ellenbogen und Knien findet man bläulich-rote Erytheme: „Lila-Krankheit" (Farbabbildung 15, S. 164).

Die Muskelerkrankung – ohne Hautbeteiligung Polymyositis genannt – kann durch Anstieg der Muskelenzyme im Serum (CK, Aldolase) sowie durch pathologische EMG-Befunde wahrscheinlich gemacht werden. Gelegentlich finden sich gegen definierte Zellkernantigene (PM-1, Mi-1, Jo-1, Ku) gerichtete Antikörper. Eine Muskelbiopsie sichert die Diagnose.

Bei Beteiligung der Atemmuskulatur können Respirationsstörungen auftreten. Die Erkrankung kommt bei vielen Patienten nach Jahren zum Stillstand, meist ohne wesentliche Residuen. Einige Patienten bleiben infolge Gelenkversteifungen oder Weichteilverkalkungen (Calcinosis universalis) behindert.

3) Therapie

Durch oft monate- bis jahrelange Behandlung mit Kortikosteroiden (seltener Immunosuppressiva) ließ sich die Letalität unter 10% senken.

9.3.6 Panarteriitis nodosa

1) Definition, pathologisch-anatomische Befunde, Ätiologie und Häufigkeit

Es handelt sich um eine die verschiedensten Gefäßbezirke (insbesondere Haut, Niere, Mesenterial- und Hirngefäße) betreffende Mesarteriitis, die wahrscheinlich allergisch oder durch Autoantikörper ausgelöst wird. Als allergische Ursachen können Überempfindlichkeit gegen Medikamente und durchgemachte Infektionen (z. B. Hepatitis B) in Frage kommen. Die Krankheit kann durch u. U. wiederholte Muskelbiopsie nachgewiesen werden.

2) Klinisches Bild und Verlauf

Allgemeine Zeichen sind Fieber, Unlust, Übelkeit und Schwäche, Myalgien und Arthralgien. Spezielle Krankheitszeichen sind Hauterscheinungen (makulöse, urtikarielle Exantheme, Hautblutungen), abdominale Zeichen (schwere kolikartige Leibschmerzen), renale Symptome (Hypertonie, chronische Glomerulonephritis, Niereninsuffizienz), periphere und zentralnervöse Symptome (schlaffe und spastische Lähmungen, Krämpfe, Zeichen akuten und chronischen Hirndrucks infolge Blutung). Die Krankheit verläuft in Schüben und kann nach Jahren tödlich enden.

3) Therapie

Eine *kombinierte antiphlogistische* (Glukokortikoide) und *immunosuppressive* (Azathioprin, Cyclophosphamid) *Therapie* wird empfohlen.

9.4 Rheumatoide Arthritis, rheumatisches Fieber und verwandte Krankheiten

V. WAHN[1]

9.4.1 Juvenile rheumatoide Arthritis (JRA)

9.4.1.1 Definition, Ätiologie, Häufigkeit und Disposition

Die JRA ist eine, wahrscheinlich auf autoimmunologischer Basis entstehende, entzündliche Erkrankung, deren Hauptmanifestation die Synovitis großer und kleiner Gelenke darstellt. Als Folge davon kommt es an den betroffenen Gelenken zu Schwellung, Schmerzen, Rötung, Überwärmung und Bewegungseinschränkung. Kommt die zugrundeliegende Entzündung nicht zur Ruhe, sind Knorpel- und Knochendestruktion, schließlich knöcherne Ankylose möglich. Bei einigen Patienten verläuft die Erkrankung mit Fieber als Ausdruck der rheumatischen Entzündung. Auch das Auge und innere Organe können befallen sein. Man kann daher definieren: Die Arthritis ist die *„Manifestation einer entzündlichen Systemerkrankung am Gelenk"*.

Die JRA ist bei Kindern die häufigste Ursache von Gelenkbeschwerden (Häufigkeit ca. 1 : 1000). Ein kausaler Zusammenhang mit Streptokokkeninfektionen besteht nicht. Je nach Subtyp der Erkrankung (s. u.) lassen sich disponierende Faktoren erkennen: Alter, Geschlecht, HLA-Typ. Diese Faktoren sind auch von prognostischer Bedeutung.

---

[1] Bis 6. Auflage O. HÖVELS

Tabelle 42. Subtypen der juvenilen rheumatoiden Arthritis

Art der Erkrankung	% v. JRA	♀/♂	Alter	Betroffene Gelenke	Blut-Befunde	Extraartikuläre Symptome	Prognose
1. Systemische Erkrankung (*Still-Syndrom*)	20	8/10	Jedes	Alle	ANA neg. RF neg.	Ausgeprägt	20% schwere Arthritis
2. Polyartikulär seronegativ	30	8/1	Jedes	Alle	ANA 50% RF neg.	Leichtes Fieber Anämie	10% schwere Arthritis
3. Polyartikulär seropositiv	10	6/1	Späte Kindheit	Alle	ANA 70% RF 100%	Fieber, Anämie Rheumaknötchen	50% schwere Arthritis
4. Mon- und oligoartikulär, früher Beginn	25	7/1	Frühe Kindheit	Wenige große, nicht Hüfte	ANA 50% RF neg.	Chron. Iridozyklitis in 50%	Schwere Arthritis selten
5. Mon- und oligoartikulär, später Beginn	15	1/10	Späte Kindheit	Wenige große, Hüftgürtel, Ileosakralgelenke	ANA neg. RF neg. B 27 75%	Akute Iridozyklitis in 5–10%	Manchmal später M. Bechterew

9.4.1.2 Klinisches Bild, Verlaufsformen, Prognose

Aufgrund klinischer und serologischer Parameter unterscheiden wir folgende Subtypen der Erkrankung (Tabelle 42):

1. Systemische Erkrankung (Still[1]-Syndrom). Charakteristisch für diesen Typ der JRA ist neben der Polyarthritis das hohe, meist intermittierende Fieber. Zu den Manifestationen an inneren Organen gehören die Serositis von Perikard und Pleura, Hepatosplenomegalie, Lymphadenopathie, Anämie und Leukozytose. An der Haut kann sich ein Rash (Exanthem) entwickeln mit leicht erhabenen, blaßrosa-lachsfarbenen, meist umschriebenen, gelegentlich konfluierenden Effloreszenzen. Sie finden sich vorwiegend am Stamm und haben selten mehr als 10 mm Durchmesser. Auch morbilliforme und rubeoliforme Exantheme können vorkommen. Die Diagnose kann schwierig werden, wenn initial Gelenkmanifestationen fehlen und intermittierendes Fieber das Leitsymptom ist. Die früher als spezielle Verlaufsform abgegrenzte „Subsepsis allergica Wissler" wird heute als Variante des Still-Syndroms aufgefaßt.

Das Still-Syndrom tritt zwar bevorzugt im Kleinkindesalter auf, kann sich aber auch bis in das Erwachsenenalter hinein manifestieren.

Serologische Krankheitsmarker existieren nicht. Die Prognose ist meist schlecht: Die Mehrzahl der Patienten bedarf einer ständigen intensiven medikamentösen Therapie. Eine Ausheilung ist selten, einige Patienten entwickeln nach mehrjährigem Krankheitsverlauf eine Sekundär-Amyloidose.

2. Von der **seronegativen Polyarthritis** (d. h. Befall von 5 oder mehr Gelenken) sind vorwiegend Mädchen betroffen. Viszerale Symptome fehlen meist.

3. Seropositive Polyarthritis: Auch sie tritt meist bei Mädchen auf. Die Präsenz des Rheumafaktors deutet eine schlechte Prognose an. Der Verlauf entspricht dann meist dem bei Erwachsenen mit Rheumatoider Arthritis. Oft sind bei seropositiven JRA-Patienten auch antinukleäre Antikörper nachweisbar.

4. Eine meist gute Prognose haben **kleine Mädchen,** die an einer **Monarthritis oder Oligoarthritis** der großen Gelenke erkranken (bei Monarthritis ist ein Gelenk, bei Oligo-Arthritis 2–4 Gelenke befallen. Hand- und Sprunggelenke werden als je 1 Gelenk gerechnet, ebenso die meist beim Still-Syndrom betroffene Halswirbelsäule). Bei ihnen entwickelt sich aber, insbesondere bei Vorhandensein antinukleärer Antikörper, gehäuft eine chronische Iridozyklitis. Regelmäßige Spaltlampenunter-

---
[1] Nach dem Erstbeschreiber FREDERIC STILL.

suchungen durch den Ophthalmologen sind also hier besonders wichtig.

5. Bei größeren Kindern mit Mon- oder Oligoarthritis liegt eine eindeutige Knabenwendigkeit vor. Eine genetische Veranlagung zur Entwicklung dieses Erkrankungstyps läßt sich daran ablesen, daß 75% der Patienten das HLA-Alloantigen B 27 aufweisen (Normalbevölkerung etwa 4%). Ein Teil dieser Patienten wird nach mehrjähriger Erkrankung einen Morbus Bechterew (Spondylitis ankylosans) entwickeln, insbesondere wenn eine familiäre Belastung oder eine Uveitis vorliegen. Dem Pädiater gelingt es oft nicht, den Morbus Bechterew zweifelsfrei zu diagnostizieren, da beweisende Röntgenzeichen an Iliosakralfugen und Wirbelsäule meist erst nach dem 20. Lebensjahr nachweisbar werden.

9.4.1.3 Klinische Besonderheiten

Herzbeteiligung: Nur etwa ein Drittel der JRA-Patienten mit Manifestation am Herzen hat subjektive Beschwerden. Zur Objektivierung von Befunden muß daher jeder Patient mit Gelenkbeschwerden kardiologisch untersucht werden! Dabei sind neben der Röntgendiagnostik und Auskultation das EKG und die Echokardiographie unverzichtbar. Letztere ist oft als einzige Methode in der Lage, kleinere Perikardergüsse nachzuweisen. Die Perikarditis ist aber die häufigste kardiale Krankheitserscheinung. Erheblich seltener (im Gegensatz zum rheumatischen Fieber) sind Myo- und Endokarditis mit Herzklappenbeteiligung.

Auge: Auch für das Auge gilt, daß nur weniger als die Hälfte der JRA-Patienten mit Iridozyklitis wegen subjektiver Beschwerden in Form von Schmerzen, Sehverlust, Lichtempfindlichkeit oder Kopfschmerzen den Arzt aufsucht. Auch der Umgebung der Patienten fallen nicht immer die geröteten Augen oder die Anisokorie auf. Nur die routinemäßige Untersuchung aller Kinder mit JRA an der Spaltlampe bringt alle Fälle von Uveitis zum Vorschein. Solche Untersuchungen sind auch indiziert, wenn die Gelenkbeschwerden schon abgeklungen sind, da Gelenk- und Augenbeteiligung um Jahre getrennt auftreten können. Wie wichtig ophthalmologische Untersuchungen sind, kann an den möglichen Folgen einer unbehandelten Uveitis abgelesen werden (in abnehmender Häufigkeit): Hintere Synechien, Visusverlust, Katarakt, Glaukom, bandförmige Keratopathie, Phtisis bulbi u. a. m.

Amyloidose: Nach mehrjährigem Verlauf kommt es ungeachtet der Therapie bei einigen Patienten zur Entwicklung einer sekundären Amyloidose. Patienten mit nichtsystemischer Erkrankung sind kaum betroffen, doch bei Kindern mit Still-Syndrom ist in bis zu 10% damit zu rechnen. Häufigstes klinisches Zeichen ist die Proteinurie. Die Diagnose wird durch Rektumschleimhaut- und Nierenbiopsie gestellt. Therapeutisch kann Chlorambucil versucht werden. Dennoch verstirbt etwa die Hälfte der Kinder mit Amyloidose innerhalb weniger Jahre.

9.4.1.4 Serologische Krankheitsmarker, Entzündungsparameter

Mittels dreier Laborparameter (1–3) lassen sich bestimmte Krankheitsvarianten differenzieren:

1. IgM-Rheumafaktor. Dieser ist ein Autoantikörper der IgM-Klasse, der gegen bestimmte Determinanten im Fc-Teil von IgG gerichtet ist. Durch ihn werden mit Human-IgG beladene Latexpartikel (Latextest) oder mit Kaninchen-IgG beladene Hammelerythrozyten (Waaler-Rose-Test) agglutiniert. Die Tests fallen bei ca. 15% der JRA-Patienten positiv aus (Erwachsene RA-Patienten: > 90%!). Das Vorkommen von Rheumafaktoren ist nicht krankheitsspezifisch. Man findet sie auch bei verschiedenen entzündlichen und malignen Erkrankungen sowie im Alter. Bei Vorhandensein von IgM-Rheumafaktoren wird von seropositiver Erkrankung gesprochen. Seropositivität läßt eine ungünstige Prognose erwarten.

2. Antinukleäre Antikörper (ANA): Dies sind Autoantikörper, die gegen bestimmte Bestandteile von Zellkernen gerichtet sind. Sie werden meist immunfluoreszenzmikroskopisch mit Hilfe von Rattenleberschnitten oder humanen Epithelzellen (HEp 2-Zellen) als Substrat nachgewiesen. Titer über 1 : 40 sind bei Kindern pathologisch und treten bei ca. 30% der JRA-Patienten auf. ANA findet man auch in unterschiedlicher Häufigkeit bei fast allen Autoimmunerkrankungen sowie einigen Infektionskrankheiten. ANA-positive Kinder haben vermehrt Mon- oder Oligo-Arthritiden und eine höhere Inzidenz an Iridozyklitis. Für die Therapie ist es wichtig, daß ANA-positive Patienten schlechter auf Goldtherapie ansprechen und ein erhöhtes Risiko zur Entwicklung eines Medikamenten-LE aufweisen.

3. HLA-B 27: Das humane Leukozytenantigen (HLA) B 27 wird mittels eines Mikrozytotoxizitätstests auf menschlichen Leukozyten nachgewiesen. Man findet es bei ca. 40% der juvenilen Rheumatiker, insbesondere bei größeren Jungen mit seronegativer Oligoarthritis. Der Nachweis bedeutet klinisch ein gesteigertes Uveitis- und Sakroiletisrisiko. Ca. jeder 10. bis 20. Patient mit B 27-Nachweis entwickelt später einen Morbus Bechterew.

4. Weitere Marker wie IgG-Rheumafaktoren, versteckte Rheumafaktoren, Autoantikörper gegen T-Suppressor-Inducer-Zellen u. a. haben bisher nicht den Rang klinischer Routineuntersuchungen bekommen.

5. Entzündungsparameter: Bei JRA findet sich in der Regel eine enge Korrelation zwischen serologischer und klinischer Entzündung. Wichtigste Parameter sind die BSG und die Akute-Phase-Proteine, insbesondere das CRP. Leukozytose, Linksverschiebung oder der Kupfer-Eisen-Quotient sind weniger brauchbar.

9.4.1.5 Therapie

Die Therapie hat folgende Zielsetzung: Heilung oder Milderung der Entzündung, Erhaltung der Beweglichkeit in den betroffenen Gelenken, Vorbeugung von Deformitäten, nachhaltige Förderung der psychischen und körperlichen Entwicklung trotz der Behinderung durch die Krankheit.

1) Allgemeinbehandlung

Eine Ruhigstellung entzündeter Gelenke ist nur in seltenen Einzelfällen erforderlich und nicht ohne Risiko: Kontrakturen und Muskelatrophie sind mögliche Folgen. Auch Bettruhe ist in der Regel nicht indiziert. Dagegen ist frühzeitiger Einsatz der Physiotherapie geboten. Diese wird bei florider Entzündung unterstützt durch kühlende Maßnahmen, bei Bewegungseinschränkung ohne nennenswerte Überwärmung durch überwärmende Maßnahmen. Der Patient muß frühzeitig zur aktiven Mitarbeit motiviert werden. Insbesondere therapeutisches Schwimmen, möglichst in einem Thermalbad, sollte gefördert werden.

2) Medikamentöse Behandlung

Antirheumatika werden unterteilt in Substanzen, die antientzündlich wirken (nichtsteroidale Antirheumatika und Steroide), den Krankheitsverlauf aber nicht beeinflussen, und solche, die als sogenannte Basistherapeutika die Progression der Erkrankung selbst aufhalten oder verlangsamen (Antimalariamittel, Gold, D-Penicillamin). In Einzelfällen ist der Einsatz von Immunsuppressiva (Azathioprin) und Zytostatika (Cyclophosphamid, Chlorambuzil, Methotrexat) nicht zu umgehen.

3) Nichtsteroidale Antirheumatika

Die wichtigste Substanz ist die Azetylsalizylsäure (Aspirin). Da sie in hohen Dosen (80 mg/kg Körpergewicht) verabreicht werden muß, um therapeutische Blutspiegel (15–25 mg/dl) zu erreichen, muß die Therapie wegen einer großen Zahl möglicher Nebenwirkungen ärztlich sorgfältig überwacht werden. Bei Unverträglichkeit kann auf andere Substanzen (z. B. Indometacin, Diclofenac, Naproxen, Ibuprofen) übergegangen werden.

4) Glukokortikoide

Sie sind die wirksamsten antiinflammatorischen Substanzen, bergen aber insbesondere bei Langzeitanwendung das Risiko schwerer z. T. irreversibler Nebenwirkungen in sich. Sie sollten daher unter engmaschiger ärztlicher Überwachung nur bei folgenden Manifestationen systemisch eingesetzt werden:

1. Still-Syndrom, sofern eine Behandlung mit nichtsteroidalen Antirheumatika erfolglos bleibt.
2. Iridozyklitis, sofern örtliche Steroidtropfen oder Salben keine Wirkung zeigen.
3. Karditis mit deutlichem Perikarderguß.
4. Einzelfälle mit schwerer Polyarthritis.

Gelegentlich ist topische Anwendung in Form von intraartikulären Injektionen in entzündete Gelenke hilfreich.

5) Basistherapeutika

Sie werden in erster Linie bei Polyarthritiden angewendet. Bei geringer oder mäßiger Entzündungsaktivität ist ein Therapieversuch mit Chloroquin oder Hydroxychloroquin gerechtfertigt, während bei hochentzündlichen Formen Gold (als Aureothiomalat oder Aureothioglucose) und D-Penicillamin der Vorzug gegeben wird. Wegen der zahlreichen möglichen Nebenwirkungen ist engmaschige ärztliche Überwachung unerläßlich. Ein Ansprechen auf Basistherapeutika ist bei der Hälfte bis zu zwei Dritteln der Kinder mit Polyarthritis zu erwarten. Bei den übrigen muß die Therapie wegen Unwirksamkeit oder Nebenwirkungen abgebrochen werden. Folgende Maßnahmen kommen dann in Betracht:

6) Immunsuppressiva, Zytostatika

Ihre Anwendung ist in einzelnen Fällen von schwerer Arthritis nicht zu umgehen. Auch Einzelfälle steroidresistenter Uveitis rechtfertigen einen Behandlungsversuch. Eine wissenschaftlich gesicherte Basis für eine solche Therapie gibt es aber nicht. Immunsuppressive Nebenwirkungen mit Infektneigung, Teratogenität und Karzinogenität sind für die meisten Substanzen nachgewiesen.

7) Operative Therapie

In Einzelfällen kann die Synovektomie hilfreich sein, wenn alle anderen Therapiemaßnahmen versagen. Man erhofft sich, daß es nach Entfernung der pathologisch veränderten Synovialis zur Regeneration gesunder Gelenkschleimhaut kommt. Auch ein operativer Gelenkersatz kann gelegentlich bei größeren Patienten erforderlich werden.

9.4.1.6 Prognose

Die Inzidenz verbleibender Behinderung beim Still-Syndrom liegt bei ca. 60%, bei der Polyarthritis fast 50%, bei der Mon- und Oligo-Arthritis bei knapp 20%. Bei Patienten mit Iridozyklitis kann es zu bleibenden Schäden am Auge kommen (s. o.). Ca. 10% aller JRA-Patienten bleiben minderwüchsig. Todesfälle infolge Still-Syndrom kommen vor.

9.4.2 Rheumatisches Fieber

1) Definition, Ätiologie

Das rheumatische Fieber ist eine postinfektiöse Arthritis, die sich wenige Wochen nach einer Infektion mit β-hämolysierenden Streptokokken der Gruppe A (Tonsillitis, Sinusitis, Scharlach) entwickelt. Die besondere Bedeutung liegt darin, daß sich im Gefolge eines RF, oft erst nach vielen Jahren, Herzklappenfehler entwickeln können.

2) Pathogenese, Disposition, Häufigkeit

Zirkulierende Immunkomplexe, die Streptokokkenantigene enthalten, tragen wesentlich zur Entstehung von Organläsionen bei.
Eine Besonderheit in der Pathogenese des rheumatischen Fiebers ist das Auftreten von Antikörpern, die sowohl mit Streptokokken-Antigenen wie auch körpereigenen Antigenen im Herzmuskel oder bestimmten Basalganglien im ZNS reagieren („kreuz"-reagieren) und so zur Entwicklung von Symptomen wie Karditis und Chorea beitragen.
Im Gegensatz zu den „reaktiven" Arthritiden nach Darminfektionen ließ sich bisher beim rheumatischen Fieber keine praktisch relevante Assoziation mit bestimmten HLA-Antigenen nachweisen.
Durch konsequenten Einsatz von Penicillin bei eitrigen Racheninfektionen und einem Wandel der Eigenschaften von hämolysierenden Streptokokken ist das rheumatische Fieber heutzutage in Mitteleuropa eine Rarität. In Entwicklungsländern stellt es auch heute noch ein wichtiges epidemiologisches Problem dar.

3) Klinik des rheumatischen Fiebers

Zur Diagnose werden sinnvollerweise die nach KÖLLE modifizierten Jones-Kriterien herangezogen: Als die vier Hauptkriterien gelten die gesicherte Karditis, Polyarthritis, Chorea minor und das Erythema anulare. Nebenkriterien erster Ordnung sind Zeichen, die einen Karditisverdacht begründen, flüchtige Arthralgien, subkutane Noduli (früher Hauptkriterium) und anamnestisches rheumatisches Fieber. Nebenkriterien zweiter Ordnung sind Fieber und Entzündungszeichen im Blut (BSG, CRP, Elektrophorese, CK u. a. Enzyme, Serum-Kupfer, Anämie, Leukozytose).

Ein rheumatisches Fieber ist gesichert bei Vorliegen von
a) 2 Hauptkriterien oder
b) 1 Hauptkriterium und 2 Nebenkriterien erster Ordnung.

Dringender Verdacht auf ein rheumatisches Fieber besteht bei Vorliegen von zwei Nebenkriterien erster und zwei Nebenkriterien zweiter Ordnung. In der überwiegenden Mehrzahl der Fälle kann die Präsenz von hämolysierenden Streptokokken der Gruppe A kulturell oder durch Anstieg Streptokokken-spezifischer Antikörper (AST, Anti-DNase B, Antihyaluronidase) nachgewiesen werden.

Die modifizierten Jones-Kriterien sind sicherlich eine wesentliche Hilfe bei der Erstellung der Diagnose eines rheumatischen Fiebers. Heutzutage kommen aber auch abortive Verläufe vor, bei denen das Vollbild des rheumatischen Fiebers nicht ausgebildet ist. In Zweifelsfällen sollte eine Penicillin-Prophylaxe (s. u.) durchgeführt werden.

Die wesentliche Bedeutung des rheumatischen Fiebers liegt darin, daß es nach Ausheilung auch noch viele Jahre später zur Ausbildung von Herzklappenfehlern kommen kann. Auch wenn das RF also selten geworden ist, darf es aus diesem Grunde keinesfalls übersehen werden!

4) Therapie des rheumatischen Fiebers

Bettruhe ist bei Karditis angezeigt und (wegen der bestehenden Verletzungsmöglichkeit) meist auch bei Chorea. Zur Elimination noch vorhandener Streptokokken wird Penicillin verabreicht, das auch nach der akuten Krankheitsphase noch weiter prophylaktisch gegeben wird. Die Dauer sollte fünf Jahre nicht unterschreiten.

Zur Polyarthritis-Therapie wird Azetylsalizylsäure eingesetzt, bei bestehender Karditis evtl. auch Glukokortikoide. Letztere können auch bei der Chorea eingesetzt werden. Bei Nichtansprechen der Chorea kommen Diazepam oder Phenothiazine zum Einsatz.

9.4.3 Postinfektiöse (reaktive) Arthritiden nach sonstigen bakteriellen Infektionen

1) Definition

Hier handelt es sich meist um Oligoarthritiden, die sich wenige Wochen nach der eigentlichen Infektion, meist Darminfektion, entwickeln.

2) Ätiologie, Pathogenese, Disposition, Häufigkeit

Die bekannteste dieser Art von Arthritiden ist das rheumatische Fieber (S. 194). Häufiger aber sind Gelenkbeschwerden nach Darminfektionen mit Salmonellen, Shigellen, Yersinien, Brucellen, Campylobacter, Chlamydien u. a. Zirkulierende Immunkomplexe spielen pathogenetisch wahrscheinlich eine wesentliche Rolle.

Für die Entwicklung einer „reaktiven" Arthritis nach Darminfektionen besteht ohne Zweifel eine genetische Veranlagung: Die überwiegende Mehrzahl der Patienten verfügt über das Leukozytenantigen HLA-B 27. Während das rheumatische Fieber heute eine ausgesprochene Rarität geworden ist, sind die HLA-B 27-assoziierten Arthritiden fast so häufig wie die Infektarthritiden.

3) Klinik

Die Oligoarthritis, meist der unteren Extremitäten, entwickelt sich typischerweise wenige Wochen nach einer Darminfektion mit einem der o. g. Erreger. Jungen sind häufiger betroffen als Mädchen, die Erkrankung ist deutlich häufiger bei Kindern über 10 Jahre im Vergleich zu jüngeren. Die Abgrenzung gegenüber der seronegativen JRA ist gelegentlich schwierig. Die Differentialdiagnose fällt leichter, wenn die Kinder über den sog. Fersenschmerz klagen. Er geht von den Stellen aus, wo die Sehnen in den Knochen inserieren (z. B. Achillessehne) und kommt in erster Linie nur bei reaktiven Arthritiden vor.

Auch extraartikuläre Symptome können auftreten: Augenbefall mit Conjunctivitis, Keratitis und Uveitis, Hautbeteiligung als Keratoderma blenorrhagicum, Karditis u. a. m. Bei Vorliegen der klassischen Trias von Conjunctivitis, Urethritis (nicht Gonokokken!) und Polyarthritis spricht man von einem Reiter-Syndrom. Was den Verlauf der reaktiven Arthritiden angeht, sind drei Dinge von Bedeutung:

1. Ein Teil der Kinder mit reaktiver Arthritis entwickelt ein komplettes Reiter-Syndrom.
2. Ein Teil der Kinder mit reaktiver Arthritis entwickelt, wenn auch oft erst nach vielen Jahren, eine Spondylarthritis.

3. Die reaktive Arthritis kann in eine chronische seronegative Arthritis übergehen.

4) Laborbefunde

Ca. 80% der Kinder mit reaktiver Arthritis weisen ein HLA B 27 auf. Weitere serologische Untersuchungen dienen dazu, den auslösenden Erreger durch Titeranstieg spezifischer Antikörper im Blut zu identifizieren. Kulturell gelingt dieser Nachweis zum Zeitpunkt der manifesten Arthritis meist nicht mehr.

5) Therapie

Wie bei JRA werden nicht-steroidale Antirheumatika eingesetzt. Bei viszeralen Komplikationen (Auge, Herz) sind Steroide indiziert. Dagegen sollten Basistherapeutika mit Zurückhaltung angewendet werden, da ihre Wirksamkeit in klinischen Studien nicht ausreichend dokumentiert ist. Ein frühzeitig einsetzendes physiotherapeutisches Programm ist besonders bei Patienten mit Wirbelsäulenbefall dringend notwendig.

9.4.4 Virusinduzierte para- und postinfektiöse Arthritiden

1) Definition

Arthritische Symptome können im Rahmen von Allgemeininfektionen Ausdruck der Grundkrankheit sein (=parainfektiös), oder aber im Gefolge einer solchen entstehen, wenn also die Infektion bereits abgeklungen ist (=postinfektiös). Zur letzten Gruppe von Erkrankungen sind auch die Arthritiden zu rechnen, die sich nach Impfungen (z. B. Röteln) entwickeln. Möglicherweise spielen Viren auch eine Rolle bei der Entstehung chronischer rheumatischer Syndrome (Röteln bei der JRA, Typ C Oncornaviren bei SLE, Hepatitis B bei Panarteriitis nodosa).

2) Ätiologie, Pathogenese, Häufigkeit

Bei den parainfektiösen Arthritiden kann gelegentlich Virus aus einem Gelenkspunktat kultiviert werden (z. B. Röteln). Direkte Virusinvasion in das betroffene Gelenk mag also ein Faktor in der Entzündungspathogenese sein. Ein zweiter Faktor sind Immunkomplexe, die sich nach der Bildung von Antikörpern gegen das Virus entwickeln, Komplement aktivieren und dadurch Entzündungsmediatoren freisetzen. Die Synovialis verfügt über Rezeptoren für C3b (CR1, Komplement-Rezeptor 1), die solche Komplexe aus der Zirkulation abfangen können.
Weitere Viren, die Arthritiden hervorrufen können, sind: Hepatitis A und B, Mumps, Varizellen, Influenza, Adenoviren, Epstein-Barr-Virus, Arboviren, Pocken, Echo-Coxsackie-Viren, Parvoviren (Erreger des Erythema infectiosum), Zytomegalie u. a. m. Nach der JRA bilden die Infektarthritiden die wohl häufigste Ursache kindlicher Gelenkbeschwerden.

3) Klinik

Im Gegensatz zur chronisch verlaufenden JRA sind die Infektarthritiden meist transient und heilen spontan aus. Oft bestehen nur Arthralgien. Fast nie entwickeln sich Erosionen oder bleibende Funktionsverluste. In Einzelfällen sind Rezidive, z. T. mehrfach, über mehrere Jahre beschrieben.

4) Labor

Die Ätiologie kann durch Virusnachweis im Gelenkspunktat (selten!) oder durch einen signifikanten Anstieg spezifischer Antikörper gesichert werden. Einige Infektarthritiden bleiben ätiologisch unklar.

5) Therapie

Die Behandlung erfolgt ausschließlich mit nichtsteroidalen Antirheumatika. Nur in seltenen Einzelfällen bedarf es weiterer Medikamente.

9.4.5 Septische Arthritis

1) Definition

Meist manifestiert sich die septische Arthritis auf hämatogenem Wege als akut einsetzende Infektion eines Gelenkes mit allen Zeichen einer Arthritis. Im Gelenkspunktat finden sich Bakterien oder Pilze sowie massenhaft Granulozyten (meist über 50 000/mm³).

2) Ätiologie

Bei Kindern unter 2 Jahren ist Haemophilus influenzae Typ B der bei weitem häufigste Erreger, während bei Kindern über 2 Jahre Staphylococcus aureus dominiert. Danach finden sich in abnehmender Frequenz Streptokokken, Pneumokokken, Pseudomonas u. a.

3) Klinisches Bild

Die Anamnese mit Fieber und schmerzhafter Schwellung und Bewegungseinschränkung eines Gelenkes beträgt meist nur wenige Tage, bevor eine Klinikseinweisung veranlaßt wird. Gelegentlich kommen aber auch protrahierte Verläufe vor, die große diagnostische Probleme bereiten können. Im Blut ist die BSG erhöht, ebenso die Leukozytenzahl (mit Linksverschiebung) und das C-reaktive Protein. Infektionsorte sind meist große Gelenke (Knie, Hüfte, Ellbogen, Sprunggelenk), selten andere. Die septische Arthritis ist in der Regel eine Monarthritis.

4) Diagnostik

Um eine gezielte antibiotische Therapie einleiten zu können, muß der Erreger identifiziert werden. Bei jedem Verdacht auf septische Arthritis muß sofort eine Gelenkspunktion zum Erregernachweis, zur Leukozytenzählung und Differenzierung durchgeführt werden. Der Nachweis bakterieller Antigene mittels Gegenstromelektrophorese oder Latexagglutination kann zusätzliche Informationen bringen. Ergänzend zur Kultur des Aspirates werden mehrere Blutkulturen angelegt. Gelingt auf klinischem Wege keine sichere Differenzierung zwischen Arthritis und Osteomyelitis, leisten in der Frühphase der Erkrankung die Knochenszintigraphie, später die Röntgendiagnostik gute Dienste.

5) Therapie

Eine hochdosierte, gezielte, intravenöse Antibiotikagabe über mindestens zwei Wochen ist so früh wie möglich einzuleiten. Diese Maßnahme wird oft sinnvoll durch eine Spüldrainage mit physiologischer Kochsalzlösung ergänzt. Intraartikuläre Antibiotika sind nicht indiziert. Je früher die Therapie einsetzt, desto geringer ist die Inzidenz von Residuen.

9.4.6 Weitere mit Arthritis einhergehende Erkrankungen

9.4.6.1 Purpura Schönlein-Henoch

Bei dieser Erkrankung spielen IgA-haltige Immunkomplexe, die sich in kleinen Arteriolen und Kapillaren ablagern, eine pathogenetisch entscheidende Rolle. Sie verursachen eine Vasculitis, die zu folgenden Symptomen führt: An der Haut, meist Streckseiten der unteren Extremitäten, bilden sich teils petechiale, teils flächenhafte Blutungen aus. Als Folge der Vasculitis der Darmwand kommt es zu Bauchschmerzen, Darmblutungen und selten Ileussymptomatik. An der Niere manifestiert sich eine Glomerulonephritis, die bei ca. 5% der Patienten chronisch wird. Gelenkbeschwerden oder Arthritis können hinzutreten. Die Erkrankung ist in aller Regel gutartig und bedarf nur gelegentlich einer medikamentösen Therapie. Rezidive können auftreten (siehe S. 221).

9.4.6.2 Sonstige Erkrankungen

Daneben müssen weitere Erkrankungen differentialdiagnostisch bedacht werden, die unter dem Bild einer Gelenkschwellung oder Arthralgie auffallen können: Gelenkblutungen sind ein Leitsymptom der Hämophilie A und B. Maligne Tumoren, insbesondere das Neuroblastom, gelenknahe Knochentumoren oder Leukämien können als JRA verkannt werden. Auch bei Stoffwechselerkrankungen, Defektimmunopathien, Hämoglobinopathien, Endokrinopathien und in Verbindung mit entzündlichen Darmerkrankungen kann es zu Gelenksymptomen kommen. Dies breite Spektrum der Differentialdiagnosen verlangt vor jeder Therapie eine präzise Diagnosestellung.

10. Erkrankungen des Blutes und der blutbildenden Organe, bösartige Tumoren

Die physiologische Blutbildung, Untersuchungsmethoden

K. Fischer

Im zweiten Fetalmonat übernimmt die **Leber** die Aufgabe der Blutbildung. Sie behält diese Funktion bis zur Geburt bei, vom fünften Schwangerschaftsmonat an tritt aber das **Knochenmark** zunehmend in Funktion. Während des intrauterinen Lebens nehmen die Zahl der Erythrozyten/mm^3 und die Hämoglobinkonzentration ständig zu, die Größe der Einzelerythrozyten und ihre Beladung mit Hämoglobin dagegen nehmen ab. Auch die Zahl der kernhaltigen roten Zellen und der Retikulozyten nimmt ab.

Diese Entwicklung ist zur Zeit der **Geburt** noch nicht abgeschlossen: In der ersten Lebenswoche findet man noch 3–10 Erythroblasten auf 100 kernhaltige Zellen, bei Frühgeborenen sogar 10–20. Auch die Zahl der Retikulozyten ist höher als im späteren Leben (Tabelle 43). Der Erythrozytendurchmesser variiert erheblich, der Durchschnittswert beträgt 8–9 µm, nach 8 Monaten ist der Erwachsenenwert von 7,2–7,4 µm erreicht.

Eine Besonderheit der fetalen Erythrozyten ist ihr Gehalt an **fetalem Hämoglobin** (HbF); bei der Geburt macht es 50–85%, mit 4 Monaten nur noch 10% des Gesamthämoglobins aus. Da das fetale Hämoglobin gegenüber Laugen und Säuren resistenter ist als Erwachsenenhämoglobin (HbA), kann man diese beiden Hämoglobinarten mit der Alkali-Denaturierungsmethode oder der Säureelutionstechnik unterscheiden, die am Blutausstrich anwendbar ist (S. 51). Die Differenzierung ist von praktischer Bedeutung, wenn bei Blutungen aus dem Magendarmtrakt Neugeborener festgestellt werden soll, ob es sich um verschlucktes mütterliches Blut handelt, oder wenn durch Untersuchung des mütterlichen Blutes ein feto-maternaler Blutübertritt bewiesen werden soll.

Während die Rh-Blutgruppeneigenschaft bei der Geburt schon voll ausgeprägt ist, sind die **Blutgruppeneigenschaften des AB0-Systems** noch nicht voll entwickelt: Neugeborenen-Erythrozyten reagieren mit Antikörpern des AB0-Blutgruppensystems schwächer als Erwachsenen-Erythrozyten. Die Xeno-Antikörper Anti-A und Anti-B werden frühestens

Tabelle 43. Die wichtigsten Blutwerte im Kindesalter (Mittelwerte)

	Geburt	24 Std.	10 Tage	3 Monate	1 Jahr	10 Jahre
Hämoglobin (g/dl)	17,6	19,9	16,2	11,3	11,8	13,5
Erythrozyten (Mill./µl)	4,8	5,4	4,8	3,9	4,5	4,7
Hämoglobin pro Erythrozyt (MCH) (Hb/E in µg)	37	37	34	29	26	29
Hämatokrit (%)	53	59	48	35	36	40
Retikulozyten (‰)	45	45	10	10	10	10
Leukozyten (in 1000/µl)	15	22	12	12	10	8
Neutrophile Granulozyten (%)	50	60	45	35	40	60
Lymphozyten (%)	40	30	40	55	50	30
Serumeisen (µg/dl)	160	50	110	60	60	100

nach drei Monaten gebildet. Trotzdem ist schon bei ganz jungen Kindern eine zuverlässige Blutgruppenbestimmung möglich als Voraussetzung für eine erforderliche Bluttransfusion.

Das **Blutvolumen des Neugeborenen** ist um so größer, je mehr Blut während der Geburt von der Plazenta auf das Kind übertritt. Bei später Abnabelung kann die zusätzliche Blutmenge z. T. mehr als 100 ml betragen. Das durchschnittliche Blutvolumen Frühgeborener kann den Wert von 100 ml/kg Körpergewicht übersteigen, bei reifen Neugeborenen liegt der Wert bei 85 ml/kg, im Alter von zwei Monaten wird der Erwachsenenwert erreicht: 75–80 ml/kg Körpergewicht.

Während der **ersten Lebenswoche** verschieben sich die Blutwerte erheblich: Durch die Verminderung des Plasmavolumens erhöht sich in den ersten Lebensstunden die Konzentration des Hämoglobins im Venenblut. Erythrozytenzahl und Hämatokrit steigen ebenfalls an (Tabelle 43), auch der Plasma-Eiweißgehalt nimmt zu. Die Retikulozytenzahlen fallen im Laufe der ersten Lebenswoche ab. Durch den Geburts-„Streß" kommt es in den ersten Lebenstagen zu einem Anstieg der Leukozyten, die anschließend wieder abfallen.

Die **Verweildauer der Neugeborenen-Erythrozyten** im peripheren Blut ist gegenüber dem späteren Leben leicht verkürzt und beträgt im Mittel 90 Tage. Nur die hämoglobinreichen makrozytären Zellen werden offenbar in den ersten 10 Tagen schneller abgebaut. Das vermehrt anfallende Hämoglobin führt zum Neugeborenenikterus infolge der transitorischen Insuffizienz der Leber zur Bilirubinausscheidung (S. 52). In den ersten zwei bis drei Monaten kommt es zu einer physiologischen normochromen Anämie, da das Tempo der Blutneubildung nachläßt. Das Eisen aus dem anfänglich großen Hämoglobinbestand wird vor allem von der Leber aufgenommen und dient als Vorrat für die ersten Lebensmonate.

Die anfangs hohen **Leukozytenzahlen** betragen vom vierten Lebensjahr an 8000 bis 10 000/mm³. In der ersten Lebenszeit überwiegen im Differentialblutbild die Granulozyten, in der Säuglings- und Kleinkindzeit die Lymphozyten und dann wieder die Granulozyten.

Die Zahl der Thrombozyten/mm³ ist in allen Altersstufen gleich.

10.1 Erkrankungen des roten Systems

K. Fischer

Eine Verminderung des Hämoglobins und der Erythrozytenzahl kann auf drei Ursachen zurückgeführt werden:

1. hyporegeneratorische Anämie: ungenügende Regeneration des Knochenmarks,
2. hämolytische Anämie: vermehrter Untergang der Erythrozyten im Körper,
3. Blutungsanämie: Blutverlust nach außen.

Oft bestehen mehrere dieser Ursachen nebeneinander.

10.1.1 Überwiegend hypo- und aregeneratorische Anämien

sind ausgezeichnet durch eine Verminderung der erythropoetischen Aktivität des Knochenmarks und eine niedrige Retikulozytenzahl im peripheren Blut. Der Eisenspiegel ist in der Regel erhöht, wenn nicht ein Eisenmangel die Ursache der verminderten Regeneration ist.

Die Anämie kann bei Ausfall der gesamten Hämopoese mit Ausnahme der Lymphozytopoese auftreten: Panmyelopathie (= aplastische Anämie, Panmyelophthise). Davon zu unterscheiden sind die Regenerationsstörungen, die nur das rote System betreffen.

1) Panmyelopathien

Bei der Hälfte dieser Erkrankungen ist die Ursache nicht zu ermitteln („idiopathisch"). Als Ursachen kommen in Frage: physikalische Noxen (Ionisierende Strahlen), chemische Noxen (Zytostatica, Benzol, u. a.), Medikamente (z. B. Chloramphenicol), Infektionen (vor allem Hepatitis), maligne Prozesse (Leukämie, Tumoren), Marmorknochenkrankheit, Autoimmunreaktion von T-Lymphozyten mit den Stammzellen des Knochenmarks.

Nekrotisierende Schleimhautaffektionen in Mund und Nasenrachenraum sind auf die Leukopenie, Hämorrhagien auf die Thrombozytopenie zu beziehen. Die ursächliche Noxe ist nach Möglichkeit auszuschalten. Infektionen werden mit Antibiotika – auch mit Granulozytentransfusionen – bekämpft. Zur Unterstützung der Behandlung gibt man Kortiko-

steroide, anabole Steroide und Vitamine, vor allem B_{12}, Folsäure und B_6.
Der Wert dieser Therapie ist bei dieser heterogenen Krankheitsgruppe schwer zu beurteilen. Etwa 10% zeigen in einem Zeitraum von 2 Monaten eine Vollremission. Bei manchen Patienten ist die Behandlung mit tierischem Anti-Thymozyten-Serum (Pferd, Kaninchen) erfolgreich. Da für die anderen Patienten als einzige wirksame Therapie die Knochenmarkstransplantation zu erwägen ist, sollten bereits bei Diagnosestellung folgende zusätzliche Untersuchungen veranlaßt werden: vollständige Blutgruppenbestimmung (mit Untergruppen) und Bestimmung der Histokompatibilitätsantigene (HLA) – auch bei Eltern und Geschwistern (potentielle Knochenmarkspender).

2) Konstitutionelle Panmyelopathie mit multiplen Abartungen (Fanconi-Anämie)

Die autosomal-rezessive Erkrankung beginnt meist mit einer Thrombozytopenie. Später kommt ein Versagen der Granulozytopoese hinzu und – meist zuletzt – eine Anämie. Die Bluterkrankung entwickelt sich im 4. bis 7. Lebensjahr, während die körperlichen Anomalien schon bei der Geburt erkennbar sind. Skelettfehlbildungen vor allem an Daumen und Unterarm. Augenmißbildungen und Herzfehler. Die Kinder bleiben körperlich und geistig in der Entwicklung zurück. Die Krankheit führt nach Monaten oder Jahren zum Tode. Anabole Steroide – u. U. mit Kortikosteroiden kombiniert – wirken lebensverlängernd. Knochenmarkstransplantation!

3) Kongenitale hypoplastische Anämie (Blackfan-Diamond)

Im zweiten bis vierten Lebensquartal kommt es zu einer isolierten Aplasie des roten Markes. Die Ursache ist ungeklärt. In vielen Fällen macht eine früh einsetzende Langzeittherapie mit Kortikosteroiden Bluttransfusionen unnötig, die auf die Dauer zu einer Transfusionshämosiderose führen. Spontanremissionen kommen vor.

4) Akute Erythroblastopenie

Verschiedene Noxen, u. a. Infektionskrankheiten, können einen Erythropoesestop herbeiführen, der meist nur 1–2 Wochen nach Diagnosestellung anhält.

5) Megaloblasten-Anämien

sind vor allem auf Vitamin B_{12}- und Folsäuremangel zurückzuführen. Die hyper- bis normochromen Anämien gehen mit Anisozytose und Poikilozytose einher. Im Mark findet man Megaloblasten, im peripheren Blut eine Verminderung der Retikulozyten und eine Übersegmentierung der Granulozyten.
Die echte perniziöse Anämie (Morbus BIERMER-ADDISON) ist bei Kindern extrem selten: meist liegt eine perniziosiforme Anämie vor, die viele Ursachen haben kann: Befall mit Botriocephalus latus, Störungen der Resorption von Vitamin B_{12} und Folsäure (z. B. bei Zöliakie) oder Mangelernährung (Ziegenmilch-Anämie). Die Therapie besteht in der Behandlung der Grundkrankheit und in der Gabe von Vitamin B_{12} und Folsäure: Ein starker Anstieg der Retikulozyten zeigt den Behandlungserfolg an.

6) Erworbene Eisenmangelanämie

Die Ursachen eines exogenen Eisenmangels sind unzweckmäßige Ernährung (Kuhmilchanämie, Mehlanämie), Blutverluste und Infekte. Im Blut sind Hypochromie, Mikrozytose und Anisozytose zu finden. Therapeutisch sind Eisengaben angezeigt.

7) Infektanämien

Seit Einführung der Antibiotika ist diese Anämieform seltener geworden. Sie wird vor allem bei langdauernden Infekten beobachtet und kann normo- und hypochrom sein. Die Zahl der Retikulozyten schwankt. Die Ursache ist vielfältig: 1. Infolge toxischer Markschädigung ist die Erythrozytenbildung vermindert. 2. Der Einbau des Eisens ins Hämoglobin ist gestört (sideroachrestische Anämie). 3. Die Lebensdauer der Erythrozyten ist verkürzt. 4. Durch Abwanderung des Eisens in das retikulo-histiozytäre System entsteht ein Eisenmangel. Die Behandlung besteht in der Bekämpfung des Grundleidens. Nur bei starken Anämien werden Bluttransfusionen erforderlich, und nur bei ausgeprägter Hypochromie ist Eisen indiziert. Sonderform:
Hämolyse mit Neuraminidase-Schädigung. Hierbei werden – zusätzlich zu einer Absorption komplementaktivierender Stoffe – T-Kryptantigene der Erythrozytenmembran durch mikrobielle Neuraminidase (Pneumo-

kokken u. a.) freigelegt, wobei sich ein schweres hämolytisch-urämisches Syndrom entwickeln kann. Therapie: Blutaustausch, Hämodialyse.

8) Frühgeborenenanämie

Erste Phase mit Normochromie: Im Alter von 2–3 Monaten kommt es vor allem bei sehr unreifen Frühgeborenen zu einem noch stärkeren Abfall des Hämoglobins als bei Reifgeborenen. Nur in Einzelfällen sind Bluttransfusionen erforderlich, wenn der Hämoglobinwert deutlich unter 8 g/dl absinkt.

Zweite Phase mit Hypochromie: Im zweiten bis vierten Lebensquartal reicht der Eisenvorrat nicht aus, die wieder vermehrt gebildeten Erythrozyten ausreichend mit Hämoglobin zu beladen: Es kommt zu einer hypochromen Eisenmangelanämie, die auf Eisengaben gut anspricht. Daher sollten alle Frühgeborenen von der 5. Lebenswoche an prophylaktisch Eisen erhalten. Bei reifen Säuglingen sind Eisengaben vom 6. Lebensmonat an zweckmäßig, da zu diesem Zeitpunkt häufig ein Eisenmangel zu finden ist.

9) Hypersplenismus

Bei einer Milzvergrößerung kann man gelegentlich Anämie, Leukopenie oder Thrombozytopenie, manchmal auch eine Panzytopenie finden. Das Knochenmark ist in diesen Fällen zellreich. Wahrscheinlich führt eine Abflußbehinderung der Milz zur Abgabe eines hormonartigen Wirkstoffes, der die Zellausschwemmung des Knochenmarks blockiert. Außerdem gehen die Zellen in der vergrößerten Milz auch beschleunigt zugrunde. Nach Splenektomie bilden sich die Symptome zurück.

10.1.2 Überwiegend hämolytische Anämien

Eine hämolytische Anämie ist gekennzeichnet durch einen beschleunigten Erythrozytenabbau. Der Vorgang spielt sich entweder intravasal ab, oder die Erythrozyten werden intrazellulär im retikulohistiozytären System phagozytiert; beide Mechanismen können sich kombinieren. Auf den beschleunigten Untergang der Erythrozyten weisen hin: gesteigerte Retikulozytenzahl, erhöhte Serumkonzentration des ungekoppelten (indirekten) Bilirubins, Sterkobilinogen im Urin, Verminderung des Haptoglobins. Eine Bilirubinurie besteht nicht. Zur Hämoglobinurie kommt es nur bei akutem Untergang größerer Blutmengen und einem Serumhämoglobinspiegel über 100 mg/dl; kleinere Hämoglobinmengen werden vollständig an das Plasmaeiweiß Haptoglobin gebunden. Bei länger bestehender hämolytischer Anämie mit stark beschleunigtem Erythrozytenuntergang kann ein Folsäuremangel auftreten. Die Retikulozyten vermindern sich, und im Knochenmark erscheinen Megaloblasten. Am sichersten läßt sich eine hämolytische Anämie diagnostizieren, wenn man die Regeneration im Knochenmark, die Verweildauer im peripheren Blut und den Abbauort der Erythrozyten nach Markierung mit Radioeisen (Spenderblut und peripheres Blut auch mit

Tabelle 44. Einteilung der überwiegend hämolytischen Anämien

A. Kongenitale hämolytische Anämien
1. Kongenitale sphärozytäre Anämie (Kugelzellen-Krankheit)
2. Kongenitale Elliptozytose
3. Kongenitale nichtsphärozytäre hämolytische Anämien
    3.1. Hämolyse durch Fermentdefekte ohne exogene Auslösung
    3.2. Hämolyse durch Fermentdefekte mit exogener Auslösung
    3.3. Hämolyse durch exogene Auslösung bei relativer Fermentinsuffizienz
4. Hämoglobinopathien
5. Thalassämie (major- und minor-Form)

B. Erworbene hämolytische Anämien
1. Immunologisch bedingte hämolytische Anämien
    1.1. Akute hämolytische Anämie
    1.2. Chronisch rezidivierende Wärmeautoantikörper-Anämie
2. Toxisch-hämolytische Anämien

Radiochrom) ermittelt. Im Knochenmark findet man eine verstärkte Blutneubildung.
Ätiologisch lassen sich die hämolytischen Anämien in **kongenitale** und **erworbene Formen** einteilen (Tabelle 44).

10.1.2.1 Kongenitale hämolytische Anämien

1) Kongenitale sphärozytäre Anämie (Kugelzellen-Krankheit)

Die mit hämolytischen Krisen einhergehende Anämie zeichnet sich durch das Auftreten von Kugelzellen mit verminderter osmotischer Resistenz aus. Die verstärkte Autohämolyse bei in-vitro-Inkubation wird durch Glukose vermindert bzw. normalisiert.

Die mit einer Häufigkeit von 1 : 5000 auftretende Krankheit beruht auf einer dominant vererbten Minderwertigkeit der Erythrozyten, die Kugelgestalt annehmen und in der Milz beschleunigt abgebaut werden. Die klinischen Symptome treten in den ersten 3 Jahrzehnten, zum Teil schon im Säuglingsalter, doch selten im Neugeborenenalter auf: normochrome bis hyperchrome Anämie mit Retikulozytose, Ikterus, Milzvergrößerung – manchmal mit Oberbauchschmerzen –, rotbrauner Urin und dunkle Stühle durch vermehrte Sterkobilinogen- bzw. Sterkobilinausscheidung. Der Schädel hat infolge der Verdickung der Stirn- und Scheitelbeinhöcker, der Verbreiterung der Nasenwurzel und der Jochbeine ein charakteristisches Aussehen. In manchen Fällen ist auch die Leber infolge extramedullärer Erythropoese vergrößert. Hämolytische Krisen werden meist durch Infekte ausgelöst. Die Zahl der Kugelzellen nimmt dabei zugunsten der makrozytären Retikulozyten ab: Die Price-Jones-Kurve wird zweigipflig. Die hämolytischen Krisen und der ständig erhöhte Blutumsatz können zu Störungen der körperlichen und geistigen Entwicklung wie auch zur Gallensteinbildung führen. Oft ist die Anämie weitgehend kompensiert, ein Ikterus nicht festzustellen; Retikulozytose, Milztumor und Kugelzellen sind jedoch auch dann konstante Symptome.

Therapie: Eine Splenektomie beseitigt die klinischen Erscheinungen. Obwohl die Kugelzellform bestehen bleibt, normalisiert sich die Erythrozytenüberlebenszeit fast vollständig. Jolly-Körperchen zeigen die fehlende Milzfunktion an, die besonders bei sehr jungen Kindern zu schweren Infekten führen kann.

Infektionsprophylaxe u. a. durch aktive Schutzimpfung gegen Pneumokokkeninfektion (vor Splenektomie!).

2) Kongenitale Elliptozytose

Bei der dominant vererbten Erythrozytenanomalie reicht eine geringe Steigerung des Blutumsatzes bereits aus, die Hämolyse zu kompensieren; eine Anämie oder ein Ikterus treten nur selten auf.

3) Kongenitale nichtsphärozytäre hämolytische Anämien

werden meist autosomal-rezessiv vererbt. Schon Neugeborene können erkranken, der beschleunigte Erythrozytenuntergang geht ohne Kugelzellbildung einher, die Splenektomie ist nur in einigen Fällen erfolgreich.

a) Hämolyse durch Fermentdefekte ohne exogene Auslösung: chronische nichtsphärozytäre hämolytische Anämien. Die Erkrankung beruht auf einem Mangel an: Hexokinase, Triosephosphatisomerase, Glukosephosphatisomerase, Pyruvatkinase, Phosphoglyzeratkinase, Glutathionreduktase, 2,3-Diphosphoglyzeratmutase u. a. Die osmotische Resistenz der Erythrozyten ist normal, der Erythrozytenabbau erfolgt überwiegend in der Leber. Die therapeutischen Möglichkeiten sind nur gering: Bei schwerer Anämie sind Bluttransfusionen indiziert. Manchmal läßt sich die Überlebenszeit der Erythrozyten mit Glukokortikosteroiden verlängern. Eine Splenektomie kann von Nutzen sein und ist vor allem indiziert, wenn der Radiochromtest die Milz als Abbauort erkennen läßt.

b) Hämolyse durch Fermentdefekte mit exogener Auslösung: Glukose-6-Phosphatdehydrogenase-Mangel. Im Laufe der Erythrozytenentwicklung fällt die Aktivität der Glukose-6-Phosphatdehydrogenase schnell ab. Zu einer akuten Hämolyse kommt es, wenn bestimmte Stoffe verabreicht werden: z. B. Chinin, Primaquine, Sulfonamide, Phenacetin und manche Leguminosen (FAVA-BOHNE: „Favismus"). Der Fermentdefekt erhöht die Resistenz gegenüber Malaria. Prophylaxe und Therapie bestehen in der Vermeidung der auslösenden Substanzen. Auch bei Glutathionreduktasemangel ist eine Hämolyse durch oxidativ wirkende Noxen auslösbar.

c) Hämolyse durch exogene Auslösung bei jungen Säuglingen. Die Erythrozyten Neugeborener sind empfindlicher gegen methämoglobinbildende Oxydationsmittel wie Phenacetin, Nitrit und Anilinfarben. Deshalb können Spinat, dessen Nitratgehalt bei längerer Aufbewahrung in Nitrit umgewandelt wird, anilinhaltige Wäschetinte und Stempelfarbe zu schweren Methämoglobinämien führen. Therapeutisch sind intravenöse Gaben von Vitamin C oder Methylenblau angezeigt zur Reduktion des Methämoglobins.

Weiterhin sind die Erythrozyten Neugeborener, aus noch unbekannter Ursache, empfindlicher gegen Heinzkörper-bildende und Hämolyse-auslösende Noxen: synthetisches Vitamin K, Sulfonamide, Naphthalin (Mottenpulver) und teerhaltige Präparate.

4) Hämoglobinopathien

Bei diesen in Europa seltenen, genetisch bedingten hämolytischen Anämien mit abnormem Blutfarbstoff lassen sich strukturelle Änderungen im Aufbau der Polypeptidketten des Hämoglobinmoleküls nachweisen. Zahlreiche Formen sind bekannt (Hämoglobin C-Krankheit u. a.).

Bei der vor allem in Afrika vorkommenden **Sichelzellanämie** findet man HbS; die Erythrozyten nehmen unter Sauerstoffabschluß Sichelform an. Klinische Bedeutung haben nur die homozygoten Formen. Heterozygote Merkmalsträger sind nicht krank; gegenüber Malariaplasmodien sind sie resistenter als die übrige Bevölkerung. Bei Hämoglobinopathien mit HbM-Bildung tritt eine Methämoglobinämie auf.

5) Thalassämie (Mittelmeeranämie, Cooley-Anämie)

Diese autosomal recessiv vererbte Anämie ist keine Hämoglobinopathie, es handelt sich lediglich um eine Persistenz des auch physiologisch vorkommenden HbF.

Bei der homozygoten **Thalssaemia major** treten schon im frühen Kindesalter folgende Krankheitszeichen auf: schwere hypochrome Anämie mit Erythroblastose und hohem Serumbilirubinspiegel. Milz- und Lebertumor und Turmschädel infolge Erweiterung der Markräume, röntgenologisch als „Bürstenschädel" erkennbar. In den schießscheibenartigen Erythrozyten läßt sich 10–90% HbF nachweisen. Ein Teil der Kinder kommt schon in den ersten zwei Lebensjahren ad exitum.

Die *Therapie* besteht vor allem in der Erythrozytensubstitution durch Bluttransfusion. Die Splenektomie bessert das Leiden nicht wesentlich.

Die heterozygote **Thalassaemia minor** ist wesentlich gutartiger. Sie beginnt meist erst zwischen dem 3. und 10. Lebensjahr mit Milztumor und Lebervergrößerung. Man findet keine Erythroblastose im peripheren Blut und nur eine geringe Vermehrung der HbF. Diagnostisch entscheidend für einen heterozygoten Merkmalsträger ist die Erhöhung des auch normal vorkommenden HbA_2 über 3%. Schießscheibenzellen und Hypochromie sind ebenso wie bei der Thalassaemia major zu finden, eine Therapie erübrigt sich meist.

10.1.2.2 Erworbene hämolytische Anämien

Der beschleunigte Erythrozytenuntergang wird bei erworbenen hämolytischen Anämien vor allem durch Immunreaktionen oder durch direkte Einwirkung verschiedener Gifte hervorgerufen.

1) Immunologisch bedingte hämolytische Anämien

Die auf eine Antigen-Antikörperreaktion zurückzuführenden hämolytischen Anämien lassen sich folgendermaßen einteilen:

Alloantikörperanämien: Der schädigende Antikörper wird in einem anderen Organismus der gleichen Art gebildet, bevor er mit dem Erythrozytenantigen reagiert: Morbus haemolyticus neonatorum. Hämolytischer Bluttransfusionszwischenfall.

Autoantikörperanämien: Erythrozytantigen und Antikörper entstehen und reagieren in demselben Organismus.

Allergische Anämien: Ein von außen kommendes Allergen (z. B. Phenacetin) verursacht die Bildung von Antikörpern, die bei erneuter Allergenzufuhr auf der Erythrozytenoberfläche in Reaktion treten.

In der Kinderheilkunde sind besonders zwei Formen von Autoantikörperanämien von Bedeutung: die hochakute hämolytische Anämie und die mehr schubweise verlaufende chronische Wärme-Autoantikörper-Anämie.

a) Akute hämolytische Anämie. Die Genese des Syndroms ist uneinheitlich. Es ist durch folgende Symptome gekennzeichnet: akute Hämolyse mit Fieber, Erbrechen, hyperregeneratorische normochrome Anämie und Leukozytose. Der direkte Coombs-Test fällt infolge erythrozytär gebundener Komplementfaktoren (C3b, C3d) häufiger positiv aus. Diese Komplementfaktoren werden durch Infektionserreger direkt (alternativer Weg) ohne Einwirkung von Autoantikörpern auf der Erythrozytenmembran aktiviert. Besonders bei diesem Befund ist mit einer Heilung nach spätestens drei Monaten zu rechnen.

b) Chronisch rezidivierende Wärmeautoantikörper-Anämie. Nach meist schleichendem, mitunter aber auch akutem Beginn bleibt ein beschleunigter Erythrozytenabbau bestehen. Dabei sind Milz- und auch Lebertumor, Retikulozytose, Bilirubinerhöhung und Sterkobilinogenurie nachzuweisen. Im weiteren Verlauf können – oft im Zusammenhang mit Infekten – hämolytische Schübe mit starker Anämisierung auftreten. Ein *positiver direkter Coombs-Test* zeigt an, daß *inkomplette Autoantikörper* – meist *vom IgG-Typ* – an die roten Blutzellen gebunden wurden. Ein Teil dieser Autoantikörper reagiert spezifisch mit Rezeptoren des Rhesussystems. Therapie: Kortikosteroide vermindern vor allem den intrazellulären Erythrozytenabbau durch „Lähmung" der phagozytierenden Zellen des retikulohistiozytären Systems. Nach längerer Steroidmedikation können die Autoantikörper völlig verschwinden. Auch Spontanheilungen kommen vor. Bei einer hämolytischen Krise kann man Heparin geben. Dadurch wird u. a. die Bindung von Serumkomplement an die antikörperbesetzten Erythrozyten gehemmt. Eine Splenektomie ist indiziert, wenn nach erfolgloser längerer Steroidbehandlung ein bevorzugter Abbau der antikörperbesetzten Erythrozyten in der Milz zu ermitteln ist. Dies ist bei etwa 50% der Patienten der Fall. Da eine Autoantikörperanämie erstes Symptom eines viszeralen Lupus erythematodes sein kann, muß auch nach antinukleären Faktoren gefahndet werden.

Bei therapieresistenten Fällen besteht die Möglichkeit, durch zytostatisch-immunosuppressive Behandlung (Azathioprin) die Autoantikörperbildung zu vermindern. Bluttransfusionen können durch Übertragung von Komplementfaktoren die Hämolyse verstärken und die Autoantikörperbildung begünstigen. Erythrozytensubstitutionen sollten daher – bei strenger Indikation – nur mit gewaschenem Blut vorgenommen werden.

2) Toxisch-hämolytische Anämien

Eine große Zahl exogener Gifte führt zu einem beschleunigten Erythrozytenuntergang: Phenylhydrazin, Phenol, Resorcin oder Benzin. Auch endogene Gifte können zur Hämolyse führen: Toxine bei schweren Verbrennungen, Urämie oder Infektionskrankheiten. Eine Sonderform ist die Bleianämie.

10.1.3 Blutungsanämien

Bei Blutverlusten tritt zunächst eine Hypovolämie, später nach Plasmaeinstrom eine normochrome Anämie auf. Erst wenn sich nach Neubildung von Erythrozyten ein Eisenmangel entwickelt, kommt es zu einer hypochromen Anämie mit niedrigem Serumeisenspiegel und hoher Eisenbindungskapazität.

Blutungsanämien kommen schon intrauterin vor:

Bei der *fetomaternalen Transfusion* gelangt das kindliche Blut durch einen Plazentadefekt in den mütterlichen Kreislauf. Bei länger bestehender Blutung wird das Kind mit Milz- und Lebertumor geboren (extramedulläre Erythropoese), und die Erythroblasten sind vermehrt wie beim Morbus haemolyticus neonatorum. Zum intrauterinen Blutverlust kommt es auch bei **blutender Placenta praevia**. Bei einer **Gefäßanastomose in der gemeinsamen Plazenta** eineiiger Zwillinge kann die Blutversorgung so unterschiedlich sein, daß der eine Zwilling mit einer blassen Asphyxie (S. 44) zur Welt kommt und der andere eine Plethora hat.

Diagnostische Schwierigkeiten treten oft bei **okkulten Blutungen** auf: Ösophagusblutung bei Milzvenenstenose und Zwerchfellhiatushernie, Darmblutungen bei Ulcus duodeni, Meckelschem Divertikel, Peitschenwurm oder Polyposis. Die Therapie besteht in der Behandlung der Ursache und in der Substitution des verlorengegangenen Eisens. Seltener werden zusätzlich Bluttransfusionen erforderlich.

Polyglobulie, Polyzythämie

Bei einer Exsikkose besteht eine **erhöhte Konzentration** von Erythrozyten und Hämoglobin bei vermindertem Blutvolumen. Bei einer Po-

lyglobulie und bei der idiopathischen Polyzythämie vera, die bei Kindern sehr selten vorkommt, ist das **Blutvolumen erhöht**.
Eine **Polyglobulie** wird verursacht z. B. durch kongenitale Herzfehler, pulmonale Hypoxämie oder hochdosierte Glukokortikoide („Pseudo-Cushing"). Intrauterin erworbene Polyglobulie findet man bei maternofetaler Transfusion und Zwillingsschwangerschaft; die krebsrote Farbe der Neugeborenen ist pathognomonisch. Die Größe des sofortigen Aderlasses bzw. des partiellen Austausches mit Plasma richtet sich nach dem Venendruck: Auf diese Weise sind Lungenödem und Herzversagen zu verhüten.

10.2 Erkrankungen des weißen Systems

G. LANDBECK

10.2.1 Hereditäre und angeborene Störungen

Erbliche Anomalien neutrophiler Granulozyten sind selten. Bei der autosomal-dominant vererbten **PELGER-HUËT**-Kernanomalie, einer harmlosen Fehlbildung Neutrophiler, ist die Segmentierung der Kerne unvollständig. Zellen mit stabförmigen Kernen und solche mit zwei Segmenten überwiegen. Eine Funktionsstörung der Granulozyten ist weder bei dieser noch bei der gleichfalls harmlosen, autosomal-rezessiv vererbten **ALDER-REILLY schen Granulationsanomalie** nachweisbar. Sie ist an einer groben basophilen Granulierung der Neutrophilen in Blut und Knochenmark zu erkennen und wird gehäuft bei Dysostosis multiplex (Gargoylismus) gefunden.
Die autosomal-rezessive **konstitutionelle Riesengranulation CHEDIAK-STEINBRINCK-HIGASHI** ist durch partiellen okulokutanen Albinismus und grobfleckige Plasmagranula der Granulozyten des Blutes sowie anderer granulierter Körperzellen gekennzeichnet. Die Granulations-(Lysosomen-)Anomalie der Neutrophilen hat eine unzureichende Abtötung phagozytierter Bakterien durch verminderte Freisetzung lysosomaler Enzyme zur Folge. Die Infektionsabwehr der Kinder ist erheblich gestört. Eitrige Infektionen mit Milz-, Leber-, Lymphknotenschwellung und fortschreitender Panzytopenie beherrschen den Krankheitsverlauf. Antibiotika und Milzexstirpation bei Panzytopenie sind nur begrenzt wirksam. Die Kinder erreichen selten das 10. Lebensjahr.
Der **progressiven septischen Granulomatose** liegt ein in der Mehrzahl der Fälle X-chromosomal-rezessiv vererbter, schwerer Funktionsdefekt neutrophiler Granulozyten zugrunde, die darüber hinaus aber keine morphologischen Auffälligkeiten zeigen. Häufig findet sich eine Leukozytose. Mikroorganismen werden regelrecht phagozytiert. Die Neutrophilen sind hingegen nicht imstande, phagozytierte Katalase-positive Bakterien (Staph. aureus, E. coli, Klebsiellen, Pseudomonas, Proteus, Salmonellen) sowie Pilze abzutöten. Es werden daher lebende Keime in verschiedenste Körperregionen verschleppt und beim Zugrundegehen der Granulozyten wieder frei. Der Körper versucht, sich gegen den Keimbefall durch Bildung von Granulationsgewebe (Granulomen) zu wehren, ein Vorgang, der sich jedoch als unzureichend erweist. Die Funktionsstörung der Neutrophilen ist auf einen *Enzymdefekt*, den weitgehenden Mangel einer NADH-abhängigen Oxydase, zurückzuführen, deren Aktivität mit dem *Nitroblue-Tetrazolium (NBT)-Test* erfaßt werden kann. Der Krankheitsverlauf ist durch rezidivierende Infektionen, besonders der Haut und Lungen mit Lymphadenitis, Hepatosplenomegalie und septischen Fieberschüben gekennzeichnet. Antibiotika erweisen sich vorübergehend als hilfreich. Abszesse müssen chirurgisch versorgt werden. Die mittlere Lebenserwartung beträgt 5–7 Jahre, doch kann eine Knochenmarkstransplantation lebensrettend sein.
Die **zyklische Neutropenie** ist eine angeborene, z. T. familiäre periodische Produktionsstörung neutrophiler Granulozyten, die sich schon in den ersten Lebenswochen manifestieren kann. Nach durchschnittlich 3wöchigen Intervallen völlig normaler Blutzellbildung kommt es regelmäßig zu einer 4–10 Tage anhaltenden hochgradigen Neutropenie bei normaler oder verminderter Gesamtleukozytenzahl. In diesen neutropenischen Phasen werden im Knochenmark keine Jugendlichen, Stab- und Segmentkernigen, jedoch noch Myeloblasten, Promyelozyten und Myelozyten gefunden. Die rhythmische, im Einzelfall streng normierte Bildungsstörung Neutrophiler wird auf einen *Stammzelldefekt* bezogen. Der Krankheits-

verlauf ist durch schubweise Abgeschlagenheit, Fieber, ulzerierende Stomatitis und bakterielle, nicht selten septische Infektionen charakterisiert. Sorgfältiger Infektionsschutz während der neutropenischen Phasen, gezielter Einsatz von Antibiotika und ggf. Übertragung von Leukozyten-Konzentraten sind oft erfolgreich. Die Prognose ist relativ günstig.

Als **infantile Agranulozytose Typ KOSTMANN** wird eine seltene autosomal-rezessive Störung der Granulozytopoese mit Fehlen aller Reifungsstufen bezeichnet, die zum Tod an bakteriellen Infektionen im frühen Säuglingsalter führt. Die Knochenmarkstransplantation stößt in diesem Alter auf noch ungelöste Probleme.

Weitere sehr seltene **hereditäre bzw. angeborene Störungen** neutrophiler Granulozyten sind bekannt.

10.2.2 Reaktive Veränderungen

Die Gesamtzahl der Leukozyten und der Anteil an Neutrophilen, Lymphozyten und Monozyten im peripheren Blut zeigen besonders in den ersten 4 Lebensjahren entwicklungsphysiologische Besonderheiten (Tabelle 43, S. 198). Normabweichungen können nur unter Berücksichtigung dieses altersabhängigen Verhaltens gewertet werden. Eine erhöhte Gesamtleukozytenzahl (**Leukozytose**) durch vermehrtes Auftreten neutrophiler Granulozyten (**Neutrophilie**) wird bei bakteriellen Infektionen, vielen Infektionskrankheiten, bei Blutverlust und Hämolyse, bei zentralnervösen Störungen (zerebraler Anfall, Hirnblutung), bei komatösen und azidotischen Zuständen, nach Operationen und Verbrennungen sowie oft auch bei der Behandlung mit Kortikosteroiden beobachtet. Im Verteilungsblutbild ist dabei häufig eine relative Zunahme stabkerniger und jugendlicher neutrophiler Granulozyten nachzuweisen („*Linksverschiebung*"). Eine **toxische Granulation** der Neutrophilen weist auf eine toxische Schädigung des Knochenmarks hin (z. B. Sepsis).

Extreme Leukozytosen mit 30 000–80 000 und mehr Zellen/µl (**Hyperleukozytose**) können bei schweren bakteriellen Infektionen, besonders bei Sepsis, Meningitis und generalisierter Tuberkulose vorkommen. Oft erscheinen dabei Myelozyten, Promyelozyten und Myeloblasten im peripheren Blut („*pathologische Linksverschiebung*"). Diese **leukämoide Reaktion** kann bei jüngeren Kindern besonders stark ausgeprägt sein und im Säuglingsalter auch zum Auftreten von Erythroblasten im Blut führen. Differentialdiagnostisch muß die chronische myeloische Leukämie (S. 211) ausgeschlossen werden. **Lymphozytäre Leukozytosen** sind bei Keuchhusten und in besonderem Maße bei der akuten infektiösen Lymphozytose als Leitsymptom vorhanden. Eine **eosinophile Leukozytose** („eosinophiles Leukämoid") kommt vor allem bei Parasitenbefall und allergischen Reaktionen vor.

Als **Leukozytopenie** bezeichnet man eine Verminderung der Gesamtleukozytenzahl auf weniger als 4000 Zellen/µl. Sie ist mit wenigen Ausnahmen auf eine Neutropenie zurückzuführen und kann durch infektiös-toxische oder chemisch-toxische Einwirkungen auf das Knochenmark sowie durch Krankheiten, die mit einer Milzvergrößerung einhergehen, hervorgerufen werden. Weiterhin ist sie bei vielen bakteriellen und viralen Infektionskrankheiten ein charakteristisches Symptom, dem jedoch keine Knochenmarksinsuffizienz unterliegt (S. 137, Tabelle 34).

10.2.3 Agranulozytosen

Als Agranulozytose wird ein isolierter, hochgradiger bis vollständiger Mangel neutrophiler Granulozyten im peripheren Blut bezeichnet. Dieser kann durch *Produktionsstörung* oder *erhöhten peripheren Untergang Neutrophiler* bedingt sein, mit dem die Neubildung nicht mehr schritthalten kann. Angeborene Formen sind äußerst selten.

Produktionsstörungen werden durch toxische Einwirkungen von Medikamenten, Chemikalien oder ionisierenden Strahlen verursacht (**toxische Agranulozytose**). Die Gesamtleukozytenzahl ist erniedrigt, im Knochenmark fehlen die granulozytären Vorstufen weitgehend. Toxische Agranulozytosen sind vor allem als Folge von Chemotherapie und Strahlenbehandlung maligner Tumoren und Leukämien sowie bei immunsuppressiver Therapie von Autoaggressionskrankheiten bekannt.

Ein erhöhter peripherer Untergang Neutrophiler wird durch Überempfindlichkeit gegenüber bestimmten Medikamenten und chemischen Stoffen hervorgerufen, wobei die Neutrophilen mit Antigen-Antikörper-Komplexen beladen und in der Milz eliminiert werden (**allergische Agranulozytose**). Die Leukozytenzahl kann anfänglich noch im Normbereich liegen. Das Knochenmark zeigt eine völlige Entleerung von Jugendlichen, Stab- und Segmentkernigen (Reifungspool) bei erhöhter Zahl an Myeloblasten, Promyelozyten und Myelozyten (Proliferationspool). Zu den Arzneimitteln, die gelegentlich eine allergische Agranulozytose auslösen, zählen Analgetika (z. B. Pyramidon), Antibiotika, Tuberkulostatika, Antidiabetika, Sedativa, Psychopharmaka, Thyreostatika, Antihistaminika und Diuretika. Eine Abhängigkeit von der Arzneimitteldosis ist nicht gegeben.

Klinisches Bild

Beide Formen nehmen einen rasch bedrohlichen Verlauf mit Fieber, Schüttelfrost, Kopfschmerzen, Übelkeit, Gelenk- und Gliederschmerzen. Geschwürsbildungen und Nekrosen in der Mundhöhle, im Rachen, an Lippen, Konjunktiven, Vulva und Anus weisen auf die zusammengebrochene granulozytäre Infektabwehr hin. Die regionären Lymphknoten sind geschwollen. Milz und Leber können vergrößert sein. Auch kann im Rahmen einer Sepsis ein Ikterus auftreten.
Differentialdiagnostisch ist vor allem die Panmyelopathie, also ein Versagen der Hämatopoese (Panmyelophthise, aplastische Anämie) und die akute Leukämie zu bedenken. Beide lassen sich durch den Knochenmarksbefund und weitere hämatologische Befunde abgrenzen.
Die früher sehr ernste **Prognose** ist durch die antibiotische und antimykotische Therapie wesentlich gebessert worden. Gelingt es, Ursache und Infektionen zu beherrschen, kann mit einer Heilung gerechnet werden.

Die Behandlung

muß alle bisher gebrauchten Medikamente ausschließen. Auch sind weitere Mittel, die eine Agranulozytose auslösen können, streng zu vermeiden. Die Infektionsbekämpfung durch Antibiotika muß sich gegen gram-positive wie auch gram-negative Erreger richten. Gammaglobulin unterstützt die humorale Infektabwehr. In schweren Fällen sind Leukozytenkonzentrat-Infusionen angezeigt.

10.2.4 Leukämien

Leukämien sind bösartige Erkrankungen, die durch autonome, irreversible Wucherungen leukozytärer Zellen und Verdrängung der normalen Hämatopoese im Knochenmark gekennzeichnet sind. Die pathologischen Zellen können in großer Menge in die Blutbahn ausgeschwemmt werden (Leukämie = Weißblütigkeit), die Gesamtzahl weißer Blutkörperchen kann aber auch im Normbereich liegen („aleukämische" Leukämie). Die Krankheit ist als maligner Tumor des blutbildenden Gewebes aufzufassen. Früh werden Milz, Leber, Lymphknoten und auch andere Organe von Leukämiezellen befallen. Im Serum sind erhöhte LDH- und Harnsäure-Werte zu finden. Letzteres kann zur Uratnephropathie führen.

Die Ätiologie

der Leukämien ist unbekannt. Auslösend können Benzol und hohe Dosen ionisierender Strahlen wirken. Im Tierreich können Viren eine Leukämie auslösen. Eine erhöhte Leukämierate ist beim Down-Syndrom u. a. kongenitalen Chromosomenanomalien bekannt.
Die **Unterteilung** der Leukämien geht aus Tabelle 45 hervor. Die chronische lymphatische Leukämie ist im Kindesalter unbekannt.

10.2.4.1 Akute Leukämien

a) Akute lymphoblastische Leukämie (ALL)

Die ALL nimmt ihren Ausgang (leukämische Transformation) von unreifen Vorläuferzellen der B- oder T-Lymphozyten oder der beiden gemeinsamen lymphatisch determinierten Stammzelle, die noch keine B- oder T-Zelleigenschaften aufweist (Null-Zellen). Entsprechend werden ALL vom B-, T- oder 0-Zelltyp unterschieden (Tabelle 46). Der Nachweis gelingt mit immunzytologischen Methoden unter

Tabelle 45. Formen und Häufigkeitsverteilung der Leukämien im Kindesalter

1. akute Leukämien
   a) akute lymphoblastische Leukämie (ALL)   82%
   b) akute myeloische Leukämie (AML)   16%

2. chronische Leukämien
   a) chronische myeloische Leukämie (CML)   2%
   b) chronische lymphatische Leukämie (CLL)   0%

Tabelle 46. Einteilung der akuten lymphoblastischen Leukämie (ALL) nach immunzytologischen Klassifizierungskriterien und Häufigkeitsverteilung

1. B-Zelltyp (B-ALL)	1 – 2%	
2. T-Zelltyp (T-ALL)	15 – 25%	
3. 0-Zelltyp (0-ALL)	75 – 80%	
– cALL		60 – 75%
– UALL		8 – 12%

Verwendung monoklonaler und Heteroantikörper. Bei der am häufigsten vorkommenden 0-ALL wird in einem hohen Anteil der Fälle das sog. „common ALL" assoziierte Zellmembranantigen (cALL-Ag) gefunden und dieser ALL-Typ als cALL bezeichnet. Der immunologisch unklassifizierbaren ALL (UALL) kann eine Entartung sehr früher Vorstufen der lymphatischen oder auch myeloischen Zellreihe zugrunde liegen, so daß zutreffender von einer unklassifizierbaren akuten Leukämie (UAL) gesprochen wird.

Die **ersten Krankheitszeichen** sind meist uncharakteristisch und ziehen sich über mehrere Wochen hin. Die Kinder werden blaß, matt, appetitlos und nehmen an Gewicht ab. Es folgen Temperaturerhöhungen und Neigung zu Infekten. Schließlich treten Haut- und Schleimhautblutungen auf. Knochen- und Gelenkschmerzen können bisweilen ein dominierendes Symptom sein.

Im Vordergrund des **Krankheitsbildes** (Abb. 84) stehen Anämie und Fieber durch Produktionsstörung von Erythrozyten und Leukozyten. In der Mehrzahl der Fälle ist eine deutliche Leber- und Milzvergrößerung festzustellen. Petechiale Haut- und Schleimhautblutungen neben münzengroßen Hämatomen sind Zeichen der Thrombozytopenie. Die Lymphknoten sind oft geschwollen, nicht druckempfindlich und von normaler Haut bedeckt. Seltener werden leukämische Hautinfiltrate, Hodeninfiltrate oder Protrusio bulbi mit Schwellungen von Tränen- und Speicheldrüsen gefunden (MICULICZ-Syndrom). Knochenschmerzen sind oft Folge röntgenologisch nachweisbaren Knochenbefalls.

Im **peripheren Blut** sind Leukämiezellen nachweisbar, die alle Zeichen der Unreife aufweisen: Das Plasma ist stark basophil, der Plasmasaum schmal, Plasmagranula sind nicht vorhanden. Der Zellkern ist z. T. gebuchtet und enthält Nukleolen. Im Plasma können Vakuolen auftreten. Die Gesamtzahl der Leukozyten liegt oft im Normbereich, der Anteil nor-

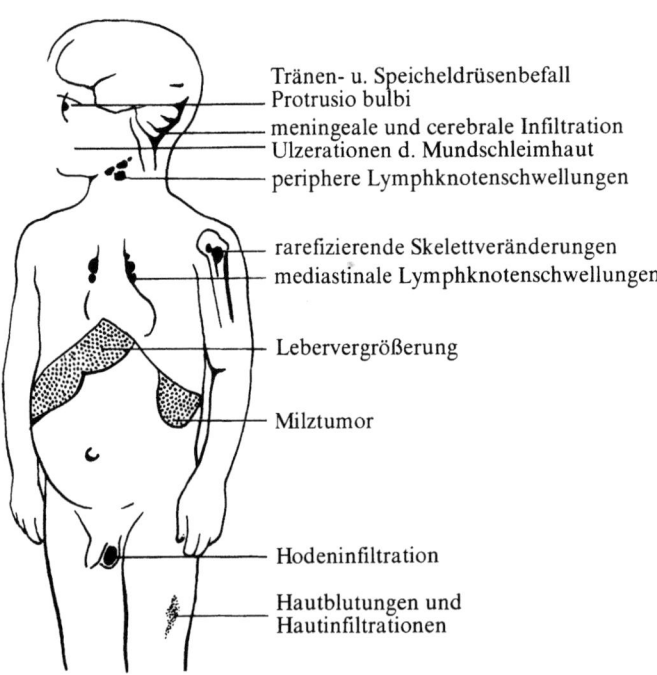

Abb. 84 Manifestationsorte der akuten Leukämien

maler Leukozyten ist in der Regel vermindert. Die Anämie ist normochrom, gelegentlich leicht hypochrom. Als Zeichen extramedullärer Blutbildung erscheinen vereinzelt Erythroblasten. Die Zahl der Thrombozyten ist gewöhnlich vermindert.

Das **Knochenmark** zeigt durch Überwuchern leukämischer Zellen ein nahezu uniformes Bild und beweist die Diagnose. Neben den unreifen Zellen sind oft nur wenige normale segmentkernige Granulozyten vorhanden, so daß der Eindruck einer Entwicklungslücke in der Granulozytenreihe entsteht (Hiatus leucaemicus). Die immunzytologische Methodik erlaubt eine prognostisch relevante Unterteilung der akuten lymphoblastischen Leukämie (Tabelle 46).

Ein **Befall des Zentralnervensystems** kann initial, hauptsächlich jedoch im späteren Krankheitsverlauf auftreten, da die zytostatisch wirksamen Medikamente die Blut-Hirn-Schranke nicht ausreichend passieren können. Kopfschmerzen, Erbrechen, Sehstörungen und Hirnnervenparesen sind hinweisende Symptome. Im Liquor sind Zellzahl und Eiweißgehalt erhöht, der Zuckerwert ist erniedrigt; im Sediment sind Leukämiezellen zu finden.

Differentialdiagnostisch ist die *infektiöse Mononukleose* abzugrenzen, die zu Fieber, Lymphknotenschwellungen, Milz- und Lebervergrößerung führt und leukämische Blutbildveränderungen vortäuschen kann. Die *infektiöse Lymphozytose* ist durch eine Leukozytose mit hohem Anteil normaler kleiner Lymphozyten charakterisiert. Ein metastasierendes *Neuroblastom* kann zu Lymphknoten-, Leber- und Milzschwellung führen; nicht selten werden Tumorzellen im Knochenmark gefunden. Bei Knochen- und Gelenkschmerzen ist eine Abgrenzung gegenüber einer Osteomyelitis bzw. rheumatischen Krankheit bisweilen schwierig. Leukämische Transformation bei malignen Non-Hodgkin-Lymphomen s. S. 212.

Die Behandlung

ist auf die Vernichtung der leukämischen Zellpopulation durch planvollen Einsatz von Zytostatika, Strahlentherapie und symptomatischen Maßnahmen gerichtet. Verlief die Krankheit früher innerhalb von 2–4 Monaten tödlich, so wird heute bei ca. 70% der Kinder ein 6 Jahre rezidivfreies Überleben erreicht. Das entspricht einer Heilung bzw. normalen Lebenszeiterwartung. Ein Versagen der Therapie hat neben leukämischen Organ-Infiltrationen schwere Infektionen und kaum beherrschbare innere und äußere Blutungen zur Folge, denen der Patient erliegt. Im Krankheitsrückfall hat sich die Knochenmarkstransplantation nach Konditionierung mit Zytostatika und Ganzkörper-Strahlentherapie zunehmend als lebensrettend erwiesen.

Die Behandlung ist auf Heilung ausgerichtet. Nach initial erkennbaren Risikofaktoren wie Höhe der Leukozytenzahl, Größe von Leber und Milz, immunologischer Leukämie-Zelltyp, Lebensalter, werden Patientengruppen mit niedrigem, mittlerem und hohem Krankheitsrisiko unterschieden. Eine Ausnahme ist die seltene ALL vom B-Zelltyp. Sie weist unabhängig von anderen Faktoren das höchste Risiko auf und erfordert ein besonderes therapeutisches Vorgehen. Die Risikogruppen werden nach Therapieplänen mit entsprechend abgestufter Therapieintensität behandelt. Grundsätzlich wird in den ersten 2–4 Monaten eine äußerst aggressive Therapie zur weitgehenden Vernichtung der Leukämie-Zellmasse durchgeführt (Intensivtherapie), um dann in den nachfolgenden 20–22 Monaten einen Krankheitsrückfall mit einer weniger intensiven, kontinuierlichen zytostatischen Behandlung verhüten zu können (Dauertherapie).

Die **Intensivtherapie** (Abb. 85) der *Induktionsphase* verfolgt zunächst das Ziel, mit einer systemisch wirksamen Polychemotherapie (Prednison, Vincristin, Daunoblastin, Crasnitin) innerhalb von 4 Wochen einen vollständigen Rückgang der Krankheitssymptome zu erreichen (Induktion einer sog. kompletten Remission). Das gelingt in über 90% der Fälle.

In den folgenden vier Wochen (*Konsolidierungsphase*) soll eine Konsolidierung der kompletten Remission in einer nach Krankheitsrisiko abgestuften Behandlung erreicht werden durch systemische Polychemotherapie mit weiteren Mitteln (Alexan, Puri-Nethol, Endoxan). Die lokale Therapie des Zentralnervensystems dient der Verhütung einer Ausbreitung des leukämischen Befalls in diesem Bereich: Strahlentherapie des Hirnschädels mit 1800 rad oder Methotrexat in hoher Dosierung, jeweils zusammen mit intrathekalen Methotrexat-Injektionen.

Bei hohem Krankheitsrisiko wird eine deutliche Erfolgsverbesserung durch anschließende Wiederholung der Induktionstherapie (*Rein-

duktionsphase) mit zusätzlichen Zytostatika (Alexan, VM 26) erzielt.

Die rückfallverhütende **Dauertherapie** besteht in oraler Verabfolgung von Puri-Nethol (tgl.) und Methotrexat (1 × wchtl.), deren Dosierung nach der Leukozytenzahl gesteuert wird. Sie soll zwischen 2000 und 3500 µl liegen.

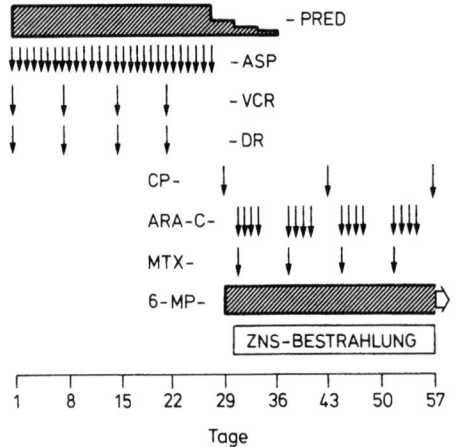

Abb. 85 Beispiel der Intensivtherapie bei akuter lymphoblastischer Leukämie. Intensiv- u. Konsolidierungsphase (nach H. RIEHM). Abkürzungen s. Tabelle 47

Die **symptomatische Behandlung** ist primär auf Folgen der Krankheit (Anämie, Infektionen, Blutungsneigung und Harnsäure-Nephropathie) und dann im wesentlichen auf die Steuerung unvermeidbarer, bedrohlicher Nebenwirkungen der Behandlung gerichtet. Jedes Zytostatikum hat spezielle organschädigende Wirkungen, alle aber führen zu Myelosuppression und Immunsuppression. Supportive Maßnahmen, wie gezielte Verabfolgung von Blutzellkonzentraten, Antibiotika, Antimykotika, Virostatika und ggf. Hyperimmunglobulinpräparaten sind daher unerläßlich.

b) Das Krankheitsbild der akuten myeloischen Leukämie (AML)

gleicht in vielem der ALL. Leukozytose, Milztumor und Blutungsneigung sind oft stärker ausgeprägt, während Lymphome seltener gefunden werden. Im Gegensatz zur ALL weisen die Leukämiezellen einen breiteren Plasmasaum auf und enthalten häufig Peroxydase-positive Plasmagranula, die auch als stäbchenförmige Anomalie (Auer-Stäbchen) vorkommen können. Die sichere Abgrenzung von der ALL und Subtypisierung in prognostisch unterschiedliche Krankheitsgruppen erfolgt nach

Tabelle 47. Zytostatika zur Leukämiebehandlung

Stoffgruppen	Handelsname	Abkürzung	Zufuhr
Hormone			
Prednison	(verschiedene)	PRED	per os, i.v.
Dexamethason	(verschiedene)	DEXA	per os, i.v.
Antimetabolite			
Amethopterin	Methotrexat	MTX	per os, i.v., i.th.
6-Mercaptopurin	Puri-Nethol	6 MP	per os
6-Thioguanin	Thioguanin	6 TG	per os
Cytosin-Arabinosid	Alexan	ARA-C	i.v., i.m. i.th.
Alkylantien			
Cyclophosphamid	Endoxan	CYC	per os, i.v.
Busulfan	Myleran	BU	per os
Antibiotika			
Doxorubicin	Adriblastin	ADR	i.v.
Daunorubicin	Daunoblastin	DR	i.v.
Antimitotika			
Vincristinsulfat	Vincristin	VCR	i.v.
L-Asparaginase	Crasnitin	ASP	i.v., i.m.
Sonstige			
Teniposid	VM 26	VM 26	i.v.
Etoposid	Vepesid	VP 16	i.v.
Hydroxyurea	Litalir	HU	per os

morphologischen, zytochemischen und immunzytologischen Kriterien entsprechend der französisch-amerikanisch-britischen (FAB-) Klassifikation (Tabelle 48). Die relativ günstigste Prognose wird bei Myeloblastenleukämien beobachtet. Promyelozyten- und Erythroleukämien sind im Kindesalter sehr selten.

Die **Behandlung** konnte erst in jüngerer Zeit durch erfolgreichere Chemotherapiepläne deutlich verbessert werden. Derzeitig erreichen fast 80% der Kinder eine komplette Remission. Etwa 40% dürften einem langjährigen rückfallfreien Überleben und wahrscheinlich einer Heilung entgegengehen. Vergleichbare Ergebnisse werden auch mit Knochenmarkstransplantation im frühen Stadium der 1. kompletten Remission erhalten.

Das *therapeutische Konzept* enthält ähnlich der ALL eine 10–12wöchige intensive Anfangsbehandlung. Zur *Induktion* und Konsolidierung der kompletten Remission werden Alexan, Thioguanin, Adriblastin, Vincristin, Prednison, Endoxan und Vepesid verwendet, sowie eine Lokalbehandlung des ZNS mit Strahlentherapie und intrathekalen Gaben von Alexan durchgeführt. Eine rückfallverhütende Dauerbehandlung schließt sich an: Thioguanin tgl. oral, Alexan- und Adriblastin-Injektionen 4- bzw. 8wöchentlich. Die Behandlung endet nach einer Behandlungszeit von insgesamt 2 Jahren. Zur Steuerung der Behandlung und symptomatischen Therapie siehe ALL.

10.2.4.2 Chronische myeloische Leukämie (CML)

Die chronische myeloische Leukämie erreicht ihren Häufigkeitsgipfel im 5. Lebensjahrzehnt. Sie kommt beim Kinde nur selten vor, und dann meist jenseits des Kleinkindesalters. Die Krankheit beginnt schleichend. Ein großer Milztumor ist häufig das führende Symptom. Die Leber ist nicht regelmäßig vergrößert, Lymphknotenschwellungen und Blutungsneigung fehlen.

Eine Anämie bildet sich erst allmählich aus. Die Leukozytenzahl ist erhöht und kann Werte von mehr als 100 000 µl erreichen. Im Blutausstrich finden sich **alle Entwicklungsstufen der myeloischen Reihe** von Myeloblasten über Myelozyten, jugendliche bis zu den segmentkernigen Granulozyten („pathologische Linksverschiebung"). Im Knochenmark sind die

Tabelle 48. Einteilung der akuten myeloischen Leukämie (FAB-Klassifikation)

M_1: Myeloblastenleukämie
M_2: Myeloblastenleukämie mit Reifungszeichen
M_3: Promyelozytenleukämie
M_4: Myelomonozytäre Leukämie
M_5: Monoblastenleukämie
M_6: Erythroleukämie

Granulozytenvorstufen vermehrt. Final kann ein akuter Lymphoblasten- oder Myeloblastenschub das Bild beherrschen. Die Erythrozytopoese und Thrombozytopoese können anfänglich sogar gesteigert sein. In den Blutzellen wird überwiegend eine charakteristische Anomalie des Chromosoms 22 (Philadelphia-Chromosom, Ph^1) gefunden.

Eine leukämoide Reaktion muß differentialdiagnostisch abgegrenzt werden. Die Aktivität der alkalischen Phosphatase in den reifen Granulozyten ist bei leukämoiden Reaktionen in der Regel erhöht, bei der chronischen Myelose stets vermindert.

Zur zytostatischen **Therapie** wird Myleran oder initial auch Hydroxyurea verwendet, doch kann eine Heilung nur durch Knochenmarkstransplantation erreicht werden.

Von diesem adulten Typ der CML ist die sog. **juvenile CML** des Säuglings- und Kleinkindesalters abzugrenzen. Typisch sind ein ausgeprägter Organbefall, Hautinfiltrationen und eine früh manifeste Blutungsneigung. Das Philadelphia-Chromosom ist nicht nachweisbar, fetales Hämoglobin findet sich in erhöhter Menge. Die zytostatische Therapie ist begrenzt wirksam. Dennoch sind lange Krankheitsverläufe bekannt.

10.2.4.3 Seltene Leukämieformen

Die **eosinophile Leukämie** geht mit Milz- und Lebertumor einher, sie muß vom gutartigen eosinophilen Leukämoid abgegrenzt werden, das reaktiv bei Parasitenbefall u. ä. auftritt. Die **Basophilenleukämie** ähnelt der CML und kann als eine Variante aufgefaßt werden. **Megakaryozyten-Leukämien** zählen zu den myeloproliferativen Syndromen.

10.3 Erkrankungen des lymphatischen und retikulohistiozytären Systems

G. LANDBECK

10.3.1 Maligne Non-Hodgkin-Lymphome (NHL)

Die Non-Hodgkin-Lymphome des Kindesalters zählen ausschließlich zu den hochgradig malignen Lymphomen. Sie neigen zu rascher Progredienz und leukämischer Transformation mit Befall des ZNS. Die Anamnese ist entsprechend kurz, die Tumorausbreitung bei Diagnose oft fortgeschritten und die Abgrenzung gegenüber der akuten lymphoblastischen Leukämie (S. 207) bisweilen schwierig. Nach histologischen und immunologischen Kriterien sowie Zellfunktionen werden prognostisch unterschiedliche Untergruppen klassifiziert, die eine Bevorzugung bestimmter Lokalisationen aufweisen können (Tabelle 49).

Die einzelnen Gruppen der NHL werden soweit möglich nach Abkunft der malignen Zellen in B- oder T-Zelltypen unterteilt. Von den im Kindesalter weit überwiegenden **lympho-blastischen Lymphomen** zählt zum **B-Zelltyp** der meist von abdominalen Lymphknoten ausgehende Burkitt-Typ, der histologische Ähnlichkeiten mit dem nur in Zentralafrika und Neuguinea vorkommenden Burkitt-Tumor aufweist, sich von diesem jedoch durch fehlenden Nachweis des Epstein-Barr-Virus unterscheidet. B-Zell-Typen zeigen geringe Tendenz zur systemischen Ausbreitung. Lymphoblastische Lymphome vom **T-Zell-Typ** nehmen bevorzugt vom oberen Mediastinum (Thymus) ihren Ausgang. Die histologische Bezeichnung „convoluted-cell-type" beschreibt die gyriforme Kernveränderung maligner T-Zellen. T-Zell-Typen neigen zur frühen leukämischen Transformation und ZNS-Befall. Der **0-Zelltyp** erweist sich mit fortschreitender Verbesserung der immunzytologischen Methodik als maligne Entartung früher Vorstufen der B-Lymphozyten (Prä-B-, Prä-Prä-B-Zelltyp) und wird vorwiegend bei periphernodaler oder extranodaler Lokalisation gefunden. Eine leukämische Transformation ist nicht ungewöhnlich.

Der **Behandlungsplan** orientiert sich an Risikofaktoren, die sich aus der Lokalisation, der Tumorausbreitung und dem immunologischen Zelltyp ergeben. Das chirurgische Vorgehen beschränkt sich auf die Biopsie, sowie in den seltenen früh erkannten Fällen auf eine komplette Tumorresektion. Eine Strahlentherapie wird analog der akuten Leukämie grundsätzlich zur Verhütung eines ZNS-Befalls durchgeführt und kann im Einzelfall noch zur Verhütung eines örtlichen Rezidivs notwendig erscheinen. Die wesentlichen Fortschritte im Behandlungserfolg sind mit einer risikoabgestuften Polychemotherapie erreicht worden, die den Regeln der Behandlung akuter Leukämien folgt und das hohe Risiko der NHL vom B-Zelltyp berücksichtigt. Die **Prognose** der NHL des Kindesalters ist mit einer Rate von derzeit 80% langjährig rückfallfrei Überlebender wesentlich günstiger geworden.

Tabelle 49. Klassifikation der hochgradig malignen Non-Hodgkin-Lymphome des Kindes (Kiel-Klassifikation)

Histologischer/immunologischer Typ	Lokalisation
1. Zentroblastische Lymphome	
2. Lymphoblastische Lymphome	
– B-Zelltyp (hpts. Burkitt-Typ)	abdominal
– T-Zelltyp (hpts. „convoluted cell type")	mediastinal
– O-Zelltyp (hpts. Prä-B-Zelltyp)	peripher-nodal; extranodal
3. Immunoblastische Lymphome	
– B-Zelltyp	
– T-Zelltyp	
4. Anaplastische, großzellige Lymphome	
– B-Zelltyp	
– T-Zelltyp	
5. Ki-1-Lymphom	

10.3.2 Die Lymphogranulomatose (Morbus Hodgkin)

ist eine bösartig verlaufende Erkrankung des lymphatischen Gewebes. Sie ist bei Kindern selten und kommt in den ersten 2 Lebensjahren nicht vor. Knaben erkranken häufiger als Mädchen.

Klinisches Bild

Oft ist zunächst nur eine **Lymphknotengruppe** des Halses, des Mediastinums oder Abdomens betroffen. Die Lymphknoten sind vergrößert, derb, miteinander verbacken und wenig schmerzempfindlich. Im weiteren Verlauf werden systemartig immer mehr Lymphknotengruppen, Milz, Leber und später auch andere Organe befallen. **Allgemeinsymptome** können im Frühstadium der Erkrankung gering sein. Sie treten mit zunehmender Ausbreitung häufiger auf und bestehen in Fieber, Müdigkeit, Gewichtsabnahme, Hautjucken und Nachtschweiß. Bisweilen wird ein wellenförmiger Fieberverlauf beobachtet (Pel-Ebstein-Typ).

Das **Blutbild** zeigt uncharakteristische Veränderungen. Eine Lymphozytopenie wird im fortgeschrittenen Krankheitsstadium beobachtet. Die Tuberkulin-Empfindlichkeit ist herabgesetzt als Zeichen des zellulären Immundefekts.

Das **Knochenmark** wird nicht selten befallen. Die BSG ist beschleunigt. Im Serum werden α_2-Globulin-Fraktion und Kupfer-Werte erhöht gefunden.

Die Diagnose

muß durch den zytologischen oder histologischen Nachweis typischer einkerniger Granulom-(Hodgkin-)Zellen und mehrkerniger Riesen-(Sternberg-)Zellen in den befallenen Lymphknoten gesichert werden. Die Ausbreitung des Prozesses ist mit Hilfe der Sonographie und Computer-Tomographie ggf. auch Lymphographie zu erkennen. **Differentialdiagnostisch** müssen Tuberkulose (S. 170 bis 176), Morbus Boeck, infektiöse Mononukleose (S. 148), Toxoplasmose (S. 178), Katzenkratz-Krankheit, Non-Hodgkin-Lymphome (S. 212) sowie akute Leukämien (S. 207) ausgeschlossen werden.

Die **Prognose** ist vom initialen Ausbreitungsstadium und einer Risiko-adaptierten Therapieplanung abhängig. Nach der histologischen Klassifikation ist ein höheres Risiko beim lymphozytenarmen Typ zu erwarten.

Die **klinische Stadieneinteilung** (Ann-Arbor-Klassifikation) erfordert im Zweifelsfall eine Laparatomie mit Exstirpation auffälliger Lymphknoten, Leberbiopsie und bei veränderter Milzoberfläche oder Lymphknotenbefall am Milzhilus Splenektomie.

Zur **Behandlung** hat sich die Anwendung zweiwöchiger Polychemotherapie-Zyklen mit Bevorzugung von Prednison, Vincristin, Adriblastin und Endoxan sowie Strahlentherapie befallener Lymphknotenregionen durchgesetzt. Von der Bestrahlung benachbarter Lymphknotenstationen wird soweit möglich Abstand genommen. Die Anzahl der Chemotherapieblöcke orientiert sich am initialen Ausbreitungsstadium.

10.3.3 Histiocytosis X

Die Abt-Letterer Siwe-Krankheit, die Hand-Schüller-Christian-Krankheit und das Eosinophile Granulom sind durch disseminierte oder lokalisierte Infiltration proliferierender Histiozyten charakterisiert, welche Veränderungen zu vielkernigen Riesenzellen (Langerhans-Zellen) oder vakuolisierten Schaumzellen aufweisen. Die Krankheiten werden unter dem Dachbegriff „Histiocytosis X" zusammengefaßt. Ätiologie und Pathogenese dieser *granulomatösen Erkrankungen* sind noch nicht geklärt.

Die Abt-Letterer-Siwe-Krankheit

tritt in den ersten 2–3 Lebensjahren auf und kann in wenigen Wochen bis Monaten zum Tode führen. Sie ist durch ekzemartige hämorrhagische *Hautinfiltrate* am Stamm und Kopf, *Milz-, Leber- und Lymphknotenvergrößerung*, zystische *Knochendefekte,* diffuse kleinfleckige *Lungeninfiltrate* und *Fieber* gekennzeichnet. Im Blutbild ist eine Anämie, oft auch eine Thrombozytopenie vorhanden. Die Leukozytenzahl kann vermindert, normal oder erhöht sein. Histologisch findet man in den befallenen Organen diffuse Infiltrationen von Histiozyten und Langerhans-Zellen.

Die **Behandlung** erfolgt mit Kortikosteroiden und Zytostatika (z. B. Velbe), mit denen der Krankheitsverlauf günstig beeinflußt werden kann.

Die Hand-Schüller-Christian-Krankheit

nimmt einen chronischeren Verlauf. Sie kommt bevorzugt im späteren Kleinkindes- und Schulkindesalter vor und ist durch umschriebene Knochendefekte, Exophthalmus und Diabetes insipidus charakterisiert. Die Knochenherde treten vor allem am Schädel-

dach auf („Landkartenschädel"), können aber auch Gesichtsschädel, Becken, Rippen und Schulterblatt befallen. Viszerale Veränderungen, ähnlich der Abt-Letterer-Siwe-Krankheit, sind selten.
Der histologische Nachweis von vielkernigen Riesenzellen und Schaumzellen sichert die **Diagnose**. Die Prognose ist zweifelhaft, besonders bei jungen Kindern. **Therapeutisch** werden Zytostatika (z. B. Velbe, Endoxan, Puri-Nethol) mit Erfolg verabreicht.

Das Eosinophile Granulom

ist eine gutartige Krankheit. Sie kommt im Schulkindesalter und bei Jugendlichen vor und befällt den knöchernen Hirnschädel, seltener Becken, Rippen und Wirbelkörper. Oft ist nur ein einzelner begrenzter Knochendefekt vorhanden. Histologisch ist neben Histiozyten eine starke Eosinophilie zu finden. Eine Bluteosinophilie wird nicht gefunden. Die **Behandlung** besteht in chirurgischer Ausräumung des Herdes. Eine Heilung kann auch durch Strahlentherapie und bei multilokulärem Auftreten durch Zytostatika (z. B. Velbe) erzielt werden.

10.3.4 Mukokutanes Lymphknotensyndrom

Die Hauptsymptome des nach KAWASAKI benannten Syndroms sind hohes und lang anhaltendes Fieber, das durch Antibiotika nicht zu beeinflussen ist, Schwellungen der Halslymphknoten, polymorphe Exantheme, Palmar- und Plantarerytheme, Entzündungen der Konjunktiven und der Mundschleimhaut (Himbeerzunge). Weitere Symptome können hinzukommen wie Ikterus, Arthralgie, Meningitis u. a. Eine für das frühe Kindesalter ganz ungewöhnliche Komplikation ist die Bildung von Aneurysmen, Stenosen oder Thrombosen der Herzkranzgefäße in einzelnen Fällen.
Die **Ursache** der Erkrankung ist unbekannt. Therapeutisch werden Salizylate eingesetzt.

10.4 Störungen der Hämostase

G. LANDBECK

Unter hämorrhagischer Diathese versteht man eine Bereitschaft zu Spontanblutungen oder abnorm verlängerten und verstärkten Verletzungsblutungen. Sie kann als selbständige Krankheit oder als Symptom einer anderen Erkrankung auftreten. An der Blutstillung sind Thrombozyten, Blutgerinnungsfaktoren und Blutgefäße beteiligt. Dementsprechend werden Thrombozytopathien, Koagulopathien und Vasopathien unterschieden (Tabelle 50).

10.4.1 Physiologie der Blutstillung

Durchtrennte Kapillaren werden durch Verkleben der Endothelzellen verschlossen. An verletzten Arteriolen und Venolen verläuft die Blutstillung in zwei Phasen (Abb. 86, Tabelle 51).

Tabelle 50. Einteilung der hämorrhagischen Diathesen

10.4.3. Thrombozytopathien
    1. Thrombozytopenien
        1.1. durch verminderte Bildung (amegakaryozytäre angeborene und erworbene Formen)
        1.2 durch erhöhten Umsatz (megakaryozytäre erworbene Formen)
    2. Thrombozytosen und Thrombozythämien
    3. Thrombozytenfunktionsstörungen

10.4.4. Koagulopathien
    1. durch verminderte Gerinnungsfaktorenbildung (angeborene und erworbene Defektkoagulopathien)
    2. durch erhöhten Gerinnungsfaktorenumsatz (erworbene Verbrauchskoagulopathien)

10.4.5. Vasopathien
    1. angeborene Formen
    2. erworbene Formen

Störungen der Hämostase

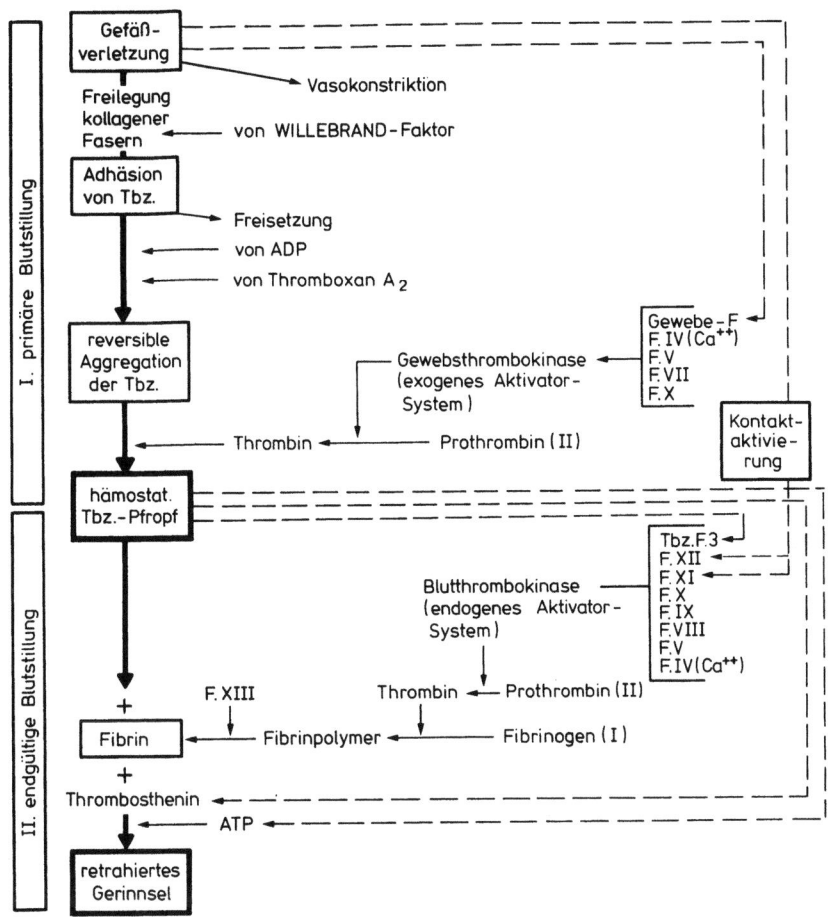

Abb. 86. Schema der Blutstillung. Tbz. = Thrombozyten. F. = Faktor. ADP = Adenosindiphosphat. ATP = Adenosintriphosphat

Tabelle 51. Gerinnungsfaktoren des Plasmas. Halbwertzeiten und angeborene Defektkoagulopathien

Plasma-Faktor	Name	Halbwertzeit (Std.)	angeborene Koagulopathie
Faktor I	Fibrinogen	72 – 120	Afibrinogenämie
Faktor II	Prothrombin	67 – 106	Hypoprothrombinämie
Faktor III	Thrombokinase	–	–
Faktor IV	Kalziumionen	–	–
Faktor V	Proakzelerin	36	Parahämophilie
Faktor VII	Prokonvertin	4 – 6	Hypoprokonvertinämie
Faktor VIII	Antihämophiles Globulin A	4 – 12	Hämophilie A
Faktor IX	Antihämophiles Globulin B	12 – 24	Hämophilie B
Faktor X	Stuart-Prower-Faktor	40 – 60	Stuart-Prower-Mangel
Faktor XI	Plasma Thromboplastin Antecedent (PTA)	50 – 84	PTA-Mangel
Faktor XII	Hageman-Faktor	50 – 60	„Hageman trait"
Faktor XIII	fibrinstabilisierender Faktor (FSF)	70 – 160	FSF-Mangel

I. Phase: primäre Blutstillung

durch Bildung eines Thrombozytenpfropfs. Wenn Thrombozyten mit kollagenen Fasern der Gefäßwunde in Berührung kommen, so bleiben sie unter Einwirkung eines Plasmafaktors (v. WILLEBRAND-Faktor) haften (Adhäsion) und geben neben anderen Inhaltsstoffen Adenosindiphosphat frei, das zusammen mit einem Prostaglandinderivat (Thromboxan A_2) eine reversible Aggregation der Plättchen auslöst. So bildet sich ein noch blutdurchlässiger Thrombozytenpfropf, der dann durch Einwirken von Thrombin impermeabel wird. Thrombin entsteht aus den Faktoren „Gewebefaktor", Faktor V, VII, X und Kalziumionen (IV) (Gewebsthrombokinase, bzw. endogenes Aktivator-System).

II. Phase: endgültige Blutstillung

durch Fibrinbildung (Blutgerinnung), Gerinnselretraktion und Gefäßkonstriktion. **Fibrinbildung:** Nach Kontaktaktivierung der Plasmafaktoren XI und XII am verletzten Endothel und Freisetzung des Thrombozytenfaktors 3 kommt es unter Mitwirkung der Plasmafaktoren V, VIII, IX, X, XI und Kalziumionen (IV) zur Bildung der Blutthrombokinase (endogenes Aktivator-System), die eine Aktivierung größerer Thrombinmengen im Blutungsbezirk bewirkt. Thrombin spaltet Fibrinogen in Peptide und Fibrinmonomere, die sich zum Fibrinpolymer zusammenlagern. Dieses wird durch den Faktor XIII zum festen Fibringerinnsel umgewandelt, das den Wundverschluß konsolidiert. Die *Retraktion* des Gerinnsels setzt mit der Fibrinbildung ein. Sie ist eine Funktion der Thrombozyten. Aus den Plättchen freigesetztes Adenosintriphosphat verursacht eine Kontraktion des gleichfalls den Thrombozyten entstammenden Proteins „Thrombosthenin", wobei das Maschenwerk des Fibringerinnsels zusammengezogen und Serum ausgepreßt wird.

Die **Gefäßkonstriktion** im Blutungsbezirk ist von den Thrombozyten abhängig und wird dem Plättchen-Serotonin zugeschrieben. Sie vermindert die Durchblutung der betroffenen Gefäßabschnitte.

Zum Schutz vor intravasalen Gerinnungsabläufen (Thrombose, Embolie) sind neben gerinnungsfördernden Plasmafaktoren **Gerinnungsinhibitoren** im Blut vorhanden (Antithrombin III, Protein C, Fibrin-Spaltprodukte). Auch kann gebildetes Fibrin wieder aufgelöst werden (Fibrinolyse). Dieser Vorgang wird durch die Aktivierung des fibrinspaltenden Plasmaenzyms Plasmin aus seiner Vorstufe Plasminogen bewirkt. Plasmin vermag darüber hinaus auch die Faktoren Fibrinogen, V und VIII abzubauen. Dieser Wirkung kommt bei pathologisch gesteigerter Fibrinolyse (Hyperfibrinolyse) eine besondere Bedeutung zu.

10.4.2 Diagnostische Methoden

Mit der **Blutungszeit** wird die Zeitspanne bis zur primären Blutstillung gemessen. Sie ist im wesentlichen von der Zahl und Funktion der Thrombozyten abhängig. Nach Einstich in die Fingerbeere und Eintauchen des Fingers in ein wassergefülltes Kölbchen wird unter erhöhtem Gefäßinnendruck (Staubinde am Oberarm mit 40 mm Hg Druck) geprüft, wie lange Blut aus der Wunde herausfließt. Normalwert 2–4 min.

Die **Thrombozytenzahl** wird in der Zählkammer (Normalwert $150\,000-300\,000/\mu l$) bestimmt, automatische Messungen sind unzuverlässig.

Die **Gerinnungszeit** ist bei schweren Fibrinbildungsstörungen verlängert. Mittelschwere bis leichte Formen werden nicht erfaßt. Etwa 1 ml Venenblut wird in einem Röhrchen aufgefangen und die Zeit bis zum Gerinnungseintritt gemessen. Normalwert 4–10 min. Kapillarblut ist ungeeignet.

Mit dem **Quick-Test** (Prothrombin-Zeit) wird im dekalzifizierten Plasma nach Zugabe von Gewebefaktor und Kalzium die Aktivität des Prothrombins und der an der Gewebsthrombokinase-Bildung beteiligten Faktoren V, VII und X summarisch geprüft.

Der **PTT (Partial-Thromboplastin-Time)-Test** erfaßt auch leichte Mangelzustände der plasmatischen Faktoren der Blutthrombokinase. Es wird die Gerinnungszeit des Zitratplasmas nach Zugabe von Thrombozytenfaktor 3, Kaolin (beide als PTT-Reagens im Handel) und Kalzium bestimmt.

Die **Thrombinzeit** wird im dekalzifizierten Plasma nach Zugabe von Thrombin und Kalzium gemessen und gibt Anhalt über die Antithrombin-III-Aktivität bzw. Fibrinogenmenge des Plasmas.

Mit dem **Blutthrombokinase-Bildungstest** gelingt eine Differenzierung der Blutthromboki-

nase-Bildungsstörungen. **Quantitative Aktivitätsbestimmungen der Einzelfaktoren** sind durch spezielle Nachweisverfahren möglich.
Das **Thrombelastogramm** erlaubt durch photokymographische Registrierung eine Differenzierung in thrombozytäre und plasmatische Gerinnungsstörungen und erfaßt auch die Fibrinolyse.
Der **Äthanoltest** vermag einen wichtigen Hinweis für eine disseminierte intravasale Gerinnung durch Nachweis zirkulierender Fibrinmonomer-Komplexe im Plasma zu geben. **Fibrin(ogen)-Spaltprodukte** werden hauptsächlich mit immunologischen Methoden nachgewiesen.
Die **Retraktionszeit** wird im Vollblut geprüft. Es wird die Zeit gemessen, die bis zur Auspressung des ersten Serumtropfens verstreicht. Das Ergebnis ist von der Zahl und Funktion der Thrombozyten wie auch von der Fibrinbildung abhängig. Bei Prüfung der **Retraktionsaktivität der Plättchen** wird die Retraktion im Plasma nach Zusatz von Thrombin gemessen. Über die Gefäßfunktion ist mit dem **Rumpel-Leede-Test** eine Aussage zu gewinnen. Nach 5 min Staudruck von mittlerer Blutdruckamplitude am Oberarm wird die Zahl der petechialen Blutungen in der Ellenbeuge bestimmt. Sie soll in einem Quadrat von 2 cm Kantenlänge nicht mehr als 12 betragen.

10.4.3 Thrombozytopathien

Thrombozytär bedingte Blutungen können bei verminderter Plättchenzahl wie auch bei Plättchenfunktionsstörungen auftreten. Ihnen gemeinsam ist der charakteristische Blutungstyp (*Purpura*) mit punktförmigen spontanen Blutungen (*Petechien*) an Haut, Schleimhäuten, serösen Häuten, Hirnhäuten und in inneren Organen. Die Haut der unteren Extremitäten wird bevorzugt befallen. Auch sind neben Petechien münzengroße traumatische *Hämatome* zu finden. Nasenbluten und Bluterbrechen sind häufig. Die Blutungszeit ist verlängert, die Retraktion vermindert, der Rumpel-Leede-Test und das Thrombelastogramm fallen pathologisch aus.

10.4.3.1 Thrombozytopenien

Sie entstehen durch verminderte Thrombozytenbildung oder durch erhöhten Plättchenuntergang in der Milz. Im Knochenmark sind bei Bildungsstörungen keine Megakaryozyten zu finden (amegakaryozytäre Formen), bei erhöhtem Umsatz ist ihre Zahl erhöht, wobei unreife Megakaryozyten mit mangelhafter Plättchenbildung überwiegen (megakaryozytäre Formen). Blutungen sind bei verminderter Thrombozytenbildung unterhalb einer Plättchenzahl von 20 000–30 000/µl zu erwarten, bei vermehrtem Untergang bereits bei 40 000–80 000/µl, da hier zusätzlich Plättchenfunktionsstörungen auftreten.

1) Amegakaryozytäre (symptomatische) Thrombozytopenien

Eine **angeborene** isolierte Verminderung der Megakaryozyten ist selten und kommt mit anderen Fehlbildungen zusammen vor (Herzfehler, Nieren- und Skelettmißbildungen), wobei vor allem die erbliche *Radiusaplasie mit Thrombozytopenie* zu nennen ist. Bei der *Fanconi-Anämie* sind alle drei Zelltypen betroffen, doch kann die Thrombozytopenie das erste faßbare Symptom sein. Dem rezessiv X-chromosomal vererbten WISKOTT-ALDRICH-Syndrom liegt neben einer Neigung zu Ekzemen und bakteriellen Infektionen infolge Störung der immunologischen Abwehr ein erhöhter Plättchenuntergang in der Peripherie zugrunde. **Erworbene** Störungen der Thrombozytopoese sind häufig nur Symptom einer Panzytopenie infolge Verdrängung (Leukämien, Tumoren), toxischer Schädigung (Sepsis u. a.) oder Versagen des Knochenmarks (ionisierende Strahlen, Zytostatika, idiopathische Panmyelopthise).

2) Megakaryozytäre Thrombozytopenien

a) Idiopathische thrombozytopenische Purpura („ITP")

(essentielle Thrombopenie, Werlhofsche Krankheit). Nach Vorgeschichte, Verlauf und immunhämatologischen Befunden sind zwei Formen zu unterscheiden:
Die akute ITP ist die häufigste Blutungskrankheit im Kindesalter. Sie tritt oft 10–14 Tage nach viralen Infektionskrankheiten auf (*postinfektiöse Thrombozytopenie*). Es wird angenommen, daß gegen Viren gerichtete Antikörper zu einer Antigen-Antikörper-Reaktion auf der Thrombozytenoberfläche führen. Die beladenen Plättchen werden in der Milz elimi-

niert. *Arzneimittel-Thrombozytopenien* liegt gleichfalls eine allergische Reaktion zugrunde. Die Krankheit beginnt plötzlich mit Purpura und Schleimhautblutungen. Das Allgemeinbefinden ist wenig gestört, die Milz nicht vergrößert. Eine Anämie entwickelt sich nur selten. Die anfänglich stark verminderte Plättchenzahl steigt meist innerhalb von 3–6 Wochen wieder auf Normalwerte an.

Die chronische ITP kommt sehr viel seltener vor. Sie beginnt ebenfalls plötzlich und ist klinisch zunächst nicht von der akuten Form zu unterscheiden. Die Milz ist selten vergrößert. Blutungsanämien werden häufiger beobachtet. In vielen Fällen konnten gegen die Plättchen gerichtete Autoantikörper nachgewiesen werden, so daß die chronische ITP den Autoaggressionskrankheiten zuzurechnen ist. Der Krankheitsverlauf ist durch Schübe gekennzeichnet.

Differentialdiagnostisch sind bei der ITP vor allem die amegakaryozytären, meist panzytopenischen Formen auszuschließen. Das gelingt in der Regel bereits durch den Knochenmarksbefund.

b) Thrombozytopenien im Neugeborenenalter

können analog der Erythroblastosis fetalis auf einer Inkompatibilität zwischen mütterlichen und kindlichen Thrombozyten beruhen (*Isoantikörper-Thrombozytopenie*) oder selten auch einmal auf dem Übertritt von *Plättchen-Autoantikörpern* auf das Kind bei chronischer ITP der Mutter.

Therapie der Thrombozytopenien

Zur Bekämpfung der Blutungsneigung sind Kortikosteroide bei allen Krankheitsgruppen angezeigt. Thrombozytenkonzentrate sind nur bei amegakaryozytären Formen von großem Nutzen. Bei der chronischen ITP kann die Splenektomie zur klinischen Heilung führen.

10.4.3.2 Thrombozytosen und Thrombozythämien

Vorübergehende **Thrombozytosen** bis zu 1 000 000 Thrombozyten/µl sind gewöhnlich ohne Folgen, doch können sie mit Thrombenbildungen oder auch mit einer Blutungsneigung vom Purpura-Typ einhergehen. Letztere ist auf einen qualitativen Plättchendefekt zurückzuführen. Sie werden bei Polyzythämie, bei chronischer myeloischer Leukämie, vor allem aber nach Splenektomie gefunden. Die **Behandlung** richtet sich nach der Grundkrankheit. Die Splenektomie-Thrombozytose klingt meist in wenigen Tagen ab. **Thrombozythämien**, d. h. konstante Erhöhungen der Thrombozytenzahl über 1 000 000/µl sind im Kindesalter selten. Familiäres Auftreten mit Thromboseneigung ist bekannt.

10.4.3.3 Thrombozytenfunktionsstörungen

1) Die hereditäre Thrombasthenie Glanzmann-Naegeli

ist durch verminderte Aggregationsfähigkeit der Plättchen und aufgehobene Gerinnselretraktion gekennzeichnet. In einem Teil dieser seltenen Fälle konnte eine ATP-Synthesestörung in den Plättchen nachgewiesen werden. Die Blutungszeit ist verlängert, Gerinnungstests fallen normal aus. Es besteht eine Neigung zu Hämatomen und petechialen Blutungen. Der Erbgang ist autosomal-rezessiv.

2) v. Willebrand-Jürgens-Syndrom

(konstitutionelle Thrombopathie, Pseudohämophilie, Angiohämophilie, v. Willebrandsche Krankheit).

Bei dieser häufigen, autosomal-dominant vererbten Blutungskrankheit werden sekundäre Plättchenfunktionsstörungen (verlängerte Blutungszeit, verminderte Adhäsivität und Aggregation) sowie eine mangelhafte Faktor-VIII-Aktivität gefunden. Beide sind auf Defekte im „Faktor VIII-Komplex" zurückzuführen, der aus 2 Anteilen mit unterschiedlichen biologischen Funktionen besteht. Der niedermolekulare Anteil ist für die Faktor VIII-Gerinnungsaktivität (F. VIII: C), der hochmolekulare Teil (v. WILLEBRAND-Faktor bzw. F. VIIIR: vWF) für die Blutungszeit, Adhäsivität und Ristocetin-induzierte Aggregation der Plättchen verbindlich. Letzterer kann auch mit heterologen Antiseren nachgewiesen werden (Faktor VIII-assoziiertes Antigen; F. VIIIR: AG). Das Syndrom tritt in verschiedenen Schweregraden auf. Eine Typisierung von Subentitäten wird nach Ausfall der Laborbefunde vorgenommen.

Neben einer Neigung zu blauen Flecken und Hämatomen stehen Schleimhautblutungen und Menorrhagien im Vordergrund der Blu-

tungssymptomatik. Petechiale Blutungen, Muskel- und Gelenkblutungen sind seltener. Operationen und schwere Verletzungen können zu bedrohlichen Blutverlusten und blutungsbedingten Gewebsschäden führen.
Differentialdiagnostisch ist beim männlichen Geschlecht die Hämophilie abzugrenzen, die mit einer normalen Blutungszeit einhergeht und rezessiv-X-chromosomal vererbt wird. Bei Menorrhagien sind gynäkologische Ursachen auszuschließen.
Die Blutungsneigung geht im 3. Lebensjahrzehnt deutlich zurück, doch können sich Menorrhagien bis zur Menopause hinziehen. Während einer Schwangerschaft kommt es vorübergehend zur Normalisierung der Blutungszeit und der Gerinnungsbefunde. Die Prognose des Leidens ist günstig.
Zur **Substitutionstherapie** sind Plasmapräparate, Kryopräzipitat und Faktor VIII-Konzentrate geeignet, doch ist auf die Verwendung virusinaktivierter Präparate zur Verhütung einer HTLV-III- und Hepatitis-Infektion streng zu achten. Menorrhagien können durch Antifibrinolytika oder Kortikosteroide beherrscht werden. (Lokale Blutstillung siehe Hämophilie.)

3) Erworbene Plättchenfunktionsstörungen

sind bei der Makroglobulinämie Waldenström, bei Urämie, angeborenen Herzfehlern, Verbrauchskoagulopathien, Leberzirrhose u.a. bekannt.

10.4.4 Koagulopathien

Koagulopathien können durch mangelhafte Bildung (Defektkoagulopathien) oder durch gesteigerten Verbrauch (Verbrauchskoagulopathien) plasmatischer Gerinnungsfaktoren entstehen. Die primäre Blutstillung verläuft bei reinen Koagulopathien ungestört (Blutungszeit normal), doch besteht die Tendenz zum Nach- bzw. Rezidivbluten. Traumatische flächenhafte Blutungen und Hämatome der Haut kennzeichnen den Blutungstyp. Die Differenzierung in Gewebsthrombokinase- oder Blutthrombokinase-Bildungsstörungen gelingt mit dem Quick-Test und PTT-Test. Über die Restaktivität der Plasmafaktoren geben quantitative Einzelfaktoren-Bestimmungen Auskunft (vgl. S. 215).

10.4.4.1 Defektkoagulopathien

1) Angeborene Koagulopathien

sind im Gegensatz zu den erworbenen fast stets auf die mangelhafte Bildung eines einzelnen Gerinnungsfaktors zurückzuführen. Bei allen Plasmafaktoren sind angeborene Defektzustände bekannt, doch stellen sie mit Ausnahme der Hämophilie Raritäten dar.

Hämophilie (Bluterkrankheit)

Sie kommt in einer Häufigkeit von 1 auf 10 000 der Bevölkerung vor. Nach dem Gerinnungsdefekt sind 2 Formen zu unterscheiden: Die **Hämophilie A** (Faktor VIII: C-Mangel) ist fünfmal häufiger als die **Hämophilie B** (Faktor IX-Mangel). Beide werden rezessiv-X-chromosomal vererbt, so daß nur Knaben manifest erkranken und phänotypisch gesunde Frauen (Konduktorinnen) die Krankheit übertragen. Etwa 40% der Fälle sind auf neue Mutationen zurückzuführen. Der Grad der Faktor VIII: C oder IX-Verminderung ist in den einzelnen Blutersippen konstant und prägt das klinische Bild.

Die schwere Hämophilie

(Faktor VIII: C bzw. IX unter 1% der Norm) manifestiert sich im ersten Lebensjahr. Die Neugeborenenzeit verläuft unauffällig, sofern kein operativer Eingriff (z. B. Zirkumzision) erfolgt. Zunächst fällt nur die Neigung zu mikrotraumatischen Hämatomen und Suffusionen auf. Ab 3.–5. Lebensjahr kommen Muskelhämatome, Bißwundenblutungen in der Mundhöhle, Nasenbluten und die ersten charakteristischen Gelenkblutungen hinzu. Im Schulkindesalter folgen Zahnwechselblutungen und Hämaturien. Von den Gelenken werden bevorzugt Knie-, Fuß- und Ellenbogengelenke befallen. Die Gelenke sind stark geschwollen und sehr schmerzhaft. Es besteht Fieber, die BSG ist beschleunigt. Die Blutungen führen zur Zerstörung des Gelenkknorpels und zu Knochenveränderungen im Epiphysenbereich (Hämarthrose). Hirnblutungen, Magendarmblutungen und Blutungen in die Mundbodenmuskulatur kommen seltener vor. Bei der **mittelschweren Hämophilie** (Faktor VIII: C bzw. IX 1–5% der Norm) ist die Häufigkeit und Intensität der Blutungen bereits geringer. Die **leichte Hämophilie** (Faktor VIII: C bzw. IX über 5% der Norm) wird oft erst im mittleren Lebensalter bei Operationen oder schweren Verletzungen erkannt.

Differentialdiagnostisch ist die Abgrenzung von den thrombozytopenischen und vaskulären Blutungszuständen durch den Erbgang und die klinische Symptomatik möglich. Die anderen Blutungskrankheiten können nur durch die Gerinnungsanalyse ausgeschlossen werden. Das oft nicht leicht abzutrennende v. Willebrand-Jürgens-Syndrom ist durch eine verlängerte Blutungszeit, Verminderung des F. VIIIR: Ag und herabgesetzte Ristocetin-induzierte Plättchenaggregation gekennzeichnet.

Die Prognose

ist vom Schweregrad der Krankheit abhängig. Ab 3. Lebensjahrzehnt nimmt die Häufigkeit der Blutungen ab bei gleichbleibendem Gerinnungsdefekt. Die moderne Therapie hat selbst bei schweren Formen zu einer Normalisierung der Lebenserwartung geführt.

Zur Substitutionstherapie

der Hämophilie A stehen konzentrierte Faktor VIII: C-Präparate zur Verfügung. Der therapeutisch notwendige Faktor VIII-Spiegel beim Patienten richtet sich nach Ort und Umfang der Verletzung. Die kurze Halbwertszeit des Faktors VIII: C erfordert eine Wiederholung der Infusionen in 4- bis 8stündigen Intervallen bis zum Blutungsstillstand bzw. zur Wundheilung. Bei der Hämophilie B werden Faktor-IX-Konzentrate verwendet. Die Substitution ist wegen der längeren Halbwertszeit des Faktors IX in nur 12stündigen Abständen nötig. Die Verhütung körperbehindernder Blutungsfolgen ist das wichtigste Behandlungsziel. Zur Verhütung einer Hepatitis- wie auch HTLV-III-Infektion ist streng auf die Verwendung virusinaktivierter Faktorenkonzentrate zu achten. Die **lokale Blutstillung** wird durch Thrombin zusammen mit Fibrinschaum als Druckverband erreicht.

2) Erworbene Defektkoagulopathien

können bei Leberunreife (Frühgeborene), bei Leberparenchymschädigung (Hepatitis, Zirrhose) und bei Vitamin K-Resorptionsstörungen (chronische Durchfallerkrankungen) auftreten. Sie verursachen eine mangelhafte Synthese der in der Leber mit Hilfe des Vitamin K gebildeten Gerinnungsfaktoren Prothrombin, VII, IX und X. Bei Zirrhosen kann eine Faktor I- und V-Verminderung hinzukommen. Nur selten ist der Faktorenmangel so ausgeprägt, daß eine Blutungsneigung entsteht. Der Quick-Test zeigt verlängerte Gerinnungszeiten. Therapeutisch sind Gaben von Vitamin K_1, bei Blutungen Plasmainfusionen bzw. Faktorenkonzentrate angezeigt.

10.4.4.2 Verbrauchskoagulopathien

1) Akut auftretende Verbrauchskoagulopathien

sind Folge einer **disseminierten intravasalen Gerinnung** in der Endstrombahn der Organe (Arteriolen, Kapillaren, Venolen), wobei die Neubildung dem hohen Umsatz an Gerinnungsfaktoren *und* Thrombozyten nicht mehr nachkommt. Der Mangel an Gerinnungsfaktoren kann durch eine sekundär auftretende Hyperfibrinolyse erheblich verstärkt werden. Die Blutungsneigung ist vom gemischten plasmatischen und thrombozytären Typ.

Eine disseminierte intravasale Gerinnung ist ein besonderes und lebensbedrohliches Verlaufsereignis bekannter klinischer Krankheitsbilder. Betroffen werden Haut, Nieren, Nebennieren, Lunge, Leber, Gehirn (Plexus chorioideus) und andere Organe. Die intravasale Gerinnung in der terminalen Strombahn führt zur Mikrothrombenbildung und Mikrozirkulationsstörung. Blutungen treten bevorzugt in infarziertem Gewebe auf. Es kann sich ein irreversibel werdender Schock entwickeln.

Die Aktivierung des Gerinnungssystems ist auf eine örtliche Gefäßwandschädigung (Hypoxie, Azidose, Wirkung von Bakterientoxinen) oder auch auf Einschwemmung thrombin-aktivierenden Materials zurückzuführen (Zellzerfall, Tumoreinbruch). Eine wichtige Voraussetzung ist die erschöpfte Beladungskapazität bzw. mangelhafte Klärfunktion des RES für Toxine sowie Endprodukte des Stoffwechsels und Gerinnungsvorganges.

Eine disseminierte intravasale Gerinnung mit mehr oder minder ausgeprägter Verbrauchskoagulopathie wird im fortgeschrittenen Stadium aller Formen des **Schocks** (S. 243) beobachtet und kann beim **Atemnotsyndrom** (S. 48), im Initialstadium **akuter myeloischer Leukämien** (S. 210), bei **bösartigen Tumoren** und analog zum tierexperimentellen generalisierten Sanarelli-Shwartzman-Phänomen (S. 244) als Verlaufsereignis bakterieller wie auch viraler Infektionen auftreten. Zu letzteren zählen die Syndrome **Waterhouse-Friderichsen-Syndrom** (S. 366) und **Purpura fulminans**. Als prädisponierender Faktor hat sich das Vorliegen eines **Antikörpermangelsyndroms** (S. 182) erwiesen.

Das klinische Bild

ist durch das meist plötzliche Auftreten petechialer Hautblutungen und grobfleckig-scharfbegrenzter, zunächst blaßgrauer Hautbezirke (sog. Totenflecke), in die es z. T. unter Blasenbildung hineinblutet, gekennzeichnet. Gleichzeitig entwickelt sich ein Schockzustand mit zunehmend irreversibel werdendem Blutdruckabfall. Die Geschwindigkeit des Ablaufes ist unterschiedlich und im Einzelfall nicht vorauszusehen.

Die Diagnose

ergibt sich aus den klinischen und gerinnungsanalytischen Befunden sowie aus dem Krankheitsverlauf. Eine frühzeitige Diagnose ist oft schwierig, die **Prognose** entsprechend ungünstig.

Die Therapie

umfaßt Schock- und Azidose-Bekämpfung sowie Verhütung weiterer Thrombenbildungen in der Endstrombahn durch fortlaufende Heparin-Infusionen. Nur eine frühe (oder prophylaktische) Heparinisierung vermag jedoch einen bedrohlichen Verlauf zu verhindern. In fortgeschrittenen Stadien ist der Versuch einer Wiederauflösung der Mikrothromben durch Streptokinase-Infusionen (therapeutische Fibrinolyse) angezeigt. Eine Substitution des Gerinnungsfaktorenmangels ist erst nach Beherrschung des intravasalen Faktorenverbrauchs vorzunehmen. Unterstützend können Kortikosteroide gegeben werden.

2) Mehr chronisch verlaufende Verbrauchskoagulopathien

werden bei schwerer Leberschädigung (Zirrhose), angeborenen Herzfehlern und beim

Riesenhämangiom-Thrombozytopenie-Syndrom

(Kasabach-Merritt) gefunden. Hierbei kommt es zu einem abnormen Thrombozytenverbrauch und gesteigerten Umsatz von Gerinnungsfaktoren in den pathologisch strukturierten Hämangiomgefäßen. Nach Röntgenbestrahlung oder operativer Entfernung des Hämangioms bildet sich die Umsatzsteigerung vollständig zurück.

10.4.5 Vasopathien

Vaskuläre Blutungskrankheiten können durch angeborene, meist umschriebene Gefäßmißbildungen oder durch eine erworbene, diffuse Gefäßwandschädigung entstehen. Veränderungen der Blutgerinnung und der Thrombozyten werden selten gefunden. Auch ist die Blutungszeit in der Regel im Normbereich. Bei den erworbenen Störungen kann der Rumpel-Leede-Test pathologisch ausfallen.

10.4.5.1 Angeborene Vasopathien

Die hereditäre hämorrhagische Teleangiektasie

(Morbus Rendu-Osler-Weber) wird autosomal-dominant vererbt und manifestiert sich selten bereits im Kindesalter. An der Haut und Schleimhaut sind punkt- und sternförmige, rötliche Gefäßektasien zu finden. Sie können zu Nasenbluten, Blutungen aus der Mundhöhle, Hämaturie und Magendarmbluten führen. In seltenen Fällen sind auch die Lungen befallen.

Das Ehlers-Danlos-Syndrom

ist eine dominant vererbte Anlagestörung des Bindegewebes, die sich in einer Hyperelastizität und leichten Verletzlichkeit der Haut sowie Überstreckbarkeit der Gelenke äußert. Daneben ist eine abnorme Gefäßzerreißbarkeit mit Neigung zu Hämatomen und Blutungen vorhanden.

10.4.5.2 Erworbene Vasopathien

Bei der **Möller-Barlowschen Krankheit** führen Gefäßveränderungen zu petechialen und subperiostalen Blutungen (S. 104).

Das Schönlein-Henoch-Syndrom

(anaphylaktoide Purpura, Peliosis rheumatica, Purpura abdominalis) kommt bevorzugt im Kleinkindesalter vor und tritt oft 1–2 Wochen nach akuten Infektionskrankheiten auf. Ihm liegt eine allergische Spätreaktion auf Bakterientoxine oder andere Antigene zugrunde, die zur perivaskulären Entzündung der kleinen Gefäße in den befallenen Organen führt.

Das charakteristische Symptom ist ein streng symmetrisch angeordnetes **hämorrhagisches Exanthem,** das die Streckseiten der Extremitäten und das Gesäß befällt. Zunächst können makulopapulöse und urtikarielle Effloreszenzen mit zentraler Hämorrhagie vorhanden sein. Wenig später, wenn nicht von vornherein, beherrscht eine grobpetechiale Purpura das Bild. Gleichzeitig können schmerzhafte lokalisierte Ödeme an Hand- und Fußrücken sowie periartikuläre Ödeme und Ergüsse in kleinen und großen Gelenken auftreten. Anfallsartige Bauchkoliken mit blutig-schleimigen Stühlen weisen auf die Mitbeteiligung der Darmwand hin. In der 2. bis 3. Krankheitswoche kann eine hämorrhagische Nephritis hinzukommen.

Differentialdiagnostisch ist die Abgrenzung gegenüber thrombozytopenischen Krankheiten durch Bestimmung der Plättchenzahl und Beachtung des unterschiedlichen Purpuratyps leicht möglich. Die Erkrankung neigt zu Rezidiven, die Nephritis kann einen chronischen Verlauf nehmen.

Eine spezifische **Therapie** gibt es nicht. Es werden Antibiotika verabfolgt. Kortikosteroide sind im Stadium der Ödemneigung und bei intestinalen Störungen angezeigt. Auf den Verlauf der Krankheit haben sie keinen Einfluß.

10.5 Grundlagen der klinischen Onkologie

G. LANDBECK

Unter den Krebskrankheiten nimmt die Onkologie des Kindes- und Jugendalters eine Sonderstellung ein, weil in diesem Zeitraum bestimmte Leukämieformen und Tumorkrankheiten vorkommen, die später kaum mehr auftreten und gute Behandlungserfolge überwiegen. Werden die einzelnen Krebskrankheiten auch in den jeweiligen Organkapiteln abgehandelt, so sollen im folgenden die verbindenden Grundlagen dargestellt werden.

Der Anteil der Krebstodesfälle an der Gesamtzahl verstorbener Kinder und Jugendlicher liegt mit 8% an 2. Stelle der Todesursachenstatistik und wird nur durch tödliche Unfälle übertroffen (S. 414). Dem relativ hohen Anteil steht jedoch eine niedrige **Morbiditätsrate** mit 10 pro 100.000 Kinder und Jahr bzw. 25 pro 1 Million Einwohner und Jahr gegenüber. In der Bundesrepublik Deutschland ist daher jährlich mit etwa 1500 Neuerkrankungen zu rechnen, so daß auf diese Altersgruppe weniger als 2% der Krebskrankheiten aller Lebensalter entfallen und somit selten sind. Die bei Kindern und Jugendlichen vorkommenden Krebskrankheiten und deren Häufigkeitsverteilung zeigt Tabelle 52. Die Hälfte entfällt auf Leukämien und maligne Lymphome, fast 20% auf embryonale Tumoren und ein nahezu gleicher Anteil auf ZNS-Tumoren. Mit weitem Abstand folgen Knochentumoren und schließlich Tumoren epithelialen Ursprungs, also Karzinome, die nur mit 1% vertreten sind, hingegen im Erwachsenenalter (Tabelle 53), mit 85% als Tumoren des Verdauungstraktes, der

Tabelle 52. Verteilung der Leukämien und malignen Tumoren im Kindes- und Jugendalter (Bundesrepublik Deutschland 1983)

	Kinder (%)	Jugendliche (%)
1. Leukämien und lymphoretikuläre Tumoren		52
– Leukämien	38	
– Non-Hodgkin-Lymphome	6	
– Mb. Hodgkin	6	
– Histiozytosen	2	
2. Embryonale Tumoren		19,5
– Neuroblastom	7	
– Nephroblastom (Wilms-Tumor)	6	
– Rhabdomyosarkom	4	
– Retinoblastom	2	
– Hepatoblastom	0,5	
3. ZNS-Tumoren		17
4. Knochen-Tumoren		7
– Osteosarkom	4	
– Ewing-Sarkom	3	
5. Karzinome		1
6. Sonstige		3,5
		100

Tabelle 53. Verteilung der Leukämien und malignen Tumoren im Kindes- und Erwachsenenalter

	Kinder und Jugendliche (%)	Erwachsene (%)
Leukämien und maligne Lymphome	52	6
Embryonale Tumoren	19,5	< 1
Hirntumoren	17	2
Knochentumoren	7	< 1
Karzinome	1	85
Sonstige	3,5	5

Tabelle 54. Verteilung der Leukämien im Kindes- und Erwachsenenalter

	Kinder und Jugendliche (%)	Erwachsene (%)
Akute lymphoblastische Leukämie (ALL)	82	15
Akute myeloische Leukämie (AML)	16	40
Chronische myeloische Leukämie (CML)	2	20
Chronische lymphatische Leukämie (CLL)	0	25

Atmungsorgane, des Urogenitale, der Brustdrüse, Prostata, Haut u. a. bei weitem überwiegen und auch heute noch oft einen schicksalhaften Verlauf nehmen. Die insgesamt wesentlich besseren Behandlungserfolge der Pädiatrischen Onkologie sind nicht zuletzt auf diesen Unterschied zurückzuführen.
In der Gruppe der **Leukämien und malignen Lymphome** zeigt ein Vergleich der beiden Altersgruppen (Tabelle 54), daß die bei Kindern weitaus dominierende und heute erfolgreich therapierbare akute lymphoblastische Leukämie (S. 207) im Erwachsenenalter sehr viel seltener ist und darüber hinaus auch einen ungünstigeren Verlauf nimmt. Hingegen kommen bei Erwachsenen auch Non-Hodgkin-Lymphome (S. 212) mit niedrigem Malignitätsgrad vor, zu denen nach der Kiel-Klassifikation auch die chronische lymphatische Leukämie zu rechnen ist, die bei Kindern nicht gefunden wird.

Embryonale Tumoren entwickeln sich aus primitiven, während der Organentwicklung undifferenziert gebliebenen Zellen. Eine bösartige Transformation dieser unreifen Zellen (Blasten) ist grundsätzlich so lange möglich, wie noch Zelldifferenzierungen vorkommen. Diese Tumoren können sich daher sowohl in der embryonalen und foetalen Entwicklungsperiode wie auch noch in den ersten Lebensjahren entwickeln und als bösartige Fehlbildungen verstanden werden. Beim Retinoblastom und Nephroblastom ist eine Erblichkeit zumindest bei beidseitigem Organbefall gegeben. Embryonale Tumoren verhalten sich wie Sarkome, zeigen eine frühe regionale Ausbreitung und Metastasierung und weisen eine hohe Empfindlichkeit gegenüber Chemotherapie und Strahlenbehandlung auf. Jenseits des Kindesalters werden sie naturgemäß kaum mehr beobachtet. Zu ihnen zählen der in der Regel einseitig auftretende, relativ spät und dann hauptsächlich in die Lunge metastasierende Wilms-Tumor (Nephroblastom, Adenomyosarkom der Niere) (S. 330); das vom Nebennierenmark oder sympathischen Grenzstrang ausgehende, sehr früh in das Skelett metastasierende Neuroblastom (S. 116); das von der glatten Muskulatur abstammende, infiltrierend wachsende Rhabdomyosarkom mit seinen prognostisch außerordentlich unterschiedlichen Primärlokalisationen; das von der Netzhaut des Auges ausgehende, im Grunde früh erkennbare Retinoblastom (S. 376) sowie das seltene, nur im Frühstadium der Manifestation zureichend therapierbare Hepatoblastom (S. 316), das beide Leberlappen befallen kann.
Im weiteren Sinne zählen auch **Teratome** zu den embryonalen Tumoren. In diesen finden sich Zellelemente aller drei Keimblätter. Die Mehrzahl ist differenziert und gutartig, doch sind die undifferenzierten bösartigen Teratome therapeutisch nur schwer zu beherrschen, so daß eine sichere Frühdiagnose auch hier eine wichtige Rolle spielt. Malignität ist vor allem bei Teratomen der Hoden, seltener auch der Ovarien und des sakrokokzygealen Bereichs zu erwarten. Weitere Lokalisationen sind das Mediastinum, Retroperitoneum, Hals- und Kopfregion.
Tumoren des Zentralnervensystems (S. 376) manifestieren sich hauptsächlich im Schulkindesalter. Zu ihnen zählen Astrozytome und Ependymome mit unterschiedlichem Malignitäts-

grad, hochmaligne Medulloblastome, die im Grunde den embryonalen Tumoren zugerechnet werden müssen und inoperable Hirnstammgliome. Die biologische Bösartigkeit wird nicht nur durch die histologische Malignität, sondern auch vom Tumorsitz, bzw. von der Operabilität und Strahlensensibilität bestimmt. Die Chemotherapie hat bislang nur einen begrenzten Stellenwert, da bei systemischer Anwendung nur wenige Zytostatika die Blut/Hirn-Schranke überwinden und auch nur wenige in begrenzter Dosis intrathekal anwendbar sind. Operation und Strahlentherapie sind daher noch das Vorgehen der Wahl und Erfolgsfortschritte insgesamt wenig befriedigend. Neue therapeutische Ansätze mit hochdosierten, systemisch verabfolgten Zytostatika oder auch lokaler intraarterieller Anwendung sind noch experimenteller Natur.

Die **Knochentumoren,** das vom Knochen ausgehende Osteosarkom (S. 350) und das im Knochenmark beginnende Ewing-Sarkom (S. 350) haben ihren Häufigkeitsgipfel zur Zeit des stärksten Längenwachstums, d. h. im 2. Lebensjahrzehnt. Beide metastasieren früh, so daß radikale lokale Maßnahmen alleine (z. B. Amputation, Exartikulation) selbst bei noch fehlendem Nachweis klinisch manifester Metastasen keine Heilung in nennenswerter Größenordnung bringen können. Erst mit Einführung einer systemisch wirkenden, also auf Mikrometastasen gerichteten, äußerst intensiven Polychemotherapie konnte daher eine Wende zu hohen Heilungsraten erreicht werden. Eine erfolgreiche Lokalbehandlung des Primärtumors gelingt beim Osteosarkom nur durch radikale chirurgische Entfernung, während hierzu beim strahlensensiblen Ewing-Sarkom hohe Strahlendosen auf den gesamten befallenen Knochen, wenngleich auch mit Dosisreduktion außerhalb der erkennbaren Tumorgrenzen erforderlich sind.

Die **Ursachen der Krebsentstehung** im Kindes- und Jugendalter sind weitgehend unbekannt. Eine viral bedingte Malignom-Entstehung ist bisher nur beim zentralafrikanischen Burkitt-Tumor und Nasopharynxkarzinom (Eppstein-Barr-Virus) sowie bei Erwachsenen in Ostasien mit akuter T-Zell-Leukämie (humanes T-Zell Leukämievirus, HTLV-I) bekannt. Ionisierende Strahlen, alkylierende Zytostatika erhöhen vor allem das Leukämie-Risiko. Angeborene wie auch erworbene, chronisch verlaufende Immundefekte (z. B. immunsuppressive Therapie nach Organtransplantation) führen zu einer höheren Rate maligner Lymphome. Ein familiär erhöhtes Erkrankungsrisiko ist bei bilateralem Retinoblastom und bilateralem Wilms-Tumor zu beobachten.

Die **Prognose** krebskranker Kinder und Jugendlicher konnte im Verlauf der letzten 20 Jahre durch Fortschritte in der Früherkennung wie vor allem aber in der lokalen und systemischen Behandlung entscheidend verbessert werden (Tabelle 55). Die Krebstherapie verfolgt entsprechend grundsätzlich ein kuratives Ziel. Die Prognose des Einzelfalles ist abhängig von der Art der Erkrankung, ihrer Lokalisation, Ausbreitung bei Diagnosestellung, ihrem zytologischen bzw. histologischen Malignitätsgrad und dem Lebensalter, d. h. von krankheitsspezifischen wie auch individuellen Faktoren.

Diagnostik und Therapie sind grundsätzlich interdisziplinäre Aufgaben mit kontinuierlicher Beteiligung speziell erfahrener Kinderonkologen, Pathologen, diagnostisch tätiger Radiologen, Strahlentherapeuten, Chirurgen, Psychologen und Pflegekräften. Onkologie des Kindes- und Jugendalters ist also keineswegs

Tabelle 55. Entwicklung des Therapieerfolges bei den häufigsten Krebskrankheiten des Kindes- und Jugendalters

	Überlebende 1960 (%)	Erreichbare Heilungsrate 1985 (%)
Leukämien		
– akute lymphoblastische Leukämien	< 1	70
– akute myeloische Leukämien	< 1	40
Nicht-Hodgkin-Lymphome	5 – 10	70
Hodgkin-Lymphome	15 – 20	90
Neuroblastom	15 – 20	40
Nephroblastom	20 – 40	75
Weichteilsarkome	15 – 20	60
Osteosarkom	10 – 15	60
Ewing-Sarkom	5 – 10	55
Medulloblastom (Hirntumor)	20 – 35	40

Tabelle 56. Klinische Stadieneinteilung solider Tumoren (allgemein)

Stadium I	Tumor auf Ursprungsorgan begrenzt, radikal operierbar	(lokal begrenzt)
Stadium II	Tumor auf Ursprungsorgan begrenzt, mikroskopisch nicht radikal entfernt, ± lokaler Lymphknotenbefall	(lokale Ausbreitung)
Stadium III	Tumor in Nachbarschaft eingedrungen, makroskopisch nicht radikal entfernt, regionaler Lymphknotenbefall	(regionale Ausbreitung)
Stadium IV	Stadium II oder III mit Fernmetastasen	(disseminierte Ausbreitung)

auf ein Fachgebiet beschränkt. Sie muß eine aktive und abgestimmte Mitwirkung aller Beteiligten von der Verdachtsdiagnose an sicherstellen, um im Einzelfall bereits das primärdiagnostische Vorgehen optimal festzulegen. Duldet die Abklärung auch grundsätzlich keinen Zeitverlust, so darf es nicht an umsichtiger Planung fehlen, um das therapeutische Vorgehen wählen zu können, das jeweils den größten Erfolg verspricht. Es ist also ein hohes Maß an Fachkompetenz in allen beteiligten Disziplinen erforderlich, das bei der Seltenheit der Krebserkrankungen im Kindes- und Jugendalter nur durch regional weiträumige Zentralisierung der Versorgung dieser schwerbetroffenen Patienten entstehen und wachsen kann. Auch sind Fortschritte im Behandlungserfolg nur dann zu erwarten, wenn bei den kleinen Zahlen jährlicher Neuerkrankungen die regionalen Behandlungszentren in multizentrisch-kooperativen Therapiestudienreihen zusammenarbeiten.

Erste diagnostische Schritte gelten dem Ausschluß gutartiger Ursachen (z. B. Infektionen) und der Erfassung relevanter klinischer Befunde, wobei überflüssige Tumorpalpationen wegen der Gefahr traumatischer Metastasierung zu unterlassen sind. Bei oberflächlichen, leicht zugänglichen krebsverdächtigen Geschwülsten (z. B. Lymphomen) wird zunächst eine chirurgische und histologische Klärung versucht und, soweit eine auf den Ort begrenzte Tumorbildung anzunehmen ist, diese möglichst im Gesunden entfernt. Anderenfalls folgen radiodiagnostische Untersuchungen zur sicheren Festlegung der Lokalisation und Tumorgröße, der örtlichen und systemischen Ausbreitung (Röntgen, Sonographie, Computertomographie, Szintigraphie, ggf. Angiographie, Lymphographie). Anhand dieser Befunde wird entschieden, ob eine radikale Entfernung des Tumors möglich ist. Kann dieses nur unter Inkaufnahme eines hohen Operationsrisikos bzw. schwerwiegender Verstümmelungen erreicht werden, oder sind bereits Fernmetastasen nachweisbar, muß man sich auf eine Biopsie beschränken und wird zunächst mit kombinierter Anwendung unterschiedlich wirkender Zytostatika (Polychemotherapie), ggf. auch Strahlentherapie versuchen, eine radikale Operabilität des verbleibenden Resttumors herzustellen. Die Tumordiagnostik hat also über eine zutreffende Artdiagnose hinaus die Aufgabe, individuelle Risikofaktoren zu erfassen, also eine risikoorientierte Klassifizierung nach Tumorausbreitung (klinische Stadieneinteilung, Tabelle 56) sowie nach histologischen Malignitätskriterien (sog. Grading) vorzunehmen.

Die **Therapiepläne** für maligne Krankheiten des Kindes- und Jugendalters werden fortlaufend verbessert und haben keine längerfristige Gültigkeit. Ist es auch gelungen, einen Durchbruch zu hohen Heilungsraten zu erreichen, so müssen folgerichtig weitere Schritte in der Therapieplanung folgen, nämlich Abstufungen der therapeutischen Belastung nach dem individuellen Krankheitsrisiko. Das differenziertere Vorgehen hat das Ziel, unerwünschte Wirkungen der Strahlen- und Chemotherapie so gering wie möglich zu halten, also erkennbare Überbehandlungen ohne Erfolgseinbuße abzubauen und weitere Intensivierungen auf Patienten mit noch ungünstiger Prognose zu beschränken. Strahlentherapie und Zytostatika haben keine selektive Wirkung auf maligne Zellen. Stets werden normale Körpergewebe in Mitleidenschaft gezogen, wenngleich sie sich, im Gegensatz zu Krebszellen, auch wieder erholen können. Regelhaft betroffen werden Knochenmark, Immunsystem, Schleimhäute und Haut (Haarausfall). Darüber hinaus verursacht jedes Zytostatikum spezielle Organfunktionsstörungen, die der Dosierung und ggf. auch kumulativen Gesamtdosis streng zu beachtende Grenzen setzen. Diese ungewöhnlichen und im Grunde nicht akzeptablen Nebenwirkungen bislang unverzichtbarer Medikamente verdeutlichen, daß die Krebstherapie ihren experimentellen Charakter noch nicht verloren hat, zumal auch mögliche Spätfolgen durch kanzerogene Eigenschaften der Strahlen- und Chemotherapie bei Behandlungen mit kurativem Ziel bedacht werden müssen.

11. Herz- und Kreislauferkrankungen

E. W. KECK

11.1 Methoden kardiologischer Diagnostik

Ein Rechts-links-Shunt führt zu einer **zentralen Zyanose,** bei der dem arteriellen Blut venöses zugemischt wird. Eine **periphere Zyanose** durch erhöhte Sauerstoffausschöpfung des Blutes kann das Zeichen einer Herzinsuffizienz sein. Deutlicher „Herzbuckel" und körperliche Unterentwicklung weisen auf einen großen Links-rechts-Shunt hin, bei dem der Druck in der Pulmonalarterie erhöht ist.
Die **Palpation** der Herzgegend und der arteriellen Pulse ist oft diagnostisch verwertbar:

Tabelle 57. Diagnostische Hinweise

Puls und Herz:	Fehlbildung:
Systolisches Schwirren	Ventrikelseptumdefekt Aortenstenose
Fühlbarer zweiter Herzton	Pulmonaler Hochdruck
Fehlende Pulse an allen Extremitäten	Hochgradige Aortenstenose, Syndrom des hypoplastischen Linksherzens
Fehlende Femoralpulse	Aortenisthmusstenose
Pulsus celer et altus	Offener Ductus arteriosus, Truncus arteriosus, Aorteninsuffizienz

Der **Blutdruck** kann bei Säuglingen, bei denen die akustischen Phänomene noch nicht verwertbar sind, mit der Flush-Methode (Rötungsmethode) gemessen werden. Dabei wird der arterielle Blutdruck optisch registriert (Ischämie durch Bandage und reaktive Hyperämie bei nachlassendem Manschettendruck). Ein erhöhter **Venendruck** zeigt sich im Sitzen als sichtbare Jugularvenenfüllung oberhalb der Clavicula.

Das Standard- und Brustwand-**Elektrokardiogramm** erlaubt Rückschlüsse auf die Position der elektrischen Herzachse, auf Belastung bzw. Hypertrophie eines oder beider Ventrikel oder Vorhöfe (Abb. 87). Sogenannte Hypertro-

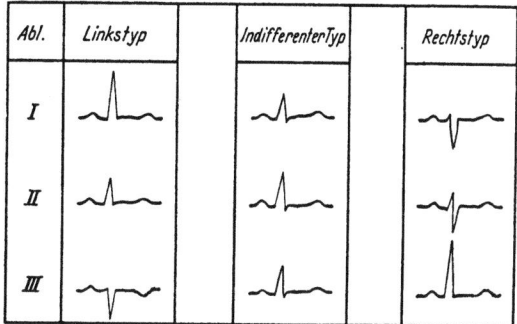

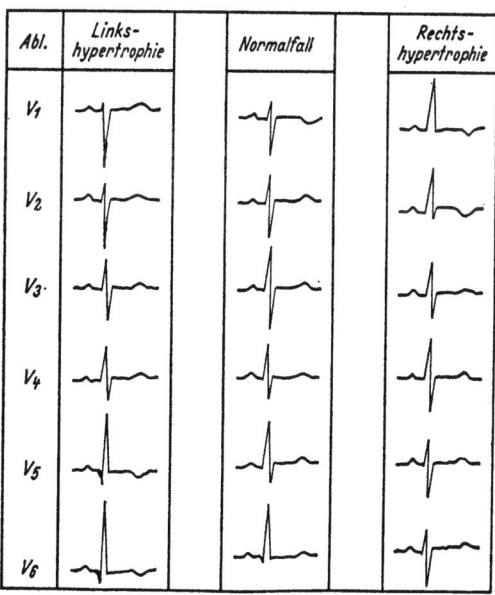

Abb. 87. Schematische Darstellung der Typen im Standard-EKG (oben) und der Hypertrophieformen in den Brustwandableitungen (unten)

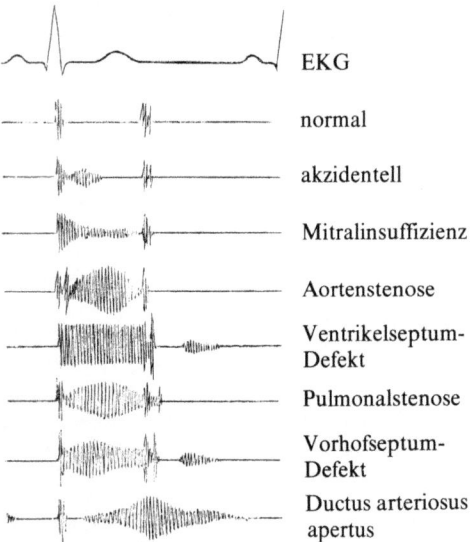

	EKG
	normal
	akzidentell
	Mitralinsuffizienz
	Aortenstenose
	Ventrikelseptum-Defekt
	Pulmonalstenose
	Vorhofseptum-Defekt
	Ductus arteriosus apertus

Abb. 88. Einige typische Geräuschbefunde im Phonokardiogramm

phieschädigungen sind – ebenso wie Myokard- und Perikarderkrankungen – vor allem an Veränderungen der Erregungsrückbildung erkennbar. Außerdem können alle Rhythmusstörungen und einige Elektrolyt-Verschiebungen mit dem EKG erfaßt werden.

Im **Phonokardiogramm** werden die Geräuschphänomene sichtbar gemacht (Abb. 88). Die zeitliche Einordnung von Tönen, Extratönen und Geräuschen ist insbesondere bei Tachykardie oft besser möglich als durch Auskultation. Außerdem können Geräuschqualität und -intensität objektiviert werden.

Die **Röntgenuntersuchung** ermöglicht eine Beurteilung von Größe, Form und Lage des Herzens und der großen Gefäße. Die Hilusdurchblutung ist an der Stärke der Hiluszeichnung ablesbar, die Lungendurchblutung an der Gefäßzeichnung in der Peripherie.

Das Ultraschall-Echokardiogramm kann gelegentlich invasive diagnostische Eingriffe ersetzen. Als eine nicht-invasive Methode ist das Verfahren beim Neugeborenen mit angeborenem Herzfehler geeignet, die Indikation zur Herzsondierung zu straffen. Die Präsenz und die Lage der 4 Herzhöhlen, der 4 Herzklappen und der beiden großen Arterien ist mit dem Echokardiogramm zu untersuchen. Hypertrophie, Dilatation und Funktion des linken Ventrikels sind gut erfaßbar.

Zwei Methoden geben entscheidende Hinweise für die Diagnose: Herzsondierung und Angiokardiographie. Beide Methoden bedürfen einer klaren Indikation, da sie für den Patienten ein Risiko in sich bergen. Bei der **Herzsondierung** wird der Katheter nach Sedierung und lokaler Anästhesie in eine Vene (meist die Saphena oder die Femoralvene) eingeführt und in die verschiedenen Abschnitte des kleinen Kreislaufs vorgeschoben. Das linke Herz kann durch transseptale Punktion und Sondierung vom rechten zum linken Vorhof erreicht werden, oder man gelangt, von einer Arterie ausgehend, entgegen dem Blutstrom durch die Aortenklappe in den linken Ventrikel. Die Herzsondierung ermöglicht folgende Maßnahmen:

1. Klärung der **Katheterlage** mittels Röntgendurchleuchtung: Man kann durch die abnorme Lage der Sonde einige Anomalien aufdecken, z. B. offenen Ductus Botalli, Septumdefekte, fehleinmündende Lungenvenen, fehlerhaften Ursprung der großen Arterien.

2. Messung der intravasalen und intrakardialen **Drucke** (Abb. 89). Registrierung von Druckkurven: Unterschiede im Druck vor und hinter einer Klappe lassen u. a. den Grad einer Stenose erkennen.

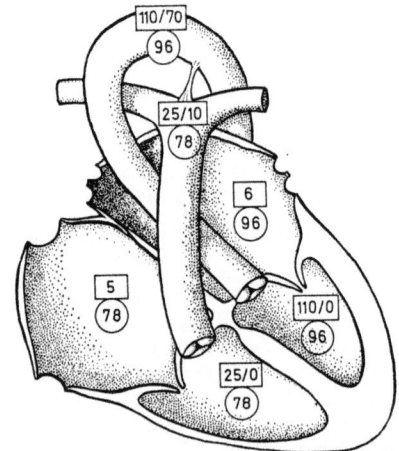

Abb. 89. Halbschematische Darstellung der Herzhöhlen und der großen Gefäße. □: Druckwerte in mm Hg, systolisch und diastolisch, bei den Vorhöfen Mitteldruck. ○: Sauerstoffsättigung des Blutes in Prozent. Charakteristische Werte bei der Sondierung eines normalgebildeten kindlichen Herzens zum Vergleich für die folgenden pathologischen Werte bei angeborenen Herzfehlern

Tabelle 58. Einteilung der angeborenen Herz- und Gefäßmißbildungen

Häufigkeit der einzelnen Vitien im pädiatrisch-kardiologischen Krankengut	Häufigkeit (%)
1. Vitien mit vorwiegendem Links-rechts-Shunt	
a) Shunt zwischen den großen Gefäßen	
Offener Ductus Botalli	12
Sonstige Querverbindungen zwischen den großen Gefäßen	< 1
b) Shunt auf Vorhofebene	
Septum secundum-Defekt	11
Septum primum-Defekt	2
Fehleinmündende Lungenvenen	1
c) Shunt auf Ventrikelebene	
Ventrikel-Septum-Defekt	25
2. Vitien mit Zyanose (vorwiegender Rechts-links-Shunt)	
a) mit verminderter Lungendurchblutung	
Fallotsche Tetrade	9
Tricuspidalatresie	2
b) mit vermehrter Lungendurchblutung	
Transposition der großen Arterien	5
Truncus arteriosus communis	< 1
Fehleinmündung aller Lungenvenen	1
sonstige zyanotische Vitien mit vermehrter Lungendurchblutung	2
3. Vitien ohne Shunt	
a) Angeborene Stenosen der Herzklappen	
Pulmonalstenose	7
Aortenstenose	6
b) Anomalien der Aorta	
Aortenisthmusstenose	6
Anomalien des Aortenbogens	1
4. Übrige Vitien	8

3. Entnahme von Blutproben zur Bestimmung des **Sauerstoff**gehaltes bzw. der Sauerstoffsättigung: Kurzschlußverbindungen lassen sich aufdecken, wenn nachgewiesen werden kann, daß arterialisiertes Blut in den kleinen Kreislauf einströmt bzw. venöses Blut dem großen Kreislauf beigemischt wird. Die Shunt-Blutmenge läßt sich berechnen, der Ort des Übertritts festlegen.

Bei manchen angeborenen Herzfehlern ist die Klärung anatomischer Einzelheiten durch die Injektion von Röntgenkontrastmitteln, durch die **Angiokardiographie,** erforderlich. Das Kontrastmittel wird möglichst in denjenigen Kreislaufabschnitt injiziert, der direkt vor der fraglichen Anomalie liegt. Rasch aufeinander folgende Röntgenaufnahmen in zwei Ebenen lassen den Weg erkennen, den das mit Kontrastmittel sichtbar gemachte Blut nimmt. Die Struktur der Herzklappen, Form und Innenrelief der Herzkammern, Form und Weite der Gefäße sind exakt zu erfassen.

11.2 Angeborene Herz- und Gefäßmißbildungen

Eine Übersicht über die häufigsten Mißbildungen gibt Tabelle 58.
Die Fehler sind nach klinischen und hämodynamischen Gesichtspunkten geordnet.

11.2.1 Vitien mit vorwiegendem Links-rechts-Shunt

11.2.1.1 Shunt zwischen den großen Gefäßen

Offener Ductus Botalli

Der Ductus Botalli dient der Umgehung des Lungenkreislaufes vor der Geburt: Das Blut fließt vom rechten Ventrikel über den Stamm der Pulmonalarterie durch den Ductus in den Aortenbogen und vorwiegend in die absteigende Aorta zur Plazenta (Abb. 11, S. 12). Bleibt der Ductus nach der Geburt offen, so fließt in umgekehrter Richtung Blut aus der Aorta über die Pulmonalarterie in den Lungenkreislauf, sobald durch Entfaltung der Lunge der Strömungswiderstand im kleinen Kreislauf abgesunken ist. Die Größe dieses Links-rechts-Shunts wird durch das Kaliber des offenen Ductus mitbestimmt. Meist ist auch während der Diastole der Druck in der Aorta höher als in der Pulmonalis: das kontinuierliche Geräusch weist auf den kontinuierlichen Shunt hin. Der Windkessel der Aorta hat ein „Leck", durch welches das Blut schnell die Aorta verläßt und in das Niederdruckgebiet des kleinen Kreislaufs strömt. Die Blutdruckamplitude ist groß, der linke Ventrikel wird überlastet.

Ein großer Shunt kann schon im **Säuglingsalter** zu Dyspnoe, verstärktem Schwitzen, gehäuften pulmonalen Infekten und Gedeihstörungen führen. Bei kleinerem Shunt fehlen im Kindesalter Krankheitszeichen; gelegentlich bestehen Dyspnoe, Herzklopfen, schnelle Ermüdbarkeit.

Nahezu pathognomonisch ist das kontinuierliche systolisch-diastolische **„Maschinengeräusch"** (Abb. 88). Ein Schwirren im ersten und zweiten Interkostalraum links ist oft zu fühlen und kann zum Jugulum fortgeleitet sein. Der zweite Herzton ist bisweilen vom Geräusch verdeckt; ist er laut, liegt meist ein pulmonaler Hochdruck vor. Beim Säugling hört man meist nur ein systolisches Geräusch. Der Pulsus celer et altus ist als differenzierendes Zeichen gegenüber dem Ventrikelseptumdefekt verwertbar. Bei längerem Bestehen des Shunts können sich die Lungengefäße verändern, und der Strömungswiderstand im Lungenkreislauf steigt an; es kann zu einer „Shunt-Umkehr", einem Rechts-links-Shunt, kommen.

Im Röntgenbild springt das stark erweiterte Pulmonalissegment vor, das Herz kann durch die Erweiterung des linken Ventrikels vergrößert sein. Die Hilus- und Lungengefäßzeichnung ist infolge der vermehrten Lungendurchblutung verstärkt. Das Ösophagogramm läßt die Vorwölbung des linken Vorhofs nach dorsal erkennen. Bei der **Herzkatheterisierung** kann der Ductus direkt nachgewiesen werden, wenn es gelingt, den Katheter von der Pulmonalarterie in die Aorta vorzuschieben. Die O_2-Sättigung im Blut der Arteria pulmonalis ist höher

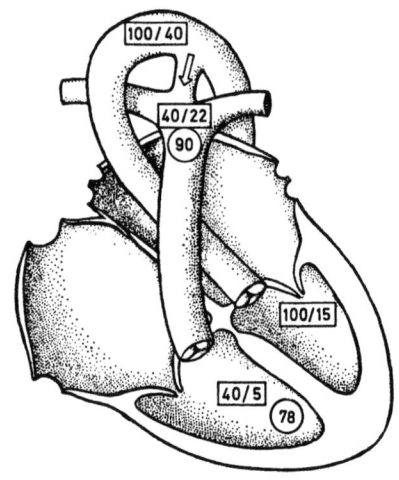

Abb. 90. Ductus arteriosus Botalli apertus: Charakteristische pathologische Abweichungen (vgl. Abb. 89). Große Druckamplitude in der Aorta. Druckerhöhung im rechten Ventrikel und in der Pulmonalarterie, die arterielles Blut aus der Aorta erhält und daher eine erhöhte Sauerstoffsättigung aufweist

als in dem des rechten Ventrikels (Abb. 90). Im Aortogramm füllen sich Ductus und Arteria pulmonalis von der Aorta aus.

Die operative **Unterbindung und Durchtrennung des Ductus** ist die Behandlung der Wahl. Da stets die Gefahr einer Endokarditis besteht, wird auch bei kleinem Shunt operiert. Manchmal ist die Operation schon bei Neugeborenen notwendig. Nur Ductus-Fälle mit schwerem pulmonalen Hochdruck und überwiegendem Rechts-links-Shunt gelten als inoperabel.

Der **medikamentöse Verschluß des Ductus Botalli** durch Gabe von Indomethacin oder Acetyl-Salizylsäure ist bei einigen Früh- und Neugeborenen möglich. Diese Prostaglandinhemmer sind nur in einem kurzen frühen Zeitraum nach der Geburt wirksam. Ein Behandlungsversuch ist möglich bei Säuglingen mit Atemnotsyndrom und anderen Lungenerkrankungen, bei denen der Ductus offen bleibt und die Symptomatik verstärkt.

Ist der offene Ductus dagegen für die Lungendurchblutung erforderlich (bei Pulmonal-Atresie), kann die Infusion von Prostaglandin (PG_{E_1}) seinen **Spontanverschluß verhindern** oder verzögern. Das gilt auch für Herzfehler, bei denen die Durchblutung des Systemkreis-

laufes vom Offenbleiben des Ductus abhängig ist: Aorten-Atresie und Coarctatio aortae.
Sonstige Querverbindungen zwischen Aorta und kleinem Kreislauf sind insgesamt viel seltener als der offene Ductus Botalli: Über ein aorto-pulmonales Fenster, die Perforation einer Aortenklappentasche in den rechten Ventrikel und Anomalien der Koronararterien kann ebenfalls ein Links-rechts-Shunt entstehen.

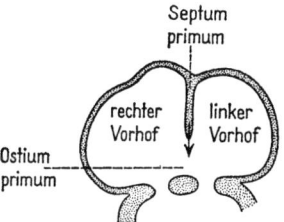

Abb. 91. Die Entwicklung des Septum primum (5. Schwangerschaftswoche)

11.2.1.2 Shunt auf Vorhofebene

Pathogenese der Defekte des Vorhofseptums (ASD)

Die erste Trennung des gemeinsamen Atriums in zwei Vorhöfe entsteht durch das Septum primum, das vom Sulcus interatriale in kaudaler Richtung wächst. Hat es die atrio-ventrikuläre Klappenebene noch nicht erreicht, besteht eine freie interatriale Verbindung: das Ostium primum (Abb. 91). Eine Entwicklungshemmung in diesem Stadium führt zum Septum primum-Defekt.

Während das Septum primum kaudalwärts wächst, entsteht durch Atrophie in seinem kranialen Anteil eine zweite Öffnung: das Ostium secundum. Gleichzeitig entwickelt sich von kranial her das Septum secundum (Abb. 92). Dieses verdeckt das Ostium secundum klappenartig, so daß nur ein Schlitz offen bleibt: das Foramen ovale. Eine Entwicklungshemmung des Septum secundum hat einen Septum secundum-Defekt zur Folge, da der Verschluß des Ostium secundum ausbleibt.

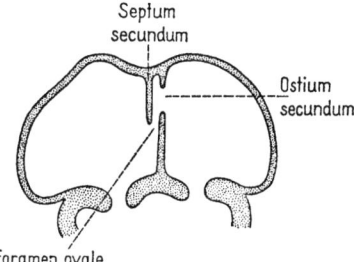

Abb. 92. Die Entwicklung des Septum secundum (6. Schwangerschaftswoche)

Septum secundum-Defekt

Durch die freie Verbindung zwischen den Vorhöfen fließt arterielles Blut vom linken in den rechten Vorhof. Bei größeren Defekten fließt auch eine kleinere Menge vom rechten in den linken Vorhof. Im rechten Ventrikel und in der Pulmonalarterie kommt es zu einer Vergrößerung des Strömungsvolumens (Abb. 93). Das Pulmonalostium setzt dem vermehrten Blutstrom Widerstand entgegen. Daraus resultieren ein Druckgradient (10–20 mm Hg) und ein systolisches Geräusch. Dyspnoe bei Anstrengungen und Anfälligkeit für Infekte der Atmungsorgane können sich bei größerem Shunt einstellen. Das systolische Geräusch hat sein Punctum maximum über dem zweiten Interkostalraum links. Der zweite Ton ist weit

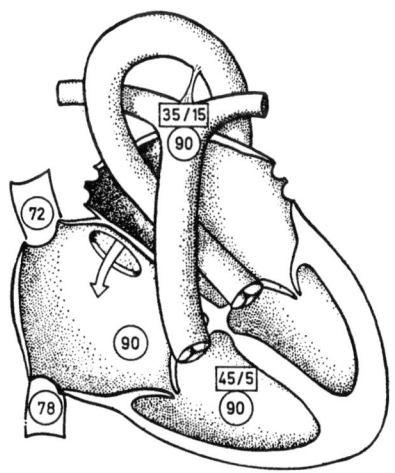

Abb. 93. Vorhofseptum-Defekt (Sekundum-Defekt): charakteristische pathologische Abweichungen (vgl. Abb. 89). Erhöhte Sauerstoffsättigung im rechten Herzen. Drucksprung von 10 mm Hg an der Pulmonalklappe. Großer Li-re-Shunt, ca. 70% des pulmonalen Stromvolumens

gespalten. Das EKG zeigt einen „Rechtstyp" und als Zeichen der Volumenbelastung des rechten Ventrikels eine rechtsventrikuläre Leitungsverzögerung. Die Vergrößerung insbesondere des rechten Ventrikels und der Arteria pulmonalis ist röntgenologisch bei größerem Shunt nachweisbar. Hilus- und periphere Lungengefäße haben ein weites Kaliber. Bei der **Herzkatheterisierung** wird im rechten Vorhof eine höhere Sauerstoffsättigung gefunden als in den Venae cavae. Die direkte Einführung des Katheters über den rechten Vorhof in den linken ist allein noch nicht beweisend. Bei Links-rechts-Shunt größer als 30% des pulmonalen Stromvolumens und Beschwerden ist der **operative Verschluß** erforderlich.

Septum primum-Defekt

Dieser seltenere Defekt befindet sich weiter kaudal im Vorhofseptum und reicht bis an die AV-Klappenebenen; Trikuspidal- und Mitralklappe sind meist durch Schlitzbildungen zusätzlich beeinträchtigt. **EKG:** Im Gegensatz zum Secundum-Defekt zeigt die frontale elektrische Achse eine überdrehte **Links**stellung. Das operative Risiko ist größer wegen der engen Nachbarschaft zur Klappenebene.
Geht ein tiefsitzender Vorhofseptumdefekt kontinuierlich in einen Ventrikelseptum-Defekt über, spricht man von einem **persistierenden Atrio-Ventrikular-Kanal.** Kinder mit diesem Fehler sind oft zyanotisch.

Fehleinmündung von Lungenvenen

Einzelne fehleinmündende Lungenvenen kommen beim Vorhofseptumdefekt vor, die Diagnose wird oft bei der Herzsondierung gestellt. Die **totale Fehleinmündung** aller Lungenvenen ist ein eigenes Krankheitsbild. Bei dieser Fehlbildung sammeln sich meistens sämtliche Venen beider Lungen in einem gemeinsamen Sinus mit Anschluß an die obere Hohlvene; es besteht eine Mischungs-Zyanose. Nur durch den Defekt im Vorhofseptum sind die Kinder lebensfähig. Auch dieser Fehler ist operativ korrigierbar.

11.2.1.3 Shunt auf Ventrikelebene

Ventrikelseptum-Defekt (VSD)

Meist gelangt beim Ventrikelseptum-Defekt arterielles Blut vom linken in den rechten Ven-

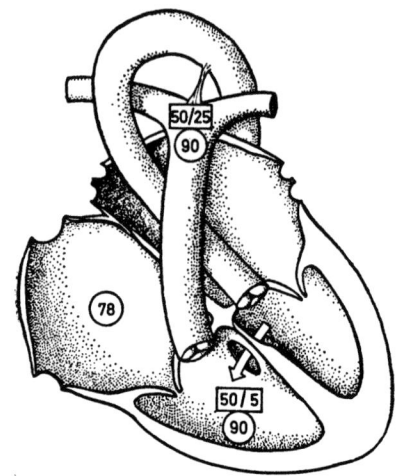

Abb. 94. Ventrikelseptum-Defekt: Charakteristische pathologische Abweichungen (vgl. Abb. 89). Erhöhter Druck und erhöhte Sauerstoffsättigung in rechtem Ventrikel und Pulmonalarterie. Der Druck in der Arteria pulmonalis beträgt 50% des Aortendrucks. Der Li-re-Shunt beträgt 65% des Lungen-Stromvolumens

trikel. Handelt es sich um eine kleine Öffnung, so ist der Defekt funktionell unbedeutend; je weiter die Öffnung, desto größer ist die Beeinträchtigung, weil die drucktrennende Wirkung des Septums fehlt. Dadurch steigt der Druck im rechten Ventrikel und in der Pulmonalarterie (Abb. 94). Die Schwere des Krankheitsbildes hängt dann davon ab, wie hoch der **Strömungswiderstand im kleinen Kreislauf** ist. Ist er niedrig, so fließt ein großes Volumen unbehindert durch die Lungenstrombahn: Der Links-rechts-Shunt ist groß. Ist der Strömungswiderstand im kleinen Kreislauf hoch, so ist das Shuntvolumen klein. Dementsprechend unterscheidet man drei Schweregrade des Ventrikelseptum-Defekts:

Gruppe I

Der Defekt ist klein. Der **Pulmonaldruck ist nicht erhöht** und der Links-rechts-Shunt klein. Ein lautes systolisches Geräusch ist im 3.–4. Interkostalraum links zu hören. Der zweite Pulmonalton ist nicht oder nur mäßig akzentuiert. Röntgenologisch und elektrokardiographisch findet sich kein pathologischer Befund, eine Operation ist nicht erforderlich.
Ein Teil dieser Defekte verschließt sich spontan (15–25%). Dann verschwindet das Ge-

räusch. Jenseits der ersten 5 Lebensjahre sind Spontanverschlüsse seltener, kommen aber vor. – Durch Defektverkleinerung ist ein Übertritt von Gruppe II zu Gruppe I möglich. Diese günstigen Verlaufsformen sind häufig.

Gruppe II

Der Links-rechts-Shunt ist groß, und der **Pulmonaldruck ist erhöht;** der zweite Ton über der Pulmonalis ist laut, der Pulmonalklappenschluß oft fühlbar; das systolische Geräusch dagegen ist nur mittellaut, ein diastolisches Mitral-Strömungsgeräusch ist meist vorhanden (s. Abb. 88). Im EKG finden sich Zeichen der Rechts- und Linkshypertrophie, röntgenologisch ist das Herz vergrößert, die Hilus- und Lungengefäßzeichnung ist verstärkt. Schon im Säuglingsalter bestehen erhebliche Beschwerden: Die Kinder sind dyspnoisch, schwitzen stark und gedeihen nicht. Man behandelt zunächst konservativ mit Digitalis, Sondenernährung, Hochlagerung des Oberkörpers und Sauerstoffzufuhr und verschließt den Defekt möglichst erst im zweiten Lebensjahr.

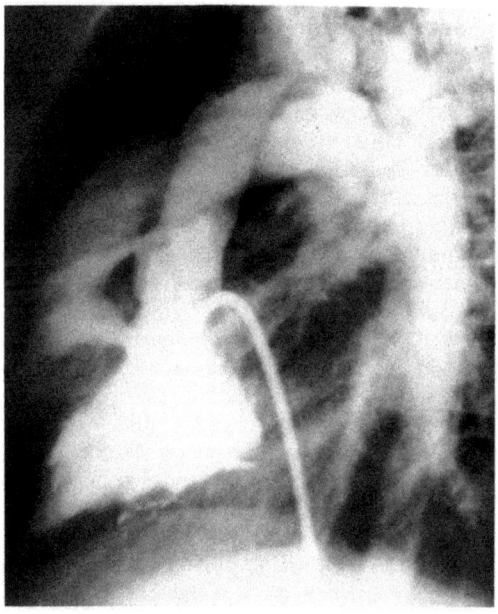

Abb. 95. Ventrikelseptumdefekt. Sondierung des linken Ventrikels von der unteren Hohlvene aus über den rechten und linken Vorhof. Seitlicher Strahlengang: Das Kontrastmittel tritt durch den Ventrikelseptumdefekt vom linken zum rechten Ventrikel über

Gruppe III a)

Der Links-rechts-Shunt ist groß und der **Pulmonaldruck ist so stark erhöht,** daß es zum Druckausgleich kommen kann: Im rechten Ventrikel herrscht der gleiche Druck wie im linken. Der 2. Pulmonalton ist extrem laut. Im Säuglingsalter steht die Insuffizienz des linken Ventrikels im Vordergrund: Neigung zum Lungenödem, Tachypnoe. Der hohe Druck im rechten Ventrikel kann zusätzlich eine Rechtsinsuffizienz verursachen: Hepatomegalie, periphere Ödeme. Gelingt es nicht, Dyspnoe und Gedeihstörung zu beheben, muß die Frühoperation durchgeführt werden. Sie erfordert große Erfahrung des Chirurgen und eine intensive postoperative Betreuung. Der Verschluß des Septumdefekts ist oft nur mit Einsetzen von Perikard oder Kunststoff möglich.

Gruppe III b)

Steigt der Widerstand im kleinen Kreislauf durch obliterierende Gefäßveränderungen der Lunge stark an, so wird der Links-rechts-Shunt kleiner, ein Rechts-links-Shunt entwickelt sich und kann schließlich überwiegen. Venöses Blut gelangt in zunehmendem Maße in den großen Kreislauf, eine Zyanose wird sichtbar (**„Eisenmenger-Syndrom"**). Eine Operation kann nur erfolgreich sein, solange der Links-rechts-Shunt größer ist als der Rechts-links-Shunt. Im umgekehrten Fall ist die Operation kontraindiziert: Der Widerstand im Lungenstrombett ist fixiert; der Verschluß des Defekts würde dem rechten Ventrikel sein Druckventil nehmen, eine tödliche Rechtsinsuffizienz wäre die Folge.

11.2.2 Angeborene Herzfehler mit Zyanose

Beim Übertritt von venösem Blut in den großen Kreislauf kommt es zu einer „Untersättigung" des arteriellen Blutes. Sind mindestens 3 g Hämoglobin/100 ml Blut *nicht mit Sauerstoff beladen* (reduzierte Form), so entsteht eine sichtbare Zyanose von Haut und Schleimhäuten.

Die Beurteilung der Hilus- und Lungengefäßzeichnung im *Röntgenbild* läßt meistens eine Zuordnung zur Gruppe mit vermehrter oder verminderter Lungendurchblutung zu.

11.2.2.1 Mit verminderter Lungendurchblutung

Fallotsche Tetrade

Beim Morbus Fallot bestehen vier anatomische Abweichungen:

1. Die *Pulmonalstenose* ist valvulär oder/und infundibulär,
2. der *Ventrikelseptumdefekt* sitzt dicht unterhalb der Aortenklappe,
3. die Aortenwurzel ist dextroponiert, es kommt zum „*Überreiten der Aorta*" über dem Ventrikelseptumdefekt,
4. es besteht eine *Hypertrophie des rechten Ventrikels*.

Ein **Rechts-links-Shunt** kommt zustande, da der Strömungswiderstand in der Ausflußbahn des rechten Ventrikels höher als im großen Kreislauf ist. Dann fließt venöses Blut aus dem rechten Ventrikel über den Septumdefekt in die Aorta, das Kreislaufvolumen im großen Kreislauf wird größer als im Lungenkreislauf, die Kinder sind zyanotisch. Während die Aorta weit ist, sind die Pulmonalarterie und ihre Äste hypoplastisch.

Je nach der Ausprägung der einzelnen Komponenten resultiert ein unterschiedlich schweres Krankheitsbild. Typisch für den **Verlauf** ist ein allmählicher Beginn der Symptome in der Säuglingszeit. Zyanose, Dyspnoe, rasche Ermüdbarkeit und Gedeihstörung werden bemerkt, wenn das Kind Sitzen, Stehen und Gehen erlernt. Zunächst tritt die Dyspnoe nur nach Belastung, dann auch in Ruhe auf. Weinen und Schreien verstärken die Zyanose. **Hypoxämische Zustände** treten hinzu: Anfälle von Bewußtseinsverlust und Krämpfe können die Folge einer zerebralen Hypoxie sein. Offenbar ist im Anfall durch Kontraktur der Muskulatur in der Ausflußbahn des rechten Ventrikels die Lungendurchblutung stark vermindert. Im Laufalter beginnen die Kinder oft zu *hocken*. Viele verharren lange in dieser Stellung und nehmen sie z. B. nach kurzen Gehstrecken immer wieder ein. Während des Hockens nimmt die arterielle Sauerstoffsättigung zu. Eine extreme Hockstellung kann man nachahmen, indem man die Knie des Kindes gegen seine Brust preßt als Sofortmaßnahme beim hypoxämischen Zustand der Säuglinge. Ist das **Vollbild der Erkrankung** ausgebildet, sind die Kinder auch in Ruhe tachypnoisch, die Venen sind vermehrt gefüllt, die Konjunk-

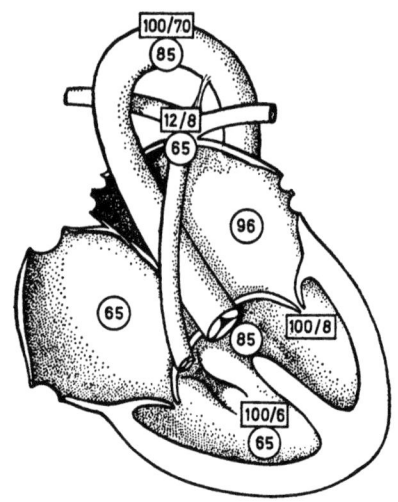

Abb. 96. Fallotsche Tetrade: Verminderte Sauerstoffsättigung im venösen Blut, erhöhter Druck im rechten Ventrikel. Die überreitende Aorta erhält arteriell-venöses Mischblut. Niedriger Druck in der Pulmonalarterie. Der Rechts-links-Shunt beträgt 35% des Körperkreislauf-Stromvolumens

tivalgefäße injiziert. Trommelschlegelfinger und -zehen, Uhrglasnägel, Gingivahyperplasie sind charakteristisch (Farbabbildung 16, S. 164). Das laute systolische Geräusch ist im 4. Interkostalraum zu hören (Ventrikelseptumdefekt), u. U. ist ein helleres, leiseres Pulmonalstenose-Geräusch im 2. Interkostalraum links hörbar. Oft fühlt man den zweiten Ton (Aortenklappenschluß). Im EKG ist die Rechtsstellung der elektrischen Achse typisch. Ein hohes P. dextrocardiale zeigt sich in Ableitung II und V_1. Im Brustwand-EKG ist eine ausgeprägte Rechtshypertrophie nachweisbar. Im Röntgenbild erscheinen die Lungenfelder „hell", transparent und die Herzspitze infolge der Rechtshypertrophie gerundet und gehoben. Der Pulmonalisbogen erscheint flach oder sogar konkav. In einigen Fällen ist eine Rechtslage des Aortenbogens erkennbar.

Bei der **Herzsondierung** findet man den Druck im rechten Vorhof erhöht. Der Druck des rechten Ventrikels ist dem des linken angeglichen (Abb. 96). Gelingt es, die Arteria pulmonalis zu sondieren, so findet man jenseits der Stenose einen sehr niedrigen Druck. Registriert man nun den Blutdruck kontinuierlich beim Zurückziehen des Katheters aus der Pulmonalis in den rechten Ventrikel, so gewinnt

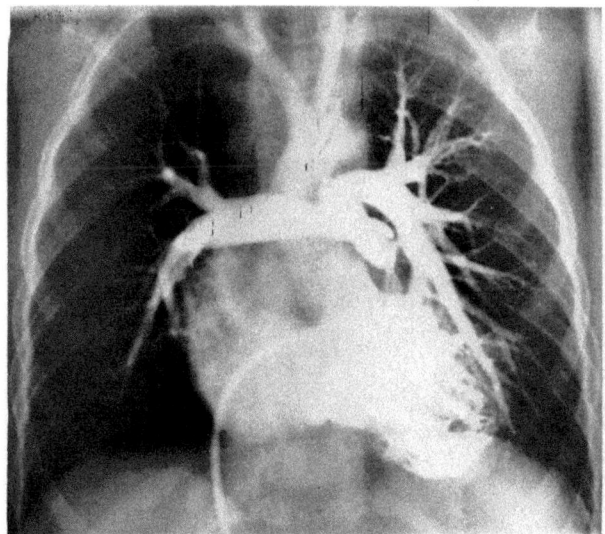 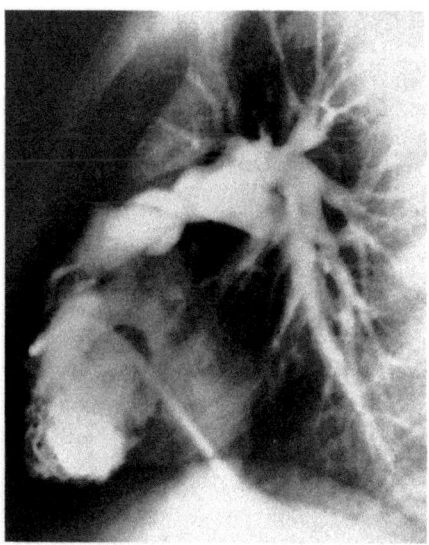

Abb. 97 a, b. Fallotsche Tetrade. Sondierung des rechten Ventrikels von der unteren Hohlvene aus über den rechten Vorhof. Die Kontrastmittel-Injektion zeigt die infundibuläre und valvuläre Pulmonalstenose. Anfärbung der Aorta infolge Rechts-Links-Shunts durch den Defekt des Ventrikelseptums. **a** Sagittaler Strahlengang; **b** Seitlicher Strahlengang

man eine „Rückzugskurve". Sie läßt erkennen, ob es sich um eine valvuläre, infundibuläre oder kombinierte Stenose der Pulmonalis handelt. Läßt sich die Aorta vom rechten Ventrikel aus mit dem Katheter erreichen, so findet sich dort eine verminderte Sauerstoffsättigung. Sie wird zur Größenberechnung des Rechtslinks-Shunts herangezogen.

In der **Angiokardiographie** werden die anatomischen Details sichtbar, die der Operateur kennen muß. Der Verbesserung der Lungendurchblutung dienen die *Anastomosenoperationen,* z. B. die Blalock-Taussig-Operation, bei der eine Arteria subclavia mit einem Pulmonalarterienast End-zu-Seit verbunden wird. Die medikamentöse Behandlung mit einem Betarezeptorenblocker (Propanolol [Dociton]) kann durch Erweiterung der Ausflußbahn des rechten Ventrikels die Lungendurchblutung steigern und dadurch die arterielle Sauerstoffsättigung verbessern. Die i. v.-Gabe im hypoxämischen Anfall und die orale Dauerbehandlung können bei Säuglingen und Kleinkindern erfolgreich sein, wenn es sich nicht um eine vorwiegend fibrotische Einengung der Ausflußbahn handelt. So kann ein günstiger Zeitpunkt für die Palliativ- oder Totalkorrektur erreicht werden. Erst vom 3. Lebensjahr an kommt die *Totalkorrektur* in Frage, bei der man die Stenosen beseitigt und den Defekt verschließt – eine sehr wirksame, aber mit einem höheren Operationsrisiko verbundene Maßnahme. Nur wenige Chirurgen operieren jüngere Kinder mit gutem Erfolg.

Vom **„Pseudotruncus"** spricht man, wenn zwar beide Gefäße angelegt sind, eins aber atretisch ist. Sind Pulmonalklappe und Pulmonalarterie atretisch, dann erhalten die Lungen lediglich über Kollateralen Blut, meist über Bronchialarterien. Röntgenologisch ist die Lungengefäßzeichnung vermindert, das Herz ähnlich dem der Fallotschen Tetralogie geformt. Der Pulmonalbogen fehlt, der Aortenschatten ist stark verbreitert; die Prognose ist ungünstig. Palliativ- und Korrektureingriffe sind erforderlich und haben ein erhöhtes Risiko.

Trikuspidalatresie

Im Gegensatz zur Fallotschen Tetrade sind im EKG *Links*typ und Zeichen der *Links*hypertrophie zu finden. Über einen Defekt im Vorhofseptum fließt das Venenblut des großen Kreislaufs vom rechten in den linken Vorhof. Der rechte Ventrikel ist hypoplastisch, der linke muß eine erhebliche Mehrarbeit leisten. Ist ein offener Ductus Botalli vorhanden, so ist die Lungendurchblutung meist ausreichend; ist sie stark vermindert, ist eine Palliativoperation angezeigt: Durch einen künstlichen Shunt wird die Lungendurchblutung verstärkt.

Sind die Kinder älter (5 bis 12 Jahre), so ist es möglich, den rechten Vorhof mit der Pulmonal-Arterie zu verbinden und die Lücke im Vorhofseptum zu schließen (Fontan-Operation), so daß die Zyanose verschwindet.

11.2.2.2 Zyanotische Vitien mit vermehrter Lungendurchblutung

Transposition der großen Arterien

Die Aorta entspringt bei diesem Herzfehler aus dem *rechten*, die Pulmonalarterie aus dem *linken* Ventrikel. Nur wenn zusätzliche Mißbildungen des Herzens bestehen, die zu einer Querverbindung der beiden in sich geschlossenen Kreisläufe führen, ist die Transposition mit dem Leben vereinbar (Abb. 98). Ein Geräusch kann fehlen. Typisch ist das Röntgenbild: Das Gefäßband ist verschmälert, da die Aorta nicht *neben*, sondern *vor* der Pulmonalarterie verläuft, das Herz ist vergrößert, die Lungen sind kräftig durchblutet. Die Zyanose ist deutlich; die Lebensdauer beträgt ohne Operation meist nur einige Monate. Als lebensrettende Palliativmaßnahme kommt die Schaffung

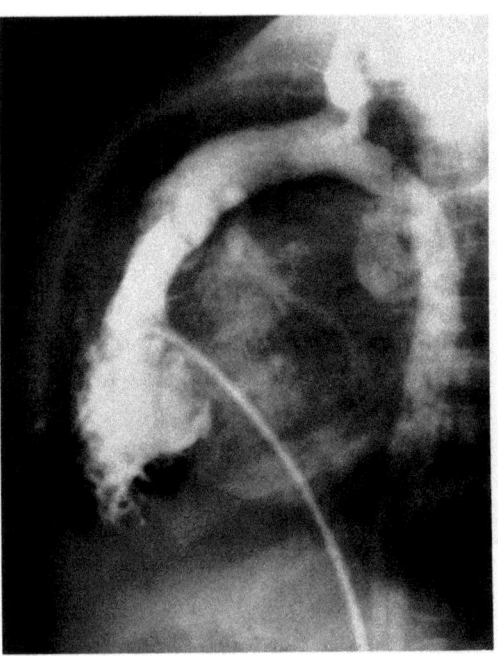

Abb. 99. Transposition der großen Arterien. Sondierung des rechten Ventrikels von der unteren Hohlvene aus über den rechten Vorhof. Seitlicher Strahlengang: Aus dem vorn gelegenen rechten Ventrikel entspringt die transponierte Aorta. Über einen offenen Ductus Botalli ganz leichte Anfärbung der hinten liegenden Pulmonalarterie

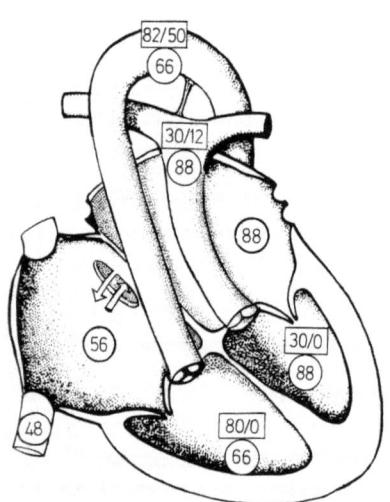

Abb. 98. Transposition der großen Arterien mit „Vorhofseptumdefekt". Verminderter Sauerstoffgehalt im rechten Vorhof, arteriell-venöses Mischblut im linken Vorhof und in der Pulmonalarterie, die ihr Blut aus dem linken Ventrikel erhält. Druckerhöhung im rechten Ventrikel, verminderte Sauerstoffsättigung in der Aorta

eines großen Vorhofseptumdefekts in Frage, z. B. durch Ballon-Atrioseptostomie (ohne Thorakotomie). Die Totalkorrektur ist möglich und meist erfolgreich. Die Vorhofumkehr nach MUSTARD wird vielleicht von der frühen anatomischen Korrektur abgelöst: nach Umsetzen der Coronararterien werden Pulmonalis und Aorta vertauscht.

Auch bei der sogenannten **korrigierten Transposition** (bei der keine Zyanose vorzuliegen braucht) liegen die beiden großen Arterien transponiert. Die Aorta entspringt aus dem arteriellen Ventrikel, der wie ein rechter Ventrikel gebaut ist, aber links und dorsal liegt. Die Pulmonalis entspringt aus dem venösen, der wie ein linker Ventrikel geformt ist, aber vorn und rechts liegt. Dies nennt man: Inversion der Ventrikel. Ihre klinische Bedeutung erhält diese Transposition durch zusätzliche Mißbildungen, z. B. Ventrikelseptumdefekt und Pulmonalstenose, die eine Zyanose bedingen können.

Truncus arteriosus communis

Beim *echten* Truncus arteriosus communis entspringt aus beiden Ventrikeln ein einziges gemeinsames großes Gefäß, das über einem hohen Septumdefekt reitet. Die Aufteilung des ursprünglichen Truncus arteriosus in zwei Gefäße durch das Septum aortopulmonale ist während der Organogenese ausgeblieben. Der zweite Herzton ist verstärkt und nie gespalten. Die Prognose ist ohne frühe Korrekturoperation sehr ungünstig, da die weite Verbindung zwischen System- und Lungen-Kreislauf immer zur Pulmonalsklerose führt. Bei Vorliegen von Pulmonalstenosen ist der Verlauf günstiger. Totaloperationen sind in Händen einiger Herzchirurgen sehr erfolgreich.

11.2.3 Vitien ohne Shunt

11.2.3.1 Angeborene Stenosen der Herzklappen

Die Pulmonalstenose

kommt in allen Schweregraden vor: von geringfügiger Einengung mit minimalem Druckunterschied zwischen rechtem Ventrikel und Pulmonalarterie bis zu fast atretischen Klappen, die zum Tod in den ersten Lebenstagen führen, wenn nicht die lebensrettende Frühoperation gelingt. Bei schwerer Stenose treten im Kleinkindesalter rasche Ermüdbarkeit und Kurzatmigkeit auf. In leichten Fällen wird erst bei einer Routineuntersuchung das Herzgeräusch entdeckt. Eine Zyanose fehlt bei reiner Pulmonalstenose, weil das in den großen Kreislauf gelangende Blut voll arterialisiert ist. Durch eine normale Pulmonalklappe fließt die gleiche Blutmenge wie durch die Aortenklappe. Öffnet sich die Klappe nur unvollkommen, kommt es zur **Druckerhöhung in der rechten Kammer:** in leichten Fällen bis 50 mm Hg, in schweren über 100 mm Hg. Der rechte Ventrikel hypertrophiert, insbesondere auch in der Ausflußbahn, die sich verengt. Jenseits der Klappe ist der Pulmonalisstamm meist stark erweitert: poststenotische Dilatation.
Im 2. Interkostalraum links fühlt man ein deutliches **systolisches Schwirren,** das manchmal ins Jugulum und die Karotiden fortgeleitet sein kann. Das systolische Preßstrahlgeräusch strahlt in die linke Axilla aus. Der zweite Herzton ist gespalten, die Spaltung ist um so weiter, je hochgradiger die Stenose ist. Der Pulmonalklappenschluß-Ton ist leise. Röntgenologisch kann das Herz vergrößert sein, der Pulmonalbogen springt beim größeren Kinde vor, die Hiluszeichnung ist zart. Das EKG zeigt eine Rechtshypertrophie (siehe Abb. 87). Senkung der ST-Strecken und biphasisches oder negatives T in V_1 bis V_5 sprechen für eine Hypertrophieschädigung.

Die Diagnose

wird gesichert durch die **Herzsondierung:** erhöhter Druck im rechten Vorhof und im rechten Ventrikel. Die Rückzugskurve von der Pulmonalarterie in den rechten Ventrikel gibt Auskunft darüber, wie hoch der Druckgradient ist. Außerdem läßt sich feststellen, ob die Stenose valvulär und/oder infundibulär gelegen ist.

Die operative Beseitigung der Stenose

ist angezeigt, wenn der Gradient an der Klappe mehr als 50 mm Hg in Ruhe beträgt. Klappenstenosen werden vom Stamm der Arteria pulmonalis aus korrigiert, Infundibulumstenosen nach Ventrikulotomie. Die therapeutische Dilatation mit einem Ballonkatheter kann bei mittelschweren valvulären Stenosen die Operation ersetzen.
Ein zusätzlicher Vorhofseptumdefekt oder ein offenes Foramen ovale führen bei erhöhtem Druck im rechten Vorhof zu einem Rechts-links-Shunt, d. h. zu einer Zyanose. Ist der Shunt groß, so fehlt dem rechten Ventrikel das notwendige Blutvolumen, und sein Cavum ist klein bei starker Wandhypertrophie. Diese Anomalie hat ein erhöhtes Operationsrisiko.

Aortenstenosen

Man unterscheidet verschiedene Formen (Abb. 100). Stenosierte Aortenklappen haben oft nur zwei Taschen (bicuspidal). Während der Systole öffnen sich die konnatal verwachsenen Taschen der Aortenklappe nur unvollkommen, der Strömungswiderstand ist erhöht, der systolische Druck in der linken Kammer steigt an. Während körperlicher Anstrengung ist das Herzminutenvolumen reduziert. Die Hypertrophie des linken Ventrikels vermag bei Kindern die Einengung im Klappenbereich meist voll zu kompensieren. Häufig fehlen Beschwerden, gelegentlich können Anstren-

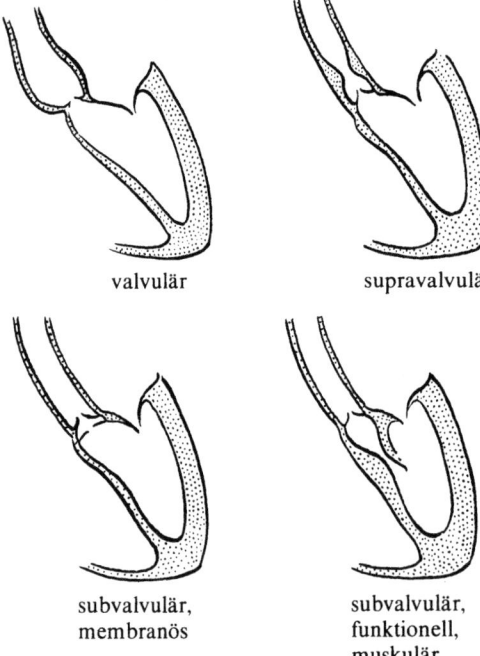

valvulär supravalvulär

subvalvulär, membranös subvalvulär, funktionell, muskulär

Abb. 100. Formen der Aorten-Stenose

gungsdyspnoe, Zustände plötzlicher Blässe oder stenokardische Beschwerden zum Arzt führen.
Der Herzspitzenstoß ist verstärkt, manchmal verbreitert und nach außen unten verlagert. Der periphere Puls dagegen ist eher klein. Typisch ist das systolische Schwirren im Jugulum mit Fortleitung in die Karotiden – meist deutlicher rechts als links. Das Maximum des systolischen Geräusches findet sich im zweiten Interkostalraum, meist rechts. Dem ersten Ton folgt oft ein lauter systolischer Extraton, ein „Klick", welcher der Aortenklappen-Öffnung entspricht. Der Aortenklappenschluß ist leise. Der systolische Blutdruck kann leicht erniedrigt sein bei verkleinerter Amplitude. Im **EKG** finden sich in ausgeprägten Fällen Zeichen der Linkshypertrophie (siehe Abb. 87). ST-Senkungen in V_5 und V_6 (mit oder ohne negativem T) deuten auf eine Linkshypertrophie-Schädigung. Im **Röntgenbild** ist die Hypertrophie meist nicht erkennbar, erst spät kommt es zu einer Verlängerung der Herzachse. Die aszendierende Aorta kann durch poststenotische Dilatation rechts-kranial eine Vorwölbung des Mittelschattens verursachen.

Eine fortlaufende Druckschreibung während des Zurückziehens des **Herzkatheters** vom linken Ventrikel in die Aorta erlaubt eine Aussage über den Sitz der Stenose. Nicht immer gelingt aber das Passieren der Klappe entgegen dem Blutstrom. Eine *Angiokardiographie* ist unumgänglich, wenn extravalvuläre Stenosen erwogen werden müssen. Injektion in den linken Ventrikel nach transseptaler Punktion (s. o.).

Eine **Operation** ist erforderlich, wenn der in Ruhe gemessene Druckgradient mehr als 60 mm Hg beträgt. Bestehen Synkopen oder Zeichen der Hypertrophie-Schädigung im EKG, die meistens erst unter ergometrischer Belastung auftreten, muß man auch bei geringerer Druckdifferenz operieren. Gelegentlich genügt die Trennung der verwachsenen Taschen, die Kommissurotomie; bikuspidale Klappen sind schwer zu korrigieren. Manchmal ist eine mäßige Aorteninsuffizienz die Folge. Der Klappenersatz mit einer biologischen Klappe (Mensch oder Tier) oder einer mechanischen Klappe ist häufig unumgänglich.

Zu den extra-valvulären Aortenstenosen gehört die supra- und die sub-valvuläre Stenose. Unter der **supravalvulären Aortenstenose** versteht man umschriebene Einengungen oberhalb der Aortenklappe oder längere hypoplastische Strecken der Aorta ascendens. Gelegentlich sind mehrere Mitglieder einer Familie Träger dieser Vitien. Die Stenosen können Teil eines Syndroms sein, das sich durch eine charakteristische Gesichtsdysplasie und Oligophrenie auszeichnet (WILLIAMS-BEUREN). Zusammenhänge mit idiopathischer Hyperkalzämie und Vitamin D-Überdosierung werden vermutet (S. 94).

Umschriebene **subvalvuläre Aortenstenosen** bestehen meist aus Membranen oder bindegewebigen Leisten, seltener aus hypertrophierten Muskelpartien im Ausflußtrakt der linken Kammer.

Die durch Linkshypertrophie bedingte funktionelle Ausflußbahnstenose heißt auch hypertrophe obstruktive Cardiomyopathie (HOCM). Sie kann bei körperlicher Belastung, bei Gabe inotrop positiver Medikamente wie Digitalis oder Katecholamine, erhebliche Druckgradienten aufweisen. Synkopen, Angina pectoris, Mors subita werden beobachtet. Behandlung mit Beta-Blockern, Anti-Arrhythmica oder operativ.

11.2.3.2 Anomalien der Aorta

Aortenisthmusstenose

Die Coarctatio der Aorta kommt in zwei Formen vor. Bei der **präduktalen Isthmusstenose** liegt die Einengung *vor* der Einmündung des offen gebliebenen Ductus Botalli (Abb. 101). Die untere Körperhälfte erhält über die Pulmonalarterie und den Ductus arteriosus nur venöses Blut, wenn nicht ein zusätzlicher Vorhof- oder Ventrikelseptumdefekt für eine erhöhte Sauerstoffsättigung im Blut der Pulmonalarterie sorgt. Der Puls der Femoralarterie ist fühlbar, solange der Ductus Botalli weit offen ist. Bei seinem Verschluß verschwinden die Femoralpulse und die Symptome der Herzinsuffizienz nehmen zu (vgl. S. 230). Diese Kinder leben ohne Eingriff meist nur kurze Zeit, man bezeichnet daher diesen Stenosetyp als infantile Form. Die Frühoperation ist dringend indiziert.

Bei der „**postduktalen Form**" (Abb. 102) ist der Ductus Botalli geschlossen, die Einengung liegt **distal** des Ligamentum Botalli. Die Blutversorgung der unteren Körperhälfte ist eingeschränkt, der Blutdruck ist daher prästenotisch kompensatorisch erhöht, die *Femoralispulse* sind dagegen nur schwach oder *überhaupt nicht zu fühlen*. Die Durchblutung der unteren Körperhälfte erfolgt über Kollateralen: Über die erweiterte Arteria mammaria interna und die Interkostalarterien fließt das Blut zur Aor-

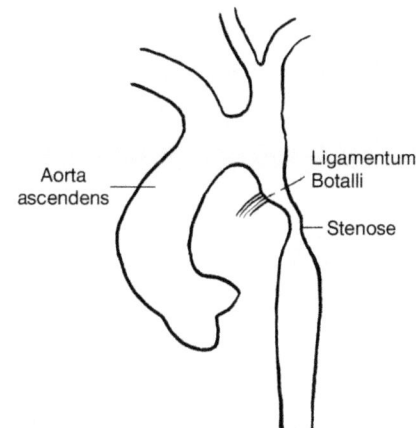

Abb. 102. *Postduktale* Isthmusstenose. Die Einengung der Aorta liegt *hinter* dem Ansatz des geschlossenen Ductus Botalli. Die Blutversorgung der unteren Körperhälfte ist eingeschränkt

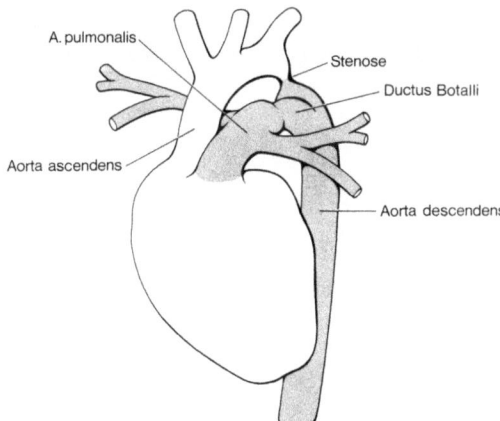

Abb. 101. *Präduktale* Isthmusstenose. Die Einengung der Aorta liegt *vor* der Einmündung des offen gebliebenen Ductus Botalli, so daß die Aorta descendens über die Pulmonalarterie vorwiegend venöses Blut erhält
☐ arterielles Blut
▦ venöses Blut

ta thoracica. Die Kinder äußern selten Beschwerden. Kopfschmerzen, gehäuftes Nasenbluten, Ohrensausen, kalte Füße oder Wadenschmerzen bei längerem Gehen werden meist nur auf gezielte Fragen angegeben. Diese Patienten erleben meistens das 3. bis 4. Lebensjahrzehnt, daher die Bezeichnung „Erwachsenen-Form" der Isthmusstenose. Das systolische Geräusch ist häufig im Rücken am lautesten zu hören; der zweite Herzton ist laut (Aortenklappenschluß).

Im **Röntgenbild** können typische Arrosionen der unteren Rippenränder auf die Erweiterung der Interkostalarterien durch den Kollateralkreislauf hinweisen; diese Usuren finden sich meist erst jenseits der Pubertät. Im EKG finden sich Zeichen der Linkshypertrophie, die im Röntgenbild nicht so deutlich ist.

Die **operative Beseitigung** ist in jedem Fall angezeigt, da Apoplexie, Niereninsuffizienz, Linksherzinsuffizienz und bakterielle Endokarditis drohen und die durchschnittliche Lebenserwartung ohne Operation nur 35 Jahre beträgt. Man ist gezwungen, schon im Kleinkindesalter oder im frühen Schulalter zu operieren, wenn eindeutige Beschwerden bestehen, der Blutdruck deutlich erhöht ist und im EKG ausgeprägte Zeichen der Linkshypertrophie nachweisbar sind. Die Operation der Aortenisthmusstenose hat im Neugeborenenalter ein erhöhtes Risiko. Re-Stenosierungen kommen vor.

Anomalien des Aortenbogens

Entwicklungsstörungen des Aortenbogens können zur Kompression von Ösophagus und Trachea führen und Schluck- und Atemstörungen hervorrufen. Beim **doppelten Aortenbogen** umfaßt ein Gefäßring Speiseröhre und Luftröhre. Bei starkem Stridor im Säuglingsalter muß an diese Möglichkeit gedacht werden. Ähnliche Erscheinungen können ein Arcus aortae dexter und eine fehlverlaufende Arteria subclavia dextra machen („arteria lusoria").

11.2.4 Das Neugeborene mit kritischer Herzerkrankung

Einige angeborene Herzfehler bewirken in den ersten Stunden nach der Geburt schwere Krankheitssymptome, die eine sofortige Klärung der Diagnose und – wenn möglich – einen therapeutischen Eingriff erfordern. Es sind dies:

Transposition der großen Arterien,
Aortenisthmusstenose,
hochgradige Aortenstenose,
hochgradige Pulmonalstenose,
Trikuspidal-Atresie.

Da diese Vitien **im Fetalkreislauf** bei offenem Foramen ovale und offenem Ductus Botalli und „ausgeschaltetem" Lungenkreislauf keine Behinderung des Körper- und des Plazentakreislaufes bedingen, kann sich das Kind bis zur Geburt gut entwickeln. Solange die beiden fetalen Querverbindungen nach der Geburt noch durchgängig sind, wird die Symptomatik gemildert oder maskiert, z. B.: ein offener Ductus Botalli kann die praeductale Aortenisthmusstenose verdecken; oder: gute Blutmischung auf Vorhofebene mildert die Zyanose bei der Transposition der großen Arterien.
Aber mit dem **Verschluß der fetalen Blutwege** und dem Absinken des Gefäßwiderstandes in der Lunge entwickeln sich die Symptome schnell: die Femoralispulse bei der Aortenisthmusstenose verschwinden, bei hochgradiger Aortenstenose werden alle arteriellen Pulse schwer tastbar, die Zyanose bei Transposition der großen Arterien wird deutlich, die Zeichen der Herzinsuffizienz (z. B. Dyspnoe, Hepatomegalie) nehmen zu. Nun werden genaueste Untersuchungen einschließlich Röntgen, EKG, Echocardiographie und Blutgasanalyse dringend. Oft müssen Herzkatheter-Untersuchung mit Angiokardiographie und chirurgischer Eingriff innerhalb von Stunden durchgeführt werden, wenn das Kind überleben soll. Alle Untersuchungen werden von medikamentöser Behandlung der Herzinsuffizienz, oft auch von Intubation und Beatmung begleitet.

11.2.5 Fibroelastose des Endokards

Das Wesen dieser intrauterin erworbenen Erkrankung besteht in einer Verdickung und Verhärtung des Endokards. Am häufigsten sind der linke Ventrikel, der linke Vorhof sowie die Mitralklappe und ihre Sehnenfäden betroffen. Die verminderte Elastizität und die erhöhte Rigidität des Endokards führen zu einer Hypertrophie des Myokards. Sowohl die systolische Entleerung als auch die diastolische Füllung der betroffenen Kammer sind behindert.

Klinisches Bild

Herzinsuffizienz, Kardiomegalie im Röntgenbild, Linkshypertrophiezeichen im EKG und das Fehlen von eindeutigen Herzgeräuschen lenken zur klinischen Verdachtsdiagnose. Im Echokardiogramm sind das verdickte Endokard, die Myokardhypertrophie und die eingeschränkte Funktion des linken Ventrikels und der Mitralklappe deutlich erkennbar. Herzsondierung und Angiokardiographie sind kaum noch indiziert. Manchmal ist der Verlauf **fulminant** und führt bei den erkrankten Säuglingen in wenigen Tagen zum Tode. Häufig ist er **akut,** dann liegen mehrere Wochen zwischen den ersten Symptomen und dem Tode. Selten dagegen ist eine **chronische** Verlaufsform, bei der die Kinder erst im späteren Schulalter sterben.
Ebenso unsicher wie die Ätiologie ist die **Behandlung.** Eine frühzeitig beginnende und strikt durchgeführte Voll-Digitalisierung mit hoher Erhaltungsdosis erscheint am wirksamsten.

11.3 Erworbene Herz- und Gefäßerkrankungen

11.3.1 Endokarderkrankungen

Die **akute bakterielle Endokarditis** kann durch eine Vielzahl von Erregern hervorgerufen werden. Die häufigste Ursache der **subakuten** Form ist der Streptokokkus viridans (Endocarditis lenta). Er siedelt sich mit Vorliebe auf rheumatisch veränderten Klappen an oder bei Patienten mit angeborenen Herzfehlern. Die Krankheit beginnt meist schleichend, die ersten Symptome sind uncharakteristisch: Fieber, Mattigkeit, Appetitlosigkeit. Diagnostisch wegweisend können kleine embolische Blutungen an Haut und Schleimhaut sein. Die Milz ist fast immer angeschwollen, im Urin finden sich Spuren von Eiweiß und Erythrozyten, es besteht eine Leukozytose. Mit wiederholten Blutkulturen gelingt es meist, die Diagnose zu sichern. Die Einführung von hochdosierten Antibiotikagaben hat die Prognose verbessert.

Aorten- und/oder Mitralklappenbefall sind am häufigsten. Die Zerstörung der Klappentaschen, als Insuffizienz erkennbar, ist die Folge eines oder mehrerer endokarditischer Schübe. Die hochgradige, akut auftretende Aorteninsuffizienz führt zur ausgeprägten plötzlichen Linksherzinsuffizienz. Die notfallmäßig durchzuführende Operation mit Entfernung der erkrankten Klappe, kombiniert mit hochdosierter antibiotischer Behandlung, ist die lebensrettende Therapie.

11.3.2 Rheumatische Herzklappenfehler

Die **rheumatische Karditis** ist unter den Manifestationen des rheumatischen Fiebers (S. 194) die folgenschwerste, da sie ein Organ befällt, dessen Funktionsstörung im akuten Stadium zum Tode führen kann, und da die Erkrankung von Herzklappen eine Dauerstörung des Herzens bedingen kann. Das rheumatische Fieber befällt auch das Myo- und Perikard, charakteristisch sind jedoch die Endokardläsionen, welche die Herzklappen zerstören.
Im Kindes- und Jugendalter ist die **Mitralinsuffizienz** der häufigste rheumatische Klappenfehler. An zweiter Stelle steht die **Aorteninsuffizienz.** Klappen**stenosen** entstehen erst nach Jahren, meist im frühen Erwachsenenalter.

Die Mitralinsuffizienz

führt zur Belastung des linken Ventrikels und zur Vergrößerung des linken Vorhofes. Das weiche holosystolische Geräusch, das meist bis in die mittlere Axillarlinie hörbar ist, führt zur klinischen Diagnose. Das Röntgenbild läßt die vergrößerten linken Herzhöhlen erkennen.

Eine ausgeprägte Aortenklappen-Insuffizienz

läßt sich in der Kreislaufperipherie diagnostizieren: schnellender, arterieller Puls mit vergrößerter Amplitude („Wasserhammer-Puls") und sichtbarer Kapillarpuls. In der Diastole strömt Blut in den linken Ventrikel zurück; das Pendelblut erfordert eine vermehrte Arbeit des linken Ventrikels: Er dilatiert und hypertrophiert; Röntgenbild und EKG zeigen diese Veränderungen an. Die Palpation der Herzgegend erlaubt die Abschätzung der Vergrößerung des linken Ventrikels: Der Spitzenstoß ist nach unten und außen verlagert und verbreitert. Das typische Geräusch ist ein diastolisches Decrescendo, das sich an den Aortenklappenschlußton anschließt. Man hört es im 3. und 4. ICR links vom Sternum – am lautesten am vorgebeugt sitzenden Patienten im Exspirium. Fast immer hört man außerdem das systolische Geräusch der begleitenden **Aortenstenose,** am deutlichsten im zweiten Interkostalraum rechts und fortgeleitet in die Karotiden.

Die Stenose der Mitralklappe

bewirkt eine Druckerhöhung im linken Vorhof und in den Lungenvenen. Hypertrophie und Vergrößerung des linken Atriums sind die im EKG und im Röntgenbild erkennbaren Zeichen des Abflußhindernisses an der verengten Klappe. Der Auskultationsbefund ist typisch und eindeutig bei der reinen Stenose: lauter erster Herzton, Mitralöffnungston deutlich nach dem zweiten Herzton, spät-diastolisches Geräusch, das an Lautstärke zum ersten Ton hin zunimmt.
Über die Druckerhöhung in den Lungenvenen kann eine Zunahme des Strömungswiderstandes im Gefäßbett der Lunge entstehen. Eine Druckzunahme im rechten Ventrikel resultiert.

Der eindeutig linksseitige Herzfehler kann also zu einer Beteiligung des rechten Herzens führen: manchmal mit Tricuspidalinsuffizienz durch Dilatation des rechten Ventrikels.
Die gezielte, wirksamste **Behandlung** besteht in operativer Beseitigung der Stenose. Sie sollte erst durchgeführt werden, wenn der meist rezidivierende entzündliche Prozeß an der Klappe zur Ruhe gekommen ist.

11.3.3 Myokarderkrankungen

Die akuten und chronischen Erkrankungen des Myokards haben eines gemeinsam: Sie stören die Funktion des Herzmuskels und können so zu einer manifesten Insuffizienz führen. Leitsymptome sind: Tachykardie, Tachypnoe, Kardiomegalie, Venendruckerhöhung, Hepatomegalie und Ödeme.
Eine **Myokarditis** kann durch Viren, Bakterien oder Rickettsien hervorgerufen werden; sie kann auch im Rahmen eines rheumatischen Fiebers auftreten.
Das **Echokardiogramm** ist mit seiner Funktionsanalyse des linken Ventrikels für Diagnose und Verlaufskontrolle entscheidend.
Das **EKG** zeigt die Störungen des Rhythmus, der Zeitintervalle und des Erregungsablaufes an.
Zu den meist **chronisch** verlaufenden Herzmuskelerkrankungen zählt die Hypertrophe Kardiomyopathie (HCM), deren Ursache ungeklärt ist. Gelegentlich wird sie bei mehreren Mitgliedern einer Familie angetroffen. Sie kann zu Stenosenbildung in den Kammerausflußbahnen führen, also wie eine subvalvuläre Aortenstenose (seltener Pulmonalstenose) wirken (s. S. 238). Glykogen-Speicherkrankheit, progressive Muskeldystrophie mit Herzbeteiligung, Friedreichsche Ataxie mit Herzbeteiligung und interstitielle Myokarditis (Fiedler) sind weitere seltene Myokard-Erkrankungen.

11.3.4 Perikarditis

Nach der **Ätiologie** unterscheiden sich rheumatische, bakterielle, tuberkulöse und idiopathische Perikarditiden. Perikardreiben und gelegentlich Schmerzen zeichnen die trockene Perikarditis aus. Die exsudative Form ist gekennzeichnet durch Vergrößerung des Mittelschattens, leise Herztöne und Einflußstauung. Hebung und Formveränderung der ST-Strecke im EKG unterstützen die Diagnose. Bei größerem Erguß werden die Amplituden der Ausschläge klein (Niedervoltage). Das **Echokardiogramm** ist zur Differenzierung eines großen Mittelschattens bei der Ergußdiagnostik dem EKG weit überlegen. Die mikroskopische, bakterielle oder kulturelle Untersuchung des Punktates kann die Ursache klären und wird damit zur Grundlage einer gezielten Behandlung.
Die entlastende **Punktion** kann die stark verminderte Herzleistung, die vorwiegend durch Einschränkung der diastolischen Füllung bedingt ist, wieder bessern.
Das Panzerherz, die **konstriktive Perikarditis**, ist eine Spätfolge der Entzündung. Es ist im Kindesalter selten so ausgeprägt, daß Symptome auftreten und dadurch die operative Entfernung des schwieligen, z.T. verkalkten Herzbeutels notwendig wird.

11.4 Herz- und Kreislaufinsuffizienz

11.4.1 Behandlung der Herzinsuffizienz

Reine Rechts- oder Linksherzinsuffizienzen sind bei den angeborenen Fehlern im Säuglings- und Kleinkindesalter selten. Meist handelt es sich um Mischbilder. Vier pathophysiologische Phänomene sind bei der Herzinsuffizienz erkennbar:

1. Vergrößerte Vorlast (preload). In den Vorhöfen sind Volumen und Druck erhöht, die diastolische Füllung der Ventrikel ist vermehrt. Stauung in den Lungenvenen (Lungenödem) und den Körpervenen ist die Folge.

2. Vergrößerte Nachlast (afterload). Der periphere Strömungswiderstand nimmt zu zur Aufrechterhaltung des erforderlichen arteriellen Blutdruckes, der das verkleinerte Herzzeitvolumen kompensieren soll. Dies führt aber zu einer erhöhten Myokardbelastung.

3. Verminderte Kontraktilität der Ventrikelmuskulatur bewirkt Myokardinsuffizienz.

4. Durch erhöhte Herzfrequenz versucht der Organismus, das Herzzeitvolumen aufrecht zu erhalten, doch die Verkürzung von Diastole und Austreibungszeit wirkt sich negativ aus.

Behandlung

Allgemeine Maßnahmen und medikamentöse Therapie ergänzen einander: Lagerung (1) und Diuretika (2) vermindern die *Vorlast*. Digitalis (3) und Katecholamine (4) verstärken die *Kontraktilität*. Hydralazin und Nitropräparate (5) senken die *Nachlast*.

1) Lagerung. Bei Dyspnoe ist eine Schräglagerung von rund 20° angezeigt. Ist die Leber deutlich vergrößert, so ist eine sitzende Haltung zu vermeiden, da die Atmung infolge des hochgepreßten Zwerchfells erschwert wird: daher Schräglage des *gestreckten* Körpers.

2) Diuretika. Furosemid (Lasix) und Spirolactone (Aldaktone) sind einzeln oder in Kombination zu verwenden, gut dosierbar und auch bei langer Dauer gut verträglich.

3) Glykoside. Digoxin-Vollsättigung in 24 bis 48 Stunden, bei Neugeborenen und jungen Säuglingen 20 μg/kg KG, im übrigen Kindesalter 30 μg/kg KG oral oder parenteral. Die parenterale Gabe ist bei den schweren Rechtsinsuffizienzen mit Resorptionsstörung vorzuziehen. – Die tägliche Erhaltungsdosis beträgt ⅕ der Vollsättigungsdosis.

4) Katecholamine. Dopamin und Dobutamin erfordern eine wirkungsbezogene Dosierung und eine minutiöse Überwachung, können daher nur in der Klinik verwandt werden.

5) Arterielle Dilatatoren. Die parenterale Gabe von Nitroprussid in der Intensivbehandlung erfordert ebenfalls eine exakte Kreislaufüberwachung. Nitroglyzerin und Hydralazin (Nepresol) parenteral für Stunden oder Tage. Kalziumantagonisten wie Nifedipin (Adalat) können zur oralen Langzeitbehandlung verwendet werden.

6) Sedierung. Rastlose, unruhige Kinder leiden unter ihrer Tachypnoe und haben einen erhöhten Sauerstoffbedarf. Chloralhydrat (oral oder rektal), Atosiltropfen oder Luminaletten führen meist zur Ruhigstellung.

7) Sondierung. Für den herzinsuffizienten Säugling ist Trinken aus der Flasche Schwerarbeit. Angezeigt sind kleine, häufige Mahlzeiten durch die Magensonde.

8) Sauerstoff wird in eine Haube geleitet oder durch Nasensonde zugeführt.

11.4.2 Schock

Im Schock besteht eine dekompensierte Insuffizienz des peripheren Kreislaufs und damit eine kapilläre Minderdurchblutung des Organismus; die Bezeichnung „Kollaps" wird synonym verwandt.

Das klinische Bild ist durch die Blässe des Patienten gekennzeichnet: Die Haut ist kühl und feucht, der beschleunigte Puls läßt sich leicht unterdrücken; der Blutdruck ist erniedrigt, die Amplitude klein. Das Bewußtsein kann getrübt sein.

Der Schockzustand kann schnell vorübergehen, wenn die peripheren Gefäße unter normalem Druck wieder ausreichend mit Blut versorgt werden. So führt beim orthostatischen Kollaps Flachlagerung zur Wiedereröffnung des peripheren Kreislaufs. Wirkt die Schockursache längere Zeit ein, so entwickelt sich ein **irreversibler Schock,** weil die Gewebe an Sauerstoff verarmen und Kohlensäure und toxische Stoffwechselprodukte sich anreichern (Abb. 103). Durch Flüssigkeitsverlust und Aggregation von Zellelementen in den kleinen Arterien und Kapillaren kommt es zum Erliegen der Mikrozirkulation.

Durch **Zentralisation** des Kreislaufs wird die lebenswichtige Versorgung von Herz, Lunge,

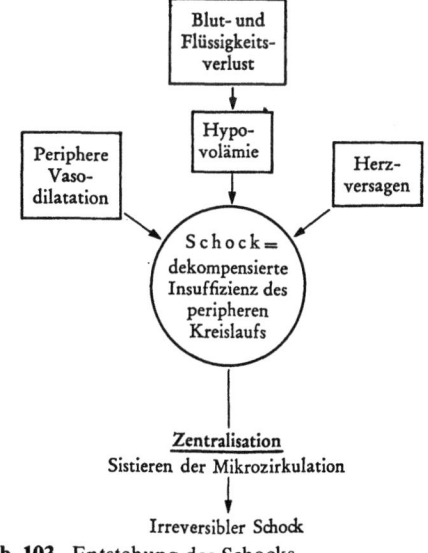

Abb. 103. Entstehung des Schocks

Abdominalorganen und Gehirn zunächst noch aufrechterhalten, während der periphere Kreislauf durch Vasokonstriktion und Gefäßverlegung unterbrochen ist. Das Erliegen der Nierentätigkeit ist an einer Anurie erkennbar.

Behandlung

Unabhängig von der Ätiologie sind in jedem Fall zunächst folgende **therapeutische Maßnahmen** zu ergreifen: Ist der Patient bewußtlos, so wird er in „stabile Seitenlage" gebracht, d. h. Linkslage mit Anwinkelung des rechten Beines. Die Atemwege werden durch Dorsalflexion des Kopfes offengehalten. Der Kopf wird tief gelagert, die Beine über Herzniveau gehoben. Anschließend wird eine Tropfinfusion angelegt: bei noch erkennbaren Venen mittels Punktion, sonst durch rasche und schmerzlose Venae sectio. Gleichzeitig wird – wenn möglich – ein EKG abgeleitet (Monitor). Das weitere Vorgehen richtet sich nach Art und Ursache des Schocks.

1. Die Auffüllung der Strombahn ist die entscheidende Maßnahme beim Schock. Der hämorrhagische Schock durch Blutung nach außen oder nach innen wird durch **Bluttransfusion** behandelt. **Plasmaexpander** (z. B. Haemaccel) sind angezeigt, wenn es durch Erbrechen und Durchfall zum hypovolämischen Schock kam. Auch der Verbrennungsschock ist überwiegend durch Flüssigkeitsverlust mit Oligämie bedingt. Man infundiert bis zu 20 ml Plasmaexpander/kg Körpergewicht in 24 Stunden und läßt anschließend eine Elektrolytlösung einlaufen. Zur Kontrolle der Behandlung wird der zentrale Venendruck gemessen, der nur bis zu 15 cm Wassersäule ansteigen darf.
2. Beim **kardiogenen Schock** ist die Infusion kontraindiziert, weil eine Erhöhung des Blutvolumens eine Herzinsuffizienz verschlechtern würde. Die Behandlung richtet sich nach der Ursache des Herzversagens: Bei Herzinsuffizienz wird Digitalis injiziert (s. 11.4), bei Rhythmusstörungen das entsprechende Medikament verabreicht. Eine Perikardtamponade macht eine sofortige Punktion notwendig, bei Herzstillstand wird die extrathorakale Herzmassage angewandt.
3. Gefäßverengende und blutdrucksteigernde Substanzen dürfen nur gegeben werden, wenn das Stadium der Zentralisation noch nicht erreicht ist. Beim **anaphylaktischen Schock** führt eine generalisierte Gefäßläsion zur Vasodilatation und damit zur Verminderung der zirkulierenden Blutmenge. Die sofortige intravenöse Gabe einer Suprareninlösung 1 : 1000 ist angezeigt, die im Notfall auch intrakardial gegeben werden kann. Bei schweren Infektionskrankheiten können Exo- und Endotoxine über eine Gefäßwandschädigung zur Vasodilatation führen. Als Hypertensivum hat sich Dopamin bewährt: 4–6 µg/min/kg als Infusion (Anfangsdosis). Die Dosis richtet sich nach der Kreislaufsituation.
4. Bei **Zentralisation des Kreislaufs** (früher Spannungskollaps genannt) muß die periphere Strombahn geöffnet werden: vergleiche 11.4.1 „Arterielle Vasodilatoren". Die intravasalen Blutaggregate müssen durch Heparin bzw. Fibrinolyse gelöst werden.

Die Aufhebung der Zentralisation wird erkennbar an der Erwärmung der Akren; die Venenzeichnung und die Nagelbettdurchblutung werden sichtbar, die Blutdruckamplitude nimmt zu. Die Vergrößerung der Urinmenge zeigt das Ingangkommen der Nierenfunktion an.

5. Beim Schock sind meist mehrere pathogenetische Mechanismen beteiligt; die Behandlung richtet sich nach der Ursache (**traumatischer Schock** bei stumpfen Bauchtraumen, Frakturen oder schweren Operationen. Beim Sanarelli-Shwartzman-Phänomen im Rahmen schwerer Infektionskrankheiten steht pathogenetisch die Verlegung der Strombahn durch Mikroaggregate im Vordergrund. Infektionen durch gram-negative Keime zählen zu den häufigsten Ursachen. Neben Heparingaben kann ein wäßriges Prednisonpräparat i. v. gegeben werden, ebenso bei allergischem Schock. Bei Säuglingstoxikosen lassen die Blutgasuntersuchungen meist eine Azidose erkennen, welche die Zufuhr von Pufferlösungen wie z. B. Natriumbikarbonat erfordern kann.

11.5 Funktionelle Herz- und Kreislaufstörungen

11.5.1 Rhythmus- und Frequenzstörungen

Die meisten Störungen des Herzrhythmus können nur mit Hilfe des Elektrokardiogramms klar erkannt werden. Da die Behandlung nicht einheitlich ist, sondern sich nach Art und Ursprung der Störung richtet, sollte immer ein EKG abgeleitet werden.

1) Die paroxysmalen Tachykardien

Je nach Ursprungsort der Reizbildung unterscheidet man supraventrikuläre (Sinus, Atrium oder Knoten) und ventrikuläre paroxysmale Tachykardien. Meistens sind Beginn und Ende des Anfalls scharf begrenzt. Hochgradige Tachykardien (um 200 und mehr Systolen pro Min.), die länger anhalten, können zu deutlichen Symptomen der **Herzinsuffizienz** führen: Tachypnoe, Minderdurchblutung der Peripherie, Hypotonie, Vergrößerung der Leber und des Herzens. Nach Wiederherstellung von normalem Rhythmus und Frequenz gehen alle Symptome in kurzer Frist zurück. Das **WPW-Syndrom** (Antesystolie, Wolff-Parkinson-White), bei dem die PQ-Strecke verkürzt und der QRS-Komplex verbreitert ist, wird klinisch bedeutsam, da Neigung zu supraventrikulären Tachykardien besteht.

Die **Behandlung** der supraventrikulären Tachykardien besteht in Bettruhe, Sedierung, Reizung des Vagus: Bulbusdruck, Karotissinusdruck, kalte kohlensäurehaltige Getränke, Digitalis und Isoptin (Verapamil). Bei ventrikulären paroxysmalen Tachykardien verwendet man Lidocain (Xylocain). Medikamente, die beide Formen von Tachykardie beeinflussen sind u. a.: Propafenon (Rytmonorm) Amiodaron (Cordarex) und Beta-Blocker (Dociton). Die meisten wirksamen Pharmaka können aber auch gefährliche Rhythmusstörungen wie Kammerflattern und -flimmern hervorrufen und sind daher unter fortlaufender EKG-Kontrolle und ärztlicher Aufsicht anzuwenden.

2) Vorhofflimmern und -flattern

Eine Störung, die bei Mitralfehlern und nach Herzoperationen auftreten kann. Die Überleitung ist unregelmäßig, so daß meistens eine absolute Tachyarrhythmie vorliegt. Nach Volldigitalisierung wird Chinidin gegeben. Bei Versagen der medikamentösen Therapie ist die elektrische Kardioversion angezeigt.

3) Kammerflimmern und -flattern,

extreme Tachykardien oder Bradykardien, die präautomative Phase beim kompletten AV-Block und der plötzliche Herzstillstand führen zum Sistieren des Kreislaufes. Äußere Herzmassage, Mund-zu-Mund-Beatmung, intrakardiale Injektion von Adrenalin oder Alupent und elektrische Defibrillierung können hier – wenn sie sofort eingesetzt werden – lebensrettend sein.

4) Ventrikuläre Extrasystolen

sind relativ häufig, sie sind meist harmlos und belästigen den Patienten nicht. Wenn sie nach körperlicher Belastung an Häufigkeit zunehmen oder wenn sie in ihrer Form **stark variieren** (der Reizursprung also aus verschiedenen Orten des Herzens stammt), ist es wahrscheinlich, daß sie auf organischer, also meist entzündlicher Ursache beruhen. Man muß nach auslösenden chronischen Infektionen suchen; antibiotische Behandlung ist zu empfehlen.

Bei den **monotopen Extrasystolen,** die meist nach körperlicher Belastung verschwinden, ist oft keine Therapie notwendig. Gelegentlich ist eine milde Sedierung angezeigt, z. B. mit Bellergal. In hartnäckigen Fällen werden Beta-Rezeptoren-Blocker mit Erfolg gegeben.

11.5.2 Orthostatische Dysregulation

äußert sich in Kollapsneigung oder morgendlichen Schwindelzuständen, in Inappetenz oder Brechneigung, Kopfschmerzen, gesteigerter Ermüdbarkeit und verminderter Konzentrationsfähigkeit. Dieser auch unter dem Begriff „vegetative Dystonie" zusammengefaßte Symptomenkomplex ist für das ältere Schulkind bzw. das Präpubertäts- und Pubertätsalter charakteristisch. Seine Entwicklung wird begünstigt durch eine unphysiologische Lebensführung mit einseitiger schulischer Beanspruchung ohne hinreichenden Ausgleich durch körperliche Bewegung und Spiel. Schulkonflikte und chronische seelische Belastung können die Symptome verstärken.

Morgendliche Gymnastik, warme und kalte Duschbäder im Wechsel, Frottieren und Bürsten der Haut, Laufen und Schwimmen sind medikamentösen Behandlungsversuchen vorzuziehen.

12. Erkrankungen der Atmungsorgane

W. KOSENOW und D. REINHARDT

Krankheiten der Atemwege stellen die häufigsten Erkrankungen des Kindesalters dar. Ursache sind in allererster Linie Infekte, die zu akuten entzündlichen Veränderungen der Atmungsorgane führen. Daneben kommt für die Auslösung und Unterhaltung rezidivierender oder chronischer Atemwegserkrankungen Allergien eine Bedeutung zu. Angeborene Fehlbildungen, Neubildungen oder Erbkrankheiten kommen seltener vor. Da jedoch trotz einer unterschiedlichen Pathogenese viele Erkrankungen der Atemwege wie ein Infekt imponieren können, sind zur Abklärung der Ursachen häufig differentialdiagnostische Untersuchungen notwendig.

12.1 Altersabhängige Besonderheiten

Obwohl die Lumina der Atemwege bezogen auf das Körpergewicht bei Kindern relativ groß sind, ist der absolute Durchmesser der Bronchien klein. *Der Atemwegswiderstand* ist dementsprechend hoch und erreicht erst im Schulalter Erwachsenenwerte. Aus diesem Grund wirkt sich in der frühen Kindheit eine Schleimhautschwellung und eine vermehrte Schleimproduktion mit veränderter Schleimzusammensetzung auch stärker aus als im späteren Lebensalter und ist häufiger mit einer exspiratorischen Dyspnoe verbunden. Begünstigend für die Entstehung einer Atemwegseinengung im Rahmen von Infekten wirkt sich auch eine *verstärkte Reaktionsbereitschaft der Schleimhäute* sowie eine *geringe elastische Retraktionskraft* der Lunge aus, so daß es schon unter Ruheatmung zu einem Verschluß der Bronchien kommen kann.
Die *Atemfrequenz* beträgt beim Neugeborenen 40–50/Min., mit einem Vierteljahr 35–40/Min., mit einem Jahr 30–35/Min. und beim Sechsjährigen 25/Min. Die relative Hyperventilation ist notwendig, weil infolge der mehr horizontalen Stellung der Rippen zunächst nur die Möglichkeit zur Zwerchfellatmung besteht. Erst im Kleinkindesalter herrscht dann eine *thorako-abdominelle* Atmung vor, der später der *thorakale* Erwachsenentypus folgt.
Kinder machen eine *immunologische* Reifung durch, die erst nach ca. 10 Jahren abgeschlossen ist und nahezu alle Elemente der humoralen und zellulären Immunabwehr betrifft. Gehäufte Infekte im Kindesalter sind somit, wenn sie nicht eine gewisse Häufigkeit und Schwere überschreiten, „normal" und sind lediglich Ausdruck dafür, daß sich das Immunsystem zum Erwerb einer Immunität mit den Keimen auseinandersetzen muß.

12.2 Differentialdiagnostische Symptomatologie

Wichtigste Aufgabe des Arztes in der Beurteilung einer Atemwegserkrankung ist die Differenzierung zwischen einer infektiös und einer nicht-infektiös bedingten Ursache. Häufig wird mit einer gezielten Anamnese unter Einschluß der Familienanamnese schon die Diagnose ermöglicht. Durch sie und die körperliche Untersuchung werden selektiv weitere diagnostische Maßnahmen eingeleitet und ein erstes Therapiekonzept festgelegt.
Hohes *Fieber* (über 39,5 °C) sagt nichts über den Schweregrad der Erkrankung aus, sondern findet sich bei Kindern meist schon bei „banalen" Infekten der oberen Luftwege. *Schmerzangaben* von Kindern sind häufig irreführend. Bedingt durch Mitreaktion der Mesenteriallymphknoten werden von vielen Kindern häufig Leibschmerzen bei Infekten der Atemwege in den Vordergrund gestellt. Nicht selten findet sich bei schweren Infekten auch eine Mitreaktion der Meningen, so daß zunächst die Diagnose einer Meningitis gestellt wird.

Unter den Krankheitssymptomen der Atmungsorgane spielt der *Husten* eine wichtige Rolle, da die Art des Hustens Hinweise auf die Lokalisation und das Ausmaß der Krankheit zuläßt. Ein trockener Husten, der ohne Schleimbewegung einhergeht, wird häufig durch einen entzündlichen Reizzustand in Pharynx und Trachea, seltener im Rachen ausgelöst. Ein pharyngealer Husten äußert sich meist als anstoßendes Hüsteln oder Räuspern, während ein klassischer Krupphusten meist als bellender Husten imponiert, der mit freier oder heiserer Stimme einhergehen kann. Bei einem produktiven, sekretfördernden Husten muß unterschieden werden, ob dieser durch Schleimproduktion im Rachen oder in den Bronchien ausgelöst wird. Ein Krampfhusten mit Produktion von zähem Sekret tritt beim Keuchhusten, beim Asthma bronchiale und bei der Mukoviszidose auf. Nicht selten findet er sich auch als pertussiformer Husten bei Infekten mit Adenoviren oder bei Neugeborenen, die im Rahmen einer Infektion mit Chlamydia trachomatis eine Pneumonie entwickelt haben.

Seröses Sekret deutet auf eine Entzündung viraler Genese hin, während bei anhaltendem Auswurf gelblich eitrigen Sekrets eine bakterielle Superinfektion angenommen werden muß.

Eine **Dyspnoe** und **Ateminsuffizienz** entwickeln sich entweder aufgrund einer Einschränkung der Atemfläche (z. B. Pneumonie, Lungenödem) oder aufgrund einer Verlegung der Atemwege. Eine vorwiegend *inspiratorische Dyspnoe* mit einem stimmhaften oder zischenden *Stridor* weist auf eine Einengung der Atemwege oberhalb der oberen Thoraxapertur hin. Diese kann entweder auf einer Entzündung (subglottische Laryngitis = Pseudokrupp), auf einer angeborenen Weichheit des Kehlkopfknorpels (Laryngomalazie) oder auf einer Kompression von außen (Gefäß, Tumor) beruhen. Einer vorwiegend *exspiratorischen Dyspnoe* liegt eine Einengung der intrathorakalen Atemwege durch Bronchialspasmen, Schleimhautschwellung, Sekretverlegung oder Bronchialkompression zugrunde. Bei allen Formen des Hustens sowie in- und/oder exspiratorischer Atembehinderung muß auch an eine Fremdkörperaspiration gedacht werden.

12.3 Diagnostik

Auskultation und **Perkussion** sind ebenso wie die **Inspektion** von Ohren, Mund- und Rachenraum bei allen Atemwegserkrankungen obligat. Es muß jedoch berücksichtigt werden, daß Lungenentzündungen nur dann auskultatorisch diagnostiziert werden können, wenn größere Infiltrationen vorliegen. Die im Kindesalter häufig vorkommenden vielherdig disseminierten oder zentralen Pneumonien entziehen sich häufig der physikalischen Diagnostik.

Aus der Tatsache, daß Infektionen die häufigste Ursache von Atemwegserkrankungen darstellen, wird deutlich, daß sich aufwendige diagnostische Maßnahmen in den weitaus meisten Fällen erübrigen. Die Frage, ob eine bakterielle oder eine virale Infektion vorliegt, muß aufgrund der klinischen Daten und der *Laborbefunde* (Blutbild, BSG, CRP) beantwortet werden. Der direkte Erregernachweis ist schwierig und zudem problematisch.

Eine **Thoraxübersichtsaufnahme** gehört zu den Basisuntersuchungen der Lunge. Sie sollte bei schweren und unklaren Verläufen von Atemwegserkrankungen eingesetzt werden. Sie wird zunächst im sagittalen, bei gezielten Fragestellungen auch im seitlichen Strahlengang angefertigt. Bei rezidivierenden obstruktiven Bronchitiden, aber auch beim rezidivierenden Pseudokrupp, sind Allergien durch Allergietests auszuschließen. Dies erfolgt je nach Alter des Kindes durch Hauttests, Serumuntersuchungen oder inhalative Provokationstestungen.

Spirometrische und **ganzkörperplethysmographische Untersuchungen** scheitern bei Kindern in einem Alter zwischen 2 und 6 Jahren häufig an der Bereitwilligkeit zur Mitarbeit. Bei älteren Kindern sind sie wie beim Erwachsenen einzusetzen und geben zuweilen wichtige diagnostische, therapeutische und prognostische Hinweise, insbesondere beim Asthma bronchiale und bei interstitiellen Lungenerkrankungen.

Bei einer Reihe von Kindern, insbesondere dann, wenn rezidivierende oder chronische Atemwegserkrankungen vorliegen, müssen zur Diagnose weitere diagnostische Maßnahmen eingesetzt werden, die unter Umständen auch invasive Eingriffe einschließen wie zum Beispiel eine **Herzkatheteruntersuchung** zur Abklärung einer Gefäßmißbildung oder eine **Bronchoskopie** bei Verdacht auf eine Fremdkörperaspiration oder auf eine Einengung von Trachea oder Bronchien. Eine Mukoviszidose als Ursache eines chronischen Hustens oder rezidivierender Obstruktionen wird häufig übersehen, so daß bei unklaren Fällen mit dieser Symptomatik eine **Iontophorese** durchgeführt werden muß. Zur Abklärung eines gastroösophagealen Refluxes müssen spezielle Röntgenuntersuchungen, evtl. auch eine gastroösophageale **Szintigraphie** vorgenommen werden. Die einzelnen zur Verfügung stehenden Techniken zur gestuften Abklärung von Erkrankungen des Atemtraktes erfordern spezifische Indikationen und sind häufig nur in Spezialabteilungen durchführbar.

12.4 „Banaler" Atemwegsinfekt

Aufgrund der bestehenden funktionellen anatomischen und immunologischen Besonderheiten erkranken Kleinkinder etwa 4–6mal, ein 9jähriges Kind etwa 3–4mal und ein 12jähriges Kind etwa 1–2mal im Jahr an einem Infekt der oberen Atemwege. Diese Zahlen können in Abhängigkeit von der Exposition (Winter, Kindergarten, Schule, Geschwister) noch zunehmen. Synonyma für die Atemwegsinfekte, die in der Regel viraler Genese sind, sind auch grippaler oder banaler Atemwegsinfekt sowie laienhaft „Erkältung" oder „Verkühlung". Den einzelnen Viren oder Virusgruppen lassen sich anatomische Prädispositionsstellen zuordnen (Tabelle 59). In der Regel sind mehrere Atemwegsabschnitte betroffen, wobei die Infekte meist „absteigenden" Charakter zeigen. Ein initiales Fieber mit Schnupfen kann daher nach wenigen Tagen von Husten, Heiserkeit, Giemen und Brummen begleitet werden.

Die Immunität bei Virusinfekten ist meist nur von kurzer Dauer, so daß es durch Reinfektion zur sog. „kreisenden Infektion" kommen kann.

Therapeutisch sind nur symptomatische Maßnahmen möglich. Neben einer Senkung des Fiebers (Wadenwickel, Acetylsalicylsäure = Aspirin, Paracetamol = Ben-u-ron) und Freihalten der Nasenatmung durch lokale Verabreichung von α-Sympathomimetika (Xylometazolin = Otriven, Oxymetazolin = Nasivin) werden zur Verflüssigung des Schleims reichlich Flüssigkeit und medikamentöse Sekretolytika (N-Azetylcystein = Fluimucil, Ambroxol = Mucosolvan, S-Carboxymethylcystein = Transbronchin) verabreicht. Hustensedativa (Codein = Codipront) sind nur bei trockenem Reizhusten indiziert. Die Inhalationsbehandlung durch Atemluftbefeuchtung stellt eine ergänzende Maßnahme dar. Antibiotika sollten nur bei komplizierten Infekten oder bakteriellen Superinfektionen verabreicht werden.

12.5 Angeborene Fehlbildungen

12.5.1 Angeborene Anomalien der Nase

Während angeborene Formveränderungen der Nase, wie z. B. eine Plattnase oder unvollständige Spaltbildungen, keine wesentlichen Behinderungen verursachen, ist die *Choanalatresie* von erheblicher klinischer Bedeutung. Bereits ein einseitiger Choanalverschluß führt zu Atembehinderung, schleimig-eitriger Abson-

Tabelle 59. Zuordnung von Virusinfektionen zu anatomischen Prädispositionsorten im Atemwegstrakt

Viren	„Banaler" Infekt	Pharyngitis	Subglottische Laryngitis (Krupp)	Bronchiolitis des Säuglings	Obstruktive Bronchitis	Pneumonie
Influenza	+	+	+		+	+
Parainfluenza	+ +	+	+ + +	+ +	+	+ +
RS	+ +		+	+ + +	+	+ +
Rhino	+ + +				+ +	
Adeno		+ + +	+			+

derung und Trinkschwierigkeiten. Bei totaler Choanalatresie können lebensbedrohliche Komplikationen auftreten. Es kommt zu gefährlichen Atemstörungen mit Zyanose, Hypoxie und Aspirationspneumonien sowie zu starken Gedeihstörungen.
Therapie: Nur bei rein membranösem Verschluß verspricht eine Durchstoßung von der Nase her Erfolg. In der Regel ist eine eingreifendere plastische Operation erforderlich.

12.5.2 Angeborene Fehlbildungen des Kehlkopfes

muß der Arzt bei schwerer inspiratorischer Atembehinderung junger Säuglinge vermuten. Verhältnismäßig häufig ist der **Stridor connatus,** der in den meisten Fällen auf einer angeborenen Weichheit der Epiglottis und des Kehlkopfknorpels (Laryngomalazie) beruht. Außerhalb des Kehlkopfes gelegene Ursachen sind seltener. Die Säuglinge lassen ein ziehendes „juchzendes" oder schnarchendes Nebengeräusch bei der Einatmung hören, das mit Einziehungen im Jugulum und im Epigastrium einhergeht und nachts meist schwächer wird oder ganz verschwindet. So sehr die Eltern diese laute Atembehinderung beunruhigt, so wenig ist im allgemeinen eine besondere Behandlung erforderlich, da sich die Weichheit des Knorpels innerhalb des ersten Lebensjahres allmählich von selbst verliert. Die Symptome können sich allerdings auch akut und bedrohlich verschlimmern, wenn das Kind an einem Infekt der oberen Luftwege erkrankt und die Schleimhaut stärker anschwillt. Eine ausgeprägte Symptomatik, ein bedrohlicher Verlauf und eine Progredienz sprechen gegen eine Laryngomalazie als Ursache des Stridors. In diesem Fall müssen andere Ursachen wie **Häm-** und **Lymphangiome,** Anomalien mediastinaler **Gefäße,** eine konnatale **Struma** oder eine geburtstraumatische **Rekurrensparese** u. a. ausgeschlossen werden.
Auch **kongenitale Diaphragmen,** eine Art Segelbildung zwischen den Stimmlippen oder in sehr seltenen Fällen zwischen den Taschenbändern, und **kongenitale Zysten** des Larynx können Stridor und Heiserkeit verursachen, die eine operative Therapie erfordern.

12.5.3 Angeborene Fehlbildungen von Luftröhre und Bronchien

Angeborene **Stenosen** durch Druck von außen, die einen Stridor verursachen können, sind oft auf Fehlbildungen der Aorta (doppelter Aortenbogen), des Truncus brachiocephalicus (Fehlabgang) oder der Pulmonalarterie (abnormer Abgang und Verlauf der linken Pulmonalarterie) zurückzuführen. Die Diagnose wird im Röntgenbild mit Kontrastfüllung des Ösophagus gestellt und durch eine Angiographie gesichert. Durch einen Breischluck können auch angeborene **ösophagotracheale Fisteln** nachgewiesen werden, die in der Regel mit einer Atresie der Speiseröhre vergesellschaftet sind, aber auch isoliert bei intaktem Ösophagus vorkommen. Hustenattacken, Erstickungsanfälle beim Trinken und rezidivierende Lungenentzündungen lenken auf diese Veränderung hin.
Eine konnatale Weichheit der Trachealwand (**Tracheomalazie**) kann – ähnlich wie bei der entsprechenden Veränderung des Kehlkopfes – bereits in den ersten Lebenswochen zu Stenoseerscheinungen mit Atembehinderung und in- bzw. exspiratorischem Stridor führen. Außer einer Behandlung sekundärer Infekte ist hier keine besondere Therapie erforderlich, die Trachealwand festigt sich im Laufe des ersten Lebensjahres von selbst.

12.5.4 Angeborene Fehlbildungen der Lunge

Lungenhypo- und -aplasie

Einseitiger partieller oder totaler Lungenmangel (**Lungenaplasie,** Abb. 104) ist mit dem Leben vereinbar, jedoch stirbt ein Großteil der Patienten bereits im Kindesalter an sekundären Entzündungen. Zunächst wird das Fehlen einer Lunge jedoch nicht bemerkt, im Röntgenthoraxbild fällt dann die einseitige homogene Verschattung einer Thoraxhälfte auf. Partielle Bildungsfehler der Lunge (**Lungenhypoplasie**) und Anomalien der Lappung kommen häufiger vor und sind klinisch fast immer ohne Bedeutung. Hat ein Lungenteil, der von Gefäßen des großen Kreislaufs versorgt wird, keinen Anschluß an das Bronchialsystem, so spricht man von **Lungensequestration.** Auch hier fallen die Kinder durch rezidivierende Infektionen, z. B. Pneumonien, auf.

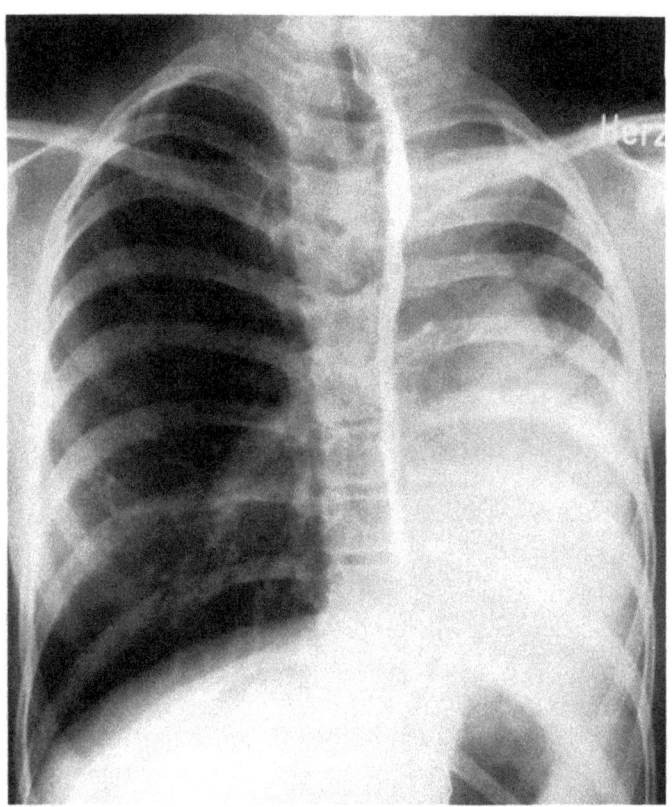

Abb. 104. Lungenaplasie links: homogene Verschattung der linken Thoraxseite mit Verlagerung der Mediastinalorgane nach links. Der Ösophagus ist mit Kontrastmittel gefüllt. – Anteile der rechten Lunge sind in den linken oberen Thoraxraum verlagert

Wabenlunge, Zystenlunge

Solitäre und multiple Zysten der Lunge sind Fehlbildungen des Bronchialbaums, bei denen die Endoknospenbildung gestört ist. Klinisch treten bei der **Wabenlunge** infolge mangelhafter Belüftung und häufiger Entzündungen schon frühzeitig Krankheitserscheinungen auf. Die Diagnose dieser auch zystisch-adenomatöse Malformation genannten Fehlbildung einer Lunge oder eines Lungenlappens wird röntgenologisch gestellt. **Solitäre Zysten** mit oder meist ohne Flüssigkeitsspiegel entstehen nach heutiger Ansicht überwiegend sekundär auf entzündlicher Basis. Durch einen Ventilmechanismus kommt es hierbei zu einer Aufblähung des mit Epithel ausgekleideten Hohlraumes (sog. Pneumatozele, postpneumonische Pseudozyste, Pneumopathia bullosa). Auch hier wird die Diagnose nur im Röntgenbild gestellt. Eine Therapie erübrigt sich in der Regel, da auch große Spannungszysten spontan zurückgehen können.

Kongenitales lobäres Emphysem

Ein *kongenitales lobäres Emphysem* ist nur röntgenologisch zu erkennen. Es betrifft meist den linken Oberlappen, seltener den rechten Ober- und Mittellappen. Klinisch besteht schon im frühen Säuglingsalter eine Dyspnoe, gelegentlich unter dem Bilde einer „spastischen Bronchitis". Im Falle eines hinzutretenden Infekts kann das Emphysem bedrohliche Ausmaße annehmen. Histologisch findet man eine starke Überblähung der Alveolen; die Pathogenese ist nicht geklärt. Bei ausgeprägten Fällen sind die Kinder nur durch eine *Lobektomie* am Leben zu erhalten.

12.6 Erkrankungen von Ohren, Nase und Rachen

12.6.1 Entzündungen der äußeren Nase, Nasenbluten, Fremdkörper

Nasenfurunkel

können auch im Kindesalter durch Komplikationen (Venen- und Sinusthrombose) gefährlich werden. Ausdrück- und Inzisions-Versuche sind daher zu unterlassen! Rechtzeitig Antibiotika geben!

Nasenbluten (Epistaxis)

ist bei Kindern ein häufiges Ereignis, das spontan, durch leichte Traumen oder als Begleiterscheinung fieberhafter Erkrankungen vorkommt. Oft sind Gefäßektasien am Locus Kiesselbachii die Ursache. Stets muß man an allgemeine Blutungsursachen denken und eine Gerinnungsstörung ausschließen! **Therapie:** Feuchte Kompressen auf den Nasenrücken und den Nacken. Tampon mit Druck auf die Nasenwand, lokal wirksame Hämostyptika. Ätzung mit Trichloressigsäure oder Elektrokoagulation bleiben dem Hals-Nasen-Ohrenarzt vorbehalten.

Fremdkörper

gelangen beim spielenden Kleinkind sehr leicht in einen Nasengang und können hier längere Zeit unbemerkt liegenbleiben. Einseitige fötide Nasensekretion ist verdächtig auf Fremdkörper! Ihre Entfernung muß oft dem Facharzt überlassen bleiben.

12.6.2 Entzündungen der Nase, des Rachens und der Nebenhöhlen

Akute Rhinopharyngitis

Behinderung der Naseatmung („Schnorcheln"), vermehrte Nasensekretion und Trinkschwierigkeiten führen rasch zur Diagnose eines Schnupfens (**Rhinitis**). Da die katarrhalische Entzündung aber höchst selten auf die Nasenschleimhaut beschränkt bleibt, ist fast immer eine **Rhinopharyngitis** vorhanden, die sich – zumindest bei Säuglingen – rasch auf die Schleimhäute der übrigen Luftwege und des Ohres fortsetzen kann. So verdient in dieser Altersstufe jeder **Infekt der oberen Luftwege** sorgfältige Beachtung.

Für die **Diagnose** sind Allgemeinerscheinungen wie Fieber, Spielunlust, Mattigkeit, Appetitmangel und Schlafstörungen wichtige Hinweise. Im Säuglingsalter kommen oft Erbrechen und Durchfälle hinzu. Bei der **Racheninspektion** sieht man eine Rötung und Granulierung der Rachenhinterwand, oft auch eine Schwellung der Seitenstränge und eine Schleimstraße.

Als **Ursache** der Rhinopharyngitis kommen in erster Linie **Viren** in Frage. Sie können aber durch Schleimhautveränderungen auch **Bakterien** den Weg bahnen, so daß es zur eitrigen Rhinopharyngitis kommt, u. a. durch Pneumokokken, Streptokokken und Staphylokokken. Nur bei erkennbarer eitriger Komplikation und bei Fortschreiten des Katarrhs auf die tiefen Luftwege werden Antibiotika (z. B. Co-Trimoxazol) eingesetzt. Empfehlenswert sind abschwellende Nasentropfen (z. B. Otriven), die den Sekretabfluß aus den Nasennebenhöhlen fördern sollen, vor allem bei starker Schleimhautreaktion mit Trinkschwierigkeiten. Vor zu häufigem Gebrauch der Tropfen ist jedoch zu warnen (Schleimhautreizung, Dauergebrauch beinhaltet Gefahr der Ozaena!). Gegen Hauteinreibungen mit Wirkstoffen ätherischer Öle in Salbenform ist nichts einzuwenden – besonders beim Übergang des Katarrhs auf Luftröhre und Bronchien. Temperatursteigerungen über 39° hinaus sollten mit Antipyretika bekämpft werden: Paracetamol = Ben-u-ron, Tylenol, Azetylsalizylsäure = Aspirin, Aspirin junior.

Chronische Rhinopharyngitis

Rasch aufeinanderfolgende Infektionen und eine entsprechende Disposition können zu einem chronischen Nasen-Rachen-Katarrh mit ständiger, schleimig-eitriger Sekretion führen. Aber auch eine **Rachenmandelhyperplasie** und eine **chronische Tonsillitis** spielen ursächlich eine Rolle. Infektionsprophylaxe (z. B. zeitweiliges Fernbleiben vom Kindergarten!), Förderung der Abwehrkräfte und Adenotomie bzw. Adeno-Tonsillektomie leisten hier in der Behandlung Gutes.

Bei chronischer **Rhinopharyngitis** im Säuglingsalter – vor allem mit Blutbeimengungen im Nasensekret – sollte stets an *Diphtherie* und *Lues connata* gedacht werden.

Eine Rhinopharyngitis auf *allergischer* Basis zeichnet sich aus durch Schleimhautschwellung und seröse Sekretion, die evtl. begleitet werden von Manifestationen an anderen Organen (Konjunktivitis, Asthma, Ekzem). Bei ganzjährigem Auftreten kommen Allergene des häuslichen Milieus (Hausstaubmilbe), bei saisonalem Auftreten Pollen (Bäume, Sträucher, Gräser, Getreide) in Frage.
Therapie: Antiallergische Maßnahmen: Cromoglicinsäure nasal (Lomupren), Antihistaminika, evtl. topische Glukokortikoide, Hyposensibilisierung.

Sinusitis

Wir unterscheiden eine *akute* und eine *chronische* Sinusitis. Der bei weitem überwiegende Teil der **akuten Formen** verläuft **katarrhalisch** im Rahmen eines allgemeinen Luftwegsinfekts. Bei alleiniger Berücksichtigung der klinischen Symptome (Fieber, Schnupfen, der auch eitrig aussehen kann, Schleimstraße an der Rachenhinterwand, Husten, Kopfschmerzen) bleibt es hier gewöhnlich bei dieser Diagnose. Ergibt sich bei einer Röntgenuntersuchung der Nasennebenhöhlen und der Lungen eine Trübung der Sinus und eine entsprechende Hilusreaktion bzw. eine vermehrte peribronchiale Zeichnung, so spricht man von einer **Sinobronchitis** bzw. einem sinobronchialen Syndrom (S. 261).

Therapie: Eine spezielle Behandlung der Nasennebenhöhlen ist nicht erforderlich. Gelegentlich werden abschwellende Nasentropfen, Inhalationen, z. B. mit Kamille und Wärmeanwendung (Rotlicht, Mikrowellen), empfohlen. Die klinischen und röntgenologischen Zeichen klingen dabei im allgemeinen innerhalb von zwei bis drei Wochen spontan ab.

Anders verhält es sich mit der seltener vorkommenden **akuten eitrigen Sinusitis.** Im Kleinkindesalter sind meistens die Sinus ethmoidales, bei älteren Kindern dagegen die Sinus maxillares (Abb. 105), oder alle Nebenhöhlen gemeinsam betroffen. Bei Aufsteigen der Infektion kann hieraus ein bedrohliches Krankheitsbild erwachsen, das klinisch mit einer Schwellung der Wange, des Nasenrückens und der Periorbitalregion sowie hohen, gelegentlich septischen Temperaturen einhergeht. Hier liegt eine bakterielle Entzündung der Sinus durch Streptokokken, Staphylokokken oder Anaerobier vor, die einer sofortigen Antibiotikabehandlung, zunächst möglichst i. v. appliziert, bedarf (z. B. Amoxicillin, Oxacillin, Acidocillin). Meist wird zusätzlich auch eine Kieferhöhlendrainage mit -spülungen erforderlich. Die gefürchteten Komplikationen (Periorbitalabszeß, subdurales Empyem, Hirnabszeß) lassen sich hierdurch in der Regel verhindern.

Beim Säugling ist die **akute eitrige Siebbeinzellenentzündung** mit Rötung und Schwellung des inneren Lidwinkels von einer Dakryocystitis, einer Orbitalphlegmone und einer Oberkieferosteomyelitis abzugrenzen. **Therapie:** Antibiotika.

Bei der **chronischen Sinusitis** sollte man unterscheiden zwischen der chronisch-rezidivierenden Form im Rahmen rezidivierender Infekte der oberen Luftwege und der **echten chronischen Sinusitis,** die zumeist auf einer anders gearteten Grundkrankheit beruht. Hier müssen u. a. eine Allergie, ein Immunmangel, die Mukoviszidose und die **primäre Ziliendyskinesie** berücksichtigt und ausgeschlossen werden. Das *"Syndrom der immotilen Zilien"* wurde zuerst beim *Kartagener-Syndrom* beschrieben, zu dem ein Situs inversus visceralis, Bronchiektasen, eine Sinobronchitis und eine Oti-

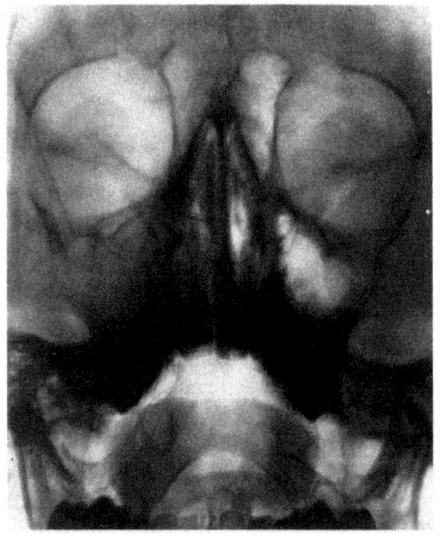

Abb. 105. Sinusitis maxillaris: Die rechte Kieferhöhle ist homogen getrübt (12jähriges Kind)

tis gehören. Da für eine Zilienimmotilität mit einer entsprechenden klinischen Symptomatik ein Situs inversus nicht obligat ist, wurde das Syndrom mit dem Begriff der *primären Ziliendyskinesie* belegt. Die hierbei vorliegende elektronenoptisch nachweisbare Mißbildung der Zilien, die mit einer meßbaren Herabsetzung der Motilität verbunden ist, kann schon in den ersten Lebenstagen zu bronchialer Obstruktion und zu Bronchopneumonien führen.

Retropharyngealabszeß

Der Retropharyngealabszeß ist ein akutes, oft schwer zu erkennendes Krankheitsbild, das nur bei Säuglingen und Kleinkindern vorkommt und von retropharyngealen Lymphknoten ausgeht. Die Krankheit beginnt plötzlich, häufig im Anschluß an eine Rhinopharyngitis bzw. eine Entzündung der Rachenmandel (Angina retronasalis) mit Schluckstörungen, hohem Fieber und Atembehinderung (Rasseln, „Schnorcheln"). Die mehr seitliche Vorwölbung der Rachenhinterwand ist oft nur mit dem Finger zu palpieren. Der Abszeß wird punktiert bzw. inzidiert, zusätzlich werden Antibiotika gegeben.

Bienen- und Wespenstiche

Bienen- und Wespenstiche kommen bei Kindern nicht selten vor und können in kürzester Zeit zu bedrohlicher Atemnot durch Anschwellung im Zungen- und Rachengebiet führen. Rasches Handeln ist notwendig: Herunterdrücken der Zunge bzw. Einführung eines Guedel-Tubus und Injektion von 20–100 mg Prednisolon oder Methylprednisolon (je nach Alter des Kindes). Danach sofortige Klinikeinweisung. Bei Schwellung auch des Kehlkopfeinganges muß hier (unter Fortsetzung der Kortison-Injektion) evtl. intubiert werden. – Ähnliche Erscheinungen können auch im Rahmen eines angioneurotischen Ödems (Quincke-Ödem) auftreten.
Bei einigen Kindern entwickelt sich nach Bienen-, Wespen- und Hornissenstichen eine Allergie, die bei wiederholten Stichen zu lebensgefährlichen systemischen Reaktionen führen kann.

Therapie: Bei akuter Symptomatik ist eine Schockbehandlung erforderlich. Ist durch die Anamnese sowie den Nachweis einer spezifischen Sensibilisierung im Prick-Test und RAST auf das Insektengift eine Allergie anzunehmen, sollte eine Hyposensibilisierung mit entsprechenden Extrakten durchgeführt werden.

Verätzungen und Verbrühungen

Ist eine Verätzung oder Verbrühung des Rachengebietes nachgewiesen, wird neben einer parenteralen Flüssigkeitszufuhr eine Behandlung mit Antibiotika und Glukokortikoiden eingeleitet. Ist die Umgebung des Kehlkopfes von der Verletzung mit erfaßt, kann es zu Atemnot kommen und evtl. eine Tracheotomie erforderlich sein.

12.6.3 Erkrankungen der Rachenmandel

Die Rachenmandel wird im Volksmund „Polypen" oder „Wucherung" genannt. Sie besteht aus „adenoidem" Gewebe und liegt an der oberen Epipharynxbegrenzung. Als lymphatisches Organ beteiligt sie sich an der Infektionsabwehr. Sie wird daher von allen Entzündungen des Nasen-Rachen-Raumes, besonders im Säuglingsalter, mit betroffen. In der Regel bildet sie sich im Laufe des späteren Kindesalters spontan zurück.
Die akute Entzündung der Rachenmandel, die **Angina retronasalis,** ist klinisch oft nur zu vermuten. Diagnostische Hinweise bieten Mundatmung, nasale Sprache, eine Schleimeiterstraße an der Rachenhinterwand und vergrößerte, schmerzhafte Nackenlymphknoten. Die Anschwellung der Rachenmandel selbst ist im akuten Stadium nur durch eine Rachenspiegelung sichtbar zu machen.
Wiederholte Entzündungen führen zu einer bleibenden Vergrößerung, zur **Rachenmandelhyperplasie,** deren Entstehung durch konstitutionelle Faktoren begünstigt wird. Sie ist häufig mit einer Hyperplasie der Gaumenmandeln gekoppelt und verursacht charakteristische klinische Erscheinungen. Im Vordergrund steht eine Behinderung der Nasenatmung, in deren Gefolge sich Entzündungen des Rachens, Dauerschnupfen mit Sinusitis, Tubenkatarrh, Otitiden und Bronchitiden einstellen. Die Kinder schnarchen nachts, haben eine näselnde Sprache und mit ihrem geöffneten Mund einen typischen Gesichtsausdruck (*Facies adenoidea*). Der durch die Atembehinderung gestörte Nachtschlaf und die ständigen

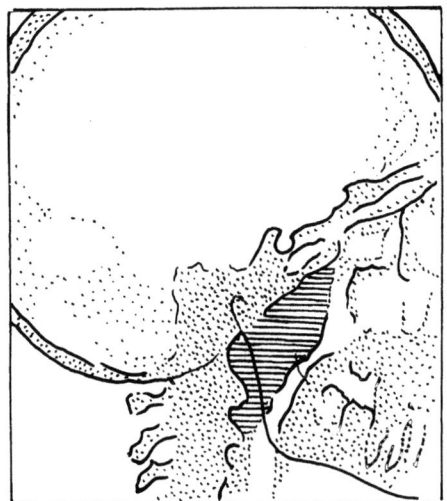

Abb. 106. Rachenmandelhyperplasie im seitlichen Röntgenbild. Die schraffierte Fläche entspricht den adenoiden Wucherungen, die den Rachenraum einengen

Infekte lösen eine Reihe von Allgemeinerscheinungen aus wie Konzentrationsschwäche, schnelle Ermüdbarkeit, Eßunlust und nachlassende Schulleistungen. Diese Erscheinungen bilden sich nach Beseitigung des Passagehindernisses wieder zurück.

Die Diagnose wird durch eine Spiegelung und zuweilen auch durch eine Röntgenaufnahme erhärtet (Abb. 106). Konservative Behandlungsmaßnahmen haben nur selten Erfolg; die Methode der Wahl ist eine operative Entfernung des Rachenmandelpolsters, die **Adenotomie.** Dieser Eingriff kann in dringenden Fällen auch schon bei Säuglingen und Kleinkindern durchgeführt werden, wird aber in der Regel erst nach dem 2. Lebensjahr angewandt. Sind auch die Gaumenmandeln hypertrophiert und chronisch entzündlich verändert, so kann deren gleichzeitige Entfernung notwendig werden.

12.6.4 Entzündungen der Gaumenmandeln (Angina tonsillaris)

Entzündungen der Gaumenmandeln sind im Kindesalter sehr häufig Teilerscheinungen von Infektionen der oberen Luftwege mit Befall des gesamten lymphatischen Rachenrings, sie können aber auch als örtlich begrenzte Krankheit auftreten.

12.6.4.1 Akute Entzündungen

Tonsillitis catarrhalis

Die einfache katarrhalische Angina geht mit Rötung und Schwellung der Tonsillen, aber ohne Stippchen-Bildung, einher und ist zumeist mit einer Pharyngitis kombiniert. Viren sind die häufigsten Erreger. Je jünger das Kind ist, desto seltener klagt es über Halsweh. Eine Racheninspektion mit dem Mundspatel ist daher bei jedem akut fieberhaft Erkrankten unerläßlich! Eine fleckige, intensive Rötung des weichen Gaumens ist verdächtig auf eine Streptokokken-Angina!

Angina follicularis sive lacunaris

Die eitrige Angina beginnt in der Regel mit einem katarrhalischen Vorstadium, das allerdings sehr kurz sein kann. Die geröteten und geschwollenen Tonsillen sind auf dem Höhepunkt der Erkrankung mit eitrigen Stippchen bzw. Pfröpfen oder größeren Belägen bedeckt. Gleichzeitig schwellen unter hohem Fieber auch die Kieferwinkel-Lymphknoten an. Nicht selten sind Erbrechen und Bauchschmerzen. Bei Säuglingen sieht man gelegentlich auf den Tonsillen winzige weiße Stippchen (*Angina punctata*), die oft mehrere Tage bestehen bleiben. Eine akute eitrige Angina heilt in der Regel, vor allem bei antibiotischer Behandlung, in einigen Tagen komplikationslos ab. Gelegentliche Folgekrankheiten unbehandelter Tonsilliden sind Nephritis, rheumatisches Fieber, Sepsis und Peritonsillarabszeß, kenntlich an hochgradigen Schluckbeschwerden, Kieferklemme, Speichelfluß und Vorwölbung des weichen Gaumens. Jede eitrige Angina sollte, da meist eine Streptokokkeninfektion vorliegt, mit Antibiotika (Penicillin) behandelt werden! Bettruhe ist erforderlich. Örtliche Maßnahmen wie Halswickel oder bei älteren Kindern Mundspülungen sind hilfreich, aber von untergeordneter Bedeutung. Bei jeder follikulären bzw. lakunären Angina muß an die heute häufiger vorkommende *infektiöse Mononukleose* (s. S. 148) gedacht werden. Seltener als früher ist dagegen in solchen Fällen mit einer *Rachendiphtherie* zu rechnen.

Angina ulcero-membranacea (Plaut-Vincent)

Diese seltenere, bei älteren Kindern vorkommende Angina-Form verläuft mit leichteren Allgemeinerscheinungen und einseitiger Ulkusbildung der Tonsille. Sie verursacht stärkere Schluckbeschwerden und fötiden Mundgeruch. Die Prognose ist günstig. Therapeutisch empfehlen sich Mundspülungen, Pinselungen und Penicillin.

Seitenstrang-Angina

Die lymphatischen Seitenstränge der Rachenhinterwand erkranken im Rahmen einer Pharyngitis mit. Diese Reaktion tritt stärker hervor, wenn es sich um Patienten handelt, bei denen die Gaumenmandeln entfernt wurden.

Herpangina

Die Herpangina wird durch eine Coxsackie-A-Virus-Infektion hervorgerufen. Sie betrifft die gesamte Mundschleimhaut, vor allem aber die Gaumenbögen und gelegentlich die Tonsillen, auf denen sich charakteristische Bläschen bzw. flache Ulzera mit dunkelrotem Hof ausbilden. Fieber und Abgeschlagenheit sind die Regel. Die Krankheit dauert jedoch nur wenige Tage und verläuft komplikationslos. Ein Nachweis des Virus im Stuhl oder von Antikörpern im Serum erübrigt sich angesichts der charakteristischen klinischen Zeichen. Die Therapie ist symptomatisch.

12.6.4.2 Rezidivierende Entzündungen

Rezidivierende Tonsillitiden führen in der Regel zu einer Hypertrophie der Tonsillen. Deren Größe allein berechtigt jedoch nicht zur Diagnose „chronische Tonsillitis". Vielmehr ist die häufig zu findende Hyperplasie der Gaumenmandeln – teilweise mit Belägen – Ausdruck einer ständigen Auseinandersetzung mit Erregern und ist daher von immunologischer Bedeutung.

Die Indikation zur **Tonsillektomie** sollte aus diesem Grunde vorsichtig gestellt werden und ist erst dann gegeben, wenn mindestens drei schwere Tonsillitiden innerhalb eines Jahres durchgemacht werden, ein Retrotonsillarabszeß vorliegt oder wenn dauerhafte Allgemeinerscheinungen bzw. eine Herdwirkung (Nephritis, rheumatisches Fieber) besteht. Eine Tonsillektomie ist auch dann zu erwägen, wenn durch hyperplastische Mandeln Atmung, Nahrungsaufnahme und Sprechen behindert sind.

12.6.5 Krankheiten des äußeren Ohres

Fremdkörper

Beim Kleinkind können alle möglichen Fremdkörper in den Gehörgang gelangen und dort eine Zeitlang symptomlos festsitzen. Auch ein verhärteter *Ceruminalpfropf* kann als Fremdkörper imponieren.

Entzündungen

Die Gehörgangsentzündung, die **Otitis externa,** kann isoliert (z. B. Schwimmbadotitis) oder als sekundäres Ereignis bei der eitrigen Otitis media bzw. als Teilerscheinung bei Dermatitis seborrhoides oder endogenem Ekzem auftreten. Im Säuglingsalter kann bei stärkerer Absonderung die Differentialdiagnose gegenüber der Otitis media schwierig sein. Sekretausspülung, lokale Pinselungen oder Salbenbehandlung kommen therapeutisch in Betracht.

12.6.6 Krankheiten des Mittelohres

12.6.6.1 Otitis media acuta

Die akute Entzündung des Mittelohrs ist – besonders im Säuglingsalter – eine der häufigsten Krankheiten überhaupt. Sie entsteht durch Fortleitung einer Entzündung vom Nasenrachenraum aus und wird in der Regel im Anschluß an eine Virusinfektion durch Pneumokokken, Streptokokken, Haemophilus influenzae, aber auch durch andere Keime hervorgerufen. Sie beginnt bei älteren Kindern oft als **Tubenkatarrh** mit Verlegung der Ohrtrompete. Die katarrhalische Entzündung (**Otitis media catarrhalis**) kann mehr oder weniger schnell in die eitrige Form (**Otitis media purulenta**) übergehen. Oft finden sich klinische Allgemeinerscheinungen wie Fieber, Unruhe, Schlafstörungen, Erbrechen und Enteritis. Berührungsempfindlichkeit und meningeale Symptome können sich hinzugesellen. Gelegentlich wird der Arzt aber auch durch plötzliche Eitersekretion aus dem Gehörgang („Ohrlaufen") nach relativ geringen Krankheitssymptomen überrascht. Für die Diagnose ist besonders im Säuglingsalter die Schmerzhaftigkeit bei Druck auf den Tragus ein wichtiger Hinweis. Sie wird gesichert durch den Trommelfellbefund bei der Otoskopie: Rötung, Blasenbildung und Vorwölbung.

Behandlung

Bei unkomplizierter akuter Otitis media werden schmerzstillende Ohrentropfen, die das Trommelfellbild nicht verändern dürfen (z. B. Otalgan, Oto-Flexiole) oder Rotlichtbestrahlung angewandt, gelegentlich ist bei entsprechender Indikation eine Parazentese vonnöten, z. B. bei vorgewölbtem Trommelfell, Ausbleiben der Spontanperforation, Komplikationen wie Facialislähmung u. a. zu Beginn der Erkrankung. Bei stärkeren Allgemeinerscheinungen und klinisch erkannter Otitis media purulenta muß entsprechend den erfahrungsgemäß verantwortlichen Erregern mit Erythromycin, Amoxicillin oder Cephalosporinen behandelt werden.

Länger anhaltendes Fieber und ein verzögerter Krankheitsverlauf sind verdächtig auf eine Komplikation, in erster Linie auf eine **Mastoiditis.** Das Übergreifen der Entzündung auf das Antrum und den Warzenfortsatz verrät sich zumeist durch lokale Symptome: Verdrängung der Ohrmuschel, ödematöse Schwellung und Druckempfindlichkeit über dem Warzenfortsatz. Therapeutisch kommt eine Antrotomie in Frage.

Bei Säuglingen zieht die Mittelohrentzündung mitunter eine parenterale Dyspepsie nach sich. Eine blande verlaufende Warzenfortsatzentzündung bezeichnet man als **okkulte Mastoiditis.** Sie tritt bei Säuglingen gelegentlich als Ursache schwerer Gedeihstörungen mit Durchfall in Erscheinung.

Glücklicherweise seltene Komplikationen sind die *otogene Meningitis purulenta* bzw. der *otogene Hirnabszeß* und die septische *Sinusthrombose.* Beide erfordern eine sofortige operative Behandlung.

Bei *rezidivierenden* Otitiden kann eine Rachenmandelhyperplasie als begünstigender Faktor im Spiel sein. In diesem Fall ist eine Adenotomie hilfreich.

12.6.6.2 Otitis media chronica

ist als selbständiges Krankheitsbild anzusehen. Während bei der akuten Otitis media Schleimhauteiterungen im Vordergrund stehen, ist der Verlauf der chronischen Otitis media durch knochenzerstörende Prozesse bestimmt (*Cholesteatom*). Die Trommelfellperforation ist bei der akuten Form in der Regel zentral, bei der chronischen randständig gelegen.

Eine Schwerhörigkeit durch Schalleitungsstörung im Gefolge einer Mittelohrentzündung sollte möglichst auch schon in der pädiatrischen Praxis durch den RINNE-Versuch (s. unten) oder mit Hilfe einfacher audiometrischer Untersuchungen (Screening-Audiometer) getestet werden.

12.6.6.3 Seromukotympanon

(Synonym: *Seromuköse Mittelohrentzündung, Paukenerguß*)

Rasch auftretende Schwerhörigkeit ist auch das *Leitsymptom* einer seit 20 Jahren hierzulande zunehmend häufiger beobachteten Form der chronischen Otitis exsudativa, das sog. Seromukotympanon. Hiervon werden am häufigsten 4- bis 8jährige Kinder betroffen.

Anamnese: Die Eltern klagen häufig über eine zunehmende Unaufmerksamkeit oder einen schulischen Leistungsabfall ihres Kindes, das oft auf Fragen (oder Geräusche) nicht reagiert. Der kleine Patient empfindet dabei keine Schmerzen und äußert daher selbst auch keine Beschwerden.

Pathogenetisch kommt es offenbar durch Belüftungsstörungen (Adenoide, Tubeninsuffizienz) in der Paukenhöhle zur Absonderung eines sterilen Ergusses von gallertig-muköser Konsistenz, der Eiweiß, Cholesterin und Mukopolysaccharide enthält.

Diagnose: Da der Trommelfellbefund bei Seromukotympanon völlig uncharakteristisch ist, kann der Kinderarzt zu seiner Erkennung nur durch die Feststellung einer *Schalleitungsschwerhörigkeit* beitragen. Dies geschieht am einfachsten mit dem Stimmgabelversuch nach RINNE. Während das gesunde Ohr die Stimmgabelschwingungen bei Luftleitung lauter wahrnimmt (RINNE positiv), ist dies bei Vorliegen einer Schalleitungsschwerhörigkeit nicht der Fall, und der Patient empfindet das Aufsetzen der Stimmgabel auf dem Knochen als lauter (RINNE negativ). Bei dem letztgenannten Befund ist eine Überweisung an den HNO-Arzt erforderlich, der weitere audiometrische Untersuchungen durchführen kann (Impedanzaudiometrie, Tympanometrie) und vor allem bei genügendem Verdacht eine *probatorische Parazentese* mit Sekretabsaugung vornehmen muß. Dies ist die sicherste Methode zur Erkennung eines Seromukotympanons und leitet bereits zur allein möglichen *Therapie* über. Diese besteht, falls sich der Paukenhöhlenerguß als mukös erweisen sollte, neben einer Adenotomie in der Einführung eines Kunststoff-Paukenröhrchens in das Trommelfell, das mehrere Wochen liegenbleiben muß. Diese Maßnahme normalisiert das Hörvermögen (RINNE-Versuch positiv) und führt zur Abheilung der exsudativen Schleimhautentzündung. Diese Therapie sollte nicht unterlassen werden, da sonst als Komplikation eine bindegewebige Organisation des Mittelohrergusses mit narbigen, adhäsiven Prozessen zu befürchten ist.

12.6.7 Krankheiten des Innenohres

Erkrankungen des Hör- und Gleichgewichtsorgans treten bei Kindern als angeborene und erworbene Störungen in Erscheinung. Schwere angeborene Hörschäden sind entweder erbbedingt oder pränatal exogen entstanden (z. B. Rötelnembryopathie [S. 141]). Häufig weisen erst Sprech- und Sprachstörungen auf Hörschäden hin. Besteht der Verdacht auf eine Hörstörung, so ist eine Audiometrie, bei Säuglingen unter Ableitung akustisch evozierter Potentiale, durchzuführen. **Postnatal erworbene Schwerhörigkeit bzw. Taubheit** kann durch zerebrale Erkrankungen (Meningitis, Enzephalitis), toxische Schäden (Streptomycin), Mumps oder chronische Otitis media verursacht sein. Für die Diagnose von **Vestibularisschäden** mit Gleichgewichtsstörungen ist u. a. die Untersuchung auf Spontannystagmus wichtig.

12.7 Erkrankungen von Kehlkopf, Trachea und Bronchien

12.7.1 Tumoren des Kehlkopfes

Gutartige **Papillome** an den Stimmbändern sind bei Kindern selten. Sie führen zu Heiserkeit und bei ausgedehntem Befall zu inspiratorischem Stridor. Die Behandlung besteht in einer mehrfach durchzuführenden Abtragung und/oder in der Gabe von Leukozyteninterferon. Häufiger sind die sogenannten **Sänger- bzw. Schreiknötchen**, fibromatöse Gebilde am Stimmbandrand. Sie bilden sich bei Stimmschonung meist von selbst zurück.

12.7.2 Entzündungen des Kehlkopfes

Das Krupp-Syndrom

Unter der Bezeichnung Krupp-Syndrom werden verschiedene Krankheitsbilder mit einer Stenosierung im oberen Atemwegtrakt zusammengefaßt, die als **Leitsymptome** einen bellenden Husten und meist einen inspiratorischen Stridor aufweisen. Trotz der gemeinsamen Symptomatik unterscheiden sich die Krankheitsbilder aufgrund der Lokalisation der Entzündung und der Ätiologie. Bei der **subglottischen Laryngitis** (früher Pseudokrupp) kommt es – meist in den Abendstunden oder nachts – nach initialen Infektzeichen, oder auch ohne Vorboten, zu einem bellenden Husten, der von einer mehr oder weniger stark ausgeprägten inspiratorischen Atembehinderung mit Stridor gefolgt werden kann.

Kommt durch absteigende Infektion und Beteiligung von Trachea und Bronchien eine exspiratorische Atembehinderung hinzu, so spricht man von einer Laryngo-Tracheitis oder Laryngo-Tracheo-Bronchitis. Ursache für die in verschiedenen Schweregraden auftretende Erkrankung (Tabelle 60) ist eine Virusinfektion, meist mit Parainfluenza-Viren. Hiervon abzutrennen sind ein **bakteriell** bedingter Krupp, der meist durch Staphylokokken oder Haemophilus influenzae bedingt wird und einen progredienten Verlauf zeigt sowie ein zu Rezidiven neigender Krupp („**Spasmodic Croup**"), bei dem oft Allergien als Auslösemechanismen in Frage kommen und der meist einen gutartigen und kurzen Verlauf aufweist.

Von der Krupp-Krankheit werden ältere Säuglinge und Kleinkinder betroffen, Knaben häufiger als Mädchen, dicke Kinder häufiger als schlanke.

Differentialdiagnose: **Maligne Laryngotracheobronchitis** siehe Seite 261 – Bei der **Kehlkopfdiphtherie** entwickelt sich die Larynx-Stenose langsamer (Tabelle 60). Akute Atemnot mit inspiratorischem Stridor wird auch durch einen hochsitzenden **Fremdkörper** oder durch ein **Glottisödem** hervorgerufen, das wiederum durch eine eitrige Entzündung der Umgebung

Tabelle 60. Differentialdiagnostik des Krupp-Syndroms

	Subglottische Laryngitis			Supraglottische Laryngitis (Epiglottitis)	Kehlkopf-Diphtherie
	Viraler Krupp	Bakterieller Krupp	„Spasmodic" Krupp		
Lebensalter	6 Mo.–3 Jahre	2–6 Jahre	2–6 Jahre	2–6 Jahre	Jedes Alter
Häufigkeit	Häufig	Selten	Wenig häufig	Wenig häufig	Selten
Ätiologie	Viren (Parainfluenza)	Bakterien (Staphylokokken, Haemophilus influenzae)	Allergie	Bakterien (Haemophilus influenzae)	Corynebacterium diphtheriae
Stimme	Heiser	Heiser	Heiser	Kloßig	Aphonisch
Leukozyten	Normal	Erhöht	Normal	Stark erhöht	Mäßig erhöht
Verlauf	Meist gutartig Besserung nach 1–3 Tagen	Meist progredienter Verlauf	Stets gutartig Besserung nach Stunden	Progredienter Verlauf mit zunehmender Verschlechterung, fast immer Intubation oder Tracheotomie erforderlich	Verschiedene Formen: 1. Lokalisiert 2. Progredient 3. Toxisch Intubation und Tracheotomie

Tabelle 61. Stadieneinteilung und Therapie der subglottischen Laryngitis

Phase I	Phase II	Phase III	Phase IV
Symptome: Bellender Husten oder Schluckbeschwerden	Stridor Einziehungen im Jugulum, Epigastrium	Stridor Zusätzliche Einziehungen der seitlichen Thoraxpartien Atemnot Tachykardie Hautblässe Unruhe, Angst	Stridor Maximale inspirat. Einziehungen Höchste Atemnot Puls klein, frequent Zyanose Sopor
Therapie: Frischluft Sedierung Sekretolyse (orale Flüssigkeitszufuhr + Sekretolytika)	Zusätzlich: Kaltluftverneblung Glukokortikoide (Prednison = Rectodelt)	Zusätzlich: Parenterale Flüssigkeitszufuhr + Sekretolytika i.v. Glukokortikoide i.v. Adrenalin-Inhalation (Mikronephrin über Überdruck) O_2-Gabe, evtl. Antibiotika (Amoxicillin p.o. bzw. Ampicillin i.v.)	Zusätzlich: Antibiotika (Ampicillin i.v.) Intubation u. Beatmung im Notfall: Tracheotomie

(z. B. Zungengrund), durch Einatmen ätzender Dämpfe, durch Verbrühung, durch Insektenstich oder durch Intubation bei Inhalationsnarkose bedingt sein kann. Ferner ist an einen **Laryngospasmus** bei rachitogener Tetanie zu denken. – Jeder Krupp sollte möglichst stationär in einer Kinderklinik behandelt werden.

Die konservative Therapie

richtet sich nach dem Stadium der Krankheit. In einigen Fällen kann der Krupp nach kurzem, bedrohlichen Atemnotanfall rasch wieder abklingen. In anderen Fällen kann sich ein lebensgefährliches Erstickungsbild mit Tachykardie, graublasser Hautfarbe und Apathie entwickeln. Da es durch Verschleppung der Krankheit immer wieder zu Todesfällen kommt, muß sofort eine Therapie einsetzen, die sich an den Schweregraden orientiert (Tabelle 61).

Im wesentlichen besteht die Therapie in einer **Beruhigung** von Kind und Mutter, unterstützt durch eine medikamentöse Sedierung (Promethazin, Chloralhydrat, Diazepam, Barbiturate), einer **Sekretverflüssigung** durch Flüssigkeitszufuhr, Kaltvernebler, medikamentöse Sekretolytika (N-Azetylcystein, Carbocystein, Ambroxol) und Gabe von **Glukokortikoiden** (Prednison, Prednisolon). In der Klinik erfolgt bei schweren Formen eine parenterale Flüssigkeitszufuhr zu den bereits erwähnten Maßnahmen sowie die Inhalation von O₂ und razemischem **Adrenalin** (Mikronephrin) durch eine Maskenüberdruckbeatmung. Bei den schwersten Formen sind eine nasotracheale Intubation oder im Notfall eine Tracheotomie nicht zu umgehen.

Akute phlegmonöse Epiglottitis

(Synonym: *Epiglottitis phlegmonosa oedematiens acutissima, supraglottische Laryngitis, Haemophilus-Typ-B-Laryngitis*). Die akute Epiglottitis ist ein schweres Krankheitsbild, das als seltene Sonderform des Krupp-Syndroms gelten kann und durch Haemophilus influenzae Typ B hervorgerufen wird. Sie kommt zu jeder Jahreszeit vor und betrifft in erster Linie Kleinkinder von 2–5 Jahren, die meist plötzlich aus voller Gesundheit oder nach einem banalen Infekt mit kloßiger Sprache und Schluckschmerzen erkranken. Das klinische Bild verschlechtert sich rasch, oft vergehen von den ersten Symptomen bis zur Atemnot nur wenige Stunden. Nach einem inspiratorischen Stridor (schnarchende Einatmung) mit oder ohne Heiserkeit findet sich fast immer auch ein exspiratorisches Röcheln (Karcheln). Anders als bei der akuten Laryngitis ist kein bellender Husten vorhanden, vielmehr werden Schmerzen beim Schlucken (auch in die Ohren ausstrahlend) angegeben oder ständige Schluckbewegungen beobachtet. Auch eine schmerzhafte Schwellung der Hyoidgegend und Kieferwinkelödeme mit Lymphknotenschwellung können vorhanden sein. Die Körpertemperatur bewegt sich zwischen 38 und 40 Grad, und im Blutbild besteht fast immer eine ausgeprägte Leukozytose (15 000–20 000 oder mehr), die in differentialdiagnostischer Hinsicht von Bedeutung ist (s. Tabelle 60).

Pathologisch-anatomisch

liegt der akuten Epiglottitis ein starkes supraglottisches Ödem mit leukozytärer Infiltration zugrunde, das auch auf den Retropharynx übergehen und teilweise abszedieren kann. Die Epiglottisschwellung ist gelegentlich bei der Racheninspektion zu sehen und imponiert bei der Laryngoskopie als eine pralle, hochrote Kugel, die einer Kirsche ähnlich sieht. Die Racheninspektion darf nur in Tracheotomie-Bereitschaft vorgenommen werden. Einfacher ist eine seitliche Röntgenaufnahme des Halses bei gestrecktem Kopf, die gleichfalls die geschwollene Epiglottis sichtbar macht. Ein Rachenabstrich bringt gelegentlich Klärung, häufiger sind die Haemophilus influenzae-Bakterien jedoch im Blut nachweisbar.

Therapie

Angesichts des septischen Bildes und der bakteriellen Genese ist eine sofortige Antibiotika-Behandlung notwendig: Ampicillin i. v., bei Verdacht auf Ampicillin-resistente Haemophilus influenzae-Erreger Claforan, Rocephin oder Chloramphenicol. Außerdem muß das Kind sediert werden. Fast immer ist eine nasotracheale Intubation, seltener eine Tracheotomie, erforderlich. Man wählt dabei einen Nasotrachealtubus aus, dessen Größe eine Nummer unter der altersgemäßen Durchschnittsgröße liegen sollte. Nach der Intubation sind Feuchtluftvernebelung (Ultraschall) und tracheales Absaugen sowie anhaltende Sedierung vordringlich.

12.7.3 Fremdkörper der Luftwege

Fremdkörperaspirationen in die Luftwege sind bei Kleinkindern nicht selten. Meist sind es kleinere Gebilde, die die Glottis passieren: Münzen, Nägel oder Fruchtpartikel, vor allem zerkaute Nüsse. Die Eltern werden auf das Ereignis in der Regel durch einen starken Hustenanfall aufmerksam, dem dann in Abständen weitere, keuchhustenähnliche Attacken folgen. Gelegentlich wird eine Fremdkörperaspiration als Krupp oder als Asthma verkannt.

Bei der klinischen Untersuchung findet man auf der betroffenen Seite fast immer einen hypersonoren Klopfschall und ein abgeschwächtes Atemgeräusch, da ein größerer Bronchialfremdkörper zunächst eine **Ventilstenose** hervorrufen kann. Stets ist eine Röntgenaufnahme angezeigt. Hier findet sich meist eine Blähung (Aufhellung) auf der betroffenen Seite. Bei der Inspiration verlagert sich das Mediastinum zur kranken, bei der Exspiration zur gesunden Seite (Abb. 111, S. 272). Bei einem Teil der Fälle findet sich trotz auffälliger klinischer Symptomatik kein röntgenologischer Hinweis. Wird die Aspiration nicht entdeckt, kommt es auf dem Boden von Atelektasen zu Infektionen, die zu chronischen Pneumonien und Bronchiektasenbildung führen können. Meist finden sich Fremdkörper im rechten Hauptbronchus, seltener im linken oder in Larynx und Trachea. Fremdkörper müssen mit Hilfe der Bronchoskopie extrahiert werden.

12.7.4 Akute Entzündungen des Tracheobronchialbaums

Akute Tracheobronchitis, akute Bronchitis

Die akute Tracheobronchitis ist eine sehr häufige Kinderkrankheit, die nicht primär entsteht, sondern an eine Rhinopharyngitis anschließt. Wenn die Symptome der Pharyngo-Tracheitis abgeklungen sind, bleibt die Bronchitis – auch bei unkompliziertem Verlauf – noch einige Tage bestehen. Der zunächst trockene, vor allem nächtliche Husten wird allmählich lockerer und fördert – jedenfalls bei älteren Kindern – schleimiges bis eitriges Sekret zutage.

Bei der **Auskultation** sind über den Lungen Rhonchi sonori oder auch mittel- bis grobblasige Rasselgeräusche zu hören. Das Allgemeinbefinden der Kinder ist gestört, ihre Temperatur jedoch oft nur anfangs erhöht. Nach höchstens zwei Wochen sind im allgemeinen die Symptome verschwunden. Bei Fieber und Beeinträchtigung des Allgemeinbefindens sind Bettruhe, feuchtwarme Brustwickel, sekretverdünnende Hustensäfte oder Inhalationen angezeigt, Hustensedativa (Codein) sind nur bei trockenem, nicht-produktivem Reizhusten angezeigt. Bei schwerer erscheinenden (hochfieberhaften) und länger dauernden Erkrankungen sind Antibiotika empfehlenswert.

Obstruktive Bronchitis (Syn. *asthmatische Bronchitis, spastische Bronchitis*)

Bei zahlreichen Säuglingen und Kleinkindern ist die akute Bronchitis durch eine Verengung der Atemwege kompliziert. Daran sind in dieser Altersgruppe vornehmlich eine Schleimhautschwellung und -sekretion, weniger ein Bronchospasmus, beteiligt. Die Diagnose „spastische" Bronchitis ist daher irreführend. Obwohl ein asthmaähnliches Bild entsteht, ist auch der synonym gebrauchte Begriff „asthmatiforme" Bronchitis nicht korrekt, da nur etwa 20% der Kinder, die im Säuglingsalter eine obstruktive Bronchitis hatten, später ein Asthma bronchiale entwickeln.

Voraussagen darüber, welche Kinder später ein Asthma entwickeln, sind schwer zu treffen. Bei Erhöhung des IgE, allergischer Manifestation an anderen Organen (Ekzem), schweren, rezidivierenden Verläufen und Allergien bei Verwandten 1. Grades ist dies anzunehmen.

Therapeutisch sind Bronchodilatatoren nur selten wirksam, ein Versuch ist jedoch angezeigt. Eine sekretolytische Behandlung und Glukokortikoide stellen die Maßnahmen der Wahl dar.

Bronchiolitis (Bronchitis capillaris)

Die Bronchiolitis kann als schwerste Form der akuten obstruktiven Bronchitis bezeichnet werden. Sie ruft bei Säuglingen und jüngeren Kleinkindern ein bedrohliches Krankheitsbild hervor, das bei einer ausgedehnten Entzündung der Bronchiolen wie die schwer verlaufende Erstmanifestation eines Asthma bronchiale imponiert. Auslösende Ursachen sind RS-, gelegentlich Parainfluenza-Viren (S. 152) und sekundär vermutlich Bakterien: Haemophilus influenzae wird häufig im Nasen-Rachen-Schleim der Patienten nachgewiesen. Im klinischen Bild stehen Fieber, schwere exspiratorische Dyspnoe, Nasenflügeln und blaßzyanotisches Hautkolorit im Vordergrund, die durch eine Obstruktion der peripheren Atemwege mit konsekutiver extremer Überblähung bedingt sind. Bei der Auskultation hört man ein feinblasiges Rasseln oder ein sehr leises Atemgeräusch, kein Giemen wie bei der obstruktiven Bronchitis. Auf dem Röntgenbild ist die Hiluszeichnung verstärkt, die Lungenperipherie gebläht. – Wenn auch einzelne Symptome denen der spastischen Bronchitis ähneln, so verläuft doch die Bronchiolitis im allgemeinen wesentlich schwerer. Die exspiratorische Atembehinderung wird nicht durch einen Spasmus, sondern durch die stenosierende Schleimhautentzündung der Bronchiolen hervorgerufen. Spasmolytika sind daher in der **Therapie** wirkungslos. Parenterale Flüssigkeitszufuhr, O_2-Gabe, Sedierung, Maskeninhalation stehen im Vordergrund. Um Sekundärinfektionen zu verhüten, sollten Antibiotika (Eryhromycin) verabreicht werden. Glukokortikoide sind umstritten, bei schweren Verläufen kann man sie diesen Kindern (jedoch in hoher Dosis: 5 mg/kg Körpergewicht) nicht vorenthalten.

Maligne, stenosierende Laryngo-Tracheo- Bronchitis

Dieses desolate Krankheitsbild betrifft nur Kleinkinder und wird vermutlich durch Viren in Kombination mit Haemophilus influenzae B und Streptokokken ausgelöst. Man könnte es auch als schwere progrediente Form des Kehlkopf-Krupps bezeichnen: Schwellung, Sekret- und Membranbildung greifen rasch auf die Bronchien über; damit tritt die exspiratorische Komponente des Stridors mehr in den Vordergrund. Die Tracheotomie bringt hier nicht sofort Linderung, erlaubt aber doch ein besseres Absaugen des tiefersitzenden zähen Sekrets. Auch hier muß sofort die intravenöse (oder intramuskuläre) Injektion eines Glukokortikoids vorgenommen werden. Der praktische Arzt sollte bereits vor der Einweisung in die Klinik eine Dosis mindestens intramuskulär spritzen. Antibiotika (Ampicillin) unterstützen die Behandlung.

12.7.5 Chronische Entzündungen des Tracheobronchialbaums (Bronchitisches Syndrom)

Chronische Bronchitis

Von **rezidivierender Bronchitis** bzw. komplizierter Bronchitis mit rekurrierendem Verlauf spricht man, wenn sich drei Episoden von mindestens 14tägiger Dauer innerhalb eines Jahres ereignen.
Eine **chronische Bronchitis** ist bei Kindern im allgemeinen ein Bronchialkatarrh, der länger als drei Monate in einem Jahr anhält. Sinobronchitis, Bronchiektasen, Fremdkörper etc. müssen ursächlich ausgeschlossen werden. Oft ist eine Schädigung der Bronchialwand, etwa durch Keuchhusten oder mit sog. „asthmogenen" Viren (Adeno-, Parainfluenza-, RS-Viren) vorangegangen, die das Entstehen eines **hyperreagiblen Bronchialsystems** begünstigen. Als Ursache dieser Hyperreagibilität wird eine vago-vagale Reflexbronchokonstriktion über sog. „irritant receptors" angenommen. Fraglos gibt es daneben aber auch eine familiäre Organdisposition: Einzelne Kinder erkranken – ohne faßbare Vorschädigung – im Anschluß an „banale" Infekte immer wieder an einer Bronchitis.

Sinobronchitis

Bei diesem Krankheitsbild sind Nasennebenhöhlen und Luftwege gemeinsam befallen. Es wird vermutet, daß die Sinusitis durch die abfließenden Sekrete direkt, oder indirekt auf hämatogenem Wege, die Bronchitis unterhält, so daß ein chronisch-rezidivierendes Leiden entsteht. Husten, vor allem attackenweise in der Nacht, längerdauernder Schnupfen, Kopfschmerzen, Druckempfindlichkeit der Oberkiefer (Sinusitis maxillaris) weisen diagnostisch den Weg. Bei allen Kindern mit anhaltendem Schnupfen oder behinderter Nasenatmung und chronischer Bronchitis sollte man an eine Sinobronchitis denken.
Die **Diagnose** wird gesichert durch die Röntgenbefunde: Verschattungen der Nebenhöhlen und ein Infekthilus, der durch einen verbreiterten, fleckig verdichteten und zur Peripherie grobstreifig aufgefaserten Hilusschatten gekennzeichnet ist. Auch bei anderen akuten und chronischen Entzündungen der Atemwege finden sich Infekthili, so daß dieser Befund nicht als spezifisch zu werten ist. Bei rechtzeiti-

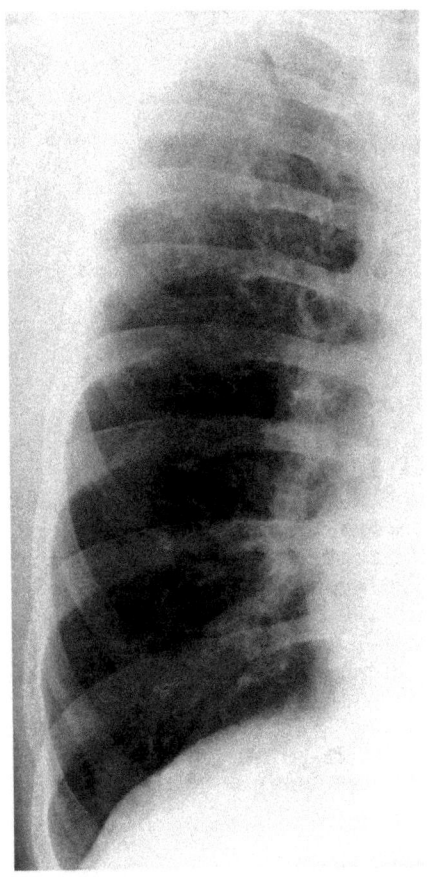 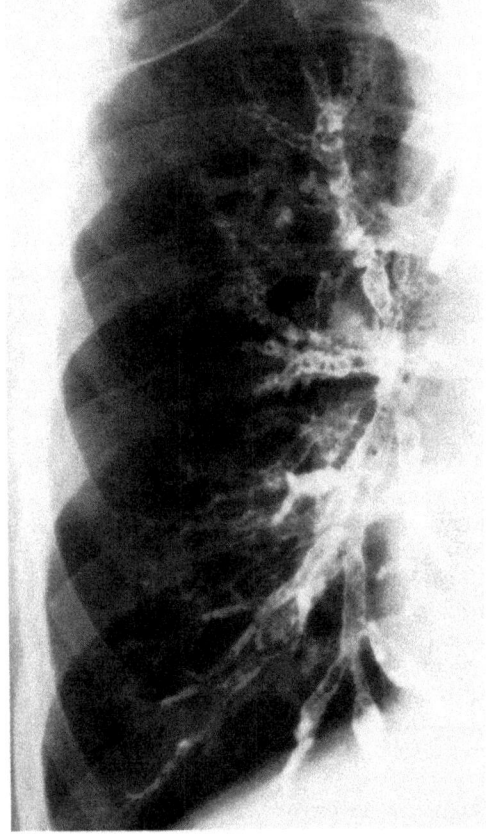

Abb. 107. Ausgedehnte Bronchiektasen bei einem 13jährigen Jungen. Die Thoraxaufnahme zeigt wabige Strukturen, Infekthili und vermehrte perihiläre Zeichnung

Abb. 108. Ausgedehnte Bronchiektasen bei dem Jungen von Abb. 107. Die Bronchographie beweist den Befund

ger Diagnose und Behandlung ist die Prognose der Sinubronchitis gut. Spontane Abheilung ist möglich. In der Regel wird eine Besserung jedoch erst nach Beseitigung der Sinusitis erzielt (S. 252). Eine Klimakur kann günstig sein.

Bronchiektasen

Bronchiektasen kommen bei Kindern als **angeborene** Fehlbildung oder erworben nach verschiedenen Krankheiten vor, z. B. nach Keuchhusten, schweren bakteriellen Infektionen (z. B. bei Mukoviszidose, ziliarer Dyskinesie, Asthma), chronisch-rezidivierender Bronchitis, Fremdkörperaspiration. Aber auch in diesen Fällen wird eine angeborene Wandschwäche als Basis der chronisch-entzündlichen Bronchialerweiterung vermutet. Chronischer Husten mit morgendlicher Entleerung von reichlichem, meist eitrigen Sputum ist bei älteren Kindern charakteristisch. Jüngere Kinder dagegen verschlucken den Auswurf meistens. Auskultatorisch finden sich ständig Rasselgeräusche an umschriebenen Stellen, z. B. über den Unterfeldern. Gelegentlich treten Fieber und pneumonische Schübe auf. Die Kinder magern ab und bekommen schließlich eine Akrozyanose mit Uhrglasnägeln und Trommelschlegelfingern.

Röntgenologisch sind wechselnde Verdichtungen und eine ausgesprochen wabige Struktur in den Unterfeldern verdächtige, aber nicht beweisende Befunde (Abb. 107). Diese werden erst durch die **Bronchographie** geliefert, die bei Kindern allerdings nur in Zusammenarbeit mit einem Anästhesisten vorgenommen

werden sollte. Man findet zylindrische oder sackförmige Ektasien (Abb. 108).
Therapeutisch von großer Wichtigkeit sind Freiluft- und Klimakuren, Sekretverflüssigung, z. B. durch N-Acetyl-Cystein, Tacholiquin, „Bronchialtoilette" (Abhustenlassen in Quinckescher Hängelage, Abklopfen, „autogene" Drainage, Atemgymnastik) und konsequente Antibiotika-Anwendung nach bakteriologischer Diagnostik und Resistogramm. Eine partielle Lungenresektion kommt nur bei nicht beeinflußbaren, lokalisierten Prozessen, nicht aber bei generalisierten Bronchiektasen in Frage.

12.7.6 Mukoviszidose (Zystische Fibrose)

Bei der Mukoviszidose oder zystischen Fibrose liegt ein autosomal-rezessives Erbleiden vor, bei dem es infolge einer abnormen Zusammensetzung der Sekrete exokriner Drüsen zur Obstruktion der Drüsenausführungsgänge mit zystisch-fibröser Umwandlung der befallenen Organe kommt. Die unterschiedliche Ausprägung dieser Veränderungen hat ein variables klinisches Bild zur Folge. Bei der ursprünglichen Definition der Krankheit, die von GUIDO FANCONI (1936) und DOROTHY ANDERSON (1938) erstmalig abgegrenzt wurde, standen die Beteiligung des Pankreas und die dadurch bedingte chronische Verdauungsinsuffizienz im Vordergrund (zystische Pankreasfibrose). Inzwischen weiß man, daß die bronchopulmonalen Symptome demgegenüber weit häufiger anzutreffen sind und im Hinblick auf Therapie und Prognose auch als schwerwiegender beurteilt werden müssen. Die Mukoviszidose gilt daher heute nicht nur als die häufigste angeborene Stoffwechselkrankheit (etwa 1 : 2–3000), sondern auch als eine der häufigsten chronischen Atemwegserkrankungen des Kindesalters.

Pathogenese

Die zugrundeliegende Störung besteht in einer abnormen Zusammensetzung der Sekrete von Pankreas, Bronchialdrüsen, Drüsen des Verdauungstraktes und anderer muköser Drüsen, mit der obligat auch eine krankhafte Steigerung des Natrium- und Chlorgehalts im Schweiß einhergeht. Die Viskosität der Sekrete ist erhöht, so daß es zur Gerinnung und Präzipitation in den Acini und Ausführungsgängen kommt. Die Dünndarmschleimhaut ist ebenfalls von einem zähviskösen Sekret überzogen. Die mit Sekretpräzipitaten ausgefüllten Drüsengänge der exokrinen Drüsen weiten sich aus und obstruieren schließlich durch fibröse Umwandlung. Gleichzeitig kommt es zur Atrophie der Acini mit diffuser Fibrose und leukozytärer Infiltration. Im Pankreas bleiben die Inselzellen zunächst intakt.

Die Produktion eines zähen Sekrets zieht vor allem in der Lunge schwerwiegende anatomische Veränderungen nach sich. Diese beginnen mit einer Verstopfung der kleinen Bronchien. Danach kommt es zu einem obstruktiven Emphysem, zu lobulären und segmentalen Atelektasen, zu lobulären Pneumonien, zu eitriger Bronchitis, zu Peribronchitis und zu Bronchiektasen (Abb. 108, Seite 262). Die Atemfunktion wird zunehmend gestört, und schließlich resultiert daraus eine Ateminsuffizienz mit pulmonaler Hypertonie und Rechtsherzdekompensation (chron. Cor pulmonale). Der basale molekulare Defekt, der dieser Krankheit zugrundeliegt, ist bisher noch nicht entdeckt.

Klinisches Bild

In 5–10% aller Fälle von Mukoviszidose setzen die Erscheinungen sogleich nach der Geburt ein: Beim **Mekoniumileus** ist das Mekonium durch die abnorme Zusammensetzung der Drüsensekrete von zäher und kittartiger Konsistenz. Es haftet fest an der Darmwand z. B. des unteren Ileums vor der Bauhinschen Klappe. Beim Kontrasteinlauf erkennt man, daß der Dickdarm nicht entfaltet ist. Die Therapie besteht in konservativen Maßnahmen, z. B. rektalen Einläufen mit einer 10%igen N-Acetyl-Cystein- oder Gastrographin-haltigen Lösung bzw. in der operativen Beseitigung des eingedickten Mekoniums.

Nach den ersten Lebenswochen werden bei der zystischen Fibrose hauptsächlich zwei verschiedene Erscheinungsformen beobachtet, die mehr oder weniger miteinander kombiniert sind (Abb. 109):

1. Die vorwiegend intestinale Verlaufsform entsteht durch Verminderung der Verdauungsfermente, vor allem des Pankreas, infolge Verlegung der Ausführungsgänge und fibröser Umwandlung des Drüsenparenchyms und führt

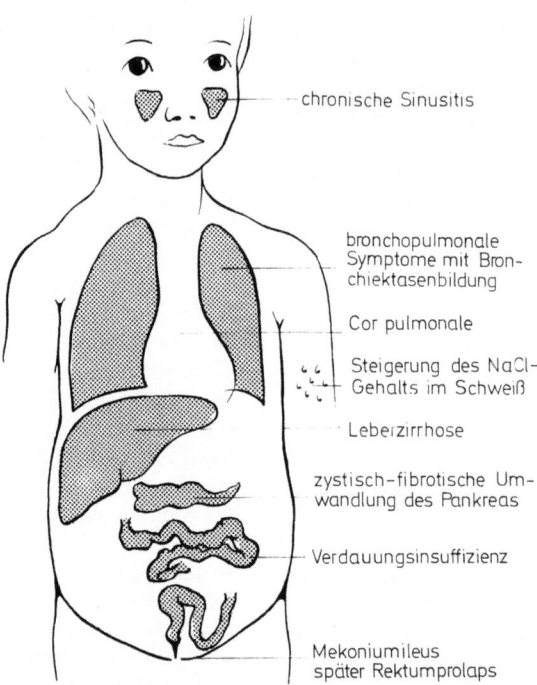

Abb. 109. Klinisches Erscheinungsbild der zystischen Fibrose

zu einer **chronischen Verdauungsinsuffizienz.** Alle Nahrungsbestandteile, insbes. aber Fette, werden nur ungenügend in ihre resorbierbaren Bestandteile gespalten. Durchfälle mit massigen, übelriechenden und fettglänzenden Stühlen treten auf infolge osmotischer Wirksamkeit und bakterieller Zersetzung der in den Dickdarm gelangenden, nicht verdauten Nahrungsreste. Die Folgen der chronischen Verdauungsinsuffizienz sind vorgewölbtes Abdomen, Abmagerung und Minderwuchs. Ein Rektumprolaps wird bei Kindern mit unbehandelter Pankreasinsuffizienz häufiger beobachtet. Der Appetit ist im Gegensatz zur Zöliakie auffallend gut.

2. Die vorwiegend pulmonale Verlaufsform ist häufiger, aber zumeist kombiniert mit intestinalen Erscheinungen. Es gibt aber auch Mukoviszidose-Kranke, bei denen die bronchopulmonalen Symptome allein ausgebildet sind. Charakteristisch für diese Form ist das Nebeneinander verschiedenartiger anatomischer Veränderungen (s. oben), die sich im Gefolge der Bronchialobstruktion und sekundärer, zumeist infektbedingter Entzündungen einstellen und bei deutlicher Ausprägung (nicht dagegen in den Anfangsstadien) ein typisches Röntgenbild mit Emphysem und disseminierten bronchopneumonischen bzw. atelektatischen Herden hervorrufen (Abb. 110). Neben dem Schweißtest (s. unten) und einer Lungenfunktionsprüfung ist daher das Röntgenverfahren die wichtigste diagnostische Maßnahme.

Im *klinischen Bild* ist ein wertvolles Frühsymptom ein quälender Husten, der so an Pertussis erinnert, daß immer wieder Kinder mit zystischer Fibrose unter der Diagnose eines hartnäckigen Keuchhustens in die Klinik kommen. In späteren Krankheitsstadien weisen Faßform des Thorax, Uhrglasnägel, Trommelschlegelfinger, gelegentliche Zyanose, Dyspnoe und (bei der Auskultation hörbare) Atemnebengeräusche auf den fortschreitenden bronchopulmonalen Prozeß hin. Dieser Vorgang wird einmal durch sekundäre Luftwegsinfekte gefördert, zum anderen aber auch durch die Tatsache, daß das zähvisköse Bronchialsekret die Entstehung von bakteriellen **Infektionen,** vor allem durch Staphylococcus aureus haemolyticus und Pseudomonas aeruginosa (Pyocyaneus), begünstigt. Beide Erreger bilden Toxine mit nekrotisierenden Eigenschaften, so daß der Entstehung von Bron-

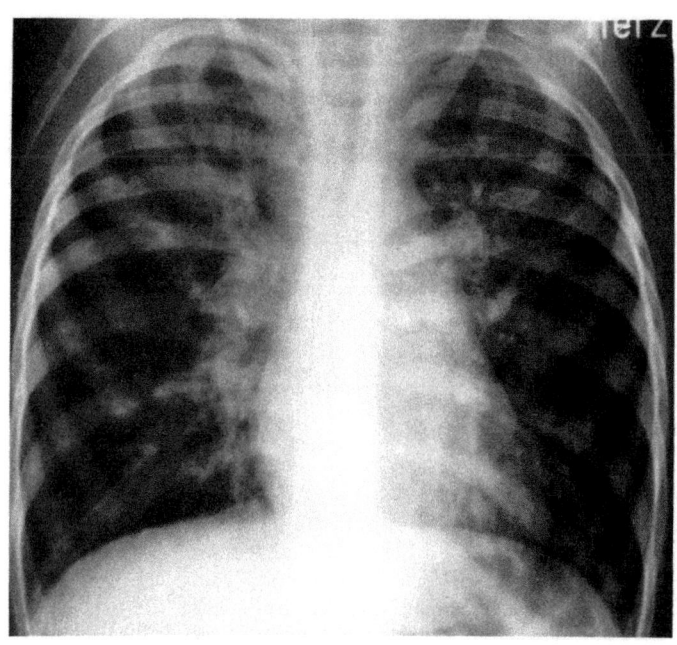

Abb. 110. Mukoviszidose bei einem 6jährigen Jungen. Die Thoraxaufnahme zeigt diffuse, flekkig-streifige Verdichtungen und periphere Überblähung

chiektasen Vorschub geleistet wird. Nach längerer Antibiotikabehandlung können sich auch Mykosen ausbreiten. Infolge der Beteiligung der Schleimhäute der oberen Luftwege besteht häufig (über 80%) eine chronische Sinusitis.

Komplikationen

Bei hohen Außentemperaturen oder hohem Fieber kann es zum Kreislaufkollaps kommen, da mit dem Schweiß große Mengen von Kochsalz und Kalium verlorengehen. – Nicht selten ist im späteren Alter das sog. **Mekonium-Ileus-Äquivalent,** bei dem sich im Coecum-Colon descendens-Bereich verhärtete Stuhlmengen stauen, die zu Obstipation und starken Schmerzen führen. Mögliche Ursachen: zu geringe N-Acetyl-Cystein-Gabe mit Einwirkung auf muköse Darmdrüsen oder zu geringe Enzym-Substitution mit nachfolgender Eiweißpräzipitation. Bei gleichzeitigem Befall der Schleimdrüsen intrahepatischer Gallengänge kann es vor allem im 2. Lebensjahrzehnt zur biliären Leberzirrhose und zu Blutungen aus Ösophagusvarizen kommen. – Die wichtigsten pulmonalen Komplikationen wurden bereits erwähnt. Sie führen zu einer pulmonalen Insuffizienz und aufgrund der damit verbundenen chronischen Hypoxie sowie eines erhöhten pulmonalen Drucks zu sekundären Herzveränderungen (Cor pulmonale), die als hauptsächliche Todesursache anzusehen sind.

Atypische Verläufe

Als atypisch müssen Krankheitsbilder gelten, die entweder unter rein intestinalen oder unter rein pulmonalen Erscheinungen verlaufen bzw. erst später manifest werden. Vor allem in der erstgenannten Gruppe scheinen gutartige Formen vorzukommen. Andererseits gibt es Mukoviszidose-Erkrankungen, die von vornherein einen malignen Verlauf nehmen und zu rascher Progredienz neigen. Es ist möglich, daß eine verbesserte Diagnostik auch zur Entdeckung von Formes frustes führt. In seltenen Fällen kann eine Mukoviszidose schon im Kindesalter mit einem Diabetes mellitus vergesellschaftet sein. In höherem Alter der Patienten wird diese Komplikation etwas häufiger angetroffen.

Diagnose

Das Vollbild der Mukoviszidose mit gleichzeitigem Vorhandensein intestinaler und pulmonaler Symptome ist leicht zu erkennen. Pertussiformer Husten und voluminöse, oft periodisch durchfällige, fettglänzende Stühle mit fauligem Geruch sollten stets den Verdacht auf eine zystische Fibrose lenken. Beweisend für die Diagnose ist der Nachweis eines erhöhten Kochsalzgehalts im Schweiß, der am schonendsten mit Hilfe der Pilokarpin-Iontophorese gewonnen werden kann. Der **Schweißtest,** der möglichst 2–3mal angestellt werden sollte, ist zur Zeit die zuverlässigste Methode zur Erkennung einer zystischen Fibrose und kann inzwischen mit vereinfachten Geräten, die nach dem Prinzip der Leitfähigkeitsmessung arbeiten, durchgeführt werden. Werte über 60 mval Natrium oder Chlor pro Liter Schweiß gelten als beweisend für eine Mukoviszidose. Dabei ist zu berücksichtigen, daß die Höhe der festgestellten Elektrolytwerte mit der Schwere der Erkrankung nicht parallel geht und daß Grenzwerte auf jeden Fall kontrolliert werden müssen. In den ersten zwei Lebenstagen und nach der Pubertät sind außerdem die Kochsalzkonzentrationen im Schweiß auch bei Gesunden erhöht. Erst Werte über 90 mval/l sind dann beweisend für die Diagnose. In 80–90% der Fälle wird ferner eine pathologisch herabgesetzte Aktivität der Verdauungsfermente im Duodenalsaft gefunden. Wesentliche diagnostische Hinweise ergeben sich auch aus einer Verminderung des **Chymotrypsingehaltes im Stuhl** und einer **Trypsin-Reduktion im Serum.** Entscheidend für eine erfolgreiche Behandlung der zystischen Fibrose ist gegenwärtig die **Frühdiagnose,** die möglichst schon bei Neugeborenen und jungen Säuglingen erfolgen sollte. Sie gelingt im allgemeinen leicht, wenn ein Mekonium-Ileus beobachtet wurde oder wenn es sich um zunächst noch gesund erscheinende Geschwister von bekannten Mukoviszidose-Patienten handelt. Eine Verbesserung hat hier ein einfacher Suchtest erbracht, der sich – etwa wie der Guthrie-Test bei der Phenylketonurie – in größerem Umfang im Neugeborenenalter durchführen läßt. Der sog. **Albumin-Test** (BM-Test Meconium), der auf dem Nachweis eines erhöhten Proteingehalts im Mekonium beruht, ist in der Bundesrepublik Deutschland seit dem 1. 1. 1977 Bestandteil der Vorsorgeuntersuchung U 2. Wichtig ist, daß die Prüfung an der ersten (!) abgehenden Mekoniummenge vorgenommen wird. Aber auch unter diesen Bedingungen muß man mit mindestens 0,5% falsch positiven und 15% falsch negativen Resultaten rechnen (STEPHAN), da die Patienten mit einer Restfunktion des Pankreas nicht erfaßt werden. Bei jedem positiven Resultat des BM-Tests und bei vorangegangenen Geschwistererkrankungen muß in jedem Falle nach etwa sechs Wochen eine Schweißelektrolytbestimmung angeschlossen werden. Die Bestimmung des **serum-immunreaktiven Trypsins** (IRT) im getrockneten Blutstropfen des Neugeborenen scheint am ehesten für ein Massenscreening geeignet, ist aber noch nicht eingeführt.

Therapie

Eine kausale Therapie der Mukoviszidose gibt es vorerst nicht, da der primäre, genetisch verankerte Enzymdefekt noch nicht bekannt ist. Die derzeitige Behandlung richtet sich gegen die einzelnen Symptome, sollte aber frühzeitig, möglichst schon vor der Ausbildung klinischer Krankheitszeichen, einsetzen.

Pankreasenzymsubstitution und Ernährung

Bei **intestinalen** Erscheinungen sind häufigere Mahlzeiten mit relativ hoher Kalorienzufuhr angezeigt. Vor allem ist eine erhöhte Zufuhr von Eiweiß und Kohlenhydraten sowie fettlöslichen Vitaminen erforderlich. In hoher Dosis ist außerdem bis zur Stuhlnormalisierung eine Substitution mit Pankreasfermenten (Kreon) erforderlich, die den Kindern während der Mahlzeiten verabfolgt werden. Die Dosis sollte so gewählt werden, daß die Kinder eine ausreichende Gewichtszunahme bei zwei, bis maximal drei Stuhlentleerungen pro Tag haben. Da die Patienten aufgrund der erhöhten Atemarbeit einen gesteigerten Energieverbrauch haben, ist auf die Zufuhr energiereicher Kost, z. B. durch die Gabe von Eiweiß- und Kohlenhydratpräparaten zu achten (Malto-Dextrin 19, Meritene). Trotz der gestörten Fettverdauung sollten 40% des Kalorienbedarfs durch Fettkalorien abgedeckt werden. Die Fettverdauung ist durch die Pankreasenzymsubstitution zu steuern. Die Nahrung sollte ferner gut gesalzen sein (besonders im Sommer).

Behandlung der pulmonalen Verlaufsform

Sie bezweckt, 1. die Viskosität des Bronchialsekrets herabzusetzen, 2. vorhandene Sekretstauungen zu beseitigen (Bronchialtoilette), 3. hinzutretende lokale und allgemeine Infektionen zu bekämpfen und 4. die Abwehrkraft des

Körpers zu stärken. Im einzelnen haben sich hierbei folgende Verfahren bewährt:

Mukolyse

läßt sich durch chemische Substanzen herbeiführen. Hierzu empfehlen sich intermittierende Inhalationen mit Kochsalzlösung (0,9- bis 3%ig) und orale N-Acetyl-Cystein-Gaben. Hierzu steht z. B. das Präparat Fluimucil zur Verfügung (Granulat Typ 100 mg, ab 13 Jahren 200 mg). Kalium jodatum kann kurzzeitig verwendet werden.
Eine Inhalation von β_2-Mimetika verursacht eine Verringerung der Obstruktion durch eine Zilien-stimulierende Wirkung und eine Bronchospasmolyse.

Antibiotika

werden bei der lokalen und allgemeinen Infektionsbekämpfung eingesetzt. Lokal erfolgt dies nach der Bronchialtoilette durch eine Inhalation von Aminoglykosiden, z. B. Tobramycin und Amikacin, denen eine gute Pseudomonas-Wirkung nachgesagt wird. Die Empfindlichkeit der Erreger sollte möglichst durch eine bakteriologische Sputum-Untersuchung getestet werden. Jede antibiotische Allgemeinbehandlung sollte genügend hoch dosiert und ausreichend lange durchgeführt werden. Sie kann auf verschiedenen Wegen erfolgen: 1. als intermittierende bzw. Intervall-Therapie (bei jeder Verschlechterung des Allgemeinbefindens, anhaltenden Temperatursteigerungen, sog. banalen Infekten, pathologischen Sputumbefunden. Dauer: mindestens drei Wochen) und 2. als kontinuierliche Therapie (bei Kindern in fortgeschrittenen Krankheitsstadien und oftmals schon nach dem Auftreten von 2-3 behandlungsbedürftigen Infekten pro Jahr). In erster Linie werden dabei Co-Trimoxazol und penicillasestabile Penicilline sowie Cephalexin angewandt. Pseudomonas-Infektionen, die in fortgeschrittenen Stadien auftreten, erfordern speziell wirksame Medikamente: Azlocillin, Piperacillin, Tobramycin oder Ceftazidin. Diese Komplikation wird heute als größtes und letztlich lebensentscheidendes Problem angesehen. Schon bei erstmaligem Auftreten sollte im Rahmen einer stationären Behandlung der Versuch einer Keim-Elimination mit i. v.-Präparaten unternommen werden.

Infektionsprophylaxe

Bei der roborierenden Allgemeinbehandlung der Mukoviszidose-Kinder darf nicht vergessen werden, daß hier auch eine *Infektionsprophylaxe* durch aktive Schutzimpfungen (gegen Tbc, Pertussis, Masern und Grippe) von besonderem Wert ist. In warmen Ländern und bei hochfieberhaften Erkrankungen muß außerdem auf eine Substitution des Kochsalzverlustes geachtet werden. Vitaminmangel infolge von Resorptionsstörungen muß durch orale Medikamentgaben ausgeglichen werden.

Digitalisierung, Sauerstoffzufuhr

Ob Patienten mit zystischer Fibrose und pulmonalen Komplikationen schon frühzeitig Digitalispräparate erhalten sollen, ist fraglich. Diese Behandlung wird heute eher zurückhaltend beurteilt, da Digitalis die entstehende Rechtsinsuffizienz weniger zu beeinflussen vermag.
Im fortgeschrittenen Stadium empfehlen sich langzeitige O_2-Gaben (mindestens 8 Stunden täglich) zur Senkung des pulmonalen Hochdrucks bei Cor pulmonale und damit zur kardialen Entlastung.
Alle Behandlungsmaßnahmen setzen eine enge **Zusammenarbeit** zwischen Klinik, Hausarzt und Eltern voraus. Dies wird besonders durch die Deutsche Gesellschaft zur Bekämpfung der Mukoviszidose e. V. gefördert.
Die **Prognose** des Leidens hängt davon ab, wie früh die Krankheit diagnostiziert wird und ob bereits irreversible Lungenveränderungen zum Zeitpunkt der Diagnosestellung vorhanden sind. Gelingt es, die Diagnose schon vor den ersten bronchopulmonalen Symptomen zu ermitteln und werden alle Maßnahmen zur Verhütung solcher Lungenveränderungen konsequent durchgeführt, so können sicher viele dieser Patienten das Erwachsenenalter erreichen. Ein großer Teil der an Mukoviszidose erkrankten Kinder stirbt aber auch heute noch vor der Pubertät, weil die Diagnose häufig zu spät gestellt wird. Die durchschnittliche Lebenserwartung beträgt zur Zeit 14-15 Jahre.

Physiotherapie

Von größter Bedeutung ist die *Physiotherapie* mit Lagerungsdrainage, Thoraxklopf- und Vibrationsmassage sowie Atemgymnastik und genügend Bewegung im Freien. Die sehr wichtige Thoraxklopfmassage muß auch von den Eltern erlernt und täglich nach der Kochsalz-Inhalation durchgeführt werden. Hierbei ist auf verschiedene Lagerungspositionen des Patienten zu achten, die jeweils mindestens 2 min lang beibehalten werden sollten. Weitere Möglichkeiten bieten die autogene Drainage und die sog. „Huffung-Methode", beides Methoden zur kontrollierten Schleimexpektoration.

12.7.7 Asthma bronchiale

Das Asthma bronchiale ist definiert als eine vorwiegend anfallsweise auftretende Atemwegsobstruktion, die begleitet wird von einer Hyperreagibilität des Bronchialsystems.
Die Obstruktion wird durch Spasmen der glatten Muskulatur, eine Schwellung der Bronchialschleimhaut und die vermehrte Produktion von Schleim verursacht. Die einzelnen Faktoren, die eine Erhöhung des bronchialen Strömungswiderstandes bedingen, können dabei eine unterschiedliche Wertigkeit besitzen.
Aufgrund allgemeiner **Inzidenzschätzungen** muß davon ausgegangen werden, daß etwa 3,5% aller Kinder bis zu einem Alter von 11 Jahren Hinweise für ein Asthma bronchiale haben. Es zeigt sich eine Prävalenz von 2 : 1 bis 1,5 : 1 zugunsten des männlichen Geschlechts. Nach prospektiven Untersuchungen kann angenommen werden, daß etwa 40–50% der Kinder ihr Asthma im Jugend- und Erwachsenenalter verlieren.

Ätiologie

Aufgrund ätiologischer Gesichtspunkte wird das Asthma eingeteilt in eine *extrinsisch-atopische* Form (vermittelt durch IgE), eine *extrinsisch-nichtatopische* (vermittelt durch andere Immunglobuline, z. B. IgG), eine *intrinsische* (meist ohne erklärbare Ursache) und eine *Misch-Form.* Zwar können bei 85% der asthmatischen Kinder *allergische Sensibilisierungen* nachgewiesen werden, doch nur bei 20% sind Allergien die ausschließliche Ursache der Symptome. Bei 15% der asthmatischen Kinder besteht eine Hyperreagibilität der Bronchien, ohne daß sich Allergien finden lassen. Diese Form wird als intrinsisches Asthma bezeichnet. Der **Manifestationsgipfel** für die Entwicklung von Allergien liegt in einem Altersbereich von **2 bis 5 Jahren,** im Erwachsenenalter nimmt die Bedeutung einer Allergie als Ursache eines Asthma bronchiale wieder ab.
Es wird geschätzt, daß mindestens 20% der Säuglinge, die rezidivierende obstruktive Bronchitiden haben, später ein Asthma bronchiale entwickeln. Ganz sicher besteht für die Entwicklung einer Allergie eine **genetische Disposition.** Es wird angenommen, daß für die Vererbung das Modell der multifaktoriellen Vererbung mit Schwellenwert besteht, so wie sie auch für die Weitergabe von Körpermerkmalen existiert. Die Wahrscheinlichkeit, daß sich ein Asthma aus einer Säuglingsbronchitis entwickelt, nimmt mit einer Atopie bei Familienangehörigen somit zu, darüber hinaus aber auch dann, wenn das Nabelschnur-IgE erhöht ist, eine atopische Manifestation an anderen Organen existiert (Ekzem, Pollinosis) und schwere und lang anhaltende Virus-bedingte Bronchitiden (RS-Viren) im Säuglingsalter bestanden. Es wird vermutet, daß Kinder allergischer Eltern einerseits besonders empfänglich für Infektionen mit RS-Viren sind, andererseits durch die RS-Virus-bedingten Bronchiolitiden allergische Sensibilisierungsvorgänge in Gang gesetzt werden.
Träger der Typ I-Allergie (Atopie) ist der **IgE-Antikörper,** der an den IgE-Rezeptor der Mastzelle bzw. der basophilen Granulozyten gekoppelt ist. Über die Vernetzung von 2 IgE-Molekülen durch das Antigen („bridging") werden 2 IgE-Rezeptormoleküle in unmittelbare Nähe gebracht, was konsekutiv über eine Aktivierung membrangebundener Enzyme zu einem gesteigerten Kalziumeinstrom in die Mastzelle führt. Dieser bedingt einerseits eine *Freisetzung präformierter Mediatoren* (Histamin), andererseits eine *Freisetzung neugenerierter Mediatoren.* Durch die Freisetzung der Mediatoren kann am Bronchialsystem eine allergische *Frühphase* ausgelöst werden, die wenige Minuten nach Allergenkontakt auftritt, oder bei vielen Kindern eine *verzögerte Phase,* die sich 2–20 Stunden nach Allergenkontakt manifestiert.
Durch die Mediatoren der Frühphase wird in erster Linie ein Muskelspasmus bedingt; durch die Mediatoren der protrahiert verlaufenden Spätphase werden auch entzündliche Vorgänge in Gang gesetzt, die zu einer Schleimhautschwellung und vermehrten Schleimbildung führen.

Bei Aufschlüsselung der spezifischen IgE-Sensibilisierungen kommt vor allem einer Allergie auf *Pollen* (Gräser, Roggen, Frühblüher), *Hausstaub/Hausstaubmilben* und *Tierhaaren* eine Bedeutung zu. Auch *Nahrungsmittel*-**Allergien** spielen bei Kindern offenbar eine größere Rolle als beim Erwachsenen. In Frage kommen vor allem Hühnereiweiß-, Kuhmilcheiweiß-, Erdnuß-, Fisch- und Hülsenfrucht-Allergien.
Charakteristisch ist für nahezu alle asthmatischen Kinder, daß sich eine *Hyperreagibilität* des Bronchialsystems einstellt. Dies bedingt, daß neben Allergien auch andere Faktoren ein Asthma auslösen können. Eine gesteigerte Ansprechbarkeit des Bronchialsystems besteht insbesondere gegenüber körperlicher *Anstrengung* (Anstrengungsasthma, besonders bei Dauerlauf), *Infektionen*, Temperatureinflüssen (Kälte und Witterungsumschwung) Rauch, sowie verschiedenen Agentien wie Histamin, Metacholin und Ozon. Auch *hormonelle Faktoren* können eine auslösende Rolle spielen. So findet sich bei manchen Mädchen eine Verschlechterung der Symptomatik mit Anfallsauslösung während der Menstruation. Die Rolle der *Psyche* wird manchmal überschätzt. Nach den gegenwärtigen Vorstellungen muß davon ausgegangen werden, daß sich das Psychogramm des asthmatischen Kindes nicht von dem anderer Kinder mit chronischen Erkrankungen unterscheidet. Die Krankheit selbst führt durch die soziale Isolation zu einer Verminderung von Selbstwertgefühl und Selbstvertrauen, was sekundär auf die Familie zurückwirkt und eine Überprotektion des kranken Kindes zur Folge hat. Dies wiederum mündet in einen circulus vitiosus von Folge und Ursache psychischer Veränderungen ein und verstärkt die Isolation.

Klinisches Bild

Nach dem klinischen Verlauf muß beim Asthma bronchiale unterschieden werden zwischen *Asthmaanfällen* mit ihrer Sonderform, dem *Status asthmaticus* und *intermittierenden bzw. chronischen obstruktiven Bronchitiden*. Die Schweregradeinteilung berücksichtigt die Zahl der Anfälle pro Jahr.
Im Asthmaanfall sitzen die Kinder mit maximal geblähtem Thorax aufrecht im Bett und ringen mit ängstlichem Blick nach Luft. Daneben bestehen ein kraftloser Reizhusten und eine blasse bis zyanotische Verfärbung der Haut. Die Diagnose wird unterstützt durch den physikalischen Untersuchungsbefund: Hypersonorer Klopfschall über den Lungen, tiefstehende Lungengrenzen, abgeschwächtes Atemgeräusch mit verlängertem, giemenden Exspirium. Das Röntgenbild ergibt eine maximale Lungenblähung, Tiefstand der Zwerchfellgrenzen, kleine Herzfigur und Katarrh-Hili mit Zeichen der Peribronchitis besonders in den Unterfeldern. Es kommt vor, daß ein Patient im Status asthmaticus stirbt (Mortalität 1%). – Zwischen den einzelnen Anfällen können die Kinder ganz unauffällig sein; im fortgeschrittenen Stadium bleiben dagegen Thoraxverformung und erhöhtes Residualvolumen auch im Intervall bestehen. Wenn irreversible Schäden vorliegen, ist die Prognose weniger günstig.

Diagnose

Spezielle Fragebögen geben Auskunft über Beschwerde-Ort, -Zeit und -Anlässe. Bei Verdacht auf das Vorliegen einer Allergie werden gezielte **Expositionsprüfungen** an der Haut vorgenommen (**Prick-Test**). Mit dem **RAST** (**R**adio-**A**llergo-**S**orbent-**T**est) können IgE-spezifische Antikörper im Blut erfaßt werden. Wenn die Tests keine eindeutige Klärung der Allergenkonstellation erbringen, müssen inhalative Allergenprovokationstests durchgeführt werden.
Lungenfunktionsuntersuchungen sind nur bei älteren Kindern möglich. Bei Kleinkindern, die bereits zur Mitarbeit motivierbar sind, bietet die Messung der forcierten *Exspirationszeit* für die Schweregradbeurteilung einer Atemwegsobstruktion ein gewisses Lungenfunktionsmaß. Die maximale exspiratorische Flußgeschwindigkeit (PEFR) kann auch unter häuslichen Bedingungen mit einem einfach zu handhabenden Peak-Flow-Meter bestimmt werden. Für die Lungenfunktionsprüfung in der Praxis ist der exspiratorische Atemstoßtest (FEV_1 = 1-Sekunden-Kapazität) der aussagefähigere Parameter. Die Bestimmung dieser Funktionsgrößen ist jedoch von der aktiven Mitarbeit abhängig.
In Spezialabteilungen kommt daher heute die **Ganzkörperplethysmographie,** mit der der Atemwegswiderstand und das intrathorakale Gasvolumen (ITGV) bestimmt werden kann, zur Anwendung. Sie hat im wesentlichen fol-

gende Aufgaben zu erfüllen:

1. Sie dient der Aufdeckung eines überempfindlichen Bronchialsystems auch im symptomfreien Intervall. Dies geschieht im wesentlichen durch Registrierung der Lungenfunktion vor und nach Inhalation von Histamin oder Metacholin.
2. Sie hat eine Bedeutung bei der Festlegung des für das Bronchialsystem pathogenen Allergenspektrums im Rahmen inhalativer Allergenprovokationen.
3. Sie dient der Therapiekontrolle und Überwachung.
4. Sie ermöglicht die Differentialdiagnose zwischen obstruktiven und interstitiellen Lungenerkrankungen. Schließlich gestattet sie die Erfassung gewisser Risikofaktoren, die die Prognose des kindlichen Asthmas beeinflussen. Diese Risikofaktoren bestehen in erster Linie in einer chronischen Überblähung der Lunge.

Therapie

Die Behandlung des Asthma bronchiale hat dessen multifaktorielle Genese zu berücksichtigen und sowohl die Beseitigung des akuten Anfalls als auch die Verhinderung seiner Wiederkehr zum Ziel.

Therapie des Asthmaanfalls und Status asthmaticus

Bronchodilatation kann durch Inhalieren von Salbutamol (Sultanol-Dosieraerosol) oder durch langsame i. v.-Gabe von Theophyllin-Aethylendiamin (Euphyllin) erreicht werden. Anhand der Reaktion auf die Bronchospasmolyse kann die Schwere des Asthmaanfalles abgeschätzt werden. Läßt die Atemnot nach Bronchospasmolyse dauerhaft nach, so handelt es sich um einen leichteren Anfall. Wird innerhalb von 15 min keine Besserung der Atembeschwerden erzielt, so handelt es sich um einen schweren Asthmaanfall oder einen drohenden Status asthmaticus. Die Behandlung stützt sich dann im wesentlichen auf Kortikosteroide und Sekretolyse.

1. **Kortikosteroide** werden in hoher Dosis initial i. v., dann oral zugeführt.
2. Zur **Sekretolyse** wird reichlich Flüssigkeit (parenteral) verabreicht, Ambroxol i. v. bzw. oral oder Kalium jodatum gegeben und in Abständen 0,9%ige NaCl-Lösung, evtl. unter Zusatz von Salbutamol und/oder Ipratropiumbromid, inhaliert.
3. **Sauerstoffzufuhr** in angefeuchteter Form über einen Vernebler oder durch Maskenbeatmung.
4. **Antibiotika** sind bei protrahierten, schweren Verläufen indiziert, da immer eine sekundäre Superinfektion droht.
5. **Lagerung** in sitzender Position.
6. Leichtes **Sedieren**, z. B. mit Diazepam (Valium) i. v. oder Chloralhydrat rektal.
7. Zur **Digitalisierung** wird eine Schnellsättigung, z. B. mit Digoxin, vorgenommen.

Während der akute Asthmaanfall sich mit diesen Maßnahmen in der Regel gut beseitigen läßt, kann beim Status asthmaticus gelegentlich trotz konsequenter Behandlung eine Atemdekompensation eintreten. Sie kündigt sich an, wenn sich eine respiratorische Azidose mit Anstieg des pCO_2 entwickelt. Die Atemdekompensation macht eine Intubation, das Absaugen des Schleims aus den tiefen Bronchialwegen und eine maschinelle Beatmung erforderlich.

Therapie des chronischen Asthma bronchiale

Die präventive Therapie erscheint schwieriger als die Therapie des Asthmaanfalls, da die verschiedenen Wirkprinzipien individuell zusammengesetzt werden müssen. Bei **Säuglingen und Kleinkindern,** die rezidivierende Atemwegsobstruktionen auf dem Boden eines hyperreagiblen Bronchialsystems oder einer Allergie haben, bietet sich zur Langzeittherapie die Gabe von Ketotifen sowie eine Dauersekretolyse an. Bei nicht ausreichender Wirksamkeit muß evtl. eine Inhalationstherapie über ein entsprechendes Inhalationsgerät mit Dinatrium cromoglicicum + β-Sympathomimetikum + Ipratropiumbromid versucht werden. **Bei älteren Kindern** erfolgt zweckmäßigerweise die Auswahl der Arzneimittel nach dem Wirkungsmuster der verschiedenen Prinzipien bei der IgE-vermittelten Sofort- und verzögerten Reaktion, bei hyperreagiblem Bronchialsystem und beim Anstrengungsasthma. Da die verschiedenen Formen häufig nebeneinander vorkommen, muß die Therapie zuweilen auch auf eine Kombination mehrerer Arzneimittel zurückgreifen.

Eine Dauertherapie (z. B. mit Dinatriumcromoglicicum = Intal) benötigen jedoch nur die Kinder, die häufig Symptome oder eine signifikante funktionelle Einschränkung im Sinne eines chronischen Asthma bronchiale haben. Bei geringer funktioneller Einschränkung und nur gelegentlich auftretenden Symptomen im Sinne von Astmaanfällen reicht die Gabe von β-Sympathomimetika, evtl. in Kombination mit Ipratropiumbromid, aus. Bei schwerer Symptomatik muß kurzfristig auch die Therapie durch Glukokortikoide ergänzt werden.

Jedes Kind sollte möglichst so eingestellt werden, daß durch die Gabe einzelner Substanzen oder die Kombination verschiedener Substanzen eine volle körperliche Belastungsfähigkeit erreicht wird. Dadurch, daß das Kind spiel- und sportfähig gemacht wird, bringt man es aus seiner sozialen Isolation und gliedert es in das Milieu Gleichaltriger ein. Hierzu kann auch ein angemessenes körperliches Trainingsprogramm beitragen, das die körperliche Verfassung verbessert und die Empfindlichkeit gegenüber körperlicher Anstrengung reduziert. **Bindegewebsmassagen, Atemgymnastik, Klimakuren** im Hochgebirge oder an der See sowie bei Indikation auch eine **Psychotherapie** (Verhaltenstherapie und autogenes Training) ergänzen das Spektrum der Therapiemaßnahmen.

Bei nachgewiesener Allergie muß selbstverständlich auch versucht werden, möglichst eine **Allergenkarenz** oder Elimination des betreffenden Nahrungsmittels durchzuführen.

Eine **Hyposensibilisierung** ist angezeigt, wenn eine Karenz oder Elimination von Allergenen nicht möglich ist und wenn die Schwere des Krankheitsbildes in einem angemessenen Verhältnis zu Aufwand und Kosten der Therapie stehen.

Da die Effektivität einer oralen Hyposensibilisierung fraglich ist, sollte einer parenteralen Applikation der Allergenextrakte (ab 5. Lebensjahr) der Vorzug gegeben werden.

12.7.8 Die allergische Alveolitis (Typ III-Allergie)

Pathophysiologisch stellt diese im Kindesalter seltene Erkrankung eine chronische Lungenentzündung dar, die vorwiegend das Interstitium betrifft, teilweise mit einer Alveolarzellproliferation und einer Schädigung der Bronchiolen einhergeht.

Ursache hierfür ist eine allergische Reaktion der Lunge vom Typ III auf organische Staubpartikel. Am bekanntesten sind die sog. **Farmerlunge** und die **Vogelhalterlunge**. Die Farmerlunge wird durch Aktinomyzeten aus verschimmeltem Heu und die Vogelhalterlunge durch Vogeldung bzw. -federn verursacht.

Im **klinischen Bild** fallen die Patienten durch einen trockenen Husten sowie eine Kurzatmigkeit, zunächst bei Belastung, später auch in Ruhe, auf. Müdigkeit, Appetitlosigkeit und Gewichtsabnahme sind unspezifische Symptome.

Diagnostik: Laborchemisch fallen eine beschleunigte BSG, eine Leukozytose und eine Gamma-Globulinerhöhung auf. Röntgenologisch besteht eine charakteristisch feinfleckige und feinretikuläre Zeichnung mit einer milchglasartigen beidseitigen Eintrübung.

In der Lungenfunktion finden sich im Gegensatz zum Asthma Hinweise für eine restriktive Ventilationsstörung mit einer Reduktion der Vitalkapazität. Serologisch muß nach präzipitierenden Antikörpern gefahndet werden, gesichert wird die Diagnose durch eine histologische Untersuchung nach offener Lungenbiopsie.

Therapie: Im akuten Stadium Prednison 1 bis 2 mg/kg/Tag, zwei bis drei Wochen lang. Danach evtl. für längere Zeit 0,2 mg/kg jeden zweiten Tag. Die besten Erfolge bringt, sofern dies möglich ist, eine Expositionsprophylaxe.

12.8 Erkrankungen von Lunge, Pleura und Mediastinum

12.8.1 Emphysem und Atelektase

Eine vermehrte Luftfülle (Emphysem) und ein verminderter Luftgehalt (Atelektase) sind in der Regel Begleiterscheinungen anderer Lungenkrankheiten. – So entsteht ein Emphysem entweder **kompensatorisch**, wenn andere Lungenteile weniger lufthaltig sind, oder im Gefolge eines Asthma bronchiale oder obstruktiv bei vorübergehenden Ventilverschlüssen von Bronchien durch Fremdkörper oder Tumoren (Abb. 111). Auch die Ursachen der **Atelektasen** sind zahlreich. Durch Entzündungen, Fremdkörper oder Tumoren werden entweder eine ganze Lungenhälfte, einzelne Lappen, Segmente oder noch kleinere Teile der Lunge betroffen (Abb. 112 a, b).

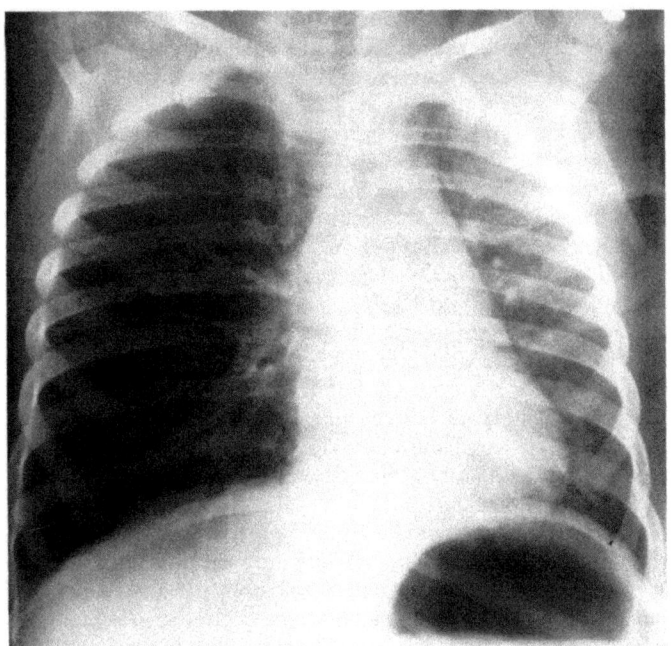

Abb. 111. Erdnußaspiration in den rechten Hauptbronchus. Die Ventilstenose führt zur Überblähung der rechten Lunge und zur Verdrängung des Mediastinums nach links

12.8.2 Lungenentzündungen

Eine allgemein befriedigende Einteilung der kindlichen Pneumonien gibt es nicht, da sich nicht alle wichtigen Gesichtspunkte, wie Anatomie, Ätiologie, Klinik und Röntgenmorphologie, in einer Systematik vereinen lassen. Eine **ätiologische** Gliederung nach den Erregertypen wäre am sinnvollsten, sie scheitert jedoch daran, daß es vorläufig nur in einem Bruchteil der Fälle gelingt, den Erreger nachzuweisen. Auch kann der Organismus auf verschiedene Ursachen gleichartig reagieren. Hinzu kommt, daß bei Kindern – anders als bei Erwachsenen – in starkem Maße **altersspezifische** Faktoren wirksam sind, die den einzelnen Pneumonieformen ein bestimmtes Gepräge geben. Für das Verständnis der **Pneumonie-Diagnostik** ist es wichtig zu wissen, daß die Lungen anatomisch nicht nur in Lappen, sondern auch in **Segmente** unterteilbar sind, die getrennt von Bronchien und Gefäßen versorgt und gegeneinander durch lockeres Bindegewebe abgegrenzt werden (Abb. 113). Entzündliche Lungenprozesse halten sich oft an diese Grenzen, so daß mit Hilfe der Röntgenuntersuchung eine lokalisatorische Diagnose möglich ist.

12.8.2.1 Neugeborenen-Pneumonie, dystelektatische Pneumonie

Beim Neugeborenen kann eine Pneumonie bereits konnatal durch aszendierende (Amnionitis) oder transplazentare Infektion (Listeriose, Zytomegalie, Röteln und – besonders gefürchtet – hämolysierende Streptokokken der Gruppe B) entstanden sein, oder sie wird durch aerogene und hämatogene Infektionen bzw. durch **Aspiration** von Fruchtwasser oder Erbrochenem hervorgerufen. Sie ist klinisch nicht leicht zu diagnostizieren, da die faßbaren **Symptome** wie Atemnot oder Zyanose in gleicher Weise auch von anderen Lungenerkrankungen oder Herzfehlern hervorgerufen werden können; Fieber, Husten und Nasenflügelatmung fehlen. Für die Diagnose ist daher die Röntgenaufnahme von großer Wichtigkeit. Diffuse, beiderseits ausgebildete Trübungen können auf eine sog. **Fluid-lung** (nach Geburt durch Sectio) hinweisen. Diese sind nur ein bis zwei Tage vorhanden, bilden sich von selbst zurück und bedürfen daher keiner Behandlung.
Bei stärkerer Aspiration findet man dagegen großflächige Atelektasen – oft des rechten Oberlappens – oder das Bild der sog. **dystelektatischen Pneumonie.**

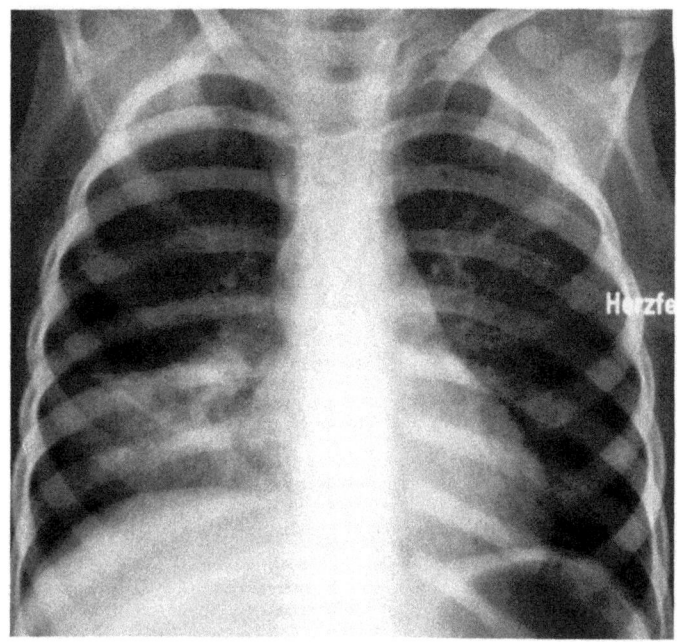

Abb. 112a. Atelektase und Pneumonie des rechten Mittellappens durch Verschluß des Mittellappenbronchus („Mittellappensyndrom") bei einem 3jährigen Mädchen. Sagittaler Strahlengang

Dies ist eine für den jungen Säugling charakteristische pulmonale Reaktionsform. Sie besteht in einem Nebeneinander von luftleeren und überblähten Bezirken, die vorwiegend paravertebral angeordnet sind. Erforderlich sind Lagerung mit erhöhtem Oberkörper, Sauerstoffzufuhr, Antibiotikagaben (Cefotaxim, Azlocillin, Gernebcin) und jenseits der ersten drei Lebenswochen Freiluft.

12.8.2.2 Die interstitielle, plasmazelluläre Pneumonie (Pneumozystispneumonie)

kam früher fast nur bei Säuglingen des ersten Lebenshalbjahres, vor allem bei Frühgeborenen, vor und war wegen ihrer hohen Kontagiosität und ihres bösartigen Verlaufs sehr gefürchtet. Heute findet sich diese Erkrankung vor allem bei Patienten mit einer Immunschwäche (Zytostatika-Therapie, AIDS). Die Krankheit beginnt meist schleichend und verrät sich zunächst nur durch eine Beschleunigung der Atemfrequenz, Appetitlosigkeit bzw. Trinkunlust. Husten und Zyanose sind unspezifische Symptome. Im Blutbild findet sich eine absolute Eosinophilie. Fieber besteht meistens nicht. Auskultatorisch ist zunächst über den Lungen ein normales Atemgeräusch zu

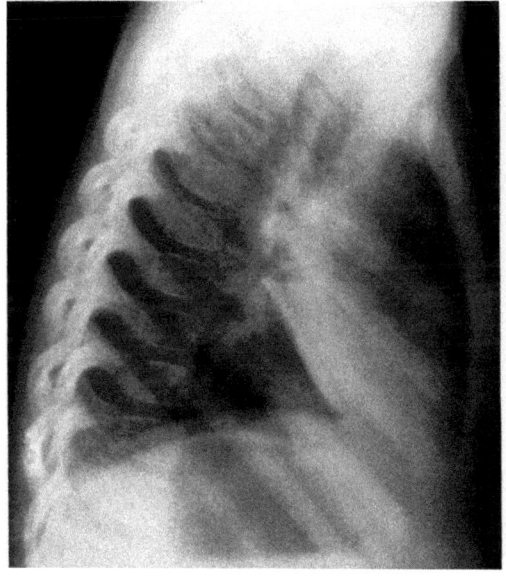

Abb. 112b. Seitlicher Strahlengang

hören, später kommt feinblasiges Rasseln hinzu. Sehr charakteristisch ist das **Röntgenbild,** das durch eine Blähung der Unterfelder und eine beidseitige, symmetrisch angeordnete Fleck- und Streifenzeichnung gekennzeichnet

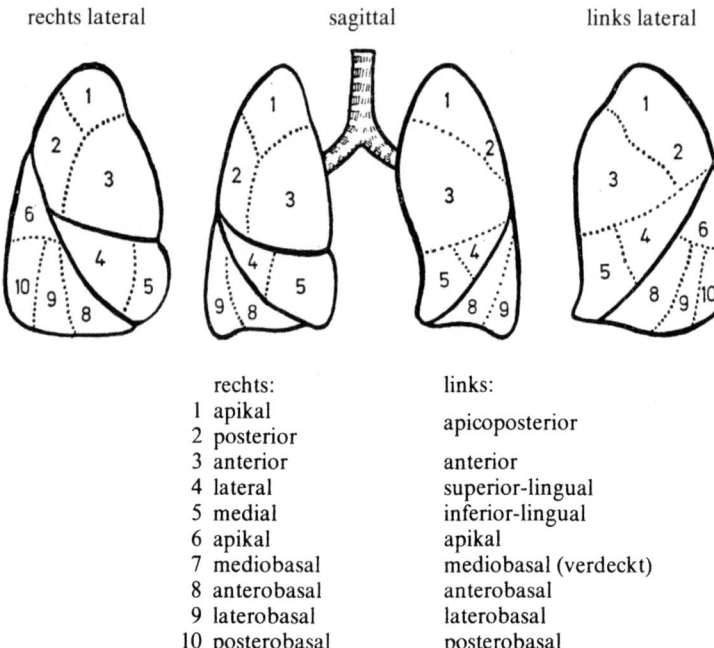

	rechts:	links:
1	apikal	apicoposterior
2	posterior	
3	anterior	anterior
4	lateral	superior-lingual
5	medial	inferior-lingual
6	apikal	apikal
7	mediobasal	mediobasal (verdeckt)
8	anterobasal	anterobasal
9	laterobasal	laterobasal
10	posterobasal	posterobasal

Abb. 113. Die den Hauptverzweigungen des Bronchialbaumes entsprechenden Lungensegmente

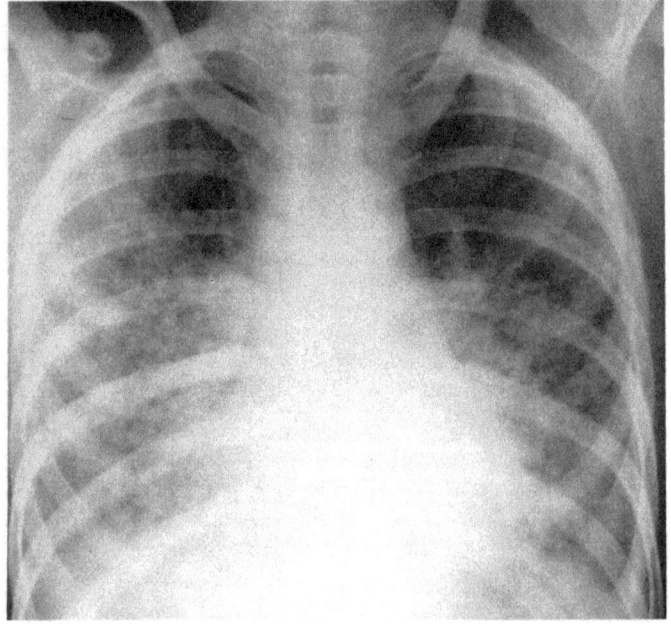

Abb. 114. Interstitielle plasmazelluläre Pneumonie mit fleckiger, teilweise milchglasartiger Trübung beider Lungen: 14jähriger Junge mit Leukämie unter immunsuppressiver Therapie

ist infolge von interstitiellen Infiltrationen, Alveolarexsudation und kleinen Atelektasen (Abb. 114).
Den Beweis für die **Diagnose** erbringt die Histologie von Lungengewebe. Mit Sicherheit liegt eine Infektion vor; wahrscheinlich ist der spezifische Erreger das Protozoon Pneumocystis carinii. Die Inkubationszeit beträgt mehrere Wochen. Pathologisch-anatomisch findet sich ein verbreitertes, mit mononukleären Zellen angereichertes Interstitium. Die Alveolen sind mit schaumigem Material angefüllt, in dem die Pneumozysten regelmäßig zu finden sind.
Die **Behandlung** erfolgt mit Sulfisoxazol (150 mg/kg Körpergewicht/Tag). Die übrigen Maßnahmen sind symptomatisch.

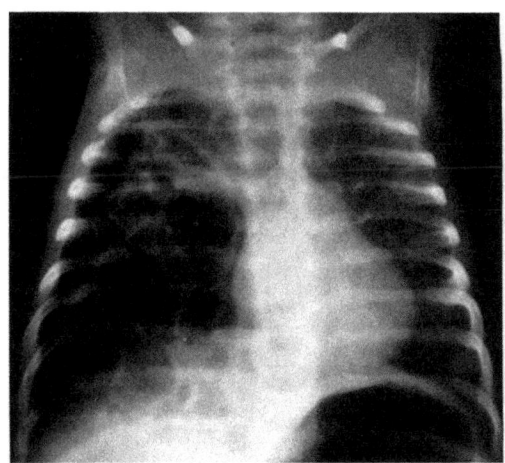

Abb. 115. Pneumothorax und Pneumatozelen rechts im Gefolge einer abszedierenden Pneumonie bei einem 2 Monate alten Säugling

12.8.2.3 Staphylokokken-Pneumonie (primär abszedierende Pneumonie)

Die Infektion der Luftwege mit dem Staphylococcus aureus haemolyticus (Phagentyp 80/81) kommt sowohl **bronchogen** als auch **hämatogen** zustande. Betroffen werden ganz überwiegend Säuglinge vor allem während der ersten 6 Lebenswochen. Zwei Formen gibt es: Eine foudroyant-septische Verlaufsform mit sehr schlechter Prognose und einen etwas günstigeren Verlaufstyp, bei dem es zur Ausbildung von Abszessen und pyämischen Metastasen kommt.
Die Krankheit beginnt in der Regel stürmisch mit hohem Fieber, grau-zyanotischer Hautfarbe, geblähtem Abdomen, Husten und beschleunigter Atmung, dazu Nasenflügeln und Flankeneinziehungen. Während der physikalische Untersuchungsbefund noch uncharakteristisch ist, sieht man **röntgenologisch** bereits auf der betroffenen Seite eine schleierige oder mehr streifig-fleckige Trübung der Lunge mit lateralem Pleurarandstreifen als Ausdruck der Rippenfellbeteiligung. Nach Entwicklung kleiner Abszesse bilden sich Pneumatozelen aus, oder es folgt ein Einbruch in die Pleurahöhle mit Entstehung eines **Empyems** oder eines **Pyopneumothorax** (Abb. 115). Zumeist handelt es sich dann um einen Ventil- oder Spannungspneumothorax, der durch die Mediastinalverlagerung äußerst bedrohliche Atemnot und Herzbehinderung hervorrufen kann.
Therapeutisch werden einzeln oder kombiniert penicillinasefeste Penicilline (Oxacillin, Flucoxacillin, Dicloxacillin), Cephalosporine oder Chloramphenicol eingesetzt. Die symptomatische Behandlung besteht in Freiluft, angefeuchtetem Sauerstoff, Herz- und Kreislaufbehandlung. Der Oberkörper wird erhöht gelagert mit etwas nach hinten geneigtem Kopf. Die Nahrung soll mit nasaler Magensonde in mindestens 10 einzelnen Mahlzeiten zugeführt werden. Brüskes Sondieren ist zu vermeiden; eine größere Magenfüllung verstärkt die Dyspnoe.

12.8.2.4 Bronchopneumonien

Bronchopneumonien kommen in allen Altersklassen vor und bilden das Hauptkontingent der Lungenentzündungen. In seltenen Fällen entstehen sie primär hämatogen, in der Mehrzahl dagegen bronchogen im Anschluß an einen Infekt der oberen Luftwege. Uncharakteristische Symptome sind eine Beschleunigung der Atmung, inspiratorisches Nasenflügeln und eine periorale Zyanose. Die starke Beeinträchtigung des Allgemeinbefindens wird von verschiedenen Mitreaktionen des Körpers geprägt: Meningismus, Meteorismus, Leberschwellung, Enteritis, Herz- und Kreislaufschwäche.
Bei der physikalischen Untersuchung hört man teils ein normales Atemgeräusch, teils bronchitische Nebengeräusche, oft aber feinblasige Rasselgeräusche (Knisterrasseln). Das **Röntgenbild** ist vielgestaltig; je jünger das Kind, desto vielherdiger, multizentrischer ver-

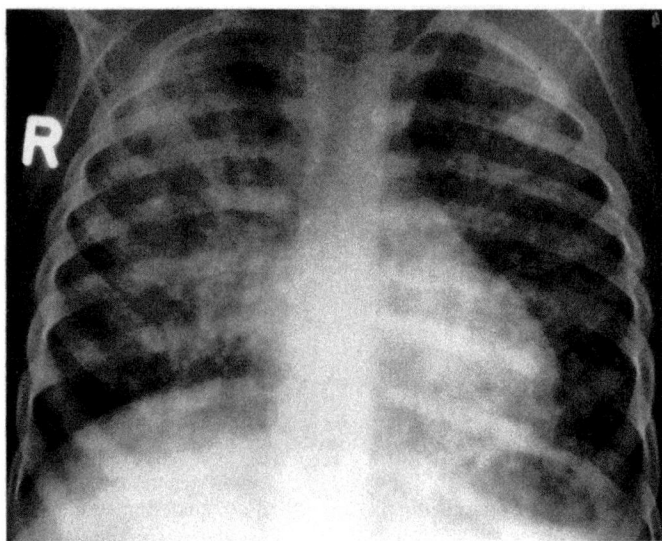

Abb. 116. Ausgedehnte Bronchopneumonie mit diffusen, fleckförmigen Infiltrationen bei einem 7jährigen Jungen

läuft die Bronchopneumonie. Am häufigsten ist bei Säuglingen die sog. **hilifugale Pneumonie**, bei der sich – oft beidseitig – vom verdichteten Hilus ausgehend entlang dem Gefäßbronchialbaum konfluierende Fleck- und Streifenschatten ausbilden. Seltener ist demgegenüber eine multilokulär über beide Lungen ausgebreitete Bronchopneumonie, die sog. **miliare Bronchopneumonie**, die durch ein mittel- bis feinfleckiges Lungenbild gekennzeichnet ist (Abb. 116). Die einzelnen Flecken sind unregelmäßiger und weicher als bei Miliartuberkulose. Summieren sich die Schatten von entzündlich verdichteten Bronchialwänden, peribronchialen Infiltrationen und kleinen Atelektasen, so können röntgenologisch auch schon bei Säuglingen **herdförmige** Bilder entstehen. In der Regel tritt eine solche **fokale Bronchopneumonie** jedoch erst im Kleinkindesalter auf.
Breitbandantibiotika wie Amoxicillin, Cephalosporine, Chloramphenicol, Erythromycin oder Tetrazykline erfassen sowohl die bakteriellen Erreger als auch Mycoplasma pneumoniae, nicht aber Viren. Da die Erregernatur in der Regel zu Beginn der Behandlung nicht feststeht, ist eine initiale Breitspektrum-Antibiotika-Behandlung in jedem Falle indiziert.

12.8.2.5 Lobäre und teillobäre Pneumonie (kruppöse Pneumonie)

Lappen- und *Segmentpneumonien* sind Ausdruck einer „reifen" Reaktion des Organismus. Sie kommen daher vorwiegend im Kleinkindes- und Schulalter vor. Als Erreger kommen überwiegend Pneumokokken der Typen I, II und X in Frage. Die Häufigkeit dieser Pneumonie-Form hat in den letzten Jahren abgenommen. Auch wird seltener als früher der Befall eines ganzen Lappens beobachtet. Im Vordergrund stehen jetzt segmental begrenzte Infiltrationen.
Die Krankheit beginnt schlagartig mit hohem Fieber, Hustenreiz, Schmerzen auf einer Brustseite, gelegentlichem Herpes labialis, Meningismus. Das Fieber nahm früher ohne antibiotische Behandlung einen charakteristischen Verlauf: steiler Anstieg, Kontinua, kritische Entfieberung. Der **physikalische Befund** ist bei ausgedehntem Lappenbefall typisch pneumonisch: Schallverkürzung, Knisterrasseln, Bronchophonie. Im **Röntgenbild** sieht man bei geringer Hilusreaktion flächenhafte Verschattungen, denen anatomisch eine Exsudation in die Alveolen (Hepatisation) entspricht. Die Lappen- oder Segmentgrenzen werden meist eingehalten (Abb. 117). Pleurarandstreifen als Ausdruck einer entzündlichen Rippenfellbeteiligung sind häufig. Eine Penicillin-Behandlung ist sofort einzuleiten; Pneu-

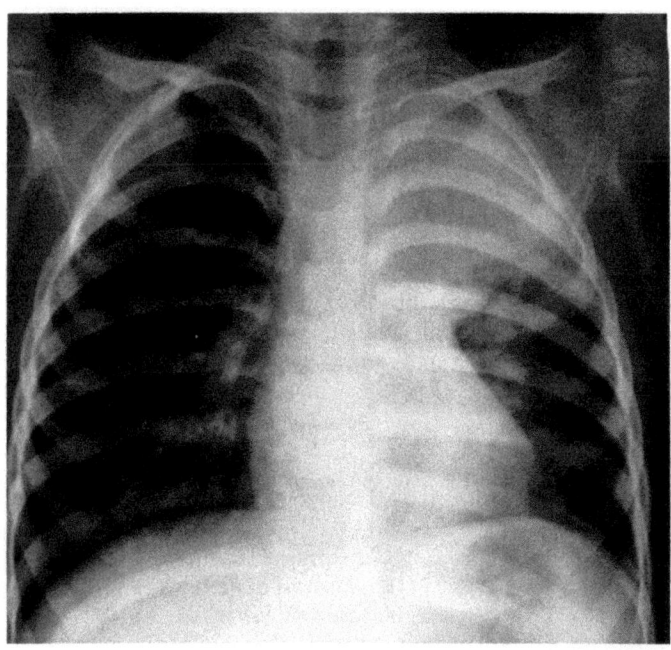

Abb. 117. Lobärpneumonie des linken Oberlappens. Differentialdiagnose: Atelektase

mokokken sind auch heute noch meist penicillinempfindlich.

12.8.2.6 Atypische Pneumonien (infektiöse, nicht-bakterielle Pneumonien)

Die *atypischen Pneumonien* („atypisch" im Vergleich zur Lobär-Pneumonie) sind vermutlich im Kindesalter am meisten verbreitet. Dabei ist noch strittig, wie weit man auch einige durch Viren hervorgerufene Bronchopneumonien des Säuglings hierzu rechnen muß. Vorläufig werden unter dem Oberbegriff *„atypische Pneumonien"* folgende ätiologisch abzutrennende Krankheitsformen zusammengefaßt:

1. **Chlamydia-Pneumonie:** Entweder durch Chlamydia psittaci (Ornithose) oder durch Chlamydia trachomatis, diese insbesondere bei Säuglingen im Alter von 3–12 Wochen, die in der Regel durch die Mutter infiziert werden: Konjunktivitis, Tachypnoe und Husten. Röntgenologisch interstitielle Infiltrate und Überblähung. Therapie: Erythromycin oder Sulfisoxazol.
2. **Q-Fieber-Pneumonie** (Erreger: Coxiella burneti).
3. **Mykoplasma-Pneumonie** (Erreger: Mycoplasma pneumoniae). Sie ist die häufigste atypische Pneumonie des Kleinkind- und Schulalters.
4. **Die eigentlichen Viruspneumonien,** hervorgerufen durch folgende Erreger: Grippevirus A, B, C, Adenovirus, Parainfluenza-Virus 1, 2, 3, Respiratory-syncytial-Virus, REO-Virus 1, 2, 3, gelegentlich Masern- und Varizellen-Virus.

Für die Diagnose „atypische Pneumonie" sprechen folgende Symptome: Fieber, Reizhusten, geringer physikalischer Befund über der Lunge, Leukopenie mit relativer Lymphozytose und Kopfschmerzen. Das **Röntgenbild** ist nicht charakteristisch, deckt aber oft im Vergleich zu dem geringen perkutorischen und auskultatorischen Befund ausgedehnte Veränderungen auf. Es finden sich – vor allem in den Unterfeldern – eine vermehrte peribronchiale, retikuläre Zeichnung, verdichtete und verbreiterte Hili, Segmentatelektasen oder flächenhaft flaue bzw. milchige Verdichtungen. In der Praxis ist eine ätiologische Unterteilung dieser Pneumonieformen vorerst nicht oder allenfalls bei epidemischer Häufung möglich. Da man aber heutzutage weiß, daß die überwiegende Mehrzahl durch Mykoplasma pneumoniae hervorgerufen wird (Häufigkeitsangaben schwanken zwischen 20 und 50%, überwiegend in den Altersklassen zwischen 5 und 15 Jahren), sollte deren Diagnose angestrebt werden. Hilfreich sind hierbei die Komplementbindungsreaktion (Titer von 1 : 40 oder besser: vierfacher Titeranstieg innerhalb von zwei Wochen während des Erkrankungsablaufs) und der Nachweis von Kälteagglutininen (Titer in 50–75% über 1 : 256, jedoch nicht spezifisch). Außerdem ist die Inkubationszeit der Mykoplasma-Pneumonie im Vergleich zu den Viruserkrankungen relativ lang (2–4 Wochen).

Therapie

Atypische Pneumonien sind penicillin- und sulfonamidresistent! Nur die unter 1–3 genannten Formen sprechen auf Breitspektrum-Antibiotika an. Bei der Mykoplasma-Pneumonie sind Erythromycin, bei Kindern über 10 Jahren auch Tetrazykline indiziert. Sie kürzen den Krankheitsverlauf deutlich ab.

12.8.2.7 Sonstige Formen

Seit Einführung der Antibiotika und der Polychemotherapie maligner Tumoren ist auch bei Kindern mit **mykotischen Pneumonien** zu rechnen (z. B. Candidiasis, Aspergillose, Histoplasmose, Aktinomykose). Man sollte hieran denken, wenn sich Pneumonien unter antibiotischer Therapie länger hinziehen und sich eher verschlechtern. Die sichere Diagnose kann oft nur aus dem durch Bronchoskopie gewonnenen Sputum oder durch offene Lungenbiopsie gestellt werden.
Probleme (z. B. bei Kindern mit Mukoviszidose) bereiten Pneumonien, die durch **Pseudomonas aeruginosa** bedingt sind. Der Nachweis dieses gramnegativen Problemkeimes gelingt zuweilen aus dem Rachen oder Trachealabstrich. Therapeutisch wirksam sind Azlocillin, Ceftazidim und Aminoglykoside. Durch versehentliches Trinken von **Benzin** oder **benzol**haltigen Flüssigkeiten kommt es gelegentlich infolge Ausscheidung dieser Substanzen in die Lunge zu flüchtigen pneumonischen Infiltrationen. Bei älteren Kindern findet man schleppend verlaufende Pneumonien zuweilen nach **Aspiration** von Fremdkörpern oder von Fett (paraffinhaltige Nasentropfen o. ä.).
Beachtenswert sind ferner **sekundäre Pneumonien** in Begleitung anderer Krankheiten, z. B. Masern, Pertussis, Listeriose, Legionellose.

12.8.3 Stauungslunge, Stauungsbronchitis

Die enge Verflechtung von Herz- und Lungenfunktion bringt es mit sich, daß einerseits Behinderungen im kleinen Kreislauf durch entzündliche Lungenprozesse das Herz in Mitleidenschaft ziehen, andererseits aber auch erworbene und vor allem **angeborene Herzfehler** sekundär pulmonale Veränderungen zur Folge haben. Ein vermehrter Lungendurchfluß geht mit **röntgenologischen Befunden** einher, die an einen Katarrhhilus oder eine hilifugale, perivasobronchiale Bronchopneumonie erinnern. Einer kardialen Lungengefäßstauung pfropft sich zudem auch noch leicht als sekundäre Entzündung eine Bronchitis oder Pneumonie auf.

12.8.4 Lungenabszeß, Lungengangrän

Eitrige Einschmelzungen entstehen durch bakterielle Infektion von Lungennekrosen. Eine Besiedlung mit Anaerobiern führt zu **Lungengangrän**. Fremdkörperaspirationen, Bronchiektasen oder metastatische Absiedlungen bei septischen Erkrankungen sind geläufige Ursachen. Dementsprechend treten die Abszesse **solitär** oder **multipel** auf.
Die **klinischen Symptome** sind vielgestaltig. Regelmäßig vorhanden sind hartnäckiges Fieber und Hustenreiz. Gelegentlich kann man auch bei jüngeren Kindern das Aushusten bzw. Erbrechen des eitrigen Inhalts eines Abszesses bemerken. Die **Diagnose** wird röntgenologisch gestellt. Solitärabszesse verursachen zunächst kompakte Rundherde. Nach Durchbruch in einen Bronchus sieht man Hohlraumfiguren mit horizontalem Flüssigkeitsspiegel (Abb. 118). Differentialdiagnostisch müssen postpneumonische Pneumatozelen (sog. Pneumopathia bullosa) und angeborene Solitärzysten abgegrenzt werden, die keinen Flüssigkeitsspiegel aufweisen.
Therapeutisch werden Antibiotika eingesetzt. In der Regel erfolgt spontan eine Drainage des Abszesses durch einen Bronchus. Bei Durchbruch in den Pleuraraum entsteht ein Pyopneumothorax.

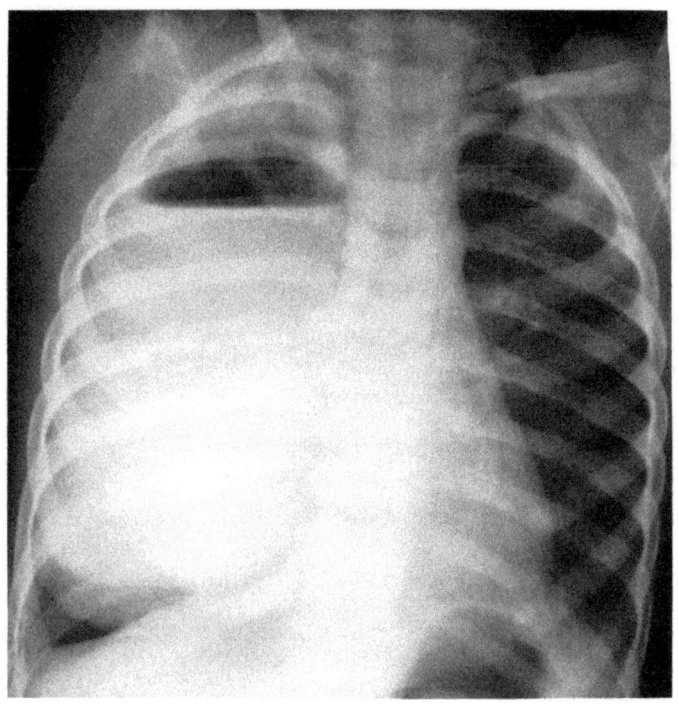

Abb. 118. Lungenabszeß in der rechten Lunge mit Flüssigkeitsspiegel

12.8.5 Eosinophiles Lungeninfiltrat (LÖFFLER)

Selten werden zufällig bei einer Röntgenuntersuchung flüchtige Infiltrationen entdeckt, die als allergische Reaktion auf Askaridenlarven aufzufassen sind und mit leichten, uncharakteristischen klinischen Erscheinungen einhergehen. Wurmeier sind erst 8–12 Wochen später im Stuhl zu finden (S. 317).

12.8.6 Lungenfibrosen

sind Erkrankungen des Lungengerüstes. Sie treten **sekundär** im Verlauf von Speicherkrankheiten und Kollagenosen oder – noch seltener – als **eigenständige Krankheitsbilder** in Erscheinung. Hierher gehören die **idiopathische Lungenhämosiderose** mit periodischem Fieber, Atemnot, Husten, Hämoptoe, die **idiopathische progressive Lungenfibrose** (HAMMAN-RICH-Syndrom), die mit Husten, Dyspnoe und Zyanose einhergeht und ausgeprägte Verdichtungen im Röntgenbild hervorruft, und das **WILSON-MIKITY-Syndrom** bei Frühgeborenen (pulmonale Dysmaturität).

Hiervon wird die **bronchopulmonale Dysplasie** abgegrenzt, die sog. Beatmungs- oder besser Umbau-Lunge, die röntgenologisch zunächst dem Bild des Atemnotsyndroms entspricht (siehe S. 49). Das *klinische Bild* ist gekennzeichnet durch Dyspnoe und Zyanose. Die Kinder leiden u. U. noch Jahre an rezidivierenden obstruktiven Bronchitiden und Pneumonien. Die *Prognose* ist günstig, wenn es gelingt, das Kind über längere Zeit künstlich zu beatmen und hierbei die allfälligen Komplikationen (Pneumothorax, Infektionen) zu vermeiden.

12.8.7 Lungentumoren

Primär in der Lunge entstandene, von Bronchuswand oder Alveolarepithel ausgehende, gutartige oder bösartige Tumoren sind selten. **Metastasen** von malignen Knochen-, Nieren- und Nebennierengeschwülsten kommen häufiger vor. Nicht nur Rundherde, sondern auch andere, länger bestehende, ungeklärte Verschattungen des Röntgenbilds sind hierauf verdächtig.

12.8.8 Erkrankungen der Pleura

Die Pleura ist vor allem bei entzündlichen Lungenerkrankungen häufig mitbefallen und kann Veränderungen hervorrufen, die im Vordergrund der klinischen Erscheinungen stehen.

12.8.8.1 Entzündungen

Pleuritis sicca

Eine trockene, fibrinöse Begleitpleuritis mit charakteristischem Auskultationsbefund (Pleuraknarren) ist gelegentlich bei einer kruppösen Pneumonie älterer Kinder festzustellen. Röntgenologisch sichtbare Randstreifen sind nur bei stärkerer fibrinöser Auflagerung vorhanden.

Pleuritis exsudativa

Eine seröse, nichteitrige Pleuritis mit *geringer* Exsudatbildung kommt bei Pneumonien aller Altersklassen und verschiedener Genese vor (Abb. 119). Sie wird in erster Linie röntgenologisch erkannt, besonders wenn sie nicht kostal, sondern interlobär lokalisiert ist. *Größere seröse Pleuraexsudate* sind dagegen auch bei der physikalischen Untersuchung gut nachzuweisen durch Klopfschalldämpfung, Aufhebung oder starke Abschwächung des Atemgeräuschs und Fehlen des Stimmfremitus. Das Röntgenbild zeigt ausgedehnte Verschattungen, unter Umständen mit Verdrängung des Mediastinums. Derartig ausgedehnte serofibrinöse Pleuritiden sind auch bei Kindern fast immer *tuberkulösen Ursprungs*. Die **Therapie** muß daher eine antituberkulöse sein (S. 175). Laufende Entlastungspunktionen sollen nur bei stärkeren Verdrängungserscheinungen vorgenommen werden. Oft setzt bereits eine **Probepunktion,** die aus diagnostischen Gründen stets erforderlich ist, einen stärkeren resorptiven Reiz!

Pleuritis purulenta (Pleuraempyem)

Die Mehrzahl der im Gefolge von Pneumonien auftretenden Pleuritiden ist bakteriell bedingt. Das Probepunktat ist oft zunächst trübserös und nicht sofort eitrig. Früher herrschten als Erreger *Pneumokokken* vor, heute sind es *Staphylokokken*. Dementsprechend hat sich auch das **klinische Bild** gewandelt. Das *Pneumokokken-Empyem* folgt der Pneumonie, das *Staphylokokken-Empyem* dagegen ist oft schon sofort bei den ersten pneumonischen Erscheinungen vorhanden. Bei ihm entwickelt sich auch häufig – infolge Durchbruchs einer subpleuralen Abszedierung oder artefiziell bei einer Pleurapunktion – ein **Pyopneumothorax,** der bei Fehlen von pleuralen Verwachsungen schnell in einen bedrohlichen Spannungspneumothorax übergehen kann.

Die **Chemotherapie** richtet sich nach der Grundkrankheit. Man versucht zunächst, mit wiederholten Pleurapunktionen und intrapleuralen Instillationen von Antibiotika aus-

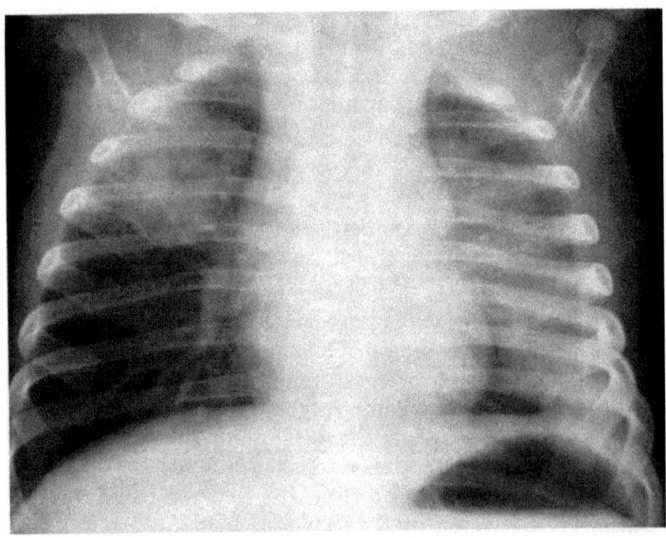

Abb. 119. Pneumonie beiderseits, links mit Pleurabeteiligung (Pleuropneumonie), 5 Monate alter Säugling

zukommen. Bei größeren Empyemen und beim Spannungspneumothorax muß eine Buelau-Saugdrainage angelegt werden.

12.8.8.2 Hydrothorax

Beim entzündlichen Erguß beträgt das spezifische Gewicht über 1014, und die Rivalta-Probe fällt *positiv* aus: Die Essigsäure-Lösung trübt sich milchig durch den Exsudat-Tropfen. Beim Transsudat dagegen fällt diese Reaktion negativ aus, das spezifische Gewicht liegt unter 1007. Nichtentzündliche Ergüsse in die Pleurahöhle entstehen bei Kindern aus kardialer Ursache, bei schweren Hypoproteinämien mit allgemeiner Ödemneigung, bei Nephrose und bei pleuralen Tumormetastasen, in diesem Falle häufig mit Blutbeimengung. – Sehr selten entsteht ein **Chylothorax** durch Stauung oder Verletzung des Ductus thoracicus oder des Ductus lymph. dexter.

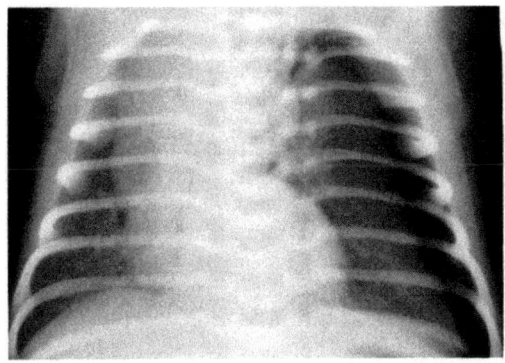

Abb. 120. Spontaner Spannungs-Pneumothorax links bei einem Neugeborenen. Rechtsseitig Thymushyperplasie sichtbar

12.8.8.3 Pneumothorax

Eine Luftansammlung innerhalb der Pleurablätter kommt stets durch einen Einriß des Lungenfells zustande. Sie kann sowohl beim Neugeborenen als auch im späteren Kindesalter auftreten. Geläufige Ursachen sind Beatmungsfolgen beim Atemnotsyndrom, abszedierende Pneumonien (s. Staphylokokkenpneumonie, S. 275) und therapeutische Eingriffe (z. B. Lungenpunktion, Tracheotomie, Subclavia-Katheter).

Aber auch ein sogenannter idiopathischer Spontanpneumothorax kommt – wie beim Erwachsenen – bei älteren Kindern vor. Klinisch bedeutungsvoll wird die intrapleurale Luftansammlung durch die Größe und die dadurch bedingten Verdrängungserscheinungen; beim **Spannungspneumothorax** können sie eine äußerst bedrohliche Dyspnoe hervorrufen. Der Pleuradefekt wirkt hier wie ein Ventil: Nur Inspirationsluft strömt in den Pleuraraum nach und erhöht weiter dessen Druck. Eine sofortige Entlastungspunktion ist erforderlich.

Eine Dyspnoe beim Neugeborenen wird gelegentlich durch einen perinatal entstandenen „Spontan"-Pneumothorax verursacht. Hieran muß vor allem auch im Rahmen der perinatalen Intensivtherapie gedacht werden, wo die künstliche Beatmung zu einem Spannungspneumothorax führen kann. Ohne Röntgenaufnahme (Abb. 120) ist hier die Diagnose

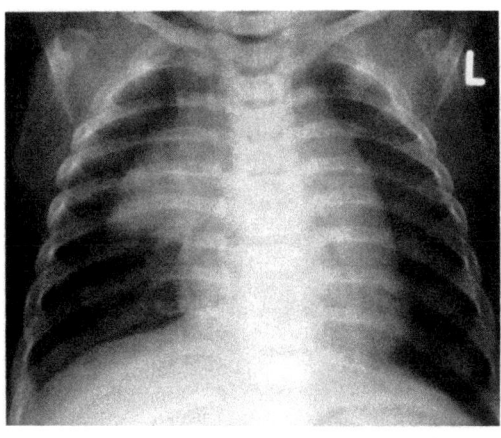

Abb. 121. Thymushyperplasie mit Verbreiterung des Mediastinums vor allem nach rechts. Dort kaudal vom Mittellappenspalt begrenzt. 6 Monate alter Säugling

nicht zu stellen. Entlastungspunktionen oder eine Buelau-Heberdrainage können notwendig werden.

12.8.9 Erkrankungen des Mediastinums

12.8.9.1 Entzündungen

Eine **akute Mediastinitis** ist eine bedrohliche Erkrankung. Sie entsteht meist durch Fortleitung einer Entzündung aus der Umgebung oder nach Verletzung des Mittelfells, etwa durch Ösophagusperforation nach Fremdkörpereinklemmung oder Verätzung.

12.8.9.2 Tumoren

Im Säuglingsalter ist am häufigsten die gutartige **Thymushyperplasie** (Abb. 121). Sie verursacht nur bei konzentrischer Einengung der Luftröhre eine Atembehinderung und bedarf lediglich in diesem Falle einer Behandlung: Eine kurzfristige Kortison-Therapie führt in der Regel zur (vorübergehenden) Verkleinerung des Organs. Keinesfalls darf eine Röntgenbestrahlung durchgeführt werden, weil sonst später ein Schilddrüsenkarzinom entstehen kann. Der Thymushyperplasie kommt in der Röntgendiagnostik des Thorax besondere Bedeutung zu: Die von ihr verursachten vielgestaltigen Mittelschatten-Dekonfigurationen müssen bei der Beurteilung von Herzgröße und Hilusbild stets mit berücksichtigt werden.

Andere im vorderen bis mittleren Mediastinum vorkommende Tumoren können Thymome, Teratome, Lymphangiome, bronchogene oder Perikard-Zysten sein. Darüber hinaus manifestieren sich hier häufig Hodgkin- und Non-Hodgkin-Lymphome primär.

Im hinteren Mediastinum finden sich Neurinome, Neurofibrome, bronchogene und enterogene Zysten.

12.8.9.3 Pneumomediastinum

Ein Mediastinalemphysem (seltener ein Pneumoperikard) entsteht entweder **spontan** aus den gleichen Ursachen wie der Spontan-Pneumothorax bei Neugeborenen oder als **Komplikation** beim Asthma bronchiale und bei liegender Trachealkanüle nach Tracheotomie. Die Luft dringt hier ebenfalls durch eine Verletzung von den Atemwegen her – vermutlich entlang den Gefäßscheiden – in das Mediastinum vor. Zum Teil besteht gleichzeitig ein Pneumothorax oder ein Hautemphysem – besonders am Hals und an den seitlichen Thoraxpartien.

13. Erkrankungen des Verdauungstraktes

13.1 Methoden gastroenterologischer Diagnostik

M. A. LASSRICH

Bei der **klinischen Untersuchung** soll die Palpation des Abdomens behutsam (warme Finger!) vorgenommen werden. Nur so vermeidet man Gegenwehr und reflektorisch gespannte Bauchdecken. Wenn das Kind zur Untersuchung in eine bequeme Rücken- oder Seitenlage gebracht wird, gelingt es leichter, die Leber- und Milzgröße zu bestimmen, Schmerz- und Druckpunkte aufzudecken und Tumoren in ihrer Größe, Form und Konsistenz, ihrer Lage und Verschieblichkeit zu diagnostizieren. Eine digitale rektale Untersuchung ist erforderlich, wenn Verdacht auf eine Appendizitis oder Tumoren besteht oder die Ursache von rektalen Blutungen und einer Obstipation zu klären sind.

Unter den weiterführenden Untersuchungstechniken sollte heutzutage zuerst die **Sonographie** zur Klärung abdomineller Beschwerden und Symptome eingesetzt werden. Sie ist nichtinvasiv, schmerzfrei und unschädlich. Damit lassen sich wichtige Organe des Bauchraumes, vor allem die Leber und das Gallensystem, das Pankreas und die Milz untersuchen. Man kann ihre Größe und ihre Lage beurteilen, ferner raumfordernde Prozesse erkennen (Zysten, Abszesse, Tumoren, Hämatome etc.). Zudem gelingt deren Größenbestimmung und eine Aussage über ihre Organzugehörigkeit. Die **Röntgenuntersuchung** ist bei vielen Erkrankungen des Verdauungstraktes unumgänglich und oft diagnostisch entscheidend. Mit Hilfe der Übersichtsaufnahme kann man die Größe und Lage wichtiger Organe bestimmen, Luftgehalt und Luftverteilung erkennen, einen Ileus, eine Perforation, Exsudat in der Bauchhöhle, Verkalkungen und schattengebende Fremdkörper diagnostizieren. Die Kontrastmethoden (Magen-Darmpassage, Kolonkontrasteinlauf) sind von großer Bedeutung bei allen Veränderungen des Innenreliefs (Entzündungen, Neoplasmen), bei Passagebehinderungen (Stenosen), bei Verlagerungen (Tumoren) und funktionellen Störungen. Für besondere Fragestellungen sind Spezialmethoden einzusetzen (Doppelkontrastmethode, Angiographie usw.). Alle Röntgenuntersuchungen der Abdominalorgane erfordern aus Gründen einer möglichst geringen Strahlenexposition des Kindes eine klare Indikation, eine adäquate Untersuchung durch einen erfahrenen Radiologen und die Verwendung strahlensparender Methoden und Geräte.

Heutzutage kann die **endoskopische Untersuchung** in Verbindung mit **Biopsien** bei Erkrankungen von Speiseröhre, Magen, Duodenum sowie des Dickdarmes die Röntgendiagnostik sinnvoll ergänzen. Geeignete Instrumente und speziell geschultes Personal sind Voraussetzung. Aber trotz der Ergiebigkeit dieser speziellen Untersuchung muß bedacht werden, daß die Methode nicht frei von Risiken ist (Blutung, Perforation, Herzrhythmusstörungen) und die Kinder erheblich belästigt.

13.2 Leitsymptome

M. A. LASSRICH

13.2.1 Erbrechen

Das Erbrochene ist daraufhin zu untersuchen, ob es Speisereste aus dem Ösophagus oder dem Magen enthält und ob Duodenalsaft, Darminhalt, frisches Blut oder Hämatin beigemengt sind. Die Brechneigung ist bei Säuglingen und Kleinkindern am größten. Während akuter und heftiger Brechattacken kommt es schnell zu Störungen des Wasser- und Elektrolythaushaltes, bei chronischem Erbrechen resultiert eine Dystrophie.

Formen

Bei **atonischem Erbrechen** (z. B. bei schwerkranken Säuglingen, in der Agonie) rinnt Mageninhalt aus dem Munde. *Explosionsartiges Erbrechen* in hohem Bogen („im Strahl", oft über den Bettrand hinaus) ist charakteristisch für eine hypertrophische Pylorusstenose. Zwischen diesen beiden Formen gibt es alle Übergänge.

Ursachen

Bei Neugeborenen und jungen Säuglingen muß man zuerst an bedrohliche, vor allem obstruktive Anomalien des Magendarmtraktes denken, z. B. Ösophagusmißbildungen, Hiatus- und Zwerchfellhernien, die hypertrophische Pylorusstenose, Duodenalverschlüsse, Dünndarmatresien und anorektale Anomalien. Erbrechen tritt initial auch bei vielen Infektionskrankheiten auf, ferner während infektiöser Erkrankungen der Meningen und des Gehirns, bei Hirntumoren und Migräne. Erbrechen ist ein Begleitsymptom vieler Erkrankungen der Leber, der Gallenwege, des Harntraktes und akuter Stoffwechselstörungen. Auch die Aerophagie, ein überladener Magen oder Trotzreaktionen können Erbrechen bewirken. Zur Klärung der Ursachen ist eine sorgfältige Anamnese und klinische Untersuchung, häufig auch eine Röntgenuntersuchung erforderlich. Die Therapie richtet sich nach der Ursache.

Unter **habituellem Erbrechen** versteht man eine über das übliche Maß hinausgehende Brechneigung junger Säuglinge. Die Diagnose läßt sich erst nach Ausschluß faßbarer Ursachen (Chalasie, kleine Hiatushernie, leichte Formen der hypertrophischen Pylorusstenose) exakt stellen. Beim „Speien" oder „Spucken" junger Säuglinge wird nur eine geringe Nahrungsmenge hochgewürgt, das Gedeihen aber nicht beeinträchtigt. *Therapie:* Breivorfütterung, Eindicken der Nahrung, häufige kleine Mahlzeiten, ruhige Pflegebedingungen, evtl. leichte Sedativa.

Rumination

Charakteristisch ist, daß die Nahrung kurz nach der Mahlzeit absichtlich hochgewürgt, erneut gekaut und wieder verschluckt, teilweise auch ausgespuckt wird. Betroffen werden vor allem vernachlässigte oder psychisch abnorme Säuglinge und Kleinkinder.

Als **azetonämisches Erbrechen** werden Brechattacken bezeichnet, die bei psychisch und vegetativ labilen Kleinkindern und jungen Schulkindern wiederholt auftreten können. Fieberhafte Infektionen, Diätfehler oder erregende Erlebnisse wirken auslösend. Das Erbrechen wiederholt sich in rascher Folge, und die Kinder werden dabei schnell apathisch und kraftlos. Schon von weitem läßt sich der charakteristische Azetongeruch wahrnehmen. Die Atmung ist infolge einer Azidose meist vertieft. Ohne sofortige Behandlung kann sich rasch eine bedrohliche Exsikkose entwickeln, so daß einige Kinder ins Koma geraten.
Die *Symptome* beruhen auf einer Störung des Fettstoffwechsels. Sie entwickelt sich schnell, wenn für den Stoffwechsel nicht ausreichend Kohlenhydrate zur Verfügung stehen. *Differentialdiagnostisch* muß man Brechattacken abgrenzen, die durch ernste Grundkrankheiten ausgelöst werden und erst infolge des Hungerzustandes zur Ketonämie führen. Zu solchen Ursachen gehören u. a. akute abdominelle Erkrankungen und Infektionskrankheiten.
Als *Behandlung* genügt in leichteren Fällen die Zufuhr einer Zuckerlösung (z. B. löffelweise gesüßter Tee, gesüßter Fruchtsaft), der eine Prise Salz zugefügt wird. Zweckmäßig ist die Verabreichung von Oralpädon-Tabletten, die alle erforderlichen Bestandteile enthalten und nur in warmem Wasser aufgelöst werden müssen. Die Kinder sollen Bettruhe einhalten und durch Sedativa beruhigt werden. Läßt das Erbrechen nicht nach, so muß man eine Tropfinfusion mit 5%iger Traubenzuckerlösung und isotonischer Kochsalzlösung anlegen.

13.2.2 Leibschmerzen

Rezidivierende, kolikartige Leibschmerzen treten bei Kindern im Spielalter und Schulalter häufig auf. Da sich hinter jeder dieser Schmerzattacken eine akute abdominelle Erkrankung verbergen kann, muß sich der Arzt rasch ein Urteil über die Gefährlichkeit der Symptome bilden und vor allem entscheiden, ob ein chirurgischer Eingriff erforderlich ist. Die von MORO als **„rezidivierende Nabelkoliken"** bezeichneten Schmerzen treten plötzlich aus vollem Wohlbefinden auf und sind oft so heftig, daß sich die Kinder krümmen, blaß werden und gelegentlich auch erbrechen. Leibschmerzen können durch vielerlei Ursachen entstehen, also nicht nur durch Erkrankungen der Bauchorgane selbst, sondern auch durch infektiöse Erkrankungen (grippale Infekte, Pneumonien, Pharyngitis, Masern usw.) und Erkrankungen des Harnsystems. Das junge Kind lokalisiert und projiziert die Schmerzen, unabhängig vom Orte ihrer Entstehung, bevorzugt in die Nabelgegend, gelegentlich in den Oberbauch oder in den rechten Unterbauch. Auch ist eine Präzisierung des Schmerzcharakters vielen jüngeren Kindern noch nicht möglich.

Ausgedehnte klinische und röntgenologische Beobachtungen haben gezeigt, daß rezidivierende Leibschmerzen keine Krankheitseinheit, sondern ein *Syndrom* darstellen. Einerseits können organische Erkrankungen im Bauchraum eine auslösende Rolle spielen wie Gastro-Duodenitis, Ulkus, Enteritis, passagere Dünndarminvaginationen, katarrhalische Ileitis, Lymphadenitis mesenterialis, Wurmbefall, chronische Appendizitis, Coecum mobile. Andererseits gibt es zweifellos auch Schmerzattacken ohne einen nachweisbaren organischen Befund. Man beobachtet sie am häufigsten bei psychisch oder vegetativ labilen Kindern, bei denen die Schmerzen von funktionellen Störungen der Darmmotorik oder von Gefäßspasmen herrühren können. Epilepsie- oder Migräne-Äquivalente spielen vereinzelt eine Rolle.

Bei Kindern mit „Nabelkoliken" lassen sich also sowohl organische Veränderungen als auch Besonderheiten im psychischen Verhalten finden. Die gemeinsame Basis scheint eine *neuro-vegetative Labilität* zu sein, wobei solche Kinder auf Reize somatischer und psychischer Art mit Leibschmerzen reagieren. Die Indikation zu einer röntgenologischen Untersuchung ist nur dann gegeben, wenn die Leibschmerzen dramatisch sind, häufig rezidivieren und während der Schmerzattacken Erbrechen und Fieber auftreten. Die erweiterte Diagnostik soll evtl. auch eine Untersuchung des Magen- und Duodenalsaftes, eine Sonographie der Oberbauchorgane, eine intravenöse Urographie und ein EEG einschließen.

Die **Behandlung** dieser Kinder gestaltet sich deswegen schwierig, weil nicht jedesmal ein großer diagnostischer Aufwand zur Klärung der Ursache getrieben werden kann. Vor Behandlungsbeginn sollen aber immer durch eine genaue körperliche Untersuchung (einschließlich einer Stuhl-, Harn- und Blutkontrolle) ernstere Organerkrankungen ausgeschlossen werden. Warme Leibwickel und eine leichte Massage der Bauchdecken werden als lindernd empfunden. Spasmolytika (Buscopan, Bellergal) sind häufig wirksam. Eine psychologische Behandlung kann notwendig werden.

13.2.3 Obstipation

Normalerweise haben ältere Kinder täglich bis zu zwei Stuhlentleerungen. Wenn es nur alle zwei Tage zur Defäkation kommt, so ist dies lediglich als physiologische Variante zu betrachten, solange der Stuhl nicht zu hart ist. Man spricht von einer Verstopfung, wenn diese Stuhlfrequenz unterschritten wird. Der Stuhl ist dann durch Wasserentzug so stark eingedickt, daß nur noch große feste Stuhlknollen entleert werden und die Defäkation Schwierigkeiten und Schmerzen bereitet. Solche eingedickten Kotmassen lassen sich durch die Bauchdecken im Unterbauch oder auch mit dem Finger innerhalb des Rektums tasten. Eine **Pseudo-Obstipation** kommt dann zustande, wenn Kleinkinder zuviel schlackenarme Nahrung (Milch) erhalten oder infolge einer Passagebehinderung (hypertrophische Pylorusstenose) oder durch ständiges Erbrechen die Kotmenge so gering wird, daß eine Defäkation nur in größeren Intervallen erfolgt. Dies läßt sich oft während akuter fieberhafter Erkrankungen beobachten, wenn die Kinder nichts oder nur wenig essen.

Ursachen

Bei einer hartnäckigen Verstopfung während der ersten Lebenswochen und -monate soll man an organische Passagehindernisse im Dünndarm, besonders im Rekto-Analbereich (Stenosen, Hirschsprungsche Krankheit), aber auch an eine Hypothyreose denken. Schmerzhafte Analfissuren können eine akute Stuhlverhaltung bewirken. Das Unterdrücken des morgendlichen Stuhldranges verursacht ebenfalls eine Störung der Stuhlentleerung. Zu bedenken bleibt, daß gesunde Klein- und Schulkinder einen hohen Flüssigkeitsbedarf haben; daher sollte die Trinkmenge nicht begrenzt werden.

Einige elterliche Verhaltensweisen begünstigen die Obstipation. Hierher gehören die übergeschäftige, perfektionistische Sorge um das körperliche Wohl des Kindes, die Angst vor Erkrankungen und eine rigide Erziehungshaltung, besonders bei der Gewöhnung an Sauberkeit. Eine chronische Verstopfung, oft verbunden mit unwillkürlichem Stuhlabgang, kann sich auch entwickeln, wenn ein Kind vorübergehend den Stuhldrang willkürlich unterdrückt hat, z. B. bei Analrhagaden oder bei ungünstigen Toilettenverhältnissen. Es kommt dann infolge einer Überlaufinkontinenz zum „Kotschmieren".

Diagnostik

Erforderlich sind eine eingehende Ernährungsanamnese, eine Befragung über Eß- und Trinkgewohnheiten, eine digitale rektale Untersuchung, evtl. eine rektale Manometrie und ein Kolonkontrasteinlauf mit spezieller Untersuchung der Defäkation.

Therapie

Die Behandlung richtet sich nach der Ursache. Bei akuter Obstipation haben sich Klein-Einläufe mittels Kunststoffkapsel (z. B. Microklist) bewährt. Glyzerinzäpfchen bringen häufig die Defäkation in Gang. Schlackenreiche Kost, Milchzuckergaben, milde Laxantien und Gleitmittel (z. B. Obstinol mild) helfen bei chronischer Verstopfung. Übermäßiges Milchtrinken, Schokolade und Kakao sind zu vermeiden, für eine ausreichende Flüssigkeitszufuhr ist zu sorgen. Bei spastischer Obstipation empfehlen sich Belladonna-Präparate. Ist aufgrund der Röntgenuntersuchung eine anatomische Ursache aufgedeckt, so wird die chirurgische Behandlung erforderlich.

13.2.4 Blutungen

Blutungen aus dem Magen-Darmtrakt können akut oder chronisch auftreten. Sie manifestieren sich durch sichtbaren oder spärlichen bzw. okkulten Blutabgang und eine rasch oder allmählich einsetzende Anämie. *Blutungsquellen des oberen Magen-Darmtraktes* mit den Symptomen des Blut- oder Hämatinerbrechens sind: die Mundhöhle bei Verletzungen und nach Zahnextraktionen, die Speiseröhre bei Refluxösophagitis, Verletzungen durch Fremdkörper und Ösophagusvarizen, der Magen und das Duodenum bei Entzündungen, Erosionen und Ulzera sowie bei Neoplasmen. Gelegentlich kann auch verschlucktes Blut (Nasenbluten) eine Magenblutung vortäuschen. *Blutungsquellen des mittleren und unteren Magen-Darmtraktes* sind das Meckel-Divertikel, Darmduplikaturen, polypöse Tumoren im Dünn- und Dickdarm, Neoplasmen, Hämorrhoiden und Analfissuren. Als wichtigste Erkrankungen mit Blutabgang sind die Invagination, eine Colitis ulcerosa und die Schoenlein-Henoch-Purpura zu nennen.

Heutzutage ist neben der Röntgenuntersuchung vor allem die Endoskopie und Kolonoskopie bei der Suche nach Blutungsquellen erfolgreich, während die Gefäßdiagnostik nur dann eingesetzt werden sollte, wenn der Verdacht auf stärkere Blutungen aus dem Dünndarm besteht.

13.3 Anomalien und Erkrankungen des Ösophagus

M. A. LASSRICH

13.3.1 Anomalien des Ösophagus

Ösophagusatresie

Die Ösophagusatresie stellt die schwerste und häufigste Anomalie der Speiseröhre dar und macht etwa ein Viertel aller angeborenen Verschlüsse des Verdauungstraktes aus. Die Kontinuität der Speiseröhre ist in unterschiedlicher Länge unterbrochen. Die Mißbildung lokalisiert sich meist in die Höhe des 2. oder 3. Brustwirbelkörpers. Wegen des engen entwicklungsgeschichtlichen Zusammenhanges von Ösophagus und Respirationstrakt finden sich bei dieser Anomalie häufig ösophago-tracheale Fisteln. Pathologisch-anatomisch läßt sich die Atresie in verschiedene von VOGT klassifizierte Typen einteilen (Abb. 122). Oft sind weitere Anomalien an anderen Abschnitten des Magen-Darmtraktes (Duodenal-, Dünndarmatresie, anorektale Anomalien) sowie Begleitmißbildungen (Herz, Harntrakt) vorhanden.

Klinisches Bild

Die Neugeborenen haben schon während der ersten Lebensstunden ungewöhnlich viel

Anomalien und Erkrankungen des Ösophagus

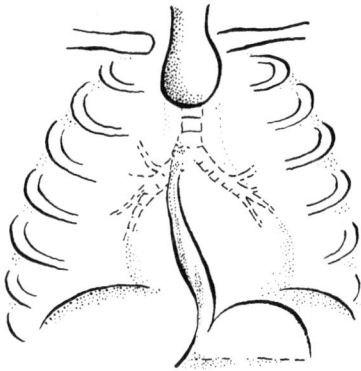

Abb. 122. Häufigste Form der Ösophagusatresie: Der obere Ösophagusabschnitt endet blind, der untere Ösophagusabschnitt besitzt eine Fistelverbindung zur Luftröhre (Typ III b nach der Klassifikation von VOGT)

Schleim und *Sekret* in Mund und Nase. Ein Teil dieser Flüssigkeit ist unter Ausbildung von Schaumbläschen bald auch vor der Mund- und Nasenöffnung zu finden oder gelangt durch Schluckversuche ausschließlich in das Tracheo-Bronchialsystem. Atemstörungen und Hustenattacken, Zyanose und Dyspnoe sind die Folgen. Bei diesen Symptomen ist jeder Fütterungsversuch kontraindiziert. Erfolgt er in Verkennung der Situation, so werden schwerste Husten- und Erstickungsanfälle durch Aspiration provoziert, so daß sich die Operationschancen (und damit die Prognose) verschlechtern. Das Vorliegen eines Hydramnions sollte immer an eine Ösophagusatresie oder einen angeborenen Magen- bzw. Duodenalverschluß denken lassen, weil bei diesen schweren obstruktiven Mißbildungen des oberen Magen-Darmtraktes die Fruchtwasserzirkulation gestört ist. Der klinische Verdacht kann durch einen *Sondierungsversuch* mit einem durch die Nase eingeführten Katheter bestätigt oder entkräftet werden. Bei einer Atresie findet sich 10 bis 12 cm von der Nasenöffnung entfernt ein unüberwindlicher Stop. Die Röntgenuntersuchung (Übersichtsaufnahme, ausnahmsweise eine Kontrastmitteluntersuchung) klärt dann die Lokalisation und die Form der Ösophagusatresie, deckt Begleitanomalien auf und erlaubt ein Urteil über den Zustand der Lunge (Aspirationspneumonie).

Therapie

Nur die *Frühoperation* bietet den meist untergewichtigen Neugeborenen gute Überlebenschancen. Eine End-zu-End-Anastomose ist lediglich bei kurzer atretischer Portion möglich. Der durch typische Komplikationen (Nahtinsuffizienz, Stenose-Entwicklung, Aspirationspneumonie) bedrohte postoperative Verlauf muß röntgenologisch kontrolliert werden. Wenn die atretische Strecke sehr lang ist und daher eine direkte Vereinigung beider Blindsäcke nicht gelingt, müssen andere operative Verfahren verwandt werden.

Angeborene Ösophagusstenose

Sie ist seltener als die Atresie und lokalisiert sich meist in das mittlere oder untere Drittel der Speiseröhre. Die Stenose ist entweder membranartig, kann aber auch Sanduhrform haben oder sich röhrenförmig über eine größere Strecke ausdehnen. Die klinischen Symptome beginnen erst beim Übergang zu festerer Kost (Brot, Fleisch, Apfelstücke usw.). Die Kleinkinder verweigern oft solche Nahrung, regurgitieren sie und gedeihen nicht. Eine operative Behandlung (Dehnung, Resektion) ist erforderlich.

Ösophagusduplikaturen

Man unterscheidet zystische und tubuläre Formen. Sie besitzen einen Aufbau, der der Wand des Verdauungskanals entspricht. Röntgenologisch manifestieren sie sich als weichteildichte rundliche Tumorschatten im hinteren Mediastinum. Klinische Symptome können in Form von Schluckbeschwerden auftreten oder infolge einer Kompression von Trachea, Bronchien und größeren Lungenabschnitten zustandekommen.

Ösophagusdivertikel

Angeborene Divertikel sind selten. Erworbene Divertikel entstehen meist durch brüske Sondierungsversuche oder durch einen Narbenzug von außen (Traktionsdivertikel). Schrumpfende Hiluslymphknoten und schrumpfende Mediastinal- bzw. Lungenerkrankungen begünstigen diese Entwicklung. Derartige Wandausstülpungen retinieren gelegentlich Speisereste, was Entzündungen zur Folge haben kann. Schließlich können Divertikel in die Trachea, das angrenzende Lungengewebe oder in das Mediastinum perforieren.

Gefäßanomalien

Bei den klinisch besonders wichtigen Gefäßringen (z. B. doppelter Aortenbogen) werden Speiseröhre und Luftröhre so fest umschlossen, daß eine Erweiterung dieser Zwinge unmöglich ist. Solch ein Gefäßring behindert zwar die Ösophaguspassage, so daß Schluckschwierigkeiten entstehen können. Aber die klinisch eindrucksvollsten Symptome (stridoröse Atmung) rühren von der erheblichen Trachealeinengung her. Die Diagnose ist meist schon mit Hilfe eines Ösophagogramms, in Sonderfällen mit Hilfe einer Angiokardiographie möglich, eine Operation oft unvermeidlich. Andere Anomalien des Aortenbogens und seiner großen Gefäße verursachen im Ösophagogramm typische Impressionen und Verlagerungen der Speiseröhre, die beim Kinde aber selten zu Schluckbeschwerden führen.

13.3.2 Anomalien der Kardia

Mehrere Strukturen beteiligen sich an dem komplizierten Verschluß- und Öffnungsmechanismus des terminalen Ösophagus. Ein Muskelsphinkter üblicher Bauart fehlt allerdings. Als funktionell ausschlaggebend werden neuerdings die schrägverlaufenden Muskelfasersysteme zusammen mit den Gefäßen der Ösophaguswand angesehen, die unter Längsspannung die Speiseröhre distal abschließen können.
Nach der Geburt ist während einer Übergangszeit von einigen Wochen der Verschlußmechanismus des distalen Ösophagus nicht immer ganz funktionstüchtig (relative Kardia-Insuffizienz). Besonders beim Schreien und Pressen kann ein kurzdauernder **Reflux** zustande kommen, weil dann der erhöhte intraabdominelle Druck den distalen Speiseröhrenverschluß überwinden kann. Später reift und stabilisiert sich die Schließfunktion der Kardia.

Chalasie

Bei dieser Funktionsstörung des ösophagogastralen Überganges kommt ohne eine nachweisbare anatomische Ursache unter bestimmten Bedingungen, besonders während einer intraabdominellen Drucksteigerung, ein Reflux zustande. Die Störung betrifft junge Säuglinge und beruht wahrscheinlich auf einer nervösen Fehlsteuerung oder Unreife der Schließfunktion. Die Dauer dieser Störung ist meist auf einige Wochen begrenzt. Eingedickte Nahrung, Schräglagerung, vor allem die aufrechte Position während des Fütterns vermindern oder verhüten den Reflux.

Kleine epiphrenale Magentaschen sowie die **mobile Kardia** stellen das Bindeglied zwischen den Funktionsstörungen im Bereich der Kardia und einer Hiatushernie dar. Sie werden am häufigsten bei sehr jungen Säuglingen beobachtet. Trotz eines geringen anatomischen und röntgenologischen Befundes zeigen sich manchmal ausgeprägte klinische Symptome in Form von Erbrechen und einer mangelhaften Gewichtszunahme. In ihrem Gefolge kann sich eine *Refluxösophagitis* und sogar eine erhebliche *Narbenstenose* ausbilden. Die Behandlung ist konservativ und besteht in einer Hochlagerung des Oberkörpers.

Hiatushernie

Sie stellt bei Säuglingen und Kleinkindern das größte Kontingent der Zwerchfellhernien. Es handelt sich fast immer um Gleitbrüche unterschiedlicher Größe (Abb. 123), seltener um para-ösophageale Hiatushernien. Die Hernienbildung stört den empfindlichen Schließmechanismus des distalen Ösophagus und bewirkt *Reflux*. Er bestimmt durch seine Folgen den Krankheitsverlauf und das Schicksal des Kindes. Das Epithel der Speiseröhre hält langdauernden Einwirkungen von Magen- und Duodenalsaft sowie peptischen Fermenten nicht stand. Flächenhafte, leicht blutende Geschwüre sind die Folge, eine *Stenose-Entwicklung* und *Längsschrumpfung* (sekundärer Brachyösophagus) weitere gefürchtete Komplikationen.
Die führenden klinischen Symptome können schon bald nach der Geburt beginnen und bilden eine charakteristische Trias, nämlich Erbrechen evtl. mit Blutbeimengungen, eine Blutungsanämie und eine Dystrophie. Sowohl die Hiatushernie als auch ihre Komplikationen lassen sich nur röntgenologisch und endoskopisch exakt diagnostizieren.
Bei kleineren Hernien ist die konservative Behandlung erfolgreich. Sie besteht in einer Hochlagerung des Oberkörpers und dem Eindicken der Nahrung, um das Erbrechen zu erschweren. Lediglich bei einem Teil der größeren, über längere Zeit nachweisbaren Hernien kann eine Operation notwendig werden.

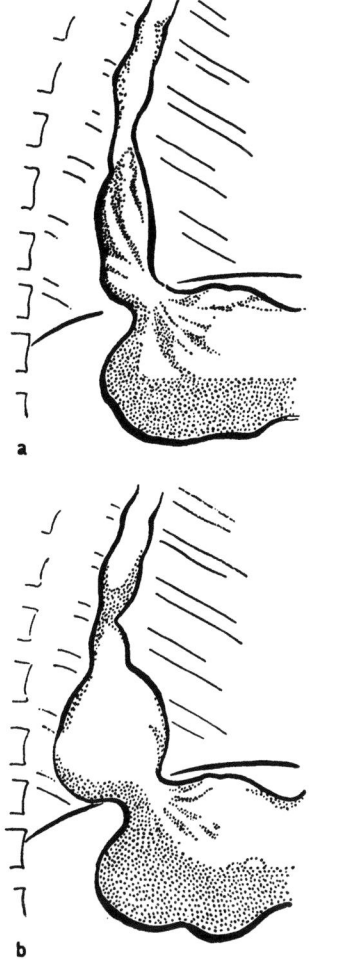

Abb. 123 a, b. Gleitende Hiatushernie.
a Die Falten der Magenschleimhaut sind auch oberhalb des Zwerchfells erkennbar.
b Bei Sog im Thorax bzw. Druck im Abdomen prolabiert ein Teil des Magenfornix in den Thoraxraum

13.3.3 Erkrankungen der Speiseröhre

Schluckstörungen

Zentrale oder periphere Läsionen unterschiedlicher Ätiologie der beim Schluckakt beteiligten Nerven können zu einer ernsthaften Störung dieses komplizierten Mechanismus führen. Sie werden vorübergehend bei Neugeborenen und Säuglingen, vor allem bei Frühgeborenen, nach geburtstraumatischen Hirnschädigungen und bei Mißbildungen im Mund- und Rachenraum registriert. Solche Kinder mit bukkaler, pharyngealer oder ösophagealer Koordinationsstörung aspirieren ständig größere Nahrungsmengen. Husten, Erstickungsanfälle und Zyanose während des Trinkens sind die Folge. Eine vorübergehende Sondenernährung kann notwendig werden. Röntgenologisch sind derartige Schluckstörungen durch das Eindringen von Nahrung (bzw. Kontrastmittel) in den Nasen-Rachenraum (Gefahr einer Otitis!) und in das Tracheo-Bronchialsystem gekennzeichnet.

Achalasie

Die Erkrankung ist bei Kindern selten. Sie wird durch eine ungewöhnlich starke Ösophaguserweiterung gekennzeichnet, die sich infolge einer gestörten Öffnungsfunktion im Kardiagebiet entwickelt. Ätiologie und Pathogenese sind wahrscheinlich nicht einheitlich. Eine hochgradige Abmagerung, die mühelose Regurgitation großer Mengen unverdauter Speisen aus dem enorm dilatierten Ösophagus, ein retrosternales Druckgefühl, Schluckschwierigkeiten und nächtliche Hustenattacken infolge einer Nahrungsaspiration sind charakteristisch. Die Dilatation der Kardia (Starksches Dilatatorium, pneumatisch betriebener Dilatator) beseitigt manchmal die Symptome. Oft ist eine Operation aber nicht zu umgehen.

Fremdkörper

Säuglinge und Kleinkinder stecken im Spiel vielerlei Gegenstände in den Mund und verschlucken sie gelegentlich aus Versehen. Eine erstaunlich große Zahl von spitzen und sogar voluminösen Gegenständen passiert die Speiseröhre, ohne Beschwerden zu machen. Einige Fremdkörper werden aber in der oberen Ösophagusenge festgehalten. Meist handelt es sich um Münzen, Knöpfe, Spielzeugteilchen usw. Sie verursachen Würg- und Hustenreiz, behindern das Schlucken oder machen es unmöglich. Infolge der Druckwirkung auf den Larynx und die Trachea entstehen auch Atemstörungen, die an eine Aspiration denken lassen. In der unteren Speiseröhre liegengebliebene Fremdkörper wecken immer den Verdacht auf eine angeborene oder erworbene Ösophagusstenose, die bei dieser Gelegenheit erstmalig klinisch in Erscheinung tritt. Die Entfernung der steckengebliebenen, manchmal eingespießten Gegenstände muß durch eine behutsame Extraktion erfolgen. Ösophagus- und Pharynxverletzungen sind hierbei möglich.

Verätzungen

Laugen, Säuren und andere ätzende Flüssigkeiten werden besonders von Kleinkindern aus Versehen getrunken und können je nach Konzentration, Menge und Dauer der Einwirkung ausgedehnte Schleimhaut- und Wandveränderungen hervorrufen. Im Mund- und Pharynxraum bleibt die Schädigung in der Regel oberflächlich, weil die Flüssigkeit entweder sofort ausgespuckt oder rasch verschluckt wird. Die Ösophagusschleimhaut ist aber der ätzenden Substanz meist länger ausgesetzt. Es entwickeln sich rasch in allen Wandschichten, besonders im unteren Speiseröhrenabschnitt, schwerste Entzündungen und Nekrosen. Perforationen und hochgradige Stenosen sind die Folge. Die orale Nahrungszufuhr soll für einige Tage unterbleiben. Eine Narbenbildung läßt sich durch Kortikosteroidgaben günstig beeinflussen. Oft müssen Stenosen durch eine mühsame Bougierung geweitet werden. Schwerste Schädigungen erfordern chirurgische Behandlung (Magenfistel, Resektion, Ösophagusersatz).

Moniliasis

Ein Soorbefall der Speiseröhre kann nach einer exogenen Infektion als primäre Mykose, häufiger aber als sekundäre Candidiasis durch Aktivierung fakultativ pathogener Pilze im Mundraum auftreten. Die Entwicklung vom einfachen Soorpilzbefall zur Candida-Mykose erfolgt meist im Verlauf schwerer konsumierender Erkrankungen (Hämoblastosen, maligne Tumoren) oder nach therapeutischen Maßnahmen, die das zelluläre und humorale Abwehrsystem schwächen (Zytostatika, Strahlentherapie, Antikörpermangelsyndrom usw.). Die Kinder klagen meist über heftige, sich rasch verschlimmernde Schluckbeschwerden und über ein retrosternales Brennen. Die Prognose ist von der Grundkrankheit und der Intensität der spezifischen Behandlung abhängig.

Varizen

Bei portaler Hypertension bilden sich in der Schleimhaut des unteren Ösophagus Varizen aus, die ihren Zufluß überwiegend über die V. coronaria ventriculi erhalten. Sie liegen auf einer kurzen Strecke subepithelial, werden bei Reflux leicht arrodiert und können infolge einer akuten schweren Blutung das Kind ernsthaft gefährden. Die Varizen greifen oft vom Ösophagus auf den Magenfornix (VV. gastricae breves) über und lassen sich röntgenologisch und endoskopisch nachweisen. Im Blutungsintervall soll man mit Hilfe einer Splenoportographie die Hämodynamik dieses gefährlichen Umgehungskreislaufes im Pfortadergebiet klären. Meist liegt ein prähepatisches, gelegentlich ein intrahepatisches Abstromhindernis vor. Ursächlich sind thrombophlebitische Prozesse (Nabelvenen-Katheter, Nabelinfektionen) während der Neugeborenenperiode mit einem Übergreifen auf die Pfortader, Mißbildungen oder die Folgen primärer Lebererkrankungen (Zirrhose, Fibrose) zu erwähnen. Akute Blutungen bedürfen einer sofortigen Behandlung: absolute Ruhe, Transfusionen, flüssigbreiige Kost, evtl. Ballonsonde oder Operation (Verödung der Ösophagusvarizen).

13.4 Erkrankungen des Magens und Zwölffingerdarms

M. A. Lassrich

13.4.1 Anomalien des Magens

Mißbildungen

Schwere Anomalien wie *Agastrie*, *Mikrogastrie* und *Obstruktionen* im Mageninnern und am Magenausgang sind selten. Sie äußern sich bereits während des ersten Fütterungsversuches durch ein heftiges, unstillbares Erbrechen. *Magendivertikel* stellen häufig inkomplette Duplikaturen dar, lokalisieren sich meist an der kleinen Kurvatur, können Nahrung retinieren, bleiben aber oft symptomlos. Angeborene *muskuläre Wanddefekte* oder auch ischämische Nekrosen bilden die anatomische Voraussetzung für eine Magenperforation in der Neugeborenenperiode.

Lageanomalien und Lagevarianten

Sie können auf Entwicklungshemmungen oder äußeren Einwirkungen beruhen. Recht häufig werden Lageveränderungen beobachtet, die durch Druck vergrößerter Nachbarorgane (Milz, Leber, Gallengänge, Pankreas), Zwerchfellanomalien oder Tumoren entstehen. Selbst hochgradige Verlagerungen machen kaum Beschwerden.

Kaskadenmagen

Er stellt eine meist passagere Lagevariante dar und entsteht, wenn der Fornix gegenüber dem Magenkörper nach dorsal abknickt. Es füllt sich also bei der Nahrungsaufnahme bzw. der Röntgenuntersuchung im Stehen zunächst ausschließlich der dorsal liegende Fornix wie eine große Schale mit dem Kontrastmittel auf, das dann allmählich wie über eine Kaskade in die tieferen Magenabschnitte hinabstürzt. Als Ursachen dieser funktionellen Zweiteilung werden eine starke Luftfüllung des Dünn- und Dickdarms oder eine abnorme Kontraktionsneigung der Schrägmuskulatur an der Magenhinterwand angesehen. Eine Kaskadenbildung kann aber auch durch organische Veränderungen der Nachbarorgane (vergrößerte Milz, Pankreastumoren, Tumoren im Bauchraum) sowie aufgrund einer Narbenbildung im Magen (Ulkusfolge, Verätzung) und durch Verwachsungen nach Peritonitis zustandekommen. Üblicherweise macht der Kaskadenmagen keine Beschwerden.

Magenvolvulus

Er ist durch eine spiralige Verdrehung des Magens gekennzeichnet, die eine partielle oder totale Abschnürung seines Lumens zur Folge hat. Bei totalem Magenvolvulus kann sich der Mageninhalt weder durch die Kardia noch durch den Pylorus entleeren. Neben diesen akuten, mit heftigen klinischen Symptomen einhergehenden Formen gibt es zahlreiche leichtere Fälle mit geringfügiger Symptomatologie, ja selbst ohne Beschwerden. Als Ursachen werden Zwerchfellhernien, eine Relaxatio, Tumoren des Magens oder seiner Nachbarschaft, Verwachsungsstränge, eine ungewöhnliche Darmblähung usw. genannt.

13.4.2 Erkrankungen des Magens

Hypertrophische Pylorusstenose

Ätiologie und Pathogenese dieses Leidens sind nicht hinreichend geklärt. Jungen werden 3–6mal häufiger betroffen als Mädchen. Pathologisch-anatomisch findet man eine erhebliche Hypertrophie der Antrum- und Pylorusmuskulatur sowie eine Schleimhautschwellung im Canalis egestorius (präpylorisches Antrum und eigentlicher Pyloruswulst). Obwohl die Muskelhypertrophie schon bei Neugeborenen beobachtet wird, beginnen die klinischen Symptome meist erst in der zweiten oder dritten Lebenswoche, sobald eine Schleimhautverdickung und Spasmen hinzutreten.

Klinik

Die Erkrankung wird durch zunehmendes Erbrechen charakterisiert, das sich von Tag zu Tag steigert und bald nach jeder Mahlzeit auftritt, *explosionsartig* und im Strahl erfolgt. Gelegentlich findet man im Erbrochenen Blutbeimengungen, die von Erosionen oder Ulzerationen der Magenschleimhaut oder im Canalis egestorius herrühren. Die Säuglinge haben ein auffallend mißmutiges Gesicht. Weil nur wenig Nahrung den Pylorus passieren kann, bildet sich eine Scheinobstipation aus. Es kommt zu mangelhafter Gewichtszunahme oder gar zum Gewichtsstillstand. Da auch die Luftpassage behindert wird, fehlt der physiologische Meteorismus. Der Leib ist eher eingefallen. Die eindrucksvolle Hyperperistaltik des Magens ist durch die magere Bauchdecke gut zu erkennen (Abb. 124). Palpatorisch läßt sich im Oberbauch rechts neben der Wirbelsäule oft der verdickte Pylorus als Tumor nachweisen,

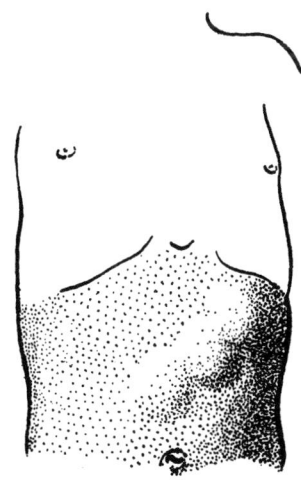

Abb. 124. Hypertrophische Pylorusstenose: peristaltische Wellen des Magens von links oben zum Pylorus ziehend

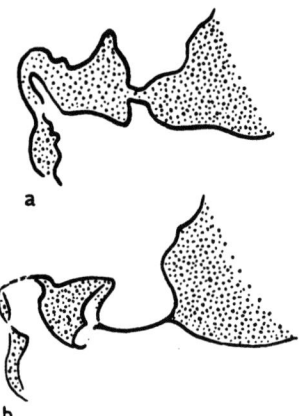

Abb. 125a, b.
a Normaler Pylorus beim Säugling. Pyloruskanal 3 mm lang und normal weit.
b Hypertrophische Pylorusstenose; 2 cm langer verengter Canalis egestorius von gekrümmtem Verlauf, verzögerte und spärliche Füllung des Bulbus duodeni

der die Form und Größe einer Olive hat. Aber die Palpation ist diagnostisch unsicher. In Zweifelsfällen kann man sonographisch untersuchen oder röntgenologisch die Hyperperistaltik und Entleerungsverzögerung des Magens sowie die hypertrophische Pylorusstenose exakt diagnostizieren, vor allem auch Krankheitsbilder mit ähnlicher Symptomatologie (Duodenalstenose, Hiatushernie) differentialdiagnostisch abgrenzen (Abb. 125).

Therapie

Die **konservative Behandlung** ist nur in leichten Fällen empfehlenswert: die Zahl der Mahlzeiten wird erhöht, Sedativa und Spasmolytika sind erforderlich. Eine besonders sorgfältige Pflege und Fütterung der empfindsamen Säuglinge trägt entscheidend zum Erfolg bei. Die konservative Behandlung ist nicht nur pflegerisch aufwendig, sondern erfordert auch einen kostspieligen 4- bis 6wöchigen Klinikaufenthalt. **Die operative Behandlung** (Längsspaltung der Pylorusmuskulatur = Weber-Ramstedtsche Operation) soll in schweren Fällen immer bevorzugt werden. Sie ist in der Hand eines erfahrenen Operateurs mit sehr geringem Risiko belastet, beseitigt die Symptome meist schlagartig und verkürzt den Klinikaufenthalt erheblich.

Aerophagie

Bei Säuglingen und Kleinkindern findet man physiologischerweise eine wesentlich stärkere Luftfüllung des Magen-Darmtraktes als bei Schulkindern und Erwachsenen, weil während des Schluckens immer reichlich Luft aus dem Hypopharynx mitgerissen wird. Durch vermehrtes Luftschlucken (Neuropathie) sowie infolge ungenügenden Aufstoßens nach dem Füttern („Bäuerlein") kann der Magen sich derart erweitern, daß er den ganzen Oberbauch ausfüllt und die linke Zwerchfellhälfte hochdrängt. Kommt es zur Regurgitation, so wird häufig reichlich Mageninhalt mitgerissen, ja regelrecht erbrochen. Entweicht die verschluckte Luft aber in den Dünndarm, dann bilden sich ein Meteorismus mit Auftreibung des Abdomens und ein Zwerchfellhochstand aus.

Überfüllung

Bei Kinderfesten, beim Wettessen, während der Festtage usw. kommt es gelegentlich durch überreichliche Mahlzeiten zur Überladung des Magens. Die Kinder klagen über Druckgefühl im Oberbauch und erbrechen häufig, verspüren danach aber rasch Erleichterung.

Funktionelle Störungen

Hypotonie: Hinter einem Völlegefühl, einer Brechneigung und einer Appetitlosigkeit verbirgt sich manchmal eine Tonusschwäche des Magens. Er stellt sich dann röntgenologisch als langer, schlaffer, tief durchhängender Sack dar, der eine ungewöhnlich träge und schwache Peristaltik aufweist und seinen Inhalt verzögert austreibt. Ursächlich sind u. a. schwere Allgemeinerkrankungen, ein Kräfteverlust nach Operation und eine allgemeine Hypotonie zu nennen. Therapeutisch bewähren sich ausreichende Intervalle zwischen den Mahlzeiten, konsistente, aber leicht verdauliche Kost, Bauchdeckengymnastik.

Bei der **Hypertonie** des Magens zeigt sich röntgenologisch ein überaktives Organ mit lebhafter, tief durchschnürender Peristaltik und einer beschleunigten Entleerung. Von dieser funktionellen Abweichung können gelegentlich Beschwerden resultieren. Sedativa sind häufig wirksam.

Hypoazidität ist als sekundäres Phänomen oft die Folge schwerer Erkrankungen und gele-

gentlich mit einer mangelhaften Fermentproduktion (Dysfermentie) verquickt. Schlechter Appetit, ungenügende Gewichtszunahme und massige, stinkende Stühle können die Folge sein. Die Gabe von Salzsäure und Magenfermenten ist angezeigt.
Hyperazidität ist oft gemeinsam mit einer Hypersekretion und Hypertonie anzutreffen. Die Kinder klagen über saures Aufstoßen und Sodbrennen. Die übermäßige Säure- und Magensaftsekretion läßt sich medikamentös mildern (Antazida).

Gastritis

Die akute bzw. subakute Entzündung der Magenschleimhaut ist beim Kinde seltener als bei Erwachsenen. Sie wird oft als „akute Magenverstimmung" oder „verdorbener Magen" bezeichnet und durch unterschiedliche Noxen (z. B. Nahrungsmittelvergiftung, Salmonellen- und Staphylokokkeninfektionen, alimentäre Überbelastung) hervorgerufen. Die Gastritis kann aber auch Teilerscheinung einer infektiösen Enteritis oder einer intestinalen Allergie sein, ebenso bei akuten parenteralen Infektionen vorkommen. Gastroskopisch und bioptisch findet sich das Bild eines Schleimhautkatarrhs mit Ödembildung, petechialen Blutungen, Leukozyteninfiltrationen und Epithelabschilferungen. Eine erosive hämorrhagische Gastritis kann sich durch Streß-Situationen (Operationen, Verbrennungen, schwere Infektionen), Intoxikationen (Arzneimittel, besonders Acetylsalicylsäure, Antibiotika, Kortikosteroide), bei neurologischen Erkrankungen (Hirntumoren), schweren Lebererkrankungen usw. ausbilden.
Das sekretorische Verhalten ist normal, gesteigert oder vermindert, so daß alle Aziditätsgrade vorliegen können. Die fraktionierte Untersuchung muß unter Histaminreiz durchgeführt werden und zeigt dann häufig eine Sekretionsinsuffizienz.
Klinisch besteht ein ganzer Komplex etwas vager Beschwerden und Symptome. Es dominieren dabei Appetitlosigkeit, Übelkeit, Mißmut und Kopfschmerzen, ein drückender, beim Essen zunehmender Schmerz in der Magengegend, pappiger Geschmack, Aufstoßen, Brechreiz oder gar Erbrechen.
Die Röntgenuntersuchung ist unergiebig, weil bei einer akuten Gastritis der Röntgenbefund meist negativ, enttäuschend geringfügig oder nur dann positiv ist, wenn makroskopisch erkennbare Oberflächenveränderungen vorliegen.
Therapeutisch empfiehlt sich bei akuter Erkrankung eine mehrtägige Bettruhe. Während der Nahrungskarenz von ein bis zwei Tagen soll ungezuckerter, dünner Tee oder Kamillentee gereicht werden. Anschließend erfolgt ein langsamer Nahrungsaufbau mit Haferschleim, Reis, Grieß, Zwieback, Weißbrot. Medikamentös sind je nach Art und Intensität der Beschwerden und der Aziditätsverhältnisse Sedativa, Acidum hydrochloricum dilutum oder Enzympräparate, bei Sodbrennen Antazida erforderlich.

13.4.3 Anomalien des Duodenums

Duodenalatresie

Die klinischen Symptome in Form unstillbaren Erbrechens beginnen bereits am ersten Lebenstage und verstärken sich nach jedem Fütterungsversuch. Liegt der Duodenalverschluß unterhalb der Papilla Vateri, so enthält das Erbrochene Galle. Im Mekonium fehlen Lanugohaare. Der Oberbauch ist aufgetrieben, der Unterbauch eingefallen. Die Diagnose wird durch eine Röntgenübersichtsaufnahme gestellt, wobei sich im Magen und im erweiterten Duodenum Luft und Sekret finden (zwei Luftblasen mit Flüssigkeitsspiegel), während der übrige Darmtrakt luftfrei ist (Abb. 126). Das Neugeborene kann nur nach einer sofortigen Operation überleben. Wird die Diagnose zu spät gestellt, so bleiben Aspirationspneumonien nicht aus. Damit sinken die Überlebenschancen.

Duodenalstenosen

Man unterscheidet zwischen inneren, äußeren und kombinierten Formen. Die Lumeneinengung ist diaphragma-artig, ringförmig oder tubulär. Eine äußere Stenosierung kann durch embryonale Ligamente (Briden) oder Rotationsanomalien des Darmes verursacht werden. Infolge einer Entwicklungsstörung legt sich gelegentlich der Pankreaskopf ringförmig um das Duodenum und engt es stark ein (Pancreas anulare). Die klinische Symptomatologie (Erbrechen, Dystrophie) ist je nach dem Grad der Enge unterschiedlich ausgeprägt. Geringfügige Stenosen können fast symptomlos blei-

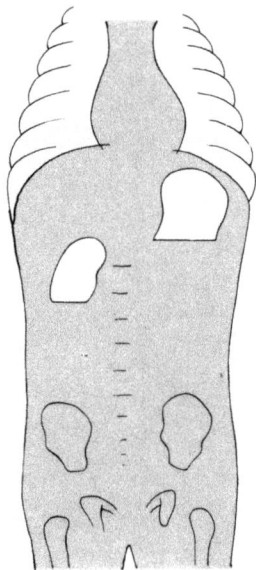

Abb. 126. Duodenalatresie. In aufrechter Position sind röntgenologisch Flüssigkeitsspiegel im Magen und im prä-atretisch stark erweiterten Duodenum nachweisbar. Abdomen sonst luftleer

ben und bedürfen keiner Therapie. Hochgradige Stenosen müssen chirurgisch behandelt werden. Mit einer Röntgenuntersuchung lassen sich Typ, Lokalisation und Schweregrad der Anomalie definieren, bei äußeren Formen der Stenosierung durch einen Kontrasteinlauf auch die pathologische Zökumlage mit Bridenbildung als Ursache erkennen.

13.4.4 Erkrankungen des Duodenums

Duodenitis

Die Entzündung beschränkt sich nur selten auf das Duodenum, sondern erfaßt entsprechend der physiologischen Einheit von Magen und Zwölffingerdarm meist beide Organe. Die Symptomatologie ähnelt derjenigen einer Gastritis. Der klinische Verdacht läßt sich röntgenologisch oder endoskopisch verifizieren. Aus einer Duodenitis kann sich ein Ulkus entwickeln.

Ulkuskrankheit

Das peptische Ulkus des Magens und des Duodenums wird bei Kindern immer häufiger diagnostiziert. In unserem eigenen Krankengut beträgt das Verhältnis von Magen- zu Duodenalulzera etwa 1 : 5. Während bis zum Alter von ungefähr 10 Jahren die Symptome uncharakteristisch sind und die Beschwerden oft nur in Form attackenartiger rezidivierender Leibschmerzen angegeben werden, begegnet man bei älteren Kindern öfters recht *typischen Symptomen*. Zwischen dem Processus ensiformis und dem Nabel oder im rechten Oberbauch wird ein gut lokalisierter Druckschmerz angegeben. Nur bei einem kleinen Teil der Patienten finden sich saures Aufstoßen und Sodbrennen, während Übelkeit und Erbrechen häufiger sind. Ein zeitlicher Zusammenhang zwischen Nahrungsaufnahme und Schmerzen besteht selten, nur in der Hälfte ist eine Hyperazidität vorhanden. Die Kinder sind meist untergewichtig.

Bis jetzt ist noch nicht bekannt, ob es spezifische situative Konstellationen gibt, welche die Erkrankung provozieren bzw. unterhalten. Aus den bisherigen Erfahrungen läßt sich schließen, daß die Beseitigung psychischer Konflikte, Spannungen und belastender Situationen die Krankheit günstig beeinflussen kann. Besonders scheinen erhöhter Leistungsehrgeiz, der von den Eltern auf das Kind übertragen wird oder eine unbewußte Leistungsabwehr des Kindes bei übersteigerten Erwartungen der Umgebung eine Rolle zu spielen. Darüber hinaus besteht bei etwa 80% eine familiäre Disposition zu Magenerkrankungen und zum Ulkusleiden.

Die **Diagnose** des Ulkus, seiner Komplikationen und Folgen läßt sich röntgenologisch und endoskopisch durch den direkten Nachweis des Nischenschattens im Magen oder Duodenum stellen (Abb. 127). Bulbusdeformitäten oder -stenosen weisen darauf hin, daß bereits mehrere Krankheitsschübe abgelaufen sind.

Ulzera weisen bei Kindern eine große Tendenz zur Selbstheilung auf. Die **Therapie** ist daher zunächst konservativ und besteht in Ruhe, einem geregelten Tagesablauf ohne Streßsituationen, Diät und einer Reduktion der gesteigerten Säurebildung. Antazida, evtl. kombiniert mit leichten Sedativa, haben sich bewährt. Neuerdings wird auch Cimetidin empfohlen, das die Säureproduktion hemmt. Rezidive sind häufig. Etwa in der Hälfte der Fälle geht die Erkrankung in ein chronisches Leiden mit weiteren Krankheitsschüben über. Wenn die Diagnose früh gestellt und das Leiden ausreichend behandelt wird, zeigen sich günstige-

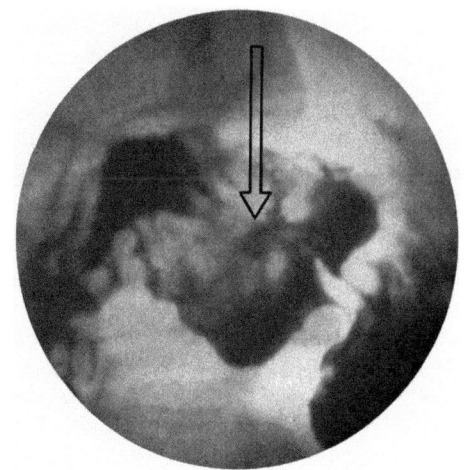

Abb. 127. Duodenalulkus: Nische in Bulbusmitte, Umgebung ödematös geschwollen mit angedeuteter Faltenkonvergenz

re Spätergebnisse. Eine chirurgische Intervention ist nur bei Komplikationen (Perforation, Blutung, hochgradige Narbenstenose) indiziert.

Fremdkörper im Magen und Duodenum

Die von Säuglingen und Kleinkindern verschluckten Gegenstände können je nach Größe, Form und Beschaffenheit für kürzere oder längere Zeit im Magen liegenbleiben. Bei rundlichen Fremdkörpern besteht für das Kind keine Gefahr, wohl aber bei sperrigen oder spitzen Gegenständen (Nägel, Nadeln, Haarklemmen, Knopfbatterien usw.). Ihre Passage soll überwacht werden, evtl. ist die Entfernung durch eine Gastroskopie oder Operation notwendig.
Unverdauliches organisches Material, das sich gelegentlich im Magen ansammelt, formt sich im Laufe der Zeit zu einem länglichen Gebilde, einem **Bezoar** um (Trichobezoar, Phytobezoar). Eine Anorexie, vage Oberbauchbeschwerden oder eine Obstruktion des Magenausganges sind die Folge.
Im **Duodenum** begünstigen die Enge des Lumens, die Schleifenbildung und der retroperitoneale Verlauf ein Einspießen oder gar Penetrieren langer und spitzer Fremdkörper. Sie lassen sich nur röntgenologisch lokalisieren. Wegen der Perforationsgefahr darf während einer Röntgenuntersuchung nicht palpiert werden.

13.5 Erkrankungen des Dünndarms

M. A. LASSRICH und R. GRÜTTNER

13.5.1 Fehlbildungen und Lageanomalien

Atresien kommen am häufigsten im oberen Jejunum und im unteren Ileum vor, können solitär oder multipel auftreten und mit gleichartigen Mißbildungen des Ösophagus, des Duodenums oder der Rekto-Analgegend kombiniert sein. Frühgeburt, Aspirationspneumonien und zusätzliche Anomalien beeinträchtigen die Operationschancen. Die Verschlüsse können als Folge einer mangelhaften Rekanalisierung des soliden Zellstranges entstehen, den der Darm frühembryonal während einer physiologischen Okklusion vorübergehend darstellt (primäre Atresie-Entstehung). Aber auch Obstruktionen (Invaginationen, Abschnürungen, Volvulus) sowie umschriebene pränatale Durchblutungsstörungen des Darmes während der Fetalzeit werden als Ursache angegeben (sekundäre Atresie-Entstehung).
Bei der **Jejunalatresie** beginnt die klinische Symptomatologie bald nach der Geburt mit zunehmendem galligen Erbrechen. Der Meteorismus beschränkt sich auf den Oberbauch. Die klinische Verdachtsdiagnose läßt sich röntgenologisch durch eine Übersichtsaufnahme verifizieren.
Die **Ileumatresie** lokalisiert sich bevorzugt in die terminalen Abschnitte. Das Erbrechen beginnt meist vom zweiten Lebenstage an, steigert sich dann rasch und kennzeichnet die Ileussituation. Das ganze Abdomen wird durch die geblähten Dünndarmschlingen stark aufgetrieben. Infolge des ausgeprägten Meteorismus und des Zwerchfellhochstandes bestehen auch Atemstörungen. Nach kurzer Zeit stellt sich ein schwerer Kollaps ein. Mekonium wird gar nicht oder nur spärlich abgesetzt, ist grau und bröckelig und stammt aus dem postatretischen Dickdarm. Die Diagnose läßt sich röntgenologisch mit Hilfe einer Übersichtsaufnahme stellen, die Therapie ist chirurgisch.
Dünndarmstenosen sind weit seltener als Atresien und liegen bevorzugt am Übergang vom

Jejunum zum Ileum. Bei nur geringfügiger Einengung bleibt die Anomalie längere Zeit symptomarm, so daß die Diagnose oft erst nach Monaten gestellt wird. Bei hochgradiger Stenose kommen die Kinder wegen eines aufgetriebenen Leibes und Erbrechens oder gar einer Ileussituation, wegen Appetitlosigkeit, Dystrophie, Obstipation oder Leibschmerzen zur Untersuchung.

Der **Mekoniumileus** gehört zu den häufigsten Ursachen eines Darmverschlusses in der Neugeborenenperiode und stellt die früheste Manifestation einer Mukoviszidose dar (S. 263).

Die **Mekoniumperitonitis** entsteht meist pränatal. Dabei gelangt nach einer Perforation des Darmes steriles Mekonium in die freie Bauchhöhle. Es löst am Orte der Perforation lokale und nach Ausbreitung über das ganze Bauchfell häufig auch diffuse entzündliche Reaktionen aus. Daraufhin entwickeln sich dichte Adhäsionen zwischen den benachbarten Darmschlingen. Es bildet sich eine Art Schale um die Perforationsstelle (Pseudozyste), innerhalb der sich nekrotische Darmteile, Blutungsreste und vor allem Mekonium befinden. Auf dem Peritoneum verteiltes Mekonium lagert rasch Kalksalze ein, so daß multiple Kalkflecken entstehen, die im Röntgenbild nachweisbar sind. Der Bauch ist durch Exsudat stark aufgetrieben. Die Neugeborenen erbrechen bald nach der Geburt, weil meist eine Darmatresie besteht.

Duplikaturen (enterogene Zysten) stellen ovaläre oder längliche, dem Darm anliegende Gebilde dar, besitzen einen dem Darmrohr ähnlichen Wandbau und lokalisieren sich meist in den distalen Dünndarm. Sie können symptomlos bleiben, aber auch durch Kompression einen Darmverschluß herbeiführen und bei kleineren intramuralen Formen den Ausgangspunkt für eine Invagination darstellen. Blutungen kommen zustande, falls sie Magenschleimhaut enthalten und eine offene Verbindung zum Darmlumen besteht.

Meckel-Divertikel

Das Meckel-Divertikel stellt als blindsackartiges Überbleibsel des Ductus omphalo-mesentericus die häufigste Anomalie des Magendarmtraktes dar (2 bis 4% aller Menschen). Es variiert in seiner Länge zwischen 2 und 30 cm und liegt an der dem Mesenterialansatz gegenüberliegenden Seite; es wird etwa 10 bis 50 cm oralwärts der Ileozökalklappe gefunden und entspricht im Wandaufbau einer Dünndarmschlinge.

Das Meckel-Divertikel ist nur seiner **Komplikationen** wegen von Bedeutung: gelegentlich bleibt als Rest des Ductus omphalo-mesentericus ein fibröser Strang bestehen, der eine Strangulation und einen Volvulus begünstigt. Der Gang persistiert manchmal in Form einer umbilico-intestinalen Fistel. Aus solch einer Fistel, oft als „Nabelgranulom" verkannt, entleert sich permanent etwas alkalisches Sekret.

Eine **Entzündung** (Divertikulitis) ist differentialdiagnostisch manchmal schwer von einer Appendizitis abzugrenzen. Nicht ganz selten können Leibschmerzen aber auch völlig fehlen. Bei **Blutungen** durch Ulkusbildung im Divertikel erscheint zuerst pechschwarzes, später frischrotes Blut im Stuhl. Die Behandlung dieser Komplikationen ist jeweils chirurgisch. Die **Diagnose** wird durch Technetium-Szintigraphie oder – besonders bei älteren Kindern – durch den Versuch einer röntgenologischen Darstellung des Divertikels gestellt.

13.5.2 Invagination

Die *klinischen Symptome* beginnen dramatisch aus voller Gesundheit mit Erbrechen und heftigsten Leibschmerzen, bei denen die Kinder aufschreien und sich krümmen. Diesen initialen Schmerzattacken folgt ein symptomarmes Intervall, in dem die Kinder still im Bettchen liegen, krank und verfallen aussehen und ängstlich die nächste Attacke erwarten. In diesem Stadium werden sie oft vom Arzt erstmals gesehen, der sich dann über den Ernst der Situation nicht täuschen darf. Die Schmerzattacken wiederholen sich in unterschiedlichen Intervallen. Später gesellen sich die Symptome eines mechanischen Ileus hinzu. Bei der Palpation fühlt man meist das Invaginat als walzenförmigen Tumor im rechten Oberbauch oder im Verlauf des Querkolon. Oft geht etwas blutiger Schleim ab, der auch bei der unbedingt notwendigen digitalen Untersuchung nachweisbar ist.

Man beobachtet eine Invagination am häufigsten bei *älteren Säuglingen,* ferner bei *Kleinkindern* innerhalb des zweiten Lebensjahres. Sie kann sich an allen frei beweglichen Dünn- und Dickdarmabschnitten ausbilden. Typischerweise kommt es zur Einschiebung des

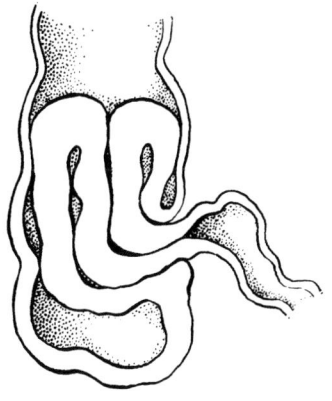

Abb. 128. Ileokolische Invagination im Anfangsstadium. Das Invaginat wird rasch ödematös, so daß es das Darmlumen ganz ausfüllt und die Gefäße drosselt

terminalen Ileums in das Colon ascendens (Abb. 128). Die Peristaltik treibt dann das Invaginat ständig weiter distalwärts, so daß es im Querkolon, ja sogar im Colon descendens und Rektum erscheinen kann. Die Drosselung der invaginierten Venen führt zum Stauungsödem, die Drosselung dann auch des arteriellen Zustroms zu Nekrose- und Perforationsgefahr.

Offenbar spielt eine *Störung der Darmperistaltik*, wie man sie bei Durchfallserkrankungen, fieberhaften Infekten, nach Gabe von Abführmitteln usw. beobachtet, bei der Entstehung einer Invagination eine entscheidende Rolle. Der Darmwand anliegende oder in der Darmwand gelegene tumorartige Gebilde (Zysten, polypöse Tumoren, Lymphknoten, vergrößerte Plaques, ein Meckelsches Divertikel, Neoplasmen) werden als Ursache gelegentlich auch noch bei älteren Kindern gesehen.

Die **Diagnose** läßt sich meist aufgrund der typischen Anamnese, des Palpationsbefundes und des Blut- und Schleimabganges stellen und durch einen Kontrasteinlauf sichern. In den meisten Fällen gelingt es, während solch eines Einlaufes durch vorsichtige Anwendung des hydrostatischen Druckes das Invaginat langsam zurückzudrängen und eine komplette Lösung der Invagination zu erzielen. Falls diese Prozedur nicht mehr möglich ist (bei peritonitischen Symptomen oder zu lange bestehender Erkrankung), nicht durchführbar oder erfolglos ist, muß das Kind sofort operiert werden. Erweist sich bei der Operation der Darm infolge der Gefäßdrosselung als noch nicht stark geschädigt, so ist eine manuelle Lösung möglich. Darmnekrosen machen eine Resektion erforderlich.

13.5.3 Ileitis terminalis

Bei der Ileitis terminalis catarrhalis (nichtsklerosierende Ileitis, GOLDEN) treten Leibschmerzattacken mit Lokalisation in die Nabelgegend (Nabelkoliken) oder in den rechten Unterbauch auf, die an eine rezidivierende Appendizitis denken lassen. Es handelt sich dabei offenbar um einen mehr oder weniger alltäglichen, wahrscheinlich bakteriellen oder viralen Darminfekt, der mit einer reaktiven Veränderung des lymphatischen Gewebes, einer sulzigen Durchtränkung der untersten Ileumschlinge und des zugehörigen Mesenteriums sowie einer deutlichen Lymphknotenvergrößerung einhergeht. Röntgenologisch zeigt sich eine Schwellung der Lymphfollikel in der verdickten terminalen Ileumschlinge und eine verschwollene Ileozökalklappe.

Lokale Wärmebehandlung lindert die Beschwerden, Rezidive sind möglich.

13.5.4 Enteritis regionalis (Crohn-Krankheit)

Die Krankheit gehört mit der Colitis ulcerosa zu den unspezifischen Kolitiden. Tatsächlich kann sie von der Mundhöhle bis zum After alle Darmabschnitte regional befallen. Hauptlokalisation ist das terminale Ileum mit Beteiligung der Bauhinschen Klappe.

Pathologisch-anatomisch findet man eine die ganze Darmwand befallende und zur Granulombildung neigende chronische Entzündung. Histologisch sind nicht verkäsende Epitheloidzellgranulome charakteristisch.

Tiefe innere und äußere Fissuren, Ulcera mit hypertrophischen Schleimhautinseln bilden das typische röntgenologisch sichtbare Schleimhautrelief.

Die Krankheit mit letztlich ungeklärter Ätiologie tritt bei älteren Kindern in steigender Frequenz auf und ist klinisch durch Leibschmerzen, eine druckempfindliche Resistenz im Unterbauch, Fieber, Appetitlosigkeit, Gewichtsabnahme und dünne Stühle gekennzeichnet. Wachstum und Sexualentwicklung bleiben zurück. Die Veränderungen sind meist im terminalen Ileum zu beobachten.

Man findet *röntgenologisch* ein Pflastersteinrelief und Ulzerationen, später eine Stenosierung des Darmlumens durch zunehmende Fibrosierung der Darmwand, eine Verdickung des Mesenteriums und eine Vergrößerung der mesenterialen Lymphknoten. Typisch sind Fistelbildungen zu den Nachbarorganen und nach außen (Analfisteln). Diagnose und Lokalisation der Krankheit gelingen einmal durch Röntgenuntersuchungen des Magen-Darmtraktes (unter Einschluß des Kolons), zweitens durch die Endoskopie mit Gewebsentnahme und histologischer Untersuchung.

Bei der Enteritis regionalis können alle Darmabschnitte befallen sein. Ist das *Duodenum* betroffen, so kommt es häufig auch zu einer Pankreatitis. Eine Leberbeteiligung wird durch die Leberfunktionsproben erkennbar. Die Leberbiopsie ergibt Entzündungen der Periportalfelder und eine fettige Infiltration.

An Symptomen *außerhalb des Darmtrakts* können auftreten: Polyarthritis, Erythema nodosum, Thrombophlebitis und Iritis.

Laboruntersuchungen: Die Blutsenkungsgeschwindigkeit ist fast immer sehr stark erhöht. Häufig besteht eine normo- oder hypochrome Anämie und auch eine Hypoproteinämie, bei Befall des distalen Ileums gelegentlich eine Vitamin-B-12-Malabsorption.

Die Diagnose wird klinisch, vor allem aber röntgenologisch und histologisch gestellt. Im Verdachtsfall ist, wenn von der Lokalisation her möglich, eine Endoskopie mit gleichzeitiger Gewebsentnahme und histologischer Untersuchung des Materials erforderlich.

Die wichtigste Differentialdiagnose ist die Colitis ulcerosa. Daneben sind Infektionen des Darmes wie Yersiniose, Salmonellose und eine Campylobacterenteritis auszuschließen.

Die *Behandlung* sollte so weit wie möglich konservativ sein. Eingesetzt werden Corticosteroide, Azathioprin und auch Immunsuppressiva. Ob es zu Dauerheilungen kommen kann, ist noch nicht zu entscheiden.

13.5.5 Zöliakie (Herter-Heubner-Krankheit)

Die Zöliakie ist ein Leiden, bei dem es infolge einer Gliadin-Intoleranz zu einer schweren Schädigung der Dünndarmschleimhaut kommt. Durch einen hochgradigen Zottenverlust verkleinert sich die resorbierende Oberfläche, und es entwickelt sich eine Insuffizienz der intestinalen Resorption.

Pathogenese

Gliadin ist ein Bestandteil des Klebereiweißes (= Gluten) im Weizen- und Roggenmehl. Ähnliche Proteine, die wegen ihres hohen Anteils an Glutamin und Prolin auch zur Gruppe der Prolamine gerechnet werden, finden sich im Gersten- und Hafermehl. Es handelt sich hierbei um schwer verdauliche Eiweiße, denen in der Pathogenese der Zöliakie eine wichtige Auslösefunktion zukommt. Zunächst wurde angenommen, daß ein enzymatischer Defekt zum unvollständigen Abbau dieser Prolamine führen würde. Ein solcher Enzymdefekt ließ sich jedoch nicht nachweisen.

Immer stärker treten dagegen immunologische Mechanismen bei Untersuchungen zur Pathogenese der Zöliakie in den Vordergrund. An den Enterozyten kann eine Gliadinbindung (oder die eines Gliadinfragments) erfolgen. Gliadinbeladene Enterozyten könnten nach dieser Annahme eine Zielscheibe (Target) für sensibilisierte Immunozyten werden. Diese führen durch eine zytotoxische Reaktion zu einer raschen Zerstörung der gliadinbeladenen Enterozyten.

Klinisches Bild

Die Krankheitssymptome setzen nach Gliadinexposition vom vierten Lebensmonat an ein, können sich aber auch wesentlich später einstellen. Das *Vollbild* der Krankheit ist durch folgende Kardinalsymptome gekennzeichnet:

1. Häufige, massige, übelriechende und manchmal fettglänzende **Stühle** werden entleert (Steatorrhoe).
2. Das **Abdomen** ist durch den flüssigkeitsreichen Darminhalt und den Meteorismus aufgetrieben, die Bauchdecken sind schlaff. Das schwappende Abdomen kann einen Aszites vortäuschen („Pseudoaszites").
3. Fettsäuren, Kohlenhydrate, Vitamine und Spurenelemente werden **vermindert resorbiert.** Durch Bildung fettsaurer Salze kommt es zum Kalziumverlust. Die Folge sind Minderwuchs, mangelhaft ausgeprägtes Fettpolster, trockene faltenreiche Haut. Ferner kann es in unterschiedlichem Ausmaße zum Eiweißverlust in den Darm kommen (= exsudative Enteropathie). Der Appetit ist schlecht.

4. Ein charakteristisches Symptom der Krankheit ist die **verdrießliche Stimmung** der Kinder, die häufig gereizt, depressiv und antriebsarm sind.

Leichtere Formen der Krankheit werden gelegentlich erst bei Familienuntersuchungen aufgedeckt. So kann eine Anämie, beruhend auf einem Eisen- oder Folsäuremangel, ein Disaccharidasemangel oder auch einmal eine Obstipation einziges Symptom der Krankheit sein.

Diagnose

Die Verdachtsdiagnose wird durch eine *Saugbiopsie der Dünndarmschleimhaut* unter gliadinhaltiger Normalkost erhärtet. Die exzidierte Schleimhaut wird lupenmikroskopisch und histologisch untersucht. Der Nachweis einer subtotalen Zottenatrophie ist meist beweisend (Abb. 129). Nach 1–2 Jahren einer streng gliadinfreien Kost wird die Biopsie wiederholt zur Sicherung des Therapieerfolges. Wertvoll sind biochemische Untersuchungen des Biopsiematerials, vor allem Aktivitätsbestimmungen von Disaccharidasen; am stärksten ist in der akuten Phase die Laktase betroffen. Bei Absorptionsstörung durch die Zottenatrophie der Dünndarmschleimhaut fällt auch die Xyloseabsorption pathologisch aus. Von Bedeutung scheint als Suchmethode für die Zöliakie die Bestimmung von Gliadinantikörpern des Blutes zu sein. Vorläufig kann man jedoch auf die Dünndarmsaugbiopsie zur Diagnostik dieser Krankheit nicht verzichten.

Keinesfalls darf man aber aus dem guten Effekt einer gliadinfreien Diät auf eine Zöliakie rückschließen, da eine gliadinfreie Kost nicht nur bei der Zöliakie, sondern auch bei anderen Formen der chronischen Verdauungsinsuffizienz zu einer ganz unspezifischen Besserung der Symptomatik führen kann.

Mit zunehmender Häufigkeit werden sog. *transitorische Zöliakieformen* beobachtet. Die Säuglinge bzw. Kleinkinder weisen die gleichen Symptome auf wie die Zöliakiepatienten. Sie haben auch bei der ersten Biopsie unter gliadinhaltiger Kost eine totale oder subtotale Zottenatrophie. Unter gliadinfreier Kost kommt es zur vollständigen Erholung der Dünndarmschleimhaut. Im Gegensatz zu den Zöliakiepatienten tritt aber unter einer gliadinhaltigen Normalkost bei den transitorischen Formen später keine Zottenatrophie

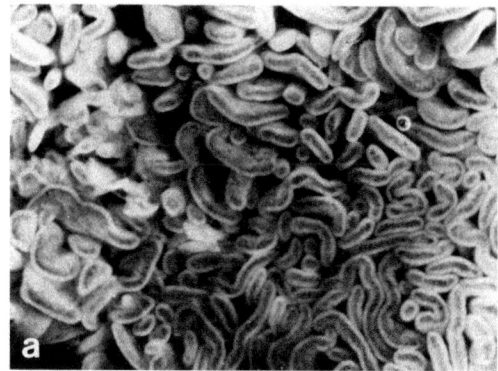
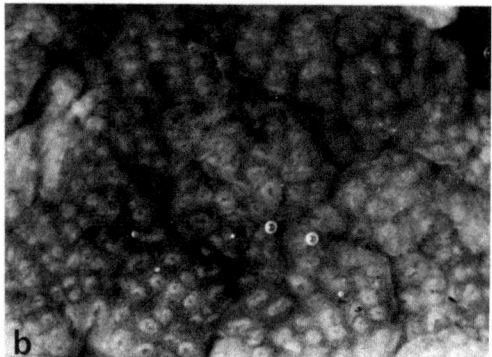

Abb. 129 a, b. Biopsie der Dünndarmschleimhaut am duodenojejunalen Übergang: Lupenmikroskopische Untersuchung, Vergrößerung 1 : 20. **a** Normale Dünndarmmukosa mit teils fingerförmigen, teils blattförmigen Zotten. **b** Subtotale Zottenatrophie bei Zöliakie: Die Schleimhautoberfläche stellt sich in groben Polstern dar, auf denen man die Kryptenöffnungen erkennt

mehr auf. Die Dünndarmschleimhaut behält ihre normale Struktur.

Differentialdiagnostisch

müssen alle Ursachen einer chronischen Verdauungsinsuffizienz in Erwägung gezogen werden, z. B. zystische Pankreasfibrose, parasitäre Erkrankungen des Dünndarms (vor allem Lambliasis), Disaccharidase-Mangel, intestinale Nahrungsmittelallergien.

Therapie

Im akuten Stadium werden Exsikkose bzw. Toxikose durch Flüssigkeits- und Elektrolytinfusion mit Glukose ausgeglichen. Anschließend baut man die Kost allmählich auf mit reichlich Traubenzucker, geschlagener Bana-

ne, Karottensuppe, Magermilchquark mit Banane, Reisschleim. In den ersten Wochen und Monaten kann es sich als notwendig erweisen, den Patienten auch laktosefrei zu ernähren, da die Laktaseaktivität der Dünndarmschleimhaut noch über längere Zeit reduziert sein kann.
Unbedingt zu vermeiden sind Roggen-, Weizen-, Hafer- und Gerstenmehle und alle aus diesen Mehlen hergestellten Back- oder Teigwaren. Erlaubt dagegen sind Reis-, Mais- und Johannisbrotkernmehle. Hieraus lassen sich Brot und Gebäck herstellen.

Prognose

Unter einer streng gliadinfreien Ernährung entwickeln sich die Kinder körperlich und seelisch regelrecht und sind voll leistungsfähig. Wird nach Abschluß der Wachstumsperiode die Diät nicht mehr streng eingehalten, so kann die erneute Schädigung der Schleimhaut längere Zeit inapparent bleiben. Es ist statistisch gesichert, daß bei Patienten mit Zöliakie im Erwachsenenalter gehäuft maligne Tumoren des Darmtraktes auftreten. Es ist bisher nicht gesichert, daß das Risiko einer malignen Entartung durch eine gliadinfreie Kost vermindert werden kann.

13.5.6 Mukoviszidose

Die Mukoviszidose (zystische Fibrose) ist ein erbliches Leiden, das infolge abnormer Zusammensetzung von Drüsensekreten zu Krankheitssymptomen nicht nur des Verdauungstraktes, sondern auch anderer Organsysteme führt. Da der Schwerpunkt des Krankheitsgeschehens meist im Bronchialsystem zu suchen ist, wird das Leiden dort abgehandelt (S. 263).

13.5.7 Lymphadenitis mesenterialis

Die Lymphknoten im Bauchraum können reaktiv bei einer enteralen oder parenteralen Infektion befallen werden, sich dabei vergrößern und zusätzlich Beschwerden verursachen. Die Kinder klagen über Leibschmerzen, manchmal bestehen Fieber und eine Leukozytose. Der Nachweis vergrößerter Lymphknoten gelingt selten palpatorisch, bei geeigneter Technik aber röntgenologisch (Pelotteneffekt), heute auch sonographisch und mit CT.
Wärmeapplikation lindert die Beschwerden, eine Behandlung mit Antibiotika ist dagegen nicht indiziert. Die Differentialdiagnose gegenüber einer Appendizitis gestaltet sich oft schwierig.

13.6 Dickdarmerkrankungen

M. A. Lassrich

13.6.1 Anomalien

Anorektale Mißbildungen

Die folgenschweren Bildungsfehler des Enddarmes entstehen in der frühen Fötalzeit während der Differenzierung der primitiven Kloake (Abb. 130). Sie sind oft mit zusätzlichen Mißbildungen im übrigen Magen-Darmtrakt, des Urogenitalsystems und der Wirbelsäule vergesellschaftet.
Die heutige Einteilung der komplexen Mißbildung ist auf die operative Behandlung hin ausgerichtet und umfaßt (vereinfacht):

1) Hohe oder supralevatorische Anomalien (ca. 40% der Fälle). Der Darm endet oberhalb des Beckenbodens (Levatorplatte). Die Schließmuskulatur ist nicht angelegt oder nur rudimentär entwickelt, so daß sich keine Kontinenz erzielen läßt. Häufig sind Fisteln zwischen dem Enddarm und dem Urogenitaltrakt vorhanden.
2) Intermediäre Anomalien (ca. 15% der Fälle). Der Darm hat den Beckenboden nur teilweise passiert. Fisteln sind möglich.
3) Tiefe oder translevatorische Anomalien (ca. 40%). Der Darm hat die Levatorplatte vollständig passiert. Damit sind günstige Voraussetzungen für eine Kontinenz gegeben. Öfters bestehen Fisteln zum Damm (Abb. 131). Mit Hilfe einer speziellen Röntgenuntersuchung (Nativdiagnostik, Kontrastmittelmethoden, Fistelfüllungen) läßt sich die Einordnung der Anomalie vornehmen. Das Ergebnis dieser Untersuchung ist für das operative Vorgehen entscheidend. Die chirurgische Behandlung soll eine ungestörte Stuhlentleerung ermöglichen, die Kontinenz gewährleisten und die Fisteln beseitigen.

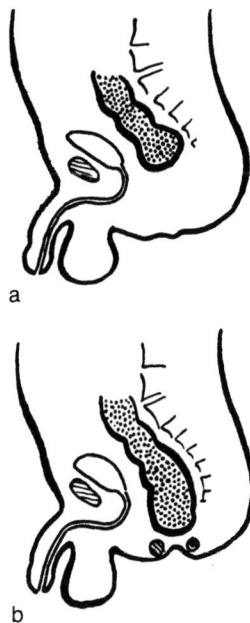

Abb. 130 a, b. Anorektale Anomalien.
a Atresia recti (hohe Anomalie)
b Atresia ani (tiefe Anomalie)

Mikrokolon

Diese Anomalie kommt dann zustande, wenn intrauterin infolge einer tief sitzenden Dünndarmobstruktion die Passage des Darminhaltes in den Dickdarm ausbleibt und ihm deswegen der funktionelle Reiz für eine normale Entwicklung fehlt. Es resultiert ein besonders enges, dünnwandiges und kurzes Kolon. Nach operativer Beseitigung des Passagehindernisses normalisieren sich rasch Kaliber und Länge des Dickdarmes.

Bei Neugeborenen diabetischer Mütter kann es in den ersten Lebenstagen zu einer meist vorübergehenden Ileussymptomatik kommen, wenn ein verkleinertes Colon descendens (congenital small left colon syndrome) vorhanden ist, dessen glatte Muskulatur wahrscheinlich noch nicht normal funktioniert.

Das Megakolon

Diesem Syndrom liegen sowohl ätiologisch-pathogenetisch als auch anatomisch unterschiedliche Erkrankungen zugrunde. Gemeinsam bleiben aber die Erweiterung isolierter Kolonabschnitte oder des ganzen Kolons sowie als führendes Symptom eine Obstipation.

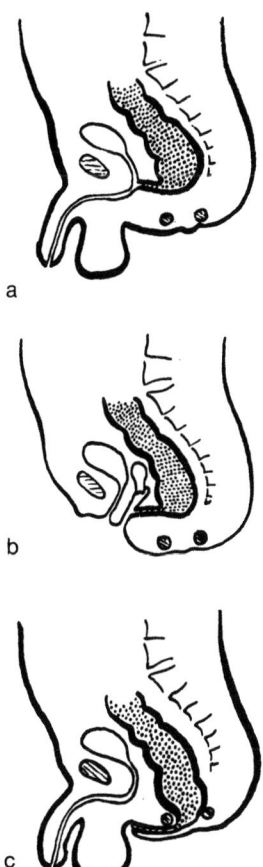

Abb. 131 a–c. Anorektale Anomalien mit Fistelbildung
a Hohe Anomalie beim Jungen mit Rekto-Urethralfistel
b Intermediäre Anomalie beim Mädchen mit Rekto-Vaginalfistel
c Tiefe Anomalie mit Fistelöffnung am Damm

Anamnese, klinische Untersuchung, eine rektale Manometrie, ein Kontrasteinlauf mit Beobachtung der Defäkation und die Schleimhautbiopsie aus dem Rektum (falls erforderlich) ermöglichen eine Klassifizierung. Eine erfolgreiche Behandlung ist nur dann möglich, wenn exakte Angaben über Länge und Form, Kaliber, Tonus, Wandbeschaffenheit, Peristaltik und Entleerungsfunktion des Dickdarmes vorliegen.

1) Aganglionäres Megakolon (Hirschsprungsche Krankheit, Megacolon congenitum). Bei dieser Anomalie fehlen in einem kurzen Dickdarmabschnitt die Ganglienzellen des Plexus myentericus und submucosus. Infolge der defekten autonomen Innervation ist innerhalb dieser veränderten Strecke keine propulsive Peristaltik vorhanden, so daß eine dynamische Passagestörung resultiert. Der normale Defäkationsreflex geht verloren. Die funktionelle Obstruktion hat eine erhebliche Kotstauung mit Dilatation und kompensatorischer Wandhypertrophie im prästenotischen Abschnitt zur Folge (Abb. 132a). Die meist wenige Zentimeter lange *aganglionäre Zone* („enges Segment") lokalisiert sich in 90% der Fälle in das Rektum, evtl. mit Einschluß benachbarter Sigmaabschnitte. Ungewöhnlich kurze aganglionäre Strecken (sog. „ultrakurzes enges Segment") bereiten erhebliche diagnostische Schwierigkeiten in der Abgrenzung gegenüber anderen Megakolon-Formen. Im Zweifelsfall klärt eine Biopsie aus der Rektumschleimhaut die Situation. Histochemisch findet sich eine verstärkte Anfärbung cholinesterase-reicher Nervenfasern.

Bei den *schweren Formen* der Krankheit zeigen sich unmittelbar nach der Geburt die Symptome einer tiefsitzenden Obstruktion. Eine verzögerte Mekoniumentleerung, ein aufgetriebenes Abdomen, Erbrechen und Trinkschwierigkeiten sind wichtige klinische Hinweise. Paradoxe Diarrhoen kommen als Symptom einer Enterokolitis vor, die als schwere Komplikation anzusehen ist. Im Kleinkindalter bildet sich eine hartnäckige Verstopfung aus, die man mit Einläufen nur kurzfristig beseitigen kann. Wiederholte Obstruktionssymptome, ein großer Bauch, Appetitmangel und ein Wachstumsdefizit sind die Regel. Während der rektalen digitalen Untersuchung ist das charakteristische „enge Segment" frei von Kot und oft gut zu tasten. Nach dem Zurückziehen des Fingers kommt es häufig zu explosionsartigen Gas- und Stuhlentleerungen.

Hohe Einläufe, milde Laxantien und Gleitmittel lindern oft nur vorübergehend die Symptome. Aber durch die *Resektion* des engen Dickdarmabschnittes ist eine Heilung möglich.

2) Symptomatisches Megakolon. Hierbei ist die Dickdarmerweiterung lediglich ein Symptom bzw. die Folge gut definierbarer Anomalien oder Krankheiten. Bei der digitalen Untersuchung des Rektums bereitet häufig schon die Einführung des Fingers Schwierigkeiten oder Schmerzen. Man stößt bald auf große Stuhlmassen. Ursächlich ist eine Anzahl organischer Veränderungen anzuführen, die sich aufgrund der Anamnese, einer genauen Inspektion, vor allem aber der Röntgenuntersuchung differenzieren lassen. Eine frische Analfissur oder ihre Folgen können dieses Symptombild auslösen. Auch anatomische Hindernisse im Enddarm wie angeborene Stenosen, Klappenbildungen, fibrotische Strikturen u. a. kommen ursächlich in Betracht. In diese Gruppe gehören aber auch Kinder, die wegen anorektaler Anomalie operiert wurden oder bei denen sich Tumoren im Anal- und Rektumbereich nachweisen lassen. Neurologische Ausfälle, die den Schließapparat funktionell beeinträchtigen (Meningomyelozelen, Tetraplegie, Querschnittslähmungen) verursachen ebenfalls diesen Symptomenkomplex.

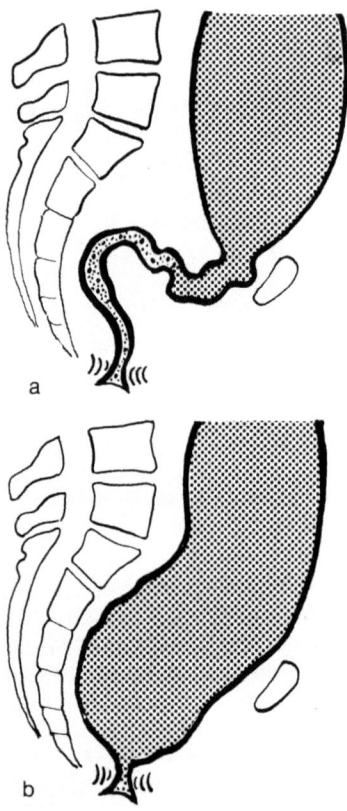

Abb. 132a,b. Seitliche Röntgenaufnahme nach Kontrasteinlauf:
a Aganglionäres Megakolon (M. Hirschsprung), enges Segment im Rekto-Sigmoid
b Idiopathisches Megakolon, starke Erweiterung bis zum Schließmuskel

3) **Funktionelles Megakolon (psychisches, atonisches, idiopathisches Megakolon), habituelle Obstipation.** Dieser Typ der Dickdarmerweiterung ist unter den drei genannten Formen der häufigste. Die auslösenden Faktoren sind nicht einheitlich. Eine ernährungsbedingte Obstipation, psychische Schwierigkeiten, Störungen während der Trainingsperiode zur Reinlichkeit, erzieherische Probleme oder absichtliches Unterdrücken des Stuhlganges über längere Zeit sollen bei der Entstehung der Krankheit eine wichtige Rolle spielen. Eine anatomische Ursache liegt nicht vor. Histologisch lassen sich keine Veränderungen an den Nervenzellen nachweisen.

Die Obstipation tritt allgemein erst im *Kleinkind-, Vorschul- oder Schulalter* auf und wird nie so bedrohlich wie bei der Hirschsprungschen Krankheit. Die Anamnese erstreckt sich über Monate oder Jahre. Der Allgemeinzustand ist nicht beeinträchtigt und das Abdomen nicht aufgetrieben. Bei der Palpation des Bauches findet man ein stark kothaltiges Colon descendens und bei der digitalen Untersuchung eine weite Ampulla recti, die mit eingedickten Kotmassen prall gefüllt ist. Eine Überlaufinkontinenz ist möglich, so daß die Umgebund des Afters ständig mit etwas Kot verschmiert ist.

Die *Röntgennativaufnahme* des Abdomens läßt eine Kotstauung oder gar einen Kottumor erkennen. Beim Kontrasteinlauf findet sich eine stark erweiterte Ampulla recti und ein langes Rektum, das häufig mit Kotballen angefüllt ist (Abb. 132 b). Oft wird zusätzlich das Sigma betroffen, höhere Dickdarmabschnitte können ebenfalls dilatiert sein. Bei der Defäkation zeigt sich eine erheblich verzögerte und mühsame Entleerung, die auf eine Darmträgheit hinweist.

Die *Therapie* ist konservativ und soll mit einer gründlichen Dickdarmentleerung (Laxantien, Reinigungseinläufe) beginnen. Die Kinder müssen durch ein systematisches Training zur regelmäßigen Defäkation angehalten werden. Eine schlackenreiche Kost, ausreichende Trinkmengen, eine Bauchdeckenmassage sowie die Tonisierung und Peristaltikanregung des Dickdarms durch Dihydroergotamin unterstützen die Behandlung.

Als **Dolichokolon** bezeichnet man eine Anomalie, bei welcher der ganze Dickdarm oder einzelne Teile (Sigma) ungewöhnlich lang erscheinen. Die abnorme Weite und Länge kommen oft nur aufgrund einer Überfüllung, also einer unzweckmäßigen Untersuchungstechnik während des Kontrasteinlaufes zustande und verleiten zu dieser Röntgendiagnose. Die Bewertung derartiger Befunde muß kritisch erfolgen.

13.6.2 Akute und chronische Appendizitis

Die akute Appendizitis ist bei Säuglingen sehr selten, beim Kleinkinde schon häufiger und erreicht ihr Frequenzmaximum im **Schulalter.** Sie beginnt mit Übelkeit, Krankheitsgefühl, Erbrechen und Leibschmerzen, die von älteren Kindern in den rechten Unterbauch lokalisiert werden. Eine forcierte Bauchatmung wird vermieden und das rechte Bein gelegentlich in der Hüfte gebeugt gehalten. Die Kinder mögen im Liegen die Beine nicht anheben und sich nicht mehr aufsetzen. Bald findet man am McBurneyschen Punkt eine muskuläre Abwehrspannung und lokalen Druckschmerz. Wird nach tiefer Palpation an einer schmerzfreien Stelle die Hand plötzlich zurückgezogen, so entsteht in der Appendixgegend ein stechender, heftiger Schmerz (Loslaß-Schmerz). Das Fieber ist nur mäßig hoch, die Differenz zwischen axillär und rektal gemessener Temperatur aber auffällig groß (mehr als 1 Grad). Im Blutbild zeigt sich eine polynukleäre Leukozytose. Die rektale Palpation kann besonders bei einer atypischen Appendixlage (Beckenappendizitis) oder beim Douglas-Abszeß wertvolle Hinweise geben.

Die **Diagnose** bereitet besonders bei Kleinkindern Schwierigkeiten. Weil die ersten Phasen der Krankheit wegen uncharakteristischer Symptome leicht übersehen werden können, die Schmerzangaben unzuverlässig sind und ein exakter Palpationsbefund infolge der Gegenwehr nur schwer zu erheben ist, kommt es in dieser Altersstufe leider häufiger zu einer Perforation und Peritonitis. In jedem einzelnen Fall muß man sich unbedingt durch geduldige und wiederholte Untersuchungen über die Operationsindikation Klarheit verschaffen.

Anatomische Besonderheiten der Appendix (Lumeneinengung durch Narben, Kotsteine, fixierte Knickungen) können durch Stauung des Appendixinhaltes eine Entzündung begünstigen, die dann besonders heftig verläuft und zur Perforation neigt. Bei günstigem Ablauf wird solch eine gefährdete Stelle durch Verklebungen abgedeckt. Falls sich ein perityphlitischer Abszeß entwickelt, ist er als schmerzhafter Tumor in der Appendixgegend zu tasten. Er kann sich durch Einbeziehung von Nachbarorganen vergrößern.

Differentialdiagnostisch sind eine ganze Anzahl von Erkrankungen mit ähnlicher Symptomatologie, vor allem eine beginnende rechtsseitige basale Pneumonie, eine Enterokolitis, eine mesenteriale Lymphadenitis und akute Harnwegsinfektionen abzugrenzen.

Bei einer akuten Appendizitis ist die sofortige Operation angezeigt.

Die **chronisch-rezidivierende Appendizitis** ist durch immer wieder auftretende, relativ milde Entzündungsschübe gekennzeichnet. Die Kinder klagen dabei in unterschiedlichen Intervallen über Schmerzen im rechten Unterbauch oder über kolikartige, mehr diffuse, nicht lokalisierte Leibschmerzen. Manchmal bestehen Erbrechen und Übelkeit. Der Palpationsbefund ist wechselnd und unsicher, gelegentlich findet man eine geringe Temperaturerhöhung. Blutbildveränderungen fehlen meist, die Blutsenkung kann normal sein. In Zweifelsfällen vermag die Röntgenuntersuchung mit großer Zuverlässigkeit eine chronische Appendixerkrankung und ihre Folgezustände aufzudecken. Die Intervalloperation ist angezeigt.

13.6.3 Colitis ulcerosa

Ätiologie und Pathogenese sind noch weitgehend unbekannt. Die Erkrankung nimmt bei Schulkindern an Häufigkeit zu und ist charakterisiert durch anfangs breiige, später dünne Entleerungen, denen Schleim, bald auch Blut und Eiter beigemengt sind. Die Defäkation verursacht Schmerzen. Die Kinder verlieren an Gewicht, haben wenig Appetit, anämisieren und lassen in ihrer Leistungsfähigkeit nach. Besserungen und Rückfälle kennzeichnen den langwierigen, manchmal dramatischen Verlauf. Begleitsymptome der Krankheit, nämlich Gelenkschmerzen, ein Erythema nodosum, Leberschädigungen usw. lassen Beziehungen zu den Kollagenosen vermuten.

Die **klinische Diagnose** wird durch eine Rektoskopie bzw. Kolonoskopie mit Stufenbiopsie gesichert. Darüber hinaus ist eine Röntgenuntersuchung erforderlich zur Information über Lokalisation und Ausdehnung der Erkrankung. Dabei zeigen sich lokale Spasmen, eine ödematöse Darmwand und hochgradige Schleimhautveränderungen durch flächenhafte Ulzerationen. Neben entzündlichen und ulzerösen Schleimhautveränderungen werden bald auch regenerative Vorgänge in Form von „Pseudopolypen" beobachtet. Die Röntgenkontrollen sind für die Beurteilung des Behandlungserfolges ebenso wichtig wie zur Aufdeckung von Komplikationen (toxisches Megakolon, Fisteln, Perforationen) und Spätfolgen (narbige Schrumpfung, Karzinom).

Zahlreiche Beobachtungen haben einwandfrei ergeben, daß der Krankheitsverlauf auch durch **psychische Faktoren** beeinflußt wird. Die bei Erwachsenen erhobenen psychopathologischen Befunde finden sich nahezu regelmäßig auch bei Kindern:

1. Fast immer bestehen *chronische Belastungssituationen* durch konflikthafte, zum Teil hoch abnorme Familienbeziehungen bei äußerlich geordneten sozialen Verhältnissen.
2. Fast immer ist das Kind in ungewöhnlichem Maße von einer Beziehungsperson *abhängig,* der Kontakt zu seiner weiteren Umgebung ist dagegen schlecht bzw. gestört.
3. Das Kind ist unfähig, seine Gefühle und inneren Spannungen in angemessener Weise zu äußern und neigt zu einer unkindlichen rationalen Haltung sowie zum *Rückzug in die Isolation.*
4. Es besteht eine ausgeprägte *depressive Verstimmung.*
5. Sehr häufig besteht ein zeitlicher Zusammenhang zwischen dem Ausbruch der Erkrankung und Ereignissen, die das Kind befürchten lassen müssen, seine enge Beziehungsperson (auch „*Schlüsselfigur*" genannt) zu *verlieren.*

Es wäre denkbar, daß die Auffälligkeiten nicht *Ursache,* sondern *Folge* des schweren Krankheitszustandes sind. Dagegen spricht, daß eine psychotherapeutische Behandlung auch in schweren Fällen schlagartige Besserungen erzielen kann. Aber bei länger bestehender Erkrankung oder großer Ausdehnung der anatomischen Veränderungen sind Dauerheilungen durch Psychotherapie nicht zu erzielen. Daher sollte sie angesichts der ernsten Prognose der Colitis ulcerosa die somatische Behandlung nur unterstützen, jedoch nicht ersetzen. Die Psychotherapie besteht hauptsächlich in der

Anwendung übender und beruhigender Methoden sowie dem Versuch, familiäre Konflikte und elterliche Fehlhaltungen durch intensive Beratung der Eltern anzugehen.
Die **medikamentöse Therapie** muß jeweils dem Einzelfall in Form einer Präparatekombination angepaßt werden. Kortikosteroide, Azulfidine und Antimetabolite zeigen ermutigende Behandlungserfolge und Remissionen. Blut- und Plasmatransfusionen beheben die Anämie und Hypoproteinämie und sind besonders bei den entkräfteten Kindern als Operationsvorbereitung unumgänglich. Trotz energischer und langdauernder Behandlung kann die Erkrankung aber weiter schwelen und nach vielen Jahren zu maligner Entartung führen.
In schweren Fällen und nach aussichtsloser medikamentöser Therapie muß die **Kolektomie** durchgeführt und ein Anus praeter angelegt werden. Ein zu langes Hinausschieben der Operation erhöht das Risiko. Natürlich wird der Entschluß zu dieser eingreifenden, stark verstümmelnden Operation nur schwer gefaßt.

13.6.4 Juvenile Polyposis des Kolons und Rektums

Bei den isolierten Dickdarmpolypen (Schleimretentionspolypen) handelt es sich meist um einzelne gestielte Gebilde, die oft bei Kindern zwischen 2 und 12 Jahren vorkommen und zu 70% im Rekto-Sigmoidbereich liegen. Typisch sind Blutauflagerungen auf dem Stuhl und gelegentlich Schmerzen während der Defäkation. Man findet die juvenilen Polypen entweder rektoskopisch bzw. koloneskopisch oder durch eine sorgfältige Röntgenuntersuchung. Die Behandlung ist chirurgisch. Es bleibt allerdings zu bedenken, daß häufig eine Spontanheilung erfolgt, wenn vorbeistreichender Stuhl die gestielten Polypen abreißt.
Die Gefahr einer malignen Entartung besteht ausschließlich bei den adenomatösen Formen, ist also besonders in Fällen einer familiären Polyposis zu fürchten.

13.6.5 Mastdarmprolaps

Bei Säuglingen und Kleinkindern können eine Abmagerung, eine chronische Obstipation oder rezidivierende Durchfälle die Muskulatur des Beckenbodens derart schwächen, daß die Anal- oder die Rektumschleimhaut prolabiert. Bei geringfügigem Schleimhautvorfall schlüpft die vorgestülpte Mukosa nach der Defäkation meist spontan wieder zurück. Ein ausgiebiger Prolaps dagegen kann längere Zeit oder dauernd bestehen bleiben.
Die sofortige *Reposition* verhütet ein Schleimhautödem, Stauungsblutungen und Ulzerationen. Sie soll in Kopftief- oder Knie-Ellenbogenlage mit einem mit Salbe bestrichenen Mullbausch versucht werden. Ein erneuter Prolaps läßt sich meist verhüten, wenn man für normalen Stuhlgang sorgt und das Kind häufig in Bauchlage bringt. Bei einer Defäkation auf dem Topf müssen die Beine frei herunterhängen. Erst nach Versagen aller konservativen Maßnahmen soll eine Operation erwogen werden. In solchen Fällen wird ein Drahtring um die Analöffnung gelegt oder durch Injektion um das Rektum eine pararektale Vernarbung angestrebt.

13.7 Durchfallerkrankungen beim Säugling

E. SCHMIDT und H. EWERBECK

Die akuten Durchfallerkrankungen stellten früher eine der Hauptursachen der Säuglingssterblichkeit dar. Da als Ursache häufig eine fehlerhafte Beschaffenheit der Nahrung anzuschuldigen war und da zur Behandlung der Durchfälle nur diätetische Maßnahmen zur Verfügung standen, wurde der Begriff „**Ernährungsstörung**" in den Vordergrund gestellt. Fortschritte der Milchhygiene, insbesondere die Einführung keimarmer und keimfreier Milchpräparate, führten zu einem erheblichen Rückgang der Durchfallerkrankungen. Treten unter den heutigen Bedingungen bei Säuglingen Enteritiden auf, so sind sie fast immer infektiös bedingt.

13.7.1 Ätiologie und Pathogenese

Ihrer Häufigkeit nach stehen virale Enteritiden im Vordergrund, gefolgt von Bakterien und in weitem Abstand Protozoen und Pilzen (Tabelle 62). Unter den Viren als Erreger von Durchfallerkrankungen spielt das Rota-Virus

Tabelle 62. Die wichtigsten Erreger akuter Durchfallerkrankungen

Viren
Rota-Virus
Adeno-Virus
ECHO-Virus
andere

Bakterien
E. coli enterotoxigen
       enteroinvasiv
Salmonellen
Shigellen
Campylobacter

Protozoen
Giardia lamblia
Entamoeba histolytica

Pilze
  Candida albicans

die größte Rolle; es ist im Stuhl elektronenoptisch relativ leicht nachzuweisen (Abb. 133). Es folgen der Häufigkeit nach Adeno- und Echo-Viren. Vorbedingung für das Zustandekommen einer bakteriellen Kolonisation ist die Adhärenz der Keime an Rezeptoren der Darmepithelzelle; diese Adhärenz kann durch spezifische Antikörper vom Typ sIgA aus Muttermilch blockiert werden.
Unter den bakteriellen Erregern einer Enteritis im Säuglingsalter spielen die Infektionen mit pathogenen Escherichia coli die wichtigste Rolle („Dyspepsiecoli"). Hierbei unterscheidet man zwei Formen: Die **enterotoxischen** E. coli (ETEC) sind durch ihre Enterotoxin-Produktion gekennzeichnet. Bei den **enteroinvasiven** E. coli (EIEC) kommt es durch Invasion in die Epithelzellen des Dünndarms zum Durchfall.

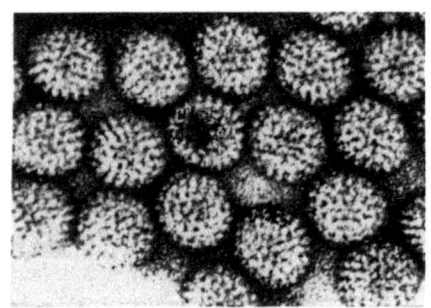

Abb. 133. Rota-Viren. Elektronenmikroskopische Darstellung in einem Stuhlausstrich

Im ersten Falle entspricht die Pathogenese derjenigen der Cholera, bei der Enteroinvasion der Pathogenese der Shigellose.
Beide E. coli-Infektionen führen meist zu einer **sekretorischen Diarrhoe:** Sie lösen eine vermehrte Sekretion der Kryptenzellen aus und hemmen die Resorption durch die Zottenzellen.
Dem steht die **osmotische Diarrhoe** gegenüber. Sie kommt vor allem bei viralen Enteritiden vor. Die Läsionen der Dünndarmschleimhaut führen zu einer Funktionsbeeinträchtigung vor allem des Zottenepithels. Dadurch wird die Resorption von Zucker und Natrium behindert. Ihre im Darm erhöhte Konzentration führt zu einer Osmose in Richtung auf das Lumen und dadurch zum Durchfall. Die Wasserresorption im Dünndarm ist gehemmt, und im Dickdarm führen die nicht aufgeschlossenen Kohlenhydrate zur fermentativen Bildung kleinmolekularer Fettsäuren, die ihrerseits eine Steigerung der Osmolarität nach sich ziehen. Der Stuhl-pH sinkt, die Reduktionsproben im Stuhl werden positiv, und in der Atemluft wird vermehrt H_2 ausgeschieden. Bei zahlreichen Infektionen **überschneiden sich** osmotische und sekretorische Vorgänge. Der klinische Verlauf wird vom Ausmaß der Exsikkose und von der Höhe des Elektrolytverlustes bestimmt. Gelingt es nicht, das Fortschreiten der Erkrankung abzuwenden, besteht bald die Gefahr einer allgemeinen, schweren Stoffwechselstörung, die als **„Säuglingsintoxikation"** bezeichnet wird. Meist ist der Verlust von Wasser dem Elektrolytverlust proportional: isotone Dehydratation (S. 95). Bei hohem Fieber oder hohen Außentemperaturen wird mehr Wasser als Salz verloren: hypertone Dehydratation. Ist der Salzverlust größer als der Wasserverlust, z. B. bei Therapieversuchen mit elektrolytarmer Flüssigkeit, droht eine hypotone Dehydratation.
Im Mittelpunkt der Pathogenese der Säuglingsintoxikation steht die **Exsikkose** (Abb. 134).
Sie führt zu einer Bluteindickung mit ihren hämodynamischen Konsequenzen: Verlängerung der Kreislaufzeit und Verminderung des Minutenvolumens. Durch die Zentralisation des Kreislaufs wird die Sauerstoffversorgung von Herz, Gehirn und Leber zwar länger aufrechterhalten, in Haut, Darm und Niere aber reduziert. Flüssigkeit aus dem Gefäßsystem geht an das Interstitium verloren. Hypoxie

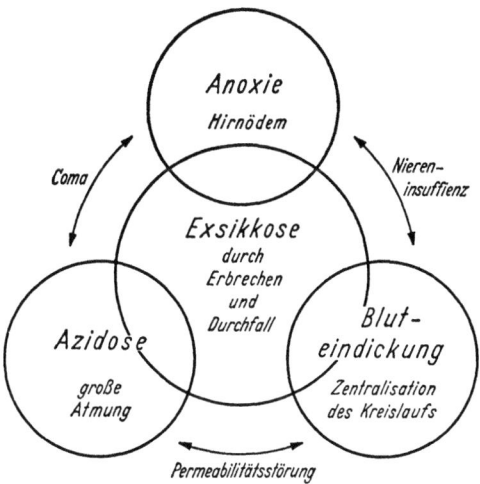

Abb. 134. Intoxikation: Ineinandergreifen pathogenetischer Faktoren

und verminderte Zirkulation führen ihrerseits zur Anhäufung von sauren Stoffwechselprodukten, die die metabolische Azidose verstärken (Milchsäure, Brenztraubensäure, Ketonkörper und Harnsäure). Basenverluste mit dem durchfälligen Stuhl verstärken die metabolische Azidose. Der geschädigte Zellstoffwechsel führt zur „Transmineralisation", dem Austritt von Kalium aus der Zelle im Austausch gegen Natrium und Wasserstoffionen (intrazelluläre Azidose). Besondere Gefahren drohen von seiten des **Gehirns** und der **Niere**. Sauerstoff- und Glukosemangel sowie Hirnödem können Somnolenz, Stupor und Koma herbeiführen. Besonders bei Hypersalie kann es zu Krämpfen mit zerebralen Dauerschäden kommen. Die vermehrte Muskelaktion beim Krampfanfall oder bei starker motorischer Unruhe verstärkt ihrerseits den Sauerstoffmangel und die Anhäufung saurer Stoffwechselschlacken.

Die herabgesetzte **Nierenfunktion** führt zur Azotämie, zum Anstieg von Kalium, Phosphor und organischen Säuren im Blut. Das aus der Transmineralisation anfallende Kalium wird ausgeschieden. Ungenügender Ersatz bei der Rehydratation birgt die Gefahr eines **Kalium-Mangelsyndroms** (S. 96). Die Ausscheidungsfunktion der Niere kann zum Erliegen kommen, wenn weniger als 60 ml Wasser/kg Körpergewicht und Tag für die Ausscheidung zur Verfügung stehen.

Von einer **E. coli-Enteritis** sind Neugeborene und Säuglinge im ersten Trimenon am stärksten gefährdet, da Antikörper gegen diese Erreger erst während des ersten Lebensjahres gebildet werden. Subklinische Erkrankungen müssen häufig sein, da bei etwa 90% aller Säuglinge am Ende des ersten Lebensjahres auch ohne vorangegangene manifeste Erkrankung Antikörper gefunden werden. Der Erreger wird durch Pflegepersonal, aber auch durch Zimmerstaub und Fliegen übertragen. Neugeborene können sich in den Geburtswegen infizieren.

Der Ausbruch einer Coli-Enteritis auf Neugeborenen- oder Säuglingsstationen ist meldepflichtig und wegen der Gefahr der raschen Ausbreitung gefürchtet.

Die Typisierung nach O-, K- und H-Antigenen ließ eine Vielzahl pathogener Typen erkennen, die serologisch im Stuhl nachweisbar sind. Infektiöse Enteritiden durch Salmonellen und Shigellen sind bei Säuglingen seltener und verlaufen relativ gutartig. Septische Bilder mit Meningitis, Osteomyelitis und Bronchopneumonie können gelegentlich bei Salmonelleninfektionen junger Säuglinge vorkommen.

Störungen der Darmflora durch **Antibiotika** führen nicht selten zu leichten Durchfallkrankungen, die durch fakultativ-pathogene Erreger (Staphylokokken, Enterokokken, Proteus und Pyocyaneus) verursacht werden. Durch stark enterotoxin-bildende Staphylokokken können jedoch auch schwere toxische Krankheitsbilder entstehen (s. S. 167). Bei länger anhaltender Antibiotikatherapie kann es zur Überwucherung mit Candida albicans mit hartnäckigen Durchfällen kommen.

Nur ein kleiner Teil der Durchfallerkrankungen kann durch den Bakteriennachweis ätiologisch geklärt werden.

Nach Ausschluß einer bakteriellen Darminfektion oder eines Ernährungsfehlers können nur der Virusnachweis aus dem Stuhl und ein entsprechender Antikörperanstieg im Blut die Diagnose erhärten.

13.7.2 Klinisches Bild

Die **Durchfallerkrankung** beginnt häufig mit Nahrungsverweigerung: Die Gewichtskurve steigt nicht mehr, das Kind beginnt zu erbrechen. Ein Erythema gluteale kann ein frühes Zeichen sein. Der Säugling ist blaß, unruhig, der Schlafrhythmus kann gestört sein. Bereits zu diesem Zeitpunkt sollte durch eine Nahrungsreduktion versucht werden, die weitere Entwicklung der Krankheit aufzuhalten. Nach Ablauf von Stunden bis zu wenigen Tagen treten vermehrte, wasserreiche Stuhlentleerungen auf. Sie können schleimig, dünnflüssig, oft grünlich verfärbt sein und spritzend entleert werden. Blutbeimengungen sind häufig. Sie sprechen für invasive Erreger: enteroinvasive E. coli, Shigellen, Salmonellen, Campylobacter, Yersinien. Fader, fauliger Geruch und eine alkalische Reaktion lassen auf bakterielle Fäulnis, saure Stuhlreaktion mit Gasbildung auf Gärungsprozesse schließen. Bei Enteritiden durch pathogene Colikeime wird oft Stuhl von spermaähnlichem Geruch entleert. Häufig schon mit Beginn der Durchfälle stellt sich ein *Turgorverlust* ein, bei fortschreitendem Flüssigkeitsverlust liegen bald die Augen tief, die Fontanelle beginnt einzusinken. Das Abdomen ist gebläht, vermehrte Peristaltik kann auskultiert werden. Die motorische Aktivität des Säuglings läßt nach.

Säuglingsintoxikation. Hier bestimmen die **Exsikkose und ihre Folgen** das weitere Bild. Die Haut ist nun in Falten abzuheben, die Fontanelle sinkt tief ein. Die Augen sind haloniert, der Lidschlag ist selten geworden. Die Extremitäten sind infolge Kreislaufzentralisation kühl und feucht, obwohl hohes Fieber bestehen kann. Die Arme sind in Fechterstellung angewinkelt. Vor allem an den unteren Extremitäten kann sich ein Sklerödem bilden. Der **Puls** ist flach und schnell, die Herztöne kaum hörbar. Meist stellt sich die typische **Kußmaulsche Azidoseatmung** ein. Sie kann aber auch fehlen. Über das Ausmaß einer Azidose beim Säugling kann man sich daher nur mit Hilfe der Blutgasanalysen und pH-Bestimmung informieren.

Die **zentralnervösen Symptome** beginnen mit Trübung des Bewußtseins, anfänglich noch mit Erregungszuständen wechselnd. Nach zunehmender Somnolenz kommt es zum Koma. Treten Krampfanfälle auf, so liegt ihnen meist eine hypertone Dehydratation zugrunde.

Die Letalität der Säuglingsintoxikation beträgt immer noch etwa 5%. Rasch einsetzende Rehydratation und Azidosebekämpfung können entscheidend sein, das Auftreten zerebraler Dauerschäden zu verhüten.

Als eine Sonderform der Säuglingsintoxikation ist die „**hyperpyretische Toxikose**" abzugrenzen, die auch als „**enzephalotoxische Enteritis**" bezeichnet wird. Sie tritt nur selten vor dem dritten Lebensmonat auf, sondern befällt vorwiegend ältere Säuglinge und Kleinkinder und ist auf eine Virusinfektion zurückzuführen. Möglicherweise spielt auch eine frühzeitige hyperosmolare Ernährung (Beikost) pathogenetisch eine Rolle.

Während sich die Säuglingsintoxikation über Stunden, meist über Tage anbahnt, beginnt die hyperpyretische Toxikose *schlagartig*. Nicht immer geht ein leichter Infekt der oberen Luftwege voraus. ¼ bis ⅓ der Kinder sterben innerhalb der ersten 48 Stunden. Rascher Fieberanstieg bis 42°, Bewußtseinstrübung, Krampfanfälle und Kreislaufzentralisation kennzeichnen den abrupten Beginn. Nicht immer werden gleich auch wäßrige, blutige Stühle entleert. Der Turgor der Haut ist teigig und nur mäßig reduziert. Im Blut findet sich eine Hypersalämie (hypertone Dehydratation) mit hyperchlorämischer Azidose. Gelingt es, durch rasche Azidosekorrektur, Rehydratation, Antipyrese und Bekämpfung des Hirnödems die Kinder über die kritischen ersten Stunden und Tage zu retten, bleiben häufig zerebrale Dauerschäden zurück wie neurologische Ausfälle, Anfallsleiden und Intelligenzminderung.

Im Verlauf einer akuten Durchfallerkrankung, begünstigt durch Stase des Darminhaltes bei anatomischen Hindernissen, kann es durch bakterielle Überwucherung des oberen Dünndarms zu sog. „*therapieresistenten Durchfällen*" kommen. Bakteriell dekonjugierte Gallensäuren stören dabei die Absorption von Wasser und Monosacchariden. Vorsichtiger Nahrungsaufbau zunächst über Frauenmilch, dann in langsam ansteigender Konzentration über mehrere Wochen mit geeigneten Hydrolysatnahrungen z. B. Alfaré (Nestlé) ist erfolgversprechender als antibiotische Therapie.

13.7.3 Die Behandlung der Durchfallerkrankungen beim Säugling

13.7.3.1 Diätetische Behandlung

Bei der diätetischen Behandlung muß die beeinträchtigte Resorption für Kohlenhydrate – und bedingt auch für Fett – berücksichtigt werden. Andererseits führt bereits eine Nahrungskarenz von 24 Stunden zu atrophischen Vorgängen in der Mucosa, die ihren Eigenbe-

Tabelle 63. Kommerzielle Kohlenhydrat-Elektrolyt-Mischungen zur oralen Rehydratation (Nach ROTTHAUWE)

Zusammensetzung	WHO-Lösung Elotrans Neu	Oralpädon	Milupa GES 45	Reisschleim Elektrolyt-Diät „Töpfer"[1]
Glukose	110 mmol/l (20 g/l)	280 mmol/l (50 g/l)	160 mmol/l (30 g/l)	28 mmol/l (5 g/l)
Natrium	90 mmol/l	30 mmol/l	45 mmol/l	55 mmol/l
Kalium	20 mmol/l	20 mmol/l	25 mmol/l	25 mmol/l
Hydrogenkarbonat		20 mmol/l	25 mmol/l	25 mmol/l
Zitrat	10 mmol/l (30 mval/l)			
Osmolalität	323 mosm/l	377 mosm/l	300 mosm/l	218 mosm/l ferner 36 g Reispuder und 5 g Maltodextrine pro Liter

[1] Auch in flüssiger, steriler Form erhältlich

darf an Energie wesentlich aus dem Darmlumen decken muß. Entscheidend ist jedoch die Beobachtung, daß bei infektiösen Diarrhoen selbst mit exzessiver Flüssigkeits- und Elektrolytsekretion die glukosegekoppelte Na-Resorption erhalten bleibt und damit der oralen Therapie zugänglich ist. Diese Therapie zielt also auf den Ausgleich der Flüssigkeits- und Elektrolytverluste, sowie eine angemessen rasche Realimentation. Chemotherapie muß strenger Indikation vorbehalten bleiben.

13.7.3.2 Oraler Ausgleich der Flüssigkeits- und Elektrolytverluste (orale Rehydratations-Therapie, ORT)

Die Einführung der oralen Rehydratations-Therapie mit geeigneten präfabrizierten Glukose-Elektrolytlösungen hat die hohe Säuglingssterblichkeit an akuten Durchfallerkrankungen in der 3. Welt entscheidend senken können und gilt als eine der medizinischen Pioniertaten dieses Jahrhunderts. Ihre konsequente Durchführung gemeinsam mit einer zügigen Realimentation hat auch in Europa die Therapie der akuten Durchfallerkrankungen bei Säuglingen einfacher gemacht. Sie kann bei schweren enterotoxischen, bei invasiven und bei viralen Gastroenteritiden angewendet werden, gleich, ob sie mit iso-, hypo- oder hypertoner Dehydratation einhergehen; die parenterale Flüssigkeitstherapie konnte um bis zu 90% reduziert werden, ohne daß Morbidität und Mortalität anstiegen.

Die Zusammensetzung geeigneter Lösungen zur ORT gibt Tabelle 63 wieder.

Orale Rehydratationstherapie gliedert sich in eine **Rehydratations-** und eine **Erhaltungs**phase: In der **Rehydratationsphase** werden die errechneten Gewichtsverluste bis hin zu maximal 8–10% des Körpergewichts binnen 4–6 Stunden ersetzt, vorausgesetzt, daß kein Erbrechen und keine beginnende Schock-Symptomatik vorliegt. Die **Erhaltungsphase** berücksichtigt die fortlaufenden Verluste nach der Rehydratation und beinhaltet gleichzeitig den Beginn der Realimentation.

In leichten Fällen von akuter Gastroenteritis kann initial auch die traditionelle „Pausennahrung", Karottensuppe evtl. gemischt mit Reisschleim oder mit Rehydratationslösung, die orale Rehydratationstherapie einleiten.

13.7.3.3 Realimentation

Bei leichteren Durchfällen kann sie bereits nach wenigen Stunden, bei schwereren jedoch meist innerhalb von 12–24 Stunden begonnen werden. Zunächst wird bei jungen Säuglingen neben etwa einem Drittel oraler Rehydratationslösung Muttermilch ad libitum oder eine 1 : 1 verdünnte Säuglingsmilchnahrung verabfolgt. Bei jungen Säuglingen kann auch der Nahrungsbeginn mit einer verdünnten kuhmilchprotein*freien* Hydrolysatnahrung erwogen werden, um einer Kuhmilchproteinintoleranz durch Resorption von Kuhmilcheiweiß durch eine entzündlich veränderte Darmschleimhaut vorzubeugen. An den folgenden Tagen kann die Milchnahrung bei Säuglingen unter 6 Monaten rasch in voller Konzentration wieder eingeführt werden. Jenseits des 6. Monats sollte zügiger vorgegangen und auch die Löffelkost rasch in die Realimentation einbezogen werden. Oft bleiben in den ersten Tagen nach Therapiebeginn die Durchfälle bestehen oder nehmen geringfügig zu. Trinkschwierigkeiten können vorübergehend mit Sondenernährung überbrückt werden.

Diese Form der oralen Rehydratations- und Realimentations-Therapie hat die Anwendung der traditionellen „Heilnahrungen" zur Behandlung der akuten Durchfallerkrankungen von Säuglingen praktisch überflüssig gemacht.

13.7.3.4 Intravenöse Flüssigkeits- und Elektrolyttherapie

Läßt sich wegen der Schwere der Exsikkose oder wegen Erbrechens eine orale Rehydratations-Therapie nicht durchführen, tritt die intravenöse Flüssigkeits- und Elektrolyt-Therapie in ihr Recht. Die Grundzüge dieser Behandlung sind auf Seite 96 behandelt. Neben dem **Erhaltungsbedarf** muß der vorangegangene **Gewichtsverlust** und die Verluste durch fortdauernde vermehrte Stuhlentleerungen berücksichtigt werden. Ist der Gewichtsverlust nicht bekannt, so werden bei mäßigen Exsikkosen 5%, bei schweren 10% des Körpergewichts der Berechnung zugrunde gelegt. Bei schweren Exsikkosen muß die initiale Rehydratation durch rasche Infusion von 40–60 ml/kg Körpergewicht in den ersten vier Stunden begonnen werden, um den Kreislauf schneller aufzufüllen.

Der Flüssigkeitsersatz innerhalb der ersten 24 Stunden erfolgt mit einer Lösung, die **physiologische Kochsalzlösung und 5%ige Glukose** zu gleichen Teilen enthält. Sie dient dem Ausgleich isotoner Verluste und stellt genügend freies Wasser zur Verfügung, ohne eine Wasserintoxikation herbeizuführen. Nach Ausgleich der Exsikkose kann unter Kontrolle der Serumelektrolytwerte auf den Erhaltungsbedarf übergegangen werden. Nach Einsetzen der Diurese ist besonders auf die Korrektur der Kaliumverluste zu achten (s. S. 96).

Meist kann nach 48 Stunden die Infusionsmenge reduziert werden, um prüfen zu können, ob der Übergang auf orale Ernährung toleriert wird.

13.7.3.5 Antibiotikatherapie

Der *Keimnachweis* im Stuhl muß die Grundlage für eine gezielte antibiotische Therapie sein. Nach langanhaltender oder wiederholter Antibiotikatherapie steigt die Gefahr einer Neuinfektion des gereinigten Darmes durch *fakultativ pathogene Keime* (Staphylokokken, Proteus, Enterokokken, Pyocyaneus). Auch mit einer *Soor*besiedlung des Darmes muß gerechnet werden.

13.8 Erkrankungen der Leber und Gallenwege

R. GRÜTTNER

13.8.1 Obstruktive Erkrankungen der Gallenwege

1) Gallengangsatresie. Die extrahepatischen Gallengänge können infolge einer Entwicklungsstörung atretisch sein. Sehr viel seltener sind die intrahepatischen Gallengänge oder das gesamte Gallengangssystem betroffen.

Klinisch stehen der Ikterus, entfärbte Stühle und dunkelbraun gefärbter Urin im Vordergrund. Häufig geht der physiologische Neugeborenenikterus der ersten Lebenswoche im Laufe der zweiten und dritten Woche in einen chronischen Ikterus über. Im Urin wird an Glukuronsäure gekoppeltes (direkt nachweisbares) Bilirubin ausgeschieden. Der Stuhl ist entfärbt bis lehmfarben, später leicht gelblich gefärbt. Infolge der Einlagerung von Gallensäuren in der Haut leiden die Kinder an quälendem Juckreiz. Allmählich kommt es zur Vergrößerung und Verhärtung der Leber. Eine portale Hypertension führt bei älteren Säuglingen meist zu einer Milzvergrößerung.

Im **Blut** findet sich eine erhöhte Aktivität der Transaminasen und der alkalischen Phosphatase. Fettsäuren und fettlösliche Vitamine werden vermindert resorbiert, eine Rachitis kann sich entwickeln, und Spontanfrakturen drohen. Interkurrente Infektionen, Leberinsuffizienz oder Blutungen aus Ösophagusvarizen können zum Tode führen.

Eine **Laparotomie** sollte spätestens im zweiten Lebensmonat vorgenommen werden. Ziel der Operation ist es, die Gallenblase bzw. einen

Gallengang oberhalb der Atresie mit dem Dünndarm zu verbinden. Während der Operation kann die intraoperative Cholangiographie nach Punktion der Gallenblase für die Beurteilung der extrahepatischen Gallenwege wertvoll sein. Bei intrahepatischem Gallengangsverschluß und beim Fehlen der Gallengänge ist keine Hilfe möglich, die Prognose ist infaust. **Gallengangsstenosen** oder inkomplette Verschlüsse haben eine bessere Prognose.

2) **Intermittierender Ikterus,** kolikartige Leibschmerzen und Tumor im rechten Oberbauch können auf eine **Choledochuszyste** hinweisen. Befallen sind vor allem Mädchen.

13.8.2 Infektionen der Leber

1) Neugeborenen-Hepatitis

Die Hepatitis der Neugeborenen nimmt wegen ihres histologischen Bildes (Riesenzellhepatitis) eine Sonderstellung ein. Differentialdiagnostisch ist sie von einem Verschlußikterus infolge angeborener Gallengangsatresie schwer zu unterscheiden: Auch bei der Neugeborenen-Hepatitis ist der Stuhl häufig lehmfarben, der Urin dunkelbraun, und im Blut ist konjugiertes Bilirubin vermehrt nachweisbar. Die Transaminaseaktivitäten sind bei der Neugeborenen-Hepatitis gelegentlich stark erhöht. In etwa 30% der Fälle geht die Erkrankung in eine Leberzirrhose über.

Das α-Fetoprotein ist für die Differentialdiagnose zur Gallengangsatresie von Bedeutung. Dieses Protein wird von der embryonalen Leberzelle synthetisiert und ist im fetalen Serum sowie noch kurze Zeit nach der Geburt nachweisbar. Im Gegensatz zur Gallengangsatresie kann das α-Fetoprotein bei der neonatalen Hepatitis im Serum der erkrankten Säuglinge persistieren. Auch der Test mit markiertem Bengalrosa kann u. U. zur Differentialdiagnose beitragen. Kinder mit neonataler Hepatitis (aber offenem Ausscheidungssystem) weisen 5–20% der injizierten Farbstoffmenge im Stuhl auf, gegenüber höchstens 8% bei Atresie der Gallengänge.

Besser als der Bengalrosa-Test ist die Funktionsszintigraphie mit 99^m Tc. Das Tc markierte Hepatobida weist wegen geringerer Halbwertszeit eine geringere Strahlenbelastung auf und ist optimal gallengängig.

In vielen Fällen scheinen ätiologisch Virusinfektionen der Mutter eine Rolle zu spielen, so z. B. Hepatitis B, Zytomegalie, Herpes simplex und Coxsackie.

2) Virushepatitis

Man kennt folgende Arten der Virushepatitis:

Virushepatitis A
Virushepatitis B
Virushepatitis non A non B
Virushepatitis D (Delta-Virus).

Hepatitiden werden außerdem hervorgerufen durch Cytomegalievirus, Coxsackie-Virus, Herpes-simplex-Virus und Epstein-Barr-Virus.

Virushepatitis A

Das Virus ist seit 1973 bekannt. Es kann in der akuten Phase der Erkrankung elektronenoptisch im Stuhl der Patienten nachgewiesen werden.

Übertragung. Der wichtigste Übertragungsmodus ist die Schmierinfektion durch fäkale Verschmutzung. Epidemien können durch Verseuchung von Trinkwasser und Nahrungsmitteln entstehen. Auch eine parenterale Übertragung z. B. durch Blut kann erfolgen.

Die Virämie verschwindet meist gegen Ende der Inkubationszeit bzw. wenige Tage nach Krankheitsbeginn.

Klinik. Es besteht ein unspezifisches Prodromalstadium über drei bis vier Tage mit auffallender Müdigkeit, Appetitmangel, Übelkeit, Oberbauchschmerzen und subfebrilen Temperaturen, gelegentlich auch mit Kopf- und Gliederschmerzen. Es tritt eine Dunkelfärbung des Urins auf und 1–2 Tage später der Ikterus. Dieser erreicht nach 3–4 Tagen meist seinen Höhepunkt und nimmt in der zweiten Krankheitswoche bei den unkomplizerten Verläufen an Intensität ab. Wahrscheinlich ist der Prozentsatz von Erkrankungen mit anikterischem Verlauf sehr hoch. Die Krankheit wird in diesen Fällen häufig als unspezifische Magen-Darmerkrankung mit Übelkeit und Erbrechen mißdeutet.

Ein verlängerter Ikterus oder nach anfänglicher Besserung erneut auftretende Krankheitssymptome weisen vor allem dann auf einen verstärkten Parenchymzerfall und Übergang in eine akute Lebernekrose hin, wenn neben der verstärkten Bilirubinämie gleichzeitig eine deutliche Erhöhung der Transaminaseaktivitäten des Blutes auftritt.

Tabelle 64

	Virushepatitis A	Virushepatitis B
Erreger	Virus A	Virus B
Inkubationszeit	15–20 Tage	50–150 Tage
Jahreszeitliches Auftreten	Herbst	kein jahreszeitlicher Gipfel
Bevorzugtes Alter	Kinder und Jugendliche	keine Bevorzugung
Infektionsmodus	oral (evtl. parenteral)	parenteral, selten oral
Hepatitis B Antigen (HBAg)	negativ	HBAg-positiv in Blut, Urin und Stuhl
Möglichkeit der Prophylaxe	Gammaglobulin	Hepatitis B-Virus-Immunglobulin
Aktive Immunisierung	fehlt	eingeführt

Schon in der präikterischen Phase ist die Leber meist vergrößert und häufig druckschmerzhaft. Mit der Dunkelfärbung des Urins kommt es zur Stuhlentfärbung. Mit dem Abklingen des Ikterus nimmt der Stuhl der Patienten wieder seine normale Farbe an. Die Krankheit dauert 3–4 Wochen. Leichte Ermüdbarkeit und allgemeine Schwäche können länger bestehenbleiben.

Laboratoriumsbefunde. Bereits in der präikterischen Phase ist ein Anstieg der Transaminaseaktivitäten (SGOT und SGPT) sowie der Gamma-Glutamyltranspeptidase (γ-GT) im Serum feststellbar. Im Blut sind freies (indirekt nachweisbares) und an Glukuronsäure gebundenes Bilirubin (direkt nachweisbares) nebeneinander vorhanden. In den meist unkomplizierten Verläufen kommt es in der zweiten und dritten Krankheitswoche zur Besserung der Transaminaseaktivitäten und zum Abfall des Bilirubinspiegels.

Die **Therapie** ist rein symptomatisch. In der akuten Krankheitsphase mit ikterischem Verlauf fühlen sich die Kinder und Jugendlichen meist so krank, daß Bettruhe eingehalten wird. Sie muß nicht strikt gefordert werden. Die Ernährung soll quantitativ ausreichend und qualitativ gut sein und sich weitgehend nach den Wünschen der Patienten richten. Eine Steroidbehandlung beeinflußt auch schwerere Krankheitsverläufe nicht, sondern bringt höchstens subjektiv Erleichterung.

Die Sicherung der Diagnose einer Virushepatitis A gelingt mittels immunologischer Tests mit Nachweis spezifischer viraler Antigene sowie durch den langfristig positiven Nachweis der Hepatitis A-Virus-Antikörper. Für eine frische Infektion spricht der Nachweis von Hepatitis A-Virus IgM-Antikörper.

Prävention und Prophylaxe. Da noch bis zu einer Woche nach dem Auftreten des Ikterus mit einer Virusausscheidung gerechnet werden kann, sind stets besondere hygienische Maßnahmen hinsichtlich der Ausscheidungen dieser Patienten erforderlich. Die Prophylaxe für die Familienangehörigen erfolgt mit handelsüblichem Immunglobulin in einer Dosis von 0,02 ml/kg Körpergewicht. In 80–90% der Fälle wirkt dieses Vorgehen auch noch, wenn die Verabreichung erst 6–10 Tage nach dem Kontakt durchgeführt wird.

Virushepatitis B

Das Hepatitis B-Virus wurde 1970 beschrieben. Es besteht aus zwei immunologisch getrennten Anteilen, dem Oberflächenantigen (= surface antigen, HB_sAg) und dem Kernantigen, das DNS enthält (CORE antigen, HB_cAg), gemeinsam bilden sie das infektiöse Virus. Gegen beide richten sich Antikörper: HB_s- und HB_c-Antikörper, die vor allem bei persistierenden Hepatitiden gefunden werden. HB_sAg erscheint im Serum bereits 1–3 Wochen vor der Erhöhung der Transaminaseaktivitäten. Es sinkt in der Ausscheidungsphase der Krankheit rasch ab. Nur etwa bei 10% der Patienten persistiert HB_sAg für 1–2 Jahre nach der akuten Infektion, und etwa 5% der Erkrankten bleiben chronische Antigenträger. HB_sAg kann im Speichel, im Stuhl und im Urin nachgewiesen werden. Der Infektionsweg ist, wie der frühere Name (Serumhepatitis) andeutet, ganz überwiegend parenteral; ein besonderes Risiko entsteht durch Transfusion von Blut infektiöser Blutspender.

Besonders betroffen sind Kinder, die gehäufte Bluttransfusionen benötigen (aplastische Anämie, Hämophilie, Thalassämie).

Hepatitis B-Antigen-positive Schwangere können die Infektion auf das Kind übertragen. Es scheint jedoch keine gehäufte Abort- oder Mißbildungsrate zu bestehen, wenn die Mutter in den ersten Schwangerschaftsmonaten eine Hepatitis durchmacht, wohl aber eine Neigung zur Frühgeburt. Sehr viel häufiger als eine intrauterine Infektion ist eine Infektion unter der Geburt. Selten erkrankt das Kind dann an einer manifesten Hepatitis, häufiger liegt eine klinisch inapparente chronische Hepatitis vor mit HB_s-Antigen im Blut und histologisch nachweisbaren Leberveränderungen. Da HB_sAg häufig in der Milch von Hepatitis B-Antigen positiven Müttern gefunden wird, wurde bisher empfohlen, diese Kinder nicht mit Milch ihrer Mütter zu ernähren. Die Neugeborenen müssen jedoch unmittelbar nach der Geburt simultan aktiv und passiv immunisiert werden und können dann mit Muttermilch ernährt werden. Im Laufe der Säuglingszeit sind später noch zwei weitere aktive Immunisierungen erforderlich (s. S. 133).

Klinik. Der klinische Verlauf ähnelt dem bei der Hepatitis A, doch sind auch im Kindesalter die einzelnen Phasen im Ablauf der Erkrankung längerdauernd und schwerer. Nicht ganz selten tritt in der präikterischen Phase der Krankheit ein Exanthem auf. Neben Übelkeit, Erbrechen, Oberbauchschmerzen, Gliederschmerzen sind Arthralgien häufig. Die übliche Krankheitsdauer beträgt 4–6 Wochen. Kommt es nach 2 Monaten noch nicht zu einer Besserung der Symptomatik und zu einer allmählichen Normalisierung der Transaminasen und der Bilirubinkonzentration, so besteht der Verdacht auf Übergang in eine chronisch-aktive Hepatitis. Hieran muß besonders dann gedacht werden, wenn die Blutsenkungsgeschwindigkeit wieder ansteigt oder erhöht bleibt und die Immunglobulin-G-Fraktion eindeutig erhöht ist. Es ist jetzt eine Leberbiopsie indiziert, weil sich aus dem histologischen Bild Hinweise für die Prognose der Krankheit ergeben können.

Auch für die Virushepatitis B gilt, daß ein anikterischer Verlauf vermutlich häufig vorkommt.

Die **Therapie** der Virushepatitis B ist symptomatisch. Die Kinder werden im akuten Stadium der Krankheit Bettruhe einhalten. Die Art der Nahrungsaufnahme soll sich ebenfalls nach den Wünschen der Kinder richten. Wünschenswert ist, besonders bei protrahiertem Verlauf, eine gut verdauliche Gemischtkost. Auf regelmäßige Stuhlentleerungen sollte geachtet werden. Fiebersenkende Medikamente und Gabe von Abführmitteln sind nicht indiziert. Steroide können den Verlauf der Erkrankung nicht günstig beeinflussen.

Prävention und Prophylaxe. Hepatitis B-Antigen-Träger müssen unbedingt als Blutspender ausgeschlossen werden, desgleichen auch Personen, bei denen in den letzten 6 Monaten ein Kontakt mit Hepatitis-Patienten bestanden hat. Es scheint jedoch, daß gegenwärtig die meisten Fälle von Hepatitis nach Transfusionen oder nach Injektion von Fibrinogen, Faktor IX-Konzentrat sowie antihämophilem Faktor durch eine Infektion mit weder A noch B-Hepatitisvirus hervorgerufen werden. Besteht der Verdacht auf eine Infektion durch Hepatitis B-Virus, so sollte unverzüglich Hepatitis-B-Virus-Immunglobulin verabfolgt werden. Wirksamkeit ist nur zu erwarten, wenn Hepatitis-B-Virus-Immunglobulin innerhalb 48 Stunden nach der Infektion verabfolgt wird. Herkömmliche Gamma-Globulinpräparate sind wirkungslos.

Virushepatitis weder A noch B

Sie gleicht im Verlauf der Virushepatitis B, ist aber immunologisch weder mit ihr noch mit der Virushepatitis A verwandt. Sie wird vor allem nach Bluttransfusionen beobachtet. Übergang in eine chronische Verlaufsform ist bekannt.

Hepatitis D

Das Hepatitis D-Virus vermehrt sich zusammen mit dem Hepatitis B-Virus. Hepatitis D-Virus enthält das Hepatitis B-Oberflächenantigen, aber einen Kern aus RNS. Auch die Hepatitis D kann sowohl zu akuten als auch zu chronischen Verläufen führen. Tritt im Verlauf einer Hepatitis B-Erkrankung eine Infektion mit Hepatitis D-Virus auf, so muß man mit schwerer, häufig chronischer Lebererkrankung oder mit tödlichem Ausgang rechnen.

Komplikationen, besondere Verlaufsformen

Die akute **fulminante Hepatitis** ist bei Kindern ein seltenes Ereignis, sie entwickelt sich aus einer akuten Hepatitis. Sie kann durch alle Hepatitisviren hervorgerufen werden, ist aber bei der Hepatitis A (vor allem in Kindesalter) sehr selten. Klinisch treten die Zeichen einer Enzephalopathie auf. Die Bilirubinkonzentration sowie die Transaminaseaktivitäten zeigen ansteigende Tendenz. Das schwere Krankheitsbild entwickelt sich nicht selten innerhalb von 1–2 Wochen. Die Kinder sind zunächst desorientiert und weisen eine verwaschene, verlangsamte Sprache auf, sie klagen über Kopfschmerzen und Schwindelgefühl. Es entwickelt sich allmählich ein Koma, gelegentlich unterbrochen durch Erregungszustände mit unmotiviertem Schreien. Die Ammoniakkonzentration des Blutes ist deutlich erhöht. Es zeigen sich Ödem und ein Aszites. Infolge gestörter Proteinsynthese in der Leber entwickelt sich eine Blutungsneigung besonders im Gastrointestinaltrakt. Im Blut sind eine Hyponatriämie, Hypokaliämie und Hypoalbuminämie nachweisbar. Als Todesursache wird häufig eine bakterielle Sepsis gefunden.

Knochenmarksaplasie als Komplikation einer Virushepatitis

Es handelt sich hierbei um eine seltene, schwer verlaufende Komplikation. Sie beginnt mit Blässe und einer thrombozytopenischen Purpura. Es kann sich um eine transitorische Knochenmarkshypoplasie, eine Aplasie oder eine Panzytopenie handeln. Patienten männlichen Geschlechts sind häufiger betroffen.

Eine **chronisch-persistierende Hepatitis** liegt vor, wenn die Krankheit länger als 6 Monate bestehen bleibt und keine Progredienz der klinischen Symptomatik und der Ergebnisse von Laborparametern zu verzeichnen ist. In etwa 80% liegt eine Infektion mit Hepatitis B-Viren vor. Pathogenetisch scheint das Ausmaß der humoralen Immunreaktion gegen Hepatitisviren eine wichtige Rolle zu spielen. Zur chronisch-persistierenden Hepatitis führt vermutlich eine eher herabgesetzte Antikörperbildung.

Klinisch ist die Mehrzahl der Patienten mit einer chronisch-persistierenden Hepatitis ohne jede Krankheitssymptomatik. In manchen Fällen werden unspezifische Krankheitszeichen wie vermehrte Ermüdbarkeit, Appetitmangel, gelegentliche Übelkeit, Schwindelzustände und Schlafstörungen angegeben.

Laborchemisch sind gelegentlich leichte bis mäßige Erhöhungen der Bilirubinkonzentrationen und der Transaminaseaktivitäten festzustellen. Die Blutsenkung ist geringgradig beschleunigt. Eine Erhöhung der Immunglobulinkonzentrationen im Blut findet sich nicht. Eine Leberbiopsie ist für die Stellung der Diagnose meist nicht erforderlich.

Bei der **chronisch-aktiven Hepatitis** handelt es sich um eine meist langsam progredient verlaufende chronische Erkrankung des Leberparenchyms. In etwa einem Drittel der Erkrankten ist ursächlich eine Infektion mit Hepatitisvirus B anzunehmen, doch auch Non-A-non-B-Hepatitis oder D-Hepatitis können die Ursache sein. Mädchen und Frauen erkranken etwa viermal häufiger als Knaben und Männer.

Die chronisch-aktive Hepatitis ist gekennzeichnet durch akuten oder schleichenden Krankheitsbeginn mit Symptomen wie Übelkeit, Anorexie, Fieber und Gelbsucht. Gelegentlich finden sich Gelenkbeschwerden, blutige Durchfälle und Hämaturie. Die Konsistenz der vergrößerten Leber ist meist vermehrt, im fortgeschrittenen Stadium bestehen Zeichen der portalen Hypertension.

Blutuntersuchungen ergeben eine deutlich erhöhte Blutsenkungsgeschwindigkeit, erhöhte Transaminaseaktivitäten, eine Hyperbilirubinämie und häufig den Nachweis antinukleärer Antikörper. Die Immunglobuline des Serums sind meist stark erhöht.

Bei Verdacht auf das Vorliegen einer chronisch-aktiven Hepatitis im Kindesalter sollte unter Berücksichtigung der gerinnungsphysiologischen Situation eine *Leberpunktion* oder eine Leberbiopsie durchgeführt werden. Histologisch findet man Rundzelleninfiltrationen mit sog. Mottenfraßnekrosen. In fortgeschrittenen Fällen ist bereits ein zirrhotischer Umbau sichtbar.

Da die *Prognose* der chronisch-aktiven Hepatitis ohne Behandlung ungünstig ist, sollte nach histologischer Sicherung der Diagnose eine kombinierte Cortison-Azathioprinbehandlung vorgenommen werden, die unter Umständen über 1–2 Jahre fortgesetzt werden muß.

3) Weil-Krankheit

Die durch Leptospira ictero-haemorrhagica verursachte Krankheit ist nicht nur durch Ikterus, sondern auch durch das Auftreten von Muskelschmerzen, Blutungen und Nephritis gekennzeichnet.

4) Weitere Infektionen mit Beteiligung der Leber bei jungen Säuglingen

Infolge verminderter Infektabwehr kann es durch Ausbreitung einer Infektion über die Nabelvene oder durch aufsteigende Infektion der Harnwege zur Sepsis kommen. Infolge vermehrten Blutabbaus und Leberparenchymschädigung treten Ikterus, Leber- und Milzvergrößerung auf. Die Antibiotikatherapie richtet sich nach dem Ergebnis der Blutkultur. Eine Beteiligung der Leber am Krankheitsgeschehen findet man außerdem bei Zytomegalie, Herpes simplex-Infektion (z. B. des mütterlichen Geburtskanals), kongenitaler Toxoplasmose, kongenitaler Syphilis, Coxsackie-Infektionen und Listeriose.

5) Infektionen mit Leberbeteiligung bei älteren Kindern

Vor allem bei der *infektiösen Mononukleose* ist mit großer Regelmäßigkeit eine Leberbeteiligung festzustellen. Im histologischen Bild weist die Erkrankung große Ähnlichkeit mit der Hepatitis epidemica auf; Übergang in eine Leberzirrhose soll vorkommen. Die Aktivität der Transaminasen im Serum ist mäßig erhöht.

Nach Appendizitis, Cholezystitis oder Cholangitis oder nach eitrigen Prozessen im Becken treten gelegentlich *Leberabszesse* auf, die meist mit hohem Fieber und Schüttelfrost einhergehen. Die Leber ist hart, vergrößert und druckschmerzhaft.

6) Parasitäre Infektionen der Leber

Die **Echinokokkenerkrankung** wird hervorgerufen durch den Hundebandwurm Echinococcus granulosus. Die Infektion kommt durch Kontakt mit den Ausscheidungen des Hundes zustande oder durch Aufnahme von verunreinigtem Gemüse. Die Zysten finden sich in der Regel im rechten Leberlappen. Die Diagnose wird gesichert durch Leberszintigraphie, Röntgenuntersuchung, Komplementbindungsreaktion und Intrakutantest; im Blut findet sich eine Eosinophilie.

Das klinische Bild der Erkrankung durch **Leberegel** (z. B. Fasciola hepatica) mit Fieber, Lebervergrößerung und rechtsseitigen Oberbauchschmerzen wird durch eine Cholangitis hervorgerufen. Im Blut sind Eosinophilie und erhöhte Aktivität der alkalischen Phosphatase nachweisbar.

13.8.3 Leberzirrhose und Leberfibrose

Die Ursache einer **Leberzirrhose** im Kindesalter ist häufig nicht zu klären. Bei jungen Kindern kann es sich um ein angeborenes Leiden handeln. Bei älteren Kindern finden sich als Ursache einer Leberzirrhose unter anderem Virushepatitis, Morbus Wilson, Galaktosämie, Glykogenspeicherkrankheit oder Mukoviszidose. Leber und Milz können vergrößert sein. Einen besonderen Hinweis bietet die Derbheit des Leberparenchyms. Rasch aufschießende Gefäßsternchen (arterielle „Spider") im Gebiet der oberen Hohlvene können zur Sicherung der Diagnose beitragen. Häufig besteht Aszites. Im Blut fällt die Erhöhung der Immunglobuline und der Transaminaseaktivität auf. In immer kleineren Abständen treten Blutungen aus Ösophagusvarizen auf. Die Prognose ist infaust.

Bei der kongenitalen **Leberfibrose** handelt es sich um ein gelegentlich familiär auftretendes Leiden, bei dem breite Bindegewebsbänder die sonst normalen Leberläppchen umschließen. Die familiäre Form geht mit zystischer Degeneration von Leber- und Nierenparenchym einher. Pfortaderhochdruck und Blutungen aus Ösophagusvarizen können das Leben der Patienten bedrohen.

13.8.4 Reye-Syndrom

Hierbei handelt es sich um eine akut verlaufende Erkrankung bei Kindern im Alter von 6 Wochen bis zu 16 Jahren, die mit den Zeichen einer Enzephalopathie einhergeht.

Nach einem prodromalen Virusinfekt kommt es innerhalb kurzer Zeit zu Erbrechen, Lebervergrößerung, Anstieg des Ammoniaks und der Transaminasen sowie zu ZNS-Symptomen wie Hyperexzitabilität, Delirium, Apathie und Koma. Histologisch findet man Veränderungen an den Mitochondrien, eine fettige Infiltration der Leber und ein Hirnödem. Etwa ein Drittel der Patienten mit Reye-Syndrom stirbt unter den Zeichen von Tachykardie und Ateminsuffizienz. Bei den übrigen kommt es in der Regel zu einer folgenlosen Ausheilung.

13.8.5 Leberbeteiligung bei Stoffwechselkrankheiten

Bei der hereditären Fruktoseintoleranz, der Galaktosämie und der hereditären Tyrosinämie steht die Leberparenchymschädigung zumindest im Frühstadium im Mittelpunkt der Erkrankung. An diese angeborenen Stoffwechselerkrankungen ist besonders dann zu denken, wenn es bereits in der Neugeborenenperiode oder der frühen Säuglingszeit zu einem Ikterus mit Erhöhung der Transaminaseaktivitäten und zur akuten oder chronischen Gedeihstörung der Kinder kommt.

α-1-Antitrypsinmangel

Beim α-1-Antitrypsin handelt es sich um einen Inhibitor eiweißspaltender Enzyme, der im Serum nachweisbar ist. Homozygote Merkmalsträger besitzen nur 10% der normalen Inhibitoraktivität, Heterozygote noch etwa 60%. Bei einem Mangel an α-1-Antitrypsin kann es zu chronischer Lebererkrankung, besonders zum cholestatischen Ikterus und zur Leberzirrhose kommen. Auch chronische Lungenerkrankungen sind die Folge einer Verminderung von α-1-Antitrypsin (s. S. 181).

13.8.6 Sonstige Leber- und Gallenblasenerkrankungen

Eine Cholezystitis kommt im Kindesalter selten vor. Die häufigste Ursache der Cholelithiasis im Kindesalter ist die chronische Hämolyse bei einer hämolytischen Anämie. Gallensteine werden aber auch ohne erkennbare Ursache gefunden, gelegentlich schon bei Neugeborenen.
Bei plötzlich auftretendem Ikterus und Lebervergrößerung muß bei Kindern auch an einen Tumor der Leber gedacht und eine weitergehende Diagnostik mit Ultraschall- und computertomographischer Untersuchung sowie eventuell einer Szintigraphie vorgenommen werden. Für eine neoplastische Lebererkrankung spricht das Wiederauftreten von α-Fetoprotein, das bei gesunden Neugeborenen nach der zweiten Lebenswoche nicht mehr nachweisbar ist.

13.9 Pankreaserkrankungen

G.-A. VON HARNACK

Angeborene Fehlbildungen des Pankreas

Unter den angeborenen Form-Anomalien des Pankreas ist das Pankreas anulare die wichtigste, da es zu einer Kompression des Duodenums führen kann (S. 293).
Angeborene Pankreas-Zysten bleiben in der Mehrzahl symptomlos.

Exkretorische Pankreas-Insuffizienz

Die häufigste Ursache einer exkretorischen Pankreasinsuffizienz ist die Mukoviszidose („Pankreasfibrose"); siehe Seite 263.
Beim angeborenen *Shwachman-Syndrom* ist im Gegensatz zur Mukoviszidose der Elektrolytgehalt des Schweißes nicht erhöht. Das Syndrom besteht in einer globalen exokrinen Pankreasinsuffizienz, die mit einer metaphysären Dysostose der Hüfte, mit zyklischer Neutropenie und Kleinwuchs kombiniert ist. Die Therapie besteht in der Gabe von tierischen Pankreasextrakten, doch wird dadurch die Neutropenie und der Kleinwuchs nicht beeinflußt.
Der intestinale *Enterokinase-Mangel* (Hadorn) führt durch fehlende Aktivierung von Trypsinogen zu einer Störung der Eiweiß-Verdauung. Therapie: Enzymsubstitution.

Entzündliche Erkrankungen des Pankreas

Im Kindesalter ist eine Pankreatitis in der Mehrzahl der Fälle auf eine *Parotitis epidemica* zurückzuführen (s. S. 148). Sie führt zu Oberbauchschmerzen und Erbrechen. Zu erkennen ist sie durch den Amylaseanstieg in Blut und Urin. Fast immer heilt sie folgenlos aus.
Eine *primäre Pankreatitis* ist im Kindesalter extrem selten, doch kann auch bei anderen viralen Erkrankungen eine *Begleit-Pankreatitis* auftreten. Die schwerste Form einer Pankreatitis ist die Pankreas-Nekrose infolge Autodigestion durch Fermentaktivierung. Die Behandlung besteht in Operation und Drainage, sowie in Schmerzbekämpfung und ausschließlich parenteraler Ernährung.

Pankreastraumen

Erleidet ein Kind ein stumpfes Oberbauchtrauma (z. B. durch Sturz auf die Lenkstange seines Fahrrades), so kann es zu einer posttraumatischen Pankreatitis kommen. Der schmerzbedingte Kreislaufschock kann durch gefäßaktive Substanzen (Kallikrein) verstärkt werden. Diagnostisch hinweisend sind Leukozytose, Lipaseanstieg im Blut und Amylase-Anstieg in Blut und Urin.

Nach Wochen bis Monaten können sich *Pankreas-Pseudozysten* bilden: Austretendes Pankreas-Sekret wird von den umgebenden Organen durch eine Pseudomembran abgekapselt. Die entstehende Pseudozyste kann eine erhebliche Größe erreichen. Sie ist sonographisch direkt nachweisbar oder röntgenologisch durch Verdrängung des Magens nach vorn und oben. Auch nach akuter Pankreatitis können sich gelegentlich Pseudo-Zysten bilden. Die Behandlung ist meistens eine chirurgische.

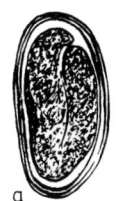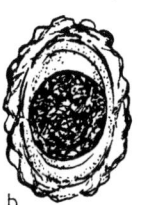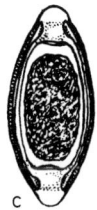

Abb. 135 a–c. Eier von Darmparasiten. **a** Oxyurenei in Umwandlung zum Larvenstadium. **b** Askaridenei, befruchtetes Ei mit Hülle. **c** Trichiuren-Ei (Trichocephalus dispar)

13.10 Darmparasiten

G.-A. VON HARNACK

Oxyuriasis

Aus den Eiern des **Madenwurms** (Oxyuris, Enterobius vermicularis) schlüpfen im menschlichen Dünndarm die Larven und wachsen zu geschlechtsreifen Würmern heran. Die befruchteten Weibchen wandern analwärts und legen in den ersten Nachtstunden in der Umgebung des Afters ihre Eier ab. Durch Schmierinfektion, Bettstaub oder infizierte Gegenstände gelangen die Eier in den Mund und in den Dünndarm: Der Entwicklungszyklus dauert 5 bis 12 Wochen. Die Mutter wird auf den Wurmbefall ihres Kindes aufmerksam bei Betrachtung des Stuhles: Auf der Oberfläche bewegen sich die fadenförmigen, weißen Würmer. Weibchen haben eine Länge von etwa 1 cm, die Männchen sind kaum zu erkennen (3 bis 5 mm lang). Die Diagnose wird gesichert mit einem Zellophanstreifen, der morgens auf die Analgegend geklebt wird. Nach Befestigung auf einem Objektträger erkennt man im Mikroskop die typischen Eier (Abb. 135a).

Oxyuren rufen im allgemeinen keine Krankheitssymptome hervor, sie können aber durch Auslösen von *Juckreiz* die Nachtruhe stören. In der **Behandlung** hat sich die Ein-Tages-Kur mit Pyrviniumpamoat (Molevac) bewährt: 5 mg/kg Körpergewicht. Wiederholung nach zwei Wochen ist zu empfehlen. Weitere wirksame Mittel sind Pyrantelpamoat (Helmex) und Mebendazol (Vermox). Auf peinliche Sauberkeit muß geachtet werden, damit eine Reinfektion vermieden wird. Die Fingernägel sind kurz zu schneiden, nach jedem Stuhlgang müssen die Hände gründlich gewaschen werden.

Ascaridiasis

Die befruchteten Eier des **Spulwurms** (Ascaris lumbricoides) machen in feuchter Erde einen Reifungsprozeß von 3 bis 4 Wochen Dauer durch. Werden sie mit ungekochtem Gemüse, Salat oder Obst aufgenommen, schlüpfen im Dünndarm die Larven aus, durchbohren die Darmwand und gelangen mit dem Blutstrom der Pfortader ins rechte Herz und in die Lunge. Nun passieren sie die Alveolarwand und werden durch das Flimmerepithel von Bronchien und Trachea weitergetragen und erneut verschluckt. Erst jetzt können sie sich im Dünndarm zu geschlechtsreifen Exemplaren weiterentwickeln. Mit dem Stuhl gelangen die befruchteten Eier unter primitiven Verhältnissen z. B. in Gartenerde, wo Fäkalien zur Kopfdüngung von Gemüse verwandt werden: Damit schließt sich nach 2 bis 2½ Monaten der Entwicklungszyklus.

Bei der Passage durch Leber und Lunge sensibilisieren die Larven den Organismus und verursachen eine **Bluteosinophilie.** Wird zu dieser Zeit eine Röntgenaufnahme angefertigt, sind u. U. flüchtige eosinophile Lungeninfiltrate nachweisbar; Husten besteht nicht in jedem Fall. Im Darm können Askariden durch Spasmen **Leibschmerzen** erzeugen, bei starkem Befall sogar einen Ileus durch Knäuelbildung. Spulwürmer können erbrochen werden, in seltenen Fällen in den Ductus choledochus einwandern (Leberabszeß) oder die Darmwand durchbohren. Bei Einzelbefall bleiben Askariden meist symptomlos, Eltern und Kind werden erschreckt durch das Erscheinen eines graurötlichen, regenwurmartigen Rundwurms im Stuhl. Weibchen werden bis zu 40 cm, Männchen bis zu 20 cm lang.

Bei Verdacht auf Askaridenbefall wird eine Stuhlprobe in gesättigter Kochsalzlösung aufgeschwemmt und mehrere Stunden stehengelassen. Im Oberhäutchen der Suspension finden sich die typischen **Askarideneier** (Abb. 135 b). Therapeutisch wird Mebendazol (Vermox) an drei Tagen oder Pyrantelpamoat (Helmex) in einmaliger Gabe eingesetzt.

Trichuriasis

Die Infektion mit dem 3 bis 5 cm langen **Peitschenwurm** (Trichuris, Trichocephalus dispar) tritt klinisch nur selten in Erscheinung. Im Stuhl finden sich die charakteristischen Eier (Abb. 135 c). **Therapeutisch** kann Mebenazol (Vermox) über drei Tage versucht werden.

Taeniasis

Rohes oder ungenügend gekochtes Rindfleisch kann Finnen des **Rinderbandwurms** (Taenia saginata) enthalten. Im Dünndarm des Menschen wachsen sie bis zu einer Länge von 4 bis 10 m aus. Die letzten Bandwurmglieder lösen sich ab und erscheinen im Stuhl. Die weißen, bandnudelartigen Glieder (Proglottiden) haben durch die verzweigten Seitenäste des Uterus eine charakteristische Struktur (Abb. 136).

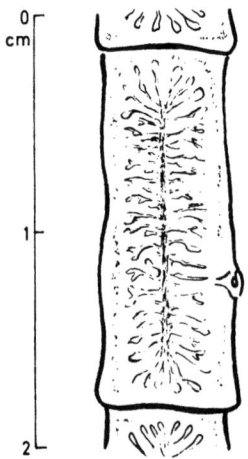

Abb. 136. Reife Proglottide des Rinderbandwurms mit verzweigtem Uterus

Sie sind diagnostisch wichtiger als die Bandwurmeier. Diese gelangen mit der Jauche auf die Weide und werden mit dem Futter vom Zwischenwirt, dem Rind, aufgenommen. Bandwürmer können Leibschmerzen hervorrufen, gelegentlich Schwäche und Abmagerung. **Therapeutisch** hat sich die einmalige Gabe von Niclosamid (Yomesan) bewährt. Der Schweinebandwurm (Taenia solium) kommt kaum noch vor.

13.11 Hernien

G.-A. von Harnack

Leistenhernie

Leistenbrüche sind bei Jungen häufiger als bei Mädchen; besonders gefährdet sind Frühgeborene. Bei enger Bruchpforte ist die **Einklemmungsgefahr** groß: Heftiges Schreien, Erbrechen, schmerzhafte Schwellung einer Leiste und u. U. Stuhlverhaltung weisen auf eine Inkarzeration hin. Eine **Reposition** nach Sedierung in Kopftieflage oder im warmen Bad kann versucht werden; gelingt sie nicht, muß sofort operiert werden. Ein Leistenbruch kann bereits im frühen Säuglingsalter operativ behandelt werden; Bruchbänder sind ohne Nutzen. Differentialdiagnostisch muß u. a. an eine Hydrocele funiculi und eine Lymphadenitis gedacht werden.

Nabelhernie

Kleine Nabelbrüche schließen sich fast immer **spontan;** eine Behandlung mittels „Nabelpflaster" erübrigt sich. Beträgt der Durchmesser der Bruchpforte mehr als 8 mm, bildet sich die Nabelhernie auch unter Pflasterbehandlung nicht zurück. Sie kann vom dritten Lebensmonat an operativ verschlossen werden, insbesondere, wenn der Bruchsack groß und dünnwandig ist. Ein Nabelbruch führt fast nie zu Komplikationen und verursacht keine Schmerzen.

Angeborene Zwerchfellhernien

können zu einer Verlagerung von Bauchinhalt in den Thoraxraum (meist links) führen und erfordern eine sofortige operative Korrektur. Über Hiatushernien siehe S. 288.

14. Erkrankungen der Nieren, der ableitenden Harnwege und der äußeren Geschlechtsorgane

14.1 Physiologische Vorbemerkungen

F. BLÄKER

Die drei **Grundvorgänge der Harnbereitung** sind:

1. *glomeruläre Filtration,*
2. *tubuläre Rückresorption,*
3. *tubuläre Sekretion.*

Diese Aufgaben werden von verschiedenen Abschnitten des Nephrons wahrgenommen (Abb. 137). Im Glomerulus wird der Primärharn bereitet; er stellt ein Ultrafiltrat des Blutplasmas dar. Im proximalen Tubulus werden Wasser, Nährstoffe (Glukose, Aminosäuren) und Elektrolyte rückresorbiert (obligate Rückresorption); sezerniert werden Stoffwechselprodukte, die glukuronsäure-gebunden bzw. schwefelsäure-verestert sind, organische Basen und einige körperfremde Stoffe. Durch fakultative Rückresorption werden im distalen Tubulus soviel Elektrolyte und Wasser rückresorbiert, wie zur Aufrechterhaltung der Iso-Osmose des Blutes erforderlich sind. Durch Harn*konzentrierung* wird Wasser eingespart, durch Harn*verdünnung* eine Überwässerung verhindert. Der Urin, der die einzelnen Abschnitte gegensinnig durchströmt, unterliegt dem Einfluß osmotischer Wirkung aus dem Interstitium. Wasser folgt passiv den gelösten Stoffen. Da die Wände des distalen Tubulus und der Sammelröhre eine geringe Wasserdurchlässigkeit haben, kann ein osmotisches Gefälle zwischen Interstitium und Tubuluslumen aufrechterhalten bleiben.

Antidiuretisches Hormon (ADH) macht den distalen Tubulus und die Sammelröhre stärker für Wasser durchgängig, konzentriert dadurch den Urin, wirkt der Diurese entgegen. Die ADH-Abgabe wird durch Osmorezeptoren geregelt, die Natrium- und Kaliumkonzentration im Organismus durch *Aldosteron* beeinflußt.

Es fördert die tubuläre Rückresorption des Natriums und die tubuläre Sekretion von Kalium.

Der Aufrechterhaltung einer konstanten Wasserstoffionen-Konzentration im Organismus dient die *Azidogenese*. Einer Übersäuerung des Blutes wird u. a. durch die Ausscheidung von H^+-Ionen entgegengewirkt.

Bei einer Alkalose des Organismus werden von der Niere zur Wiederherstellung des normalen Blut-pH H^+-Ionen zurückgehalten. Stattdessen werden Natrium und Kalium vermehrt ausgeschieden. Der Kaliumverlust stellt eine schwerwiegende Folge der Alkalose dar.

Die Nieren *Neugeborener* sind – bezogen auf das Körpergewicht – fast doppelt so groß wie die Nieren Erwachsener. Ihre Größe entspricht dem relativ größeren extrazellulären Flüssigkeitsraum und dem relativ größeren Wasserumsatz junger Kinder (S. 94). Die Leistungsbreite der Nierenfunktion Neugeborener ist – verglichen mit der Erwachsener – gering. Unter den Tubulusfunktionen ist vor allem das Konzentrationsvermögen bzw. die Fähigkeit zur Wasserrückresorption, noch nicht voll entwickelt. Zur Elimination harnpflichtiger Serumbestandteile benötigen die Nieren eine relativ große Flüssigkeitsmenge. Wird nicht genügend Wasser aufgenommen, kommt es zur Elektrolyt- und Harnstoffretention und zum Anstieg der Osmolarität des Bluts mit Durstfieber.

14.2 Untersuchungsmethoden

Die **Urinuntersuchung** ist die einfachste und sicherste Methode, eine Nierenerkrankung zu erkennen. Erythrozyturie und leichte Proteinurie werden als *nephritische Symptome* gewertet. Eine isolierte große Proteinurie (Ausscheidung von mehr als 40 mg Protein pro m² Körperoberfläche und Stunde) ist Leitsym-

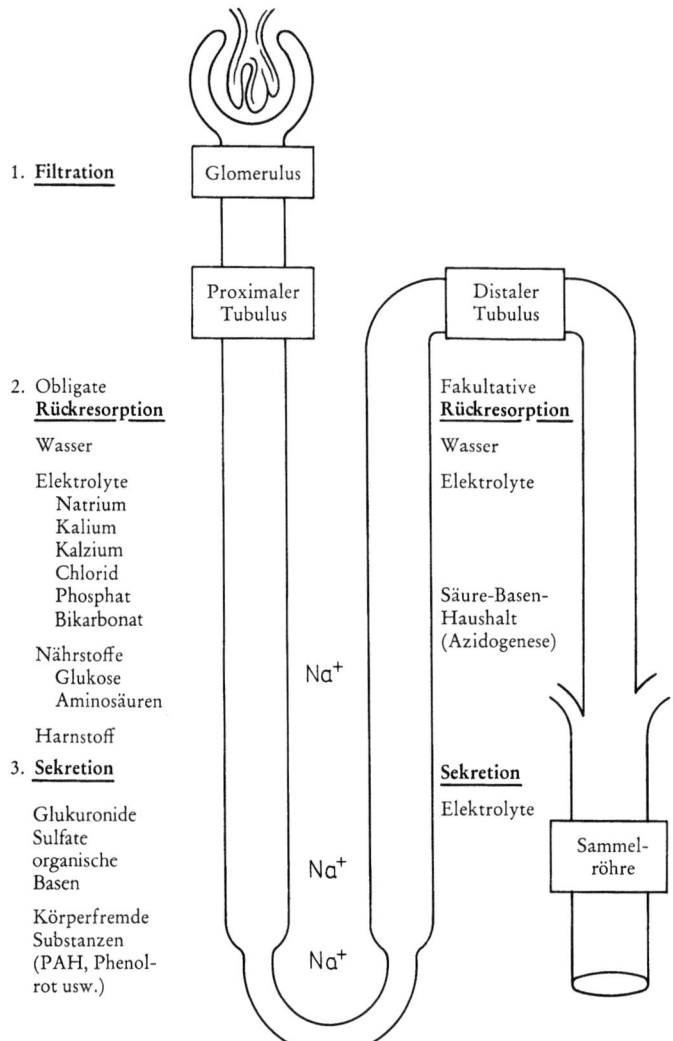

Abb. 137. Lokalisation der Partialfunktionen der Niere

ptom eines *nephrotischen Syndroms*. Eine Leukozyturie weist auf eine Harnwegsinfektion hin, die durch Erregernachweis gesichert wird. Zur Untersuchung sollten frischgewonnene Urinproben verwendet werden. Spontanurin, der bei Säuglingen in einem Plastikbeutel aufgefangen wird, der vor die Urethralöffnung geklebt wird, eignet sich nur zum Ausschluß pathologischer Veränderungen. Geeigneter für Untersuchungen ist der sogenannte Mittelstrahl-Urin; beim Mädchen kann man die Blase vorsichtig katheterisieren, beim Knaben sollte man es unterlassen. Für bakteriologische Untersuchungen ist Urin, der durch suprapubische Punktion der gefüllten Blase gewonnen wird, besonders geeignet.

Die Leistungsfähigkeit der Nieren wird durch **Clearance-Untersuchungen** geprüft. Als Maß für die Größe des Glomerulusfiltrates kann die endogene Kreatinin-Clearance gewertet werden. Auch die Konzentration des Kreatinins im Serum, bezogen auf die Körperoberfläche, korreliert eng mit der glomerulären Filtration. Zur Messung der effektiven Nierendurchblutung, des Nierenplasmastroms eignen sich insbesondere Isotopen-Verfahren. Die

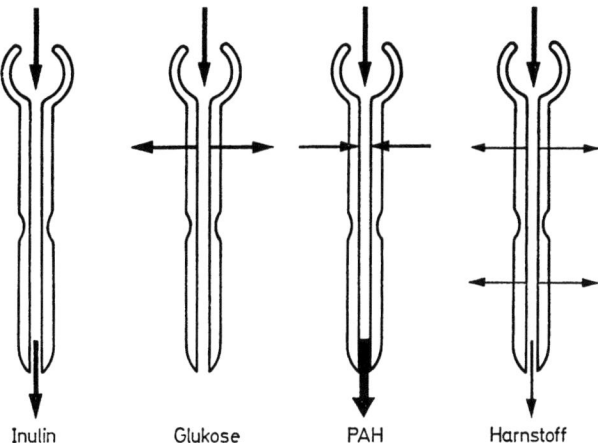

Abb. 138. Glomeruläre Filtration (Inulin), tubuläre Rückresorption (Glukose, Harnstoff) und tubuläre Sekretion (Para-Amino-Hippursäure = PAH) in ihrer Auswirkung auf die Elimination. Die quantitativen Verhältnisse sind durch die Dicke der Pfeile angedeutet

Funktionsfähigkeit der tubulären Abschnitte ist durch die Bestimmung von Aminosäuren, Glukose, Phosphat, der Osmolarität und der Säurekapazität des Urins zu erkennen.

Sonographische Untersuchungen orientieren über Lage und Größe der Nieren und über das ableitende Harnsystem. Aus pathologischen Ergebnissen leitet sich die Indikation für eingehendere Untersuchungen mit anderen bildgebenden Verfahren ab.

Zur **histologischen Untersuchung** von Nierengewebe verwendet man Biopsate, die durch perkutane Organpunktion unter Sicht (Ultraschall oder intravenöse Pyelographie) gewonnen werden.

14.3 Glomeruläre Nephropathien

14.3.1 Die akute Glomerulonephritis

Die *akute postinfektiöse Glomerulonephritis* ist eine diffuse abakterielle Entzündung der Glomeruluskapillaren beider Nieren. Meist geht eine Infektion mit β-hämolysierenden Streptokokken der Gruppe A ein bis drei Wochen voraus. Die entzündlichen Erscheinungen entstehen offenbar durch Immunreaktionen. Im glomerulären Gewebe finden sich Antikörper vom IgM- und IgG-Typ, die in vielen Fällen gegen Streptokokkeneiweiß gerichtet sind. Außerdem läßt sich Komplement nachweisen, das die Fähigkeit zur Gewebszerstörung besitzt.

1) Klinisches Bild

Der Beginn ist uncharakteristisch: Die Kinder werden appetitlos und schwach, klagen über Kopfschmerzen; die Temperatur ist subfebril. Ein durch Erythrozyten *rötlich-brauner Urin* und *Ödeme* an Lidern, Händen und Füßen sind diagnostisch wegweisend. Schmerzen in der Lendengegend strahlen in die Leisten aus, der Harn nimmt an Menge ab.

Bei der Untersuchung sind *Hämaturie* und *Ödeme* die Kernsymptome; der *Blutdruck* ist nur bei einem Drittel der erkrankten Kinder erhöht. Die allgemeine Blässe ist Folge des Ödems und eines generalisierten Gefäßspasmus. Im Urin ist Eiweiß nachweisbar. Das Sediment enthält neben Erythrozyten auch Leukozyten, hyaline und granulierte Zylinder. Im Blut ergibt sich je nach Schwere der Erkrankung eine unterschiedlich starke *Retention* harnpflichtiger Substanzen: Harnstoff-N übersteigt die obere Grenze des Normalwertes 25 mg/dl, Harnsäure 6 mg/dl und Kreatinin 1,0 mg/dl Serum. Als Ausdruck der Streptokokkenätiologie ist der Antistreptolysintiter meist erhöht. In über 90% der Fälle ist der Komplementwert des Blutes vermindert; seine Normalisierung geht der klinischen Besserung parallel.

Differentialdiagnose

Die akute Glomerulonephritis muß von anderen Nierenerkrankungen, die das gesamte Erscheinungsbild: Hämaturie, Proteinurie, Ödeme, Hypertonie, Oligurie/Anurie nachahmen oder Einzelsymptome verursachen können, abgegrenzt werden.

Eine **Hämaturie** kann bedingt sein durch:

1. akute oder chronische Formen erworbener Glomerulusschäden; z. B.
- durch eine Glomerulonephritis bei Purpura Schönlein-Henoch oder Lupus erythematodes,
- durch eine membrano-proliferative Glomerulonephritis im Krankheitsschub
- durch eine fokale Glomerulonephritis mit mesangialer IgA-Bindung (IgA-Nephropathie, Morbus Berger);
2. hereditäre Glomerulopathien, vor allem durch die Glomerulonephritis mit Taubheit (Alport-Syndrom) und durch die familiäre benigne Hämaturie bei schmalen fragilen Basalmembranen;
3. Fehlbildungen der ableitenden Harnwege, Harnsteine, haemorrhagische Zystopyelitiden, Tumoren und Blutungsübel.

Steht nur eine leichte Proteinurie im Vordergrund, muß differentialdiagnostisch eine *orthostatische Proteinurie* ausgeschlossen werden. Bei dieser harmlosen Anomalie findet sich im Nachturin (Liegen) kein Eiweiß; steht das Kind auf, und vor allem, nimmt es eine Hohlkreuzhaltung ein (Lordose), wird Eiweiß nachweisbar. Offenbar ist das Symptom die Folge einer Hypoxie infolge gestörter Durchblutungsregulation.

Bei symptomarmem Verlauf fällt die Abgrenzung der akuten Glomerulonephritis gegen *interstitielle Nephritiden* und gegen Schübe bislang inapparent verlaufender *chronischer Nephritiden* schwer. Die Klärung gelingt oft nur durch histologische Untersuchung eines Nierengewebszylinders. Differentialdiagnostische Hinweise ergeben auch die Funktionsstudien mit Clearancemethoden (Abb. 139).

Verlauf

Gelegentlich kommt es im Beginn der Erkrankung zu einer „Pseudourämie", die mit Kopfschmerzen, Erbrechen, Somnolenz und tonisch-klonischen Krämpfen einhergehen kann und wahrscheinlich auf ein Hirnödem bzw. einen cerebralen Angiospasmus bei akuter arterieller Hypertension (hypertensive Encephalopathie) zurückzuführen ist. Eine Glomerulonephritis *dauert* im allgemeinen rund *6–8 Wochen*, vereinzelt auch nur wenige Tage.

Therapie

Bei akuter Glomerulonephritis mit Ödemen, Niereninsuffizienz oder Hypertension muß im Anfangsstadium *Bettruhe* eingehalten werden. Die *Nahrung* muß kochsalzarm sein (sog. kochsalzfreie Kost) und darf zunächst nur ½–1 g Eiweiß pro kg Körpergewicht enthalten. Die Flüssigkeitszufuhr richtet sich nach dem Ausscheidungsvermögen der Nieren. Die Urinausscheidung wird täglich gemessen. Die erlaubte Flüssigkeitsmenge soll um 15 ml/kg Körpergewicht/Tag größer sein als die Urinmenge vom Vortage, denn dies entspricht dem Flüssigkeitsverlust durch Hautverdunstung,

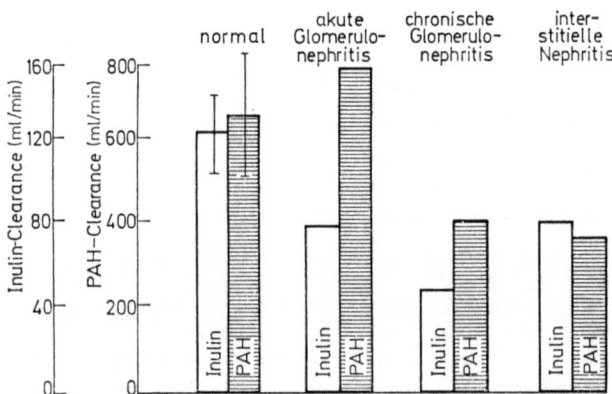

Abb. 139. Clearance-Untersuchungen beim Gesunden und beim Nierenkranken

Atemluft und Stuhlgang. Um die Zu- oder Abnahme von Ödemen zu erfassen, wird das Körpergewicht täglich kontrolliert. Bei schweren Verläufen mit erheblicher Einschränkung der Nierenfunktion ist eine streng bilanzierte parenterale Flüssigkeits-, Salz- und Nahrungszufuhr erforderlich. Als Kalorienträger dienen hochprozentige Zucker- und Aminosäurenlösungen, durch die der endogene Eiweißabbau in Grenzen gehalten wird; so wird die Niere weniger durch Stoffwechselschlacken belastet. Penicillin wirkt anfangs günstig; es wird zur Elimination der Streptokokken etwa drei Wochen lang gegeben. Als Herd kommen am ehesten entzündete Tonsillen in Frage. Tonsillektomien dürfen frühestens drei Monate nach Abklingen der akuten Symptome und nur unter Penicillinschutz vorgenommen werden.
Zur Beurteilung des *Ausheilungsgrades* werden blutchemische Untersuchungen und Funktionsproben vorgenommen. Für die Praxis genügt die Bestimmung des Kreatinins im Serum. Nur wenn Restsymptome bestehen bleiben, werden umfangreichere diagnostische Maßnahmen erforderlich wie Clearanceanalysen und histologische (sowie immunhistologische) Untersuchungen von Nierengewebe.
Die unmittelbare **Letalität** einer akuten Glomerulonephritis ist im Kindesalter sehr gering. Finden sich im Urin in den ersten Monaten noch geringe Eiweiß- und Erythrozytenbeimengungen, so muß dies nicht unbedingt den Beginn eines chronisch progredienten Prozesses bedeuten; sie können sich nach einiger Zeit ganz verlieren.

2) Sonderformen der abakteriellen Glomerulonephritis

Bei **allergischen Reaktionen** auf ein zugeführtes Antigen oder Hapten (Serum, Procainpenicillin, Irgapyrin u. a.) kann es zur Mitbeteiligung der Nieren in Form einer akuten Glomerulonephritis kommen. Die Behandlung besteht nach Möglichkeit in der Ausschaltung des ursächlichen Antigens; im übrigen wird therapeutisch wie bei der postinfektiösen Glomerulonephritis vorgegangen.
Auch bei der *Purpura rheumatica* (Schönlein-Henoch) sind die Glomeruluskapillaren häufig in den Krankheitsprozeß einbezogen (ca. 70%).
Ausdruck der Nierenbeteiligung ist eine Hämaturie. In weniger als 5%, bei denen sich meist auch eine ausgeprägte Proteinurie nachweisen läßt, tritt eine rasch progressive Glomerulonephritis mit progredientem Nierenversagen auf.

14.3.2 Rasch progressive Glomerulonephritis

Die *rasch progressive Glomerulonephritis* ist klinisch durch einen akut einsetzenden, meist innerhalb weniger Monate zur terminalen Niereninsuffizienz führenden Verlauf, histologisch durch eine extrakapilläre Proliferation mit ausgeprägter Halbmondbildung gekennzeichnet. Immunologisch lassen sich in etwa 60% der Fälle Autoantikörper gegen glomeruläre Basalmembran oder eine Immunkomplex-Schädigung der Glomeruluskapillaren nachweisen. Die rasch progrediente Glomerulonephritis tritt entweder als selbständige Krankheit auf, gelegentlich auch in Kombination mit Schädigungen der alveolären Basalmembranen und pulmonalen Hämorrhagien (Goodpasture-Syndrom), oder ist eine besonders schwerwiegende Organmanifestation systemischer Krankheiten (Lupus erythematodes, Purpura Schönlein-Henoch).
Die Diagnose wird durch histologische und immunhistologische Untersuchungen bioptisch gewonnenen Nierengewebes gestellt. Eine wirksame Therapie ist nicht bekannt.

14.3.3 Hämolytisch-urämisches Syndrom

Unter dieser Bezeichnung versteht man eine mit thrombotischer Mikroangiopathie einhergehende Nierenerkrankung, bei der es zu *Urämie, Anämie* und *Thrombozytopenie* kommt. Oft geht eine Durchfallserkrankung voraus. Das volle Krankheitsbild setzt akut ein. Bei schweren Verläufen treten *Oligurie/Anurie, Hypertonie* und *zerebrale Anfälle* hinzu. Ätiologie und Pathogenese sind weitgehend unbekannt. In einzelnen Fällen können immunologische Mechanismen pathogenetisch eine Rolle spielen. Im Blutausstrich findet sich eine charakteristische „Eierschalenbildung" geschädigter Erythrozyten. Im Urin sind *Fibrinogenspaltprodukte* stark erhöht.
Die **Behandlung** von Anämie, Thrombocytopenie, Hypertonie und zerebralen Anfällen macht symptomatische Maßnahmen erforder-

lich. Bei Oligurie und Anurie hat sich die frühzeitige Dialyse (Hämodialyse oder Peritonealdialyse) als sehr wirksam erwiesen.
Die *Prognose* ist ernst. Bei den Überlebenden stellt sich die Nierenfunktion oft weitgehend wieder her.

14.3.4 Chronische Glomerulonephritiden

sind gekennzeichnet durch den fortschreitenden Untergang ganzer Nephrone; das Endstadium ist die *Schrumpfniere*. Sie können sich aus unbekannter Ursache primär-chronisch entwickeln, im Gefolge chronischer Infektionen oder autoallergischer Prozesse entstehen, in seltenen Fällen offenbar auch Folge einer akuten Glomerulonephritis sein. Progrediente glomeruläre Nierenerkrankungen können auch vererbt sein und familiär auftreten. Sie gehen dann meist mit typischen extrarenalen Symptomen einher, wie z. B. die hereditäre Nephritis mit Taubheit und Augenanomalien (Alport-Syndrom); die fokale glomeruläre Basalmembranverdickung mit Hypoplasie oder Aplasie der Patella und der Nägel (hereditäre Onycho-Osteodysplasie, Nagel-Patella-Syndrom); die membrano-proliferative Glomerulonephritis mit Lipodystrophie.
In der **Pathogenese** sind immunologische Prozesse oft bedeutungsvoll. Zwei Typen immunologischer Schädigung von Glomeruluskapillaren können unterschieden werden:

1. Glomerulonephritis durch Immunkomplexe aus Fremd- oder Eigenantigen mit entsprechendem Antikörper.
2. Glomerulonephritis durch Autoantikörper gegen glomeruläre Basalmembranen.

Durch Bindung der Immunkomplexe in den Glomeruli oder durch die spezifische Reaktion zwischen Basalmembran-Antigen und Autoantikörper wird Komplement aktiviert: Es kommt zu Gewebsschäden. Zur *histologischen* und *immunologischen Klassifizierung* der glomerulären Veränderungen wird Nierengewebe durch *perkutane Biopsie* gewonnen (Tabelle 65).
Nach dem klinischen *Verlauf* läßt sich eine *hypertonisch-vaskuläre*, mehr *nephritische* Form von einer *proteinurisch-ödematösen* Form (nephrotisches Syndrom) unterscheiden. Mischbilder beider Verlaufstypen sind häufig.
Die Beschwerden der Patienten und der Grad

Tabelle 65. Zuordnungsschema glomerulärer Nierenerkrankungen nach morphologischen Kriterien

Ausdehnung	Veränderungen des Schlingenkonvoluts	Veränderungen der Kapsel
diffus (alle Glomeruli)	proliferativ	keine (intrakapillär)
fokal (einzelne Glomeruli)	sklerosierend	
segmental (Teile der Glomeruli)	membranös	vorhanden (extrakapillär)

der Niereninsuffizienz sind abhängig vom Stadium der chronischen Glomerulonephritis. Ist die Konzentrationsfähigkeit der Nieren aufgehoben (Isosthenurie) werden zur Eliminierung der Stoffwechselendprodukte und zur Regulierung des Säure-Basen-Haushaltes vermehrt Wasser und Elektrolyte benötigt, was bei der Therapie zu berücksichtigen ist. Bei stärkerer tubulärer Schädigung können vermehrt Natrium oder Kalium verlorengehen. Der Verlust muß durch Natrium- oder Kaliumzufuhr mit der Nahrung ausgeglichen werden. Bikarbonat- oder Zitratgabe erhöht die Pufferkapazität bei metabolischer Azidose infolge verminderter H^+-Ionensekretion oder Bikarbonatrückresorption.
Die **Prognose** der chronischen Glomerulonephritiden ist i. a. schlecht. Eine Ausnahme bildet die fokale Glomerulonephritis mit IgA-Bindung, die zu Hämaturie und leichter Proteinurie führt und nur selten progredient verläuft.
Die Möglichkeit der Besserung oder auch Heilung ist darüber hinaus in den Fällen gegeben, in denen die auslösenden Ursachen behandelt werden können. Dies gilt für chronische Glomerulonephritiden bei Infektionen (Sepsis, Malaria, Infektionen von Kunststoffkathetern (*Shunt-Nephritis*)) oder bei Systemerkrankungen wie Lupus erythematodes disseminatus, Periarteriitis nodosa.
Im *Endstadium* chronischer Glomerulonephritiden steigern sich Kopfschmerzen, Unruhe und Erbrechen. Durchfälle treten auf, der Mundgeruch wird urinös, Flüssigkeit wird reti-

niert, das urämische Koma vertieft sich. Die **Behandlung** des Endstadiums besteht in der Anwendung der *chronischen Dialyse* und der *Nierentransplantation*.

14.3.5 Nephrotisches Syndrom

Unter dieser Bezeichnung werden Erkrankungen der Niere zusammengefaßt, die durch Ödeme, eine starke renale Eiweißausscheidung, Hypoproteinämie und Hyperlipidämie gekennzeichnet sind.

1) Idiopathisches nephrotisches Syndrom

Pathologisch-anatomisch finden sich bei Nephrosen im Kindesalter in einem hohen Prozentsatz (70%) lichtmikroskopisch keine glomerulären Veränderungen oder nur minimale Proliferationen des glomerulären Bindegewebes. Für diese Fälle hat sich die Bezeichnung **Lipoidnephrose** gehalten. Immunglobuline und Komplement lassen sich in den Glomeruli nicht oder nur in Spuren nachweisen.
Die Lipoidnephrose kommt vorwiegend im Kleinkindesalter vor, mit einem Gipfel im dritten Lebensjahr. Ätiologisch liegt möglicherweise eine allergische T-Zell-Reaktion im Bereich der Glomeruluskapillaren vor. Pathogenetisch im Vordergrund steht die fibrinoide Umwandlung der Basalmembran der Glomeruli mit ihrer erhöhten Eiweißdurchlässigkeit.
Der Beginn der Erkrankung ist meist schleichend, die Kinder sehen blaß und gedunsen aus. Das Vollbild der Nephrose ist durch folgende Symptome gekennzeichnet:

Große Proteinurie (> 40 mg/m²/Std.)
Hypoproteinämie (< 2,5 g Albumin/dl Serum)
Ödeme, Aszites und Hydrothorax,
Hyperlipämie mit Cholesterinerhöhung über 300 mg/dl Serum.

Blutdruckerhöhung und Retention von harnpflichtigen Substanzen fehlen meist, Erythrozyten sind dem Urin nicht oder nur in geringer Menge beigemischt.
Der Organismus verarmt an Eiweiß nicht nur durch die Proteinurie, sondern auch durch gesteigerten Proteinkatabolismus in Tubuluszellen und durch einen enteralen Eiweißverlust infolge Schädigung der Darmwandkapillaren. Diese werden vor allem für niedermolekulare Proteine durchlässig. Es kommt zu einer für das nephrotische Syndrom typischen Veränderung des Serumeiweißes: Albumin und Gammaglobulin fallen ab, die α_2-Makroglobuline nehmen zu (Abb. 140). Die Blutkörperchensenkung ist infolge der starken Verschiebungen im Eiweißspektrum stark erhöht. Im Harnsediment finden sich neben hyalinen Zylindern lipoidhaltige Tubuluszellen, deren Lipoid im polarisierten Licht als hell-leuchtende „Malteserkreuze" sichtbar wird.

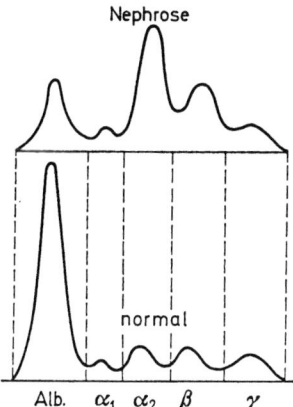

Abb. 140. Elektrophorese bei Nephrose im Vergleich zum Gesunden

Die Prognose

der Lipoidnephrose ist durch Einführung der Glukokortikoide und der Antibiotika wesentlich gebessert. In den meisten Fällen lassen sich die Symptome beseitigen, mit *Rezidiven* muß jedoch über Jahre jederzeit gerechnet werden. Häufig verursachen interkurrente Infekte Rückfälle. Früher führten insbesondere Pneumokokkenperitonitiden oft das Ende herbei. Hochfieberhafte Infekte können aber auch günstig wirken: Durch Masern kommt es gelegentlich zu vorübergehender Remission oder dauernder Heilung.

Therapie

Im akuten Stadium wird Bettruhe verordnet. Die Patienten erhalten 1–2 mg/kg Körpergewicht *Prednison*. Der Umschwung im Krankheitsgeschehen zeigt sich durch das Einsetzen der Polyurie an, die meist 9–11 Tage nach Behandlungsbeginn eintritt. Hat sich die Proteinurie zurückgebildet, kann man auf eine *alternierende* Prednisonbehandlung übergehen. Bei der alternierenden Therapie wird Prednison jeden zweiten Tag in einer einzigen Dosis am Vormittag gegeben. Durch dieses Vorgehen wird eine Atrophie der Nebennierenrinde vermieden. Die Beeinträchtigung des Längenwachstums und die Schädigung der Knochenmatrix durch Glukokortikoide wird gering gehalten. Die *Diät* muß kochsalzarm und eiweißreich sein. Die Ödemausschwemmung kann zusätzlich durch *Diuretika* gefördert werden. Elektrolytkontrollen im Serum sind erforderlich. Bei Infektionen muß hochdosiert mit *Antibiotika* behandelt werden. Operative Eingriffe zur Sanierung chronischer Enzündungsherde müssen unter antibiotischem Schutz vorgenommen werden.

2) Nephrotisches Syndrom mit schweren histologischen und immunhistologischen Veränderungen der Glomeruli

Bei etwa 30% Kindern mit nephrotischem Syndrom finden sich schwere histologische Veränderungen (Tabelle 65).
Um **eigenständige Krankheitsbilder** handelt es sich bei folgenden Veränderungen:

- fokale Glomerulosklerose
- membrano-proliferative Glomerulonephritis
- epimembranöse Glomerulonephritis (membranöse Glomerulopathie)

Die membranoproliferative Glomerulonephritis geht meist mit einer Verminderung des Komplementfaktors C3 einher. Hier scheint eine Anomalie der Komplementaktivierung wegbereitend für die Krankheit zu sein.
Der **Verlauf** der genannten chronischen glomerulären Nierenerkrankungen ist meist progredient und endet dann in der chronischen Niereninsuffizienz.
Ein **Therapieversuch** mit Glukokortikoiden kann unternommen werden. Die immunsuppressive Therapie hat keine sichere Verbesserung der Langzeitprognose dieser Nephroseformen gebracht.

3) Angeborenes nephrotisches Syndrom

Das konnatale, häufig familiäre nephrotische Syndrom ist selten, es hat eine schlechte Prognose. Setzt es bereits in den ersten Lebensmonaten ein, endet es meist innerhalb eines Jahres tödlich. Histologisch liegt dem Krankheitsbild eine *mikrozystische* Umwandlung der Nephronen zugrunde.

4) Sekundäres symptomatisches nephrotisches Syndrom

Ein nephrotisches Syndrom kann sehr unterschiedliche Ursachen haben. Es kann bei einem Lupus erythematodes visceralis oder einer Purpura Schönlein-Henoch auftreten oder die Folge einer Infektionskrankheit sein (z. B. Lues, Malaria). Intoxikationen z. B. mit Gold, Tridione, Penicillamin, Nierenvenenthrombosen u. a. können zu einem nephrotischen Syndrom führen. Die Therapie besteht vor allem in der Behandlung der Grundkrankheit.

14.4 Interstitielle Nephritiden

Die *akute interstitielle Nephritis* kann bei bakteriellen Infektionen, bei immunreaktiven Erkrankungen und infolge lokaler Überempfindlichkeitsreaktionen gegen Fremdsubstanzen, z. B. Sulfonamide, Penicilline, Cephalosporine, Furosemid, auftreten. Sie kommt auch bei Abstoßungsreaktionen in transplantierten Nieren vor. Als eigenständiges Krankheitsbild wird die akute eosinophile interstitielle Nephritis angesehen, bei der sich in typischer Weise eine Uveitis anterior, Knochenmarksgranulome und eine polyklonale Hyperimmunoglobulinämie finden.
Klinische Zeichen der akuten Nephritis sind lokale Schmerzen, Fieber, Blässe, Übelkeit und Erbrechen. Häufig besteht eine Makro- oder Mikrohämaturie. Diagnostische Hinweise ergeben sich aus dem klinischen Bild, der Anamnese, den Untersuchungsbefunden, die eine deutliche Störung tubulärer Funktionen zeigen, und schließlich aus der histologischen Untersuchung eines Nierenbiopsats.
Die Behandlung ist symptomatisch. Bei nachgewiesenen Überempfindlichkeitsreaktionen kann die Gabe von Glukokortikoiden wirksam sein.
Eine *chronische interstitielle Nephritis* findet sich bei immunreaktiven Erkrankungen, vor allem beim Lupus erythematodes. Sie kann Folge toxischer Schädigung sein, z. B. infolge von Analgetika-Mißbrauch, Zytostatika-Behandlung oder Strahleneinwirkung oder durch chronische Infektionen verursacht sein.
Die chronisch interstitielle Nephritis führt oft zur terminalen Niereninsuffizienz. Ihre Behandlung ist symptomatisch.

14.5 Nierenversagen

Das *akute Nierenversagen* ist definiert als plötzlicher Ausfall zuvor intakter Nierenfunktionen. Es geht mit Störungen des Wasser- und Elektrolythaushaltes, des Säure-Basen-Gleichgewichtes einher und führt zu einem raschen Anstieg harnpflichtiger Substanzen im Blut.
Ursachen des akuten Nierenversagens können prärenal, intrarenal oder postrenal liegen. Prärenale und postrenale Störungen sind vor allem bei Neugeborenen und jungen Säuglingen häufig.
Prärenale Ursachen sind Hypovolämie, kardiale Insuffizienz und schwere Hypotonie (Schock). Intrarenale Ursachen sind akute Tubulusnekrose, akute glomeruläre oder interstitielle Entzündungen, mikroangiopathische und thrombotische Gefäßverschlüsse und Verlegung der intrarenalen Harnwege. Postrenale Ursachen sind Urintransport-Störungen infolge von Mißbildungen oder sekundärer Obstruktion der Harnwege durch Steine, Blutkoagel und Tumoren.
Das klinische Leitsymptom des akuten Nierenversagens ist die verminderte Urinausscheidung bis zur Anurie. Diagnostische Maßnahmen zur Abklärung der Ursache sind sonographische Untersuchungen, die intra- und postrenale Störungen aufdecken und die Untersuchung der Osmolarität im Urin, die bei prärenalem Nierenversagen erhöht ist.
Die Behandlung richtet sich nach der Ursache. Symptomatische Maßnahmen bestehen in der Bilanzierung des Wasser- und Elektrolythaushaltes und im Einsatz von Dialyseverfahren zur Vermeidung einer schwereren urämischen Intoxikation.
Ein *chronisches Nierenversagen* wird im Kindesalter am häufigsten durch glomeruläre Nierenerkrankungen verursacht, gefolgt von Mißbildungen des Urogenitaltraktes, bakteriellen Infektionen, Stoffwechselerkrankungen und schweren Nierenverletzungen. Ist die Leistungsfähigkeit der Nieren eingeschränkt, steigt der Phosphatspiegel im Blut (Phosphatstau). Entsprechend dem Grad der Insuffizienz geht die Fähigkeit der Nieren verloren, Vitamin D in die stoffwechselaktive Form des 1,25-Dihydrocholekalziphenols zu überführen. Es entwickelt sich eine Vitamin D-Resistenz mit Abnahme der enteralen Kalziumresorption. Der Kalziumwert im Blut sinkt ab, die Hypokalzämie führt zur Aktivierung der Nebenschilddrüsen (sekundärer Hyperparathyreoidismus). Es kommt zur *renalen Osteopathie,* die durch hohe Dosen Vitamin D3, besser durch individuell ermittelte Dosen von aktivem Vitamin D, gebessert werden kann.
Die Einschränkung der Nierendurchblutung kann einen *renalen Hypertonus* auslösen durch Zunahme des Intravasalvolumens oder durch eine vermehrte Reninausschüttung aus den juxtaglomerulären Zellen. Die Blutbildung wird durch Erythropoetin-Mangel und durch toxische Schädigung der Erythropoese beeinträchtigt. Es entsteht eine hyporegenerative, *renale Anämie.* Zunehmend retinierte urämische Toxine und die Azidose schädigen Gefäßwände und erhöhen deren Permeabilität: Flüssigkeit tritt ins Gewebe (*Ödeme*), auch in die Lungenalveolen (fluid lung). Es kommt zu einer gesteigerten *vaskulären Blutungsneigung,* zum Bild der urämischen Intoxikation.
Die *Behandlung des Endstadiums* besteht in der Anwendung der chronischen Dialyse (Hämodialyse oder chronisch ambulatorische Peritonealdialyse CAPD) und in der Nierentransplantation.

14.6 Renale arterielle Hypertension

Blutdruckerhöhungen auf pathologische Werte, d. h. Werte, die bei mehrfacher Messung über der 95. Perzentile für das Alter liegen, sind im Kindesalter in mehr als 80% der Fälle auf renale Ursachen zu beziehen. Weiter kommen kardio-vaskuläre Ursachen in Frage (vor allem die Aortenisthmusstenose); an endokrine Störungen ist bei Erkrankungen der Nebennierenrinde und des Nebennierenmarks zu denken.
Die *renale Hypertonie* hat zwei wesentliche Ursachen:

– die Minderdurchblutung einer Niere oder einzelner Abschnitte einer Niere mit vermehrter Reninsekretion, und
– die verminderte Ausscheidungsfähigkeit für Wasser und Elektrolyte mit der Folge einer Hypervolämie.

Sie kann bei allen angeborenen und erworbenen Erkrankungen der Nieren und der Nierengefäße auftreten und mit oder ohne klinische Symptome einhergehen.

Klinische Symptome des erhöhten Blutdrucks sind Kopfschmerzen, Übelkeit, Erbrechen, Sehstörungen und bei krisenhaftem Anstieg auch Bewußtseinsstörungen und zerebrale Krämpfe (hypertensive Krise).

Durch Bestimmung der Reninsekretion und des Aldosterons im Plasma und im Urin sind die reninbedingten Hochdruckformen zu erkennen. Bei einseitiger Nierenarterienstenose ist beim intravenösen Pyelogramm die Kontrastmittelanschoppung auf der betroffenen Seite vermindert.

Wenn die Ursache eines arteriellen Bluthochdruckes nicht durch operative Maßnahmen beseitigt werden kann, ist eine symptomatische Therapie erforderlich.

Die *symptomatische Hochdrucktherapie* sollte schrittweise aufgebaut werden, wobei in einzelnen Fällen diätetische Maßnahmen mit Reduktion des Kochsalzes und ein angemessenes körperliches Training ausreichen. Zur Elimination des Kochsalzes kann zusätzlich ein Diuretikum eingesetzt werden. Reichen die Maßnahmen nicht aus, ist in einem nächsten Schritt die Wirksamkeit eines Betarezeptoren-Blockers zu prüfen. Bei unzureichender Wirksamkeit kann der Betarezeptoren-Blocker mit einem vaso-dilatorischen Mittel, z. B. Hydralazin, kombiniert werden. Auch Kalzium-Antagonisten können mit Erfolg eingesetzt werden. Zusätzliche Maßnahmen sind bei unzureichender Wirksamkeit erforderlich. Sie bestehen in Ergänzung der Behandlung durch Antiadrenergika oder zentral wirkende Antihypertensiva. Als besonders wirksam hat sich bei renalem Hochdruck der Inhibitor des Angiotensin converting enzymes, Captopril, erwiesen, der entweder in Kombination oder besser als Einzelmedikament gegeben wird.

Ziel der Hochdrucktherapie ist die Senkung der Blutdruckwerte in einen tolerablen Bereich, d. h. Senkung des systolischen und diastolischen Blutdrucks unter die 96. Perzentile für das Alter.

14.7 Tubulopathien und vaskuläre Nierenerkrankungen

14.7.1 Tubulopathien

lassen sich nach ihrer Genese in erbliche und erworbene Störungen unterteilen, nach der vorliegenden Lokalisation in Erkrankungen des proximalen Tubulus und der distalen Tubulusabschnitte (Tabelle 66).

Tabelle 66. Primäre, meist erbliche tubuläre Defekte

Bezeichnung	Störung der Rückresorption für	Therapie
Proximaler Tubulus		
1. Renale Glukosurie	Glukose	unnötig
2. Isolierte Aminoazidurie	siehe Kapitel 6.1 (S. 77)	
3. Phosphatdiabetes	Phosphat	Hohe Dosen Vitamin D
4. Proximale tubuläre Azidose	Bikarbonat	Alkalisierende Substanzen
5. de Toni-Debré-Fanconi-Syndrom	Glukose Aminosäuren Phosphat	Hohe Dosen Vitamin D, Na- und K-Zitrat
Distale Tubulusabschnitte (Henlesche Schleife, distaler Tubulus, Sammelrohr)		
6. Diabetes insipidus renalis	Wasser	Reichlich Flüssigkeit, Diuretika
7. Distale („klassische") tubuläre Azidose	Anorganische Basen (gegen H-Ionen)	Alkalisierende Substanzen
8. Familiäre juvenile Nephronophthise	Wasser, Anorganische Basen	Reichlich Flüssigkeit, Anorganische Basen

Im **proximalen** Tubulus werden Wasser, Glukose, Aminosäuren, Phosphat und Bikarbonat rückresorbiert (Abb. 137). Jede dieser Funktionen kann isoliert oder in Kombination mit anderen gestört sein.

1) Die renale Glukosurie

ist eine harmlose erbliche Anomalie, die meist zufällig entdeckt wird und keiner Behandlung bedarf. Die tubuläre Rückresorption von Glukose ist vermindert, bei normalem oder leicht erniedrigtem Blutzucker kommt es zur Zuckerausscheidung im Urin.

2) Die Zystinurie

kann die Ursache von Nierensteinen sein (S. 77).

3) Beim Phosphatdiabetes

führt die verminderte tubuläre Phosphatrückresorption zum Phosphatverlust, es entwickelt sich eine schwere Rachitis (S. 91).

4) Die primäre proximale tubuläre Azidose

beruht auf einer Störung der Rückresorption von Bikarbonat. Das Manifestationsalter liegt meist zwischen 6 und 18 Monaten. Appetitlosigkeit, Erbrechen, Gewichts- und Wachstumsstillstand sind die klinischen Zeichen. Die Prognose ist günstig; meist kommt es im Alter von zwei Jahren zur spontanen Ausheilung.

5) Die totale Insuffizienz des proximalen Tubulus,

das de Toni-Debré-Fanconi-Syndrom, ist als primäres Leiden im Kindesalter selten (S. 77). Die sekundäre Form kommt bei übergeordneten Stoffwechselkrankheiten vor.
In die **distalen** Tubulusabschnitte ist die fakultative Wasserrückresorption und ein Teil der Azidogenese zu lokalisieren. Folgende Störungen werden beobachtet:

6) Der Diabetes insipidus renalis

hat meist einen X-chromosomal-rezessiven Erbgang. Die Epithelien der distalen Tubulusabschnitte sprechen auf das antidiuretische Hormon des Hypophysenhinterlappens nicht an. Die Folge ist eine Polyurie mit Polydipsie. Im frühen Säuglingsalter äußert sich die Störung in mangelndem Gedeihen, Fieber, Obstipation, Erbrechen, Dehydratation. In diesem Zustand können die Kinder sterben, wenn nicht die Ursache aufgedeckt wird, oder es resultieren Hirnschäden, welche die geistige Entwicklung beeinträchtigen. Da die Niere den Harn nicht genügend konzentrieren kann, müssen therapeutisch zur Elimination, insbesondere des Natriums, große Flüssigkeitsmengen zugeführt werden. Einen günstigen Effekt haben Saluretika, weil sie durch eine Steigerung der Natriumausscheidung die Hyperosmolarität des Blutes senken.

7) Bei der distalen („klassischen") tubulären Azidose

ist die H-Ionen-Elimination in das Tubuluslumen vermindert. Der Körper verarmt an Natrium, Kalium und Kalzium. Der Kaliummangel schafft die Disposition zur aszendierenden Pyelonephritis. Kalziummangel bedingt Rachitis bzw. Osteomalazie. Die Hyperkalziurie kann die Ursache einer Verkalkung der Markpyramiden (Nephrocalcinosis) oder einer Nephrolithiasis sein. Die initialen Symptome sind Inappetenz, Schwäche, Polydipsie und Polyurie. Therapeutisch versucht man durch die Zufuhr von Natrium- und Kaliumcitrat das Elektrolyt-Defizit auszugleichen.

8) Familiäre juvenile Nephronophthise

Ein chronisches Versagen des distalen Tubulus, schließlich des gesamten Nephrons wird bei der familiären juvenilen Nephronophthise (Fanconi) beobachtet. Kennzeichnend sind eine Störung der Wasserrückresorption (Diabetes insipidus renalis), eine Anazidogenese mit hyperchlorämischer Azidose und schließlich – nach Jahren – auch eine glomeruläre Insuffizienz mit Retention harnpflichtiger Substanzen. Die Erkrankung beruht wahrscheinlich auf einem vorzeitigen Aufbruch der Tubuli, die nach ihrem Untergang sekundär durch Bindegewebe ersetzt werden. Im Markbereich weiten sich Zysten auf (kleinzystische Markdegeneration). Die Krankheit führt regelmäßig zur Niereninsuffizienz. Sie ist abzugrenzen von der *Oligomeganephronie,* bei der offenbar die Ausbildung von funktionstüchtigen Nephronen primär gestört ist. Der *klinische Ablauf* beider Krankheitsbilder weist viele Parallelen auf. Eine sichere Differenzierung ist nur durch histologische Untersuchung möglich.

9) Bei der idiopathischen Hyperkalziurie

bilden sich infolge massiven renalen Kalziumverlustes Rachitiszeichen mit Minderwuchs aus. Es kommt zu diffusen Verkalkungen des Nierenparenchyms (*Nephrokalzinose*) und zur Einschränkung der Nierenleistung. Die *Therapie* erfolgt mit Kalziumsubstitution und Vitamin-D-Gaben. Differentialdiagnostisch sind andere Störungen abzugrenzen, die ebenfalls eine diffuse Nephrokalzinose verursachen können, wie z. B. die primäre Hyperoxalurie (*Oxalose*), Vitamin-D-Intoxikation und tubuläre Azidose.

10) Bei der idiopathischen Hypokaliämie

mit Hyperkaliurie und Hypochlorämie, metabolischer Alkalose und Minderwuchs (Bartter-Syndrom) ist der tubuläre Regelmechanismus für die Kaliumbilanzierung gestört. Die Krankheit geht mit einer inappropriaten Prostaglandinsekretion einher. Prostaglandininhibitoren können zu rascher Besserung führen.

14.7.2 Erkrankungen des gesamten Nephrons

Das akute Versagen des gesamten Nephrons, die *akute anurische Nephropathie* kann verschiedene Ursachen haben:

- Blutdruckabfall bei Blutverlust, Operationen und dgl.
- schwere Verletzungen („Crush-Syndrom"),
- Verbrennungen,
- Intoxikationen (z. B. Sublimat),
- Transfusionen von inkompatiblem Blut,
- entzündliche Veränderungen der Glomeruli oder des Niereninterstitiums,
- Thrombenbildung in den Glomeruluskapillaren

Der Krankheitsverlauf kann in **drei Phasen** eingeteilt werden:
Stadium der renalen *Minderdurchblutung* (durch Schock oder Verlegung von Gefäßen),
Stadium der *Oligurie oder Anurie* mit Anstieg der harnpflichtigen Serumbestandteile,
Ausheilungsstadium mit *Polyurie*.

14.7.3 Vaskuläre Nierenerkrankungen

Chronisch **sklerosierende Gefäßprozesse** (Nephrosklerosen) sind im Kindesalter außerordentlich selten.
Angeborene ein- oder beidseitige **Nierenarterienstenosen** führen zu einer renalen Minderdurchblutung; sie sind gelegentlich Ursache einer *juvenilen Hypertonie*. Eine Normalisierung des Blutdrucks kann durch Gefäßoperation erreicht werden.
Ein- oder doppelseitige **Nierenvenenthrombosen** finden sich gelegentlich bei Neugeborenen nach Übertragung, nach Geburtstrauma oder bei Diabetes der Mutter; auch Säuglinge mit Exsikkose können davon befallen werden. Therapeutisch kommen Fibrinolytika, Antikoagulantien, bei doppelseitigem Befall die Thrombektomie oder bei einseitigem Befall eine Nephrektomie in Frage; die Prognose ist schlecht.

Nierentumoren

gehören zu den häufigsten abdominellen Tumoren im Kindesalter. Hypernephrome, Nierenkarzinome und -sarkome sind sehr selten, meist handelt es sich um einen **Wilmstumor** (S. 222).

14.8 Harnwegserkrankungen

F. Bläker und
M. A. Lassrich

14.8.1 Akute Harnwegsinfektion

Bakterielle Infektionen der Blase (Zystitis) und des Nierenbeckens (Pyelitis) faßt man als „Harnwegsinfektionen" zusammen. Häufig ist die Niere mitbeteiligt (Pyelonephritis). Bildet der Organismus Antikörper gegen den betreffenden Infektionserreger, so kann dies als ein Hinweis auf die Beteiligung der Niere angesehen werden. Die Beimengung von Leukozyten zum Urin (Pyurie) gehört zu den Hauptsymptomen der Harnwegsinfektionen. Im Säuglingsalter liegt ein Geschlechtsverhältnis Mädchen zu Knaben von 3 : 2 vor, jenseits der Säuglingszeit von 6 : 1. Die höhere Gefährdung der Mädchen ist auf die Kürze der Urethra zurückzuführen. *Aszendierende Darmkeime* gelangen leichter in die Harnblase als bei Knaben. Im ersten Lebensjahr handelt es sich meist um den *deszendierenden, hämatogenen Infektionsweg;* deshalb ist das Geschlechtsverhältnis in dieser Altersstufe nocht nicht so erheblich verschoben.

Im **Säuglingsalter** verläuft eine Harnwegsinfektion als hochfieberhafte Erkrankung ohne spezifische Beschwerden. Mattigkeit, Trinkunlust, Unruhe, Blässe sind die uncharakteristischen Symptome. Gelegentlich kommt es zum Ikterus oder zu einer Vorwölbung der Fontanelle. Erbrechen kann den Verdacht fälschlich auf eine gastrointestinale Ursache lenken. Bei jeder unklaren Temperatursteigerung sollte demnach der Urin mikroskopisch untersucht werden. Man findet dann reichlich, manchmal massenhaft Leukozyten, unterschiedliche Mengen von Erythrozyten, zahlreiche Epithelien, Schleim und u. U. Zylinder. Für Mittelstrahl- und Katheterurin wurden Richtzahlen erarbeitet, die eine Unterscheidung normaler von verdächtigen und pathologischen Zuständen erlauben:

Tabelle 67. Abgrenzung von Urinbefunden

	Verdächtiger Befund
Leukozytenzahl bei Mädchen/μl	15 – 50
Leukozytenzahl bei Jungen/μl (über 3 Jahre alt)	5 – 10
Erythrozyten/μl	5 – 10
Bakterien/ml	10 000 – 100 000

Der Punktionsurin sollte steril sein. Liegen die beobachteten Werte *unter* den genannten Zahlen, so ist der Befund normal; liegen sie *über* den genannten Zahlen, so liegt mit großer Wahrscheinlichkeit eine Harnwegsinfektion vor. Ein verdächtiger Befund muß sogleich kontrolliert werden. Die Eiweißprobe im Urin ist auch im filtrierten Urin mehr oder weniger deutlich positiv, die Blutkörperchensenkung stark erhöht.

Bei **älteren Kindern** treten lokale Beschwerden in den Vordergrund: Sie klagen über Harndrang und Brennen beim Wasserlassen und geben Schmerzen in Blasen- und Nierengegend an. Differentialdiagnostisch muß zunächst an eine Beimengung von Leukozyten vom äußeren Genitale her gedacht werden. Dies gilt insbesondere für Mädchen, bei denen eine Vulvovaginitis durch Sekretion von Eiter eine Harnwegsinfektion vortäuschen kann. Finden sich auch im Strahlurin Leukozyten und Erythrozyten, muß differentialdiagnostisch eine symptomarme Glomerulonephritis ausgeschlossen werden, ein Harnstein oder auch ein Fremdkörper, der spielerisch in die Urethra befördert wurde.

Als **Erreger einer Harnwegsinfektion** findet man folgende Keime (der Häufigkeit nach geordnet): Escherichia coli, Proteus, Enterokokken, Pyocyaneus (Pseudomonas aeruginosa), Klebsiellen, Staphylokokken und Aerobacter aerogenes. Mit Ausnahme der Kokken handelt es sich um gramnegative Stäbchenbakterien.

Zur **Behandlung** akuter Schübe eignet sich vor allem Cotrimoxazol, die Kombination eines Sulfonamids mit Trimethoprim. Bei Kindern im ersten Lebensjahr ist Ampicillin bzw. Amoxicillin wegen geringerer Nebenwirkungen vorzuziehen. Als Langzeittherapeutikum wird bevorzugt Nitrofurantoin eingesetzt. Alle genannten Mittel können oral gegeben werden. Bei Resistenz der Erreger gegen eines der genannten Mittel muß auf andere Präparate zurückgegriffen werden, deren Auswahl nach dem Ergebnis der Resistenzbestimmung getroffen wird. Während der Behandlung sollen die Kinder reichlich trinken. Die Kur sollte auch in leichten Fällen mindestens zwei Wochen dauern, da volle und dauernde Ausheilung erstrebt werden muß. Wegen der Gefahr von Rezidiven sind engmaschige *Kontrollen* des Urins über zwei Jahre angezeigt.

14.8.2 Chronische Harnwegsinfektionen

sind häufig die Folge unzureichend behandelter oder unerkannter akuter Harnwegsinfektionen. Im Kindesalter beginnend können sie immer wieder aufflammen und zu schweren Leiden beim Erwachsenen werden. Die *Behandlung* ist außerordentlich schwierig. Die Erreger können wechseln. Wegbereitend sind häufig Harnstauung bzw. Fehlbildungen des harnableitenden Apparates. Ein *vesiko-ureteraler Reflux* kann angeboren sein und zur Harnwegsinfektion disponieren oder sich infolge einer Infektion entwickeln (S. 335). Bei jeder therapieresistenten oder rezidivierenden Harnwegsinfektion sollten daher eine Sonographie und urologische Röntgenuntersuchungen durchgeführt werden, um Mißbildungen, Harnsteine oder einen Reflux auszuschließen.

Pyelonephritis

Offenbar ist schon bei einer akuten Harnwegsinfektion das Nierengewebe häufig mitbetroffen. Meist aszendierend kommt es zu einer Schädigung des Interstitiums und damit des Tubulusapparates (S. 330). Klinisch finden sich neben uncharakteristischen Symptomen Druck- und Klopfschmerzhaftigkeit beider Nierenlager mit Ausstrahlung der Schmerzen in die Leistengegend. Im Urin sind Bakterien nachweisbar, Leukozyten, z. T. in Zylindern, z. T. als „Glitzerzellen", granulierte Zylinder sowie Nieren- und Deckepithelien. Die Behandlung der chronischen Harnwegsinfektion setzt eine Sanierung pathologischer Abflußverhältnisse voraus. In jedem Fall ist eine medikamentöse Dauertherapie notwendig, die sich über mindestens 6 Monate erstrecken muß. Eine volle Ausheilung läßt sich oft erst nach **langzeitiger Antibiotikatherapie** erreichen. Gelingt es nicht, der Infektion Herr zu werden, dann droht der Übergang in ein chronisches Stadium. Röntgenologisch werden Formänderungen der Nierenkelche erkennbar; die mangelnde Konzentrationsleistung und die Einschränkung der tubulären Sekretion bei Clearanceuntersuchungen zeigen den Tubulusschaden an. Schließlich leidet auch die glomeruläre Filtration, eine Niereninsuffizienz entwickelt sich; die pyelonephritische Schrumpfniere stellt den Endzustand dar.

14.8.3 Urolithiasis

Ätiologie und Pathogenese sind uneinheitlich, endogene Faktoren und Anomalien des Harntraktes mit Abflußstörungen und sekundären Infektionen spielen eine entscheidende Rolle. Im Gefolge einer länger dauernden *Immobilisierung* eines Kindes, z. B. bei Osteomyelitis, Poliomyelitis, nach schweren Frakturen oder Operationen, gibt das Skelett bei Fortbestehen der Osteoklastentätigkeit, aber verminderter Osteoblastenfunktion verstärkt Kalzium ab. Es resultiert eine Hyperkalziurie, die eine Steinbildung begünstigt. Harnsteine enthalten bei Kindern überwiegend Kalziumphosphat oder -oxalat. Nur selten sind *Stoffwechselanomalien* die Ursache dieser Konkremente, z. B. eine Zystinurie oder eine Vitamin-D-Überdosierung.

Als wesentliche **klinische Symptome** findet man eine Harnwegsinfektion, eine Hämaturie und bei älteren Kindern auch Steinkoliken. Manchmal bestehen Miktionsschwierigkeiten. *Kalkdichte Harnsteine* werden röntgenologisch oder sonographisch nachgewiesen. Bei *nicht schattengebenden Harnsteinen* weist eine Abflußstörung indirekt auf den Sitz des Konkrementes hin. Es kann sich in das Beckenkelchsystem, in den Ureter, die Blase und gelegentlich in die Urethra lokalisieren. Sonographisch und urographisch lassen sich außerdem jene Anomalien aufdecken, die besonders bei Säuglingen und Kleinkindern durch Harnstauung und Infektion die Entwicklung von Harnsteinen einleiten.

Die im Beckenkelchsystem der Niere gebildeten Konkremente wandern mit dem Harnstrom abwärts und bleiben als **Uretersteine** bevorzugt vor dem intramuralen Ostium liegen. **Blasensteine** entstehen meist primär als kleine Konkremente im Nierenbecken, wandern durch den Ureter in die Blase und nehmen hier an Größe zu. Beim Abgang kann sich solch ein Stein vorübergehend in der Urethra festsetzen und eine akute Harnverhaltung hervorrufen. Meist gelingt es, ihm durch Katheterisierung zum Abgang zu verhelfen oder ihn in die Blase zurückzustoßen. Die **Therapie** ist bei Harnsteinen je nach Größe und Lokalisation konservativ oder chirurgisch, gelegentlich läßt sich bereits beim Kinde die Steinzertrümmerung einsetzen. Vor allem ist es erforderlich, eine disponierende Anomalie und die akute Harnstauung zu beseitigen.

Manchmal führen Kinder **Fremdkörper** in die Harnröhre ein, die hier oder in der Blase Verletzungen und Infektionen verursachen bzw. unterhalten können. Auch die Ausbildung von Blasensteinen ist bei den von Urin umflossenen Gegenständen möglich, deren Nachweis röntgenologisch und endoskopisch erfolgen muß.

14.9 Mißbildungen der Nieren und der ableitenden Harnwege

M. A. LASSRICH

Sie sind infolge der komplizierten Organentwicklung häufig. Anomalien, die den Harnabfluß behindern, verursachen oft eine groteske Erweiterung der Harnwege. Durch den ansteigenden Druck innerhalb des Harntraktes, vor allem aber wegen der unausbleiblichen Infektion kommt eine irreparable Schädigung des Nierengewebes zustande. Da man heute zur Beseitigung von Harnabflußstörungen plastische Operationen durchführen kann, ist unbedingt eine *frühzeitige Diagnose* anzustreben. Sie ist in schweren Fällen sonographisch bereits intrauterin möglich.

Die klinischen Symptome

einer solchen Mißbildung sind je nach Art und Lokalisation unterschiedlich und während des Säuglingsalters oft noch erstaunlich geringfügig. Obstruktive Anomalien des oberen Harntraktes haben häufig eine rezidivierende oder chronische Harnwegsinfektion zur Folge. Mißbildungen der unteren Harnwege verursachen hauptsächlich Miktionsstörungen oder eine Inkontinenz. Aber diese auf den Harntrakt weisenden Symptome sind nur etwa bei der Hälfte aller betroffenen Kinder vorhanden. Bei den übrigen finden sich lediglich Fieberschübe, schlechtes Gedeihen, Blässe und Mattigkeit ohne pathologischen Urinbefund.
Neben dem Nachweis einer Eiweißausscheidung, Leukozyturie und Hämaturie ist eine weiterführende Diagnostik angezeigt. Als erste Untersuchungsmethode wird die **Sonographie** eingesetzt. Falls eine zusätzliche Klärung notwendig wird, folgen urologische Röntgenuntersuchungen mit einer **Zystographie** und einer **Miktionsurethrographie,** um einen Reflux und Abstromhindernisse zu erkennen. Dem schließen sich bei Bedarf eine **iv. Urographie** und andere Spezialmethoden an.

14.9.1 Nierenagenesie

Das Fehlen beider Nieren ist mit dem Leben nicht vereinbar, während eine einseitige Agenesie oft lange symptomlos bleibt. Ihr Nachweis gelingt sonographisch und durch eine Zystoskopie. Dabei zeigt sich ein asymmetrisches Trigonum und nur *ein* Ostium. Aber nur eine Aortographie klärt definitiv die Situation: Nierenarterie und Nierenparenchym fehlen auf einer Seite, die Einzelniere ist entsprechend vergrößert.

14.9.2 Nierenhypoplasie und Nierendysplasie

Kinder mit einer beidseitigen Nierenhypoplasie haben nur geringe Lebenschancen. Rezidivierende Harnwegsinfektionen und eine sich entwickelnde Hypertonie kennzeichnen das klinische Bild. Findet sich nur einseitig eine stark veränderte Zwergniere, so läßt sich weder klinisch noch pathologisch-anatomisch klären, ob es sich um eine Anomalie oder um die Folgen rezidivierender pyelonephritischer Schübe handelt.

14.9.3 Zystennieren

1) Infantile, polyzystische Form

Kinder mit dieser Form der Zystennieren kommen entweder bereits tot zur Welt oder sterben innerhalb der ersten Lebenswochen oder -monate an Urämie. Die erheblich vergrößerten Nieren lassen sich als „Bauchtumoren" palpieren.
In den aufgeschnittenen Organen erkennt man eine Wabenstruktur mit Tausenden zystischer Hohlräume. Auch in Leber, Pankreas, Lungen und Ovarien können sich gleichzeitig zystische Veränderungen finden.

2) Erwachsenenform

Bei diesem dominanten Erbleiden entwickeln sich innerhalb des Nierenparenchyms einzelne Zysten unterschiedlicher Größe. Sie wachsen kontinuierlich und zerstören durch Drucknekrose das Nierengewebe. Die Diagnose läßt sich sonographisch und urographisch stellen, sobald solche Zysten aufgrund ihrer Größe das Nierenbecken, vor allem die Kelchhälse und die Kelche charakteristisch deformieren.

3) Multilokuläre Zystenbildung

Sie wird schon bei Kindern beobachtet. Man findet hierbei in der Nierenperipherie innerhalb einer fibrösen Kapsel, manchmal auch nur einseitig innerhalb eines Nierenpoles, zahlreiche unterschiedlich große Zysten.

14.9.4 Anomalien am Ureterabgang

Der Ureterabgang wird gelegentlich durch Anomalien eingeengt, die eine Harnstauung bewirken. Art und Typus dieser Stenosen sind unterschiedlich. Dichte Adhäsionen können den Ureterabgang an das erweiterte Nierenbecken fixieren, verengen und abknicken. Diese Bindegewebsstränge sind meist angeboren und nicht entzündlicher Art (Briden). Die gleiche Wirkung haben atypische Gefäße, falls sie den Ureter komprimieren. Echte Stenosen am Ureterabgang sind Folge einer primären Entwicklungsstörung.

Bei Abflußstörungen kommt es zunächst zu einer Ausweitung des Nierenbeckens, später zu einer Kelcherweiterung und Parenchymschädigung (Abb. 141). Das Endstadium dieser Entwicklung, die Sackniere, ist durch ein riesiges Nierenbecken gekennzeichnet, an dem nur noch ein sehr dünner Parenchymmantel hängt. Je nach dem Grad der Harnstauung bedürfen diese Anomalien einer plastischen Operation oder gar einer Nephrektomie.

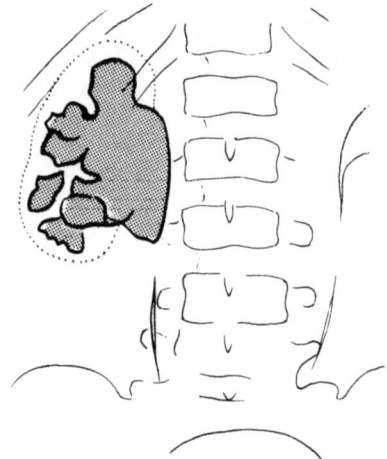

Abb. 141. Ureterabgangsstenose mit Hydronephrose rechts: Strangulation des Ureters durch Bridenbildung

14.9.5 Mißbildungen des Ureters

1) Doppelbildungen

Ureterduplikaturen entstehen bei der Aussprossung einer zweiten Ureterknospe, so daß alle ihre Derivate, nämlich Ureter, Nierenbecken und Kelchenden zweifach angelegt sind. Doppelnieren mit doppeltem Ureter kommen ein- und beidseitig vor. Sie sind klinisch bedeutungslos, solange nicht zusätzlich eine Harnabflußstörung mit Infektion oder eine ektopische Uretermündung vorhanden ist (Abb. 142). Charakteristisch ist auch die Art der Nierenbeckenteilung: Das obere Nierenbecken bleibt stets kleiner und drainiert ein Areal, das sonst der oberen Kelchgruppe eines regulären dreigeteilten Nierenbeckens zugehört.

2) Ektopische Uretermündung

Hierbei liegt das Ostium distal des Trigonum, nämlich im Blasenboden, Blasenhals oder in

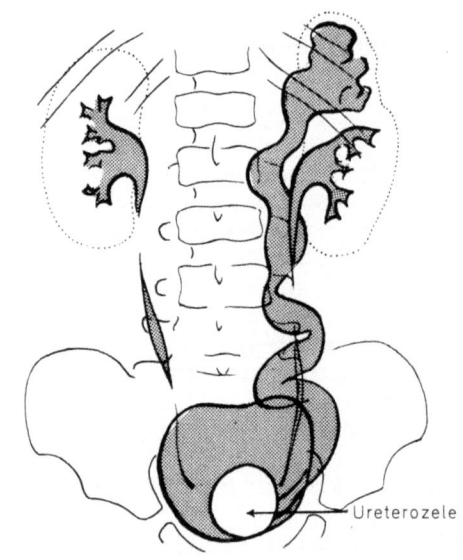

Abb. 142. Doppelniere links mit doppeltem Ureter. Hydronephrose und Megaureter der oberen Nierenanlage. Der erweiterte Ureter mündet distal vom normalen Ureter in die Blase: Ektopische Ureterozele infolge Mündungsstenose

der Urethra, manchmal sogar innerhalb der Genitalorgane (Vestibulum, Vagina, Samenbläschen). Meist findet man diese Anomalie bei Doppelnieren, wobei der Harnleiter der oberen Niere ektopisch mündet. Inkontinenz („Enuresis", Harnträufeln) und eine Harnwegsinfektion sind die führenden Symptome.

3) Ureterozelen

Beim Kinde stellt die *Doppelniere mit ektopischer Ureterozele* den weitaus häufigsten Typ dieser Anomalie dar. Auf der mißbildeten Seite sind zwei Ureteren vorhanden. Der Ureter der oberen Niere endet in einer Ureterozele, die sich kaudal des Trigonums am Blasenboden befindet. Sie liegt nur teilweise innerhalb der Muskelwand und ragt im gefüllten Zustand kuppelartig in das Blasenlumen vor. Die verengte Öffnung der Ureterozele bewirkt einen Harnrückstau, so daß sich ein Megaureter und eine Hydronephrose der oberen Niere ausbilden. Die Diagnose läßt sich mit Hilfe einer Urographie eindeutig stellen. Man erkennt dabei das kaudalwärts abgedrängte Kelchsystem der funktionstüchtigen unteren Niere und am Blasengrund einen charakteristischen rundlichen Füllungsdefekt durch die prall gefüllte Ureterozele. Die Funktion der oberen Niere ist dagegen infolge einer Infektion so stark beeinträchtigt, daß sie kein Kontrastmittel mehr ausscheidet oder nur schwach sichtbar wird. Die Diagnose soll endoskopisch und zystographisch bestätigt werden, die Behandlung ist operativ.

Die *orthotope Ureterozele* stellt eine zystische Dilatation des intravesikalen Ureterabschnittes bei einer Einzelniere dar und ist beim Kinde selten (Abb. 143).

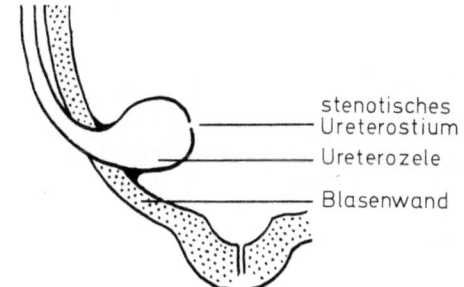

Abb. 143. Mechanismus der Genese einer orthotopen Ureterozele bei Ostiumstenose

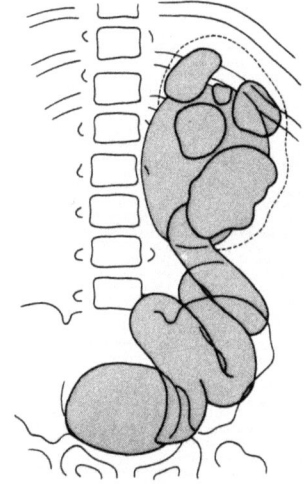

Abb. 144. Megaureter und Hydronephrose links infolge Uretermündungsstenose

4) Uretermündungsstenosen

Bei dieser Anomalie ist das Ureterostium hochgradig eingeengt und der Harnabfluß entsprechend beeinträchtigt. Die Harnstauung kann sich auf den ganzen oberen Harntrakt erstrecken, so daß ein sekundärer Megaureter mit Hydronephrose resultiert. Manchmal ist solch eine Stenose mit einer Ostiuminsuffizienz kombiniert, die ausgiebigen Reflux ermöglicht. Eine chirurgische Behandlung ist erforderlich.

14.9.6 Megaureter

Primäre Formen entstehen während der frühen Embryonalzeit und werden als Hemmungsmißbildungen aufgefaßt.
Sekundäre Formen entwickeln sich als Folge einer Harnabflußstörung an der Uretermündung oder im unteren Harntrakt. Die Ureteren sind dann ein- oder beidseitig erheblich erweitert und verlängert, so daß sie mehrere Schleifen und fixierte Knicke bilden und der Harntransport beeinträchtigt wird. Durch eine plastische Operation mit Verkürzung und Verschmälerung des Ureters läßt sich die Harnstauung beseitigen (Abb. 144).

14.9.7 Vesiko-ureteraler Reflux

Ein vesiko-ureteraler Reflux ist jenseits des Säuglingsalters immer pathologisch. Er kann schwere Folgen haben, weil er eine aufsteigende Infektion begünstigt, durch die Weiterleitung des Blaseninnendruckes den oberen Harntrakt dilatiert und das Nierenparenchym schädigt.

Mehrere Faktoren verhindern den Reflux: eine Art Klappe an der Harnleitermündung, der intramural verlaufende Ureteranteil mit seinem schrägen Durchtritt durch die Blasenwand und der vesiko-ureterale Druckgradient, der das Ostium besonders während der Miktion sperrt.

Beim Reflux-Syndrom lassen sich mehrere Gruppen unterscheiden:

1) Angeborene Form

Infolge einer Fehlanlage des Ureterostiums kommt es zur Störung des Antireflux-Mechanismus (klaffendes Ostium).

2) Sekundäre Form

Man findet sie bei infravesikalen Abflußhindernissen (neurogene Blase, Urethralklappe, Urethralstenose usw.).

3) Erworbene Form

Blasenentzündungen mit entsprechenden Schleimhautveränderungen um das Ostium beeinträchtigen den empfindlichen Antireflux-Mechanismus.

Der Refluxnachweis wird durch eine *Zystographie* erbracht. Während der Blasenfüllung (Ruhedruck) und bei der Miktion (gesteigerter Blaseninnendruck) lassen sich die Schlußfähigkeit der Ostien und die Intensität des Refluxes beurteilen (Gradeinteilung I–V).

Je nach Ätiologie und Schweregrad ist eine konservative (Entzündungsbehandlung) oder operative (Antireflux-Operation) *Therapie* erforderlich.

14.9.8 Blasenentleerungsstörungen

Sie werden durch verschiedene Ursachen hervorgerufen, etwa durch neurogene Störungen der Blasenfunktion (bei Meningomyelozele), durch eine Blasenhalsstenose, durch Urethralklappen und isolierte Strikturen.

Die **sog. neurogene Blase** ist meist an Mißbildungen des Rückenmarks und der unteren Wirbelsäule gekoppelt (lumbo-sakrale Myelozele) oder kann gelegentlich posttraumatisch entstehen. Die Urinentleerung erfolgt nur tropfenweise (Überlaufblase) und bleibt inkomplett (Restharn). Blasenwand und Blasenausgang hypertrophieren. Eine **Blasenhalsstenose** ist nur sehr selten die Ursache einer Blasenerweiterung oder gar von Reflux.

Urethralklappen kommen beinahe ausschließ-

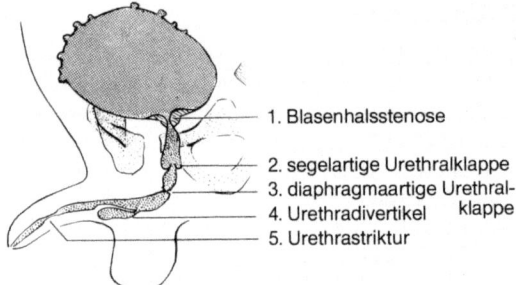

Abb. 145. Miktionsurethrographie beim Knaben: Mögliche Ursachen von Harnabflußstörungen

lich bei Jungen vor und liegen in der hinteren Urethra (Abb. 145). Die Klappen haben die Form kleiner Schleimhauttaschen und behindern den Harnabfluß, indem sie sich während der Miktion wie Segel aufblähen.

Diaphragma-artige **Stenosen** und **Urethralstrikturen** in der Harnröhre behindern ebenfalls die Miktion.

Als **Folge** der erschwerten und unvollständigen Harnentleerung entwickelt sich eine Hypertrophie des Detrusormuskels, gelegentlich auch eine enorme Dilatation der erschlaffenden Blase (Riesenblase). Schwere Formen weisen fast immer einen Reflux mit Rückstau bis in die Nierenbecken auf. Ein klinisch wichtiges Kriterium ist der Nachweis von Restharn. Mit Hilfe der Miktions-Zystourethrographie kann man meist die Ursache der Entleerungsstörung aufdecken. Die Behandlung ist chirurgisch, das Ergebnis aber bei manchen Formen unbefriedigend.

14.9.9 Blasenekstrophie

Jungen werden von dieser schweren, die Kinder und Eltern sehr belastenden Mißbildung häufiger betroffen. Von der Blase ist lediglich die Hinterwand entwickelt, die mit den frei zugänglichen Ureterostien offen daliegt, während Seiten- und Vorderwand fehlen. Urethra und Genitalorgane sind häufig mißbildet. Der Beckenring klafft vorne weit auseinander (Spaltbecken), seine Stabilität wird aber durch eine fibromuskuläre Gewebsbrücke einigermaßen gewährleistet. Ständiges Harnträufeln und die offenliegende verletzliche Blasenschleimhaut machen die Pflege außerordentlich mühsam. Eine aufsteigende Harnwegsinfektion ist fast nie aufzuhalten. Die chirurgische Behandlung gestaltet sich schwierig (Ableitung des Harns in den Dickdarm, nach außen oder in eine Dünndarmblase), bleibt immer problematisch und ist bisher wenig erfolgreich.

14.10 Fehlbildungen und Erkrankungen des äußeren Genitale

F. BLÄKER

14.10.1 Beim weiblichen Geschlecht

Die unspezifische **Vulvovaginitis** wird vor allem bei adipösen Mädchen gefunden. Als Fluor vaginalis albus ist sie in der Präpubertät oder prämenstruell eine häufige Erscheinung. Ein fötider Fluor sollte den Verdacht auf einen Fremdkörper in der Vagina lenken. Reizzustände der äußeren Genitalien sind gelegentlich auch auf Masturbation, Oxyuren- oder Trichomonadenbefall zurückzuführen. Neben der Beseitigung der Ursache kommen Sitzbäder mit Kaliumpermanganatlösung und Puderbehandlung in Frage. Eine gonorrhoische Ursache ist in jedem Fall auszuschließen.

14.10.2 Fehlbildungen und Erkrankungen der äußeren Geschlechtsorgane beim männlichen Geschlecht

Phimose

Beim Neugeborenen ist die epitheliale Verklebung von Vorhaut und Eichel ein physiologischer Zustand, der nicht beeinflußt werden sollte. Auf diese Weise ist die empfindliche Haut der Glans im Säuglingsalter vor der ätzenden Wirkung des Urins geschützt, der sich in der Windel ammoniakalisch zersetzen kann. Die Adhäsion löst sich spontan in der Kleinkindzeit spätestens bis zum 10. Lebensjahr. Trotz der Enge der Vorhautöffnung ist eine Harnentleerung im Strahl möglich.
Ist die Harnentleerung behindert, bläht sich bei der Miktion die Vorhaut sackförmig auf, liegt eine behandlungsbedürftige Phimose vor. Das Präputium ist zu lang und zu eng, oder es wandelte sich durch unvorsichtige Lösungsversuche mit feinsten Einrissen narbig um. In diesem Fall ist eine Operation angezeigt. Eine Zirkumzision ist auch angebracht, wenn es zu Balanitiden kommt oder eine Paraphimose vorliegt. Die zurückgestreifte Vorhaut stranguliert durch ihre Verengung die Glans.

Hypospadie und Epispadie

Bei der häufigen Hypospadie mündet die Urethra an der Ventralseite, bei der seltenen Epispadie an der Dorsalseite des Penis. Je nach der Dislokation der ventral gelegenen Harnröhrenmündung spricht man von Hypospadia glandis oder penis. Bei der Hypospadia scrotalis und perinealis ist auch das Skrotum gespalten. Die Fossa navicularis endet in diesen Fällen blind, die dystope Harnröhrenöffnung ist sehr eng. Operative Maßnahmen sind erforderlich. Die Epispadie ist meist kombiniert mit der **Blasenekstrophie.** Die Blasenschleimhaut liegt offen zutage, aus den Uretermündungen entleert sich tropfenweise der Urin. Auch die Symphyse ist gespalten, es besteht ein Kryptorchismus. Die operative Versorgung bereitet große technische Schwierigkeiten.

Die Hydrocele testis und die Hydrocele funiculi spermatici

findet man bei vielen männlichen Säuglingen. Sie können zu Verwechslungen mit Hernien Anlaß geben; im Gegensatz zu Hernien lassen sie sich aber wegen des wasserklaren Hydrozeleninhalts mit der Taschenlampe durchleuchten. Eine Therapie ist so gut wie nie erforderlich; mit Punktionen und vor allem Injektionen verödender Substanzen sei man äußerst zurückhaltend. Persistiert die Hydrocele länger als 1 Jahr oder ist sie vergesellschaftet mit Hernien, ist eine operative Behandlung angezeigt.

Die Hodentorsion

oder die Torsion einer **gestielten Hydatide** (Appendix testis) macht heftige lokale Schmerzen. Eine unbehandelte Hodentorsion kann in 4 bis 6 Std. zur Infarzierung des befallenen Hodens führen. Leider wird die Diagnose oft verkannt und eine Orchitis angenommen. Da diese im Kindesalter fast nur nach Mumps vorkommt und kaum je vor der Pubertät, ziehe man im Zweifelsfall rasch einen Chirurgen hinzu. Die Hodentorsion ist einseitig, von Rötung und Schwellung begleitet und kann zum Kollaps führen.

15. Knochen und Gelenke

15.1 Allgemeine Skelettentwicklung

M. A. LASSRICH

Zwei Formen der Osteogenese sind zu unterscheiden: Bei der **desmalen Ossifikation** wird embryonales Mesenchym direkt in Knochen umgewandelt. Auf diese Weise bilden sich die Belegknochen des Schädels und die Schlüsselbeine. Die übrigen Knochen entstehen als „Ersatzknochen" durch **chondrale Ossifikation.** Hierbei sind zu unterscheiden (Abb. 146)

1. Die *perichondrale* (später periostale) Ossifikation, welche schon im Fetalleben einsetzt;
2. die *enchondrale* Ossifikation mit ihrem metaphysären und epiphysären Anteil.

Das metaphysäre Wachstum im Bereich der Epiphysenlinien ermöglicht das Längenwachstum des Knochens. Die Ossifikation der Epiphysenkerne setzt erst nach der Geburt ein. Anomalien, Stoffwechselstörungen und Infektionen wirken sich im Bereich der schnellwachsenden Skelettabschnitte am deutlichsten aus. Daher bedürfen Epi- und Metaphysen besonderer Beachtung und eignen sich am besten für eine röntgenologische Diagnostik.

stört ist. Die Entwicklungsstörung betrifft auch die knorpelig präformierte Schädelbasis, während die bindegewebig angelegten Schädelknochen normal wachsen. Alle Röhrenknochen bleiben kurz und plump, die Schädelbasis (Os tribasilare) ist verkürzt, die Stirn wölbt sich über die Sattelnase stark vor. Die Wirbelkörper sind teilweise keilförmig verändert. Der Bauch wird vorgestreckt, weil das Os sacrum stark dorsalwärts gerichtet ist und die Neigung des Beckens dadurch erhöht wird (Abb. 147). Das Becken ist deformiert, der Gang watschelnd, der Mineralgehalt des Skeletts normal. Ähnliche, aber leichtere Erkrankungen mit zum Teil mehr lokalisierten Störungen werden Chondrodysplasie genannt.

Die Wachstumsstörung ist in schweren Fällen schon bei der Geburt sichtbar. Es besteht ein unproportionierter Zwergwuchs mit kurzen, plumpen, oft verbogenen Extremitätenknochen. Der Kopf ist groß, ein Hydrozephalus mäßigen Grades kommt infolge einer erschwerten Liquorpassage vor. Die Haut bildet charakteristische Querfalten, weil sie für die kurzen Extremitäten zu weit ist. Die geistige Entwicklung verläuft normal. Das Erbleiden ist therapeutisch nicht zu beeinflussen.

15.2 Anlagebedingte Systemerkrankungen des Skeletts

M. A. LASSRICH

1) Achondroplasie (Chondrodystrophie)

Die dominant vererbte Störung der **enchondralen Ossifikation** hat ein stark reduziertes Längenwachstum der Knochen zur Folge. Das Dickenwachstum verhält sich dagegen etwa normal, weil die periostale Ossifikation unge-

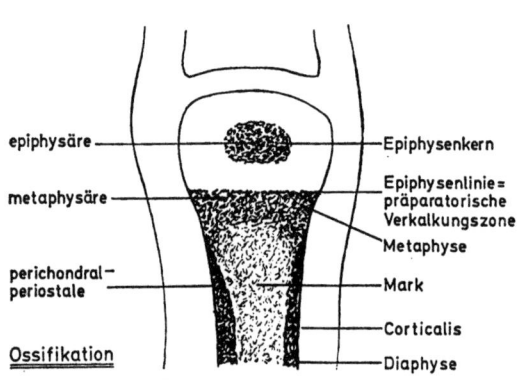

Abb. 146. Normale Ossifikation

Anlagebedingte Systemerkrankungen des Skeletts

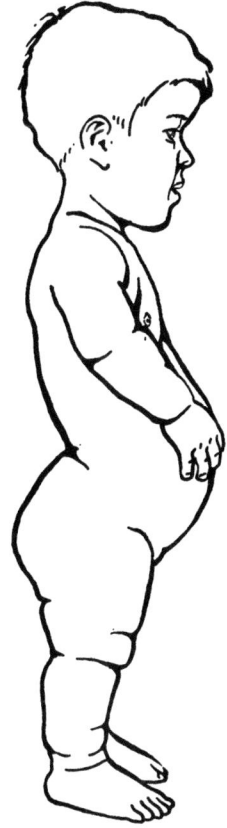

Abb. 147. Achondroplasie

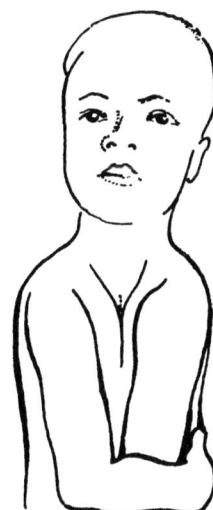

Abb. 148. Dysostosis cleidocranialis mit Schlüsselbeinaplasie

2) Enchondrale Dysostosen

a) Als **Dysostosis multiplex**

werden verschiedenartige Störungen des Mukopolysaccharid-Stoffwechsels zusammengefaßt. Die Skelettveränderungen sind bei den einzelnen Formen unterschiedlich stark ausgeprägt (S. 89).

b) Morquiosche Krankheit

Sie entspricht dem Typ IV der Mukopolysaccharidosen. Die Bezeichnung Dysostosis enchondralis metaphysaria weist auf die bizarren Verformungen der Metaphysen hin (S. 90).

c) Polyepiphysäre Dysplasie (Ribbing)

Es handelt sich um eine auf die Epiphysen beschränkte Ossifikationsstörung, die als familiäre Erkrankung, aber auch sporadisch vorkommt. Die Epiphysen bleiben wahrscheinlich infolge einer mangelhaften Vaskularisation klein und sind oft multizentrisch angelegt. Die Knochenkerne erscheinen im Röntgenbild deformiert und neigen an den besonders belasteten Gelenken (Hüftköpfe, Kniegelenke, Fußgelenke) zu Malazie und Defekten. Dementsprechend klagen die Kinder über Gelenkbeschwerden in den Hüften, den Knien und Füßen. Eine wirksame Therapie existiert nicht.

3) Dysostosis cleidocranialis

Bei dem dominanten Erbleiden findet man eine Ossifikationsstörung, die hauptsächlich die bindegewebig angelegten Knochen des Schädeldaches und der Schlüsselbeine betrifft. Typisch sind jahrelanges Offenbleiben der Fontanellen und der mit zahlreichen Schaltknochen versehenen Schädelnähte, eine brachyzephale Schädelform mit vorgewölbter Stirn, eine verkürzte Schädelbasis, ein stark verzögerter Zahnwechsel (Milchzähne bei Erwachsenen) und Schlüsselbeindefekte. Die Kinder können die Schultern so weit nach vorne bringen, daß sie sich berühren (Abb. 148). Auch die chondrale Ossifikation ist leicht gestört, so daß die Patienten kleinwüchsig bleiben, ferner Defekte der Schambeinfuge, Hypoplasien der Schambein- und Sitzbeinäste zustande kommen. Eine orthopädische Behandlung der Knochendefekte ist zuweilen notwendig.

4) Osteogenesis imperfecta

Das Erbleiden beruht auf einer Störung der Osteoblastentätigkeit mit einer starken Beeinträchtigung der endostalen und periostalen Ossifikation. Die enchondrale Knochenbildung dagegen verläuft etwa normal, so daß Knochen üblicher Länge entstehen, die aber ungewöhnlich kalkarm und grazil sind und häufig frakturieren.

In den schwersten Fällen der sporadisch auftretenden **Osteogenesis imperfecta letalis (Typ Vrolik)** bricht das Skelett schon intrauterin an zahlreichen Stellen (Extremitäten, Rippen). Diese Kinder sind oft nicht lebensfähig. Die Extremitätenknochen sind infolge häufiger Frakturen verkürzt und durch die üppige Kallusentwicklung ganz verbildet (Abb. 149), so

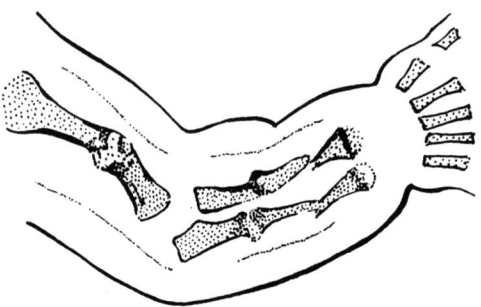

Abb. 149. Osteogenesis imperfecta beim Neugeborenen

daß eine Mikromelie resultiert und in typischen Fällen die normal weite Haut ausgeprägte Falten bildet. Der Schädel ist häufig wegen der mangelhaften Verknöcherung ungewöhnlich weich (Kautschukschädel), Nähte und Fontanellen sind weit offen.

Bei der **Osteogenesis imperfecta tarda (Osteopsathyrosis, Typ Lobstein)** treten die Frakturen erst später und seltener auf. Vier Symptome sind für dieses Leiden charakteristisch: Knochenbrüchigkeit, blaue Skleren, bernsteingelbe bis violette Verfärbung der opaleszenten Zähne und im zweiten Lebensjahrzehnt Taubheit durch Otosklerose. Manche Patienten weisen nicht alle oder nur eines dieser Symptome auf. Es gibt keine erfolgreiche Therapie.

5) Arachnodaktylie-Marfansyndrom

Bei diesem Syndrom sind die Knochen auffallend lang und grazil, am ausgeprägtesten an Händen und Füßen, daher die Bezeichnung „Spinnenfingrigkeit". Der ganze Habitus ist extrem asthenisch. Muskulatur und Fettpolster sind mangelhaft ausgebildet, der Kopf ist schmal, dolichozephal. Hinzu kommen Thoraxdeformitäten mit Trichterbrust und Kyphoskoliose, eine Mitral- und Aortenklappeninsuffizienz infolge der erschlaffenden Klappenringe, eine ausgeprägte Bänderschlaffheit mit Überstreckbarkeit der Gelenke und statisch bedingten Gelenkdeformitäten sowie eine angeborene Linsenluxation mit „Linsenschlottern". Das Leiden ist unterschiedlich stark ausgeprägt, eine wirksame Behandlung existiert nicht.

15.3 Fehlbildungen

M. A. Lassrich

1) Lückenschädel

Er kommt bei Neugeborenen meist in Kombination mit schweren Mißbildungen des Neuralrohres vor (Meningo-Myelozele, Enzephalozele, Hydrozephalus). Beim Betasten des Schädels lassen sich zahlreiche, nebeneinander liegende Lücken fühlen, die durch harte Knochenleisten voneinander getrennt sind.

2) Dysostosis craniofacialis (Crouzon)

Infolge einer prämaturen Nahtsynostose entwickelt sich ein Turmschädel. Die Erhöhung des Schädelinnendruckes – röntgenologisch erkennbar am Wabenschädel – kann zur Optikusatrophie führen. Die Gesichtsform ist charakterisiert durch die hohe Stirn, den Exophthalmus bei Hypertelorismus, die stark gebogene Nase und die Oberkieferhypoplasie (Abb. 150).

3) Kraniostenosen

Sie beruhen auf einem vorzeitigen Nahtverschluß bzw. auf einer Agenesie der Schädelnähte. Es kommt zu einer unterschiedlichen Beeinträchtigung des Schädelwachstums, je nachdem, welche Naht befallen ist. Ist die *Koronarnaht* betroffen, so ist das Wachstum in sagittaler Richtung behindert, so daß sich ein Brachyzephalus ergibt (Kurzschädel, Abb. 152); ist die Sagittalnaht verändert und

Fehlbildungen

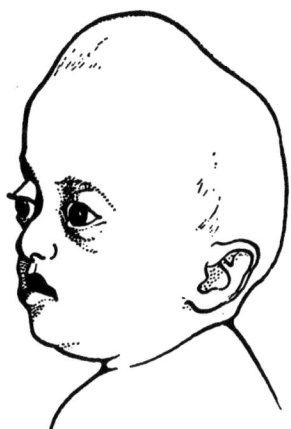

Abb. 150. Dysostosis craniofacialis (Morbus Crouzon)

das Breitenwachstum behindert, so resultiert ein Dolichozephalus (Langschädel, Abb. 153). Der Schädel dehnt sich also in beiden Fällen in der Verlaufsrichtung der synostosierten Naht aus. Sie selbst ragt oft kielartig vor. Sind Koronarnaht und Sagittalnaht gleichzeitig betroffen, so entsteht eine extreme Entwicklung in die Höhe (Turmschädel, Oxyzephalie). Auch einseitige Synostosen mit Gesichtsasymmetrie kommen vor. Knaben sind etwas häufiger befallen als Mädchen. Der erhöhte intrakranielle Druck verstärkt die Impressiones digitatae, gefährdet durch Druckwirkung den Sehnerv und führt unter Umständen zur Blindheit. Der Nachweis einer Nahtanomalie erfolgt röntgenologisch. Eine möglichst frühzeitige Diagnose und Therapie ist anzustreben, da manchmal nur durch eine Kraniotomie, d. h. durch eine bandförmige Knochenexzision längs der betroffenen Naht, eine ungehinderte Entwicklung des rasch wachsenden Gehirns gewährleistet ist und das Sehvermögen erhalten bleibt.

4) Angeborene Spaltbildungen der Wirbelsäule

Sie lokalisieren sich am häufigsten an beiden Wirbelsäulenenden und stellen Hemmungsmißbildungen dar, wobei meist die Wirbelbögen nicht geschlossen sind, die Wirbelkörper selbst aber seltener betroffen werden. Oft trifft man diese Spaltbildungen der Wirbelbögen im Lumbosakralbereich an (Spina bifida occulta). Sie sind klinisch nur dann bedeutsam, wenn neurologische Defekte auf eine gleichzeitig bestehende Mißbildung des Rückenmarkes hinweisen (S. 364).

5) Hypoplasien und Defekte der Extremitäten

Sie kommen ziemlich häufig und in vielen Variationen vor. Wenn die fünf vorhandenen Strahlen des Hand- oder Fußskeletts zahlenmäßig vermindert sind, nennt man diese Anomalie eine *Strahlenaplasie*. Der erste und fünfte Strahl sind am häufigsten betroffen. Eine *Strahlenhypoplasie* liegt dann vor, wenn die Entwicklung des ganzen Strahls oder einzelner Glieder beeinträchtigt ist. Durch die stärkere und tiefe Inzisur zwischen den Strahlen kann sich eine *Spalthand* oder ein *Spaltfuß* ausbilden. Ist die Längsteilung fehlerhaft abgelaufen, so resultiert eine *Syndaktylie,* wobei das Röntgenbild klärt, ob nur eine häutige Verbindung oder eine knöcherne Verschmelzung vorliegt.
Bei diesen Mißbildungen finden sich oft noch zusätzlich Hypoplasien des Unter- bzw. Oberarmes und des Schulterblattes. Ist die ganze Extremität verkürzt, so liegt eine *Mikromelie*

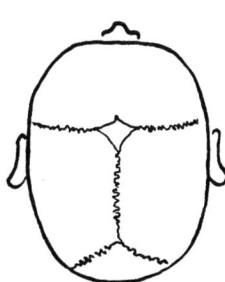

Abb. 151. Säuglingsschädel mit normalen Nähten

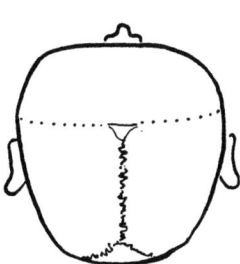

Abb. 152. Prämature Synostose der Koronarnaht: Brachyzephalus

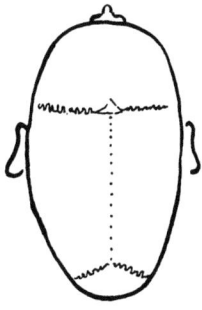

Abb. 153. Prämature Synostose der Sagittalnaht: Dolichozephalus

vor. Ist die Anomalie so hochgradig, daß die Hände und Füße fast ganz am Rumpf angewachsen scheinen, bezeichnet man dies als *Phokomelie* („Robben"glieder), bei völligem Fehlen als *Amelie*. Schwere Fehlbildungen der Extremitäten wurden früher durch eine Thalidomidschädigung des Embryos verursacht (siehe S. 24).

6) Hyperplasien

Ein partieller Riesenwuchs liegt dann vor, wenn einzelne Finger oder Zehen, eine ganze Extremität oder gar eine Körperhälfte wesentlich größer sind als die anderen entsprechenden Gliedmaßen. Der Knochen wird in gleicher Weise wie die Weichteile betroffen. Man findet diese Anomalien oft kombiniert mit Naevi vasculosi (Klippel-Trenaunay-Syndrom) oder arterio-venösen Anastomosen, vor allem mit Lymphangiomen. Eine chirurgische Behandlung ist manchmal erforderlich.

15.4 Angeborene Hüftgelenksdysplasie und Luxation

U. G. Stauffer[1]

Eine angeborene Dysplasie der Hüftgelenksregion ist relativ häufig, sie findet sich bei etwa 5 auf 100 Neugeborenen. Wird sie früh in den ersten Lebenstagen erkannt und konsequent behandelt, so entwickeln sich die Hüften bei über 90% der betroffenen Kinder funktionell und radiologisch vollkommen normal. Wird dagegen eine Hüftgelenksdysplasie übersehen, so kann sich daraus eine Hüftgelenkssubluxation oder -luxation entwickeln. Je später die Diagnose gestellt wird, desto geringer sind die Chancen, später durch konservative oder auch operative Maßnahmen noch ein gutes oder auch nur befriedigendes Resultat zu erhalten. Die Untersuchung auf eine Hüftgelenksdysplasie gehört deshalb zu der Routineuntersuchung beim Neugeborenen und beim kleinen Säugling. Die Diagnose wird klinisch am besten gestellt durch die Untersuchung nach Ortolani und Barlow (Ortolani-Test siehe S. 40). Durch Flexion im Kniegelenk, Adduktion der Oberschenkel und leichten Druck nach dorsal können bei der Hüftgelenksdys-

plasie die Femurköpfe über den Azetabularrand nach dorsal subluxiert werden. Beim anschließenden Abspreizen der Oberschenkel gleitet der Femurkopf über den Acetabularrand zurück, dabei entsteht ein kleiner „Klick" (sog. positiver Ortolani). Diese Untersuchung ist zwar einfach, erfordert aber einige Übung und ist deshalb besser dem erfahrenen Kinderarzt oder dem Orthopäden vorbehalten.

Besteht eine Hüftgelenksdysplasie, so werden die Oberschenkel prophylaktisch durch Spreizhöschen oder Pavlikbandagen in Abduktionsstellung gebracht. Die korrekte Stellung des Femurkopfes in Beziehung zum Acetabulum kann heute mit der Ultraschalluntersuchung überprüft werden. Im Alter von 4–5 Monaten wird eine Kontrolluntersuchung mit Röntgenaufnahmen durchgeführt.

Ist bereits eine Hüftgelenksluxation eingetreten, so steht der Oberschenkel leicht außenrotiert in Abduktionsstellung. Durch den Femurhochstand scheint das Bein verkürzt, die Gesäßfalte ist kranialwärts verlagert (Abb. 154). In Rückenlage wird bei gebeugter Hüfte die Behinderung der Abduktion deutlich. Die wichtigsten Röntgenzeichen gehen aus Abb. 155 hervor. Für den Unerfahrenen schwieriger kann die Diagnose einer beidseitigen Hüftgelenksluxation sein, da die Asymmetriezeichen fehlen.

Die Therapie der Hüftgelenksluxation wird durch eine axiale Extensionsbehandlung eingeleitet. Ist der Femurkopf genügend tief ge-

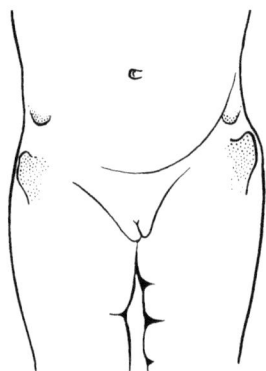

Abb. 154. Hüftgelenksluxation links. Der linke Trochanter steht höher und weiter auswärts, hat sich der Crista ilica genähert. Deviation der Rima vulvae, Vermehrung der Oberschenkelfalten auf der erkrankten Seite

---

[1] Bis 6. Auflage V. Bay.

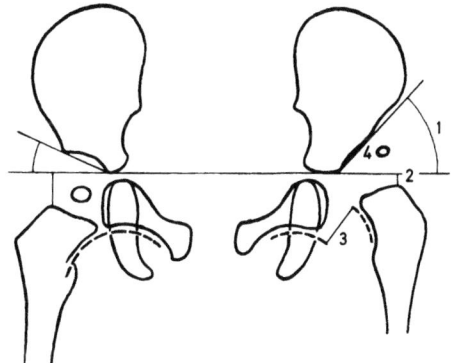

Abb. 155. Für Hüftgelenksluxation verwertbare Röntgenbefunde (eine exakte, seitengleiche Einstellung vorausgesetzt): 1. Pfannendachwinkel größer als 30°; 2. Hochstand und Lateralisation des Femurs; 3. Unterbrechung der Shenton-Ménardschen Linie; 4. Hypoplasie des Epiphysenkerns

treten, so wird vorerst versucht, die Luxation geschlossen in Beugung und mäßiger Abspreizung und Innenrotation in einem Gipsverband für mehrere Wochen zu fixieren. Ist eine Reposition nicht möglich, wird die offene Einstellung nötig. An operativen Maßnahmen kommt bei verbleibender Luxation resp. Subluxation die korrigierende Osteotomie in Frage, die zu einer besseren Überdachung des Femurkopfes führt (Beckenosteotomie nach CHIARI). Eine Belastung der Hüftgelenke ist erst erlaubt, wenn Kopf und Pfanne sich gut ausgebildet haben.

15.5 Sonstige Anomalien des Bewegungsapparates

U. G. STAUFFER[1]

1) Schiefhals (Caput obstipum)

Ein angeborener Schiefhals ist meist muskulär bedingt. Seltener liegt eine Fehlbildung der Halswirbelsäule (z. B. Hemivertebra) zugrunde, ausnahmsweise kann ein Schiefhals auch die Folge von Augenmuskel- resp. Sehstörungen (okulärer Schiefhals) sein. Tritt ein Schiefhals neu ohne wesentliches Trauma auf, kann er selten auch Hinweis auf einen Tumor der hinteren Schädelgrube sein.

[1] Bis 6. Auflage V. BAY.

Muskulärer Schiefhals (Caput obstipum musculare)

Die Schiefhaltung des Kopfes ist Folge einer einseitigen Verkürzung des Musculus sternocleidomastoideus, der in seinem distalen Anteil fibrös verändert ist. Meist bemerkt die Mutter als erste bereits in der Neugeborenenperiode die Kopfschiefhaltung. In typischen Fällen läßt sich eine derbe Olive im unteren Anteil des Musculus sternocleidomastoideus palpieren. Der Kopf wird gegen die erkrankte Seite geneigt und in schweren Fällen ist die Drehung des Gesichtes nach dieser Seite nicht möglich.

In der Mehrzahl der Fälle geht der Tumor im ersten Lebensjahr mit Physiotherapie oder auch spontan zurück und die Fehlhaltung verschwindet vollständig.

Bleibt ein Schiefhals bis ins zweite Lebensjahr oder noch später bestehen, so kann in schweren Fällen die Gesichtshälfte der betroffenen Seite im Wachstum zurückbleiben, die Stirn erscheint abgeflacht und die Augenachse verschoben, die Halswirbelsäule zeigt eine Haltungsskoliose.

Therapie: Im ersten Lebensjahr erübrigt sich bei leichten Fällen eine Behandlung, allenfalls ist eine vorsichtige Physiotherapie angezeigt. Bleibt ein Schiefhals bis ins zweite Lebensjahr bestehen, so muß der verkürzte Muskel durchtrennt werden. Die Durchtrennung bringt keinerlei Nachteile. Bei rechtzeitiger Operation gleichen sich sämtliche sekundären Deformitäten in den meisten Fällen später spontan wieder aus.

2) Trichterbrust (Pectus excavatum)

Die Trichterbrust ist eine rinnen- oder schüsselförmige Deformität der vorderen Brustwand, der übrige Brustkorb erscheint häufig abgeflacht (Abb. 156). Die Ätiologie der Trichterbrust ist unklar, gelegentlich kann sie familiär auftreten. Die Mehrzahl der Trichterbrustträger sind eher zarte und muskelschwache Kinder. Nicht selten zeigen sie eine typische Haltungskyphose im Bereiche der Brustwirbelsäule und eine entsprechende Gegenbiegung im Bereiche der Lendenwirbelsäule, etwas schlaffe Bauchdecken und nach vorne hängende Schultern. In diesen Fällen erscheint die Trichterbrust als Teilsymptom der allgemeinen Konstitution. Weniger häufig handelt es sich

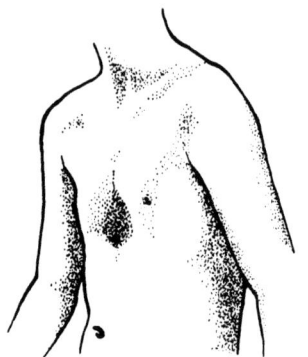

Abb. 156. Trichterbrust

um isolierte lokale Fehlbildungen bei sonst normalem oder sogar athletischem Habitus. Bei einem Teil der Fälle ist die Fehlbildung bereits bei der Geburt vorhanden, bei anderen tritt sie erst im Verlaufe der ersten Lebensjahre auf. Meist zeigt sie eine fortschreitende Tendenz bis gegen Wachstumsabschluß. Durch die zunehmende Einziehung des Brustbeines wird das Herz nach hinten und links verdrängt und oft leicht gedreht. Im EKG erscheinen Reizleitungsstörungen und überhöhte Vorhofzacken. Die körperliche Leistungsfähigkeit ist jedoch nur selten beeinträchtigt. Untersuchungen haben gezeigt, daß, entgegen früheren Annahmen, auch im höheren Lebensalter keine bedrohlichen Störungen von Kreislauf und Atmung auftreten. Nur bei ganz ausgeprägten Trichterbrustformen kann es zu einer Behinderung der Füllung des rechten Vorhofs in der Diastole kommen, was allenfalls eine Leistungsminderung bei Dauerbelastung in Einzelfällen mit sich bringen kann.

Die Operationsindikation ist deshalb vorwiegend kosmetisch. Da die Fehlbildung sehr auffällig sein kann, ergeben sich für die Träger nicht selten psychologische Probleme. Kinder mit Trichterbrust werden gelegentlich von Spiel- und Schulkameraden geneckt und ausgelacht, werden deshalb ängstlich und unsicher, wagen nicht mehr sich auszuziehen, gehen nicht baden usw. Diese subjektiven psychologischen Gesichtspunkte sind bei der Stellung der Operationsindikation mit zu berücksichtigen.

Über das optimale Alter einer allfälligen operativen Korrektur besteht heute noch keine Übereinstimmung. Wir führen die Operation frühestens nach dem 8. Lebensjahr durch. Sie besteht in der Hebung des Trichters sowie der Fixation der angehobenen Brustwand durch Stahlschienen.

3) Wirbelsäulendeformitäten

a) Haltungsskoliose des Säuglings

Kleine Säuglinge zeigen gelegentlich in Rückenlage eine Seitwärtsverbiegung der Wirbelsäule, ohne daß im Röntgenbild ein abnormer Befund vorliegt. Diese Form der Skoliose ist meist harmlos und verschwindet in leichten Fällen in den folgenden Monaten unter Physiotherapie oder sogar spontan. Eine Kontrolle in lockeren Abständen ist trotzdem notwendig, da bei einem kleinen Prozentsatz die Haltungsskoliose später in eine progressive idiopathische, recht therapieresistente Skoliose übergehen kann, die langwierige orthopädische Behandlungen nötig macht.

b) Strukturelle Skoliosen

Strukturelle Skoliosen können angeboren oder erworben sein. Bei den angeborenen Formen finden sich Hemivertebrae, Keilwirbel, Wirbelfusionen usw. Eine erworbene strukturelle Skoliose kann durch Zerstörung eines oder mehrerer Wirbelkörper durch entzündliche oder tumoröse Prozesse auftreten.

c) Paralytische Skoliose

Hier ist die Verbiegung der Wirbelsäule Folge einer neuromuskulären Erkrankung, z. B. Muskeldystrophie, Querschnittslähmung, Poliomyelitis etc.

d) Kompensatorische Skoliose

Diese Form der Skoliose tritt bei unterschiedlichen Beinlängen auf. Häufigste Ursache sind abgelaufene Knochenbrüche. Sie kann am stehenden Patienten an der Kippung des Beckens leicht erkannt werden.

e) Kyphose

Angeborene Kyphosen werden durch Keilwirbel verursacht. Bei der Adoleszentenkyphose findet man meist im 7. bis 10. Brustwirbelkörper Epiphysenstörungen und Bandscheibenverschmälerung (S. 348). In leichten Fällen besteht die Behandlung vorwiegend in Haltungsturnen und aktiver Physiotherapie, in schweren Fällen können Liegeschalen oder Gipskorsette notwendig sein.

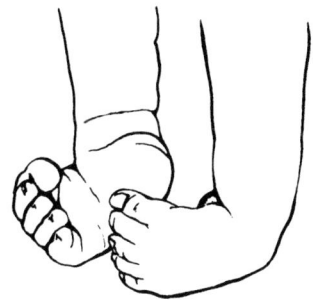

Abb. 157. Angeborener beiderseitiger Klumpfuß

4) Fußdeformierungen

a) Angeborener Klumpfuß

Der Klumpfuß ist die häufigste Fehlbildung der unteren Extremitäten (Abb. 22, S. 36). Die Deformierung besteht in Adduktion des Vorfußes, Supination (Varusstellung) und Plantarflektion (Spitzfuß oder Equinusstellung, Abb. 157). Es handelt sich um eine Subluxation im Chopartgelenk mit Fehlstellung der Ferse und Fußwurzel gegenüber dem Talus bei Verkürzung der Achillessehne. Die orthopädische Behandlung des Klumpfußes muß in den ersten Lebenstagen beginnen, solange die Fehlform nur ligamentär und muskulär fixiert ist. Zur Retention eignen sich redressierende Gipsverbände oder die Brownesche Schiene. Veraltete Fälle und Rezidive verlangen operative Maßnahmen wie Achillotenotomie, Sehnenverpflanzung und Keilosteotomie aus dem lateralen Fußrand.

b) Der angeborene Hackenfuß

ist in den meisten Fällen die Folge einer intrauterinen Zwangsstellung und gleicht sich innerhalb kurzer Zeit spontan aus. In ausgeprägten Fällen empfiehlt sich eine redressierende Behandlung: dorsale Gipsschiene in Spitzfußstellung.

c) Angeborener Plattfuß

Der echte angeborene Plattfuß stellt eine Fehlbildung dar. Er muß sofort redressiert werden, weil sich sonst irreversible Fehlformen einstellen.
Beim Kleinkind wird ein Plattfuß dadurch vorgetäuscht, daß das Unterhautfettgewebe des Fußgewölbes gut entwickelt ist. Der Knick-Plattfuß ist meist auf eine konstitutionelle Muskel- und Bindegewebsschwäche zu beziehen: Das Längsgewölbe fehlt, die Ferse ist nach außen geknickt. Wenn auch das Quergewölbe nachgibt, entsteht ein Spreizfuß. Zur Behandlung werden Einlagen, krankengymnastische Übungen und Barfußlaufen auf weichem Untergrund empfohlen.

15.6 Osteomyelitis

U. G. STAUFFER [1]

15.6.1 Akute hämatogene Osteomyelitis

Die Osteomyelitis ist im Kindesalter relativ häufig; etwa eines auf 5000 Kinder unter 13 Jahren wird davon betroffen. Trotz moderner Diagnostik, Frühdiagnose und Frühbehandlung kann auch heute eine Osteomyelitis noch ungünstig verlaufen. Übergänge in chronische Stadien sind möglich und immer noch kommt es in vereinzelten Fällen zur Invalidität durch definitive Schädigungen von Epiphysen und Gelenken. Der häufigste Erreger (über 80%) ist Staphylococcus aureus. Seltener finden sich Haemophilus influenzae, Streptokokken, Salmonellen und andere. Die Osteomyelitis beginnt im Knochenmark. Die Art der Ausbreitung der Osteomyelitis ist altersabhängig. Im Säuglingsalter durchbricht der Infekt die Metaphysen-Epiphysengrenze und kann entlang der Arteria nutricia zur septischen Arthritis führen. Im Kleinkindesalter sind die perforierenden Arterienäste zurückgebildet, die Epiphysenfuge ist gefäßlos und wirkt deshalb als Barriere für die Ausbreitung der Osteomyelitis. Erst im späteren Kindesalter und in der Adoleszenz kann der Infekt wiederum ins Gelenk durchbrechen, weil dann die schützende Epiphysenfuge verschlossen ist.

Klinisches Bild

Hohes Fieber und Schüttelfrost leiten die Erkrankung ein. Innerhalb weniger Stunden entstehen erhebliche Schmerzen, und die befallenen Extremitäten schwellen an. Rötung und regionale Lymphknotenschwellung folgen nach etwa 24 Std, Leukozytose und erhöhte BSG weisen auf die Entzündung hin. Dieses klassische Bild ist jedoch nicht immer vorhan-

---
[1] Bis 6. Auflage V. BAY.

den, so daß auch bei allen unbestimmten Knochenschmerzen immer an eine Osteomyelitis gedacht werden muß.

Diagnose

Die Früherfassung der Osteomyelitis gelingt in der Regel nur durch eine Knochenszintigraphie (Technetium 99). Dabei zeigt sich wegen der Mehrdurchblutung eine Anreicherung des Technetiums schon in den ersten Tagen nach Krankheitsbeginn Zu empfehlen ist eine Ganzkörperszintigraphie, die eine multilokuläre Osteomyelitis miterfaßt oder ausschließt. Das konventionelle Röntgenbild zeigt zu Beginn der Erkrankung noch keine Knochenveränderungen, wohl aber die Weichteilbeteiligung: Im Gegensatz zur gesunden Seite sind an der befallenen Extremität die Muskelsepten durch das entzündliche Ödem verwaschen. Erst nach etwa 2 Wochen finden sich dann am Knochen fleckförmige Aufhellungen und zarte periostale Begleitlamellen (Abb. 158). Bei jedem Verdacht auf eine Osteomyelitis muß eine Blutkultur und eine lokale Punktion des Knochens zur Materialgewinnung für die bakteriologische Untersuchung im Entzündungsherd angelegt werden. Dabei müssen sowohl aerobe als auch anaerobe Bakterien gesucht werden.

Therapie

Ein möglichst frühzeitiger Therapiebeginn ist mitentscheidend für den weiteren Verlauf. Die Behandlung wird unmittelbar nach Anlegen der Blutkultur, der Knochenpunktion und der radiologischen Untersuchung eingeleitet. Sie besteht in einer hochdosierten und genügend lange verabreichten Antibiotikabehandlung und Ruhigstellung. Wird bei der Punktion bereits Eiter gefunden, so muß der Herd chirurgisch saniert und eine Saugspüldrainage eingelegt werden. Zur Verlaufskontrolle dient neben den klinischen Befunden vor allem die Blutsenkungsreaktion, die sich bei gutem Ansprechen der Behandlung etwa alle zwei Wochen halbiert. Die Antibiotikatherapie dauert meist 6-8 Wochen; allgemein wird empfohlen, die Behandlung mindestens die ersten zwei Wochen intravenös durchzuführen.

Prognose

Die moderne Therapie mit Antibiotika hat der Osteomyelitis ihren Schrecken genommen. Bei

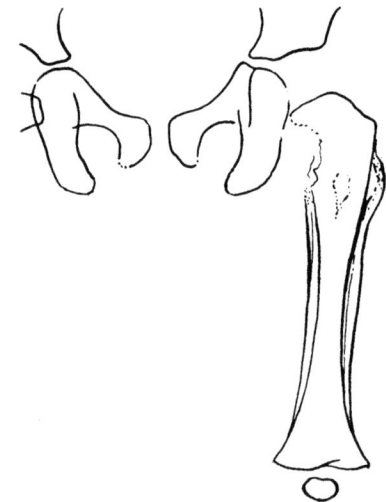

Abb. 158. Osteomyelitis des linken Oberschenkels bei einem 1 Monat alten Kind. Zerstörung von Spongiosa und Kortikalis, periostale Auflagerungen

Frühdiagnose und konsequenter Behandlung ist heute die Prognose allgemein günstig. Bei verspätetem Behandlungsbeginn kommt es jedoch auch heute noch zu Defektheilungen. Besonders bei kleinen Säuglingen mit Osteomyelitis im Hüftgelenksbereich können Thrombosen der epiphysenversorgenden Gefäße auftreten, die später trotz Abheilung der Entzündung zu Fehlstellungen und Fehlentwicklungen der Gelenke führen. Alle Kinder mit Osteomyelitis sollten später über Jahre nachkontrolliert werden, um allfällige Folgen wie Fehlwachstum, Epiphysenfugenverschlüsse etc. rechtzeitig zu erkennen.

15.6.2 Chronische Osteomyelitis

Sie kann als *Folge* einer verspätet behandelten akuten Osteomyelitis auftreten und zeigt dann einen schweren Verlauf mit rezidivierenden Fisteln und Bildung von Knochensequestern oft über Jahre und Jahrzehnte. Im Röntgenbild zeigen sich die Knochenzerstörungen mit Sequesterbildung, umgeben von erheblichen Sklerosierungsbezirken, die eine wirksame Antibiotikakonzentration am Entzündungsherd verhindern. Eine Sequestrotomie ist unumgänglich; die Knochenhöhle wird ausgemeißelt und mit Spongiosa ausgefüllt. Um Antibiotika in besonders hoher Konzentration an

den Krankheitsort zu bringen, werden Gentamicin-Ketten (Septopal, Garamycin) eingelegt.
Die chronische Osteomyelitis kann auch *primär* auftreten. In diesen Fällen ist der klinische Befund häufig sehr diskret, im Blut und lokal finden sich keine Bakterien. Die Behandlung erfolgt ebenfalls durch Ruhigstellung und Antibiotikatherapie. Eine Unterform der chronischen Osteomyelitis mit schleichendem Beginn und nur geringen Entzündungszeichen ist die sog. plasmazelluläre Osteomyelitis. Dabei sind besonders epiphysenfugennahe Metaphysenbereiche betroffen. Bei dieser speziellen Form ist die chirurgische Ausräumung und anschließende Ruhigstellung, eventuell kombiniert mit Antibiotikatherapie, indiziert.

15.7 Aseptische Knochennekrosen

U. G. STAUFFER[1]

An einer Reihe von Knochen kann es – vorwiegend an Epiphysen und Apophysen – zur Schädigung der enchondralen Ossifikation kommen. Die Ursache sind vermutlich umschriebene Zirkulationsstörungen. An den betroffenen Stellen können lokalisierte Beschwerden entstehen, vor allem bei Belastung. Folgende Formen sind wegen ihrer Häufigkeit bedeutungsvoll (Abb. 159).

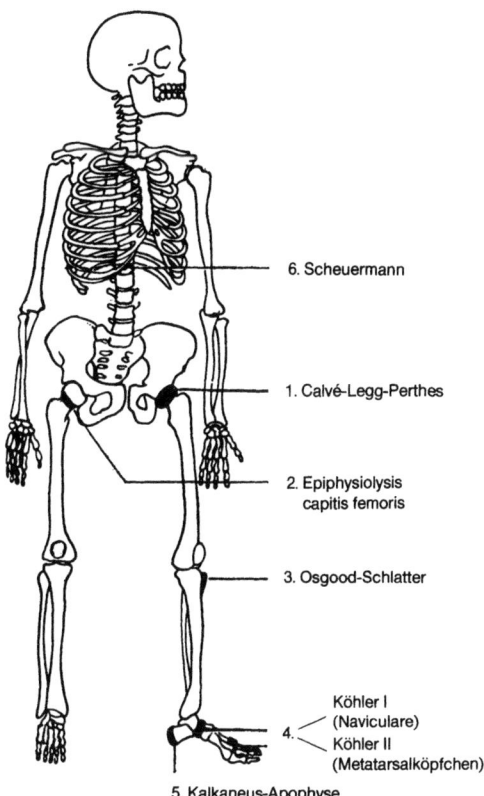

Abb. 159. Die wichtigsten aseptischen Knochennekrosen

1) Die Osteochondrosis deformans coxae juvenilis (Calvé-Legg-Perthes)

tritt zwischen dem 3. und 12. Lebensjahr überwiegend bei Knaben auf. Die ersten Symptome sind Schmerzen in Hüft- und Kniegelenk und Hinken, später kommt es zu erheblichen Bewegungseinschränkungen, vor allem der Innenrotation und Abduktion. Im Röntgenbild sieht man den abgeplatteten, sklerosierten Femurkopf und die aufgelockerte Epiphysenfuge (Abb. 160). In schweren Fällen kommt es zur Femurkopfnekrose.
Therapeutisch ist eine langdauernde Entlastung des Gelenkes, z. B. durch Extension oder Thomasschiene angezeigt. Schwerere Verlaufsformen, vor allem nach dem 6. Lebensjahr, werden operativ mit einer Varisationsosteotomie behandelt.

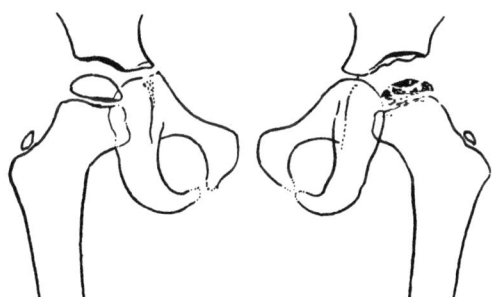

Abb. 160. Perthessche Erkrankung links. Unregelmäßige Struktur und Abflachung der Epiphyse des Schenkelkopfes. Erweiterter Abstand zwischen Kopfbegrenzung und Gelenkpfanne

2) Die Epiphysenlösung des Schenkelkopfes

(Coxa vara adolescentium) beruht auf einer aseptischen Nekrose des Schenkelhalses im Bereich der Epiphysenfuge. Die Erkrankung beginnt nach dem 10. Lebensjahr und betrifft

---
[1] Bis 6. Auflage V. BAY.

vorwiegend Knaben, die entweder grazil und hoch aufgeschossen sind oder an Pubertätsfettsucht leiden. Hüft- und Knieschmerzen treten beim Gehen auf und verschwinden in Ruhe. Im Röntgenbild sieht man den verkürzten, plumpen Schenkelhals mit verkleinertem Schenkelhalswinkel, den abgerutschten Femurkopf und die teils aufgehellte, teils sklerotische Struktur der Epiphysenlinie und ihrer Umgebung. Für die Behandlung kommen Ruhigstellung und Entlastung, Umlagerungsosteotomien und operative Fixierungsmaßnahmen in Betracht.

3) Die Osgood-Schlatter-Krankheit

ist an der Apophyse und am Fortsatz der Tibiaepiphyse lokalisiert; sie erscheint vorwiegend bei Knaben um das 10. Lebensjahr. Schmerzen entstehen beim Knien und nach dem Sport, die Verdickung der Tuberositas tibiae weist auf den Krankheitsort. Im Röntgenbild erkennt man Sklerosierung und Fragmentierung der Apophyse. Die Behandlung ist symptomatisch und richtet sich nach den Beschwerden.

4) Die Kahnbeinnekrose

des Fußes (Köhler I) und die Nekrose des **Metatarsalköpfchens** II oder III (Köhler II) gehen mit Schmerzen und Weichteilschwellung einher. Im Röntgenbild sind Abflachung des Metatarsalköpfchens, Sklerosierung und unregelmäßige Fragmentierung wie bei anderen aseptischen Nekrosen zu finden. Die Wiederherstellung dauert Jahre und hinterläßt oft mäßige Deformierung. Ruhigstellung, Einlagen und Wärmeapplikation können die Beschwerden lindern, operative Behandlung ist selten notwendig.

5) Die Kalkaneus-Apophysennekrose

kann zu Druck- und Spontanschmerzen im Bereich des Kalkaneus führen („Apophysitis" calcanei). Im Röntgenbild weist sie eine Auflockerung und unregelmäßige Sklerosierung der Apophyse auf. Fußeinlagen, Absatzerhöhung zur Entlastung der Achillessehne bringen meist Besserung.

6) Die Scheuermannsche Krankheit

ist vorwiegend an den Deckplatten der Brustwirbelkörper lokalisiert. Die Krankheit beginnt nach dem 10. Lebensjahr mit Rücken-, gelegentlich auch Bauchschmerzen und führt zur Kyphose. Mechanische Momente scheinen begünstigend zu wirken. Röntgenologisch erkennt man an den ventralen Wirbelkörperkanten unregelmäßige, fragmentierte Abschlußplatten und Verschmälerung der Zwischenwirbelräume (Abb. 43, S. 89). Die Behandlung besteht in Schwimmen, Krankengymnastik, eventuell Ruhigstellung im Gipsmieder.

15.8 Knochentumoren

U. G. STAUFFER[1]

Knochentumoren sind bei Kindern häufiger als bei Erwachsenen. Sie sind zu etwa 80% benigne, in 20% maligne. Die malignen Knochentumoren machen in größeren Statistiken 3–5% aller Krebstodesfälle im Kindesalter aus.

15.8.1 Gutartige Knochentumoren

Die vier häufigsten gutartigen Knochengeschwülste bei Kindern sind die Osteochondrome oder kartilaginären Exostosen, die juvenilen Knochenzysten, das nicht ossifizierende Knochenfibrom und das Osteoidosteom. Wesentlich seltener sind andere gutartige Knochentumoren wie Enchondrome, aneurysmatische Knochenzysten usw.

1) Osteochondrom (kartilaginäre Exostose)

Das Osteochondrom ist der häufigste gutartige Knochentumor bei Kindern. Die Krankheit ist oft familiär und dominant vererbt. Es kommen jedoch auch zahlreiche sporadische Fälle vor. Knaben sind häufiger betroffen als Mädchen. Osteochondrome können einzeln oder multipel auftreten. Isolierte Osteochondrome sitzen bevorzugt an den knienahen Metaphysen der langen Röhrenknochen und im Bereiche der proximalen Humerusmetaphyse. Die Auswüchse bestehen aus lockerer Spongiosa, die von einer meist dünnen Corticalis begrenzt ist. Ihre Kuppen sind von Knorpel überzogen. Diese Knorpelschicht verkalkt nach Wachstumsabschluß. Im Verlaufe des Wachstums schiebt sich die Exostose langsam diaphysenwärts. Sie wächst so lange, wie der sie tragende

---
[1] Bis 6. Auflage V. BAY.

Knochen wächst. Gelegentlich kann sie das Wachstum des Knochens, von dem sie ausgeht, hemmen. Dies kann zu Verkürzungen und Verkrümmungen einzelner Knochen, bei multiplem Befall sogar zu Minderwuchs führen.
Exostosen sind meist schmerzlos, sie werden deshalb häufig rein zufällig entdeckt. Nur selten machen sie Druckerscheinungen an Sehnen, Muskeln und Nerven und führen dann zu entsprechenden Beschwerden.

Therapie: Machen Exostosen Beschwerden oder führen sie zu Funktionsbeeinträchtigung, so müssen sie frühzeitig abgetragen werden. In allen übrigen Fällen sollte die Operation erst in oder nach der Pubertät erfolgen, da bei früheren Operationen Rezidive relativ häufig sind. Solitäre Exostosen sollten nach Wachstumsabschluß, auch wenn sie keine Beschwerden machen, abgetragen werden, da sie später in etwa 1% maligne entarten.

2) Solitäre juvenile Knochenzyste

Sie ist eine typische Erkrankung des kindlichen Skelettes. Bevorzugte Lokalisation sind die proximalen Metaphysen der langen Röhrenknochen, besonders Humerus, Femur und Tibia. Das Röntgenbild zeigt scharf begrenzte rundliche Aufhellungsherde mit meist ausgebuchteter, verdünnter Corticalis. Eine periostale Reaktion fehlt immer. Die Zysten überschreiten die Epiphysenfugen nie. Mit dem Wachstum wandern sie langsam diaphysenwärts. Der Zysteninhalt besteht in gelblicher Flüssigkeit, der Zystenrand ist von einer samtartigen Membran von retikulärem Bindegewebe ausgekleidet. Die Knochenzysten machen keine Beschwerden. Sog. spontane Schmerzen sind meist kleinere Infraktionen der Zysten. In der Mehrzahl aller Fälle werden die Zysten deshalb erst entdeckt, wenn sie zu einer pathologischen Fraktur geführt haben.

Therapie: Wird eine Knochenzyste zufällig entdeckt, so soll nur frühzeitig operiert werden, falls die Gefahr einer Spontanfraktur droht. In allen anderen Fällen soll besser zugewartet werden, bis zwischen Epiphysenfuge und Zystenrand ein Saum von normalem Knochengewebe gebildet ist, damit bei der Ausräumung der Höhle nicht die Wachstumszone mitverletzt wird. Bei Spontanfrakturen wird meist die Frakturheilung abgewartet. Nur ausnahmsweise kommt es mit der Frakturheilung auch zu einer Ausheilung der Zyste. In der Regel muß diese später operativ angegangen werden. Dabei wird die auskleidende Membran sorgfältig ausgekratzt und der Defekt mit autologer Spongiosa oder neuerdings mit Tricalciumphosphatgranulat, einem Knochenersatz, aufgefüllt.

3) Nicht ossifizierendes Knochenfibrom

Auch diese gutartigen Tumore sind relativ häufig. Sie sitzen bevorzugt im Bereiche der distalen Femurmetaphyse und in der proximalen und distalen Tibiametaphyse. Sie werden meist als Zufallsbefunde entdeckt und machen keine Beschwerden. Nur ausnahmsweise kommen bei großen Knochenfibromen Spontanfrakturen vor. Das Knochenfibrom liegt immer exzentrisch. Im Röntgenbild finden sich einzelne oder multiple, traubenförmig aneinandergereihte Aufhellungen unterschiedlicher Größe. Die Corticalis darüber ist meist etwas verdünnt, aber immer intakt. Eine periostale Reaktion fehlt immer. Gegen die Spongiosa ist das Knochenfibrom meist durch einen schmalen sklerotischen Randsaum begrenzt. Histologisch findet sich zellreiches, in Strängen und Wirbeln angeordnetes fibröses Gewebe. Die Kombination von einem nicht ossifizierenden Knochenfibrom (fibröse Dysplasie), Café-au-lait-Flecken und Pubertas praecox ist als Albright-Syndrom bekannt.
Besonders häufig ist der sog. fibröse Kortikalisdefekt. Es handelt sich dabei um ein Knochenfibrom, das auf die Corticalis beschränkt ist. Fibröse Kortikalisdefekte verschwinden im Verlaufe des Wachstums spontan.

Therapie: Kleinere Knochenfibrome, die die Statik und die Festigkeit des Knochens nicht gefährden, erfordern keine Therapie. Größere Defekte müssen ausgekratzt und mit autologer Spongiosa oder Knochenersatzplastiken aufgefüllt werden.

4) Osteoid-Osteom

Im Vergleich mit den vorangehenden Tumoren ist das Osteoid-Osteom eher selten, seine Kenntnis ist jedoch wichtig. Das Osteoid-Osteom zeigt ein charakteristisches Röntgenbild. Um einen kleinen Aufhellungsherd (Nidus) findet sich eine ausgeprägte perifokale

Sklerosierung mit spindeliger Auftreibung der Corticalis. Bevorzugte Lokalisationen sind Femur und Tibia, das Osteoid-Osteom kann jedoch prinzipiell überall am ganzen Skelett mit Ausnahme des Schädels vorkommen. Knaben sind häufiger betroffen als Mädchen. Klinisch bestehen hartnäckige, lokalisierte, in klassischen Fällen vorwiegend nachts auftretende Schmerzen und eine druckschmerzhafte leichte Knochenauftreibung. Eine Verwechslung mit einer chronischen Osteomyelitis ist gelegentlich möglich. Die Therapie besteht in der chirurgischen Exzision des Herdes und bringt die prompte Heilung.

5) Das eosinophile Granulom

ist eine Erscheinungsform der Histiocytosis X (S. 213). Einzelne oder multiple Herde finden sich in Knochenmark und Spongiosa besonders des Schädels, des Beckens, der Rippen und der Wirbelkörper. Granulationsgewebe mit Histiozyten, Riesenzellen und eosinophilen Leukozyten kennzeichnet den histologischen Befund. Klinische Erscheinungen fehlen meist. Im Röntgenbild sieht man unregelmäßige, aber scharf begrenzte Aufhellungen mit sklerotischem Saum. Therapeutisch kommen operative Entfernung, Röntgenbestrahlung und Kortikosteroide in Frage. Der Übergang in Morbus Hand-Schüller-Christian ist möglich.

15.8.2 Maligne Knochentumoren

Die wichtigsten malignen Knochentumoren im Kindesalter sind das osteogene Sarkom und das Ewing-Sarkom. Diese beiden Tumore sind bei Kindern häufiger als bei Erwachsenen. Sie gehören zu den bösartigsten Geschwülsten im Kindesalter, auch wenn sich die Prognose in den letzten Jahren besonders dank der Fortschritte in der Chemotherapie etwas verbessert hat. Mit dem Einsatz aller heute bekannten Mittel lassen sich immer noch nur in etwa 40–50% der Fälle definitive Heilungen erzielen. Bei den immer noch häufigen Mißerfolgen ist die gegenseitige Vertrauensbasis zwischen Patienten, Eltern und dem behandelnden Ärzteteam besonders großen Belastungen ausgesetzt. Diese Vertrauensbasis muß um jeden Preis erhalten werden, da sonst die Eltern in ihrer Verzweiflung oft alle möglichen Quacksalber aufsuchen, die gelegentlich die Leiden der Kinder nur noch vergrößern.

1) Das osteogene Sarkom

Osteogene Sarkome haben ihr Maximum im zweiten Lebensjahrzehnt, der Phase des größten Umbaus, Anbaus und der Knochenmodellierung: es ist der typische Tumor des wachsenden Skelettes. Er geht von den Osteoblasten der Markhöhle der Haverschen Kanäle und des Periosts aus und führt meist recht schnell zu voluminösen Tumoren. Histologisch findet sich ein stark polymorphes Gewebe aus Spindelzellen und Riesenzellen, daneben Inseln aus hyalinem, knorpeligem und knöchernem Material. In mehr als ⅔ der Fälle lokalisieren sich die Osteosarkome um das Kniegelenk. Klinisch bestehen lokale Schmerzen und eine meist schnell zunehmende derbe, druckdolente und überwärmte Schwellung.

Das Röntgenbild zeigt neben der Weichteilschwellung und meist ausgedehnten osteolytischen Herden häufig starke, vom abgehobenen Periost ausgehende Knochenneubildung, z. T. als feine Knochensporne (sog. Spiculae). Das osteogene Sarkom metastasiert früh in die Lungen.

Therapie: Die beste Therapie des osteogenen Sarkoms ist immer noch umstritten. Wir befürworten eine chirurgische Probebiopsie unter gleichzeitigem Zytostatikaschutz. An vielen Zentren wird heute nach gesicherter Diagnose vorerst eine mehrwöchige Chemotherapie durchgeführt, bevor der Herd chirurgisch saniert wird. Dabei muß in den meisten Fällen eine Amputation vorgenommen werden. Nur in ausgewählten Fällen ist es möglich, die betroffene Extremität zu erhalten. Die Röntgenbestrahlung wurde vollkommen fallengelassen, da sie bei den osteogenen Sarkomen nicht genügend wirksam ist. Treten solitäre oder multiple Lungenmetastasen auf, so sollen diese chirurgisch entfernt werden. In größeren Serien beträgt die definitive Heilungsquote zumindest bei Patienten mit solitären Lungenmetastasen gegen 50%.

2) Ewing-Sarkom

Das Ewing-Sarkom ist der häufigste maligne Knochentumor bei Kindern unter 10 Jahren. Der Tumor geht nicht vom eigentlichen Knochengerüst, sondern vom Knochenmark aus.

Histologisch besteht er aus dicht gedrängten kleinen Rundzellen, die in ihrer rosettenartigen Anordnung gelegentlich an ein Neuroblastom erinnern können. Das Ewing-Sarkom betrifft etwa zur Hälfte die Diaphysen der langen Röhrenknochen – Femur, Tibia, Humerus – zur anderen die platten und kurzen Knochen wie Schädel, Scapula und Wirbel. Im Röntgenbild zeigt die Spongiosa fleckige Aufhellungen, die Corticalis ist aufgelockert, die Knochenstruktur verwischt. Frühzeitig kommt es zu subperiostalen Neubildungen, die in besonders typischen Fällen zwiebelschalenförmig geschichtet erscheinen. Klinisch bestehen Schmerzen sowie eine Schwellung und Überwärmung der betroffenen Extremität. Die Patienten sind überdies oft febril. Eine gelegentliche Verwechslung mit einer subakuten Osteomyelitis ist deshalb möglich.

Therapie: Die Diagnose muß durch eine Probebiopsie unter gleichzeitigem Zytostatikaschutz gesichert werden. Dabei wird heute der Tumor so weit wie möglich, jedoch unter Wahrung der Knochenkontinuität, entfernt. Nach Sicherung der Diagnose wird der Tumor lokal bestrahlt (4–6000 R); nach Abschluß der Bestrahlung werden die Patienten über mindestens 1 Jahr zytostatisch nachbehandelt. Ewing-Sarkome metastasieren früh in andere Skeletteile und in die Lungen. Lungenmetastasen sollten auch beim Ewing-Sarkom wenn immer möglich chirurgisch entfernt werden. In neueren Serien beträgt die 5-Jahres-Heilung beim Ewing-Sarkom 30–50%.

16. Pädiatrisch wichtige Hauterkrankungen

J. MEYER-ROHN

16.1 Hereditäre und konnatale Hauterkrankungen

Die durch Anlageanomalien hervorgerufenen Hautkrankheiten sind entweder bereits bei der Geburt vorhanden oder manifestieren sich erst in der Folgezeit.

16.1.1 Ichthyosis congenita

Unter Ichthyosis (Fischschuppenkrankheit) versteht man eine Verhornungsstörung der Epidermis. Bei der Ichthyosis congenita **maligna** kommt das Neugeborene mit mächtigen panzerartig gefelderten Hornauflagerungen zur Welt. Beim **benignen** Typ können die Kinder am Leben bleiben. Manchmal normalisiert sich die Haut im späteren Lebensalter; Kortikosteroide erhöhen die Überlebenschancen. Örtlich wendet man Olivenöl, Kochsalzbäder (3%) oder harnstoff- und milchsäurehaltige Salben wie z. B. Calmurid HC-Salbe an.

Die **Ichthyosis vulgaris** (Erbgang noch nicht endgültig geklärt) setzt deutlich erst im zweiten Lebenshalbjahr ein (Abb. 161). Sie kann diskret sein und nur die Streckseiten von Ellbogen und Knien befallen: die Haut ist in diesen Bezirken trocken und rauh und ist mit Schuppen bedeckt. Sind weitere Hautpartien ergriffen, so droht die sekundäre Ekzematisation.

Die **Erythrodermia ichthyosiformis congenita Brocq** (Erbgang rezessiv) besteht von Geburt an. Von der Ichthyosis congenita unterscheidet sie sich durch die hochrote Haut, die an zahlreichen Stellen eingerissen ist; die Epidermis löst sich in großen Lamellen ab.

16.1.2 Epidermolysis bullosa hereditaria (Erbgang autosomal dominant)

Schon bei geringer mechanischer Beanspruchung kommt es zur Blasenbildung (Abb. 162). Liegt die milde Form der Erkrankung vor, heilen die Blasen folgenlos aus; liegt die dystrophische oder maligne Form vor, kommt es zu Hautatrophie, Gelenkskontrakturen, Nagelabstoßung und Verstümmelungen. Nebennierenrindenhormone schränken die Blasenbildung u. U. ein, Versuch mit Vitamin A.

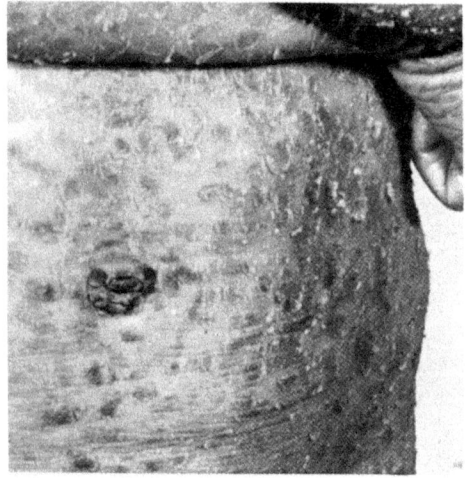

Abb. 161. Ichthyosis vulgaris

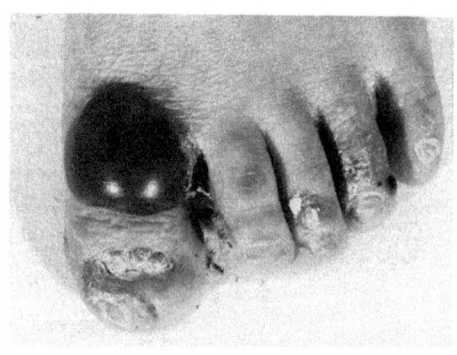

Abb. 162. Epidermolysis bullosa hereditaria

Hereditäre und konnatale Hauterkrankungen

Die Zahl der anlagebedingten Hautanomalien ist so groß, daß die selteneren Leiden nur summarisch genannt werden können. Zu den *Aplasien der Haut oder ihrer Anhangsgebilde* gehören die Aplasia cutis und die ektodermale Dysplasie; zu den *Bindegewebsanomalien* die Cutis laxa und die Cutis hyperelastica; zu den *Pigmentanomalien* die Incontinentia pigmenti. Die Urticaria pigmentosa (Mastozytose) ist eine benigne Retikulose. Eine Reihe von angeborenen Enzymdefekten geht mit Hautmanifestationen einher: Hartnup-Syndrom, Phenylbrenztraubensäure-Schwachsinn u. a.

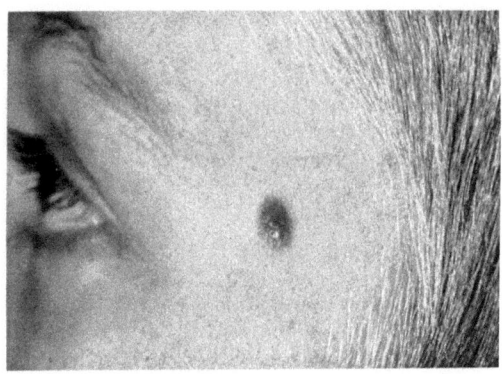

Abb. 163. Naevus Spitz

16.1.3 Naevi

Unter der Bezeichnung Naevi sind angeborene oder erst im späteren Leben in Erscheinung tretende, scharf umschriebene Dysplasien oder Mißbildungen der Haut zu verstehen. Sie fallen auf durch besondere Farbe oder durch besondere Beschaffenheit der Oberhaut. Einmal entstanden bleiben sie im allgemeinen nahezu unverändert bestehen. Eine Therapie ist in der Regel nur aus kosmetischen Gründen erforderlich; das muß bei der derzeitigen Melanomangst den oft ängstlichen Eltern deutlich klargemacht werden.

Dunkelbraune mit Haaren bedeckte Naevi nennt man **Tierfellnaevi** (Naevus verrucosus et pilosus). Die Umwandlung eines solchen oder überhaupt eines Naevuszellnaevus in ein malignes Melanom ist sehr selten (Quote etwa 1 : 1 Million).

Das sogen. **juvenile Melanom**, ein linsengroßes flach kegelförmiges braunrötliches Knötchen, ist ein Spindelzellnaevus oder Naevus Spitz. Es ist nahezu immer benigne. (Abb. 163). Es empfiehlt sich deshalb, im Gespräch mit den Eltern den Ausdruck juveniles Melanom zu vermeiden und lieber nur von Spindelzellnaevus zu sprechen. Therapeutisch ist die Exzision vor der Pubertät mit nachfolgender histologischer Sicherung ausreichend. **Mongolenflecke** sind mehr oder weniger ausgedehnte Flecke vornehmlich in der Lenden- und Kreuzbeingegend, deren stahlblaue Farbe auf eine Pigmentanhäufung in den tieferen Hautschichten zurückzuführen ist. Sie sind bei Neugeborenen mongolischer Rassen häufig, bei Kindern europäischer Rassen seltener. Sie schwinden in den ersten Lebensjahren spontan.

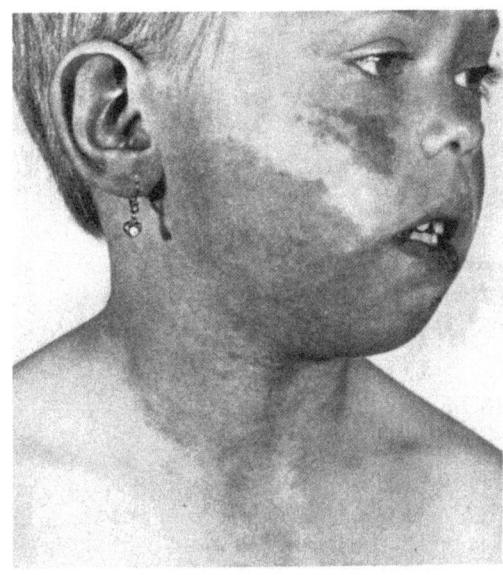

Abb. 164. Naevus flammeus

16.1.4 Naevus flammeus

„Feuermale" beruhen auf Erweiterungen von Hautgefäßen. Der Naevus flammeus **medialis** („Storchenbiß") ist bei Neugeborenen in Stirnmitte, an Nasenwurzel und Augenlidern zu finden. Er schwindet im Laufe von Monaten spontan. Im Nacken kann er bestehen bleiben, bedarf aber keiner Therapie, da er von Haaren bedeckt ist.

Der Naevus flammeus **lateralis** zeigt wenig Rückbildungstendenz und ist therapeutisch kaum angehbar (Abb. 164). Gelegentlich ist er als Teilsymptom mit anderen Entwicklungsstörungen kombiniert, so beim Sturge-Weber-Syndrom (S. 365) oder beim Klippel-Trenaunay-Syndrom (S. 342). Beide Krankheiten stellen eine naevoide Systemerkrankung dar, bei der Anteile aller drei Keimblätter mitbeteiligt sind (Phakomatose).

16.1.5 Haemangioma cavernosum

Ein Hämangiom („Blutschwamm") ist eine Gefäßmißbildung, die schon bei der Geburt bestehen oder wenig später auftreten kann (Abb. 165). In der Haut gelegene Angiome imponieren als rote, unregelmäßig geformte, dünnhäutige Tumoren. Ende des ersten Lebensjahres werden sie blasser durch Bindegewebseinlagerung; in den folgenden Jahren bilden sie sich weiter zurück. Subkutane Hämangiome wölben die intakte Haut vor und schimmern bläulich durch. Kombinationen beider Formen sind möglich. Nur wenn die Hämangiome sehr rasch wachsen oder an ungünstiger Stelle sitzen, ist man zum chirurgischen Eingreifen oder zur Strahlentherapie gezwungen. Das gilt vor allem auch für die großen Hämangiome beim Kasabach-Merritt-Syndrom (s. S. 221).

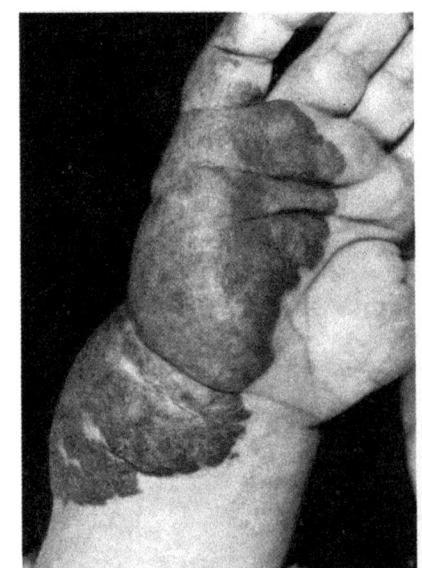

Abb. 165. Haemangioma cavernosum

16.1.6 Lymphangiome

sind seltener als die von Blutgefäßen ausgehenden Angiome. Die weichen, von normaler Haut bedeckten Tumoren sitzen vor allem in den seitlichen Halspartien. Da sie strahlenresistent sind, kommt nur die chirurgische Exzision in Frage.

16.2 Ekzemgruppe

Auch im Kindesalter ist es möglich, einen großen Teil der Fälle in eine der klassischen Ekzemgruppen einzuordnen. Die Unterscheidung ist wichtig für die Therapie.

16.2.1 Endogenes Ekzem

Diese kutane familiär gehäuft vorkommende Reaktionsform wird mit vielen verschiedenen Namen belegt: Neurodermitis, konstitutionelles Säuglingsekzem, atopische Dermatitis usw. (Abb. 166). Die Ursache ist nicht geklärt. Mit Asthma bronchiale und vasomotorischer Rhinopathie ist es häufig kombiniert. Vielfach besteht eine allergische Diathese, doch darf ihre Bedeutung nicht überschätzt werden. Wird z. B. eine nutritive Allergie gegen Milch oder Eier festgestellt, so führt ein generelles Verbot

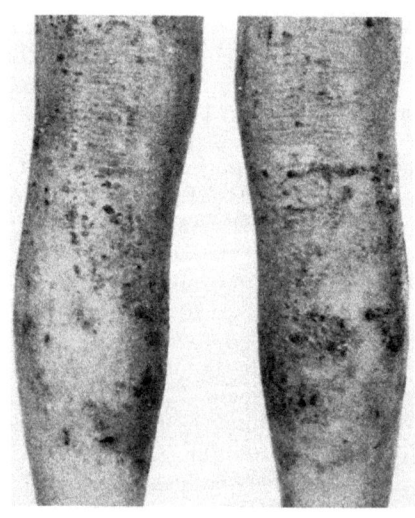

Abb. 166. Neurodermitis (Ekzema flexuarum), Kniekehlen

Ekzemgruppe 355

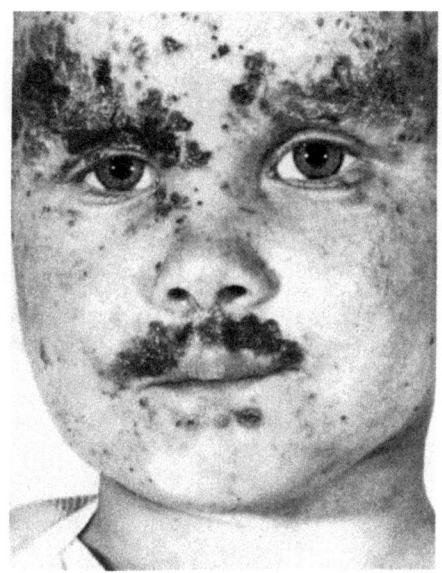

Abb. 167. Impetiginisierte Neurodermitis

dieser Nahrungsmittel selten zu einer entscheidenden Besserung des Hautbefundes, gelegentlich jedoch zu einer Dystrophie!
Das **klinische Bild** ist gekennzeichnet durch Rötung, Infiltrationen, Knötchen und Bläschen, die sich durch Zerkratzen zu nässenden Herden entwickeln können. Es besteht quälender Juckreiz, bei längerer Dauer kommt es zur Lichenifikation. Durch Sekundärinfektion kann es zur Impetiginisierung und generalisierten Lymphadenitis kommen (Abb. 167).
Das nässende krustöse Gesichts- und Kopfekzem der *Säuglinge* beginnt gewöhnlich im zweiten Lebensvierteljahr und nimmt seinen Ausgang vom „**Milchschorf**", einer kleinschuppigen Rötung beider Wangen. Von dort aus kann es sich über den ganzen Körper verbreiten. Im *Kleinkindesalter* sind gelegentlich die Streckseiten der Extremitäten befallen, während das *Schulkind* vor allem in Ellbeugen, Kniekehlen und an Handgelenken, aber auch an Nacken, Gesicht und Stamm Ekzemeffloreszenzen hat, mit charakteristischer Verdickung und Lichenifikation der Haut. Lebensgefährliche Komplikationen sind Superinfektion mit Vakzinevirus (Ekzema vaccinatum) oder Herpesvirus (Ekzema herpeticatum). Die Diagnose gründet sich auf Sitz und Morphe der Erscheinungen sowie die Familienanamnese.

Die **Behandlung** richtet sich nach der Art der Effloreszenzen. Krusten und Borken können mit 2%igem Salizylöl entfernt werden. Nässende Ekzemflächen werden mit feuchten Verbänden behandelt (z. B. 1‰ige Rivanollösung). Trockene Ekzemflächen können mit Teeranwendungen und Kortikosteroidsalben therapiert werden. In schweren Fällen gibt man Kortikosteroide auch innerlich, bei Impetiginisierung Antibiotika. Ein Umschwung ist manchmal durch eine Klimakur herbeizuführen. Kratzen muß vermieden werden – bei Säuglingen und Kleinkindern durch das Anlegen von Armmanschetten.

16.2.2 Seborrhoisches Ekzem

Wie die Neurodermitis so ist auch das seborrhoische Ekzem konstitutionell bedingt. Es kann schon in den ersten Lebenswochen als Milchschorf auftreten. Beim seborrhoischen Ekzemherd sieht man allenfalls randwärts angedeutete Knötchenbildung oder sogar Bläschenbildung. In der Regel haben wir es mit rundlichen oder ovalen, scharf begrenzten, kaum juckenden Erythemschüben von langer Dauer zu tun. Charakteristisch ist die Lokalisation: vordere und hintere Schweißrinne, Orte vermehrten Talg- und Schweißflusses wie Stirn, Nasolabialregion, hinter den Ohren, am Nabel und in Hautfalten (intertriginös). Charakteristisch ist der Befall der Stirn-Haargrenze. Die Herde sind oft von gelblichen, *fettigen Schuppen* bedeckt. Mikroorganismen wuchern in großer Zahl auf den Ekzemherden und können durch ihre Stoffwechselprodukte zu einer Sensibilisierung des Integuments führen: Das Aufschießen neuer Ekzemherde ist die Folge. Austrocknende Maßnahmen wie Schüttelmixturen und Trockensalben sind angezeigt, am behaarten Kopf 2% Salizylspiritus. Kortikosteroide können vorübergehend nützlich sein.

16.2.3 Vulgäres Ekzem

In seiner akuten wie auch chronischen Form wird das vulgäre Ekzem durch keine bestimmte Primäreffloreszenz repräsentiert; es findet sich vielmehr neben- oder nacheinander eine Stufenreihe von Effloreszenzen. Für klinische Belange hat sich daher je nach Zustandsbild die Unterteilung in verschiedene Einzelbilder bewährt wie: Ekzema erythematosum, papulosum, vesiculosum, madidans, crustosum, squamosum, usw. Es beginnt i. a. später als die beiden anderen Ekzemformen.

Das mikrobielle Ekzem ist vom impetiginisierten Ekzem zu trennen; bei der Impetiginisierung ist nur eine Aufpfropfung verschiedener Keimarten (vorzüglich Staphylokokken) auf den Ekzemherd eingetreten, nicht aber eine Sensibilisierung durch Stoffwechselprodukte der betreffenden Keime. Bei längerem Bestehen kommt es zur Lichenifikation, fast immer besteht starker Juckreiz.

Das vulgäre Ekzem ist ein überwiegend konditionelles Ekzem. Allergische Faktoren spielen eine größere Rolle als bei den beiden anderen Ekzemformen. Offenkundig ist die Bedeutung der Allergie beim **Kontaktekzem**, bei dem es sich um eine Überempfindlichkeit gegen exogene Noxen verschiedener Art handelt (Seife, Terpentin, Primeln, Farben, Klebstoffe, Salben u. a. m.). Die Diagnose gründet sich auf klinisches Bild, Vorgeschichte und Verlauf.

Therapeutisch ist die Beseitigung etwaiger Noxen erforderlich, lokal zuerst Kortikosteroidsalben, später reiner Steinkohlenteer; innerlich vorübergehend Kortikosteroide.

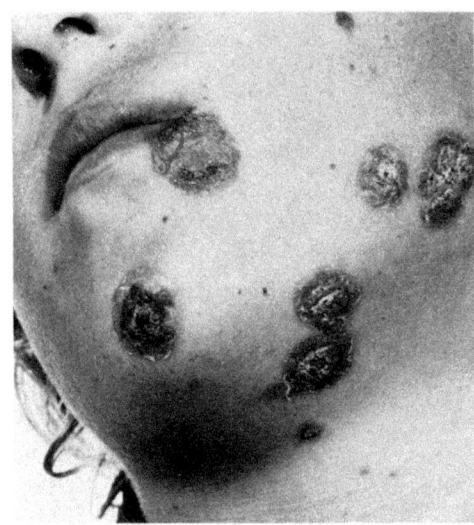

Abb. 168. Impetigo contagiosa

Staphylomycin-, Gentamycin- oder Tetracyclinsalben oder die Applikation von Farbstoffen; prophylaktisch Abreibungen mit Hexachlorophenspiritus (1 : 10 000). Bei ausgedehntem Befall müssen Antibiotika gegeben werden.

16.3 Bakteriell bedingte Hautkrankheiten

16.3.1 Impetigo contagiosa

ist die häufigste Form der Pyodermie. Befallen werden vorwiegend Gesicht, behaarter Kopf und Gesäß, aber auch andere Körperregionen (Abb. 168). Aus kleinen Bläschen entwickeln sich rasch gelbe Krusten auf gerötetem Grund. In anderen Fällen steht die Blasenbildung im Vordergrund. Eine Impetigo kann sich auf andere juckende Dermatosen aufpfropfen und auch die Augenbindehäute und den äußeren Gehörgang befallen. Nicht selten tritt eine Nephritis als Komplikation auf. Als Erreger kommen Streptokokken und Staphylokokken in Frage. Die Erkrankung zeichnet sich durch eine hohe Kontagiosität aus und kann auch durch infizierte Gegenstände übertragen werden. Therapeutisch empfiehlt sich nach Resistenzanalyse die Anwendung von Fucidin-,

16.3.2 Mundwinkelgeschwüre

Faulecken (Angulus infectiosus) können durch Streptokokken, aber auch andere Erreger wie Candida verursacht werden. Desinfizierende Pasten sind angezeigt, z. B. Betaisodona.

16.3.3 Furunkulose, Karbunkel, Paronychien

usw. kommen beim Kinde wie beim Erwachsenen vor. Die für das Säuglingsalter charakteristischen Pyodermien sind die Staphylodermia bullosa, die Dermatitis exfoliativa und die multiplen Schweißdrüsenabszesse.

16.3.4 Staphylodermia bullosa

Im schubweisen Verlauf entstehen ziemlich derbe, prall gespannte oder auch schlaffe Blasen, die konfluieren können. Mit der eigentlichen Pemphigusgruppe hat die Erkrankung nichts zu tun, meist ist sie durch Staphylokokken, seltener durch Streptokokken verursacht. Platzen die Blasen, so bleiben runde rote Flächen zurück. Örtlich und in schweren Fällen auch innerlich wendet man Antibiotika an. Peinliche Sauberkeit ist in der Pflege erforderlich, da die Erkrankung für Neugeborene hochinfektiös ist und zur Sepsis führen kann.

16.3.5 Dermatitis exfoliativa neonatorum Ritter von Rittershain,

eine prognostisch ungünstigere massive Staphylokokkeninfektion der Haut bei Neugeborenen und Säuglingen. Sie beginnt mit fleckförmiger Rötung, auf der sich konfluierende Blasen entwickeln. Die Epidermis löst sich flächenhaft. Nach wenigen Tagen sieht die Haut aus wie mit kochendem Wasser verbrüht. Die Schleimhäute können beteiligt sein. Vor der Antibiotikaära verstarb die Mehrzahl der Kinder innerhalb weniger Tage; im günstigen Fall erfolgt narbenlose Abheilung. Man verwendet innerlich eines der neueren halbsynthetischen Penicilline, Fucidin, Staphylomycin oder Clindamycin als Granulat, die auch „resistente" Staphylokokken erfassen.

16.3.6 Multiple Schweißdrüsenabszesse

Multiple halbkugelige, von geröteter Haut bedeckte Abszesse sind vor allem bei resistenzgeschwächten Säuglingen zu finden. Es handelt sich nicht um Furunkel, die sich in Talgdrüsen und Follikeln ansiedeln, sondern um Entzündungen an den Ausführungsgängen ekkriner Schweißdrüsen. Sie beginnen als kleine Pusteln bevorzugt an Nacken und Hinterkopf, Rücken und Gesäß. Größere Abszesse entleert man durch Stichinzision; Abdecken mit desinfizierenden Salben, Antibiotika.

16.4 Pilzbedingte Hautkrankheiten

können durch Dermatophyten und durch Sproßpilze verursacht werden. Das mikroskopische Präparat erlaubt nur die Aussage „Pilze", die Differenzierung ist allein durch Kulturverfahren möglich. Hefepilze benötigen nur 2–3 Tage. Dermatophyten dagegen 2–3 Wochen für ihr Wachstum.

16.4.1 Erkrankungen durch Dermatophyten

Lange Zeit haben die Pilzgattungen Trichophyton, Mikrosporon und Epidermophyton zur klinischen Einteilung in Trichophytie, Mikrosporie und Epidermophytie geführt. Nun ist aber eine Differenzierung der einzelnen Gattungen ausschließlich nur durch die *Kultur* möglich. Klinische und ätiologische Benennung gehen nur in wenigen Fällen parallel. Die Bezeichnung Tinea unter Hinzufügung der Lokalisation ist besser, weil so die klinische Benennung die eigentliche Ätiologie nicht präjudiziert.

1) Tinea superficialis

Die oberflächliche Trichophytie wird meist durch Kontakt mit pilzkranken Tieren erworben (z. B. „Kälberflechte"). Sie beginnt mit scheibenartigen, blaßroten, schuppenden Herden, die peripher wachsen und zentral abheilen, so daß Ringfiguren entstehen, die zusammenfließen können (Abb. 169).

2) Tinea profunda

Die tiefe Trichophytie wird wie die oberflächliche durch verschiedene Trichophyton-Arten

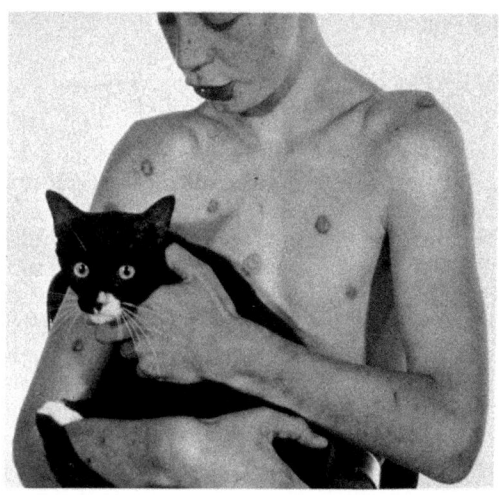

Abb. 169. Tinea superficialis (mit Infektionsquelle)

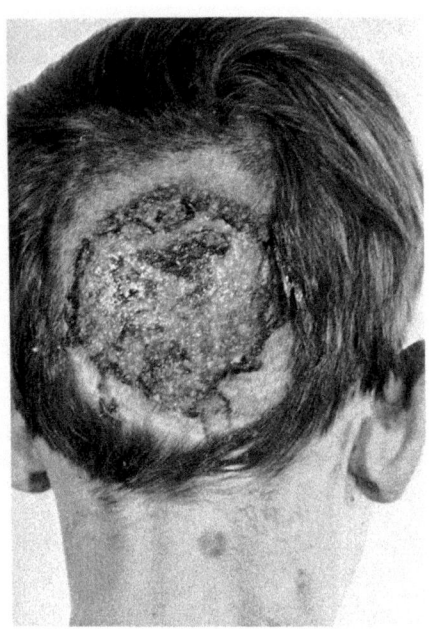

Abb. 170. Tinea profunda (Kerion Celsi)

hervorgerufen. Prädilektionsort ist der behaarte Kopf (Kerion Celsi, Abb. 170). Der Pilz wächst tief in die Epidermis ein und befällt das Haar bis in die Tiefe des Follikelapparates. Die Herde wachsen zu runden, geröteten, schuppenden Scheiben zusammen mit wallartigem Rand und mehreren Zentimetern Durchmesser. Sekundärinfektionen verursachen Schmerzen, auf Druck läßt sich dann Eiter entleeren.

3) Epidermophytie (Tinea pedum, manum, inguinalis etc.)

Unter diesem Begriff werden Pilzerkrankungen zusammengefaßt, die durch verschiedene Fadenpilz-Arten verursacht werden. Die Tinea pedum ist am häufigsten. Bläschen in der Fußwölbung und vor allem in den Interdigitalräumen platzen und hinterlassen Schuppensäume. Mazeration führt zur Bildung roter, nässender Herde. In Hallenbädern, Schulen und innerhalb der Familie kommt es zur Verbreitung der Infektion. Gleiche Erscheinungen werden an den Händen, Achselhöhlen, Inguinalfalten, aber auch an sonstigen Körperpartien beobachtet. Hartnäckig ist die Erkrankung der Nägel.

4) Mikrosporie

Die durch Mikrosporon-Arten verursachte Mykose befällt nur Kinder. Auf dem behaarten Kopf entstehen runde oder ovale Herde, die mit grauen Schuppen wie mit Asche bestreut sind. Die Haare sind 1–3 mm über der Hautoberfläche abgebrochen. Rötung oder Juckreiz fehlen. Endemien werden in Heimen und Schulen beobachtet. Diagnostisch ist die Verwendung einer Quarzlampe wertvoll, der ein Filter aus Kobaltglas vorgeschaltet ist. Der Kopf wird mit dem so erzeugten Wood-Licht im verdunkelten Raum untersucht: die mit Mikrosporon infizierten Haare zeigen grüne Fluoreszenz.

5) Pityriasis versicolor

Diese oberflächliche Pilzinfektion wird durch Malassezia furfur verursacht. Vorwiegend am Stamm entwickeln sich milchkaffeefarbige bis rötliche, verstreute bis konfluierende Flecken, die nicht jucken und von denen sich feine Schuppen abschaben lassen.

Bis auf die Pityriasis versicolor sprechen alle genannten Dermatophyten-Erkrankungen ausgezeichnet auf das Antibiotikum Griseofulvin oder die modernen Imidazolderivate Canesten, Nizoral an. Bei nur oberflächlichem Befall genügt Lokalbehandlung mit Farbstoffen oder einem der zahlreichen Antimykotika.

16.4.2 Erkrankungen durch Hefepilze

Candida albicans ist der häufigste Erreger aus der Hefegruppe. Man spricht daher von Candidose oder Candidiasis (ältere Bezeichnung: Soor).

Eine Candidiasis der Haut entwickelt sich vorzugsweise in der Genitoanalregion in Form von stecknadelkopf- bis linsengroßen Erythemen und Pusteln. Die Effloreszenzen wachsen mit unterminiertem Schuppensaum, konfluieren und können sich über das ganze Integument ausdehnen, insbesondere dann, wenn schwere Allgemeinerkrankungen bestehen und Antibiotika langfristig verwandt werden. Die Abgrenzung gegenüber der Dermatitis intertriginosa ist schwierig, therapeutisch aber wichtig.

Bei der Candidose der Schleimhaut finden sich weiße, an Milchreste erinnernde, nicht abwischbare Beläge auf geröteter Schleimhaut an Wange, Zunge, Genitale.

Harmlos ist die Candida-bedingte *Erosio interdigitalis,* außerordentlich therapieresistent aber die granulomatöse Form der **Candidiasis,** insbesondere in der disseminierten Form (Abb. 171). Der behaarte Kopf kann von einer asbestartigen Schuppen- und Krustenkappe überzogen sein. Über die Candidabesiedlung von Lunge und Darm kann es schließlich zur tödlichen Candidasepsis kommen.

Lokal wendet man Nystatin als Salbe und Puder oder Clotrimazol (Canesten), Miconazolnitrat (Daktar, Epi-Monistat), Nizoral an, bei der granulomatösen oder generalisierten Form der Candidiasis Amphotericin B innerlich.

Mykide

können durch Fadenpilze wie durch Sproßpilze ausgelöst werden. Es besteht eine Allergie gegen Stoffwechselprodukte von Dermatophyten, Pilze finden sich nicht in den Hauteffloreszenzen. Am häufigsten ist ein makulopapulöses, juckendes, symmetrisch angeordnetes generalisiertes Exanthem; es tritt plötzlich unter Kopfschmerzen, Abgeschlagenheit, Fieber, ja Schüttelfrost auf und kann in Schüben verlaufen. Nach Beseitigung der auslösenden Mykose schwindet auch das Mykid; in schweren Fällen empfiehlt sich die Anwendung von Kortikosteroiden.

16.5 Parasitenbedingte Hautkrankheiten

1) Scabies (Krätze)

Prädilektionsstellen für die Krätzenmilbe, die in Milbengängen ihre Eier ablegt, sind Stellen mit dünner Haut: Interdigitalräume, Handgelenk, Genitale. Wegen des starken Juckreizes wird gekratzt, und es kommt zu aufgepfropften Pyodermien. Therapeutisch führen Einreibungen mit γ-Hexachlorcyclohexan zum Ziel (Jacutin-Emulsion).

2) Pediculosis

Von den Läusearten spielen im Kindesalter jetzt nur noch Kopfläuse eine Rolle. Die Diagnose wird meist erst gestellt, wenn sich infolge der Kratzeffekte Pyodermien zeigen. Das sicherste Mittel, um auch die Nissen zu beseitigen, ist das Kahlscheren des Kopfes. Das kann heute vermieden werden durch Anwendung eines hexachlorcyclohexanhaltigen Gels (Jacutin Gel).

Bei allen unklaren Hauterscheinungen denke man auch an **Insektenstiche:** Mücken-, Wanzen- und Flohstiche, Zeckenbisse und Milbenbefall.

16.6 Viruskrankheiten der Haut

1) Herpes simplex

Gruppenweise angeordnete, stecknadelkopf- bis linsengroße, wasserhelle Bläschen auf gerötetem Grund, die sich eitrig trüben und narbenlos abheilen können. Als Herpes labialis treten sie vor allem bei fieberhaften Pneumo-

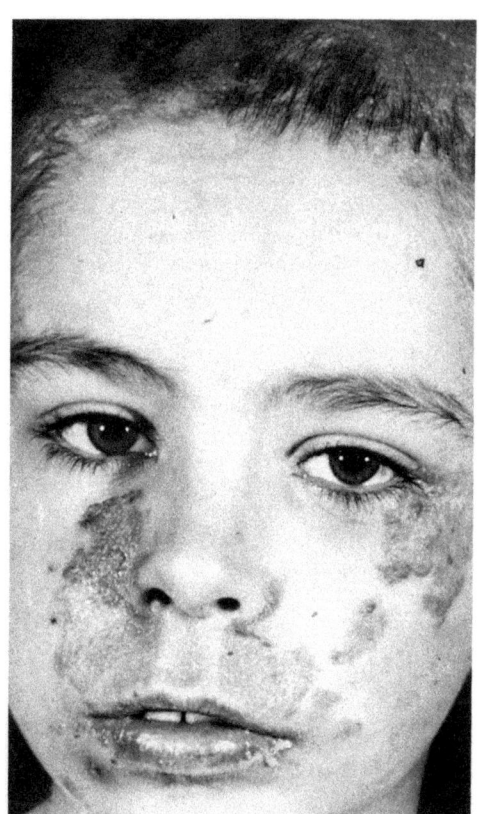

Abb. 171. Candidamykose

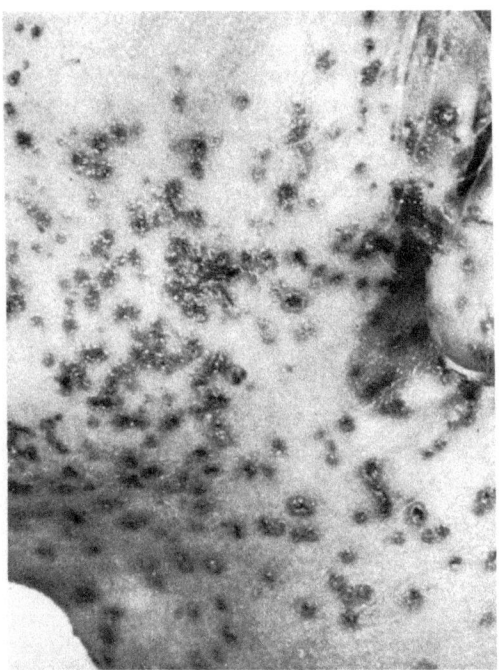

Abb. 172. Ekzema herpeticatum

kokken- und Meningokokkeninfektionen auf. Der Erreger ist das Herpesvirus. Infektionen mit dem Herpesvirus können an allen Körperstellen, u. a. auch auf den Schleimhäuten auftreten (Stomatitis aphthosa, S. 146).

Ekzema herpeticatum

Das Virus findet im Bereich ekzematisch veränderter Hautgebiete optimale Wachstumsbedingungen, so daß es sich rasant vermehren kann (Abb. 172). Es entwickelt sich unter hohem Fieber ein schweres Krankheitsbild mit massiver Bläschenbildung. Die Bläschen konfluieren zu ganzen Beeten, die regelmäßig mit Staphylokokken sekundär infiziert werden. Der Nachweis von Herpesvirus, vor allem aber die ansteigenden Herpesvirus-Antikörpertiter sind beweisend. Hochdosierte Antibiotikagaben und Kortikosteroide sind therapeutisch erforderlich.

2) Zoster

Eine Zoster-Erkrankung wird im allgemeinen erst bei Schulkindern beobachtet und unterscheidet sich dann nicht von der Gürtelrose des Erwachsenen. Zosterkranke Erwachsene können das Virus auf Kinder übertragen mit dem Resultat Varizellen (s. S. 145).

3) Verrucae vulgares

Die benignen infektiösen Epitheliome treten in Ein- oder Mehrzahl vor allem an Händen, Fußsohlen und Knien auf. Es handelt sich um derbe, breitbasig aufsitzende Hautwucherungen mit zerklüfteter Oberfläche. Eine Entfernung mit flüssigem Stickstoff oder Elektrokaustik ist wegen der starken Schmerzhaftigkeit kaum zumutbar. Zudem können Rezidive auftreten. Neuerdings hat sich ein Lack, der 0,5% Fluorourazil und 10% Salizylsäure enthält, hervorragend bewährt. Die Zubereitung schafft Okklusivbedingungen und ist unter dem Namen Verrumal im Handel.

4) Verrucae planae juveniles

sind meist an Handrücken und Gesicht lokalisiert als flache, weiche, rötlich-gelbe Papeln von glatter Oberfläche. Sie treten stets gehäuft auf und heilen spontan ab.

5) Molluscum contagiosum

Eine Virusinfektion, die häufig in Hallenbädern erworben wird: stecknadelkopf- bis erbsengroße, in der Mitte gedellte perlartige Tumoren von weißbrauner Farbe und derber Konsistenz (Abb. 173). Bei Auspressen nach Einritzen mit einer Lanzette entleert sich aus dem Krater eine rahmig-teigige Masse, die

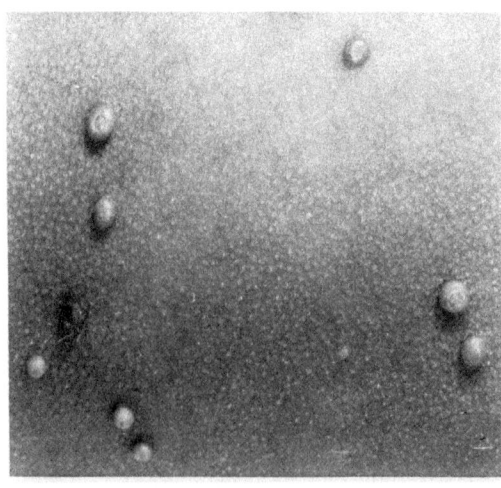

Abb. 173. Molluscum contagiosum (Dellwarzen)

reichlich Molluscum-Virus enthält. Beschwerden bestehen nicht, die Erscheinungen heilen oft spontan ab.

16.7 Sonstige Hautkrankheiten

1) Dermatitis intertriginosa

Der „Windelausschlag" beginnt im Inguinalbereich, an den Innenseiten der Oberschenkel, am Gesäß und greift auf Bauch und Rücken über. Er beginnt mit flächenhafter Rötung, dann kommt es zur Bildung von Papeln, Erosionen und Pusteln, zum Nässen und zur Krustenbildung. Die Intertrigo kann auch in anderen Hautfalten entstehen, die durch Reizung oder Sekretzersetzung besonders beansprucht sind, z. B. am Hals bei pastösen Säuglingen. Die Ursache der Dermatitis **ammoniacalis** ist in der Einwirkung von alkalischem Harn oder Stuhl zu suchen (Abb. 174). Luftundurchlässige Windelhosen und seltenes Trockenlegen verschlimmern den Zustand. Differentialdiagnostisch kommt eine Soormykose in Frage. Nicht selten kommt es sekundär zur Candidabesiedlung. Therapeutisch ist häufiges Windeln angezeigt, empfehlenswert sind Kleiebäder, milde Lotiones und Pasten (Zinkschüttelmixtur, Zinkpaste).

2) Erythrodermia desquamativa Leiner

Die Ursache dieser schweren Erkrankung des ersten Lebensvierteljahres ist unbekannt. Die gerötete Haut ist mit fettglänzenden, grauen, z. T. blätterteigartigen Schuppen bedeckt. Zunächst sind vor allem die Beugen und der Hals ergriffen (Dermatitis seborrhoides), das Gesicht bleibt noch frei – im Gegensatz zum Säuglingsekzem. Doch dann ist der ganze Körper befallen. Juckreiz fehlt; die Abwehrkraft ist gesenkt, es drohen Sekundärinfektionen, Diarrhoe, Ödeme und Anämie. Die Behandlung ist symptomatisch. Lokal wendet man Zinköl an; oral kann man Kortikosteroide unter Antibiotikaschutz verwenden.

3) Erythema exsudativum multiforme

Das symmetrisch angeordnete Erythem verläuft in Schüben. Es beginnt mit roten Flecken, die sich ausbreiten und einen wallartigen hellroten Rand bilden, während das eingesun-

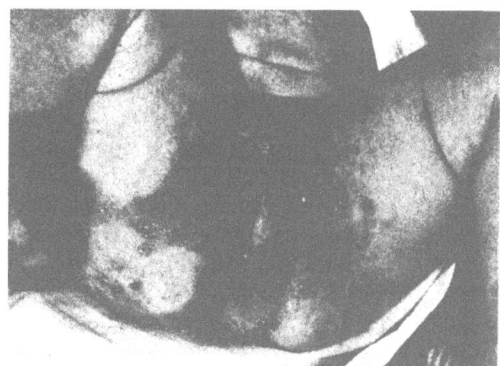

Abb. 174. Dermatitis ammoniacalis

kene Zentrum eine mehr livide Farbe annimmt (s. Farbabbildung 12, S. 163). Hierdurch entstehen die typischen Kokardenformen, die zu girlandenartigen Figuren konfluieren können; daneben gibt es bullöse Formen. Prädilektionsstellen sind die Streckseiten der Extremitäten, vor allem an Unterarmen, Unterschenkeln, Hand- und Fußrücken. Die Schleimhäute können mitbefallen sein; Fieber und andere Allgemeinerscheinungen können bestehen. Die Ursache ist unbekannt, mitunter ist es Ausdruck einer Arzneimittelallergie.
Eine schwere Verlaufsform stellt das **Fuchs-Stevens-Johnson-Syndrom** dar. Der Schwerpunkt der erosiven Hautveränderungen ist im Bereich der Körperöffnungen zu suchen: Mund, Naseneingang, Genitalbereich und Analbezirk („Pluriorifizielle Ektodermose"). Schwere Konjunktividen können das Bild beherrschen. Ursächlich kann gelegentlich eine Arzneimittelallergie aufgedeckt werden.
Die **Behandlung** erfordert in schweren Fällen Kortikosteroide und Antibiotika.

4) Erythema nodosum

Linsen- bis markstückgroße, rote bis blaurote, leicht erhabene Flecke, die ausgesprochen druckschmerzhaft sind, finden sich bevorzugt an den Streckseiten der Unterschenkel. Aber auch Unterarmstreckseiten und Oberschenkel, seltener andere Hautpartien, können schubweise befallen sein. Im Kindesalter spielt ursächlich die Tuberkulose die größte Rolle, insbesondere zu Zeiten, in denen die Tuberkulinempfindlichkeit ansteigt; Sulfonamide (Sulfathiazol) können auslösend wirken. Auch sonstige Allergene, Streptokokkeninfektion,

Sarkoidose und andere Erkrankungen können das Symptom gelegentlich hervorrufen.

5) Akne vulgaris juvenilis

beginnt in der Pubertät und erreicht in der Adoleszenz ihren Höhepunkt. Sie ist gekennzeichnet durch das gleichzeitige Vorkommen von ostiofollikulären Keratosen (Komedonen) und papulopustulösen Infiltraten. In besonderen Fällen kann sie sich schon früher manifestieren, z. B. bei langfristiger Kortikosteroid-Behandlung oder bei Verabreichung von gonadotropen und Sexualhormonen. Die Akne befällt vornehmlich das Gesicht, aber auch Rücken und Brust; unterhalb der Gürtellinie ist sie nie zu finden. Im Bereich der Talgdrüsen, deren Ausführungsgänge durch Komedonen verlegt sind, bilden sich entzündlich gerötete Knötchen, die vereitern und narbig abheilen können. Pathogenetisch spielt die Seborrhoe eine Rolle, Mikroorganismen haben sicher nur eine sekundäre Bedeutung.

In der Allgemeinbehandlung kann die Stuhlregelung wichtig sein; manchmal wirkt sich die Verminderung der tierischen Fette in der Nahrung günstig aus. Lokal sind Abreibungen mit 1‰igem Hexachlorophenspiritus, Erythromycinhaltigen Externa z. B. Akne-mycin und Auftragen von resorzin- und schwefelhaltigen Linimenten angezeigt. Neuerdings wird lokal Vitamin-A-Säure als Gel oder Creme gegeben. Selten sieht man akneiforme Eruptionen aber auch bei Säuglingen und Kleinkindern (Acne neonatorum, infantum). Sie kommen praktisch nur im Gesichtsbereich vor, hier bevorzugt an Wangen oder Stirn in Gestalt gruppierter Komedonen oder auch in Form papulopustulöser Effloreszenzen.

6) Krankheiten der Haare

Nach schweren fieberhaften Allgemeinerkrankungen kommt es gelegentlich zur **Alopecia symptomatica diffusa.** Eine Therapie ist nicht erforderlich, weil die Haare spontan wieder nachwachsen.

Bei der **Alopecia areata** kommt es ohne Narbenbildung zum umschriebenen Haarschwund (Abb. 175). Die runden und ovalen Bezirke können sich vergrößern und mit anderen Herden konfluieren. An ihren Rändern sieht man abgebrochene Haare, die wie Ausrufezeichen aussehen. Eine Therapie ist nicht möglich, weil es ein spezifisches Externum für die Ernäh-

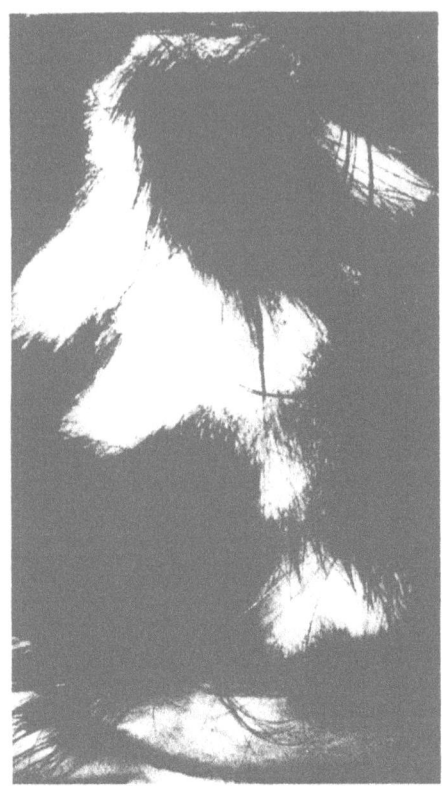

Abb. 175. Alopecia areata

rung der Haarpapille nicht gibt. Das gleiche gilt für die **Alopecia maligna** mit völliger Enthaarung bei Mitbeteiligung von Augenbrauen, Wimpern und Lanugohaaren. Die Ätiologie ist unbekannt.

Differentialdiagnostisch muß bei diffusem Haarausfall vor allem an eine Thalliumvergiftung gedacht werden, bei lokalisiertem an Pilzbefall. Ein umschriebener Haarschwund kann auch vorgetäuscht sein durch eine Trichotillomanie (S. 411).

7) Allergische Hauterscheinungen

Die Erscheinungsbilder allergischer Reaktionen auf der Haut sind vielfältig. Neben scarlatiniformen, morbilliformen und urtikariellen Exanthemen beobachtet man zahlreiche andere Hautreaktionen (s. u.). Das Reaktionsbild ist dabei vollkommen unabhängig von den pharmakodynamischen Eigenschaften der auslösenden Noxe. Von den allergischen Hautreaktionen sind die toxischen abzugrenzen.

Die Diagnose gründet sich weniger auf das klinische Bild – allenfalls auf die Lokalisation – als vielmehr auf eine bis in alle Einzelheiten gehende **Anamnese**. Oft müssen besonders bei Verdacht auf Arzneimittelallergie die Eltern aufgefordert werden, alle Medikamente, Tees, „Stärkungsmittel", Salben, Pülverchen etc., die das Kind in letzter Zeit bekommen hat, mitzubringen.

Der **objektive Nachweis** einer Sensibilisierung erfolgt dann durch epikutane und intrakutane Testmethoden. Für die Beurteilung gilt die Faustregel: ein positiver Test ist beweisend, ein negativer Test schließt eine Allergie nicht aus. Einen nahezu sicheren Beweis liefert nur der Expositionstest, der aber wegen einer möglichen Schockgefahr nur in der Klinik durchgeführt werden darf. Die Behandlung besteht in allen Fällen in der Ausschaltung der Noxe. Kortikosteroide können in hochakuten Fällen lebensrettend sein.

Kontaktdermatitis

Sie beginnt mit einem Erythem und kann sich steigern bis zu starken Ödemen, Blasen- und Krustenbildung. Das Ödem bedingt ein Spannungsgefühl, und die Entzündung verursacht Schmerzen und Brennen. Unter Schuppung heilt die Dermatitis nach Entfernung der Noxe narbenlos ab.

Toxische epidermale Nekrolyse (Lyell-Syndrom)

eine akute toxische Epidermolyse, wahrscheinlich eine hochgradige Überempfindlichkeit gegen bestimmte Arzneimittel oder Bakterientoxine bzw. -stoffwechselprodukte. Sie beginnt mit Urtikaria oder disseminierten Erythemen, Erbrechen, Durchfall und Fieber. Es bilden sich bis handtellergroße Blasen aus, die platzen. Die Blasendecken bedecken den nässenden Untergrund nur unvollkommen (Abb. 176). Das Ganze sieht aus wie eine schwere Verbrennung. Es kommt zu massiven Eiweißverlusten und Sekundärinfektionen. Der Prozeß kann auch an den Schleimhäuten ablaufen.

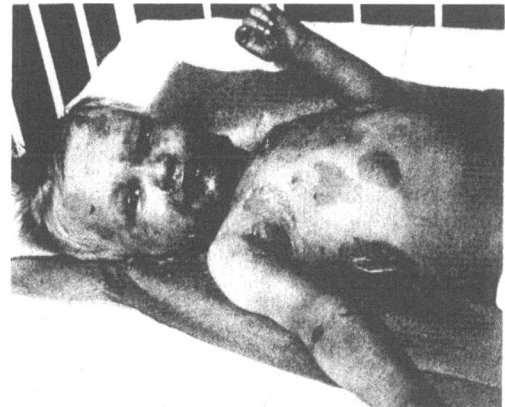

Abb. 176. Lyell-Syndrom

Urtikaria

Die Skala urtikarieller Erscheinungen reicht von linsengroßen Quaddeln bis zu girlandenartigen Figuren. Die Quaddeln sind flüchtig und können sich in kürzester Frist zurückbilden. Es besteht Juckreiz, Eosinophilie. Vom **Quincke-Ödem** spricht man bei starken ödematösen Schwellungen im Bereich der Augenlider oder Lippen; bei Sitz am Kehlkopf besteht Lebensgefahr durch Glottisödem. Eine Allergie gegen nutritive Allergene (Eiweiß, Obst) oder Arzneimittel (Penicillin) ist häufig zu eruieren.

Strophulus

Stecknadel- bis linsengroße Papeln entstehen auf dem Boden einer Quaddel; im Zentrum bildet sich oft ein derbes Bläschen, das später zu einer Kruste eintrocknet. Vor allem der Stamm, aber auch die Extremitäten sind befallen (s. Farbabbildung 10, S. 163). Im Gegensatz zu den Varizellen bleiben Kopf und Mundschleimhaut frei. Meist handelt es sich um Kleinkinder, die Effloreszenzen treten schubweise auf. Durch das Zerkratzen wegen des starken Juckreizes kommt es oft zu Sekundärinfektionen. Die Ursache ist wahrscheinlich in nutritiven Allergien, manchmal in Insektentoxinen zu suchen.

17. Erkrankungen des Nervensystems

H. Doose

17.1 Fehlbildungen

17.1.1 Spina bifida

Es handelt sich um eine Hemmungsmißbildung, deren Kennzeichen der fehlende oder mangelhafte Schluß der Wirbelbögen und des Neuralrohres sind. Die Häufigkeit beträgt etwa 2‰ aller Geburten. Die Lokalisation ist überwiegend lumbosakral. Je nach Ausmaß der Verschlußstörung ergeben sich folgende Hauptformen:
Bei der *Spina bifida occulta* betrifft die Störung allein die Wirbelbögen. Sie ist meistens nur röntgenologisch zu erkennen und bleibt sonst symptomlos. In Fällen mit atypischer Behaarung, Hautgrübchen, subkutanem Lipom und Naevi im Bereich der Mißbildungen kommen neurologische Symptome vor; sie können auch erst im späteren Kindesalter erstmals in Erscheinung treten.
Bei der *Spina bifida cystica* besteht eine bruchsackartige Ausstülpung des Rückenmarks oder seiner Häute. Sind allein die Hirnhäute betroffen, handelt es sich um eine *Meningozele* (nur 10% der Fälle). Die Medulla ist intakt, neurologische Ausfälle fehlen in der Regel. Ist dagegen – wie meistens – das Rückenmark in die Mißbildung einbezogen, spricht man von *Myelomeningozele*.
Geschlossene und offene Formen sind zu unterscheiden. Bei der offenen, d. h. nicht überhäuteten Myelomeningozele liegt die Medulla flächenförmig frei (Area medullovasculosa). Am oberen und unteren Rand können die Öffnungen des Zentralkanals erkennbar sein (Polgrübchen). An die Medullarplatte schließen sich peripher die Zona epithelo-serosa und die Zona dermatica an.
Die lumbosakrale Myelozele ist von neurologischen Ausfallserscheinungen begleitet, die je nach Schwere der Mißbildung wechselnd ausgeprägt sind: Schlaffe Lähmungen der Beine, paralytischer Klumpfuß, andere Kontrakturen, Sensibilitätsstörungen, Lähmungen der Sphinkteren und des Beckenbodens. Harn- und Stuhlentleerungsstörungen führen zu Hydronephrose und aufsteigenden Infektionen.
Bei 70–80% der Myelozelen bildet sich im Verlauf ein Hydrozephalus aus. Seine Ursache ist meistens die **Arnold-Chiarische Mißbildung.** Sie besteht in einer Verschiebung von Kleinhirnteilen und Medulla oblongata in den Spinalkanal und verursacht Liquorzirkulationsstörungen. Am Schädel findet man Ossifikationsstörungen in Form eines Lücken- oder *Leistenschädels.* – Die **Therapie** besteht bei der offenen Myelozele in der Frühoperation (innerhalb 24 Stunden); bei überhäuteten Mißbildungen kann zunächst abgewartet werden. Entwickelt sich ein Hydrozephalus (Kopfumfangskontrolle, Computertomographie!) wird eine Shunt-Operation (S. 378) vorgenommen. Die **Prognose** ist bezüglich der neurologischen Symptomatik ungünstig, die Lebenserwartung der Kinder ist durch chronische Harnwegsinfektionen eingeschränkt. Die Betreuung der Kinder erfordert eine Gemeinschaftsarbeit von Pädiater, Orthopäden und Urologen.

Der Dermalsinus

ist die geringste Ausprägung der Spina bifida aperta. Es handelt sich um einen schmalen Verbindungskanal zwischen Subarachnoidalraum und Hautoberfläche, äußerlich erkennbar an einem kleinen Hautporus, oft begleitet von abnormer Pigmentierung oder Behaarung. Ein solcher Dermalsinus bildet die Ursache rezidivierender Meningitiden und bedarf frühzeitiger Erkennung und operativer Behandlung.

Spaltbildungen im Bereich des Schädels

gehen meistens mit anderen Fehlbildungen einher: Enzephalozelen, Meningoenzephalozelen, Anenzephalie u. a.
Genetische Beratung: Für weitere Geschwister eines betroffenen Kindes beträgt das Risiko

von Spaltbildungen 3–6%. Die Bestimmung des Alpha-Fetoproteins im Fruchtwasser und Blut der Mutter sowie Sonographie erlauben eine pränatale Diagnostik (S. 25).

17.1.2 Mikrozephalie und Kraniostenose

Die Mikrozephalie,

die abnorme Kleinheit des Hirnschädels, kann verursacht sein durch a) eine anlagebedingte, auch familiär auftretende Mikrenzephalie (primäre „Kleinheit des Gehirnes"), b) exogene Schädigung während der Organogenese mit folgender Unterentwicklung des Gehirnes (z. B. intrauterine Virusinfektionen oder Mangelernährung), c) sekundären Hirnschwund aufgrund prä- oder peri- und postnataler Hirnerkrankungen und d) primäre Wachstumsstörung des Schädels selbst infolge prämaturer Nahtsynostose (Kraniostenose). – Die durch primäre und sekundäre Mikrenzephalie bedingten Schädelwachstumsstörungen (a bis c) sind überwiegend von Schwachsinn und neurologischen Ausfällen (z. B. Zerebralparese) begleitet.

Die Kraniostenose

mit vorzeitigem Nahtverschluß ist in ihrer Ätiologie unklar. Die Schädelform ist durch die Lokalisation der prämaturen Nahtsynostose bestimmt (S. 341).

17.1.3 Angeborene Lähmungen

Beim Neugeborenen kommen neben geburtstraumatischen Nervenschäden (S. 41) angeborene Lähmungen isolierter Nerven und Muskeln vor. Am häufigsten ist die konnatale Ptosis meist nur eines Oberlides. Seltener sind Paresen von Abducens, Facialis und Oculomotoricus. Ätiologisch ist überwiegend eine Anlagestörung der entsprechenden Hirnnervenkerne verantwortlich (Möbiussche Kernaplasie).

17.1.4 Fehlbildungen zerebraler Gefäße

Ein **arteriovenöses Aneurysma** kann beträchtliche Größe erreichen und die Ursache von Blutungen sein. Das gleiche gilt für die oft multiplen **sackförmigen Aneurysmen,** die sich besonders im Bereich des Circulus Willisii finden. Eine schwere Mißbildung ist die enzephalotrigeminale Angiomatose (Sturge-Weber-Syndrom), die den Phakomatosen zugerechnet wird (S. 390).

17.2 Entzündliche Erkrankungen des Nervensystems

17.2.1 Leptomeningitis

Die Leptomeningitiden sind in bakterielle und abakterielle zu unterteilen. Diese Klassifizierung entspricht weitgehend der Aufgliederung in eitrige und nichteitrige Meningitiden. Eine Sonderstellung nehmen die tuberkulöse, die syphilitische und die Leptospirenmeningitis ein.

17.2.1.1 Eitrige Meningitis

Allgemeine Symptomatologie und Diagnose: Es erkranken vorwiegend Säuglinge und Kleinkinder, Knaben häufiger als Mädchen. Das klinische Bild ist weniger durch den Erregertyp als durch das Alter des Patienten bestimmt. Die Erkrankung beginnt plötzlich mit hohem Fieber, Kopfschmerzen und Benommenheit. Beim Säugling und jungen Kleinkind beobachtet man häufig Krämpfe, Berührungsempfindlichkeit, Erbrechen, auffallend schrilles Schreien und eine gespannte Fontanelle. Fast regelmäßig besteht ein lebhafter Dermographismus. Die meningealen Zeichen (Nackensteifigkeit, Kernig, Brudzinski) sind positiv. Indessen – cave! Beim *jüngeren Säugling* können diese Zeichen fehlen: Wegweisend sind hier im Beginn vor allem Trinkunlust, Erbrechen, gespannte Fontanelle, Fieber. Andererseits beweisen ausgeprägte meningeale Zeichen nicht eine eitrige Meningitis. Sie kommen als Meningismus z. B. bei Pneumonie, Harnwegsinfektionen u. a. vor.

Der Liquor ist beim ausgeprägten Krankheitsbild eitrig (Tabelle 68). Im ersten Beginn der Erkrankung kann er *noch,* bei anbehandelten Fällen *schon wieder* klar oder nur gering getrübt sein. Das Sediment ist granulozytär, das Eiweiß erhöht, die Pandy-Reaktion positiv, der Zucker vermindert. Die bakteriologische Untersuchung besteht in der Mikroskopie des

Ausstriches, der Liquorkultur und Resistenzprüfung. Durch eine negative Liquorkultur ist eine bakterielle Meningitis nicht sicher auszuschließen. Die Keime können durch antibiotische Vorbehandlung und zu lange Latenz zwischen Punktion und Verarbeitung des Liquors abgestorben sein.

Bei jeder eitrigen Meningitis ist sorgfältig nach Herden im Bereich von Nase, Nebenhöhlen, Ohren und Felsenbeinen zu suchen. Bei rezidivierenden Meningitiden ist an einen kongenitalen Hautsinus (S. 364) sowie Knochen- und Duralücken zu denken (selten!).

Meningokokken-Meningitis (Meningitis epidemica)

Sie ist die häufigste Form der kindlichen bakteriellen Meningitis. Der Erreger (Meningococcus oder Neisseria intracellularis) ist sehr empfindlich und kann kulturell nur bei sofortiger Verarbeitung des Liquors nachgewiesen werden. Übertragung der Infektion erfolgt durch Tröpfchen. Epidemien sind selten, Keimträger in der Umgebung des Patienten häufig. – Die Symptomatik ist durch besonders ausgeprägte Genickstarre und überwiegend stürmischen Verlauf gekennzeichnet. Es kommen indessen auch protrahiert verlaufende Krankheitsbilder vor. Wegweisend für die Differentialdiagnose gegenüber anderen Meningitisformen sind petechiale und auch grobfleckige Hautblutungen sowie emboliebedingte kleine Hautnekrosen. Jenseits des 3. Lebensjahres ist ein Herpes labialis häufig. – Die Prognose ist bei sehr frühzeitiger Therapie gut, sonst besteht trotz Antibiotika die Gefahr von Defektheilungen.

Das **Waterhouse-Friderichsen-Syndrom** ist die am meisten gefürchtete Form der Meningokokken-Infektion. Es handelt sich um eine foudroyant verlaufende Sepsis mit schwersten generalisierten Gefäßschäden und Thromboseneigung als Ausdruck eines Shwartzman-Sanarelli-Phänomens. Klinisch besteht ein perakutes Krankheitsbild mit Fieber, Erbrechen, Krämpfen, Bewußtseinstrübung, kaum fühlbarem Puls. Meningeale Zeichen fehlen. Die Haut ist bedeckt von flächenförmigen Blutungen, Petechien und blaßgrau-blauen „intravitalen Totenflecken". Es besteht Blutungsneigung mit hämorrhagischen Durchfällen und Erbrechen. Aus dem meist klaren Liquor lassen sich wie aus dem Blut Meningokokken züchten. Die Erkrankung endet fast immer innerhalb von 8 bis 24 Stunden letal. Autoptisch findet man hämorrhagische Infarkte der inneren Organe, vor allem der Nebennieren.

Pneumokokken-Meningitis

Die Erkrankung entsteht entweder metastatisch vom Respirationstrakt her oder durch Fortleitung von den Ohren und Nebenhöhlen. Die Entzündung manifestiert sich vorwiegend an der Konvexität (Hauben-Meningitis). Klinisch stehen oft Krämpfe und Bewußtseinsstörung im Vordergrund. Der Verlauf ist nicht selten kompliziert durch entzündliche Verklebungen der Meningen, die Störungen der Liquorzirkulation und abgekapselte Abszesse zur Folge haben. Rezidive sind besonders häufig. Bei verzögertem Heilungsverlauf ist immer an Subduralergüsse zu denken (Kontrolle des Schädelumfanges und der Fontanelle, Durchleuchtung mit Lampe, EEG, Computertomogramm!). Im Zweifelsfall muß eine Fontanellenpunktion durchgeführt werden. – Die Prognose ist wegen der genannten Komplikationen ungünstiger als die der Meningokokken-Meningitis.

Influenza-Meningitis

Erreger ist Hämophilus influenzae. Die Neigung zu Rezidiven und langwierigen Verläufen ist groß, die Prognose ist aber bei frühzeitiger und intensiver Behandlung relativ günstig.

Coli-Meningitis

Sie befällt vorwiegend Neugeborene und besonders resistenzschwache Frühgeborene. Charakteristisch ist das Fehlen typischer meningealer Zeichen. Nichtgedeihen, Trinkunlust, Ernährungsstörung, graues Aussehen, gespannte Fontanelle sind Verdachtsmomente, Fieber kann fehlen. Die Prognose ist ungünstig.

Als **weitere Erreger** einer eitrigen Meningitis kommen in Betracht: Staphylokokken, Streptokokken, Enterokokken, Listeria monocytogenes (Neugeborene!), Pyocyaneus und zahlreiche andere Keime.

Therapie der eitrigen Meningitis

Durch Einführung der Antibiotika wurde die Letalität erheblich gesenkt, ist im frühen Säuglingsalter aber immer noch hoch (um 50%).

Die früher häufigen Defektzustände sind seltener geworden, kommen aber noch vor: Epilepsie, Intelligenzdefekte, Schwerhörigkeit, Hydrozephalus u. a.

Entscheidend für die Prognose ist der frühzeitige Beginn der Behandlung. Eine Liquoruntersuchung ist deshalb bei geringstem Verdacht auszuführen (Tabelle 68). Nur wenn mit einem mehrstündigen Transport in das Krankenhaus zu rechnen ist, sollte bereits der Hausarzt die Behandlung einleiten, wobei in Kauf zu nehmen ist, daß die bakteriologische Diagnose erschwert oder unmöglich gemacht wird. Eine genaue Liquoruntersuchung vor Therapiebeginn ist deshalb anzustreben. Sie schließt die Anfertigung eines Ausstrichpräparates in Methylenblau-, Gram- und Giemsa-Färbung für Bakteriennachweis und -differenzierung sowie die Anlegung einer Kultur zur Durchführung einer Empfindlichkeitsprüfung ein. Die Latex-Agglutination ermöglicht heute eine rasche Identifizierung der im Liquor enthaltenen Meningokokken, Pneumokokken und Hämophilus-Keime. Initialbehandlung *vor* Empfindlichkeitsprüfung (Antibiogramm): Bei Nachweis von *Meningokokken* oder *Pneumokokken* werden Höchstdosen von Penicillin-G im Dauertropf verabfolgt. Finden sich im Ausstrich *Haemophilus*-verdächtige Stäbchen, erfolgt Gabe von Cefotaxim. Im 1. Lebensjahr (Coli und andere gramnegative Keime!) erfolgt die Initialbehandlung mit Cefotaxim und Gentamicin (s. S. 57). – Das weitere therapeutische Vorgehen richtet sich nach dem Ergebnis der Liquorkultur und Resistenzprüfung. Die antibiotische Behandlung wird über 2–3 Wochen durchgeführt, wobei nach Abklingen der akuten entzündlichen Erscheinungen auf eine perorale Medikation übergegangen wird. Im akuten Stadium können bei Liquordrucksteigerung wiederholte Entlastungspunktionen notwendig werden.

Ist der Heilungsverlauf verzögert, so muß – besonders bei der Pneumokokken-Meningitis – an einen *subduralen Erguß* gedacht werden. Fortbestehender Liquorbefund, Temperaturen, Erbrechen, Krämpfe und vorgewölbte Fontanelle sind Verdachtsmomente. EEG, Sonographie, Echo-Enzephalogramm, Computertomogramm und gegebenenfalls Fontanellenpunktion klären die Diagnose. Wiederholte Punktionen, eventuell Operation zur Entfernung der Membranen sind notwendig.

Alle Kinder, insbesondere Säuglinge, müssen nach überstandener eitriger Meningitis im Hinblick auf Spätkomplikationen über Monate sorgfältig kontrolliert werden (neurologische Untersuchung, Kopfumfangsmessungen, EEG).

17.2.1.2 Bakterielle, nicht eitrige Meningitis

Meningitis bei Leptospirose, Tuberkulose, Syphilis siehe bei den Grundkrankheiten. Bei der Differentialdiagnose dieser Formen ist zu beachten, daß der Liquor bei anderen bakteriellen, an sich eitrigen Meningitiden infolge antibiotischer Vorbehandlung klar und keimfrei sein kann.

17.2.1.3 Abakterielle Meningitis

1) Virus-Meningitis

Die durch Viren verursachten Meningitiden sind sehr häufig Teilsymptom einer Enzephalitis bzw. Enzephalomyelitis. Handelt es sich um eine reine Meningitis, ist die klinische Symptomatik weniger eindrucksvoll als bei den bakteriellen Meningitiden, der Verlauf milder und gutartiger, wenn eine Pleozytose auch über Wochen bestehen bleiben kann. Im allgemeinen sind die meningealen Symptome geringfügig, wenn auch ausgeprägte meningitische Bilder vorkommen. Der Liquor ist klar, höchstens leicht getrübt (Tabelle 68); das Sediment ist von mononukleären Zellen beherrscht, das Eiweiß meistens etwas vermehrt. Nur im Krankheitsbeginn können erhebliche granulozytäre Pleozytosen (auch Glukoseverminderung) vorkommen. Eine ätiologische Diagnose kann durch Nachweis des Virus in Körperflüssigkeiten, Stuhl und Rachenspülwasser sowie durch Neutralisationsteste und KBR erfolgen. Die **Mumps-Meningitis** ist besonders häufig. Bei etwa 50% aller Mumpserkrankungen ist eine klinisch oft inapparente Leptomeningitis nachzuweisen. Andererseits verlaufen zahlreiche Mumpsinfektionen unter dem Bild einer Meningitis ohne Parotitis. Die Prognose der Mumpsmeningitis ist gut. Die *Meningitis bei Poliomyelitis,* die früher differentialdiagnostisch an erster Stelle stand, wird kaum noch beobachtet. Weniger selten, gelegentlich aber epidemisch vorkommend, sind die Meningitiden durch andere *Enteroviren* (Coxsackie, Echo), *Arbo-, Adeno-Viren* u. a. Die seltene

Tabelle 68. Charakteristische Liquorbefunde bei Meningitiden

	Normal	Virus-Meningitis	Tuberkulöse Meningitis	Eitrige Meningitis
Aussehen	klar	klar (opaleszent)	klar	trübe bis eitrig
Zellzahl/µl	0–4	20–1000	einige 100	einige 1000
Zellart	mononukleär	mononukleär	mononukleäre u. Granulozyten	überwiegend Granulozyten
Eiweiß (mg/dl)	15–40	(↑)	(↑) → ↑	↑
Glukose	⅔ der Blutglukose	normal (evtl. ↑)	↓	↓

lymphozytäre Choriomeningitis wird durch das Armstrong-Virus verursacht.
Meningitiden bei Masern, Windpocken und Mononucleosis infectiosa sind meistens Begleitsymptome einer enzephalitischen Erkrankung (S. 369).
Die **Therapie** der Virus-Meningitis ist symptomatisch. Bei geringstem Zweifel an der Ätiologie und Verdacht auf eine womöglich doch bakterielle Genese (Tbc) muß entsprechend antibiotisch behandelt werden.

2) Sonstige Meningitisformen

Schädeltraumen, Insolation und Lumbalpunktion können zu meningealen Reizerscheinungen mit Pleozytose führen (*physikalisch* bedingte Meningitis). – *Infektiös-toxische* Prozesse wie Allgemeininfektionen der verschiedensten Art, Urämie, Askaridiasis, exogene toxische Einwirkungen (Medikamentinjektionen in den Liquorraum u. a.) können Liquorpleozytose und auch meningeale Reizerscheinungen verursachen. Meningitiden durch *Pilze* sind selten.

17.2.2 Pachymeningitis

Eine bakterielle Entzündung der harten Hirnhäute ist selten. Vom Mastoid und Mittelohr her kann es durch Fortleitung zur Infektion des Epiduralraumes kommen (Extraduralabszeß). Eine chirurgische Therapie ist notwendig.

17.2.3 Enzephalitis und Enzephalomyelitis

17.2.3.1 Akute Enzephalitiden

Sogenannte **primäre** und **sekundäre** Enzephalitiden sind zu unterscheiden. Die primären Enzephalitiden sind überwiegend unmittelbar virogener, die sekundären (postinfektiösen) wahrscheinlich „neurallergischer" Genese. *Bakterielle* Enzephalitiden sind sehr selten; sie entstehen z. B. metastatisch im Verlauf von septischen Erkrankungen.
Die **Symptomatik** der Enzephalitis ist weniger durch die Ätiologie als durch die Lokalisation des Entzündungsprozesses und das Alter des Patienten bestimmt. Für die meisten Enzephalitisformen ist akuter Beginn mit Erbrechen, Kopfschmerzen, Krämpfen, Bewußtseinstrübung bis zum Koma, Lähmungen u. a. charakteristisch. Je jünger die Kinder, desto mehr werden hochakuter Beginn, stürmischer Verlauf, schwere und langanhaltende Krampfanfälle beobachtet. Bei älteren Kindern beginnt die Enzephalitis dagegen häufiger schleichend, oft mit einem deliranten Psychosyndrom mit Verlust der zeitlichen und örtlichen Orientierung. Eine Bewußtseinstrübung entwickelt sich langsamer als bei Kleinkindern. Die neurologische Symptomatik der akuten Enzephalitis kann außerordentlich vielfältig sein. Pyramidale, extrapyramidale und andere Symptome können rasch wechseln und sich kombinieren. Treten myelitische Symptome hinzu, spricht man von Enzephalomyelitis.
Neben den voll ausgeprägten Krankheitsbildern kommen *Abortivformen* vor, die lediglich unter dem Bild uncharakteristischer Allgemeinsymptome, eines organischen Psychosyn-

droms u. a. verlaufen. – Der Liquor zeigt bei der Enzephalitis des älteren Kindes in der Regel eine Pleozytose und Eiweißvermehrung, bei Säuglingen und Kleinkindern kann er normal sein und nur erhöhten Druck zeigen.

Als *prognostische Grundregel* gilt, daß bei jungen Kindern und bei Enzephalitiden mit lang anhaltenden Krämpfen Todesfälle und Defekte in Form von Demenz, Lähmung, Epilepsie u. a. besonders häufig sind.

Die akute **zerebellare Ataxie** ist eine spezielle Verlaufsform der kindlichen Enzephalitis. Sie wird als postinfektiöse Komplikation bei zahlreichen Virusinfektionen, besonders häufig aber bei Varizellen beobachtet. Betroffen sind überwiegend Kleinkinder. Sie erkranken plötzlich mit lokomotorischer und lokostatischer Ataxie, Nystagmus, Dysarthrie, Hypotonie der Muskulatur. Der Liquor ist meistens normal. Eine Kombination mit anderen enzephalitischen Symptomen ist möglich. Die Prognose ist in der Regel gut. Die Rückbildung der Ataxie kann aber Monate dauern.

1) Primäre Enzephalitiden

ARBOR-Enzephalitiden (Arthropod-borne-Viren, Übertragung durch Insekten) treten vielfach epidemisch auf. Für Europa ist die **Zecken-Enzephalitis** wichtig, die „zentraleuropäische Frühsommer-Meningoenzephalitis". In der Bundesrepublik Deutschland kommt sie vor allem vor im Donautal und in den Tälern der Donauzuflüsse, in der Stuttgarter Gegend und im Oberrheintal. Überträger sind Zecken kleiner Nager. Die epidemiologischen Saison-Gipfel liegen im Juni und Anfang Oktober. Das Krankheitsbild ist teils rein enzephalitisch, teils poliomyelitis-ähnlich; Defektzustände sind möglich. Nach Zeckenbefall kann innerhalb von 72 Stunden ein Sofortschutz erreicht werden durch die Gabe von 0,2 ml homologen Immunglobulins/kg Körpergewicht. Aktive Impfung siehe S. 134.

Die **Coxsackie B-Enzephalitis** befällt besonders Neugeborene und ist oft mit Myokarditis kombiniert (Enzephalomyokarditis). Der Verlauf ist meistens tödlich.

Die **Herpes simplex-Enzephalitis** betrifft häufig Neugeborene, aber auch ältere Kinder und hat eine schlechte Prognose. Wegweisend für die Diagnose kann beim Neugeborenen die Feststellung eines Herpes bei der Mutter sein. Für ältere Kinder ist ein stark protrahierter Verlauf charakteristisch. Die Verdachtsdiagnose erfolgt aufgrund des klinisches Bildes, des EEGs (temporal betonte Verlangsamung und hypersynchrone Potentiale) und des Computer-Tomogramms (temporale hypodense Zonen), die Diagnose wird gesichert durch Virus- und Antikörpernachweis im Liquor. Die früher meist tödlich verlaufene Herpes-Enzephalitis kann heute wirksam mit Acyclovir behandelt werden. Als **weitere Erreger** einer primären Enzephalitis kommen Enteroviren, Influenza-Viren, Varicella zoster-Viren, Zytomegalie-Viren, Ebstein-Barr-Viren, Rabies und andere in Betracht.

2) Sekundäre Enzephalitiden

Die Pathogenese dieser Krankheitsform ist umstritten. Experimentell gut gestützt ist die Annahme, daß mittelbar virusbedingte „neurallergische" Reaktionen den Prozeß verursachen. Morphologisches Substrat sind perivenöse Entmarkungen in der weißen Substanz. In der Regel entwickeln sich die sekundären Enzephalitiden (und Enzephalomyelitiden) in der postvirämischen Phase der Infektion, z. B. nach dem Pockenimpffieber, nach dem Masernexanthem usw. Sie werden deshalb als postvakzinale bzw. postinfektiöse Enzephalitiden bezeichnet.

Die **postvakzinale Enzephalitis** ist durch die Aufhebung der Impfpflicht äußerst selten geworden. Es erkranken nur Erstimpflinge (oder „falsche Wiederimpflinge"). Die Erkrankung beginnt in der Regel um den 11. bis 12. Tag nach der Impfung mit rasch zunehmender Bewußtseinstrübung, Lähmungen, Krämpfen. Der Liquor zeigt Eiweißvermehrung und Pleozytose. In 10 bis 20% der Fälle kommt es zu Defekten.

Die **akut-konvulsive vakzinale Enzephalopathie** ist von der eigentlichen postvakzinalen Enzephalitis abzugrenzen. Betroffen sind **Kleinkinder** bis zum 3. Lebensjahr. Die Erkrankung beginnt z. Z. des Impffiebers (virämische Phase) am 7. bis 9. postvakzinalen Tag mit Krämpfen. Der Liquor ist normal. Der Verlauf ist meist kurz, die Prognose vor allem durch die Dauer der Krämpfe bestimmt. Entwicklung einer Epilepsie ist möglich.

Die **Masern-Enzephalitis** beginnt meistens 3 bis 7 Tage nach dem Exanthem mit erneutem Fieber, Bewußtlosigkeit usw. Defektheilungen sind möglich.

Die **Varizellen-Enzephalitis** tritt meistens 5 bis 10 Tage nach dem Exanthem auf. Oft verläuft sie unter dem Bild einer akuten zerebellaren Ataxie (S. 369).
Enzephalitiden nach *Mumps, Rubeolen, Mononukleose, infektiöser Lymphozytose* u. a. Viruserkrankungen sind selten. Ihre klinische Symptomatik ist unabhängig vom Erreger.

Differentialdiagnose der Enzephalitis

Sie hat vor allem infektiöse und toxische Enzephalopathien (S. 373) zu berücksichtigen. Die Diagnostik muß deshalb immer alle Stoffwechselfunktionen einschließen. Blutungen, Raumforderungen und vor allem auch exogene Vergiftungen sind in Betracht zu ziehen. Medikamente mit Phenothiazin-Abkömmlingen können das sogenannte *dyskinetische Syndrom* hervorrufen: Dyston-hyperkinetische Bewegungsstörungen mit tetanusähnlichen Muskelverkrampfungen besonders des Gesichtes und der Zunge, die Sprach- und Schluckunfähigkeit bedingen können, dystone Bewegungen des Kopfes (Opisthotonus u. a.) bei immer erhaltenem Bewußtsein. Die Symptomatik verschwindet nach i.m. oder i.v. Gabe von Akineton.

Therapie der akuten Enzephalitis

Eine kausale Behandlung ist mit Ausnahme der seltenen bakteriellen Enzephalitiden nicht möglich. Nebennierenrindenhormone sind bei postinfektiösen Enzephalitiden fraglich wirksam. Gammaglobulin wird zur Hebung des Antikörperspiegels verabfolgt. Bei Herpes-Enzephalitis wirkt Acyclovir günstig. Im übrigen ist die Behandlung symptomatisch: Unterdrückung von Krämpfen, Bekämpfung einer Hyperthermie gegebenenfalls mit Hibernisation, Kontrolle des Wasserhaushaltes, Abschirmung gegen bakterielle Begleitinfektionen durch Antibiotika, Freihaltung der Atemwege gegebenenfalls durch Intubation.

17.2.3.2 Subakute Enzephalitis

Die wichtigste Form ist die seltene **subakute sklerosierende Panenzephalitis** (SSPE). Ihr liegt – jedenfalls als *ein* ätiologischer Faktor – eine persistierende Maserninfektion (selten auch Rötelninfektion) zugrunde („slow virus infection"). Die Erkrankung beginnt mit einem organischen Pyschosyndrom (Wesensänderung, Nachlassen der intellektuellen Leistungsfähigkeit, phasenweise Verlust der zeitlichen und örtlichen Orientierung), es folgen Krampfanfälle, rhythmische extrapyramidale Hyperkinesen und schließlich Dezerebrationssymptome.
Die Krankheit endet meistens schon nach wenigen Monaten tödlich. Die Diagnose stützt sich auf das typische klinische Bild, die Feststellung früher durchgemachter Masern, den Nachweis von Masern-Antikörpern und vermehrten Gammaglobulinen im Liquor sowie das pathognomonisch veränderte EEG (periodische Komplexe). Eine wirksame Therapie ist bis heute nicht bekannt.

17.2.3.3 Akrodynie (Feersche Krankheit)

Der sehr selten gewordenen Krankheit liegt wahrscheinlich ein besonders den Hirnstamm betreffender „neurallergischer" Prozeß zugrunde. Er kann durch Quecksilber und vielleicht auch andere Noxen ausgelöst werden. Leitsymptome sind pyschische Störungen (Weinerlichkeit, Verdrießlichkeit), Schlafumkehr (nächtliche Schlaflosigkeit, Schlafbedürfnis am Tag), profuse Schweiße, polymorphe Exantheme, Hypertension, hochrote Verfärbung der Akren, Schmerzen in Händen und Füßen (Akrodynie). Der Verlauf erstreckt sich über Wochen bis Monate; die Prognose ist gut.

17.2.3.4 Myoklonische Enzephalopathie

Diese Kleinkinder betreffende Erkrankung ist gekennzeichnet durch polytope, irreguläre Myoklonien, Opsoklonus (ruckartige konjugierte Augenbewegungen) und Ataxie. Nicht selten liegt gleichzeitig ein Neuroblastom (eher gutartigen Charakters) vor. Die Ätiopathogenese ist ungeklärt; ein immunpathologisches Geschehen wird in Betracht gezogen. – Die Krankheit verläuft nach akutem Beginn meistens protrahiert über Monate und Jahre. EEG und Liquor sind o. B. ACTH bewirkt meistens eine rasche Remission. Residuen in Form einer Entwicklungsretardierung, besonders Sprachentwicklungsverzögerung, sind häufig.

17.2.4 Entzündungen peripherer Nerven

1) Polyradikulitis und Polyneuritis

Die Grenzen zwischen Polyneuritis und Polyradikulitis sind besonders bei Kindern unscharf. Je nach Lokalisation steht die periphere oder die Wurzelsymptomatik im Vordergrund. Hinsichtlich der *Ätiopathogenese* lassen sich wie bei den Enzephalitiden primäre (toxische, infektiös-toxische) und sekundäre (postinfektiöse und postvakzinale) Formen unterscheiden. Die Krankheit beginnt meistens schleichend mit zunehmender Muskelschwäche und Ataxie. Fieber fehlt in der Regel. Die Schwäche steigert sich zu schlaffen Lähmungen. Sie befallen meistens erst die Beine, können langsam aufsteigen und bis zur Bulbärparalyse führen (aufsteigende Landrysche Paralyse). Die Untersuchung ergibt bei voll ausgeprägter Erkrankung erloschene Reflexe. Der Ausfall ist im Gegensatz zur Poliomyelitis symmetrisch. Die Affektion der sensiblen Bahnen äußert sich in Hyper- und Parästhesien, gelegentlich heftigen Schmerzen.

Die **Diagnose** wird ermöglicht durch den typischen neurologischen Befund und die Liquorveränderung: Erhöhung des Eiweißes bei normaler Zellzahl (Dissociation albumino-cytologique, Guillain-Barré-Syndrom). Die *Differentialdiagnose* hat besonders die Poliomyelitis zu beachten: dort febriler Beginn, anderer Liquorbefund, asymmetrische Paresen.

Die **Prognose** der Polyradikulitis und Polyneuritis ist gut, die Restitution kann aber Monate dauern. Rezidive sind möglich.

Die **Therapie** ist zunächst symptomatisch. Kortison kann versucht werden. Bei Landry-Paralysen kommt künstliche Beatmung in Betracht. Nach dem akuten Stadium ist intensive physikalische Therapie der Lähmungen bis zur Restitution notwendig.

2) Neuritis

Die isolierte Neuritis betrifft bei Kindern am häufigsten den Nervus facialis (Bellsche Parese). Es handelt sich um eine einseitige, seltener beidseitige periphere Parese (oft mit Geschmacksstörungen). Sie tritt aus nicht erkennbarer Ursache im Rahmen eines Infektes oder auch postinfektiös plötzlich auf. Der Liquor ist meistens normal. Die Rückbildung kann Wochen und Monate dauern, Restparesen sind selten. – In ganz analoger Weise kann auch der Nervus abducens betroffen sein. – Sehr viel seltener als die genannte „rheumatische" Fazialislähmung sind Schädigungen des Nerven durch eitrige Mittelohr- oder Felsenbeinprozesse.

Nicht selten ist eine Fazialislähmung Teilsymptom der **Erythema migrans-Krankheit** (Lyme-Krankheit). Es handelt sich um eine durch Zeckenstich übertragene Spirochäten-Infektion (Borrelien). Es bestehen meistens leichte meningeale Reizerscheinungen und Liquor-Pleozytose. Die Diagnose erfolgt serologisch, die Behandlung mit Penicillin.

Nicht entzündlich bedingt ist die praktisch wichtige, weil oft diagnostisch verkannte **schmerzhafte Armlähmung des Kleinkindes** (CHASSAIGNAC). Durch Zerrung des Armes, z. B. beim plötzlichen Hochziehen des Kindes, erfolgt Subluxation des Radiusköpfchens. Sie führt zu einer schmerzhaften Pseudoparese. Therapie: Der Arm wird in Supination kräftig gestreckt und dann gebeugt. Damit wird Redression erzielt, und die schmerzhafte „Parese" bildet sich rasch zurück.

17.3 Traumatische Schäden des Zentralnervensystems, Blutungen

17.3.1 Schädel-Hirn-Traumen

Unfälle stellen in der Bundesrepublik wie in anderen Industriestaaten bei den 1- bis 15jährigen die häufigste Todesursache dar (S. 414), wobei den Verkehrsunfällen die größte Bedeutung zukommt. Von den Unfällen sind die mit Schädel-Hirn-Traumen einhergehenden die folgenschwersten.

Durch die Gewalteinwirkung auf den Schädel kommt es zu Fissuren, Frakturen und Impressionsfrakturen insbesondere des Schädeldachs sowie zu intra- und extrakraniellen Blutungen unterschiedlicher Lokalisation (s. unten). Reißt die Dura ein, so tritt Liquor ins umgebende Gewebe aus, und es kann sich eine „wachsende Fraktur" entwickeln, die der operativen Korrektur bedarf. Bei der Gewalteinwirkung auf das Gehirn selbst unterscheidet man verschiedene Schweregrade:

Die *Commotio cerebri* äußert sich in Benommenheit oder Bewußtlosigkeit; meist besteht eine retrograde Amnesie. Übelkeit und Erbrechen, Kopfschmerzen und Schwindel können die Folge sein, sie bilden sich aber meist schon nach einigen Tagen zurück; eine volle Wiederherstellung ist die Regel. Auch EEG-Veränderungen finden sich im allgemeinen nur in den ersten Tagen.

Von der leichten Commotio bis zur ernsten Contusio cerebri gibt es mannigfache *Übergänge*. Der Schweregrad des Schädel-Hirn-Traumas ist am ehesten an der Dauer der initialen Bewußtlosigkeit zu ermessen.

Bei der *Contusio cerebri* kommt es zu Prellungsherden am Orte des Aufpralls und/oder an der gegenüberliegenden Schädelseite (Contre coup). Führende Symptome sind Bewußtlosigkeit mit oder ohne Schocksymptome, neurologische Herdzeichen sowie oft epileptische Anfälle überwiegend fokalen Typs. Die häufigste Komplikation des akuten Schädelhirntraumas sind Blutungen (s. unten) und das Hirnödem. Jede Verletzung des Hirngewebes führt zu Störungen der Mikrozirkulation. Das entstehende Ödem bewirkt eine Steigerung des intrakraniellen Druckes und damit eine weitere Einschränkung der zerebralen Durchblutung. Es resultiert das gefürchtete Hirnstammsyndrom mit Atem- und Kreislaufstörung, tonischen Streckkrämpfen, Hyperthermie, Elektrolytstörungen u. a., das zum Hirntod führen kann. Als apallisches Syndrom bezeichnet man einen Zustand langdauernder Bewußtlosigkeit bei erhaltenen vitalen Funktionen.

Patienten mit Schädel-Hirn-Traumen bedürfen einer sorgfältigen Überwachung von Atmung, Puls, Blutdruck und Reflexverhalten mit der Möglichkeit computer-tomographischer und elektroenzephalographischer Untersuchung, epiduraler Druckmessung sowie chirurgischen Vorgehens, wenn sich Hirndruckzeichen einstellen oder verstärken.

Defektheilungen unterschiedlicher Art und Schwere sind beim Schädel-Hirn-Trauma die Regel, wenn anfänglich eine langdauernde Bewußtlosigkeit bestand. Neurologische Ausfälle, Verhaltensstörungen und Persönlichkeitsveränderungen können die Folge sein; auch nach Jahren droht noch die Gefahr einer posttraumatischen Epilepsie. Die Rehabilitationsmaßnahmen richten sich nach der Art der Schädigung.

17.3.2 Blutungen

Das subdurale Hämatom (Abb. 177)

kann durch eine geburtstraumatische oder postnatale traumatische Schädigung (auch Kindesmißhandlung s. S. 401) entstehen. Blutungsursache sind vor allem Zerreißungen der in den Sinus longitudinalis einmündenden Venen (Abb. 26, S. 41). Sofern sich das Hämatom nicht rasch resorbiert oder durch Punktion beseitigt wird, kann sich ein chronisches subdurales Hämatom entwickeln. An den Wandungen der Blutungshöhle bilden sich dann reich vaskularisierte, dicke, fibrinös-fibröse Membranen. Es kommt einerseits zu weiteren Diapedesisblutungen, andererseits zur Hämolyse, schließlich zur Ansammlung unter Umständen großer, meist sanguinolenter eiweißreicher Flüssigkeitsmengen (Pachymeningosis hämorrhagica interna).

Die geschilderte traumatische Genese ist indessen nur in einem Teil der Fälle nachweisbar. Vielfach bleibt die Ätiologie unklar. Zu denken ist immer auch an Kindesmißhandlung! Die *klinische Symptomatik* ist im Beginn oft wenig eindrucksvoll: uncharakteristische Allgemeinsymptome wie Erbrechen, schlechtes Gedeihen, unklares Fieber. Dann zeigen sich infolge zunehmender Flüssigkeitsansammlung Hirndrucksymptome: Auffälliges Schädelwachstum, womöglich Nahtsprengung, Fontanellenvorwölbung, Krampfanfälle, Stauungspapille, auch Netzhautblutungen u. a. Die gleiche Symptomatik bieten die nicht blutungsbedingten chronischen Subduralergüsse im Gefolge von bakteriellen Meningitiden.

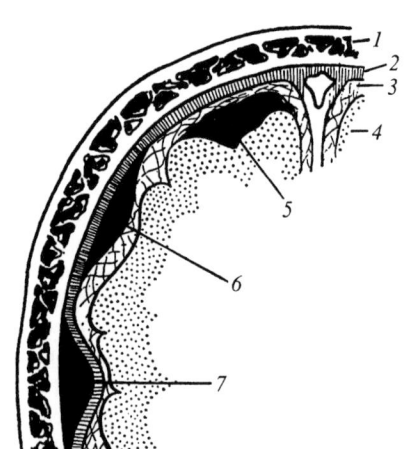

Abb. 177. Harte und weiche Hirnhäute mit Subdural- und Subarachnoidalräumen.
1 Kalotte; *2* Dura mater mit Sinus sagittalis; *3* Arachnoidea u. Subarachnoidalraum; *4* Hirnrinde; *5* Subarachnoidalblutung; *6* Subduralblutung; *7* Epiduralblutung

Die **Diagnostik** umfaßt EEG, Computertomographie, unter Umständen Angiographie (Abdrängung der kortikalen Gefäße), Schädelsonographie, bei Säuglingen vor allem Diaphanoskopie und beidseitige Fontanellenpunktion. Die Lumbalpunktion ergibt einen veränderten Liquor nur, wenn durch Einrisse der Arachnoidea Verbindungen zwischen Subdural- und Subarachnoidalraum entstanden sind. Die **Therapie** besteht bei Säuglingen in häufigen Fontanellenpunktionen. Hat sich nach 4 Wochen der Erguß unter Punktionen oder – bei älteren Kindern – nicht spontan zurückgebildet, müssen die Membranen operativ entfernt werden.

Die epidurale Blutung (Abb. 177)

ist eine gefürchtete Komplikation von Schädeltraumen mit und ohne Fraktur. Sie entsteht durch Einrisse der Arteria meningea media oder ihrer Äste. Betroffen sind fast nur ältere Kinder. Nach oft mehrstündigem, weitgehend erscheinungsfreien Intervall zeigen sich zunehmende Bewußtseinstrübung, neurologische Herdzeichen, Krampfanfälle, schließlich schwere Hirndruckzeichen mit Atemstörung. Rasche Diagnose durch Computer-Tomographie bzw. bei offener Fontanelle durch Schädelsonographie ist nötig, um möglichst bald die lebensrettende Operation vornehmen zu können.

Die Subarachnoidalblutung oder **Leptomeningosis haemorrhagica interna** (Abb. 177)

hat ihre Ursache vor allem in Gefäßdysplasien, seltener in einer hämorrhagischen Diathese. – Die klinische Symptomatik ist gekennzeichnet durch apoplektiformen Beginn mit heftigsten Kopfschmerzen, Schwindel, Bewußtseinstrübung bzw. Koma. Später können sich neurologische Herdzeichen entwickeln. Bei geringfügigen Blutungen (z. B. rezidivierenden „Sickerblutungen") kann sich die Symptomatik auf Kopfschmerzen, Schwindel, meningeale Reizerscheinungen beschränken. – Die Arteriographie kann bei kleinsten Gefäßanomalien diagnostisch im Stich lassen.
Die **Therapie** berücksichtigt absolute Ruhigstellung, Vermeidung intrakranieller Druckschwankungen durch wiederholte Punktionen und zielt gegebenenfalls auf eine operative Entfernung der Blutungsquelle.

17.4 Vaskuläre Erkrankungen des Gehirns

17.4.1 Hirnvenen-Thrombosen

– besonders eine Thrombose des Sinus longitudinalis – werden gelegentlich bei schweren Infektionen, septischen Prozessen und Intoxikationen beobachtet. Akute zerebrale Symptome, Venenstauungen im Bereich der Kopfhaut, retrobulbäres Ödem, Exophthalmus, blutiger Liquor lassen an diese Komplikation denken.

17.4.2 Akute vaskuläre Enzephalopathien

Infektiöse, toxische, physikalische und chemische Noxen können beim *Säugling* und *Kleinkind* zu akuten enzephalopathischen Krankheitsbildern führen. Hinsichtlich der Pathogenese sind ihnen eine venöse Hyperämie, Bluthirnschrankenstörung mit Ödem, Hirnschwellung und daraus folgender zerebraler Hypoxydose gemeinsam. Kommt es zu Diapedesisblutungen, entsteht eine hämorrhagische Enzephalopathie. – Das klinische Bild gleicht weitgehend dem einer akuten Enzephalitis. Oft sehr langanhaltende Krämpfe stehen im Vordergrund. Im Gegensatz zur Enzephalitis zeigt der Liquor bei den vaskulären Enzephalopathien meistens nur eine Druckerhöhung, höchstens geringe Reizpleozytose.
An erster Stelle sind die **akut-konvulsiven Enzephalopathien** im Stadium der Generalisation von *Virusinfektionen* zu nennen (z. B. präexanthematische Masernenzephalopathie, vakzinale Enzephalopathie). Unter den bakteriellen Infektionen kommen als Ursache von akuten Enzephalopathien besonders die *Shigellosen* in Betracht. Die hinsichtlich der Pathogenese sehr komplexe *Keuchhustenenzephalopathie* (S. 157) ist jedenfalls teilweise hierher gehörig. Die Endotoxine des Erregers führen zu zerebralen Kreislaufstörungen mit daraus folgenden Gewebsveränderungen, z. T. unter dem Bild der Hirnpurpura. – Ausgeprägte Enzephalopathien sieht man auch bei schweren *intestinalen Toxikosen*. Die Ätiologie der *Enzephalopathie mit Hepatopathie* (Reye-Syndrom) ist bis heute ungeklärt. Diese im Gefolge meistens virogener Infekte entstehende Krankheit

geht mit gehäuftem Erbrechen, Konvulsionen, Koma, Lebervergrößerung mit pathologischen Enzymwerten (meistens ohne Ikterus) und erhöhten Ammoniakwerten einher. Die Prognose ist besonders ungünstig. Zu den toxisch bedingten Enzephalopathien gehört auch die zerebrale Symptomatik bei ausgedehnten *Verbrennungen, Urämie* u. a. Unter den physikalisch ausgelösten Enzephalopathien ist die durch *Insolation* bedingte zu nennen (Sonnenstich). – Die **Prognose** aller schweren vaskulären Enzephalopathien ist zurückhaltend zu stellen. Sie können unter Krämpfen rasch zum Tode führen und auch zerebrale Defekte hinterlassen.

17.4.3 Das akute Hemiplegie-Syndrom

Man unterscheidet eine konvulsive und eine nicht-konvulsive Form. Bei der erstgenannten, meist Kleinkinder betreffenden Verlaufsform stehen akut auftretende, prolongierte Halbseitenkrämpfe im Vordergrund, denen eine Hemiplegie folgt (Hemikonvulsion-Hemiplegie-Syndrom). Die nicht-konvulsiven Formen betreffen überwiegend ältere Kinder. – Die Ätiologie der akuten Hemiplegien ist uneinheitlich: In einem kleinen Teil der Fälle, besonders bei nicht-konvulsiven Formen, lassen sich Gefäßprozesse nachweisen: Dysplasien und Hypoplasien, Thrombosen, Embolien, fibromuskuläre Hyperplasie u. a. Bei den meisten Kindern finden sich nur Zeichen einer akuten Enzephalopathie mit Hyperämie und Ödem. Der Liquor ist – sofern nicht eine Blutung vorliegt – meistens normal. Die Prognose aller Krankheitsformen ist zweifelhaft: Die Hemiplegie kann sich langsam zurückbilden, aber auch bestehen bleiben. Häufig entwickelt sich eine Epilepsie fokalen Typs (Hemikonvulsion-Hemiplegie-Epilepsie-Syndrom).

17.4.4 Vasomotorische Kopfschmerzen und Migräne

Beide Formen gefäßbedingter Kopfschmerzen sind nicht scharf gegeneinander abzugrenzen; es gibt fließende Übergänge. Ihnen liegt eine Regulationsstörung der zerebralen Durchblutung zugrunde. Betroffen sind bevorzugt normal entwickelte Kinder von leptosomem Habitus mit weiteren Zeichen einer psychischen und vegetativen Instabilität (z. B. Neigung zu Nabelkoliken und Erbrechen in früher Kindheit, Kreislaufregulationsstörungen, Einschlafstörungen, Pavor nocturnus u. a.). Eine hereditäre Disposition spielt eine wesentliche Rolle. Die bei Migräne in 70% nachweisbare Familiarität wird mit Polygenie bei Übertragung vorwiegend über die mütterliche Linie erklärt.

Der einfache **vasomotorische Kopfschmerz** betrifft Kinder jeder Altersklasse. Er hat keinen paroxysmalen Charakter, sondern setzt langsam ein. Er ist beidseitig in den Schläfen, hinter den Augen und in der Stirn lokalisiert. Sein Charakter ist dumpf, seltener klopfend. Die Schmerzen können schon beim morgendlichen Erwachen vorhanden sein oder über Tag – besonders nach stärkeren körperlichen und psychischen Belastungen – auftreten, Stunden, seltener Tage anhalten.

Der **Migräne** liegt eine paroxysmal auftretende, phasenhaft ablaufende Regulationsstörung der zerebralen Durchblutung zugrunde: Einer kurzen vasokonstriktorischen Phase folgt eine längere vasodilatatorische. Wenngleich Kinder der Präpubertät und Pubertät, Mädchen häufiger als Knaben, bevorzugt betroffen sind, kommt Migräne auch schon bei Kleinkindern vor.

Dem Anfall gehen oft *Prodromi* mit Reizbarkeit, Unruhe, Denkerschwernis, allgemeiner Abgeschlagenheit u. a. voraus. Der *Anfall* selbst ist gekennzeichnet durch heftige, im typischen Fall halbseitige, in der Schläfe oder hinter dem Auge lokalisierte Kopfschmerzen; gleichzeitig bestehen Übelkeit, Lichtscheu, Geräuschempfindlichkeit, oft schweres Krankheitsgefühl mit völliger Aktionsunfähigkeit. Am Ende des Anfalls stehen häufig heftiges Erbrechen und Schlaf. Seltener wird der Migräneanfall von neurologischen Symptomen begleitet (*Migraine accompagnée*): Halbseitige Parästhesien, Lähmungen, Flimmerskotom (ophthalmische Migräne), Sprachstörungen bis zur kompletten Aphasie u. a. Diese Symptome gehen der eigentlichen Schmerzattacke meistens voraus. Selten überdauert die Herdsymptomatik den Anfall für Stunden oder gar Tage. Die Herdseite kann von Anfall zu Anfall wechseln. Migräneanfälle mit Schwindel, Bewußtseinstrübung, Ataxie werden als Basilararterien-Migräne bezeichnet. – Das EEG zeigt nach typischer Hemikranie häufig eine fokale Verlangsamung, die sich spätestens innerhalb von einigen Tagen zurückbildet. Im Intervall

findet man oft dysrhythmische Veränderungen der Grundaktivität und/oder eine Photosensibilität.
Die **Differentialdiagnose** hat immer zuerst intrakranielle Raumforderungen jeglicher Art, entzündliche Affektionen des Nasen-Rachen-Raumes (Nebenhöhlen!), Augenstörungen wie latentes Schielen und Brechungsanomalien, Gefäßdysplasien u. a. zu berücksichtigen. Bei Anfällen mit Ophthalmoplegie (Oculomotorius) ist stets eine Angiographie durchzuführen. Sie ist sonst – wie die Computertomographie – nur bei konstanter Lokalisation der Hemikranie notwendig.
In der **Therapie** von vasomotorischen Kopfschmerzen und Migräne stehen lebenshygienische Maßnahmen an erster Stelle: Regelmäßige Lebensführung mit ausreichendem Nachtschlaf, Einschränkung des Fernsehens, Ausschaltung schulischer und sonstiger Überforderungen, Lösung evtl. gegebener Konfliktsituationen, systematisches Kreislauftraining (Schwimmen!) u. a. Medikamentös wird der vasomotorische Kopfschmerz mit möglichst harmlosen Kopfschmerzmitteln, der Migräneanfall mit Cafergot o. ä. behandelt. Prophylaktisch kommt bei Migräne die Gabe von dihydroergotaminhaltigen Präparaten oder dem Kombinationspräparat Uzaril (Antispasmodicum) in Betracht.

17.5 Raumfordernde Prozesse des Zentralnervensystems

Die **Symptomatik** läßt sich in Hirndrucksymptome und Herdzeichen gliedern:

1) Hirndrucksymptome

Die ersten Anzeichen der Raumbeengung sind oft psychische Alterationen wie Antriebsminderung, Spielunlust, Verstimmung, Reizbarkeit. Es folgen Drucksymptome im engeren Sinne: Kopfschmerzen und Nüchternerbrechen. Weitere Zeichen sind Stauungspapille, Sprengung der Schädelnähte, perkutorisches Scheppern des Schädels, abnormes Schädelwachstum. Druckpuls und vermehrte Impressiones digitatae sind – je jünger das Kind – unsichere Symptome. Alle Druckzeichen nehmen bei Behinderung der Liquorpassage z. B. im Bereich des Aquäduktes und des 4. Ventrikels rasch zu. Zeichen des schweren Hirndrucks sind schließlich Bewußtseinstrübung bis zum Koma. Durch Einklemmung der Kleinhirntonsillen in das Foramen magnum oder des Stammhirnes in den Tentoriumschlitz kommt es zu Atemstörungen.

2) Lokalisatorische Zeichen

Herdsymptome sind nicht immer als unmittelbare Ausfalls- oder Reizphänomene durch den Prozeß selbst zu deuten, sondern können als Folge des Hirndrucks auftreten: z. B. Druckschäden des N. abducens an der Hirnbasis, Kompressionen des N. oculomotorius am Tentoriumrand. Bei Lokalisation einer Raumforderung in stummen Regionen können jegliche Herdzeichen fehlen. Bei **Prozessen in der hinteren Schädelgrube** stehen die durch Behinderung der Liquorpassage entstehenden Hirndruckzeichen im Vordergrund. Das neurologische Bild ist gekennzeichnet durch eine zerebellare Ataxie und Hypotonie, Adiadochokinese, evtl. einseitige Fallneigung, Gangabweichung, Abduzenslähmung u. a. Einpressung der Kleinhirntonsillen in das Foramen magnum verursacht Nackenkopfschmerz, Schief- und Opisthotonushaltung des Kopfes, schließlich Atemstörung. Bei **Prozessen des Stammhirnes** treten schon früh Hirnnervenparesen, Blickparesen, kontralaterale Pyramidenzeichen, bulbäre Symptome auf. Hirndruckzeichen zeigen sich relativ spät. Für **Prozesse der Großhirnhemisphären** sind zentrale Paresen, fokale, auch generalisierte Anfälle, Sensibilitätsstörungen und sensorische Ausfälle (z. B. Hemianopsie) wegweisend. Druckzeichen treten in der Regel erst später hinzu.

Die Diagnostik

der Raumforderung enthält neben dem neurologischen Status eine komplette ophthalmologische Untersuchung (einschließlich Gesichtsfeld) mit im Verlauf wiederholten Funduskontrollen, Liquoruntersuchung (Vorsicht bei Gefahr der Einklemmung!), Perkussion, Auskultation und Röntgenaufnahme des Schädels, EEG, Computertomographie, Kernspintomographie, Echoenzephalographie, Szintigraphie, Angiographie. Eine Pneumenzephalographie kommt heute nur noch selten in Betracht. Die *Differentialdiagnose* der Raumforderung umfaßt Tumor, Abszeß, Pachymeningosis hämorrhagica interna, Hydrozephalus, schließlich zahlreiche andere zerebrale Erkrankungen. Bei Prozessen der hinteren Schädelgrube ist besonders an die akute zerebellare Ataxie zu denken. Zu fürchten ist die Verkennung einer Raumforderungs-Symptomatik z. B. als Migräne oder „genuine" Epilepsie.

17.5.1 Hirntumoren

Etwa 45% der kindlichen Hirntumoren betreffen die **hintere Schädelgrube**. Es sind vorwiegend Medulloblastome und Spongioblastome (sogenannte Kleinhirnastrozytome). Das sehr bösartige **Medulloblastom** betrifft überwiegend Kleinkinder, Knaben häufiger als Mädchen. Es nimmt seinen Ausgang oft vom Wurm, wächst infiltrierend und verdrängend und kann zu Abtropfmetastasen in den Rückenmarkskanal führen. Die Symptomatik ist frühzeitig durch Hirndruckzeichen geprägt, im übrigen zerebellar. Die Prognose ist meistens infaust. – Das oft zystische **Spongioblastom** geht von bereits differenzierten Gliazellen der Kleinhirnhemisphären aus. Es betrifft ältere Kinder. Die Symptomatik ist zerebellar, oft seitenbetont. Bei Okklusion des 4. Ventrikels entwickeln sich rasch bedrohliche Hirndruckzeichen. Die Operationsprognose ist günstig.

Bei etwa 8% der Fälle ist der Tumor im **Hirnstamm** lokalisiert (Medulla oblongata, Pons, Mittelhirn). Es handelt sich vorwiegend um **Astrozytome** und **Spongioblastome**. Sie können besondere diagnostische Schwierigkeiten bereiten, da erst relativ spät wegweisende Hirndrucksymptome auftreten. Eine Operation ist nicht möglich. Bei Liquorstop kommt evtl. eine Drainage-Operation in Betracht.

Weitere 25% der kindlichen Hirntumoren sind in den **Großhirnhemisphären** lokalisiert. Es sind meistens Astrozytome sowie Ependymome, die von den Ventrikelwandungen ausgehen, sich in das Großhirn ausbreiten, Zysten bilden und verkalken können.

Etwa 17% der kindlichen Hirntumoren sind in der Mittellinie lokalisiert. Am häufigsten ist beim älteren Kind das **Kraniopharyngeom** (Erdheim-Tumor, Hypophysengangstumor). Entsprechend dem intra- oder suprasellären Sitz ist die Symptomatik durch bitemporale Hemianopsie (Scheuklappen-Hemianopsie, Chiasma-Syndrom) sowie hypophysär-endokrine Syndrome (z. B. Diabetes insipidus, Hypoglykämieneigung, Pubertas praecox u. a.) gekennzeichnet. Kraniopharyngeome sind häufig zystisch und können Kalk enthalten. Das operative Vorgehen zielt auf Totalentfernung, muß sich aber oft auf eine Entleerung der Zysten beschränken.

Weitere seltene Tumoren des Zentralnervensystems sind das bösartige Retinoblastom, Pinealome, dysontogenetische Geschwülste u. a. Tuberöse Hirnsklerose und Morbus Recklinghausen s. S. 390.

Tumoren im Bereich des Rückenmarkes (etwa 5% aller Tumoren des Zentralnervensystems): In Betracht kommen Meningeome, Neurinome, intramedulläre Gliome u. a. Klinisch stehen die verschiedenen Formen der Querschnittslähmung und das Kaudasyndrom im Vordergrund.

17.5.2 Hirnabszeß

Es handelt sich um eine lokalisierte eitrige Einschmelzung von Hirnsubstanz. Sie entsteht entweder durch eine *fortgeleitete Infektion* (otogen, rhinogen, von den Nasennebenhöhlen, durch eine infizierte Fraktur u. a.) oder *metastatisch* bei pyogenen Erkrankungen (Osteomyelitis, Pneumonie, Empyem u. a.). Überwiegend findet sich ein initiales enzephalitisches Stadium mit Fieber, Herdanfällen, Begleitmeningitis. Unter antibiotischer Behandlung bilden sich die akuten Erscheinungen zurück, der Abszeß kapselt sich ab. Nach tage-, monate- oder gar jahrelanger Latenz bilden sich die Symptome einer lokalisierten Raumforderung heraus. Da entzündliche Zeichen dann oft vollkommen fehlen, kann die Diagnose schwierig sein.

Therapeutisch kommen Punktion mit Antibiotika-Instillation und operative Exstirpation in Betracht.

17.5.3 Weitere Ursachen

einer Raumforderung können sein: Pachymeningosis hämorrhagica interna (S. 372), Hydrozephalus, intrazerebrale Zysten, Arachnitis adhaesiva, Tuberkulom, Gummen, Metastasen extrazerebraler Tumoren u. a.

17.6 Hydrozephalus

Pathogenese

Die Hydrozephalie ist keine Krankheit, sondern lediglich ein Symptom sehr unterschiedlicher Pathogenese. Die kennzeichnende Erweiterung der Liquorräume kann das Ventrikelsystem (Hydrocephalus internus), den Subarachnoidalraum (Hydrocephalus externus) oder beide Bereiche betreffen. Sie kann durch folgende Mechanismen zustande kommen:

a) Verminderung der Liquor-Resorption (Hydrocephalus aresorptivus)

Sie entsteht durch eine Fehlanlage oder entzündliche Verwachsungen und Verödungen (z. B. postmeningitischer Hydrozephalus) sowie Kompressionen des Subarachnoidalraumes (Subduralerguß).

b) Störung der Liquorpassage (Hydrocephalus occlusivus)

Hier kommt es durch Behinderung des Liquorabflusses in den Subarachnoidalraum sekundär zu einer verminderten Resorption. In Betracht kommt ursächlich eine Obstruktion des Foramen Monroi, des Aquäduktes, des 4. Ventrikels sowie der Foramina Luschkae und Magendi durch Mißbildungen (z. B. genetische Aquäduktstenose, Arnold Chiari-Fehlbildung), Tumoren, Entzündung (z.B. Toxoplasmose), Blutgerinnsel u. a.

c) Vermehrte Liquorproduktion (Hydrocephalus hypersecretorius)

Entzündliche und toxische Reizungen sowie Tumoren des Plexus (Papillome) können eine Vermehrung der Liquorproduktion bewirken.

d) Kompensatorische Erweiterung der Liquorräume (Hydrocephalus e vacuo)

wird bei primären Hirnentwicklungsstörungen und Gewebsschwund nach Hirnerkrankungen wie Enzephalitis oder Abszeß gefunden. Je nach Lokalisation des Defektes bildet sich ein Hydrocephalus internus oder externus oder beides. Es kommt bei dieser Form des Hydrozephalus *nicht* zur Hirndrucksteigerung und Schädelvergrößerung. Es kann sogar eine Mikrozephalie bestehen (Mikrohydrozephalie).

Klinische Symptomatologie

Bei Hydrozephalus infolge Liquorzirkulationsstörung (a bis c) kommt es zu einer Steigerung des intrakraniellen Druckes. Das sich entwickelnde *klinische Bild* ist je nach Alter des Patienten sehr unterschiedlich: Beim *Föten, Säugling und Kleinkind* tritt abnormes Schädelwachstum ein. Beginnt es bereits intrauterin, kann eine erhebliche Geburtsbehinderung entstehen. Beim Säugling zeigt sich die beginnende Hydrozephalie meistens zunächst durch Allgemeinsymptome wie Nichtgedeihen, Trinkunlust, Erbrechen. Es folgen eine gespannte und dann vergrößerte Fontanelle, vermehrtes Schädelwachstum mit Nahtdehiszenz, „Symptom der untergehenden Sonne" (Verschwinden der Pupille und der Iris hinter dem Unterlid). Der Schädel kann innerhalb kurzer Zeit enorme Größe erreichen („Ballon-Schädel"). Zentralnervöse Ausfallserscheinungen wie Demenz, Spastik, Nystagmus stellen sich relativ spät ein.

Beim *älteren Kind* steht wegen der bereits eingetretenen Stabilisierung der Nähte nicht die Schädelvergrößerung, sondern die *Drucksymptomatik* im Vordergrund (S. 375). Der *chronische Hirndruck* führt zur Optikusatrophie, spastischer Diplegie, Ataxie und anderen neurologischen Ausfällen wie auch Krampfanfällen. Bei akzidentellen Störungen kann es zur „Dekompensation" und tödlichen Hirndrucksteigerung kommen.

Diagnose

Für das Säuglingsalter ist besonders zu berücksichtigen, daß sich ein Hydrozephalus gerade bei pränataler Schädigung und Anlagefehlern auch bei zunächst ganz unauffälligen Kindern schleichend entwickeln kann. Bei geringsten Hinweisen müssen Schädelwachstum und Fontanelle regelmäßig kontrolliert werden. Bei Verdacht auf ein abnormes Schädelwachstum (Vergleich der Meßwerte mit Normalkurven) ist umgehend eine eingehende Diagnostik einzuleiten (Echoenzephalographie, Computertomographie usw.). *Differentialdiagnostisch* müssen alle Raumforderungen, vor allem Tumor und Pachymeningosis haemorrhagica interna, andererseits die Makrozephalie des Frühgeborenen und die familiäre „Großkopfigkeit" berücksichtigt werden.

Die Therapie

des Hydrozephalus ist selten kausal: Entfernung von Tumoren oder Ergüssen, Korrektur von Mißbildungen u. a. Meistens besteht sie in der Ableitung des Liquors in den rechten Herzvorhof oder in den Peritonealraum mit einem Shunt-System (Abb. 178). Sofern nicht ein progredientes Grundleiden besteht, können Dauererfolge erzielt werden. Shunt-Operationen sind mit häufigen Komplikationen wie Katheter- und Ventilobstruktion sowie septischen Infektionen belastet.

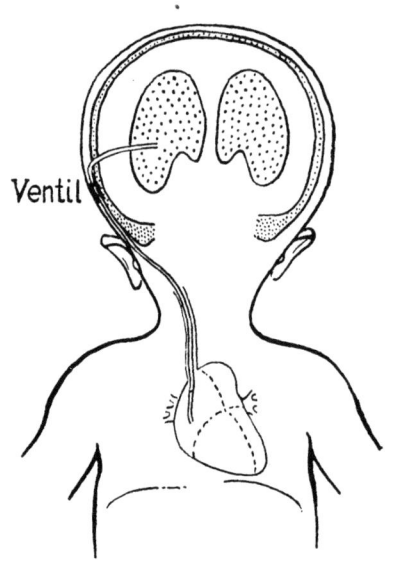

Abb. 178. Behandlung des Hydrozephalus mit ventrikulo-aurikulärer Drainage nach SPITZ-HOLTER: Der unter Überdruck stehende Liquor wird in den rechten Herzvorhof geleitet

17.7 Infantile Zerebralparese

Unter dem Begriff „infantile Zerebralparese" (cerebral palsy, I.C.P.) werden einige neurologische Symptomkomplexe zusammengefaßt, deren Leitsymptom die motorische Störung auf dem Boden einer abgeschlossenen, nicht progredienten Zerebralschädigung ist. Die vier Hauptformen sind gekennzeichnet durch die Kernsymptome: *Spastische Lähmung, Athetose, atonisch-astatische Störung, Ataxie.*
Die **Ätiologie** der infantilen Zerebrallähmung umfaßt Anlagestörungen sowie alle Schädigungen, die das kindliche Gehirn in der Schwangerschaft, perinatal und in der frühen Kindheit treffen können. Nur die wichtigsten seien genannt: Unter den pränatalen Faktoren sind neben Anlagestörungen die verschiedenen Formen von Schwangerschaftskomplikationen zu nennen: Blutungen, Schwangerschaftstoxikosen, Infektionen, Stoffwechselstörungen u. a. Perinatale Faktoren umfassen neben Unreife vor allem Geburtskomplikationen, die sich in einer Schädigung des kindlichen Gehirnes auswirken: Asphyxie, zerebrale Blutungen, geburtshilfliche Eingriffe, Nabelschnurumschlingung u. a. Der Kernikterus ist als Ursache extrapyramidaler Symptome zurückgetreten.

Für die im Säuglings- und Kleinkindesalter auftretenden Schäden kommen ursächlich vor allem **entzündliche** Erkrankungen des ZNS sowie **vaskuläre** Enzephalopathien in Betracht.

17.7.1 Spastische Lähmungen

a) Die spastische Halbseitenlähmung
(Hemiplegia spastica infantilis)

ist eine der häufigsten Formen der Zerebralparese. Ursächlich verantwortlich sind vornehmlich antenatale bzw. postnatale Gefäßprozesse: Gefäßdysplasien, Embolien, Thrombosen (siehe auch Hemiplegie-Syndrom, S. 374).

Im Computertomogramm findet sich eine halbseitige Ventrikelerweiterung, auch Porenzephalie (Verbindung zwischen äußeren und inneren Liquorräumen durch Gewebsschwund).

Es besteht eine typische **einseitige Parese** bzw. Plegie mit Reflexsteigerung und Pyramidenzeichen. Der Arm ist stärker betroffen als das Bein. Besonders der Beugetonus der Muskulatur ist spastisch vermehrt. Die Haltung des Kranken ist typisch: Das Bein wird leicht gebeugt und adduziert, der Fuß steht in Spitzfußstellung; der Arm wird bei volarflektierter Hand rechtwinklig gebeugt gehalten. Die spastische Tonusvermehrung und die genannten Haltungsatypien verstärken sich bei Anstrengungen. Die Gefahr von Kontrakturen ist groß.

Zusätzlich können vorhanden sein: überwiegend gleichseitige Fazialisparese, athetoide Bewegungsstörungen, sensorische Ausfälle, Sprachentwicklungsstörungen bei Befall der dominanten Hemisphäre u. a. Sehr häufig entwickeln sich trophische Störungen mit Zurückbleiben der Glieder im Längen- und Dickenwachstum und vasomotorische Erscheinungen. Zerebrale Anfälle fokalen Typs sind häufiger (ca. 50%) als bei Zerebralparesen anderen Typs. Die Mehrzahl der Hemiplegiker zeigt eine mehr oder weniger ausgeprägte Intelligenzstörung.

b) Spastische Diplegie (Diplegia spastica infantilis)

Sie ist gekennzeichnet durch *beidseitige* spastische Paresen. Sind die Beine allein betroffen, spricht man von *spastischer Paraplegie* (Littlesche Krankheit), bei zusätzlichem Befall auch der oberen Extremitäten von spastischer *Tetraplegie*. Ätiologisch stehen Frühgeburt und Geburtsschädigungen an erster Stelle. Im Computertomogramm sieht man in der Regel einen symmetrischen, auch asymmetrischen Hydrocephalus e vacuo.

Die Kranken zeigen, wenn man sie aufrecht hält, eine **typische Körperhaltung**: Die Beine werden gestreckt und überkreuzt (Adduktorenspasmen!), die Füße in Spitzfußstellung gehalten (Abb. 179). Beim Gehen werden die Knie mühsam aneinander vorbeigeschoben.

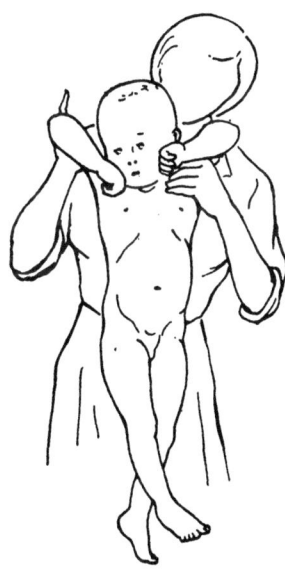

Abb. 179. Spastische Paraplegie: Die Beine werden gestreckt und infolge der Adduktorenspasmen gekreuzt, die Füße werden in Spitzfußstellung gehalten

Es besteht meistens eine spastische Tonusvermehrung mit gesteigerten Reflexen und Pyramidenzeichen. Die Spastizität kann in Ruhe völlig schwinden, bei manchen Kindern nur bei Intention nachweisbar sein. Typisch sind das mimikarme, starre Gesicht, Strabismus, schwere Sprachstörung. Häufig sind zusätzlich extrapyramidale Bewegungsstörungen (Athetose) vorhanden, die besonders bei Anstrengungen hervortreten. Epilepsie ist sehr viel seltener als bei Hemiplegien, die Intelligenz in mehr als 50% der Fälle erheblich gemindert. Oft ist mit zunehmendem Alter, besonders unter gezielter Therapie, eine gewisse Besserung zu verzeichnen.

17.7.2 Athetose

Kennzeichnend sind bilaterale extrapyramidale motorische Störungen, die zu oft schweren Verzerrungen jeder willkürlichen und unwillkürlichen, z. B. mimischen Bewegung führen. Kommen Hyperkinesen hinzu, spricht man von **Choreoathetose**. Typisch ist die erhebliche Verstärkung aller Symptome bei Anspannung und Erregung. Das Bild oft schwerster Entstellung der Motorik im Zusammenhang mit der Sprachstörung kann den Eindruck einer erheblichen Geistesschwäche erwecken. Die Intelligenz ist indessen oft ganz normal. Das voll ausgeprägte Bild einer Choreoathetose entwickelt sich in der Regel erst jenseits des Säuglingsalters. Im ersten Lebensjahr zeigen die Kinder oft eine allgemeine Muskelhypotonie oder ein auffällig wechselndes Tonusverhalten. Später sind Kombinationen mit spastischen Zeichen relativ häufig. – Unter den ätiologischen Faktoren ist der heute vermeidbare Kernikterus besonders erwähnenswert.

17.7.3 Atonisch-astatisches Syndrom

Diese auch als konnatale **atonische Diplegie** (FOERSTER) bezeichnete Form der infantilen Zerebralparese ist selten. Leitsymptom ist die generalisierte hochgradige Muskelhypotonie bei normaler Innervation der Muskeln; die Reflexe sind erhalten, gelegentlich gesteigert. Die statischen Funktionen sind schwer gestört. Die Kinder vermögen nicht den Kopf zu halten, zu sitzen oder zu stehen, sie sacken bei passiver Aufrichtung schlaff in sich zusammen. Besserungen sind möglich. **Ursächlich** sind organische Schäden im Bereich des Groß- und Kleinhirnes verantwortlich zu machen. Meistens besteht Schwachsinn.

17.7.4 Mischformen der Zerebralparese

Die Symptomatik der geschilderten 3 Hauptformen kann vielfältige Abwandlungen und Kombinationen erfahren. Insgesamt ergibt sich so für die Zerebralparese eine bunte neurologische Symptomatik. Zu den geschilderten neurologischen Syndromen kommen noch solche hinzu, die durch eine Kleinhirnsymptomatik mit Asynergie und Ataxie ausgezeichnet sind (ataktische Form der Zerebralparese).

17.7.5 Zerebrale Bewegungsstörungen bei „minimal brain dysfunction"

Viel häufiger als die genannten ausgeprägten Formen der Zerebralparese sind zerebrale Bewegungsstörungen geringer Ausprägung. Sie sind ein Teilsymptom der sogenannten *„minimal brain dysfunction"* (S. 408). Die Diagnose beruht beim älteren Kleinkind und Schulkind auf einer detaillierten motoskopischen Untersuchung: Beobachtung des Kindes bei feinmotorischen Übungen (Zeichnen, Schreiben, An- und Ausziehen), Prüfung von Einbeinstand, Hüpfen auf einem Bein, Grätschsprung, Scherensprung, Zehen- und Hackengang, Strichgang, Langsitz, Seitsitz usw. Auffälligkeiten im Reflexstatus können auch bei eindeutigen motorischen Störungen und Haltungsanomalien vollkommen fehlen. Im psychischen Bereich sind leichte Intelligenzminderung und insbesondere Partialausfälle häufig, die oft lange unerkannt bleiben.

17.7.6 Diagnose und Therapie der infantilen Zerebrallähmung

Voraussetzung für eine heute mögliche erfolgreiche Physiotherapie der motorischen Störungen ist ihre Früherkennung. Alle „Risiko-Kinder", d. h. Kinder, bei denen Störungen der Schwangerschaft, der Geburt und Neugeborenenzeit vorlagen, müssen gründlich und regelmäßig hinsichtlich ihrer motorischen Entwicklung beobachtet werden. Zu unterscheiden sind: die einfache **Entwicklungsverzögerung** und die **fehlerhafte motorische Entwicklung.** Die letztgenannte Störung beruht auf der fortbestehenden Funktion untergeordneter motorischer Zentren mit Persistieren primitiver Reflexmechanismen. Bewegungsmuster, die sich beim gesunden Kind in den ersten Lebensmonaten zurückbilden, bleiben vorherrschend. Es genügt also nicht, summarisch eine Verzögerung der statomotorischen Funktionen (Vergleich mit dem Normalverhalten, S. 7) zu konstatieren. Es ist vielmehr eine genauere Analyse notwendig: Neben der üblichen neurologischen Untersuchung sind vor allem die primitiven Reflexe zu prüfen (Abb. 180 bis 182). Die tonischen Reflexe sind nach der Geburt normalerweise nur noch schwach auslösbar und verschwinden in den ersten Lebensmonaten, spätestens im 6. Monat. Ihr Persistieren spricht für eine pathologische Entwicklung. Von hohem diagnostischen Wert sind weiterhin die Lagereaktionen nach VOJTA. Ein wichtiger Bestandteil der Untersuchung ist Prüfung der häufig gestörten visuellen und auditiven Perzeption.

Die **Differentialdiagnose** der Zerebralparese hat vor allem alle neurologischen Syndrome mit prozeßhaftem Charakter zu berücksichtigen (spinale Muskelatrophie, Leukodystrophie und andere neurometabolische Erkrankungen). In der Regel ist bereits eine sorgfältige Anamnese wegweisend, d. h. Fahndung nach einem „Entwicklungsknick" (Verlust bereits erworbener Funktionen), wie er für neurometabolische Erkrankungen charakteristisch ist. Gegebenenfalls muß eine eingehende zerebrale Diagnostik mit allen Hilfsmethoden durchgeführt werden. Die **Therapie** ist durch eine individuelle und spezialisierte Krankengymnastik bestimmt, die vor allem früh einsetzen muß. Das Ziel der Methoden nach BOBATH und VOJTA ist der systematische Abbau der primitiven Reflexe und der aus ihnen resultierenden pathologischen Bewegungsmuster. Hand in Hand mit der Physiotherapie haben heilpädagogische, logopädische und andere Maßnahmen zu gehen, um der meist komplexen Behinderungsproblematik zu begegnen und aus ihr resultierende sekundäre Fehlentwicklungen zu verhüten (z. B. Entwicklungsretardierung durch beengten Erfahrungsraum des behinderten Kindes). Die medikamentöse Therapie spielt eine untergeordnete Rolle. Orthopädische Maßnahmen (Schienen, operative

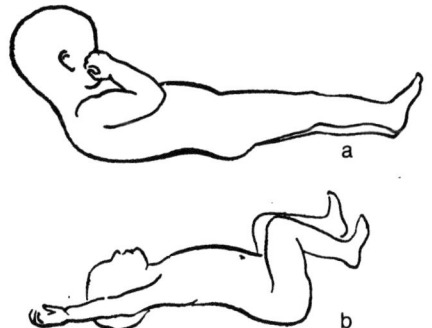

Abb. 180 a, b. Symmetrischer tonischer Nackenreflex:
a Bei **Beugung** des Kopfes nimmt der Beugetonus in den Armen und der Strecktonus in den Beinen zu
b Bei **Überstreckung** des Kopfes zeigt sich eine Vermehrung des Strecktonus in den Armen und des Beugetonus in den Beinen

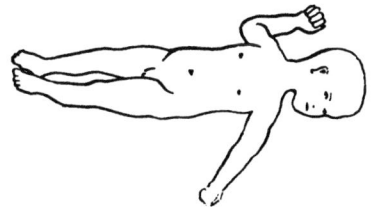

Abb. 181. Asymmetrischer tonischer Nackenreflex: Bei Drehung des Kopfes nach einer Seite wird der dem Gesicht zugewandte Arm gestreckt, der dem Hinterhaupt zugewandte gebeugt

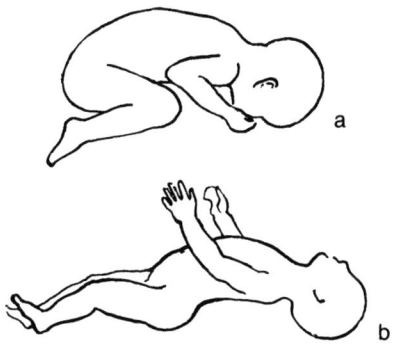

Abb. 182 a, b. Tonischer Labyrinthreflex:
a In Bauchlage nimmt der **Beuge**tonus zu
b In Rückenlage nimmt der **Streck**tonus zu

Sehnen- und Muskelverlängerung u. a.) sind gelegentlich notwendig, können aber bei frühzeitiger konsequenter Physiotherapie oft vermieden werden.

17.8 Zerebrale Anfälle

Der zerebrale Anfall ist kein krankheitsspezifisches Symptom, sondern lediglich eine unspezifische krisenhafte Reaktion, die bei sehr heterogenen Erkrankungen des Gesamtorganismus und des Gehirnes auftreten kann. Zwei große Gruppen sind zu unterscheiden (Tabelle 69): einerseits *Okkasions- und symptomatische Krämpfe*, d. h. Anfälle als unmittelbares Symptom einer akuten oder chronischen Störung, und andererseits *chronisch rezidivierende Anfälle = Epilepsie*.

17.8.1 Okkasionskrämpfe

Die tabellarisch aufgeführten zerebralen Anfälle A2–4 werden bei den Grundleiden besprochen.

Fieber- oder Infektkrämpfe

Fieberkrämpfe stehen unter den Okkasionskrämpfen zahlenmäßig an erster Stelle. Sie werden bei etwa 2–4% aller Kinder beobachtet. Man versteht unter Fieberkrämpfen alle Konvulsionen, die in der frühen Kindheit (1. bis 4. Lebensjahr) anläßlich von fieberhaften Infekten auftreten. Auslösend wirkt rasch ansteigendes Fieber bei Infektionen, z. B. Luftwegsinfekten, Otitis, Masern, Exanthema subitum, Vakzinationsfieber u. a. Es liegt keine entzündliche Affektion des Gehirnes vor, höchstens eine leichte infektiös-toxische vaskuläre Enzephalopathie (S. 373). Als **dispositionelle Faktoren** kommen eine familiäre Bereitschaft sowie zerebrale Vorschäden in Betracht. – Die Infektkrämpfe haben überwiegend generalisierten, tonisch-klonischen Charakter. Seltener sind Anfälle fokalen Typs (herdförmiger Beginn, Seitenbetonung). Der Herdcharakter ist oft erst an neurologischen Herdsymptomen nach dem Anfall zu erkennen. Die Krämpfe können bis zu einer Stunde und mehr andauern.

Tabelle 69. Übersicht über die zerebralen Anfälle

A. Okkasions- und symptomatische Krämpfe
1. Infekt- oder Fieberkrämpfe
2. Krämpfe bei akuten Erkrankungen und Schädigungen des ZNS: Meningitis, Enzephalitis, Blutung, Geburtsschädigung und postnatale Traumen, Tumor u. a.
3. Krämpfe bei exogenen Vergiftungen
4. Krämpfe bei Stoffwechselstörungen
    a) akute Störungen: Spasmophilie, Hypoglykämie, alimentäre Intoxikation, Urämie u. a.
    b) Metabolisch-genetische Krankheiten: Idiopathische Hypoglykämien, chronische Hypokalzämie, Neurolipidosen, progressive Myoklonusepilepsie, Phenylketonurie, Ahorn-Sirup-Krankheit, Pyridoxin-Abhängigkeit u. a.

B. Epilepsie = chronisch rezidivierende zerebrale Anfälle

Differentialdiagnostisch sind vor allem entzündliche Erkrankungen des Gehirnes, Spasmophilie und andere Formen von symptomatischen Krämpfen (Tabelle 69) sowie beginnende Epilepsie auszuschließen.

Die **Prognose** ist in etwa 95% der Fälle gut: Die Krämpfe können bis zum 5. Lebensjahr mehrfach rezidivieren und treten dann nicht mehr auf. – Bei etwa 5% der Kinder entwickelt sich eine Epilepsie. Prognostisch ungünstig sind folgende Kriterien:

1. familiäre Belastung mit Epilepsie,
2. Zeichen einer zerebralen Vorschädigung,
3. fokale Anfälle und/oder neurologische Herdsymptome nach dem Anfall,
4. mehr als dreimalige Wiederholung der Fieberkrämpfe,
5. Anfälle, die länger als 15 Minuten andauern,
6. konstant nachweisbare hypersynchrone Aktivität im EEG,
7. Auftreten des ersten Fieberkrampfes im Säuglingsalter oder jenseits des vierten Lebensjahres.

Ist einer dieser Faktoren nachweisbar, wird nicht mehr von einfachen, sondern von **komplizierten Fieberkrämpfen** gesprochen.

Therapie

Der Krampfanfall ist eine Notfallsituation. Der Anfall wird möglichst durch intravenöse Gabe von Valium (3–10 mg) oder Rivotril (0,5–2 mg) unterbrochen. Ist intravenöse Injektion nicht möglich, wird eine Diazepam-Rektiole gegeben (Kinder im Alter von 6 Monaten bis zu 2 Jahren 5 mg, Kinder über 2 Jahre 10 mg). Gleichzeitig erfolgt antipyretische Therapie mit Wadenwickeln, ggf. abkühlendem Bad, und Paracetamol oder Acetylsalicylsäure.

Zur **Prophylaxe** erhalten die Kinder bei fieberhaften Infekten zusätzlich zu antipyretischen Maßnahmen 6stündlich je nach Verträglichkeit bis 0,5 mg Diazepam (Valium)/kg Körpergewicht als Zäpfchen. Eine Maximaldosis von 20 mg Diazepam/Tag wird dabei nicht überschritten. – Als Indikation für eine Dauertherapie mit Primidon (Liskantin, Mylepsinum) gelten: länger als 15 Minuten dauernde Konvulsionen, eindeutig fokale, insbesondere Hemikonvulsionen und/oder postiktal nachweisbare neurologische Halbseitensymptome, Anfallsserien sowie Kombination von zwei oder mehreren der genannten komplizierenden Faktoren.

17.8.2 Epilepsie

Von Epilepsie spricht man, wenn zerebrale Anfälle chronisch rezidivierend auftreten. Epilepsie ist häufig; die kumulative Inzidenz („**Morbidität**") bis zum 20. Lebensjahr beträgt 1,0%. In Deutschland leben etwa 500 000 Epilepsiekranke. In etwa 60% der Fälle beginnt die Erkrankung in der Kindheit. Die früher übliche Unterteilung der Epilepsien in „genuine" und „residuale" ist nicht gerechtfertigt. Die Ergebnisse moderner diagnostischer Verfahren und genetische Untersuchungen haben gezeigt, daß die Epilepsie meistens aus dem **Zusammenwirken** exogener (organischer) **und** endogener (hereditärer) Momente resultiert. Bei den einzelnen Epilepsieformen kann der

Zerebrale Anfälle

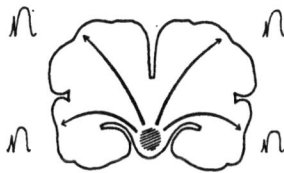

a. Primär generalisierte Anfälle
    primär generalisierte kleine Anfälle (Petit mal)
        astatische Anfälle
        myoklonische Anfälle
        Absencen
    primär generalisierte große Anfälle
        tonisch-klonische Anfälle (Grand mal)
        tonische Anfälle
        klonische Anfälle

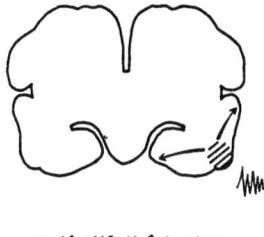

b. Fokale Anfälle (Partialanfälle)
    motorische Herdanfälle
    sensible Herdanfälle
    sensorische Herdanfälle
    psychomotorische Anfälle

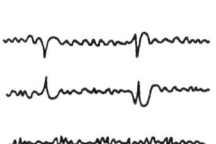

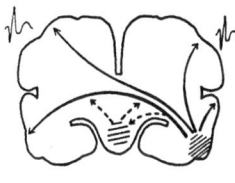

c. Generalisierte Anfälle fokaler Genese
    myoklonische Anfälle (Blitzkrämpfe)
    astatische Anfälle (Sturzanfälle)
    tonisch-klonische Anfälle (Grand mal)
    tonische Anfälle

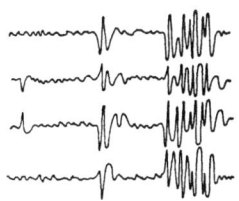

Abb. 183 a–c. Systematik der Anfallsformen
Dargestellt sind jeweils:
der Störungsort (schraffiert),
die bioelektrische Auswirkung an der Hirnoberfläche
und ein charakteristisches Elektroenzephalogramm

Schwerpunkt mehr auf der einen oder anderen Seite liegen. – Derzeit erscheint eine **Klassifikation** nach der klinischen *und* bioelektrischen Symptomatik am zweckmäßigsten.

17.8.2.1 Epilepsien mit primär generalisierten Anfällen (Abb. 183 a)

Ursächlich ist wahrscheinlich eine funktionelle Störung im vorderen Hirnstamm bei gleichzeitiger kortikaler Erregbarkeitssteigerung verantwortlich („zentrenzephale" Anfälle). Sie ist genetisch determiniert. Organischen Schäden kommt wahrscheinlich nur die Bedeutung von Realisationsfaktoren zu.

1) Epilepsien mit primär generalisierten tonisch-klonischen Anfällen (Grand mal)

„Grand mal" kennzeichnet keine Krankheitseinheit, sondern stellt nur ein Symptom dar. Neben dem hier geschilderten primär generalisierten Grand mal kommen große Anfälle auch bei Epilepsien fokaler Genese vor. – Kennzeichnend ist für den primär generalisierten großen Anfall der blitzartige Beginn: Ohne Aura stürzen die Kranken bewußtlos zu Boden und bieten einen generalisierten, zunächst tonischen, dann klonischen Krampf. Im Anfall bestehen Tachykardie, Mydriasis, Schweißausbruch, Hypersalivation, Schaumpilz, Atemstillstand und Zyanose; gelegentlich werden Stuhl und Urin entleert. Der Anfall mündet in terminalen Schlaf.

Epilepsien mit primär generalisiertem Grand mal beginnen vorwiegend im Kleinkindesalter und in der Pubertät. Nicht selten besteht eine Kombination mit kleinen Anfällen. Bei älteren Kindern zeigen sich die Anfälle bevorzugt nach dem morgendlichen Erwachen (Aufwach-Epilepsie). Treten große Anfälle in kurzen Abständen gehäuft auf, spricht man von einem **Grand mal-Status**. Differentialdiagnostisch abzugrenzen ist das Grand mal fokaler Genese (S. 386).

2) Epilepsien mit primär generalisierten kleinen Anfällen

a) Epilepsien mit Absencen

Betroffen sind überwiegend normal entwickelte, intelligente Kinder. Kernsymptom ist die unvermittelt, ohne Aura einsetzende Bewußtseinspause von 5 bis 30 Sekunden Dauer. Die Kinder wahren die aufrechte Körperhaltung, sie unterbrechen ihre Tätigkeit, der Blick wird starr, die Augen sind halb geöffnet, die Bulbi meistens nach oben gewendet. Häufig werden Kopf und Rumpf nach hinten, seltener nach vorne gebeugt. Weiter kommen vor: rhythmische Zuckungen der Arme und des Schultergürtels, Automatismen wie Schlucken, Lecken, Schmecken und Kauen, Zupfen und Nesteln mit den Händen, vegetative Phänomene wie Erröten oder Erblassen u. a. Die Anfälle können sich so dicht aneinanderreihen, daß das Bewußtsein getrübt oder aufgehoben bleibt. Ein solcher **Absence-Status** (Petit mal-Status) kann Stunden anhalten. – Das *EEG* zeigt während der Absence regelmäßig das Bild von kettenförmig angeordneten 2–3/s-spikes and waves (Abb. 183 a). – Absencen kommen bei Epilepsien verschiedenen Verlaufstyps vor: Die sogenannte *Pyknolepsie* betrifft überwiegend *Mädchen im Schulalter*, meistens normal entwickelte Kinder. Charakteristisch ist das stark gehäufte Auftreten der Absencen (täglich bis 100 Anfälle und mehr). Bei spontanem Verlauf sistieren die Absencen in 30% vor oder während der Pubertät, bei einem weiteren Drittel persistieren sie bis in das Erwachsenenalter, bei den übrigen Patienten kommen große Anfälle hinzu. – Im *Kleinkindesalter* sind von Absencen vorwiegend *Knaben* betroffen. Der Verlauf dieser Epilepsien ist meist ungünstiger als der der Pyknolepsie. Oft gehen große Anfälle den Absencen voraus oder folgen ihnen rasch. Die Entwicklung einer Demenz ist möglich.

Absence-Epilepsien der Präpubertät und Pubertät betreffen Mädchen und Knaben in gleicher Häufigkeit. Sie haben oft einen ungünstigen Verlauf, indem große Anfälle rasch hinzutreten. Es besteht dann die Gefahr einer sekundären Demenz. Durch die moderne Therapie können solche ungünstigen Entwicklungen fast immer verhütet werden.

b) Epilepsien des Kleinkindes mit myoklonisch-astatischen und myoklonischen Anfällen

Von dieser insgesamt seltenen Epilepsieform sind Knaben häufiger betroffen als Mädchen. Es handelt sich überwiegend um bis dahin normal entwickelte Kleinkinder. Führendes Symptom des astatischen Anfalls ist der plötzliche Tonusverlust mit blitzartigem Hinstürzen. Der Anfall dauert Sekundenbruchteile. Die Kinder stehen spontan wieder auf. Meistens sind die astatischen Anfälle mit Myoklonien im Bereich des Schultergürtels und des Gesichts kombiniert. Seltener steht die myoklonische Symptomatik im Vordergrund. Astatische wie myoklonische Anfallssymptome können mit Absencen verbunden sein. Häufig leiten große Anfälle die Epilepsie ein oder folgen den kleinen Anfällen im Verlauf. Die Prognose ist ungünstig; oft entwickelt sich eine Demenz. Differentialdiagnostisch abzugrenzen sind astatische Anfälle und Blitzkrämpfe beim West- und Lennoxsyndrom (S. 386, 387).

Zerebrale Anfälle

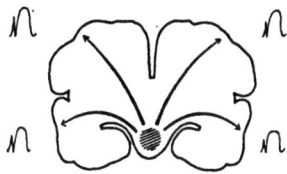

a. **Primär generalisierte Anfälle**
   primär generalisierte kleine Anfälle (Petit mal)
      astatische Anfälle
      myoklonische Anfälle
      Absencen
   primär generalisierte große Anfälle
      tonisch-klonische Anfälle (Grand mal)
      tonische Anfälle
      klonische Anfälle

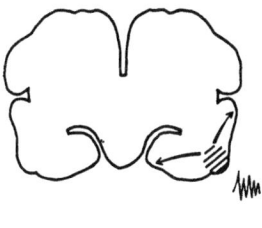

b. **Fokale Anfälle** (Partialanfälle)
   motorische Herdanfälle
   sensible Herdanfälle
   sensorische Herdanfälle
   psychomotorische Anfälle

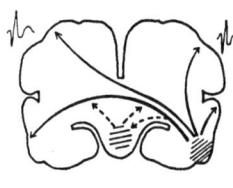

c. **Generalisierte Anfälle fokaler Genese**
   myoklonische Anfälle (Blitzkrämpfe)
   astatische Anfälle (Sturzanfälle)
   tonisch-klonische Anfälle (Grand mal)
   tonische Anfälle

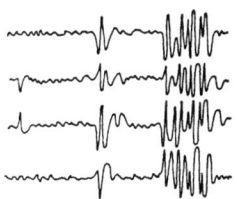

Abb. 183 a–c. Systematik der Anfallsformen
Dargestellt sind jeweils:
der Störungsort (schraffiert),
die bioelektrische Auswirkung an der Hirnoberfläche
und ein charakteristisches Elektroenzephalogramm

Schwerpunkt mehr auf der einen oder anderen Seite liegen. – Derzeit erscheint eine **Klassifikation** nach der klinischen *und* bioelektrischen Symptomatik am zweckmäßigsten.

17.8.2.1 Epilepsien mit primär generalisierten Anfällen (Abb. 183a)

Ursächlich ist wahrscheinlich eine funktionelle Störung im vorderen Hirnstamm bei gleichzeitiger kortikaler Erregbarkeitssteigerung verantwortlich („zentrenzephale" Anfälle). Sie ist genetisch determiniert. Organischen Schäden

1) Epilepsien mit primär generalisierten tonisch-klonischen Anfällen (Grand mal)

„Grand mal" kennzeichnet keine Krankheitseinheit, sondern stellt nur ein Symptom dar. Neben dem hier geschilderten primär generalisierten Grand mal kommen große Anfälle auch bei Epilepsien fokaler Genese vor. – Kennzeichnend ist für den primär generalisierten großen Anfall der blitzartige Beginn: Ohne Aura stürzen die Kranken bewußtlos zu Boden und bieten einen generalisierten, zunächst tonischen, dann klonischen Krampf. Im Anfall bestehen Tachykardie, Mydriasis, Schweißausbruch, Hypersalivation, Schaumpilz, Atemstillstand und Zyanose; gelegentlich werden Stuhl und Urin entleert. Der Anfall mündet in terminalen Schlaf.

Epilepsien mit primär generalisiertem Grand mal beginnen vorwiegend im Kleinkindesalter und in der Pubertät. Nicht selten besteht eine Kombination mit kleinen Anfällen. Bei älteren Kindern zeigen sich die Anfälle bevorzugt nach dem morgendlichen Erwachen (Aufwach-Epilepsie). Treten große Anfälle in kurzen Abständen gehäuft auf, spricht man von einem **Grand mal-Status**. Differentialdiagnostisch abzugrenzen ist das Grand mal fokaler Genese (S. 386).

2) Epilepsien mit primär generalisierten kleinen Anfällen

a) Epilepsien mit Absencen

Betroffen sind überwiegend normal entwickelte, intelligente Kinder. Kernsymptom ist die unvermittelt, ohne Aura einsetzende Bewußtseinspause von 5 bis 30 Sekunden Dauer. Die Kinder wahren die aufrechte Körperhaltung, sie unterbrechen ihre Tätigkeit, der Blick wird starr, die Augen sind halb geöffnet, die Bulbi meistens nach oben gewendet. Häufig werden Kopf und Rumpf nach hinten, seltener nach vorne gebeugt. Weiter kommen vor: rhythmische Zuckungen der Arme und des Schultergürtels, Automatismen wie Schlucken, Lecken, Schmecken und Kauen, Zupfen und Nesteln mit den Händen, vegetative Phänomene wie Erröten oder Erblassen u. a. Die Anfälle können sich so dicht aneinanderreihen, daß das Bewußtsein getrübt oder aufgehoben bleibt. Ein solcher **Absence-Status** (Petit mal-Status) kann Stunden anhalten. – Das *EEG* zeigt während der Absence regelmäßig das Bild von kettenförmig angeordneten 2–3/s-spikes and waves (Abb. 183 a). – Absencen kommen bei Epilepsien verschiedenen Verlaufstyps vor: Die sogenannte *Pyknolepsie* betrifft überwiegend *Mädchen im Schulalter*, meistens normal entwickelte Kinder. Charakteristisch ist das stark gehäufte Auftreten der Absencen (täglich bis 100 Anfälle und mehr). Bei spontanem Verlauf sistieren die Absencen in 30% vor oder während der Pubertät, bei einem weiteren Drittel persistieren sie bis in das Erwachsenenalter, bei den übrigen Patienten kommen große Anfälle hinzu. – Im *Kleinkindesalter* sind von Absencen vorwiegend *Knaben* betroffen. Der Verlauf dieser Epilepsien ist meist ungünstiger als der der Pyknolepsie. Oft gehen große Anfälle den Absencen voraus oder folgen ihnen rasch. Die Entwicklung einer Demenz ist möglich.

Absence-Epilepsien der Präpubertät und Pubertät betreffen Mädchen und Knaben in gleicher Häufigkeit. Sie haben oft einen ungünstigen Verlauf, indem große Anfälle rasch hinzutreten. Es besteht dann die Gefahr einer sekundären Demenz. Durch die moderne Therapie können solche ungünstigen Entwicklungen fast immer verhütet werden.

b) Epilepsien des Kleinkindes mit myoklonisch-astatischen und myoklonischen Anfällen

Von dieser insgesamt seltenen Epilepsieform sind Knaben häufiger betroffen als Mädchen. Es handelt sich überwiegend um bis dahin normal entwickelte Kleinkinder. Führendes Symptom des astatischen Anfalls ist der plötzliche Tonusverlust mit blitzartigem Hinstürzen. Der Anfall dauert Sekundenbruchteile. Die Kinder stehen spontan wieder auf. Meistens sind die astatischen Anfälle mit Myoklonien im Bereich des Schultergürtels und des Gesichts kombiniert. Seltener steht die myoklonische Symptomatik im Vordergrund. Astatische wie myoklonische Anfallssymptome können mit Absencen verbunden sein. Häufig leiten große Anfälle die Epilepsie ein oder folgen den kleinen Anfällen im Verlauf. Die Prognose ist ungünstig; oft entwickelt sich eine Demenz. Differentialdiagnostisch abzugrenzen sind astatische Anfälle und Blitzkrämpfe beim West- und Lennoxsyndrom (S. 386, 387).

c) Impulsiv-Petit mal (massiver bilateraler Myoklonus)

Betroffen sind altersgemäß entwickelte Jugendliche beiderlei Geschlechts im Alter von 12–20 Jahren. Führendes Symptom sind blitzartige, symmetrische Zuckungen im Bereich des Schultergürtels und der Arme. Die oft in Serien und Salven, bevorzugt nach dem morgendlichen Erwachen auftretenden Myoklonien können so heftig sein, daß die Patienten zu Boden geworfen werden. Die Dauer der Anfälle beträgt nur Bruchteile von Sekunden. Das Impulsiv-Petit mal ist fast regelmäßig mit großen Anfällen kombiniert, die sich bevorzugt nach dem morgendlichen Erwachen zeigen. Sie können die Erkrankung einleiten oder dem Impulsiv-Petit mal nach kurzem Verlauf folgen. Die Prognose des Impulsiv-Petit mal ist bei regelmäßiger Therapie gut.

17.8.2.2 Epilepsien mit Anfällen fokaler Genese (Abb. 183 b)

Die Ursache des fokalen Anfalls liegt in einer Funktionsstörung in einem umschriebenen Hirnbezirk. Im EEG sieht man eine **herdförmige** Störung in Form von steilen Wellen, langsamen Wellen bzw. Krampfpotentialen. Häufiger als bei den primär generalisierten Epilepsien ist eine **organische Hirnschädigung** nachzuweisen. Eine familiäre Belastung mit Epilepsie ist nicht selten zusätzlich vorhanden. Die Symptomatik des fokalen Anfalls ist bestimmt durch die Lokalisation der Störung. Folgende Anfallsformen werden unterschieden:

Motorische Herdanfälle. Der klassische Jackson-Anfall ist im Kindesalter selten: Die Attacke beginnt in einem engbegrenzten Bezirk, z. B. in einem Daumen, und breitet sich dann bei erhaltenem Bewußtsein auf andere Partien der gleichen Körperseite aus. Bei Kindern zeigen fokalmotorische Anfälle oft bereits im Beginn eine Beteiligung ausgedehnter Regionen oder einer ganzen Körperseite (*Halbseitenanfall*). Der Anfall kann von einer Lähmung der befallenen Extremität oder Körperseite gefolgt sein. Sie verschwindet meistens, kann aber im Gefolge häufiger Anfälle auch bestehen bleiben.

Sensible Herdanfälle. Seltene Anfallsform! Die Anfälle bestehen in paroxysmalen sensiblen Störungen (Kribbeln, Taubheitsgefühl, Schmerzen u. a.) z. B. im Bereich einer Extremität oder einer Gesichtshälfte.

Sensorische Herdanfälle sind gekennzeichnet durch paroxysmal auftretende optische (z. B. Mikropsie, Makropsie), akustische (Hyperakusis u. a.), gustatorische und olfaktorische Phänomene. Die Symptome sind in isolierter Form selten, werden vielmehr als Aura oder Begleitphänomene besonders bei psychomotorischen Anfällen beobachtet.

Adversivkrämpfe. Bei erhaltenem Bewußtsein tritt paroxysmal eine tonische Blick- und Kopfwendung, oft auch Rumpfdrehung zur herdabgewandten Seite auf. Meistens zeigen sich gleichzeitig andere fokalmotorische Erscheinungen, z. B. tonische oder klonische Krämpfe in einer Extremität. Der Adversivkrampf kann in einen generalisierten Anfall mit Bewußtlosigkeit einmünden.

Psychomotorische Anfälle (komplexe Partialanfälle). Es handelt sich um eine besonders häufige und deshalb wichtige Anfallsform. Ursächlich liegt dem psychomotorischen Anfall eine meistens organisch bedingte Funktionsstörung im Bereich des Temporallappens oder der benachbarten Hirnregionen zugrunde.
Dem Anfall geht meistens eine *Aura* voraus: ein „komisches", vom Leib aufsteigendes Gefühl, Engigkeitsgefühl im Hals und in der Brust, Schwindel, Angst, seltener differenzierte sensorische Phänomene wie Mikropsie, Makropsie, Geruchs-, Geschmacksmißempfindungen u. a. Der Aura folgt der eigentliche Anfall: Das Bewußtsein ist aufgehoben oder getrübt. Typisch sind orale Automatismen wie Schmatz-, Schluck- und Kaubewegungen, ferner Nesteln, Zupfen, Klopfen mit den Händen, Treten und Scharren mit den Füßen und ähnliches. Häufig sind ferner ausgeprägte vegetative Phänomene wie Blässe oder Erröten, Tachykardie und Speichelfluß. Seltener werden ungeordnetes Sprechen, Lachen oder Singen während des Anfalls beobachtet. Schließlich kommen ausgestaltete Szenen vor: Umherlaufen, scheinbar geordnete Handlungen. – Im *EEG* findet sich im typischen Fall ein temporaler Herdbefund.

Isolierte Auren oder Anfallsäquivalente. Anfälle fokalen Typs können allein unter dem Bild einer Aura auftreten, wie sie für psychomotorische Anfälle geschildert wurde. Die Abgrenzung gegenüber vegetativen Anfällen, z. B. synkopalen Reaktionen, gegenüber einem Pavor nocturnus, Migräne u. a. ist oft schwierig. Gelegentlich ist eine Klärung nur durch eine Langzeit-EEG-Ableitung mit Erfassung eines Anfalles möglich.

Verlauf und Prognose von Epilepsien mit fokalen Anfällen

Der Verlauf von Epilepsien mit Anfällen fokaler Genese ist äußerst unterschiedlich. Die Anfälle können nach kurzer Zeit unter Therapie sistieren oder auch therapieresistent sein. Besonders zurückhaltend ist die psychomotorische Epilepsie zu beurteilen. Die Anfälle sind therapeutisch oft nur schwer zu beeinflussen, große Anfälle können hinzutreten. Kinder mit psychomotorischen Anfällen zeigen häufig ausgeprägte Verhaltensstörungen und Wesensänderungen. Die Intelligenz ist nicht selten gemindert.

Die *gutartige kindliche Epilepsie mit zentrotemporalem sharp wave-Fokus* ist die häufigste Verlaufsform der kindlichen fokalen Epilepsie. Betroffen sind geistig normal entwickelte, neurologisch unauffällige Kinder im Alter von 2–12 Jahren. Pathogenetisch scheint eine spezielle genetische Disposition verantwortlich zu sein. Leitsymptom sind sensomotorische Herdanfälle im Kopfbereich: Sensible Reizerscheinungen in Form von Mißempfindungen in der Mundhöhle und der Zunge, Übergang in tonische oder auch klonische Krämpfe im Bereich der Kaumuskulatur und einer Gesichtshälfte, Sprachverlust oder Dysarthrie, Speichelfluß, zunächst erhaltenes Bewußtsein. Diese fokalen Anfälle können sich zu Halbseitenanfällen und generalisierten Krampfanfällen ausweiten (dann Bewußtseinsverlust). Bevorzugt treten die Anfälle im Schlaf auf. Im EEG findet sich ein typischer zentrotemporaler sharp wave-Fokus, oft mit Ausbreitung auf benachbarte Regionen. – Die *Prognose* dieser fokalen Epilepsie des Kindesalters ist günstig! Die Kinder werden in aller Regel spätestens in der Pubertät erscheinungsfrei und nehmen eine normale Entwicklung.

17.8.2.3 Epilepsien mit generalisierten großen und kleinen Anfällen fokaler Genese
(Abb. 183 c)

Im frühen Kindesalter ist die Fähigkeit des Gehirns, eine fokal entstehende Krampferregung örtlich zu begrenzen, noch mangelhaft. Die Erregung breitet sich vielmehr auf benachbarte Regionen, oft auf den gesamten Kortex aus. Deshalb verlaufen Epilepsien fokaler Genese nicht selten allein unter dem Bild *generalisierter* Anfälle.

a) Epilepsien mit generalisierten tonisch-klonischen Anfällen fokaler Genese

Diese Form generalisierter Anfälle ist häufig durch eine Aura und andere fokale Initial- und Begleitsymptome ausgestaltet. Im Gegensatz zum primär generalisierten Grand mal tritt der große Anfall fokaler Genese besonders häufig im abendlichen und morgendlichen Leichtschlaf auf. Der große Anfall kann sich auch aus einem fokal-motorischen Anfall oder Adversiv-Krampf entwickeln. Eine scharfe Abgrenzung großer Anfälle fokaler Genese gegen das primär generalisierte Grand mal (S. 383) ist äußerst wichtig: Verlauf, Prognose und vor allem Therapie sind gänzlich unterschiedlich!

b) West-Syndrom (Blitz-Nick-Salaam-Krämpfe)

Befallen sind überwiegend Säuglinge zwischen dem 2. und 8. Lebensmonat, Knaben häufiger als Mädchen. Meistens handelt es sich um schwer zerebralgeschädigte Kinder. Für die Ätiologie kommen neben Hirnmißbildungen und degenerativen Erkrankungen (z. B. tuberöse Sklerose) alle Schädigungen in Betracht, die das kindliche Gehirn während der Schwangerschaft, in der Perinatalphase und in den ersten Lebenswochen treffen können. – Die **Symptomatik** ist durch drei Anfallsformen gekennzeichnet. *Blitz-Krämpfe:* Arme und Beine werden bei gleichzeitiger Rumpfbeugung blitzartig nach vorne oder nach oben geworfen. Bei den *Nick-Krämpfen* beschränkt sich die Beugebewegung auf den Kopf. Die Dauer beider Anfallsformen beträgt nur Bruchteile von Sekunden. Bei den *tonischen Beugekrämpfen* (Salaam-Krämpfe) laufen die geschilderten Bewegungen langsamer ab. Alle drei Anfallsformen können nebeneinander bei einem Kind vorkommen. Die Anfälle treten oft in Serien auf, d. h. sie wiederholen sich während einiger Minuten mehrfach. Die Serien werden besonders nach dem morgendlichen Erwachen beobachtet. Zwischen den einzelnen Anfällen schreien die Kinder häufig. – Das *EEG* zeigt beim West-Syndrom auch im Intervall kontinuierlich schwerste Veränderungen (Hypsarrhythmie).

Die **Prognose** des West-Syndroms ist in der Regel ungünstig. Meistens kommt es – sofern nicht bereits vor dem Auftreten der ersten Anfälle ein schwerer zerebraler Defekt bestand – zu einer rasch fortschreitenden Entwicklungshemmung. Unter Hinterlassung eines schweren Hirnschadens können die Krämpfe in der Kleinkindzeit spontan sistieren oder von anderen, meistens fokalen Anfallsformen abgelöst werden. Nur etwa 10% der Kinder entwickeln sich normal.

Die bei anderen Anfallsformen in Betracht kommenden Antikonvulsiva sind praktisch wirkungslos. Anfallsfreiheit oder Besserungen sind in etwa der Hälfte der Fälle durch Rivotril, Nebennierenrindenhormone oder ACTH zu erzielen.

c) Lennox-Syndrom (myoklonisch-astatische Anfälle fokaler Genese)

Betroffen sind Kinder bis zum 10. Lebensjahr, überwiegend Kleinkinder, Knaben häufiger als Mädchen. Es handelt sich meistens um Kinder mit eindeutigen Symptomen einer zerebralen Schädigung. Oft sind das West-Syndrom und bzw. oder fokale Anfälle vorausgegangen. – Führende Symptome sind Sturzanfälle, Blitzkrämpfe, tonische und tonisch-klonische Anfälle sowie atypische Absencen. Fokale Initial- und Begleitsymptome wie Kopfwendung, seitenbetonter Sturz, initiale Streckung eines Armes u. a. sind häufig. Das EEG zeigt multifokale sharp and slow waves mit ausgeprägter Generalisierungstendenz. – Die Prognose dieser Epilepsieform ist ungünstig. Häufig entwickelt sich Therapieresistenz. Eine differentialdiagnostische Abgrenzung gegenüber der Epilepsie mit primär generalisierten myoklonisch-astatischen Anfällen (S. 384) kann schwierig sein.

17.8.2.4 Reflexepilepsien

Kennzeichnend ist die reproduzierbare Auslösung von Anfällen durch sensorische und sensible Reize (taktil, thermisch, akustisch, optisch u. a.). Größere praktische Bedeutung hat wegen ihrer Häufigkeit nur die *photogene Epilepsie*. Intermittierende Lichtreize hoher Intensität (z. B. beim Schwarzweiß-Fernsehen) führen zu epileptischen Entladungen in Form von Myoklonien, Grand mal und anderen Anfallsformen. Im EEG äußert sich die Photosensibilität in irregulären spikes and waves unter Photostimulation. Die Photosensibilität basiert auf einer speziellen erblichen Disposition.

17.8.2.5 Diagnose der Epilepsie

Um die **Ursache** des Anfallsgeschehens zu klären, ist in den meisten Fällen eine klinische Untersuchung notwendig. Ihr Programm enthält außer der neurologischen Untersuchung Liquorpunktion, Röntgenaufnahmen des Schädels, Augenhintergrundsuntersuchung, serologische Untersuchung auf Infektionen, Ausschluß von Stoffwechselstörungen wie Phenylketonurie, Hypoglykämie, Hypokalzämie u. a. Gegebenenfalls muß ein raumfordernder Prozeß durch neuroradiologische Untersuchungen ausgeschlossen werden.

Das *EEG* liefert häufig nur bei wiederholten Untersuchungen, bei Ableitung im Schlaf und nach Schlafentzug ausreichende Informationen. Gefährlich kann eine Überbewertung dieser Methode sein: Sie ist lediglich ein diagnostisches Hilfsmittel! Der EEG-Befund darf nur unter gleichzeitiger sorgfältiger Berücksichtigung aller klinischen Befunde und Beobachtungen bewertet werden. Hypersynchrone Potentiale im EEG beweisen keineswegs das Vorliegen einer Epilepsie, sie kommen auch bei hirngesunden, vor allem bei psychisch und vegetativ labilen Kindern vor.

17.8.2.6 Allgemeine therapeutische Richtlinien

Eine Reihe von hochwirksamen Medikamenten steht zur Verfügung, mit denen die Mehrzahl der Kranken von ihren Anfällen befreit werden kann (Tabelle 70 u. 71). Folgende Grundregeln sind zu beachten:

1. Das Ziel der medikamentösen Therapie ist Anfallsfreiheit, nicht nur Minderung der Anfallshäufigkeit. Jeder länger dauernde generalisierte Krampf bedeutet für das Kind die Gefahr eines Hirnschadens, der zu einer Verschlimmerung des Leidens führen kann. Diesen Circulus vitiosus gilt es zu durchbrechen.

Tabelle 70. Medikamentöse Therapie der wichtigsten Anfallsformen

	Phenobarbital	Primidon	Phenytoin	Ethosuximid	Sultiam	Carbamazepin	Clonazepam	Valproat	ACTH u. NNR-H.
Grand mal (primär generalisiert)	(+)	(+)						+	
Absencen				+				+	
Astatische und myoklonische Anfälle	+	+		(+)			+	+	+
Anfälle fokaler Genese	(+)	+	+		(+)	+	(+)		
West- und Lennox-Syndrom	+	+					+	(+)	+

Tabelle 71. Antiepileptika und ihre wichtigsten Nebenwirkungen

Wirkstoff	Handelspräparate	Nebenwirkungen
Phenobarbital	Luminal, Phenaemal	Schläfrigkeit, Ataxie, Denkerschwernis, Irritabilität, Exantheme
Primidon	Liskantin, Mylepsinum, Resimatil	Wie Phenobarbital
Phenytoin	Phenhydan, Zentropil	Schläfrigkeit, Ataxie, Exantheme, Zahnfleischhypertrophie, Hirsutismus, Nystagmus, Leukopenie, Panmyelopathie
Ethosuximid	Petnidan, Pyknolepsinum, Suxinutin	Übelkeit, Erbrechen
Sultiam	Ospolot	Hyperventilation, Parästhesien
Carbamazepin	Sirtal, Tegretal, Timonil	Übelkeit, Erbrechen, Allergien
Clonazepam	Rivotril	Hypersekretion der Speichel- u. Bronchialdrüsen, Muskelhypotonie, Schläfrigkeit, Darmlähmung
Valproat	Ergenyl, Orfiril, Convulex, Leptilan	Übelkeit, Erbrechen, selten Blutungsneigung, vorübergehender Haarausfall, sehr selten toxische Hepatosen

2. Die medikamentöse Therapie soll früh, d. h. nach den ersten Anfällen einsetzen. Je früher die Behandlung beginnt, desto besser sind die Erfolgsaussichten.
3. Die Behandlung muß konsequent, regelmäßig und über lange Zeit durchgeführt werden.
4. Das epileptische Kind bedarf dauernder ärztlicher Überwachung. Die Wirksamkeit der Therapie ist unter Berücksichtigung der Anfallshäufigkeit (Anfallskalender!) und des EEG zu kontrollieren. Nebenwirkungen der Medikamente (Tabelle 71) müssen rechtzeitig erfaßt werden. Blut- und Urinuntersuchungen sowie Leberfunktionsproben sind je nach Medikament in mehrwöchigen bis ¼jährlichen Abständen notwendig. Man unterscheidet **allergische,** dosisunabhängige, und **toxische,** dosisabhängige **Nebenwirkungen.** Allergische Erscheinungen treten im allgemeinen in den ersten zwei Wochen auf: Exantheme können zur Umstellung der Medikation zwingen. Toxische Nebenwirkungen wie Ataxie und Schläfrigkeit

können Dosisreduktion, Blut-, Leber- und Nierenschäden einen Medikamentenwechsel erforderlich machen.
5. Bei Anwendung von Phenobarbital, Primidon, Phenytoin und Carbamazepin sind Bestimmungen des Blutspiegels ein unabdingbarer Bestandteil der Therapieeinstellung und -überwachung. Resorption, Bioverfügbarkeit, Um- und Abbau der Antikonvulsiva unterliegen erheblichen individuellen Schwankungen. Die verschiedenen Wirkstoffe beeinflussen sich gegenseitig in ihrem Metabolismus. Die Bestimmung der Serum-Konzentrationen ist von besonderer Bedeutung für die Ermittlung der optimalen Dosierung, die Verhütung bzw. frühzeitige Erkennung von Intoxikationen sowie die Kontrolle der Medikamenteneinnahme.
6. Die Medikation muß unter Ausschöpfung aller Möglichkeiten so lange variiert werden, bis bei Fehlen von Begleiteffekten Anfallsfreiheit erzielt ist. Dies ist in durchschnittlich 70% der Fälle möglich.
7. Der Aufbau und jede Änderung der Medikation erfolgen stufenförmig. Ein abrupter Wechsel des Medikamentes kann zu schwerwiegender Verschlechterung führen.
8. Über die Beendigung der Therapie entscheiden klinisches Bild und EEG. Im allgemeinen darf nach 3- bis 5jähriger Anfallsfreiheit bei normalisiertem EEG mit einer Verminderung der Dosis begonnen werden. Unter klinischen und EEG-Kontrollen wird die Behandlung in ¼- bis ½jährlichen Abständen reduziert und dann abgesetzt.
9. Die Behandlung des **Anfallsstatus** soll in der Klinik durchgeführt werden. Rasche Einweisung des Patienten ist nötig. Die Therapie wird schon hausärztlich eingeleitet: Man beginnt mit intravenöser Gabe von Valium (je nach Alter 5–20 mg). An weiteren Medikamenten kommen in Betracht: Phenobarbital i.v., Phenhydan i.v.

17.9 Anfälle und anfallsartige Störungen nicht-epileptischer Genese

Affektkrämpfe (Wegschreien, Schreikrämpfe) sind sehr häufig und von zerebralen Anfällen differentialdiagnostisch oft schwer abgrenzbar. Betroffen sind meist fehlerzogene, verwöhnte ältere Säuglinge und Kleinkinder. Bei Wunschverweigerung oder als Trotzreaktion kommt es zu heftigem Schreien, dann Atemstillstand in Exspiration, Zyanose, plötzlicher Bewußtlosigkeit, in schweren Fällen zu tonischer Starre, gelegentlich einzelnen Kloni. Die motorischen Phänomene können denen eines zerebralen Krampfanfalles weitgehend gleichen. Die Pathogenese ist indessen grundsätzlich unterschiedlich: Hier kortikale Hypoxie infolge eines vagovasalen Reflexes mit daraus resultierenden Hirnstammentladungen, dort kortikale Krampfentladungen. – Die Therapie besteht während des Anfalls in Reizen durch kaltes Wasser oder durch einen kleinen Klaps. Prophylaktisch muß jede übertriebene Fürsorge vermieden werden („kontrollierte Vernachlässigung").

Eine zweite Form dieser Anfälle setzt bei Schreck oder Schmerz plötzlich und ohne einleitendes Schreien ein. Es handelt sich also nicht um ein „Wegschreien", sondern um ein **„Wegbleiben"**. Sicher spielen auch hier vagale Reflexe die entscheidende Rolle.

Der Spasmus nutans

ist eine seltene, überwiegend im 2. Lebensjahr auftretende Störung. Die Kinder führen besonders in aufrechter Haltung mit dem Kopf eigenartige Wackel- und Nickbewegungen aus, die sich beim Versuch zu fixieren verstärken. Es besteht in der Regel gleichzeitig ein Nystagmus. Die Erscheinungen schwinden spontan in der Kleinkindzeit.

Die Jactatio capitis

ist eine besonders bei Kleinkindern auftretende Stereotypie. Vorwiegend im Halbschlaf, seltener im Wachen werden rhythmische Wackelbewegungen des Kopfes oder in ausgeprägten Fällen auch Schaukelbewegungen des ganzen Körpers durchgeführt. Diese neurotisch fixierten Gewohnheiten sind an sich harmlos, zeigen aber oft eine ungewöhnliche Therapieresistenz.

Die Narkolepsie

kommt im Kindesalter kaum vor. Die Patienten verfallen anfallsweise in tiefen Schlaf, der klinisch und bioelektrisch dem physiologischen gleicht. Häufig leiden die Kranken gleichzeitig an affektivem Tonusverlust. Die Genese der Störung ist unbekannt.

17.10 Erbliche Erkrankungen des Gehirns, des Rückenmarks und der Muskulatur

17.10.1 Neurometabolische Erkrankungen

Bei einer Reihe von überwiegend autosomal-rezessiven Stoffwechselstörungen mit gesichertem oder wahrscheinlichem Enzymdefekt stehen zerebrale Krankheitserscheinungen ganz im Vordergrund (Leukodystrophien, Gangliosidosen, Ceroidlipofuszinosen, Mukolipidosen u. a., s. S. 86). Eine seltene Form mit bisher noch ungeklärtem Enzymdefekt ist die **progressive erbliche Myoklonus-Epilepsie.** Bei diesem autosomal-rezessiven Erbleiden kommt es zu Mukopolysaccharidablagerungen im Gehirn, Herzmuskel und Leber (Lafora-Körperchen). Die in der Präpubertät und Pubertät beginnende Krankheit ist gekennzeichnet durch überwiegend nächtliche große Anfälle, irreguläre Myoklonien, Demenz, stets letalen Ausgang.

17.10.2 Phakomatosen

Es handelt sich um Gewebsdysplasien, die vorwiegend das Ektoderm, also Haut und Nervensystem, aber auch andere Körperteile betreffen.

Die *tuberöse Hirnsklerose* ist die bei Kindern häufigste Phakomatose. In einem Teil der Fälle folgt das Leiden einem einfach oder unregelmäßig autosomal-dominanten Erbgang, in 80% der Fälle scheint Neumutation vorzuliegen. Die Krankheit ist gekennzeichnet durch Bildung geschwulstartiger Knoten und herdförmiger Sklerosen in der Hirnrinde und im Bereich der Ventrikelwandungen. Es kann auch zu Netzhauttumoren, Nierengeschwülsten, Rabdomyomen des Herzens und anderen Organmanifestationen kommen. In der Mehrzahl der Fälle tritt das Leiden schon in der Säuglingszeit in Erscheinung. Führende klinische Symptome sind Schwachsinn und Epilepsie (besonders West- und Lennox-Syndrom), häufig in Kombination mit verschiedenen kleineren oder auch groben Dysplasien. Ein Frühzeichen sind beim Säugling Depigmentierungsherde der Haut (white spots). Bei älteren Kindern (selten schon beim Säugling oder Kleinkind) bildet sich auf der Haut des Gesichtes das typische Adenoma sebaceum (Pringle) aus: Perinasal lokalisierte gelblich-rötliche Knötchen und Teleangiektasien. Mittels der zerebralen Computertomographie lassen sich meistens multiple herdförmige Verdichtungen und Verkalkungen nachweisen.

Die *Neurofibromatose von Recklinghausen* (einfach oder unregelmäßig autosomal-dominant erblich, auch Neumutation) ist charakterisiert durch Café-au-lait-Flecken und andere Pigmentanomalien der Haut sowie intrakutane und subkutane Neurofibrome. Im weiteren Verlauf kann es zu Geschwulstbildungen des Gehirnes, des Rückenmarkes und der peripheren Nerven kommen. Häufig ist die Wirbelsäule betroffen mit Ausbildung einer Kyphoskoliose.

Die *enzephalotrigeminale Angiomatose* (Sturge-Weber) ist gekennzeichnet durch überwiegend einseitigen Naevus flammeus des Gesichtes (Trigeminus-Areal) und ein gleichseitiges meningeales Angiom, das im Computertogramm schon früh an Verkalkungen erkennbar ist. Meistens kommt es zu progressiver dystropher Hirnschädigung mit Hemiplegie, epileptischen Anfällen und Demenz. Das gleichseitige Auge kann ein Glaukom aufweisen. Bei umgrenztem Befall von Hirnhaut und Gehirn kommt operative Behandlung in Betracht.

Die Ätiologie ist nicht geklärt.

17.10.3 Progressive spinale Muskelatrophie

Der Erkrankung liegt eine Degeneration der Vorderhornzellen des Rückenmarks mit daraus resultierender Muskelatrophie zugrunde. Am häufigsten ist die frühkindliche Form (*Werdnig-Hoffmann*). Kennzeichnend sind eine bereits angeborene, sonst in der Säuglingszeit sich entwickelnde Bewegungsarmut, symmetrische Muskelschwäche und Muskelschlaffheit. Später erlöschen die Reflexe. Als Symptom der Denervierung werden besonders an der Zunge Faszikulationen beobachtet. Die Kinder liegen in typischer Weise mit außenrotierten und gebeugten Armen und Beinen im Bett („Henkelstellung"). Das Gesicht ist bewegungsarm, hypomim. Das Zwerchfell bleibt lange verschont, so daß die Kinder in vorgeschrittenen Stadien eine ausgeprägte Bauchatmung zeigen. Später können sich schwere

Kontrakturen ausbilden. Die Kranken kommen meistens schon im Säuglingsalter unter dem Bild eines allgemeinen Verfalls oder einer Bulbärparalyse ad exitum. Die Intelligenz ist bis zum Ende ungestört.

Eine seltene und meist erst in der späteren Kindheit beginnende Form der spinalen Muskelatrophie ist der Typ *Kugelberg-Welander.* Er betrifft vor allem die proximalen Extremitätenabschnitte und schreitet nur langsam fort. Das Krankheitsbild kann einer Myopathie sehr ähnlich sein („Pseudomyopathie").

Differentialdiagnostisch müssen beim Neugeborenen und jungen Säugling zahlreiche, z. T. sehr seltene Syndrome abgegrenzt werden, beim älteren Kind vor allem Myopathien (EMG, evtl. Muskelbiopsie).

17.10.4 Weitere Systemaffektionen

Die *neurale Muskelatrophie* zeigt sich häufig schon im Kindesalter. Die Atrophien beginnen peripher. Zu den ersten Symptomen gehören Peroneuslähmung, Fußdeformitäten, Steppergang („Storchenbeine") und Spontanschmerzen. Diagnostisch wegweisend ist die verminderte Nervenleitgeschwindigkeit. – Die verschiedenen Formen der *Heredoataxien* (Typ Friedreich u. a.) beginnen nicht selten schon im Kindesalter. Die ersten Symptome sind lokostatische und lokomotorische Ataxie, Reflexabschwächung und Hohlfußbildung mit Retraktion der Großzehe.

17.10.5 Myopathien

Es handelt sich um mehr oder weniger progrediente, zu Muskelschwund führende Erkrankungen der quergestreiften Muskulatur, die sich schon vorgeburtlich manifestieren können (seltene kongenitale Myopathien), häufiger im Kleinkindesalter beginnen. Die häufigste und praktisch wichtigste Form ist die *Dystrophia musculorum progressiva (Erb).* Diese in mehreren Varianten vorkommende Erkrankung ist stets erblich. Die Ätiologie ist nicht geklärt. Folgende Formen sind zu unterscheiden:

1) Beckengürtelform

a) X-chromosomal-rezessiv, bösartig
(DUCHENNE)

Diese häufigste Form der Erkrankung befällt Knaben im frühen Kindesalter, meistens innerhalb der ersten 3 Lebensjahre. Auffallend ist zunächst eine Schwäche im Bereich der Beine und des Beckengürtels und eine rasche Ermüdbarkeit bei Belastung. Der Gang wird watschelnd bei verstärkter Lendenlordose. Bei dem Versuch, sich aus dem Liegen aufzurichten, rollen sich die Kinder zunächst zur Seite und „klettern an sich selbst hoch", indem sie sich mit den Händen an den Beinen abstützen (Gowersches Zeichen, Abb. 184). Später bilden

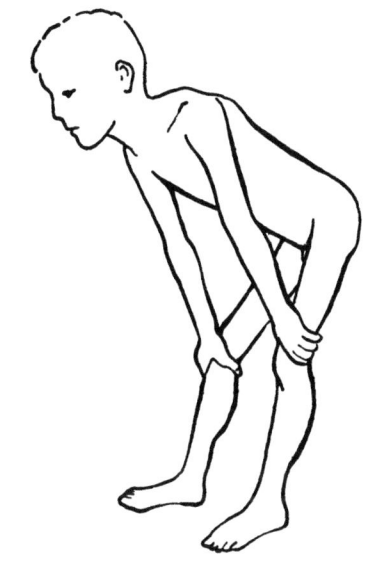

Abb. 184. Progressive Muskeldystrophie: Aufrichten über die Vierfüßlerstellung und Hinaufklettern an sich selbst, „Gnomenwaden"

sich infolge vikariierender Fetteinlagerungen Pseudohypertrophien der Muskulatur, besonders im Bereich der Waden („Gnomenwaden"). Im weiteren Verlauf kommt es zum Aufsteigen des Prozesses, zur Beteiligung des Schultergürtels (scapulae alatae) und auch der Gesichtsmuskulatur, zu Kontrakturen mit Abschwächung und Erlöschen der Reflexe. Die Sensibilität ist voll erhalten. Im allgemeinen sterben die Kranken vor dem 20. Lebensjahr. – Die **Diagnose** ist im ausgeprägten Fall durch die typische Körperhaltung und den charakteristischen Bewegungstyp rasch zu stellen. Das EMG zeigt eindeutige Veränderungen, im Serum sind die Kreatinkinase und die Transaminasen erhöht.

b) X-chromosomal-rezessiv, gutartig (BECKER)

Diese ebenso nur Knaben betreffende, in der Lokalisation und Art der Symptome sehr ähnliche Verlaufsform beginnt erst im 10. bis 20. Lebensjahr. Der Verlauf ist wesentlich langsamer, jahrelange Stillstände kommen vor. Die Lebenserwartung kann normal sein.

c) Autosomal-rezessiv (LEYDEN)

Knaben und Mädchen sind gleich häufig betroffen. Die Erkrankung beginnt zwischen dem 2. und 40. Lebensjahr. Der Verlauf ist wesentlich günstiger als bei der Duchenneschen Form.

2) Schultergürtelform (LANDOUZY-DÉJÉRINE), **autosomal-dominant**

Dieser sehr viel seltenere Krankheitstyp zeigt sich frühestens im späten Kindesalter, meistens in der Pubertät. Die Symptome beginnen im Schultergürtel und in der Gesichtsmuskulatur. Zunächst können die Arme nicht mehr über die Horizontale gehoben werden, schließlich atrophiert die gesamte Schultermuskulatur. Es besteht eine hochgradige mimische Schwäche (Facies myopathica). Der Verlauf ist gutartiger als derjenige der Beckengürtelform.

Die **Differentialdiagnose** der Muskeldystrophien hat vor allem spinale (z. B. KUGELBERG-WELANDER, s. S. 391) und neurale Muskelatrophien zu berücksichtigen. Unter anderem fehlt bei diesen Erkrankungen eine stärkere Erhöhung der Serumenzym-Aktivität. Eine Dermatomyositis oder Polymyositis kann durch den Nachweis entzündlicher Allgemeinsymptome abgegrenzt werden. In diagnostisch schwierigen Fällen ermöglichen EMG und Muskelbiopsie mit elektronenmikroskopischer und biochemischer Untersuchung eine Differentialdiagnose.
Bei X-chromosomalen Krankheitsformen können die weiblichen Heterozygoten durch Enzymdiagnostik sowie EMG, notfalls Muskelbiopsie, meistens erfaßt werden. Die pränatale Diagnostik stützt sich auf die Bestimmung des Geschlechts des Embryos (50% Erkrankungsrisiko bei Knaben).
Eine wirksame **Therapie** der Muskeldystrophie gibt es nicht. Wichtig sind Maßnahmen zur Verhütung von Kontrakturen.

17.10.6 Die Myasthenia gravis pseudoparalytica

ist im Kindesalter selten. Leitsymptom ist die abnorme Erschöpfbarkeit der Muskulatur, meistens im Bereich der motorischen Hirnnerven beginnend (Ptosis!). Bei Gabe von Prostigmin bzw. Tensilon verschwinden die Erscheinungen sofort (wichtiger diagnostischer Test).

17.11 Schwachsinn

G.-A. VON HARNACK

Schwachsinn kann angeboren oder früh erworben sein (Oligophrenie) oder sich erst im Laufe der Entwicklung herausbilden (Demenz).
Der **Grad eines Schwachsinns** kann mittels Intelligenztest ermittelt werden. Dieser Wert sagt aber noch nichts über den Grad der Behinderung aus. Neben der Verminderung der kognitiven Fähigkeiten spielen in der Praxis weitere

Tabelle 72. Normale und unterdurchschnittliche Intelligenz

Bezeichnung:	Grenze des Intelligenzquotienten ungefähr (%)	Schulbesuch meist:
Normale Intelligenz	∧ 90	
Unterdurchschnittliche Intelligenz	(70–) 80	Hauptschule möglich
Lernbehinderung (Debilität)	(50–) 60	Sonderschule für Lernbehinderte
Geistige Behinderung (Imbezillität)	(20–) 25	Sonderschule für geistige Behinderte
Schwere geistige Behinderung (Idiotie)		Fraglich

Tabelle 73. Ursachen des Schwachsinns

I. Genetisch bedingter Schwachsinn
1. Einfacher (familiärer) Schwachsinn
2. X-chromosomal erblicher Schwachsinn
3. Schwachsinn mit äußerlich erkennbaren körperlichen Anomalien
   – Mikrozephalie
   – Laurence-Moon-Bardet-Biedl-Syndrom (S. 18)
   – Prader-Willi-Syndrom (S. 18)
   – Pseudohypoparathyreoidismus
   – Chromosomale Aberrationen: Down-Syndrom (S. 37), Klinefelter-Syndrom (S. 20) u. a.
4. Metabolisch-genetischer Schwachsinn
   – Störungen des Aminosäurestoffwechsels: Phenylketonurie (S. 71), Ahornsirup-Krankheit (S. 74) u. a.
   – Störungen des Kohlenhydratstoffwechsels: Idiopathische Hypoglykämien (S. 79)
   – Galaktosämie (S. 77), Pfaundler-Hurlersche Krankheit (S. 89)
   – Störungen des Lipidstoffwechsels: Amaurotische Idiotie, Morbus Niemann-Pick, Morbus Gaucher (S. 87)
   – Sonstige Stoffwechselstörungen: Wilsonsche Pseudosklerose, idiopathische Hyperkalzämie (S. 93) u. a.

II. Intrauterine und perinatale Hirnschädigungen
1. Embryopathie: Röteln (S. 141)
2. Fetale Erkrankung: Fetales Alkoholsyndrom (S. 24), Toxoplasmose (S. 179), Lues (S. 176)
3. Perinatalschäden durch Anoxie, Blutungen u. a.

III. Erworbener Schwachsinn (Demenz)
1. Heredodegenerative Leiden: Diffuse Hirnsklerosen, Phakomatosen (tuberöse Sklerose, Sturge-Weber-Syndrom)
2. Dementiver Abbau bei Krampfleiden: Blitz-Nick-Salaam-Krämpfe (S. 386), Myoklonus-Epilepsie (S. 390)
3. Zustand nach schwerem Hirntrauma, Enzephalitis u. a.
4. Dementia infantilis (Heller)

Faktoren eine Rolle. Mit der geistigen Behinderung sind meist Beeinträchtigungen der Sprache, der Motorik, der Sinnesorgane und der sozialen Anpassung verbunden. Der Antrieb kann gesteigert (erethisch) oder vermindert sein (torpide). Da sich dementsprechend auch die Förderungsmöglichkeiten unterscheiden, sind die in Tabelle 72 genannten Grenzen des Intelligenzquotienten nur als Näherungswerte anzusehen.

Lernbehinderte Kinder bleiben in der Volksschule gewöhnlich sitzen, können aber in Sonderschulen für lernbehinderte Kinder die Kulturtechniken (Lesen und Schreiben) erwerben und so weit gefördert werden, daß sie einfache Berufe erlernen können.

Geistig behinderte Kinder sind nur lebenspraktisch bildbar und sollten in einer Sonderschule für geistig behinderte Kinder Aufnahme finden. Dort erlernen sie bestenfalls die Anfangsgründe des Lesens und Schreibens, im Berufsleben können sie es zu angelernten Teilarbeiten bringen. Als Erwachsene verfügen sie über eine Intelligenz, die etwa derjenigen 5- bis 10jähriger Kinder entspricht.

Schwer geistig behinderte Kinder sind kaum bildungsfähig. Ihre Sprache ist schlecht artikuliert und reicht nur zu primitiver Verständigung aus, sie bleiben ihr ganzes Leben auf Hilfe angewiesen.

Die **Ursachen** des Schwachsinns sind außerordentlich vielfältig (Tabelle 73).

17.11.1 Genetisch bedingter Schwachsinn

1. Angeborener Schwachsinn kommt familiär vor und ist als ein hochgradiger, genetisch bedingter **Begabungsmangel** anzusehen. Man rechnet damit, daß im Mittel 4% aller Kinder nicht die Normalschule besuchen können. Bei der überwiegenden Mehrzahl handelt es sich um debile Kinder mit angeborenem Schwachsinn, welche in der Sonderschule gut gefördert werden können.

2. Fragiles X-Chromosom als Ursache von Schwachsinn. Eine der häufigsten Ursachen des Schwachsinns beim männlichen Geschlecht ist der X-chromosomal erbliche Schwachsinn mit brüchiger Stelle am langen Arm des X-Chromosoms (Marker-X-Syndrom, S. 22). Als Kinder haben die Betroffenen einen etwas vergrößerten Kopfumfang. Zu den weiteren Zeichen gehören hohe Stirn, ausgeprägte Supraorbitalwülste, vorspringendes Kinn, große Ohren und eine blaßblaue Iris. Jenseits der Pubertät und z. T. schon bei der Geburt ist das Hodenvolumen vermehrt, wahrscheinlich durch ein interstitielles Ödem. Im Wesen sind die Betroffenen freundlich und ausgeglichen.
Die Mütter als die heterozygoten Genträgerinnen sind nicht sicher zu erfassen, doch kann die brüchige Stelle am X-Chromosom auch bei ihnen gefunden werden. Intellektuell sind sie im allgemeinen unauffällig. Die Gefahr einer Wiederholung bei weiteren Kindern beträgt für Söhne einer heterozygoten Mutter 50%.
3. Ist der Schwachsinn nur **Teilerscheinung eines genetisch bedingten Leidens,** so kann er häufig ohne Schwierigkeit einem der morphologisch definierten Syndrome zugeordnet werden. Ein Teil der Syndrome ist die Folge einer chromosomalen Aberration. Eine Verminderung des Kopfumfanges (Mikrozephalus) kommt als isoliertes Symptom vor, kann aber auch mit anderen Anomalien gekoppelt sein, sowohl als Primärsymptom wie auch als Folge einer Hirnentwicklungsstörung. Auch ein Hydrozephalus kann Schwachsinn zur Folge haben.
Beim **Pseudohypoparathyreoidismus** finden sich wie bei der Nebenschilddrüseninsuffizienz hypokalzämische Tetanie und Hyperphosphatämie, das Leiden beruht aber auf der Nichtansprechbarkeit der Nierentubuli auf Parathormon, nicht auf der Verminderung von Parathormon. Neben einer Debilität gehören körperliche Anomalien zum Krankheitsbilde, u. a. Kleinwuchs, Rundgesicht, kurze Metacarpalia, kurze, breite Finger- und Fußnägel.
4. Die Störungen des Aminosäuren-, Kohlenhydrat- und Lipidstoffwechsels in ihrer Rückwirkung auf die Intelligenzentwicklung sind in den entsprechenden Kapiteln nachzulesen. Von den sonstigen Stoffwechselstörungen ist die **Wilsonsche Pseudosklerose** zu erwähnen, da sie besondere diagnostische Schwierigkeiten bietet. Hyperkinesen sind auf eine progressive Degeneration des Linsenkerns zu beziehen, es kommt zur extrapyramidalen Rigidität, zur Demenz, schließlich zur Leberzirrhose (Degeneratio hepato-lenticularis). Pathognomonisch kann der Kayser-Fleischersche Kornealring sein, der zunächst nur mit der Spaltlampe in der Hornhautperipherie zu erkennen ist. Das kupferhaltige Coeruloplasmin ist im Serum vermindert, im Urin wird vermehrt Kupfer ausgeschieden.
Das rezessiv-X chromosomal vererbte **Lesh-Nyhan-Syndrom** besteht in einer Störung des Purinstoffwechsels und geht mit einer Überproduktion von Harnsäure einher. Der Blutspiegel der Harnsäure steigt über 6 mg/dl. Das Leiden führt zu Demenz, spastischer Diplegie und Choreoathetose; pathognomonisch können die Selbstverstümmelungen sein.

17.11.2 Intrauterine und perinatale Hirnschädigung

Nur einige *intrauterin* oder *perinatal* erworbene Hirnschäden lassen sich eindeutig erfassen, die Mehrzahl ist nur zu vermuten oder nach anamnestischen Angaben wahrscheinlich zu machen.

17.11.3 Erworbener Schwachsinn

1. Zahlreiche **heredo-degenerative Leiden** können zum Verlust der ursprünglich normalen Intelligenz, zum dementiven Abbau führen. Im Gegensatz zum stationären Befund bei Kindern mit spastischen Zerebralparesen infolge Perinatalschadens zeigen die erblichen **diffusen Hirnsklerosen** eine prozeßhaft fortschreitende Verschlechterung sowohl der motorischen als auch der intellektuellen Leistungen. Ihnen liegt ein sklerosierender Entmarkungsprozeß des Hemisphärenmarkes zugrunde. Nach dem Zeitpunkt des Auftretens und nach dem Verlauf unterscheidet man die akute infantile Form (KRABBE), die subakute juvenile Form (Beginn im siebten bis achten Lebensjahr: SCHOLZ) und die chronische **Pelizäus-Merzbachersche Krankheit.** Alle Formen gehen mit spastischen Lähmungen, Hyperkinesen, evtl. Krämpfen einher.
Als **Phakomatosen** bezeichnet man Entwicklungsstörungen, welche mit blastomartigen Er-

scheinungen einhergehen. Eine **tuberöse Sklerose** kann an einem Adenoma sebaceum auf einen Blick erkennbar sein: gelblich-rötliche Knötchen wie Schmetterlingsflügel beiderseits der Nase lokalisiert. Der dementive Prozeß wird u. a. durch geschwulstartige Hirnrindenknoten bedingt.

Das **Sturge-Weber-Syndrom** ist an dem meist einseitigen und im Gesicht lokalisierten Naevus flammeus zu erkennen. Die Hirnschädigung ist auf meningeale Angiome mit Kalkablagerungen in der Rinde zurückzuführen. Die **v. Recklinghausensche Neurofibromatose** ist bei Kindern zunächst nur an den zahlreichen Pigmentnaevi und „Milchkaffeeflecken" diagnostizierbar, später an den intra- und subkutanen Fibromen und Neurofibromen. Geschwülste an Sympathikus, Hirnnerven, Rückenmark und Gehirn sind für die vielgestaltige neurologische Symptomatik verantwortlich.

2. Jedes **Krampfleiden,** das therapeutisch nicht zu beherrschen ist, führt zu einer fortschreitenden Hirnschädigung. Daneben gibt es spezielle Krampfleiden, bei denen der zerebrale Abbauprozeß unabhängig von der Anfallshäufigkeit fortschreitet (Myoklonus-Epilepsie, die Mehrzahl der BNS-Krämpfe).

3. Bei der **Hellerschen Krankheit** kommt es im Kleinkindesalter zu einem fortschreitenden Zerfall der bisherigen Sprachfähigkeit. Erregungszustände und Wutausbrüche begleiten den fortschreitenden dementiven Abbau, dessen Ursache ungeklärt ist.

Die Behandlung

des Schwachsinns ist nur in wenigen Fällen erfolgversprechend (z. B. metabolisch-genetische Schwachsinnsformen). Bei allen Anlagemängeln vermag nur liebevolle, geduldige und zielstrebige Zuwendung die vorhandenen Potenzen zur Entfaltung zu bringen. Sonderkindergärten, Sonderschulen und heilpädagogische Institutionen können wesentliche Hilfe leisten. In schweren Fällen bleibt nur eine Heim- oder Anstaltsversorgung übrig. Die Eltern des Kindes sollten immer auf den betreffenden Landesverband der Vereinigung „Lebenshilfe für geistig Behinderte" (Marburg) aufmerksam gemacht werden.

18. Sozialpädiatrie

G.-A. von Harnack

18.1 Mortalität und Morbidität des Kindesalters

Unter **Morbidität** versteht man die Anzahl von Krankheitsfällen unter einer bestimmten Zahl Lebender innerhalb eines definierten Zeitraumes, meist eines Jahres. Die Erkrankungshäufigkeit ist im allgemeinen nur bei meldepflichtigen Krankheiten bekannt, aber auch hier nicht immer, da die Meldepflicht unterschiedlich erfüllt wird.

Die **Mortalität**, die Häufigkeit von Sterbefällen in einer Bevölkerung, ist in allen Kulturstaaten durch exakte Zahlen belegt. Sie ist am ersten Lebenstage am höchsten und erreicht ein Minimum im Alter zwischen 10 und 15 Jahren (Tabelle 74).

Wegen der besonderen Gefährdung der Kinder im ersten Lebensjahr wird die **Säuglingssterblichkeit** gesondert registriert. Darunter wird die Zahl der bis zur Vollendung des ersten Lebensjahres Gestorbenen verstanden, bezogen auf die Zahl der Lebendgeborenen. In allen zivilisierten Ländern ist die Säuglingssterblichkeit seit Beginn des Jahrhunderts ständig zurückgegangen; Krieg und Nachkriegszeit konnten die Entwicklung nur vorübergehend aufhalten (Abb. 185); auch die Zahl der Totgeburten verminderte sich, wenn auch nicht in gleichem Ausmaß (Abb. 186). Im zeitlichen Zusammenhang mit dieser Entwicklung verminderte sich in den meisten Ländern die Kinderzahl. In Deutschland wurden um die Jahrhundertwende jährlich pro 1000 der Bevölkerung 35 Kinder geboren, 1984 nur 9,5. Der Rückgang der Säuglingssterblichkeit ist vor allem auf eine Verminderung der Todesfälle nach Abschluß der Neugeborenenperiode zurückzuführen. Daher wird die Säuglingssterblichkeit immer mehr zu einem Problem der ersten Lebenstage: 1983 entfielen in der Bundesrepublik Deutschland von den Todesfällen des ersten Lebensjahres allein

20% auf den ersten Lebenstag,
45% auf die erste Lebenswoche,
57% auf die ersten vier Wochen.

Die Sterblichkeit innerhalb der ersten 28 Lebenstage wird als „Neugeborenensterblichkeit" und die der ersten Lebenswoche als „Frühsterblichkeit" bezeichnet. Frühsterblichkeit und intrauterine Mortalität in der letzten Schwangerschaftsphase zusammen werden auch als „**Perinatal-Sterblichkeit**" zusammengefaßt. Sie ist ein Maß für die Gefährdung der Kinder vor, während und kurz nach der Geburt. Sie ist einerseits abhängig von der Qualität der geburtshilflichen Betreuung, andererseits aber wird sie bestimmt von pränatalen Faktoren. Schwere Mißbildungen z. B. können ein selbständiges Extrauterinleben unmöglich machen. Die wichtigste Ursache der Perinatalsterblichkeit ist die Frühgeburt (S. 30). Geburtsverletzungen und postnatale Atemstörungen sind bei unreifen Kindern wesentlich häufiger als bei ausgetragenen.

Die Sterblichkeit des 2. bis 12. Lebensmonats ist in hohem Grade abhängig vom Lebensstandard und Bildungsgrad der Bevölkerung, von den hygienischen Verhältnissen und der Qualität der ärztlichen und sozialen Betreuung. Innerhalb der Bundesrepublik verzeichnen Baden-Württemberg, Hamburg und Bayern die niedrigste Säuglingssterblichkeit, Berlin, Nordrhein-Westfalen und Saarland die

Tabelle 74. Sterblichkeit nach dem Alter in der Bundesrepublik Deutschland 1983

Alter in Jahren	Gestorbene auf 1000 Lebende
0–1	10
10–15	0,2
50–55	6
70–75	38
insgesamt	11,7

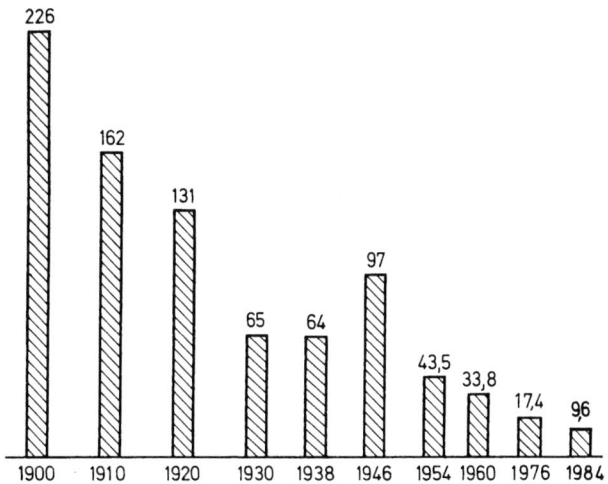

Abb. 185. Säuglingssterblichkeit im Deutschen Reich und in der Bundesrepublik von 1900–1984 auf 1000 Lebendgeborene

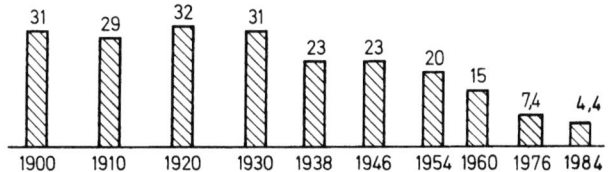

Abb. 186. Totgeborene im Deutschen Reich und in der Bundesrepublik von 1900–1984 auf 1000 Lebend- und Totgeborene

höchste. Im Vergleich mit anderen europäischen und außereuropäischen Ländern schnitt die Bundesrepublik Deutschland 1984 nicht so günstig ab, wie es nach ihrem Lebensstandard zu erwarten wäre (Tabelle 75). Verstärkte sozialhygienische Bemühungen sind erforderlich, wenn die Säuglingssterblichkeit weiter gesenkt werden soll. 1976 betrug sie noch 17,4‰, 1984 ist sie immerhin auf 9,6‰ abgesunken, hat damit aber noch nicht das Niveau z. B. der skandinavischen Länder erreicht.

In allen Altersklassen ist die **Sterblichkeit der Knaben** höher als die der Mädchen. Daher kommt es vom dritten Lebensjahrzehnt an trotz anfänglichen Überwiegens des männlichen Geschlechts zu einem Frauenüberschuß. Bei der Geburt beträgt das Verhältnis Knaben : Mädchen mit geringen Schwankungen 106 : 100, nur in Kriegs- und Nachkriegszeiten stieg das Verhältnis vorübergehend bis auf 108 : 100 an.

Tabelle 75. Säuglingssterblichkeit im europäischen Vergleich (Beispiele)

Von 1000 Lebendgeborenen starben 1983/84 innerhalb des ersten Lebensjahres in	
Finnland	6,2
Schweden	6,3
Schweiz	7,1
Bundesrepublik Deutschland	9,6
Großbritannien	9,6
Deutsche Demokratische Republik	10,0
Österreich	11,5
Italien	11,6
Polen	19,2
Jugoslawien	31,7

18.2 Prävention

Die Bevölkerungsstatistik eines Landes kann als Gradmesser für die Intensität seiner sozialhygienischen Anstrengungen dienen. Gesunderhaltung und Krankheitsvorbeugung sind die Ziele der prophylaktischen Medizin, deren

Tabelle 76. Prophylaktische Fluoriddosis

Alter in Jahren	mg
0 – 2	¼
2 – 4	½
4 – 6	¾
über 6	1

Aufgaben mindestens so wichtig sind wie die der kurativen Medizin, der Medizin im engeren Sinne.
Der **Gesundheitssicherung** dient u. a. die Gesundheitserziehung auf der Basis biologischer Grundkenntnisse, welche die Schule zu vermitteln hat.
Die Aufgaben der **Krankheitsvorbeugung** unterscheiden sich je nach der Lebensphase. Sie setzen schon in der Embryonalzeit ein: Infektiös oder medikamentös bedingte Embryopathien müssen verhindert werden. Der pränatalen Lues-Prophylaxe dient die serologische Untersuchung von Schwangeren. Durch eine schonende Geburtsleitung können Perinatalschäden vermieden werden. Die Rachitisprophylaxe muß gleich nach der Geburt einsetzen (S. 103), die Kariesprophylaxe (Tab. 76) beginnt bereits während der letzten Schwangerschaftsmonate und dauert bis zur Präpubertät. Infektionsprophylaxe ist vor allem im Säuglingsalter von vitaler Bedeutung. Kleinkinder sind in erhöhtem Maße unfallgefährdet usw.
Seit 1971 haben Kinder bis zur Vollendung des vierten Lebensjahres einen gesetzlichen Anspruch auf Untersuchungen zur Früherkennung von Krankheiten, die „eine normale körperliche und geistige Entwicklung in besonderem Maße gefährden".
8 Vorsorgeuntersuchungen sind vorgesehen:

U 1 Neugeborenen-Erstuntersuchung
U 2 Neugeborenen-Basisuntersuchung am 3.–10. Tag
U 3 4. bis 6. Woche
U 4 3. bis 4. Monat
U 5 6. bis 7. Monat
U 6 10. bis 12. Monat
U 7 21. bis 24. Monat
U 8 3½ bis 4 Jahre

Durch diese Untersuchungen sollen Krankheiten im Vor- und Frühstadium erfaßt werden, die wirksam behandelt werden können.

Zu diesem Zweck erhalten die Mütter ein *Untersuchungsheft*, das sie zu den ärztlichen Untersuchungen mitbringen und in das alle erhobenen Befunde eingetragen werden. Ein Durchschlag des Befundes wird der zuständigen Kassenärztlichen Vereinigung zugeleitet, so daß eine spätere statistische Auswertung möglich ist. Auf diese Weise können Kinder mit Seh-, Hör- und Sprachstörungen oder mit angeborenen Fehlbildungen wie z. B. Hüftgelenksanomalien oder Herzfehlern rechtzeitig erfaßt werden.

Aufgaben des Gesundheitsamtes

Träger der allgemeinen Gesundheitsfürsorge sind in erster Linie die Gesundheitsämter mit ihren verschiedenen Einrichtungen. Sie arbeiten mit dem Jugendamt und dem Sozialamt sowie mit den freien Wohlfahrts- und Fürsorgeverbänden zusammen.
In den Beratungsstellen für *Schwangere* werden die Frauen auf die Entbindung und auf ihre zukünftigen Aufgaben vorbereitet.
In den *Mütterberatungsstellen* gibt der Amtsarzt oder ein dazu bestellter Arzt mit speziellen kinderärztlichen Kenntnissen in regelmäßigen Abständen Rat in allen Fragen der Säuglingsernährung und -pflege. Er wird dabei von der Sozialarbeiterin unterstützt, die gegebenenfalls Hausbesuche macht und bei der Lösung bestehender Probleme hilft.
Zu den Pflichten des Gesundheitsamtes gehört die gesundheitliche Kontrolle aller *Kindergärten* und *Kinderhorte*. Die hygienischen Verhältnisse und das Personal müssen regelmäßig überwacht werden, die Ausbreitung von Infektionskrankheiten muß nach Möglichkeit verhütet werden. Insbesondere für Kleinkinder, die ohne Geschwister aufwachsen, ist der Besuch eines Kindergartens wünschenswert, da das Kind unter pädagogischer Anleitung dort lernt, sich in eine Gemeinschaft einzugliedern und selbständig zu werden. Aufgabe der Kinderhorte ist es, Kinder erwerbstätiger Mütter ganztägig aufzunehmen, wenn andere Betreuungsmöglichkeiten fehlen.
Auch der *schulärztliche Dienst* gehört zu den Aufgaben des Gesundheitsamtes. Der Amtsarzt oder haupt- bzw. nebenamtliche Schulärzte führen die Einschulungsuntersuchungen durch. Dabei haben sie zu prüfen, ob das Kind „schulreif" ist, d. h. ob es nach dem Grade sei-

ner körperlichen, intellektuellen und sozialen Entwicklung in der Lage sein wird, die Anforderungen der Schule zu erfüllen.
Während der Schulzeit überwacht der Schularzt die Schüler gesundheitlich, überprüft die Bedingungen, unter denen die Schüler arbeiten und sorgt für Vermeidung von Schulunfällen. Die Anforderungen sollen der Leistungsfähigkeit des betreffenden Lebensalters der Schüler entsprechen, für ausreichende Pausen mit Aufenthalt im Freien ist zu sorgen, und auf die Gestaltung des Schulwegs ist Einfluß zu nehmen. – Aufgabe der Schulzahnpflege ist die Kariesprophylaxe und die Verhinderung von Zahnstellungsanomalien und Kieferverformungen.
Das *Jugendarbeits-Schutzgesetz* von 1960 in seiner Fassung von 1976 schreibt vor, daß mit der Beschäftigung eines Jugendlichen nur begonnen werden darf, wenn er innerhalb der letzten zwölf Monate ärztlich untersucht wurde, wobei eine Bescheinigung über den Gesundheits- und Entwicklungsstand auszustellen ist. Die Nachuntersuchung vor Ablauf des ersten Beschäftigungsjahres soll sich auch auf die Auswirkungen der Arbeit auf die Gesundheit des Jugendlichen erstrecken.

18.3 Rehabilitation

Die Sozialhilfeträger haben die Pflicht, dem Sozialhilfeempfänger die Führung eines Lebens zu ermöglichen, das der Würde des Menschen entspricht, d. h. nicht nur äußere Not zu beseitigen. Empfänger dieser Hilfe sind auch die behinderten Kinder.
Die Bezeichnung „*Rehabilitation*" ist bei Kindern mit angeborenen oder früh erworbenen Störungen unzutreffend, weil es sich nicht um das Wiedererlangen sondern um das Erlangen altersentsprechender Fähigkeiten handelt, doch hat sich für diese umfassende Frühförderung von behinderten Kindern der Ausdruck Rehabilitation bzw. Entwicklungsrehabilitation eingebürgert.
Die Fürsorge für das **körperbehinderte** Kind ist durch das Bundes-Sozialhilfe-Gesetz von 1961 geregelt. Die ärztlichen Aufgaben des Gesetzes werden primär vom Landesarzt wahrgenommen. Er sorgt für die ambulante und stationäre Behandlung, gegebenenfalls für die Anstaltspflege, für die Beschaffung orthopädischer und sonstiger Hilfsmittel und eine entsprechende Schul- und Berufsausbildung.
Das **zerebralparetische** Kind wird speziellen Behandlungsverfahren zugeführt (S. 378), die von Übungs- und beschäftigungstherapeutischen Maßnahmen begleitet werden. Die weit überwiegende Mehrzahl dieser Kinder weist außer der motorischen Störung weitere Behinderungen auf: Es bestehen zusätzliche Hör- und Sehstörungen, Sprachstörungen, Verhaltensabweichungen, Krampfleiden und anderes. „Mehrfachbehinderungen" sind daher eher die Regel, und die komplexen Störungen erfordern eine umfassende ärztliche, psychologische und pädagogische Hilfe. In den kinderneurologischen Zentren stehen daher spezielle Therapeuten zur Verfügung: außer Krankengymnasten auch Beschäftigungstherapeuten, Logopäden und andere. Durch die Einbeziehung der Eltern in die Behandlung werden diese zu „Kotherapeuten".
Sehbehinderte Kinder müssen so früh wie möglich erfaßt werden. Das gelingt bei blinden Kindern i. a. leicht, bei nur im Sehen behinderten Kindern oft zu spät. Das binokuläre Sehen entwickelt sich in den ersten vier Lebensjahren. Eine Schielamblyopie z. B. kann nur vermieden werden, wenn die Therapie frühzeitig einsetzt. Zum Besuch der Normalschule ist eine Sehfähigkeit von mindestens 0,3–0,4 erforderlich. Für sehschwache Kinder sind spezielle Schulen vorhanden. Blinde Kinder besuchen Blindenschulen bzw. Blindenstudienanstalten.
Bei hochgradig **hörgeschädigten** Kindern ist die Früherkennung so wichtig, weil die entscheidende Lebensspanne zur frühen Sprachanbahnung genutzt werden muß, wenn das Kind nicht taubstumm werden soll. Die rechtzeitige Anpassung von Hörgeräten kann erforderlich sein. Sonderschulen für sprach- und hörgeschädigte Kinder und Gehörlosenschulen fördern die Kinder entsprechend ihrer Behinderung.
Spezielle Hilfen sind auch bei geistig behinderten Kindern (S. 392), anfallskranken Kindern (S. 381) und anderen erforderlich. Ziel aller Hilfsmaßnahmen ist die Eingliederung des noch leistungsfähigen bzw. nur leistungsgeminderten Menschen in das Berufsleben. Diesem Zweck dienen u. a. auch die Beschützenden Werkstätten, in denen Jugendliche Aufnahme finden. Den Eltern ist dringend

zu raten, sich Elternorganisationen anzuschließen, damit sie über alle medizinischen, finanziellen und gesetzlichen Hilfsmöglichkeiten orientiert sind. Nach dem Schwerbehinderten-Rehabilitations-Angleichungsgesetz werden zahlreiche Maßnahmen finanziert, die der Eingliederung des Behinderten in die Gesellschaft dienen.

18.4 Betreuung des sozial benachteiligten Kindes

Nur unter günstigen Umweltbedingungen können sich die körperlichen und seelischen Kräfte eines Kindes voll entfalten. Die Aufgabe der Sozialpädiatrie ist es zu untersuchen, welche **Umweltfaktoren** die Entwicklung fördern und welche sie hemmen. Unter normalen Bedingungen ist die Familie die Umwelt des Kindes, die ihm Sicherheit und Geborgenheit vermittelt. Hilfe ist notwendig in den zahlreichen Fällen von Störung, Auflösung oder Fehlen einer geschlossenen Familie. Aber auch die intakte Familie bedarf der Unterstützung durch die verschiedenartigen Fürsorgeeinrichtungen des Staates oder konfessioneller und privater Verbände.

Die gesetzliche Grundlage der Fürsorge für das benachteiligte Kind bietet das Jugendwohlfahrtsgesetz von 1961.

Bei allen *unehelich geborenen Kindern* übt das Jugendamt eine gesetzliche *Amtspflegschaft* aus, um die Rechte des Kindes zu wahren. Dazu gehört u. a. das Durchsetzen der Unterhaltsansprüche des Kindes gegenüber dem Vater. Wenn die unverheiratete Mutter die elterliche Sorge nicht übernehmen kann bzw. minderjährig ist, wird durch das Vormundschaftsgericht ein *Vormund* bestellt.

Der Prozentsatz der unehelich Geborenen hatte vor 1933 noch zehn bis zwölf Prozent betragen, war auf 4,5% abgesunken, stieg inzwischen jedoch wieder auf 9,1% (1983). Die besonderen Hilfsmaßnahmen sind erforderlich, da die Säuglingssterblichkeit der unehelichen Kinder in der Bundesrepublik noch um die Hälfte höher ist als die der ehelich geborenen (14,8 gegenüber 9,7‰). Auch die Zahl der Früh- und Totgeburten liegt wesentlich über dem Durchschnitt.

Einer „Dauerheimunterbringung" von *Waisen, Halbwaisen oder Kindern aus unvollständigen und zerstörten Familien* ist die Vermittlung von Pflegestellen i. a. vorzuziehen. Sämtliche Pflegestellen unterstehen der ständigen Aufsicht des Jugendamtes. Es prüft, ob die Pflegefamilie die Mindestforderungen an sittlicher, gesundheitlicher und wirtschaftlicher Eignung erfüllt.

Bei Kindern ohne Familie stellt eine **Adoption**, d. h. die Annahme an Kindes Statt, die beste Dauerlösung dar. Die familiäre Eingliederung gelingt um so besser, je jünger das Kind ist. Es ist möglichst noch im Säuglingsalter den Adoptiveltern zu übergeben. Hierzu ist es erforderlich, daß die leibliche Mutter innerhalb der ersten Wochen nach der Entbindung ihr Einverständnis erklärt. Vernachlässigt sie ihr Kind in grober Weise, so kann an ihrer Stelle das Vormundschaftsgericht die Einwilligung zur Adoption geben. Durch zentrale Adoptionsstellen werden adoptionswillige Ehepaare ermittelt, die selbst nicht kinderlos zu sein brauchen. Der Altersunterschied zwischen den Adoptiveltern und dem Kinde sollte nicht zu groß, aber auch nicht zu klein sein, damit ein natürliches Eltern-Kind-Verhältnis gewährleistet ist.

Läßt sich eine **Heimunterbringung** auf die Dauer nicht umgehen, so sollte ein Heim gewählt werden, dessen Atmosphäre der einer guten Familie möglichst nahe kommt. Das kann erreicht werden z. B. durch die Bildung von Familiengruppen, die 6–12 Kinder beiderlei Geschlechts umfassen und deren Betreuung in den Händen eines „Elternpaares" liegt, eines Erziehers und einer Erzieherin, die mit den Kindern in einer abgeschlossenen Wohneinheit leben.

Besondere **öffentliche Erziehungshilfen** stehen für verwahrloste oder von Verwahrlosung bedrohte Minderjährige zur Verfügung. Mit Billigung und auf Antrag der Eltern kann die Errichtung einer freiwilligen Erziehungshilfe angezeigt sein. Heilpädagogische Kinderheime oder Heime im Rahmen einer Fürsorgeerziehung gehören zu den Möglichkeiten einer „geschlossenen Fürsorge". Die sog. „offene Fürsorge" beläßt den Hilfsbedürftigen innerhalb seines sozialen Milieus. Hausbesuche werden im Sinne der nachgehenden Fürsorge durchgeführt.

Besondere Aufmerksamkeit verlangen Verdachtsfälle von **Kindesvernachlässigung oder**

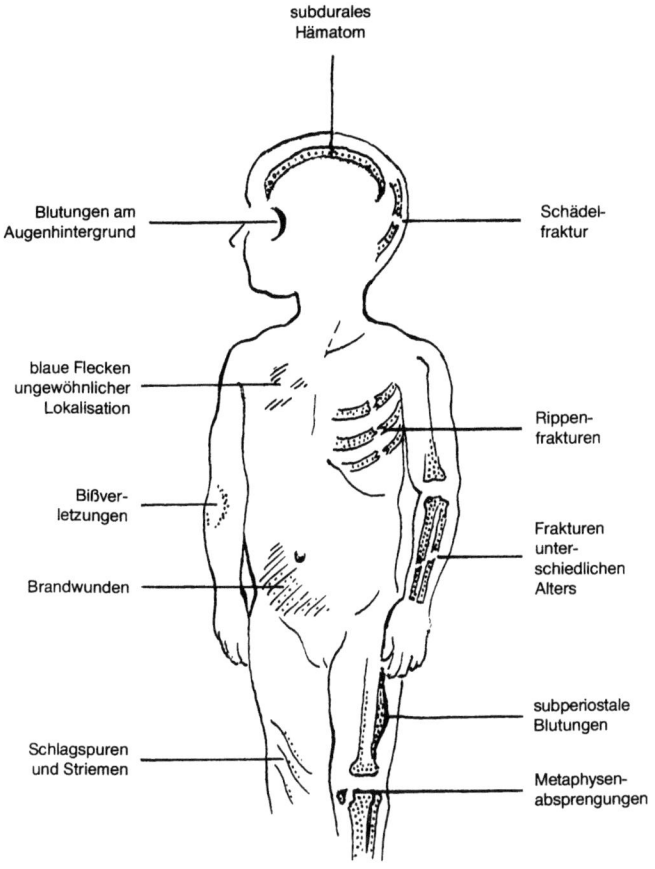

Abb. 187. Charakteristische Folgen von Kindesmißhandlung

Kindesmißhandlung. Alle ungewöhnlichen Verletzungsfolgen müssen den Argwohn des Untersuchers wecken. Abb. 187 demonstriert, auf welche Symptome zu achten ist. Diagnostisch wichtig ist u. a. das unterschiedliche Alter der Verletzungen. Unter den Todesursachen mißhandelter Kinder stehen Kopfverletzungen mit subduralen Hämatomen und Ventrikelblutungen an erster Stelle. Hierbei spielen Schütteltraumen eine verhängnisvolle Rolle. Oft reagieren Kinder auf die kinderfeindliche Fehlerziehung der Eltern mit Verhaltensstörungen, und diese lösen ihrerseits überschießende Züchtigungen aus, die sich so weit steigern können, daß es zum Tode des Kindes kommt. Aus Furcht, das schlechte Eltern-Kind-Verhältnis weiter zu belasten oder aus Besorgnis, einen bestehenden Verdacht nicht erhärten zu können, unterbleibt manche Meldung zum Nachteil der bedauernswerten Kinder.

19. Kinder- und Jugendpsychiatrie

G.-A. von Harnack und H. Wallis

19.1 Kindliche Verhaltensauffälligkeiten, allgemeine Charakteristik

19.1.1 Ätiologie

Verhaltensauffälligkeiten im Kindesalter sind außerordentlich häufig und diagnostisch vieldeutig. Sie können Ausdruck psychogener Störungen sein, auf milieu-bedingten Schäden beruhen, hirnorganisch verursacht oder Ausdruck konstitutioneller Abweichungen sein. Eine allgemein verbindliche Einteilung dieser Verhaltensauffälligkeiten kann es daher nicht geben, zumal sich Ursachen unterschiedlicher Art kombinieren können. Im Erscheinungsbild dominieren im einen Falle körperliche Symptome, im anderen Fall Störungen psychischer Funktionen.

19.1.1.1 Neurosen

Neurosen sind die Folge einer **gestörten Persönlichkeitsentwicklung** aufgrund unbewältigter, unbewußter Konflikte, die sich fast immer in die frühe Kindheit zurückverfolgen lassen. Inwieweit abnorme Charaktereigenschaften (psychopathische Züge) die Neurosenbildung begünstigt haben, ist im Einzelfall schwer zu entscheiden. Durch die gestörte Persönlichkeitsentwicklung werden bestimmte Eigenschaften an ihrer Entfaltung gehindert, andere gewinnen ein abnormes Übergewicht. Neurotische Persönlichkeiten sind im allgemeinen in Teilbereichen ihres Gefühls- und Trieblebens unreif (retardiert), in anderen entwickeln sie überkompensatorische Mechanismen. Ihre Fähigkeit zur Anpassung und Daseinsbewältigung ist daher begrenzt. Unter erhöhter Belastung dekompensieren sie und entwickeln neurotische Symptome.

Neurotische Störungen von Kindern entstehen nicht selten in sozial geordneten Familien, in denen die Eltern infolge eigener Schwierigkeiten und Konflikte zu erzieherischen und emotionalen Fehlhaltungen neigen.

Die Symptome, welche neurotische Kinder als Anzeichen ihrer Gestörtheit entwickeln, sind sehr stark **entwicklungsphasisch** geprägt. Die häufigsten von ihnen (z. B. Enuresis und Enkopresis) finden wir bei Erwachsenen extrem selten.

19.1.1.2 Milieuschäden

Von Milieuschäden sprechen wir, wenn die häuslichen Verhältnisse vorübergehend oder dauernd so abnorm sind, daß sie eine **unmittelbare Erklärung** für die Verhaltensauffälligkeit des Kindes bieten. Milieuschäden entstehen am ehesten in asozialen, verwahrlosten oder desorganisierten Familien. Besonderen Gefahren sind Kinder aus **zerrütteten Ehen** ausgesetzt. Die Auseinandersetzungen, welche der Scheidung vorausgehen, bleiben dem Kinde kaum jemals verborgen. Das Kind verliert seine innere Sicherheit und Geborgenheit, weil seine Lebensbasis, die Gemeinschaft mit Vater und Mutter, zerbricht. Katastrophal wirkt es sich für das Kind aus, wenn es im Kampf der Eltern als Waffe benutzt wird.

Ebenso wie erzieherische Unfähigkeit, Indolenz oder Vernachlässigung kann exzessive **Verwöhnung** Milieuschäden setzen. Von „Luxusverwahrlosung" spricht man, wenn das Kind liebevolle Zuwendung entbehren muß, aber mit materiellen Dingen, wie Süßigkeiten, Geld und Spielsachen überschüttet wird.

Von milieu**reaktiven** Störungen sprechen wir, wenn die Verhaltensauffälligkeiten durch die besonderen Umweltverhältnisse zwar mitbedingt, aber nicht verursacht werden. So kann die Stellung des Kindes in der Geschwisterreihe zu bestimmten Verhaltensabweichungen disponieren, wenn es sich um störbare instabile Kinder handelt und erzieherisches Ungeschick oder sonstige Faktoren hinzukommen: Situation des einzigen Kindes, einziger Junge unter lauter Mädchen, Nesthäkchensituation usw. Die Situation des „Schlüsselkindes" muß nicht in jedem Fall zu seelischen Schäden führen; zahlreiche alleinstehende erwerbstätige Mütter verstehen es, trotz ungünstiger Umstände durch liebevolle Zuwendung eine harmonische Entwicklung des Kindes zu erreichen.

19.1.2 Altersdisposition

Verhaltensauffälligkeiten des *Säuglingsalters* betreffen häufig die Nahrungsaufnahme und das Schlafverhalten. Motorisch unruhige, sensible Kinder reagieren frühzeitig auf Reize aller Art überschießend; oft nehmen sie auffallend lebhaft an ihrer Umwelt Anteil („Neuropathie"). Da eine solche gesteigerte Reizbarkeit auch durch Umwelteinflüsse bedingt sein kann, ist man nicht berechtigt, in jedem Falle eine abnorme („neuropathische") Konstitution anzunehmen.

Bei *Kleinkindern* stehen häufig Probleme der Sauberkeitserziehung, Störungen der Sprachentwicklung und Erziehungsschwierigkeiten im Vordergrund. Trotzreaktionen und pathologische Gewohnheiten, wie Daumenlutschen oder Nägelkauen, bereiten den Eltern Sorgen.

Im *Schulkindalter* kreisen die Sorgen der Eltern häufig um das Leistungsverhalten in der Schule. Die Beunruhigung durch die Pubertät kann die Probleme noch vergrößern. Funktionelle, vegetativ bedingte Störungen unterschiedlicher Art sind teils Ursache teils Folge der Schulleistungsproblematik.

Die Pubertätsmagersucht ist eine phasenspezifische psychosomatische Erkrankung junger Mädchen.

19.1.3 Geschlechtsdisposition

In Erziehungsberatungsstellen kinderpsychiatrischer Ambulanzen und Kliniken übertrifft ganz allgemein die Zahl der Jungen die der Mädchen um das Doppelte. Insbesondere bei Störungen, die mit einer Steigerung der Motorik einhergehen, überwiegt das männliche Geschlecht bei weitem: beim hyperkinetischen Syndrom, bei den Tics und den Jaktationen. Beim Stottern beträgt das Geschlechtsverhältnis Jungen zu Mädchen sogar 10 : 1. Dagegen finden sich bei Mädchen häufiger Symptome wie Einschlafschwierigkeiten, Daumenlutschen oder Somnambulismus. Insgesamt erweist sich das männliche Geschlecht als das aggressivere, leichter störbare und gefährdetere.

19.1.4 Verlauf und Prognose

So verschiedenartig Verhaltensauffälligkeiten ihrem Wesen nach sind, so unterschiedlich ist auch ihr Verlauf. Zahlreiche alterstypische Verhaltensstörungen verschwinden mit zunehmender Persönlichkeitsreifung – insbesondere dann, wenn die Lebensumstände günstig sind und die erzieherische Einstellung der Eltern verständnisvoll ist. Andererseits kann bei milieureaktiven Störungen oder hirnorganischer Bedingtheit das Symptom zwar schwinden (oder wechseln!), die Störung aber fortbestehen.

19.1.5 Methoden kinderpsychiatrischer Diagnostik

Im Mittelpunkt der Diagnostik stehen die eingehende biographische *Anamnese* und die *Verhaltensbeobachtung*. Auch die Erhebung der Familienanamnese kann zur Diagnose beitragen. Zusätzlich steht eine Fülle von psychodiagnostischen Untersuchungsverfahren zur Verfügung, die je nach der vorliegenden Problematik als zusätzliche Maßnahmen eingesetzt werden können.

Bei allen Schulproblemen müssen *Intelligenztests* herangezogen werden. Mit dem Hamburg-Wechsler-Intelligenztest für Kinder (HAWIK) lassen sich in elf Untertests spezielle Fähigkeiten quantitativ bestimmen. Das Ergebnis wird als Abweichungsquotient angegeben, wobei durch die Angabe von Verbal-IQ bzw. Handlungs-IQ gesonderte Aussagen über den Bereich der verbalen bzw. averbalen intellektuellen Leistungsfähigkeit möglich sind.

Leistungstests werden herangezogen, um Aufmerksamkeit, Durchhaltevermögen, Konzentration und Willensstärke zu prüfen oder spezielle Fähigkeiten zu erfassen, wie z. B. die Rechtschreibe-Fähigkeit bei Verdacht auf Legasthenie.

Mit Hilfe von *Entwicklungstests* soll der seelische Reifungs- und Entwicklungsstand eines Kindes bestimmt werden. Das Ergebnis wird

entweder als Entwicklungsquotient oder als Entwicklungsalter (im Vergleich zum Lebensalter) angegeben.
Projektive Testverfahren dienen der Aufdeckung verschiedener Persönlichkeitsmerkmale. Beim *thematischen Apperzeptionstest* (TAT) werden dem Probanden Bilder vorgelegt, die verschiedene menschliche Situationen darstellen und unterschiedlich deutbar sind. Beim *Rorschach-Formdeuteversuch* handelt es sich um Kleckfiguren. Im *Szeno-Test* nach VON STAABS baut das Kind mit Puppenfiguren, Tieren und Zubehör eine Szene auf. Sein Verhalten dabei und das Gestaltungsergebnis lassen häufig wichtige Schlüsse zu. Auch verschiedene *Zeichentests* („Zeichne einen Menschen!", Baumtest, Wartegg-Zeichentest) können diagnostisch ergiebig sein, sind aber auch nur im Zusammenhang mit einer eingehenden Anamnese und einer gründlichen Untersuchung und Beobachtung verwertbar.

19.1.6 Therapie

Bei der Behandlung von Verhaltensabweichungen und psychosomatischen Störungen bei *Säuglingen und Kleinkindern* ist die Aufklärung der Eltern über die oftmals eher harmlose Natur der Störung wichtig. Erforderlich sind: Unterrichtung über angemessene Lebensführung, Pflege und Erziehung des Kindes, die Beratung der Eltern in Lebensschwierigkeiten und die Empfehlung von Mütter- bzw. Elternschulen, die von Jugendbehörden, kirchlichen und karitativen Organisationen unterhalten werden. Die Teilnahme an *Elterngruppen in Erziehungsberatungsstellen* ist zu empfehlen. Zur Unterstützung dieser Maßnahmen kann die Reizschwelle beim Kind durch Psychosedativa zeitweise herabgesetzt werden. Ein vorübergehender Milieuwechsel des Kindes sollte nicht ohne die angeführten Beratungsmaßnahmen durchgeführt werden. Begünstigende organische Faktoren sind möglichst zu beheben. Die pädagogische Situation kann durch eine Kindergartenunterbringung entschärft werden.
Bei allen Störungen des *Schulalters* ist nach der *Gestaltung des täglichen Lebens* zu fragen. Einseitige Überbeanspruchung muß abgestellt, für notwendige körperliche Bewegungsfreiheit, für körperliches Training sowie Spiel- und Erholungspausen gesorgt werden.

Auf übertriebenen Ehrgeiz der Eltern ist zu achten; er drückt sich oft in einer perfektionistischen Überwachung der Schularbeiten aus.
Die Behandlung von Verhaltensstörungen ist unterschiedlich, je nachdem, ob die zugrundeliegenden Ursachen stärker in aktuellen Konfliktsituationen, Milieuschäden oder neurotischen Persönlichkeitszügen zu suchen sind. Handelt es sich um die unmittelbare Reaktion eines Kindes auf *aktuelle Konflikte* und Schwierigkeiten, genügt oft die Beratung der Eltern, manchmal verbunden mit einer symptomatischen Behandlung der Störung. Bei *Milieuschäden* muß der Versuch gemacht werden (evtl. unter Zuhilfenahme fürsorgerischer Einrichtungen), die ungünstige häusliche Situation zu verbessern oder das Kind an einem Ort mit günstigerem sozialen und pädagogischen Klima unterzubringen. Dabei muß vor allem eine dauerhafte Lösung angestrebt werden, um weitere Schäden durch Entwurzelung zu vermeiden.
Bei *Neurosen* ist eine Psychotherapie des Kindes (einzeln oder in der Gruppe) angezeigt und oft sehr erfolgreich. Sie ist stets mit intensiver Elternberatung zu verbinden. Da geeignete Einrichtungen jedoch nicht in genügendem Maße zur Verfügung stehen, muß oft eine *symptomatische Behandlung* der Störung genügen. Da die Störung selbst das Kind erneut mit der Umwelt in Konflikte bringen kann (z. B. Diskriminierung bei Enuresis), wird seine Situation merkbar erleichtert, wenn wenigstens das Störsymptom beseitigt wird.
Eine große Zahl von speziellen Behandlungsmethoden steht zur Verfügung:
Zu den **übenden und beruhigenden** Behandlungsverfahren gehört das autogene Training nach I. H. SCHULTZ, Entspannungsübungen nach FUCHS und die Hypnose.
Zu den **enthemmenden** Verfahren gehören Bewegungs- und Musiktherapie, Psychodrama, Maltherapie und Aggressionstherapie.
Die „**aufdeckende**", analytisch orientierte Einzel- und Gruppentherapie wird als „Spieltherapie" durchgeführt.
Die *Verhaltenstherapie* strebt eine Modifikation pathologischer Verhaltensweisen an ohne analytische Aufdeckung (z. B. Behandlung des Stotterns). Sie geht dabei von lerntheoretischen Konzepten aus.
Feste Regeln für die Anwendung der verschiedenen Verfahren sind nicht aufzustellen, weil sie in starkem Maße vom Alter des Kindes

und seinem Entwicklungs- und Reifegrad abhängig sind.
Im allgemeinen wird man die Behandlung ambulant durchführen. In therapieresistenten Fällen muß eine stationäre Beobachtung und Behandlung erwogen werden.

19.2 Spezielle Störungen

19.2.1 Schlafstörungen

Schlafstörungen können darin bestehen, daß ein Kind nach dem Ins-Bett-Gehen lange wach liegt, herumwühlt und dauernd nach der Mutter ruft oder darin, daß es nicht tief schläft, leicht erweckbar ist, nachts häufig wach wird und lange wach liegt.
Dunkelängste oder angstgetönte Vorstellungen nach erregenden Erlebnissen tragen oft wesentlich zu **Einschlafstörungen** bei. Unter sog. „Verlustängsten" leiden Kleinkinder leicht, wenn sie längere Zeit von den Eltern getrennt waren oder wenn sie öfter erlebten, daß die Eltern unangekündigt abends das Haus verließen. Phantasiereiche Kinder sind besonders gefährdet. Kleinkinder berufstätiger Mütter können hartnäckige Einschlafstörungen entwickeln.
Bei **Durchschlafstörungen** finden sich gewöhnlich beunruhigende Milieufaktoren: Spannungen in der Familie und Eheschwierigkeiten der Eltern teilen sich dem Kinde mit und verhindern völlige Entspannung im Schlaf. Beengte Wohnverhältnisse und eine unruhige, hektische Lebensführung begünstigen die Entwicklung von Schlafstörungen.
Unter **Pavor nocturnus,** „Nachtangst", versteht man einen Ausnahmezustand veränderten Bewußtseins, der den normalen Schlaf unterbricht. Mit angstverzerrtem Gesicht fährt das Kind aus dem Schlaf auf, scheint seine Umgebung zu verkennen, schreit auf und ist erst nach einiger Zeit zu beruhigen. Die Anfälle ereignen sich meist im ersten Teil der Nacht, am nächsten Morgen kann sich das Kind an nichts erinnern. Demgegenüber geht das Schlafwandeln (Somnambulismus) ohne affektive Erregung einher. Es ist ebenfalls ein Zustand eingeschränkten Bewußtseins, bei dem die motorischen reflexhaft ablaufenden Funktionen intakt sind, die höhere Hirntätigkeit aber ruht.

19.2.2 Störungen des Eßverhaltens

Störungen der Nahrungsaufnahme äußern sich verschieden: Das Kind will keine feste Nahrung nehmen, es lehnt bestimmte, für seine Entwicklung notwendige Nahrungsmittel ab oder ißt widerwillig und zu wenig.
Häufig liegt die Ursache bei der Mutter. Sie hat entweder eine übertriebene Vorstellung vom Nahrungsbedarf des Kindes, sie neigt (aus Unsicherheit) zu einem starren, reglementierenden Fütterungsschema oder sie verhält sich beim Füttern ungeduldig bzw. überängstlich. Für das Kind wird damit jede Mahlzeit zu einer gespannten, Widerstand provozierenden Situation – in welche oft auch der Vater hineingezogen wird. Jede Freude an der Mahlzeit geht verloren.
Schon beim Brustkind kann sich so eine Abwehr gegen das Stillen ausbilden. Die Mütter solcher Kinder sind häufig gestörte, unsichere, labile Persönlichkeiten, die intensiver Beratung, oft psychotherapeutischer Behandlung bedürfen.

Spuck- und Brechneigung

Durch den Brechakt befreit sich das Kind von der ihm aufgezwungenen Nahrung. Kinder reagieren außerdem auf erregende Erlebnisse leicht mit Erbrechen. Eine solche Brechneigung kann sich fixieren, so daß immer geringfügigere Anlässe fast automatisch Erbrechen hervorrufen. Wegen der beim Kleinkind erhöhten Gefahr der Azetonämie kann ein solches „nervöses" Erbrechen eine ernste Gefährdung darstellen (rekurrierendes azetonämisches Erbrechen).

Ruminieren

Vor allem bei milieugeschädigten älteren Säuglingen findet man gelegentlich die eigenartige, offenbar lustbetonte Gewohnheit des „Wiederkäuens". Zwischen den Mahlzeiten wird die Nahrung immer wieder hochgewürgt, gekaut, verschluckt und wieder hochgewürgt. Die Behandlung gestaltet sich schwierig: Intensive Beschäftigung mit dem Kind, Milieuwechsel, Sedativa sind erforderlich.

Adipositas

Die **Ätiologie** der Fettsucht ist vielfältig (S. 18). Adipöse Kinder sind häufig motorisch ungeschickt und haben eine unzureichende, undifferenzierte Vorstellung von ihrem eigenen Körper (unzureichendes „Körperschema"). In psychischer Hinsicht finden sich oft: dysphorische Verstimmtheit, kleinkindhafte Abhängigkeitshaltung und – im Gegensatz dazu – Macht- und Größenphantasien. Häufig sind starke unbewußte Ängste vorhanden, z. B. die Befürchtung, bei Nahrungseinschränkung zu verhungern.

Diesen Auffälligkeiten liegt eine gemeinsame **Fehlentwicklung** zugrunde, welche darauf basiert, daß die Mütter fettsüchtiger Kinder aus unterschiedlichen Motiven dazu tendieren, alle Wünsche und Bedürfnisse ihres Kindes mit Nahrungsangebot zu beantworten. Sie verhindern damit, daß das junge Kind die Entwicklungsphasen durchläuft, welche für die Entfaltung einer eigenständigen Persönlichkeit notwendig sind. Sie erzeugen eine verhängnisvolle Koppelung: Das Kind lernt, bei körperlichen oder seelischen Mißbehagenszuständen das Essen als Beruhigungsmittel zu verwenden. Die Trägheit des fettsüchtigen Kindes entspricht einem Unvermögen, sich durch aktive Betätigung adäquate Befriedigungsmöglichkeiten zu schaffen. Es kann daher sein hauptsächliches Beruhigungsmittel, das Essen, nur zu dem Preis erhöhter Verstimmung und Ängste aufgeben.

Eine rein **diätetische Behandlung** zeitigt daher selten Dauererfolge. Sie ist vielmehr durch eine psychotherapeutische und krankengymnastische Behandlung zu unterstützen, welche im wesentlichen zwei Ziele verfolgt: Differenzierung des Körperschemas und Verbesserung der Beweglichkeit. Erst dann ist das Kind fähig, den immer bei Fettsucht empfohlenen Sport zu treiben. Die Ich-Kräfte des Kindes müssen gestärkt werden, d. h. seine Fähigkeit, Erlebnisse differenziert zu verarbeiten und Frustrationen zu ertragen. Erst dadurch wird das Kind fähig, ein beschränktes Nahrungsangebot zu tolerieren. Diese Therapie ist zeitraubend und schwierig und im allgemeinen nur in speziell dafür eingerichteten Institutionen durchführbar. Durch die Beratung der Eltern muß dafür gesorgt werden, daß der Verzicht des Kindes durch Anreize belohnt wird, die ihm neue Befriedigungsmöglichkeiten eröffnen.

19.2.3 Störungen der Ausscheidungsfunktionen

Enuresis

Unter Enuresis versteht man ein funktionell bedingtes Einnässen im Gegensatz zur Inkontinenz, der organisch bedingten unwillkürlichen Harnentleerung. Die Enuresis **nocturna** ist häufiger als die Enuresis **diurna**; manchmal sind beide Formen gleichzeitig vorhanden.

Die Enuresis ist ein vieldeutiges Krankheitssymptom, dem eine unterschiedliche Wertigkeit zukommt. War das Kind zu normaler Zeit trocken, begann dann aber wieder einzunässen (Enuresis acquisita), so läßt sich häufig ein **auslösendes Ereignis** ermitteln: Geburt eines Geschwisterchens und daraus folgende Eifersucht, Liebesverlust bei der Trennung von der Mutter und ähnliches. Besteht das Einnässen unverändert seit der Säuglingszeit (Enuresis permanens), so ist nach **psychischen Belastungen** zu fahnden, die als Bedingungen oder Ursachen der mangelnden Blasenbeherrschung anzuschuldigen sind: zu frühe oder zu intensive Sauberkeitsgewöhnung, Inkonsequenz der erzieherischen Haltung, übermäßige Verwöhnung oder Vernachlässigung.

Trotz intensiver Suche lassen sich bei einer Reihe von Kindern derartige Ursachen nicht nachweisen. Elektroenzephalographische Untersuchungen haben ergeben, daß in diesen Fällen gelegentlich mit pathologischen Kurvenverläufen zu rechnen ist. Auch finden sich in den Familien dieser Kinder häufig andere Verwandte, die an einer Enuresis leiden oder gelitten haben. Der **mangelnde Erwerb der Reflexbeherrschung** ist manchmal mitbedingt durch eine Verschiebung der Harnausscheidung auf die Nachtstunden. Während beim Gesunden höchstens ein Drittel der Gesamtmenge auf die Nacht entfällt, wird bei ihnen die Hälfte und mehr nachts ausgeschieden. In anderen Fällen spielt eine verminderte funktionelle Blasenkapazität ursächlich eine Rolle. Diese Kinder entleeren häufige und kleine Harnportionen. Gelegentlich trifft man Kinder, die besonders fest schlafen, schwer erweckbar sind und zur Zeit des Tiefschlafes einnässen. Meist jedoch wird bei verminderter Schlaftiefe eingenäßt. Auch häufiges, nächtliches Wecken bewahrt in solchen Fällen nicht vor dem Einnässen.

Die Ausprägung einer Enuresis diurna junger Kinder läßt gelegentlich den **Trotzcharakter** deutlich erkennen. Diese Reaktion erfolgt meist zu der Zeit, in welcher die Blasenbeherrschung noch nicht fest verankert ist. Sehr häufig kommt es auch bei ganz gesunden Kindern zu einzelnen Rückfällen. Eine „Enuresis" sollte man daher nicht vor dem fünften Lebensjahr diagnostizieren.

Einen Rückfall älterer Kinder in frühkindliche Verhaltensweisen bezeichnet man als **Regression**. In anderen Fällen hält das Kind an kleinkindhaften Gewohnheiten fest, die Enuresis ist dann nur ein Teilsymptom einer *Gesamtretardierung* der emotionalen Entwicklung.

Die Behandlung einer Enuresis darf nur eingeleitet werden, wenn **organische Ursachen** des Einnässens ausgeschlossen sind. Chronische Entzündungen der ableitenden Harnwege oder Diabetes mellitus sind mittels Harnuntersuchung, Fehlbildungen des uropoetischen Systems nur durch Pyelographie und Miktionsurogramm sicher erkennbar.

Therapie der Enuresis

Im Vordergrund der Behandlung steht zunächst die Beratung der Mutter. Strafen sind abzulehnen, Belohnungen dagegen können das Erfolgsergebnis verstärken und wirken der Entmutigung entgegen. Suggestivmaßnahmen können erfolgreich sein, solange das Symptom noch nicht fixiert ist, eine medikamentöse Behandlung (z. B. Tofranil) kann unterstützend wirken. Handelt es sich lediglich um einen verzögerten Reflexerwerb, ist ein systematisches Blasentraining angezeigt. Das Kind wird z. B. angehalten, nicht schon beim ersten Harndrang die Toilette aufzusuchen, sondern diesen Zeitpunkt ganz allmählich hinauszuziehen.

Sehr gute Ergebnisse werden durch eine **apparative Konditionierungsbehandlung** erzielt, die auf der Basis lerntheoretischer Vorstellungen entwickelt wurde. Auf dem Wege unbewußten Lernens wird ein beim Urinieren einsetzender störender Reiz (lauter Hupton) mit einer Vermeidungsreaktion (reflektorischer Schluß des Blasensphinkters) gekoppelt. Es kommt in 90% der Fälle zu einer wesentlichen Besserung oder Heilung der Enuresis. In Fällen, in welchen die Enuresis als Symptom einer neurotischen Fehlentwicklung angesehen werden muß, ist eine zusätzliche Psychotherapie notwendig.

Enkopresis

Im Gegensatz zur Stuhlinkontinenz ist die Enkopresis eine funktionelle Störung der Stuhlentleerung. Sie findet sich überwiegend bei Jungen und ist oft Ausdruck eines schweren Milieuschadens. Unbewußte Aggressionen gegen eine als lieblos, fordernd und hart erlebte Umwelt sind häufig die Ursache dieser lästigen Symptomatik, durch welche das Kind noch weiter diskriminiert wird, weil es ständig einen schlechten Geruch um sich verbreitet. Dagegen ist das Kotspielen von Kleinkindern ein harmloses Durchgangssymptom und ausgesprochen lustbetont, da das junge Kind sich vor seinem Stuhl noch nicht ekelt. Eine Enkopresis ist durch einen Milieuwechsel (Krankenhausbehandlung, heilpädagogisch orientiertes Kinderheim) meist rasch zu beheben. Die zugrunde liegende Fehlentwicklung erfordert aber oft tiefe Eingriffe in die soziale Umwelt des Kindes.

19.2.4 Respiratorische Affektkrämpfe

sind eine typische Störung des jungen Kleinkindalters (S. 389). Im Gegensatz zu den bisher aufgeführten Störungen handelt es sich hierbei seltener um sensible, differenzierte als um ausgesprochen fehlerzogene Kinder mit der Neigung zu gesteigerten Trotz- und Wutausbrüchen. Je kopfloser und ängstlicher die Umgebung reagiert, desto geringfügiger können die Anlässe sein, welche das dramatisch erscheinende aber harmlose Anfallsgeschehen auslösen.

19.2.5 Anorexia nervosa

Die sehr ernste psychosomatische Erkrankung beginnt am häufigsten in der *Pubertät*, seltener erkranken ältere Schulkinder oder junge Erwachsene. Fast ausschließlich sind Mädchen betroffen. Die Kardinalsymptome sind: Appetitstörung, Obstipation und Amenorrhoe.

Meistens beginnt die Erkrankung mit einer Einschränkung der Nahrungsaufnahme, die normaler Eitelkeit zu entspringen scheint. Zunächst werden nur „dickmachende" Speisen abgelehnt, doch schließlich kommt es zum vollständigen Fasten. Die Mädchen magern bis zur Kachexie ab und können an interkurrenten Erkrankungen oder einem Zusammenbruch des Elektrolythaushalts plötzlich zugrunde gehen. Menschen, die infolge Nahrungsmangels hungern, werden apathisch. Patienten mit Anorexia nervosa dagegen sind hyperaktiv, leistungsehrgeizig und neigen noch in kachektischem Zustand zu gesteigerter motorischer Betätigung.

Im Laufe der Erkrankung stellen sich *sekundäre Folgen* des Hungerns ein: Untertemperatur, Hypotonie, Herabsetzung von Magensaftsekretion und Grundumsatz. Gelegentlich kommt es zu einem gierigen, dranghaften heimlichen Verschlingen von Nahrung („Speisekammersyndrom") und willkürlich ausgelöstem Erbrechen, manchmal zu exzessivem Abusus von Abführmitteln. Fast alle anorektischen Mädchen kochen gern und zwingen ihre Umgebung zum Essen.

Die **Ursache** der Erkrankung liegt im Psychischen. Fast immer ist es eine unbewußte Ablehnung der Entwicklung zur Frau, welche die Krankheit auslöst. Aber auch andere unbewußte Motive können die Erkrankung in Gang setzen. Das Verhältnis zur Mutter ist fast stets ambivalent: „anklammernd", andererseits unbewußt aggressiv.

Die **Behandlung** ist schwierig, weil die Patienten ohne Krankheitseinsicht sind und sich gegen therapeutische Maßnahmen sperren. Sie besteht aus einer analytisch ausgerichteten Einzeltherapie, die je nach Alter verschieden gestaltet werden muß. Wenn der Hungerzustand bereits bedrohlich ist, kann der Psychotherapie eine Dauerschlafbehandlung vorausgeschickt werden, bei der durch eine hochkalorische Sondenkost eine Auffütterung erfolgt. Die Voraussetzungen für die anschließende Psychotherapie sind dann aus zwei Gründen günstiger: Die sekundären somatischen und psychischen Folgen des Hungerzustandes sind beseitigt, und der Therapeut steht nicht unter dem Druck des drohenden körperlichen Zusammenbruchs des Patienten.

19.2.6 Störungen des motorischen Apparats

„Nervöse" motorische Unruhe

Sie ist das häufigste, unspezifische Störungssymptom von Kleinkindern, oft vergesellschaftet mit „Kinderfehlern" (S. 410), Leistungsstörungen und Erziehungsschwierigkeiten. Mit motorischer Unruhe kann ein Kind auf jede Störung seines inneren und äußeren Gleichgewichtes antworten. Da eine pathologische motorische Unruhe häufig auch als Folgezustand eines frühkindlichen Hirnschadens vorkommt, ist bei auffallend unruhigen Kindern differentialdiagnostisch danach zu fahnden. Die Diagnose „Leichte zerebrale Dysfunktion" (minimal brain dysfunction) ist im Einzelfall schwer zu beweisen. Für diese Diagnose sprechen in der Vorgeschichte das Vorliegen perinataler Störungen und Abweichungen in der psychomotorischen Entwicklung. Im neurologischen Befund ist die Antriebsüberschüssigkeit mit ständiger Bewegungsunruhe auffällig (hyperkinetisches Syndrom). Leichte zerebrale Bewegungsstörungen und spezifische Leistungsschwächen können bei gezielter Diagnostik nachweisbar sein. Das Elektroenzephalogramm kann leichte Allgemeinveränderungen aufweisen, eindeutig pathologische Befunde sind selten. Auf seelischem Gebiet fallen die Kinder durch ihre gesteigerte affektive Ansprechbarkeit und ihre Reizüberempfindlichkeit auf. Da sie leicht ablenkbar und ohne Ausdauer sind, ihre Aufmerksamkeit nur kurzzeitig auf ein Ziel richten können, ist der Schulerfolg (bei meist ungeminderter Intelligenz) gering. Infolge Distanzunsicherheit haben die Kinder Anpassungsschwierigkeiten, als „Störer" sind sie in der Klassengemeinschaft schwer tragbar.

Tics

Antriebsüberschüssige Kinder leiden häufig unter Tics. Man versteht darunter stereotype Zuckungen, welche meist auf eine bestimmte Muskelgruppe beschränkt sind. Am häufigsten ist das Gesicht befallen. Ein Blinzeltic z. B. kann sich entwickeln, wenn nach einer Konjunktivitis der einmal eingefahrene Bewegungsmechanismus beibehalten wird. Meist sind es motorisch instabile, differenzierte Kinder, die grimassierende Tics, Kopfschütteln, Schulterzucken, Schnüffel- oder Grunztics bieten. Die Lokalisation der Tics kann wechseln, die Unterscheidung von einer Chorea minor schwierig sein.

Spezielle Störungen

19.2.7 Störungen des Sprechens und der Sprache

Stammeln (Dyslalie)

Fast jedes Kind macht eine Periode des Stammelns durch, d. h. es ist unfähig, bestimmte Konsonanten zu bilden und artikuliert daher „d" statt „g" oder „t" statt „k". Bei einer Entwicklungsretardierung kann diese Form der Sprachstörung noch lange bestehenbleiben. Am schwierigsten ist die Aussprache von „s" und „z" in ihren verschiedenen Verbindungen (Zischlaute); auch bei Erwachsenen kommt der „Sigmatismus" noch vor.

Unter **Dysgrammatismus** versteht man das Unvermögen, richtig zu konjugieren und zu deklinieren sowie korrekte Sätze zu bilden. Wie das Stammeln ist der Dysgrammatismus ein „physiologisches" Durchgangsstadium im Verlauf des Spracherwerbs. Eine pathologische Bedeutung gewinnt er, wenn er noch nach dem vierten Lebensjahr besteht.

Stottern

Unter Stottern versteht man eine Störung des Sprachrhythmus. Bei vielen Kleinkindern ist der Sprachantrieb größer als die Sprechfähigkeit. Stockungen im Ablauf des Sprechens werden durch Konsonantwiederholungen überbrückt. Man sollte Kinder in dieser Phase nicht durch Korrigieren auf ihre Angewohnheit hinweisen. Werden sie sich ihres „Sprechfehlers" bewußt, verlieren sie die unbefangene Sicherheit, und es besteht die Gefahr der Fixierung: Es kommt zu klonisch-tonischen Störungen des Sprachflusses und zu Blockierungen mit Sprachscheu und Erwartungsangst. Die Atemmuskulatur verkrampft sich, das eigentliche Stottern setzt ein, dessen Beseitigung sehr schwierig ist.

Beim **Poltern** verhindert eine krampfhafte rhythmische Wiederholung von Silben eine flüssige Wort- oder Satzbildung.

19.2.8 Mutismus

Ein zwar nicht sehr häufiges, aber eindrucksvolles und für das Einschulungsalter charakteristisches neurotisches Symptom ist das sogenannte „freiwillige Schweigen" (elektiver oder totaler Mutismus). Die betroffenen Kinder, die vorher sprechen konnten, stellen aus seelisch bedingten Gründen den sprachlichen Kontakt zu bestimmten Personen (elektiver Mutismus) oder zur gesamten Umwelt einschließlich Eltern und Geschwistern ein (totaler Mutismus). Bei der Entwicklung dieses Symptoms spielt in der Regel eine Hemmung starker (unbewußter) aggressiver Bedürfnisse pathogenetisch eine wichtige Rolle.

19.2.9 Stereotypien

Jaktationen

Manche Kinder vollführen im Einschlafen oder im morgendlichen Halbschlaf eigentümliche **Schaukelbewegungen:** Der Kopf wird rhythmisch hin und her gedreht (Jactatio capitis), oder mit dem ganzen Körper werden Schaukelbewegungen ausgeführt (Jactatio corporis). Die Angewohnheit ist harmlos, stört aber oft wegen der dabei erzeugten Geräusche die Umgebung. Offenbar versetzen sich die Kinder durch den Labyrinthreiz in eine wohlige Stimmung (s. S. 389).

Das nächtliche Zähneknirschen

besteht in mahlenden Bewegungen des Unterkiefers und kann so laut sein, daß Personen im Nachbarzimmer gestört werden. Das Symptom weist darauf hin, daß die Spannungen des Tagesablaufes noch nicht abgeklungen sind.

19.2.10 Störungen des Kontaktverhaltens

Kleinkindhaftes Verhalten bei normal intelligenten Kindern ist häufig auf Fehlhaltungen der Eltern zurückzuführen. Insbesondere Mütter, die ihre Kinder übermäßig behüten und verwöhnen, engen sie so weit ein, daß sie die üblichen Entwicklungsreize entbehren müssen und den Belastungen, z. B. des Schulbeginns, nicht gewachsen sind, **Kontaktstörungen oder -ängste** können die Folge sein, die Kinder werden zu Prügelknaben oder ziehen sich auf sich selbst zurück.

Die schwerste Störung des Kontaktverhaltens im Kindesalter findet man beim **frühkindlichen Autismus** (KANNER). Er ist ursächlich wahrscheinlich nicht auf elterliche Fehlhaltungen zurückzuführen sondern auf hirnorganische Veränderungen, die zu Störungen der

Wahrnehmung führen. Die beiden Hauptsymptome des frühkindlichen Autismus sind eine extreme autistische Abkapselung gegenüber der Umwelt und ein ängstlich-zwanghaftes Bedürfnis nach Gleicherhaltung der dinglichen Umwelt. Erstes Symptom kann das Ausbleiben des Lächelns sein, später scheint das Kind durch seine Bezugspersonen hindurchzusehen. Die Sprachentwicklung ist gestört, und es zeigt sich ein auffällig enges Verhältnis zu bestimmten Gegenständen. – Die Therapie besteht in einer sensomotorischen Übungsbehandlung und in verhaltenstherapeutischen Maßnahmen. Die Behandlungserfolge halten sich meist in engen Grenzen.

19.2.11 Funktionelle Störungen

Rezidivierende Leibschmerzen

Kolikartige, meistens vom Kind in die Nabelgegend lokalisierte Schmerzanfälle (Nabelkoliken) finden sich schon bei Kleinkindern, besonders oft aber im jüngeren Schulalter. Man hat sie früher als rein „nervöse" Störungen angesehen, sie sind jedoch ein Syndrom, dem eine gesteigerte neurovegetative Labilität, organische Ursachen oder beides zugrunde liegen können (S. 285). Die vegetative Labilität kann sich als Folge emotionaler Belastungen, chronischer Überforderung oder chronifizierter seelischer Konflikte entwickeln.

Rezidivierende Kopfschmerzen und Migräne

Rezidivierende Kopfschmerzen (meist Stirnkopfschmerzen) entwickeln sich oft im Zusammenhang mit Schulkonflikten bei Überforderung, übertriebenem Leistungsanspruch der Eltern oder gesteigertem Leistungsehrgeiz des Kindes. Bei der echten Migräne (halbseitige Kopfschmerzanfälle mit Übelkeit, Erbrechen und Augensymptomen) besteht häufig eine hereditäre Belastung (S. 374). Die Anfälle können jedoch durch psychische Erregungen ausgelöst werden. Chronische seelische Belastungen steigern die Anfallshäufigkeit.

Psychogene Körperstörungen

Im mittleren und späteren Schulkindalter häufen sich erstmalig psychogene Körperstörungen, d. h. Störungen, bei welchen die spezifische Reaktionsbereitschaft des kindlichen Organismus, konstitutionelle und vegetative Faktoren keine wesentliche Rolle mehr spielen, dagegen emotionale Faktoren völlig im Vordergrund stehen. Es handelt sich um vielfältige und vielgestaltige Symptome, gelegentlich von so demonstrativem oder groteskem Charakter, daß ihre nichtorganische Ursache ins Auge springt. Doch können auch hartnäckig vorgetragene Klagen über *Schmerzen* wechselnder oder umschriebener Lokalisation psychogenen Ursprungs sein. Typische Beispiele hierfür sind *Herzschmerzen*, „Herzanfälle" mit demonstrativen Begleiterscheinungen bis zum großen hysterischen Anfall, *Schreikrampf*, *Gangstörungen, psychogene Lähmungen, Hör- und Sehstörungen*. Psychogene Körperstörungen entwickeln sich mitunter schlagartig im Anschluß an ein traumatisierendes Ereignis. In der Regel liegt ihnen eine erhebliche seelische Fehlentwicklung im Sinne einer Neurose zugrunde (S. 402). Nicht ganz selten neigen zerebralorganisch wesensgeänderte Kinder zu demonstrativen Körperstörungen („organisches Hysteroid").

19.2.12 Pathologische Gewohnheiten

Fast alle Säuglinge und sehr viele Kleinkinder lutschen an Daumen oder Fingern. Von einer pathologischen Gewohnheit kann man erst sprechen, wenn das Lutschen übermäßig lange oder übermäßig intensiv betrieben wird; wenn es nicht nur als Einschlafhilfe benötigt wird, sondern auch am Tage und auch in Gegenwart anderer betrieben wird. Jedes dieser Kinder hat seine spezielle Methode: Die einen lutschen am Daumen, andere stecken die vier Finger in den Mund oder saugen am Handrücken. Unauffällig, aber ebenfalls bedeutsam für die Entstehung von Kieferdeformierungen ist das Zungensaugen. Begleitmaßnahmen sind Reiben an den Ohrläppchen, Nasebohren, Spielen an der Mamille oder Drehen eines Bettzipfels. Wie die Manipulationen an den Genitalien, kann das lustbetonte Daumenlutschen einen Mangel an nach außen gerichteter Aktivität anzeigen: Das Kind zieht sich auf sich selbst zurück.

Nägelkauen

Beim ständig betriebenen Nägelkauen hat sich ein Reflex ausgebildet, der die Gewohnheit im

Sinne eines Circulus vitiosus fixiert: Je mehr die Nägel aufgefasert sind, desto mehr bedürfen sie der „Korrektur" durch erneutes Abbeißen oder Abpuhlen und so fort. Die Gewohnheit ist oft sehr hatnäckig – geradezu von Suchtcharakter wie das Kettenrauchen der Erwachsenen. Es findet sich häufig bei überlebhaften Kindern und kann dann ein Ventil für überschüssige Bewegungsimpulse sein. Gelegentlich dient das Symptom der Abfuhr von gehemmten Impulsen, die eigentlich gegen die Umwelt gerichtet sind.

Von **Trichotillomanie**
spricht man, wenn sich Kinder (meist Mädchen) durch das Ausreißen von Haaren einen Lustgewinn oder eine Spannungsabfuhr zu verschaffen suchen. Oft reißen sie sich Haare in ganzen Büscheln ab und verschlucken sie. Die Haare können den Magen nicht verlassen, verbacken zu einem Haarball und müssen gelegentlich als „Trichobezoar" operativ entfernt werden.

Onanie
ist eine weitverbreitete Angewohnheit. Schon Kleinkinder können sich den Manipulationen intensiv hingeben. Nach lokalen Reizursachen ist in jedem Fall zu fahnden (Vulvitis, Oxyuriasis). Bei älteren Kindern können Masturbationen eine Ersatzbefriedigung bei Kontaktstörungen und Spielhemmungen sein. Die Kinderonanie ist keineswegs einer Sexualbetätigung gleichzusetzen. In der Pubertät ist die Onanie eine physiologische Durchgangsphase der Entwicklung, die nur dann einer Behandlung bedarf, wenn sie süchtig ausgeübt wird oder zu abnormen Schuldgefühlen führt.

19.2.13 Lügen, Wegnehmen, Weglaufen und Aggressivität

Kinder machen mit 2–4 Jahren in der Regel eine Trotzphase durch (S. 9). Nur **exzessiver Trotz** nach diesem Zeitraum ist als krankhaft zu werten und sollte Anlaß sein, nach den Ursachen zu suchen. Umgekehrt kann das *Fehlen* aller Zeichen der Trotzphase Ausdruck einer Entwicklungsstörung sein.
Von **Lügen und Stehlen** kann man erst sprechen, wenn sich Wahrheitsbegriff und Eigentumsbewußtsein ausgebildet haben, d. h. kaum vor dem sechsten Lebensjahr. Sie deuten auf eine Störung des Vertrauensverhältnisses zu den Erwachsenen hin. Stets ist zu fragen, welches die Gründe für dieses Fehlverhalten sind: schlechtes Vorbild, Verwahrlosung oder neurotische Entwicklung. Durch **Fortlaufen, Herumtreiben** und **Schuleschwänzen** sucht das Kind unerfüllten (oder unerfüllbaren) Pflichten auszuweichen und Strafmaßnahmen zu entgehen.

19.2.14 Angstsymptome

Manche Kinder zeichnen sich durch eine erhöhte Angstbereitschaft aus. So zweckmäßig **Furcht** ist, die sich auf tatsächliche Gefahren richtet, so belastend ist **Angst**, die nicht zielgerichtet und vom Kinde selbst nicht willentlich zu bekämpfen ist. Kinder können unter diffusen Ängsten leiden oder auf bestimmte Situationen mit Ängsten reagieren. Die häufigsten Ängste im Kindesalter sind Dunkelängste und Verlustängste (s. unter Schlafstörungen). Ängste können durch Drohungen oder Einschüchterungen durch Erwachsene und andere Kinder provoziert werden, oft auch durch unvollständig verarbeitete Erlebnisse bzw. halbverstandene Gespräche Erwachsener, die das Kind mitgehört hat. Krankhafte Angst- und Zwangsbefürchtungen nennt man **Phobien.** Sie treten im Kindesalter am häufigsten als Tierphobien auf, meistens auf Hunde oder Pferde gerichtet.

19.2.15 Hospitalismus

Durch die Zusammenfassung zahlreicher Kinder in **Säuglings- und Kinderheimen** besteht die erhöhte Gefahr der Verbreitung von Infektionskrankheiten. Aber selbst bei hygienisch einwandfreien Verhältnissen droht eine Beeinträchtigung der Entwicklung, weil die Kinder wegen der häufigen Personalknappheit weniger Zuwendung erfahren und daher körperlich und seelisch verkümmern können („Hospitalismus"). Innere Leere, Entwicklungsstillstand und Kontaktstörungen sind die Folge.
Langdauernde Massenpflege gefährdet vor allem die Sprach- und Sozialentwicklung. Heime müssen daher weitgehend familienähnlich strukturiert sein. Zweckmäßiger ist i. a. die Unterbringung in einer geeigneten „Ersatzfamilie".

19.2.16 Schulleistungsstörungen

Einem Leistungsversagen in der Schule können außer einem Intelligenzmangel die verschiedensten Ursachen zugrunde liegen.
1. Eine unzureichende Fähigkeit, sich zu **konzentrieren,** liegt oft bei unruhig-getriebenen, hyperreagiblen Kindern vor. Sie verfügen noch nicht über eine ausreichende Aufmerksamkeitszentrierung, ihr Spannungsbogen ist verkürzt, und sie sind in erhöhtem Maße ablenkbar (s. S. 408).
2. Insbesondere bei zu früh eingeschulten Kindern kann die **Anpassungsbereitschaft** noch mangelhaft sein als Ausdruck einer verzögerten sozialen Reifung. Mangelndes Aufgabenbewußtsein und schulische Mißerfolge führen zu Schulunlust und Schulangst.
3. **Neurotische Leistungsstörungen** sind am ehesten bei ängstlich gehemmten und psychisch labilen Kindern zu erwarten. Sie versagen vor allem bei Klassenarbeiten oder wenn sie aufgerufen werden. Ihr Versagen kann auf einer relativen Überforderung oder einem überhöhten Leistungsdruck beruhen. *Kontaktstörungen* und familiäre Probleme können sich ebenfalls in einer neurotischen Lernhemmung niederschlagen. Je größer die Schulschwierigkeiten werden, desto stärker wird die Tendenz, ihnen zu entfliehen oder sich durch Tagträume über die unliebsame Realität hinwegzusetzen, wodurch sich der Teufelskreis schließt.
4. In jedem Fall von Schulversagen bei normaler Intelligenz muß nach einer **Lese-Rechtschreibe-Schwäche** (Legasthenie) gefahndet werden. Durch spezielle Teste läßt sich die Schreibleistung erfassen und zum altersentsprechenden Durchschnitt in Beziehung setzen. Liegt die Leistung im Lesen und Rechtschreiben statistisch bedeutsam unter dem Intelligenzquotienten, so liegt eine Legasthenie vor. Es handelt sich um ein ätiologisch uneinheitliches Symptom, das in der speziellen Behinderung des Erlernens von Lesen und Schreiben besteht. Infolge einer isolierten Gestaltgliederungsschwäche kommt es beim Schreiben nach Diktat zu Verwechslungen von Buchstaben mit akustischer oder optischer Ähnlichkeit, Buchstabenvertauschungen, Auslassungen und anderen Fehlern. Das Abschreiben dagegen gelingt wesentlich besser. Wird die Legasthenie nicht erkannt, können sich infolge dieser Leistungsschwäche schwere Fehlentwicklungen anbahnen. – Ein spezielles Schreib-Lese-Training in Fördergruppen ist angezeigt.

19.2.17 Drogenmißbrauch und Drogenabhängigkeit

Die Drogenwelle breitete sich in den letzten Jahren weiter aus und erreichte auch die jüngeren Altersgruppen. Drogengefährdete Kinder von 12–14 Jahren sind keine Ausnahme mehr. Erhebungen aus dem Jahre 1971 zeigten, daß in Rheinland-Pfalz 11%, in Hamburg und Schleswig-Holstein aber 23% der 12–19jährigen Schüler Drogenerfahrungen hatten. Von diesen war über die Hälfte (13%) den „Usern" zuzurechnen, d. h. den regelmäßig Rauschmittel Nehmenden. In der Bundesrepublik waren 1982 5 400 Kinder und Jugendliche in Rauschgiftdelikte verwickelt. In der Mehrzahl der Fälle wird als erste Droge **Haschisch** verwendet. Neugier, das Spiel mit der Gefahr und Verführung durch Ältere spielen eine Rolle. Von den Canabiswirkstoffen Haschisch und Marihuana steigt ein Teil der „Probierer" auf härtere Drogen um. Über Weckamine (Amphetamin), Barbiturate, Tranquilizer (Valium, Librium u. a.) als „Schrittmacher" führt der Weg zu LSD (Lysergsäurediäthylamid) und Meskalin. Werden Opiate gespritzt, ist der Jugendliche zum „Fixer" geworden und von Heroin, Opium, Morphin u. a. abhängig. Zu einer zielstrebigen Aktivität nicht mehr fähig, wird er zum Schul- und Arbeitsverweigerer.

Die **Ursachen** des steigenden Drogenkonsums sind vielfältig. Spielte anfangs der gesellschaftskritische Protestkonsum eine Rolle, so stellt heute die Drogeneinnahme häufig den Versuch dar, persönliche Konflikte verschiedener Art durch Ausweichen vor der Realität zu lösen. In anderen Fällen ist sie Ausdruck eines schweren Milieuschadens oder das Nachgeben gegenüber der speziellen Moral einer Gruppe, der sich der Jugendliche anschloß. Der Drogenmißbrauch kann ebensogut Ausdruck des Protestes gegen einen einengenden autoritären Erziehungsstil sein wie Folge einer zu liberalen elterlichen Haltung, die das Kind an rasche Triebbefriedigung gewöhnt, so daß es später keiner Versuchung zu widerstehen vermag.

Um der Drogengefahr zu begegnen, ist **Aufklärung** auf breiter Basis erforderlich. So werden

Sonderkurse und Seminare für Lehrer und Angehörige der Schülermitverwaltung abgehalten und Informationen in Wort und Schrift an die Gesamtbevölkerung gegeben. Manche Zeichen deuten darauf hin, daß es insbesondere bei älteren Schülern zu einer kritischeren Einstellung gegenüber dem Drogenkonsum gekommen ist und daß ein Absinken der Drogenwelle zu erhoffen ist.

Drogenkranke Jugendliche bedürfen einer umfassenden medizinischen, sozialen und psychotherapeutischen Hilfe. Ein weiterer Ausbau von **Beratungsstellen** und **Spezialkliniken für Drogensüchtige** ist erforderlich. Gegen Drogenhändler („Dealer") muß mit allen gesetzlichen Mitteln hart vorgegangen werden.

20. Unfälle und akzidentelle Vergiftungen im Kindesalter

G.-A. VON HARNACK

Während die allgemeine Sterblichkeit der Kinder in den letzten Jahrzehnten deutlich abnahm, hat sich die Unfallmortalität kaum geändert. Infolgedessen ist die relative Unfallmortalität ständig angewachsen. 1983 machten in der Bundesrepublik Deutschland bei den 5–15jährigen die Unfälle 27,3% aller Todesursachen aus. Die nächst häufige Todesursache stellten mit 13,4% die bösartigen Neubildungen dar, während alle Infektionen zusammengenommen nur 4,6% der Todesfälle ausmachten. Über die Unfallarten als Todesursachen in Altersklassen unterrichtet am Beispiel der USA die Abb. 188.

Untersucht man die Ursachen und Bedingungen beim Zustandekommen von Unfällen im Kindesalter, so erkennt man, daß die Unfälle in den meisten Fällen vermeidbar waren. Die Unfall-Verhütung durch Belehrung und Aufklärung der Öffentlichkeit ist daher eine vordringliche Aufgabe.

20.1 Häufige Unfälle im Säuglingsalter

Ersticken

Tod durch Ersticken ist im Säuglingsalter die häufigste Ursache tödlicher Unfälle. In zahlreichen Fällen handelt es sich jedoch nur um eine Wahrscheinlichkeitsdiagnose bei plötzlichen und unerklärlichen Todesfällen. Kleinkinder sind vor allem durch Aspiration von Kugeln oder Kleinteilen von Spielzeug gefährdet. Eine Reihe von Erstickungsunfällen wurde beobachtet, bei denen sich Kinder Plastikbeutel über den Kopf gezogen hatten, von denen sie sich nicht befreien konnten. Beim Anbinden der Kinder im Bett oder im Kinderwagen ist immer an die Gefahr der **Selbsterdrosselung** zu denken. Die Haltegurte müssen immer doppelseitig angebracht werden, damit

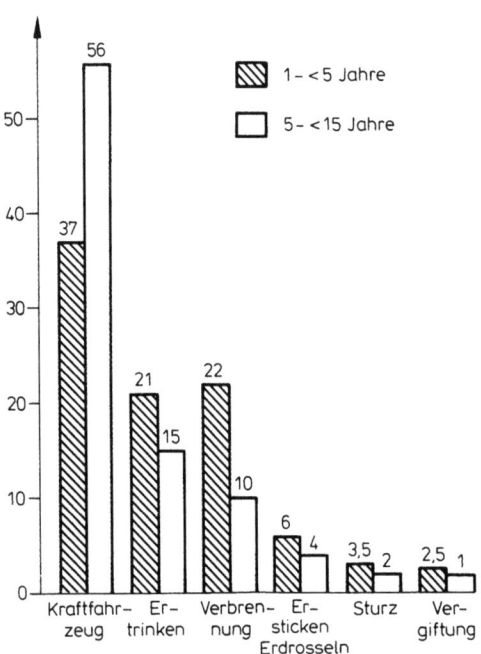

Abb. 188. Prozentsätze der Ursachen tödlicher Unfälle in den USA 1980

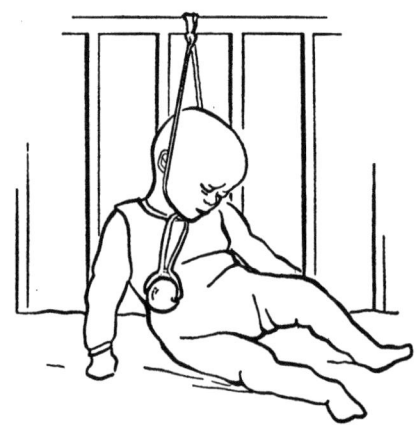

Abb. 189. Selbsterdrosselung eines Säuglings in der Schlaufe eines Spielzeug-Befestigungsbandes

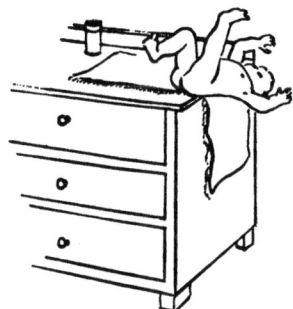

Abb. 190. Sturz von der Wickelkommode

das Kind nicht aus dem Bett gleiten kann. Außerdem müssen sie straff angezogen werden, weil das Kind unter einen Gurt rutschen und sich beim Befreiungsversuch erdrosseln kann. Vorsicht ist auch mit Spielzeugschnüren geboten. Sie dürfen nicht quer über das Bett gespannt werden und keine Schlaufen bilden (Abb. 189).

Sturz

Wenn Mütter oder Pflegerinnen die motorischen Fähigkeiten eines Säuglings unterschätzen und ihre Aufmerksamkeit nur einen Augenblick anderen Dingen zuwenden, kann es blitzschnell zum Sturz vom Wickeltisch kommen (Abb. 190). Unbeaufsichtigte Kleinkinder können aus dem Fenster oder in einen Treppenschacht stürzen, Schulkinder gefährden sich durch wagemutiges Bäumeklettern. Auch bei dieser Unfallart werden Temperamentsunterschiede deutlich: Jungen verunglücken wesentlich häufiger als Mädchen.

20.2 Häufige Unfälle im Kleinkindesalter

Ertrinken

Kinder können unbeaufsichtigt in der Wohnung in der Badewanne ertrinken, können im Garten in eine Regentonne, in einen Bottich oder das Schwimmbecken fallen oder in der Nachbarschaft bei Erkundungszügen in Gewässern ertrinken.
Die *wichtigste Behandlungsmaßnahme* ist die sofortige künstliche Beatmung – am einfachsten von Mund zu Mund. Die Aussichten für die Wiederbelebung verschlechtern sich von Minute zu Minute. Die Beatmung muß fortgesetzt werden, auch wenn der Puls fehlt und der Herzschlag nicht hörbar ist, und darf erst beim Erscheinen sicherer Todeszeichen abgebrochen werden. Bei Ertrinken in Süßwasser besteht die Gefahr zum großen Teil in der starken Wasserresorption durch die Lungen. Die beste Prophylaxe von Unfällen durch Ertrinken ist ein frühzeitiger Schwimmunterricht.

Hitzeschädigungen

Verbrühungen sind bei Kleinkindern häufiger; echte *Brandschäden* durch Feuer oder feuergefährliche Stoffe kommen eher bei älteren Kindern vor. Je nach der Einwirkung unterscheidet man verschiedene Schweregrade:

1. Erythem,
2. Blasenbildung mit oder ohne Schädigung tieferer Schichten,
3. Koagulationsnekrose.

Die Ausdehnung einer Verbrennung wird nach dem Schema in Abb. 191 geschätzt. Bereits bei Verbrennungen von 8% der Körper-

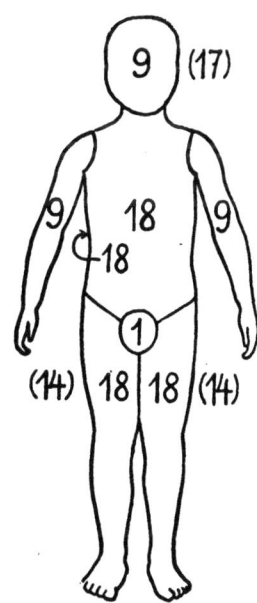

Abb. 191. Beurteilung der Ausdehnung von Verbrennungen nach der „Neuner-Regel" (11×9). Die Zahlen geben den prozentualen Anteil an der Körperoberfläche an. Für Kleinkinder gelten die eingeklammerten Zahlen

oberfläche kann es zum Schock mit Apathie, Unruhe, Blässe, Blutdruckabfall und Oligämie kommen.
Zur Behebung der **Allgemeinsymptome** ist die intravenöse Flüssigkeitszufuhr am wichtigsten. Sie deckt die hohen Flüssigkeitsverluste durch Exsudation und wirkt der Oligämie entgegen. Man verwendet Plasma, Plasmaexpander und Elektrolytlösungen, bei starker Hämolyse Blut und richtet sich in der Bemessung der Menge nach Alter des Kindes und Ausdehnung der Verbrennung. Zur Sedierung und Schmerzbekämpfung eignen sich Atosil-Dolantin-Gaben. Die **Lokalbehandlung** wird unter aseptischen Bedingungen „offen" durchgeführt, damit die Wunden schnell austrocknen. Zur Lagerung haben sich Metalline-Tücher bewährt, die nicht festkleben. Nur bei Verbrennungen des Gesichts oder der Hand empfehlen sich Salbenverbände. Eine baldmögliche Deckung mit Hauttransplantaten ist in solchen Fällen zu empfehlen. Spätschäden drohen bei ausgedehnten Verbrennungen durch Sepsis.

Vergiftungsunfälle

Eltern bedenken oft nicht, daß die *Wohnung der Erwachsenen* auch die Umwelt des unerfahrenen Kleinkindes ist. Sie lassen daher unachtsam Medikamente in Nachtschränkchen oder Küchenschubladen liegen; Haushalts-Chemikalien wie Wasch-, Putz- und Desinfektionsmittel oder Schädlingsbekämpfungsmittel werden nicht unter Verschluß gehalten oder Reste von ihnen werden offen in eine Mülltonne geworfen. Das Kleinkind, das auf Entdeckungen aus ist, untersucht und probiert alles, was es erreichen kann. Da sich die motorischen Fähigkeiten rascher entwickeln als das Kritikvermögen, ist das Kleinkind in der modernen Zivilisation einer Fülle von Gefahren ausgesetzt. Entsprechend ihrer größeren Aktivität sind Jungen doppelt so häufig betroffen wie Mädchen. Der Häufigkeitsgipfel liegt im *zweiten und dritten Lebensjahr*. Ein Teil der akzidentellen Vergiftungen ereignet sich beim „Doktorspielen". Einen besonderen Anreiz bieten süßschmeckende Arzneimittel und bunte, vor allem rote und blaue Dragées.
Pflanzliche Vergiftungsfälle kommen in der Stadt vor, wenn Kinder Früchte oder Beeren von giftigen Ziersträuchern naschen (z. B. Goldregen); auf dem Lande können u. a. Eisenhut, Tollkirsche oder Herbstzeitlose erreichbar sein. Von Pilzvergiftungen sind meist Erwachsene wie Kinder betroffen.

20.3 Häufige Unfälle im Schulalter

Verkehrsunfälle

Als Insassen von Kraftfahrzeugen können Kinder ebenso wie Erwachsene Opfer von Verkehrsunfällen werden. Der gefährlichste Platz im Wagen ist der Vordersitz, Kinder gehören daher nur auf die Rücksitze. Unbeaufsichtigte Kleinkinder sind in der Großstadt zahlreichen Gefahren ausgesetzt, z. B. wenn sie rasch einem Ball nachspringen, der auf die Fahrbahn rollte, oder wenn sie an und unter parkenden Fahrzeugen Verstecken und Kriegen spielen (Abb. 192). Nur auf Spielstraßen und Spielplätzen sollten Kinder Roller fahren oder Rollschuh laufen. Die Stadtverwaltungen sind dazu zu bringen, ausreichende Spielplätze für Kinder zu schaffen.
Spielt bei Zwei- bis Vierjährigen die *Beaufsichtigung* die Hauptrolle, so muß im Kindergartenalter bereits die *Verkehrserziehung* einsetzen; immer wieder muß das zweckmäßige Verhalten im Straßenverkehr an praktischen Beispielen trainiert werden. Schulkinder können als „Schülerlotsen" verantwortlich an der Regelung des Straßenverkehrs und der Sicherung junger Schüler teilnehmen. Über die Hälfte der tödlichen Verkehrsunfälle der 10- bis 14jährigen sind Fahrradunfälle. Insbesondere Jungen sind häufig waghalsig und unbedacht. Commotio und Contusio cerebri sowie Frakturen und Weichteilverletzungen aller Art sind die Folgen von Verkehrsunfällen.

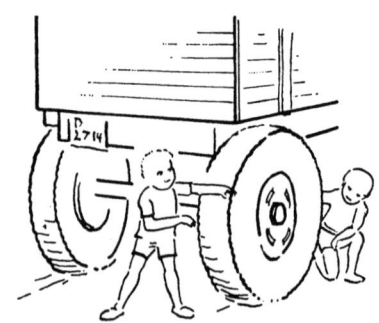

Abb. 192. An parkenden Autos spielende Kinder

20.4 Arzneimittelreaktionen bei Neugeborenen, Säuglingen und älteren Kindern

Neugeborene und junge Säuglinge reagieren auf zahlreiche Medikamente anders als ältere Kinder und Erwachsene. Dies gilt insbesondere für Frühgeborene, deren Enzymausstattung noch unzureichend ist. Auf zahlreiche gut wirksame Arzneimittel muß man im frühen Kindesalter daher verzichten, da in diesem Lebensabschnitt mit besonderen Gefahren zu rechnen ist. Phenacetin kann eine Methämoglobinämie und eine Innenkörperanämie erzeugen; Tetracyclin führt zur Gelbfärbung der sich entwickelnden Milchzähne und zur erhöhten Kariesanfälligkeit – dies nur einige Beispiele für die erhöhte Gefährdung von Neugeborenen und Säuglingen. Einzelheiten siehe S. 418. Bei jedem Hautausschlag muß differentialdiagnostisch auch an Arzneiexantheme gedacht werden (s. Farbabbildung 11, S. 163), die z. T. schwer von Masern-, Scharlach- oder Rötelnexanthemen zu unterscheiden sind. Häufig sind Penicilline, Analgetika, Antiepileptika, Sedativa anzuschuldigen, doch kann auch jedes andere Medikament Ursache einer Unverträglichkeitsreaktion sein.

20.5 Plötzlicher Tod im Säuglingsalter (Mors subita)

Eine bisher nicht ausreichend geklärte Todesursache ist die **Mors subita,** der plötzliche und ungeklärte Tod im Säuglingsalter. Er ist jenseits der ersten Lebenswoche offenbar die häufigste Todesursache des ersten Lebensjahres. Die Kinder waren vorher ganz gesund, hatten in den beiden vorangehenden Wochen höchstens einen leichten Infekt der oberen Luftwege. Beim Zu-Bett-Bringen waren sie ganz unauffällig, am Morgen oder nach dem Mittagsschlaf werden sie von der Mutter tot aufgefunden. Die Sektion deckt höchstens leichte Entzündungszeichen im Pharynx auf, aber keinen sonstigen Befund, der das tragische Geschehen hinreichend erklären könnte.

Am häufigsten sind Säuglinge im ersten Halbjahr, meist im zweiten und dritten Lebensmonat betroffen, Knaben häufiger als Mädchen und insbesondere Frühgeborene und Kinder aus sozial schwachen Familien, das Ereignis ist im Winter häufiger als in den Sommermonaten.

Zahlreiche Ursachen wurden diskutiert. Am wahrscheinlichsten handelt es sich um Störungen der Atemkontrollmechanismen. Säuglinge haben im Schlaf sehr häufig Apnoen unterschiedlicher Dauer. Durch Unreife bzw. Vorschädigung könnten die Mechanismen beeinträchtigt sein, die für das Wiedereinsetzen der rhythmischen Atmung verantwortlich sind, wobei eine unzureichende Ansprechbarkeit des Atemzentrums auf den Anstieg des Kohlendioxids bei Apnoen in bestimmten Schlafphasen anzunehmen wäre.

20.6 Sofortmaßnahmen und Grundlagen der Therapie bei akzidentellen Vergiftungen

Das aufgenommene Gift muß so rasch wie möglich und so vollständig wie möglich *aus dem Körper entfernt werden.* Zur schnellen Magenentleerung eignet sich induziertes Erbrechen durch 20 ml Ipecac-Sirup:

Ipecacuanha extr. liq. DAB 7 ml,
Glycerin 10 ml,
Sirup ad 100 ml.

Der Sirup wird zusammen mit einem Becher Saft oder Tee gegeben. Kontraindikationen sind Bewußtlosigkeit und Lösungsmittel- oder Ätzmittelvergiftungen. Tritt das Erbrechen nicht innerhalb von 20 Min. ein oder steht der Sirup nicht zur Verfügung, wird mit Hilfe eines Schlauches eine Magenspülung vorgenommen. Spezielle Lehrbücher geben darüber Auskunft, welches *Antidot* oder welcher pharmakodynamische Antagonist im Einzelfall angezeigt ist; symptomatische Maßnahmen ergänzen die Behandlung. Giftinformationszentralen geben Auskunft über die Zusammensetzung von Handelspräparaten.

Bei **Säuren- und Laugenvergiftungen** dürfen Magenspülungen wegen der Perforationsgefahr nicht durchgeführt werden (S. 290). Der Versuch einer Neutralisierung kommt meist zu spät. Bei Alkalien verwendet man am besten Zitronensaft, bei Säuren gibt man Milch zu trinken. In allen anderen Fällen ist die Milchgabe unzweckmäßig, z. T. sogar schädlich, da sie die Resorption von Giftstoffen **fördern** kann.

Anhang: Arzneitherapie

G.-A. VON HARNACK

Arzneimittel sind in der Behandlung von Kindern **so sparsam wie möglich** einzusetzen. In jedem Falle muß geprüft werden, ob das Behandlungsziel nicht auf anderem Wege zu erreichen ist, und ob der erstrebte Gewinn größer ist als die Gefahr der möglichen Nebenwirkungen; denn grundsätzlich ist kein Medikament frei von Nebenwirkungen.

Wenn irgend möglich, wähle man die orale **Applikationsform.** Die rektale Zufuhr von Medikamenten hat zwar bei widerspenstigen Kleinkindern praktische Vorteile, doch schwankt die Resorption aus dem Darm in weiten Grenzen. Zur oralen Anwendung eignen sich besonders Tropfen und wohlschmeckende Säfte und Emulsionen. Kleine Dragées können in etwas Brei untermischt zugeführt werden. Nur bei erbrechenden oder bewußtlosen Patienten muß das Arzneimittel rektal gegeben werden, wenn man nicht zur parenteralen Applikation greifen will. Die parenterale Gabe beeinträchtigt das Kind psychisch am stärksten, ist aber in ihrer Wirkung am sichersten. Subkutan applizierte Medikamente werden langsamer resorbiert als intramuskulär gegebene.

Als Ort für die i.m.-Gabe eignet sich beim Säugling die Vorderseite des Oberschenkels besser als der obere äußere Quadrant des Gesäßes, da die gluteale Muskelschicht relativ dünn ist. Die intravenöse Zufuhr kommt vor allem für kontinuierliche Flüssigkeits- und Medikamentgaben in Frage. Bei längerer Dauer und hochkonzentrierten Lösungen droht immer die Thrombosegefahr.

Arzneibehandlung des Neugeborenen

Neugeborene reagieren auf zahlreiche Medikamente empfindlicher als Erwachsene. Dies hat mehrere Gründe. Zahlreiche *Entgiftungsmöglichkeiten* sind infolge Enzymunreife noch nicht voll entwickelt. So starben Neugeborene, denen Chloramphenicol prophylaktisch gegeben wurde, unter Zyanose und Atemnot (Gray-Syndrom), da sie Chloramphenicol nur unzureichend glukuronisieren konnten und das Medikament daher toxische Blutspiegel erreichte. Neugeborene, die vorsorglich mit Sulfonamiden behandelt wurden, erkrankten an einem Kernikterus (siehe S. 54), weil das Medikament Bilirubin aus seiner *Plasmaprotein-Bindung* verdrängte. Medikamente, wie Penicilline und Aminoglykoside, die vorwiegend über die Niere ausgeschieden werden, haben beim Neugeborenen eine stark verlängerte Plasma-Halbwertszeit wegen der *Unreife der Nierenfunktion*. Die Resorption aus dem Magen-Darmtrakt ist verzögert, wodurch das Wirkungsmaximum verspätet erreicht wird. Die *Haut* ist *leichter permeabel* als beim älteren Kind, so daß Anilinfarben, die zur Wäschekennzeichnung benutzt werden, beim Neugeborenen zur Methämoglobinämie führen können.

In der ersten Lebenszeit dürfen nur erprobte Medikamente verwendet werden, deren Invasions- und Eliminationsgrößen in dieser Lebensspanne bekannt sind.

Medikamentöse Therapie beim Säugling und älteren Kind

Jenseits der Neugeborenenperiode steigt die Fähigkeit des Säuglings, Medikamente zu entgiften und auszuscheiden, rasch an und erreicht ihr Maximum mit ca. drei Monaten. Um bei Kindern dieses Alters gleiche Wirkspiegel wie beim Erwachsenen zu erzielen, muß man ihnen pro kg Körpergewicht in vielen Fällen eine doppelt so große Dosis geben wie den Erwachsenen. Während in diesem Alter das Körpergewicht rund $1/12$ des Erwachsenengewichtes beträgt (5,5 gegen 65 kg siehe Tabelle 77), muß also die Dosis $1/6$ betragen. Dies entspricht der Größe der Körperoberfläche verglichen mit der Oberfläche von Erwachsenen (0,29 gegen 1,74 m²).

Eine allgemeingültige Dosierungsregel gibt es nicht, doch lassen sich zahlreiche Medikamen-

Anhang: Arzneitherapie

Tabelle 77. Merkregel zur Ermittlung der Kinderdosen von Medikamenten, welche sich nach Körperoberfläche dosieren lassen

Alter (Jahre)	Durchschnittsgewicht (kg)	Kinderdosis als Anteil der Erwachsenendosis
¼	5,5	⅙
½	7,5	⅕
1	10	¼
3	14	⅓
7½	24	½
12	38	⅔
Erwachsene	65	1

te nach der Körperoberflächenregel dosieren (Tabelle 77). Hierzu zählen u. a. Sulfonamide und die meisten Antibiotika, Schilddrüsenhormone, Digitalis und zahlreiche Antiepileptika. Weicht das Kind mit seinem Gewicht vom Altersmittel ab, so wird das Gewicht und nicht das Alter als Bezugspunkt gewählt. Tabelle 78 bringt einige Beispiele für Medikamente, die nach Körperoberfläche dosiert werden können. Daraus lassen sich die Beziehungen der Erwachsenendosen zu den Kinderdosen ablesen.

Einige Medikamente, wie z. B. Zytostatika, werden in allen Altersstufen gewichtskonstant dosiert. Beim Morphin ist die Dosis/kg Körpergewicht beim Kinde **niedriger** als beim Erwachsenen, bei zahlreichen Beruhigungs- und Kreislaufmitteln ist die Dosis/kg Körpergewicht bei Kindern – im Vergleich zu Erwachsenen – **noch höher** als es der Körperoberflächenregel entsprechen würde. Einzelheiten müssen Fachbüchern entnommen werden (z. B. V. HARNACK: Pädiatrische Dosistabellen. Mittlere Gebrauchsdosen kinderärztlich verwendeter Medikamente. 8. Aufl. Stuttgart: Dtsch. Apotheker Verlag 1984).

Eine Dosisregel kann immer nur einen Anhalt für die voraussichtlich optimale Dosis in den verschiedenen Altersstufen geben. Je nach der Reaktion des betreffenden Kindes wird die „mittlere Gebrauchsdosis" durch Korrektur zur individuell wirksamen Dosis.

Tabelle 78. Dosen einiger Medikamente, die nach Körperoberfläche dosiert werden können. Angabe der Dosen pro m² Körperoberfläche und pro kg Körpergewicht sowie der absoluten Dosen in den einzelnen Altersstufen

Medikament	Dosis pro m² Körperoberfläche	Dosis pro kg Körpergewicht		Absolute Dosis im Alter von .. Jahren						Dosiseinheit
		3 Monate alt	Erwachsene	¼	½	1	3	7½	12	Erwachsene	
Streptomycin i.m.	580	30	15	170	200	250	330	500	670	1000	mg
Lincomycin p.o., i.v.	700	36	18	200	240	300	400	600	800	1200	mg
Erythromycin p.o.	870	45	23	250	300	370	500	750	1000	1500	mg
L-Thyroxin p.o.	100	5,3	2,7	30	35	45	55	85	115	175	µg
Oxacillin i.m., i.v.	1150	60	30	300	400	500	700	1000	1300	2000	mg
Atosil p.o.	23	1,2	0,6	7	8	10	13	20	26	40	mg
Cephacetril i.v.	350	18	9	1000	1200	1500	2000	3000	4000	6000	mg

Literaturverzeichnis

Auf Literaturangaben wurde aus Raumgründen verzichtet. Ausführliche Darstellungen der Kinderheilkunde findet der Leser in folgenden Lehrbüchern:

BACHMANN, K. D., EWERBECK, H., JOPPICH, G., KLEIHAUER, E., ROSSI, E., STALDER, G. R. (Herausg.): Pädiatrie in Praxis und Klinik. 3 Bände. Stuttgart: Thieme 1978/79.

EWERBECK, H.: Differentialdiagnose von Krankheiten im Kindesalter. 2. Aufl. Berlin-Heidelberg-New York: Springer 1984.

FANCONI, G., WALLGREN, A.: Lehrbuch der Pädiatrie. 9. Aufl. Basel-Stuttgart: B. Schwabe 1972.

FEER, E. (Herausg. von F. J. Schulte u. J. Spranger): Lehrbuch der Kinderheilkunde. 25. Aufl. Stuttgart: G. Fischer 1985.

VON HARNACK (Herausg.): Therapie der Krankheiten des Kindesalters. 3. Aufl. Berlin-Heidelberg-New York: Springer 1985.

VON HARNACK, G.-A., HÖVELS, O.: Examens-Fragen Kinderheilkunde. 3. Aufl. Berlin-Heidelberg-New York: Springer 1980.

HERTL, M.: Pädiatrische Differentialdiagnose. Stuttgart: Thieme 1977.

HÖVELS, O.: Untersuchung des Kindes. In: Anschütz: Die körperliche Untersuchung. 3. Aufl. Berlin-Heidelberg-New York: Springer 1978.

KELLER, W., WISKOTT, A. (Herausg. von K. BETKE u. W. KÜNZER): Lehrbuch der Kinderheilkunde. 5. Aufl. Stuttgart: G. Thieme 1984.

SIMON, C. (Herausg.): Klinische Pädiatrie, Ein Lehrbuch der Kinderheilkunde. 4. Aufl. Stuttgart-New York: Schattauer 1983.

Englisch sprechenden Lesern ist zu empfehlen:

Nelson Textbook of Pediatrics. Herausg.: BEHRMANN, R. E., VAUGHAN, V. C.: 12. Aufl. Philadelphia-London-Toronto: W. B. Saunders 1983.

Sachverzeichnis

Die *kursiv* gedruckten Zahlen zeigen die Stellen an, an denen jeweils die Hauptbehandlung eines Stichwortes erfolgt.

Abdominaltuberkulose 174
Abdominaltyphus 167
Aberration, gonosomale 122
A-Betalipoproteinämie 85, *181*
AB0-Erythroblastose 53
AB0-System 55, *198*
Absencen 384
Absence-Epilepsie 384
Absence-Status 384
Abstillen 65
Abszeß, perityphlitischer 304
Abt-Letterer-Siwesche Krankheit 213
Abwehrfaktoren 63
Achalasie 289
Achondroplasie 21, *338*, 339
Acquired Immune Deficiency Syndrome 58, *149*, 183
ACTH 106, *108*
Adamantanamin 136
Adeno-Viren 367
Adenohypophyse 106
Adenoma sebaceum (Pringle) 390
Adenome, chromophobe 108
Adenotomie 254
Adenovirus-Erkrankungen 151, 248
ADH-Abgabe 319
Adiponecrosis subcutanea neonatorum 43
Adipositas *18*, 405
Adiposo-Gigantismus 16, 19
Adiuretin 105, *108*
Adoption 400
Adoptionsstellen 400
Adrenocorticotropes Hormon 105
Adrenogenitales Syndrom 22, *114*, 121
Adriblastin 210
Adversivkrämpfe 385
Aerophagie 292
Äthanoltest 217
Affektkrämpfe 389, *407*
Afibrinogenämie 215
Agalaktie 65
Aggressivität 411
Agranulozytose 127, *206*, 207
Ahornsirupkrankheit 74

A-Hypervitaminosen 103
AIDS 58, *149*, 183
Akne juvenilis 362
Akrodynie 370
Akromegalie 108
Akromikrie 107
Aktinomykose 278
Akzeleration 4
Albinismus 74
Albright-Syndrom 349
Albumin-Schranke 54
Albumin-Test 266
Aldersche Granulationen 89, *205*
Aldosteron 115, 319, 328
Aldosteronmangel 115
Alexan 210
Alkali-Denaturierungsmethode 198
Alkalose 98
–, metabolische 98, 99
–, respiratorische 98
Alkaptonurie 74
Alkoholsyndrom, fetales 24
Allergene 63, 186
Allergenkarenz 271
Allergie 67, *184*, 186
Allergische Dermatosen 362
Allergosen 184
Alloantikörperanämie 203
Alopecia areata 362
–, luica 176
– maligna 352
–, symptomatica diffusa 362
Alpha 1-Antitrypsinmangel 22, *181*, 316
9-alpha-Fluorokortisol 115
Alport-Syndrom 23, *322*, 324
Altinsulin 82
Alveolitis, allergische 271
Amaurotische Idiotie 86
Amelie 342
Amenorrhoe 119
Amethopterin 210
Aminoazidämien, passagere 71
Aminoazidurien *77*, 328
Aminosäurenstoffwechsel, Störungen 71
Amnion-Nabel 28

Amnionzellkultur 75
Amniozentese 25, 86
Amöbenruhr 180
Amphotericin B 359
Amylo-1,6-glukosidase 79
Amylo-1,4-1,6-Transglukosidase 79
Amyloidose 192
Anämien, aregeneratorische 199
–, hämolytische 52, 54, *201*, 203, 316
–, hyporegeneratorische 199
–, kongenitale hämolytische 202
–, kongenitale hypoplastische 200
–, kongenitale nichtsphärozytäre hämolytische 202
–, kongenitale sphärozytäre 202
–, perniziosiforme 200
–, toxisch-hämolytische 204
Analatresie 36, 38, 39, *301*
Anaphylaktischer Schock 184
Anaphylaxie 184
Andersen-Syndrom 79
Androgene 113
Anenzephalie 23, 36
Aneurysma, arteriovenöses 365
Anfälle, astatische 384
–, myoklonische 384, 387
–, tonisch-klonische 381
–, zentrenzephale 383
–, zerebrale 381
Anfallsäquivalente 385
Angina follicularis 254
– lacunaris 254
– retronasalis 253
– tonsillaris 254
– ulcero-membranacea 254
Angiohämophilie 218
Angiokardiographie 229
Angiomatose, zerebrocutane 365, *390*
Angiopathie, diabetische 82
Angstsymptome 411
Angulus infectiosus 356

Anilinfarben 12, 203, 418
Anorchie 120
Anorexia nervosa 16, *407*
Anpassungsstörungen 11
Anti-D-Gammaglobulin 53
Antibiotika 419
Antidiuretisches Hormon 319
Antidot 417
Antiepileptika *388*, 419
Antihämophiles
  Globulin A 215
  – Globulin B 215
Antikörper,
  agglutinierende 184
  –, antinukleäre 192
  –, blockierende 184
  –, humorale 125
  –, präzipitierende 184
Antikörpermangelsyndrom 17, 182
  –, symptomatisch erworbenes 182
  –, transitorisches 182
Anti-Rh-Gammaglobulinprophylaxe 53
Antistreptolysintiter 195
Antithrombine 216
Antituberkulotika 175
α₁-Antitrypsin-Mangel 181, 316
Antrotomie 256
Anurie 323, *327*
Aortenbogen, Anomalien 240
  –, doppelter *240*, 288
Aorteninsuffizienz 241
Aortenisthmusstenose *239*, 240
Aortenstenose 237, 238, 240
Apert-Syndrom 21
Apgar-Index *27*, 44
Aplasia cutis 353
Aponti PKU-Diät 73
Apophysitis calcanei 348
Appendizitis 303
Arabinosid 136
Arachnitis adhaesiva 376
Arachnodaktylie 340
Arbor Enzephalitis 369
Arbor Viren 367
Area medullovasculosa 364
Argininsuccinurie 76
Ariboflavinose 104
Armstrong-Virus 368
Arnold-Chiari-Syndrom 364
Arteriosklerose 85
Arthritis, juvenile rheumatoide 190
  –, postinfektiöse 195, 196
  –, rheumatoide 190
  –, septische 196
Arthus-Phänomen 184

Arylsulfatase A 88
Arzneimittel-Dosierung 418
Arzneimittelreaktionen 163, *417*
Arzneitherapie 418
Ascaridiasis 317
Aseptische Knochennekrosen 347
Askaridenlarven 317
l-Asparaginase 210
Asphyxie 44
Aspiration 50
Asthma bronchiale 185, 268
Asthmatiforme Bronchitis 260
Astrozytom 223, *376*
Ataxia teleangiektatica 181, *183*
Ataxie *369*, 380
Atelektase 260, *271*
Atemfrequenz 246
Atemnotsyndrom 34, 47, *48*, 50
Atemwegsinfekt 248
Atemwegswiderstand 246
Athetose 379
Athyreose *109*, 111
Atonisch-astatisches
  Syndrom 379
Atopie *184*, 185
Atosil 419
Atresia ani 301
  – recti 301
Atrio-Ventrikular-Kanal,
  persistierender 232
Atrophie 16, 17
Aufwach-Epilepsie 384
Aurikularanhänge 38
Austauschtransfusion 55
Autismus, frühkindlicher 409
Autoaggressionskrankheiten 187
Autoantigene 187
Autoantikörper 187
Autoantikörperanämien 203
Autogenes Training 404
Autoimmunkrankheiten 187
Autosomen-Aberrationen 21
Azetonämisches
  Erbrechen 284, 405
Azidogenese 319
Azidose, metabolische 11, *98*
  –, respiratorische 11, *98*, 99
  –, tubuläre 92, *329*
Azidoseatmung, Kußmaulsche 308

Bakteriaemie 169
Bakteriendauerausscheider 167
Balanitis 337

Bandwurm 318
Bartter-Syndrom 330
Basalzellnaevus-Syndrom 22
Bauchtyphus 166
Bauchwandmuskulatur,
  Aplasie 39
Baumwollsaatöl 68
B-Avitaminosen 104
BCG 130
Beckengürtelform
  (Duchenne) 391
Bednar-Parrotsche
  Pseudoparalyse 176
Beikost 69
Benzin-Pneumonie 278
Beri-Beri 104
Bezoar 295
Bienenstich 253
Bifidumflora 13
Bitotsche Flecke 103
Blackfan-Diamond-
  Anämie 200
Blasenentleerungsstörungen 336
Blasenekstrophie 39, *336*
Blasenfremdkörper 332
Blasenhalsstenose 336
Blasensteine 332
Bleianämie 204
Blinzeltic 408
Blitz-Nick-Salaam-
  Krämpfe 386
Bloom-Syndrom 16
Blutaustausch 55, 56
Blutbildung 198
Blutdruck 227
Bluterkrankheit 219
Bluterkrankungen 198
Blutgerinnung 216
Blutgruppeneigenschaften 198
Blutgruppeninkompatibilität 53
Blutkultur 169
Blutschwamm 354
Blutstillung 214
Blutthrombokinase 215
Blutthrombokinase-Bildungstest 216
Blutung, epidurale 40, *373*
  –, intrakranielle 40
  –, intrazerebrale 40
  –, Rückenmark 41
  –, supratentorielle 40
Blutungsanämien 204
Blutungszeit 216
Blutvolumen 12, 199
BM-Test Meconium 266
BNS-Krämpfe 386
Bobath-Methode 380
Booster-Reaktion 126

Bordetella parapertussis 157
– pertussis 156
Bornholmer Krankheit 154
Botriocephalus latus 200
Botulismus 135
Brachyösophagus 288
Brachyzephalus 341
Brandschäden 415
Brechneigung 405
Bronchialasthma 185, *268*
Bronchialbaum 274
Bronchialkatarrh 261
Bronchiallymphknoten-
 perforation 172
Bronchiallymphknoten-
 tuberkulose 172
Bronchiektasen 262
Bronchiolitis 152, 248, *260*
Bronchitis 260
–, asthmatiforme 260
– capillaris 260
–, chronische 261
–, obstruktive 260
–, spastische 260
Bronchographie 262
Bronchopneumonie,
 miliare 276
Bronchopneumonien 275
Bronchoskopie 248
Bronchustuberkulose 172, 173
Brucellose 135
Brushfield-Flecken 37
Brustdrüsenschwellung 13
Brustpflege 66
Bürger-Grütz-Syndrom 85
Bulbärparalyse 371
Bundesseuchengesetz 135
Burkitt-Typ 148, *212*, 224
Buscopan 285
Busulphan 210

C21-Hydroxylasemangel 113
Cafergot 375
Calmurid 352
Calvé-Legg-Perthes-Er-
 krankung 347
Campylobacter jejuni 168
Canalis egestorius 291
Candidamykose 358
Candidasepsis 359
Candidiasis 358, 359
–, chronisch mucocutane 181, *183*
Canesten 359
Caput natiforme 176
– obstipum musculare 343
– quadratum 102
– succedaneum 42
Carbamazepin 388
Cardiolipin-Reaktion 178

Carditis rheumatica 241
Cephacetril 419
Ceruminalpfropf 255
Chassaignac-Syndrom 371
Cheilognathopalatoschisis 38
Chlamydia psittaci 277
–, Trachomatis 59
Chloramphenicol 52, *418*
Chloronase 109
Chloroquin 194
Chlorpropamid 109
Choanalatresie 38, *248*
Choanalstenose 38
Choledochuszyste 311
Cholelithiasis 316
Cholera 134, 135, 168
Cholesteatom 256
Cholesterin 84
Cholezystitis 316
Chondrodystrophie 40, *338*
Chorea minor 194
Choreoathetose 379
Choriomeningitis 368
Chorioretinitis, luische 177
Chromatinkörperchen 122
Chromosomen 20, 21
Chromosomenabschnitte,
 Deletionen 20
Chvosteksches Zeichen 93
Chylothorax 281
Clavicularfraktur 43
Clearance 320
Clonazepam 388
Clostridium botulinum 135
– tetani 165
Clotrimazol 359
Cockayne-Syndrom 16
Coeruloplasmin 394
Coli-Enteritis *168*, 306
Coli-Meningitis 366
Colitis ulcerosa 304
Commotio *371*, 416
Conjunctivitis gonorrhoica 59
– phlyctaenulosa 172
Conn-Syndrom 116
Contre-coup 372
Contusio cerebri *372*, 416
Convoluted-Cell-Typ 212
Convulex 388
Cooley-Anämie 203
Coombs-Test 55, 204
Cori-Syndrom 79
Cornelia de Lange-
 Syndrom 14
Corticotrophin Releasing
 Hormon 115
Corynebacterium
 diphtheriae 154
– Listeria monocytogenes 168
Coryza 176

Coxiella burneti 277
Coxitis tuberculosa 175
Coxsackie A 151, *154*
– B 58, 151, *154*, 369
Coxsackieviren 151, 311
Coxsackievirus-Erkrankun-
 gen 151, 311
Crasnitin 210
Credé-Prophylaxe 59
Cri du chat-Syndrom 14, *20*
Crigler-Najjar-Syndrom 52
Crohnsche Krankheit 297
Croupöse Pneumonie 276
Crouzonsche Krankheit 340
Crush-Syndrom 330
Cushing-Syndrom 15, *108*, 114
Cutis hyperelastica 353
Cyclophosphamid 210
Cytosin-Arabinosid 210

Dakryozystitis 252
Daktar 359
Daraprim 179
Darmparasiten 317
Daumenlutschen 410
Daunoblastin 210
Daunorubicin 210
DDT 65
Debilität 392
Defektkoagulopathien *219*, 220
Defektproteinämie 181
Dehydratation 95, 306, *307*
7-Dehydrocholesterin 101
Dellwarzen 360
Dementia infantilis
 (Heller) 393
Demenz 392
Denver-Entwicklungsskalen 9
Dermalsinus 364
Dermatitis ammoniacalis 361
– exfoliativa neonatorum
 Ritter von Rittershain 357
– intertriginosa 361
Dermatomykosen 357
Dermatomyositis 164, *189*
Dermatophyten 357
Desamino-8-D-Arginin-Vaso-
 pressin 109
Desinfektion 128
Desquamatio neonatorum 28
de Toni-Debré-Fanconi-
 Syndrom 76, *77*, 329
D-Hypervitaminose 94
Diabetes der Mutter 24, 60
– insipidus neuro-
 hormonalis 108
– insipidus renalis 329
– mellitus *81*, 183
Diabur-Test 84

Dialyse, extrakorporale 325, 327
Diagnostik, pränatale 25
Diaphanoskopie 373
Diarrhoe, osmotische 306
–, sekretorische 306
Dickdarmerkrankungen 300
Dickdarmpolypen 305
Di George-Syndrom 181, *183*
Digoxin *243*, 419
Dihydroxycholecalciferol 101
Dinatrium cromoglicicum 270
2,3-Diphosphoglyceromutase-Mangel 202
Diphtherie 135, *154*
Diphtherieschutzimpfung 131
Diplegia spastica infantilis 379
Disaccharidase-Mangel 17
Disaccharidintoleranz, erworbene 80
Dispositionsprophylaxe 128
Divertikulitis 296
Dociton 235
Dolichokolon 303
Dolichosigma 303
Dolichozephalus 341
Doppelniere 334, 335
Dosisregel 419
Douglas-Abszeß 303
Down-Syndrom 20, *37*
Doxorubicin 210
Drainage, ventriculo-auriculäre 378
Dreifußzeichen 153
Dreitagefieber 137, *141*, 162
Drogenabhängigkeit 412
Drogenmißbrauch 412
Drüsenfieberzellen 149
Ductus arteriosus 12
– arteriosus apertus 141, *229*
– omphaloentericus 39
– parotidicus 147
– thyreoglossus 39, 109
Dünndarm-Erkrankungen 295
–, Stenose 295
Dünndarmatresie 36, 38, *295*
Dünndarmverschluß 36, 295
Dünndarmvolvulus 295
Duodenalatresie 36, 38, *293*
Duodenalstenose 293
Duodenalulkus 294, 295
Duodenalverschluß 36
Duodenitis 294
Durchfallerkrankungen 305
Durchschlafstörungen 405
Dysenterie 168
Dysfunktion, leichte zerebrale 380, *408*
Dysgrammatismus 409
Dysostosen, enchondrale 338

Dysostosis cleido-cranialis 339
– craniofacialis 340
– multiplex 339
Dyspepsie 307
Dyspepsiekoli 168, *307*
Dysplasie, bronchopulmonale 49, 279
–, fibröse 349
Dyspnoe 247
Dysproteinämie 181
Dystonie, vegetative 111
Dystrophia adiposogenitalis Fröhlich 18, 107
– musculorum progressiva, bösartige (Duchenne) 391
– musculorum progressiva (Becker) 392
– musculorum progressiva (Erb) 391
Dystrophie 16
–, intrauterine 15, 30

Eaton agent 152
Echinococcus granulosus 315
ECHO-Viren 151, 367
ECHO-Viruserkrankungen 151, 154
EEG-Untersuchung 387
Ehlers-Danlos-Syndrom 221
Einschlafstörungen 405
Eisenhut 416
Eisenmangelanämie 34, *200*
Eisenmenger-Syndrom 233
Ektodermale Dysplasie 353
Ektodermose, pluriorifizielle 187, *361*
Ekzem 354
–, endogenes 354
–, mikrobielles 356
–, seborrhoisches 355
–, vulgäres 355
Ekzema herpeticatum 144, 146, 355, *360*
– infantum 185
– vaccinatum 355
Elektrokardiogramm 227
Elektrolyt-Störungen 94
Elektrolytdefizit 97
Elektrolyttherapie *87*, 310
Elliptozytose 201, *202*
Embryopathie 24
Emphysem 271
–, kongenitales lobäres 250
Empyem 275
Enchondrale Dysostosen 338
Endemie 128
Endocarditis lenta 241
Endokard, Fibroelastose 240
Endokarditis, bakterielle 192, *241*

Endokrine Drüsen, Erkrankungen 105
Endotoxine 124
Endoxan 210
„enges Segment" 302
Enkopresis 407
Enteritis, enzephalotoxische 308
– infectiosa 135
– regionalis 297
Enterobius vermicularis 317
Enterokinase-Mangel 316
Enterokolitis, neonatale nekrotisierende 34, *58*
Enteroviren 151, 367
Entwicklung 1
–, körperliche 1
–, seelische 8
–, statisch-motorische 8
Entwicklungstests 9, 403
Entwicklungsverzögerung, konstitutionelle 14, *119*
Enuresis 406
Enzephalitis 368
–, postvakzinale 369
–, sekundäre 369
–, übertragbare 135
Enzephalomyelitis 368
Enzephalopathie, akute konvulsive 369, *373*
–, akute vaskuläre 373
–, myoklonische 370
Enzephalozelen 364
Eosinophiles Granulom 214, 350
Ependymom 223
Epidemie 128
Epidemiologie 124
Epidermale Nekrolyse 363
Epidermolysis bullosa hereditaria 352
Epidermophytie 358
Epiglottitis, akute phlegmonöse 258, *259*
Epikanthus 37
Epilepsie 285, *382*
–, photogene 387
Epilepsie-Äquivalente 285
Epiphysendysgenesie 110
Epiphysenfugen 6
Epiphysenlösung des Schenkelkopfes 347
Epiphysiolysis capitis femoris 347
Epispadie 337
Epistaxis 251
Erb-Duchenne-Lähmung 42

Erbleiden, autosomal dominant 21

Sachverzeichnis

Erbleiden, autosomal rezessiv 21
Erbleiden, X-gekoppelt rezessiv 22
Erbleiden, X-gekoppelt dominant 23
Erbrechen 283
–, azetonämisches 284
–, habituelles 284
Erdheim-Tumor 376
Ergenyl 388
Erhaltungsbedarf für Elektrolyte 97
– für Wasser 96
Erkältung 150, *248*
Ernährung 61
–, künstliche 67
Ernährungsplan 69
Ernährungsstörung 305
Ersticken 414
Ertrinken 415
Erysipel 127, *160*
Erythema anulare 194
– exsudativum multiforme 143, 163, *361*
– infectiosum 137, *142*, 161
– migrans 371
– nodosum 172, *361*
Erythematodes *188*, 322
Erythroblastopenie, akute 200
Erythroblastosis fetalis 53
Erythrodermia desquamativa Leiner 361
– ichthyosiformis congenita Brocq 352
Erythromycin 419
Erythrozyten 198
Erythrozytenverweildauer 199
Erziehungsberatungsstellen 404
Erziehungsfragen 9
Erziehungshilfen, öffentliche 400
Escherichia coli-Enteritis 168, 306, *307*
Eßverhalten, Störungen des 405
Ethambutol 175
Ethosuximid 388
Eunuchoidismus 119
Ewing-Sarkom 224, *350*
Exanthema allergicum 28, 137
– subitum 137, *141*, 162
Exostose, kartilaginäre 348
Exotoxine 124
Expositionsprophylaxe 128
Exsikkose 95, 306, *307*
Extrakorporale Dialyse 327
Extrasystolen, ventrikuläre 245

Facialisparese 41, 371
Fadenpilz-Erkrankungen 358
Faktor I 215
– II 215
– III 215
– IV 215
– V 215
– VII 215
– VIII 215
– VIII-Präparate 219
– IX 215
– IX-Präparate 219
– X 215
– XI 215
– XII 215
– XIII 215
Fallotsche Tetrade 233
Fanconi-Anämie *200*, 217
Fasciola hepatica 315
Favismus 202
Favistan 112
Fazialisparese 41, 371
Feersche Krankheit 370
Fehlbildungen 23
Feiung, stille 125
Feminisierung, testikuläre 123
Ferrichloridprobe 72
Fertigbreikost 70
Fertignahrungen 69
Fetalkreislauf 12, 240
Fetopathie 24
α_1-Fetoprotein 311
Fett 62
Fettstoffwechsel-Störungen 84
Fettsäuren 62
Fettsucht *18*, 405
Feuermal 353
Fibrinbildung 215
Fibrinogen 215, 323
Fibrinolyse 216
Fibrinstabilisierender Faktor 215
Fibroelastose des Endokards 240
Fibroplasie, retrolentale 34
Fieber, haemorrhagisches 135
Fieber, transitorisches 13
Fieberkrämpfe 381, 382
Fischschuppenkrankheit 352
Fistel, ösophagotracheale 249
Flachwarzen 65
Fleckfieber 135
Fluchtreflex 29
Flüssigkeit, extrazelluläre 95
–, intrazelluläre 95
Flüssigkeitsbedarf 63
Flüssigkeitsresorption 64
Flüssigkeitstherapie *97*, 310
Fluid-lung 272
Fluimucil 267

Fluor vaginalis albus 337
Fluoreszenz-Treponemapallidum-Test 178
Fluorid 398
Flush-Methode 227
Follikelstimulierendes Hormon 105, 106
Foramen ovale 231
– primum 231
Fortlaufen 411
Fototherapie 52, 56
Frauenmilch 61, *64*
Fremdkörperaspiration 260
Friedreich-Ataxie 391
Fröhlich-Syndrom 107
Fruchtwasser 45
–, Aspiration 50
Frühabnabelung 12
Früherkennung von Krankheiten 398
Frühgeborene, Megazephalus 32
–, Pflege 32
–, Prognose 35
–, Rachitis 91
–, Überlebensrate 35
Frühgeborenenanämie 34, *201*
Frühgeborenenzentrum 32
Frühgeburt 30
Frühinfiltrat, infraklaviküläres 174
Frühreife, partielle 118
Frühsommer-Meningoenzephalitis 134, *369*
Frühsterblichkeit 396
Fruktokinase 78
Fruktose-1-phosphataldolase 78
Fruktoseintoleranz 78
Fruktosurie 78
FSF-Mangel 215
FSH 105
Fuchs-Stevens-Johnson-Syndrom 361
Fucidin 357
Fütterung nach Bedarf 69
Fütterungstuberkulose 170
Funiculo-Orchidolyse 120
Furunkulose 356
Fußdeformierungen 345

Galaktokinase-Mangel 78
Galaktosämie 22, 52, *77*
Galaktose 62
Galaktose-1-phosphat 77
Galaktose-1-phosphat-uridyltransferase 77
β-Galaktosidase 86
Galaktosurie 78
Galakto-Zerebrosid 87, 88

Gallenblasen-
  erkrankungen 316
Gallengangsatresie 52, 310
Gallengangsstenose 311
Gallensteinbildung 202
Gallenwegsatresie 36, 310
Gamma-Globulin 129
Gangliosid 87
Gangliosidose 86
Ganzkörperplethysmo-
  graphie 269
Gargoylismus 90
Gasbrand 135
Gastritis 293
Gastroschisis 39
Gaucher-Zellen 88
Gauchersche Krankheit *87*,
  393
Gaumenmandeln, Entzün-
  dung 254
Gaumenspalte 36, 38
–, isolierte 36
Gebrauchsdosis, mittlere 419
Geburtsgeschwulst 28, 42
Geburtsgewicht 1
Geburtstrauma, Zentral-
  nervensystem 40
Gedächtnis 8
Gedeihstörungen 16, 17, 18
Gefäßmißbildungen 229
Gehirn Frühgeborener 32
Gehirnwachstum 5
Gehörgangsatresie 38
Gelbfieber-Impfung 134
Gelenke 338
Gemüsebrei 70
Genetik 20
Genitalorgane 117
Genius epidemicus 128
Gerinnung, disseminierte intra-
  vasale 220
Gerinnungsinhibitoren 216
Gerinnungszeit 216
Geschlechtsbestimmung 117
Geschlechtschromosomen-
  Aberrationen 21
Geschlechtsentwicklung 116
Geschlechtsorgane, Erkran-
  kungen 337
–, Fehlbildungen 337
Geschlechtsreife 5
Gestagene 123
Gesundheitsämter 398
Gesundheitserziehung 398
Gewebsthrombokinase 215
Gewichtswachstum 2
–, intrauterines 1
Gewohnheiten, pathologi-
  sche 410
Giardiasis 180

v. Gierke-Syndrom 78
Gigantismus, hypo-
  physärer 108
Gleithoden 120
Gliadinintoleranz 298
Glitzerzellen 332
Globoidzell-Leuko-
  dystrophie 88
Glomerulonephritis,
  akute 160, *321*
–, chronische 324
–, epimembranöse 326
–, hypertonisch-vaskuläre 324
–, membranproliferative 326
–, proteinurisch-
  ödematöse 324
Glomerulosklerose 326
Glomerulopathie,
  membranöse 326
Glomerulus, Erkrankun-
  gen 321
Glottisödem 257
Glukagon 81
Glukokorticoid 14, 113
Glukose-6-phosphatase-
  Mangel 78
Glukose-6-Phosphatdehydro-
  genase-Mangel 202
Glukosurie, renale 329
Glukotest 81
Glukozerebrosidose 87
Glukuronyltransferase 52, 65
Glutamat-Oxalazetattrans-
  aminase 312
Glutamat-Pyruvattrans-
  aminase 312
Glutathionreduktase-
  Mangel 202
Gluten 298
Glykogenmangel-Krank-
  heit 79
Glykogenosen 78
Glykogenspeicherkrank-
  heit *79*, 242
Glykogenstoffwechsel-
  Störungen 78
Glykogensynthetase-
  Mangel 79
Glyzin 76
Goldregen 416
Goldtherapie 193, 194
Gonaden 116
Gonadendysgenesie 20
Gonadotropine 118
Gonitis tuberculosa 175
Grand mal 384
Grand mal-Status 384
Granulom, eosinophiles *214*,
  350

Granulomatose, progressive,
  septische 205
Granulomatosis infanti-
  septica 169
Gray-Syndrom 418
Greifreflex 29
Grippale Infekte 152
Grippe 152
Grippe-Croup 152
Grippepneumonie 152, 277
Grippevirus 152, 277
Größenentwicklung 13
Großwuchs, familiärer 16
Gürtelrose 145
Guillain-Barré-Syndrom 371
Gummen 177
Guthrie-Hemmtest *72*, 74

Hackenfuß 40, *345*
Hackenfußähnliche Deformie-
  rung 30
Haemangioma caverno-
  sum 354
Hämarthrose 219
Haematemesis 51
Hämatokrit 198
Hämatom, subdurales 372
Hämaturie 322, 326
Hämodialyse 325, *327*
Hämoglobin 198
– C-Krankheit 203
– F 12, 61, 198, 203
Hämoglobinopathien 203
Hämoglobinurie 201
Haemo-Glukotest 84
Hämolyse durch exogene
  Auslösung 203
– durch Fermentdefekt 202
Hämolytisch-urämisches
  Syndrom 323
Hämolytische Krisen 202
Hämophilie A 22, 197, 215, *219*
– B 22, 197, 215, *219*
Haemophilus influenzae 196,
  258, 259
Hämorrhagische
  Diathesen 214
Hämostase 214
Hageman-Faktor 215
Hallermann-Streiff-
  Syndrom 14
Halslymphknoten-Tuber-
  kulose 174
Halszysten 39
Hamartom 118
Hamburg-Wechsler-
  Intelligenztest 403
Hamman-Rich-Syndrom 279
Hand-Schüller-Christiansche
  Krankheit *213*, 350

Haptoglobin 201
Harnbereitung 319
Harnsteine 332
Harnstoff-Clearance 321
Harnstoffzyklus 76
Harnwege, Erkrankungen 330
Harnwegsinfektion 330, 331
Harrisonsche Furche 102
Hartnup-Syndrom 77
Haschisch 412
Hashimoto-Syndrom 112
Hautdiphtherie 155
Hautkrankheiten 352
–, pilzbedingte 357
Haut-Nabel 28
Hautsoor 358
Hautsyphilid 177
Hb F 12, 51, 198, 203
Hefepilzerkrankungen 358
Heimunterbringung 400
Heinzkörper 203
Hellersche Krankheit 393, *395*
Helmex 317
Hemiplegia spastica infantilis 378
Hemiplegie, akute infantile 374
Hepatitis, chronisch-aktive 314
–, chronisch-persistierende 314
– epidemica 135, *311*
–, fulminante 313
–, Neugeborene 311
Hepatitisvirus A und B 58, 134, *311*, 312
Hepatitis-B-Schutzimpfung 133
Hepatoblastom 222, 223
Herbstzeitlose 416
Herdanfälle 385
Heredoataxie 391
Heredopathia atactica polyneuritiformis 88
Hermaphroditismus 121
Hernien 318
–, paraösophageale 288
Heroin 412
Herpangina 151, 154, *255*
Herpes corneae 146
– febrilis 146
– genitalis 147
– labialis 146
– simplex 57, 143, *145*, 146, 311, 359
– solaris 146
Herpes-Enzephalitis 146, *369*
Herpes-Sepsis 146
Hers-Syndrom 79
Herter-Heubnersche Krankheit 297
Herumtreiben 411

Herzerkrankungen 227
Herzfehler 23, 39, 164
Herz- und Gefäßmißbildungen 229
Herzinsuffizienz 242
–, Behandlung 242
Herzrhythmusstörungen 244
Herzschmerzen 410
Herzsondierung 228
Heuschnupfen 184, 185, *252*
Hexachlorcyclohexan 352
Hexenmilch 13
Hiatus leucaemicus 209
Hiatushernie *288*, 289
Hirnabszeß 376
Hirndrucksymptome 375
Hirnschäden, geburtstraumatische *41*, 59
Hirnsklerose 376, 390, 394
Hirntumoren 223, *376*
Hirnvenen-Thrombosen 373
Hirschsprungsche Krankheit 23, *301*, 302
Histamin 185
Histidasemangel 76
Histidinämie 76
Histiocytosis X *213*, 350
Hitzeschädigungen 415
Hochwuchs, eunuchoider 16
Hodenektopie 120
Hodeninsuffizienz 122
Hodenretention 120
Hodentorsion 337
Hodgkinsche Krankheit *212*, 282
Hohlwarzen 65
Homogenisierung 68
Homogentisinsäure 74
Homozystinurie 22, 75
Hornerscher Symptomenkomplex 42
Hospitalismus, seelischer 17, *411*
HTL V III-Virus 58, *149*
Hüftgelenksdysplasie 36, 38, *342*
Hüftgelenksluxation 23, 36, 39, *342*
Hüftgelenkspfanne, Dysplasie 36, *342*
Humaninsulin 83
Hunger 14
– an der Brust 66
Hungerstühle 66
Hunter-Syndrom 22, *90*
Husten 247
Hutchinson-Gilford-Syndrom 15
Hutchinsonsche Trias 177
Hutchinson-Zähne 177

Hydantoin-Syndrom 24
Hydatidentorsion 337
Hydramnion 64, 287
Hydrocele funiculi spermatici 337
– testis 337
Hydrocephalus aresorptivus 377
– e vacuo 377
– hypersecretorius 377
– internus 377
– occlusivus 377
Hydronephrose 334
Hydrops congenitus universalis 54
Hydrothorax 281
β-Hydroxybuttersäure 81
21-Hydroxylase 113
5-Hydroxytryptamin 185
Hydrozephalus 36, 41, *377*
Hyperazidität 293
Hyperbetalipoproteinämie 85
Hyperbilirubinämie 34, *51*, 52, 56
Hypercholesterinämie 85
Hyperfibrinolyse 216
Hyperglyzinämie 74, *76*
Hyperhydratation 95
Hyperkaliämie 96
Hyperkalzämie *93*, 238
– (Fanconi-Schlesinger), chronisch idiopathische 94
Hyperkalziurie 330
Hyperkinetisches Syndrom 403, *408*
Hyperlipoproteinämien 85
Hypernaträmie 95
Hyperparathyreoidismus, primärer 93
–, sekundärer 101
Hypersalämie 307, 308
Hypersalie 307
Hypersplenismus 201
Hypertelorismus 37
Hypertension 327
Hyperthyreose 111
Hypertonus, renaler 327
Hypoazidität 292
Hypobetalipoproteinämie 85
Hypogalaktie 65
Hypogammaglobulinämie, (Bruton) 181, 182
idiopathische 183
Hypogenitalismus 18
Hypoglykämie 34, 47, 60, *79*, 81
–, ketotische 80
–, leuzinsensible 80
Hypogonadismus 107, *119*, 120
–, hypogonadotroper 119

Hypokalzämie 60, 92
Hypolipoproteinämie 85
Hypomagnesiämie 93
Hypoparathyreoidismus 60, 92, 183
—, primärer 60
Hypophosphatämie 91
Hypophosphatasie 22, 92
Hypophyse, Erkrankungen 106
Hypophysengangstumor 376
Hypoprokonvertinämie 215
Hypoproteinämie 181
Hypoprothrombinämie 215
Hyposensibilisierung 186, 271
Hypospadia perineoscrotalis 123
Hypospadie 23, 39, 337
Hypothalamische Läsionen 18
Hypothalamus 105
— Erkrankungen 106, 108
Hypothyreose 18, 110, 111, 285
Hypovitaminosen, latente 99
Hypovolämie 243
Hypsarrhythmie 387
Hysterischer Anfall 410

Ichthyosis congenita 352
— vulgaris 352
Icterus gravis 54
— prolongatus 53, 109
Idiotie 392
— (Tay-Sachs) 86
—, amaurotische 86
IgA-Mangel 182
IgD-Antikörper 126
IgE-Antikörper 268
IgG-Antikörper 55
IgM-Antikörper 55
Ileitis terminalis 297
Ileumatresie 295
Ileumfistel 39
Imbezillität 392
Immunabwehr, zelluläre 136
Immundefekte 150, 181, 183
—, kombinierte 181, 183
Immunglobulin 63, 125
—, IgA- 126, 181, 182
—, IgD- 126
—, IgE- 126, 268
—, IgG- 55, 126
—, IgM- 126
Immunhämolyse, neuramidaseinduzierte 200
Immunität 125
Immunologie 181
Immunprophylaxe 129
Immuntoleranz 187
Impedanzaudiometrie 256
Impetigo contagiosa 356

Impfdurchbrüche 129
Impfkalender 129, 130
Impulsiv-Petit mal 385
Incontinentia pigmenti 23, 353
Infektabwehr 125, 126
Infektanämien 200
Infektarthritis 196
Infekte, grippale 150, 248
Infektiöse Mononukleose 148, 209, 315
Infektion, inapparente 124
—, orale 124
Infektionsimmunität 125
Infektionskrankheiten 124
Infektiosität 127
Infektkrämpfe 381, 382
Influenza-Meningitis 366
Influenzavirus 151, 152, 248
INH 175
Inkarzeration 318
Inkubationszeiten 127
Inkubator 33
Insektenstiche 359
Insolation 374
Insulin 82
Intal 270
Intelligenztests 403
Interferon 136
Interlobärpleuritis 280
Intersexualität 121
Interstitielle plasmazelluläre Pneumonie 34, 180, 273
Intertrigo 361
Intoxikation 307
Intrakutanprobe nach Mendel-Mantoux 171
Intubation 45, 46
Inulin-Clearance 321
Invagination 296
Ipecac-Sirup 417
Iridocyclitis, rheumatica 191
Isoantikörperthrombozytopenie 51, 218
Isolierung 128
Isonikotinsäurehydrazid 175
Isoptin 245
Isostenurie 324
Isovalerianazidämie 74
Isthmusstenose, postduktale 239
—, präduktale 239

Jackson-Anfall 385
Jactatio capitis 389, 409
Jactatio corporis 409
Jacutin-Gel 359
Jarisch-Herxheimersche Reaktion 178
Jejunalatresie 295
Jod-Desoxyuridin 136

Jodmangel 112
Jugendarbeitsschutzgesetz 399
Jugendpsychiatrie 402

Kälberflechte 357
Käseschmiere 28
Kahnbeinnekrose 348
Kaliummangel-Syndrom 96, 307
Kalkaneus-Apophysennekrose 348
Kalziumstoffwechselstörung 91
Kammerflimmern 245
Karboxylase-Mangel 75
Karbunkel 356
Kardia, Chalasie 288
Kardiainsuffizienz 288
Kardiomyopathie 242
Karditis rheumatica 241
Kariesprophylaxe 398
Karpopedalspasmen 93
Karzinom 222, 223
Karzinom der Schilddrüse 112
Kasabach-Merritt-Syndrom 221, 354
Kasein 61
Kaskadenmagen 291
Katecholaminausscheidung 116
Katzenschrei-Syndrom 20
Kawasaki-Syndrom 214
Kayser-Fleischerscher Kornealring 394
Kehlkopfdiphtherie 155
Kehlkopf-Krupp 257
Keimdrüsen Erkrankungen 116
Kell-Antikörper 54
Kephalhämatom 42
Keratitis parenchymatosa 177
Kerato-Konjunktivitis herpetica 146
Keratomalazie 103
Kerion Celsi 358
Kernikterus 54, 418
Ketonämie 284
17-Ketosteroide 115
Keuchhusten 135, 156
Keuchhustenenzephalopathie 157, 373
Keuchhustenschutzimpfung 131
Kieferdeformierung 410
Kieferspalte 38
Killerlymphozyten 136
Kimmelstiel-Wilson-Syndrom 82
Kinderdosis 419
Kindesmißhandlung 401

Kindesvernachlässigung 400
Klebereiweiß 298
Kleinhirnastrozytom 376
Klinefelter-Syndrom 16, *20*, 119, 121
Klippel-Feil-Syndrom 39
Klippel-Trénaunay-Syndrom 342, 354
Klumpfuß 23, 36, 40, *345*
Klumpkesche Lähmung 42
Knick-Plattfuß 345
Kniekußphänomen 153
Knochen 338
Knochenerkrankungen, entzündliche 345
Knochenfibrom 349
Knochenkerne 6
Knochennekrosen, aseptische 347
Knochenreifung 6
Knochentuberkulose 175
Knochentumoren, maligne 350
Knochenzyste 349
Koagulopathien 219
Köhler, I, Erkrankung 348
– II, Erkrankung 348
Körperproportionen 4, 5
Körperstörungen, psychogene 410
Kohlenhydrate 62
Kohlenhydratstoffwechsel-Störungen 77
Kollaps 243
Kollapsneigung 245
Kolobom 37
Kolostralmilch 64
Koma, diabetisches 81, *84*
Komedonen 362
Konakion 51
Kondensmilch 67
Konditionierungsbehandlung 407
Konjunktivaldiphtherie 155
Kontagionsindex 125
Kontaktdermatitis 363
Kontaktekzem 356
Kontaktinfektion 124
Kontaktstörungen 409
Konzentrationsmangel 412
Kopfläuse 359
Kopfschmerzen, rezidivierende 410
–, vasomotorische 374
Kopfumfang 5
Kopfwachstum 5
Koplicksche Flecke 138
Kornzweig-Bassen-Syndrom 85

Kortikotrophin Releasing Hormon 115
Krabbe-Syndrom 394
Krämpfe, Vitamin B_6-abhängige 60
Krätze 359
Kraniopharyngeom 107, 109, 119, *376*
Kraniostenosen 340, *341*, 365
Kraniotabes 102
Krankheitsvorbeugung 398
Kreatinin-Clearance 320
Kretinismus, endemischer 109
Kreuzimmunität 125
Krupp 247, 248, *257*
Kryptorchismus 18, *120*
Kugelberg-Welander-Syndrom *391*, 392
Kugelzellenkrankheit 22, 201, 202
Kuhmilch 61
Kussmaulsche Atmung 308
Kwashiorkor 15, *17*, 80
Kyphose 344
Kyphoskoliose 344

Labilität, neurovegetative 285, 410
–, vegetative 410
Labyrinthreflex, tonischer 7, *381*
Lächeln 8
Lähmungen, angeborene 365
–, psychogene 410
–, zerebrale 41
Längenwachstum 1
Laktalbumin 61
Laktase-Mangel 80
Laktation 65
Laktopriv 78
Laktose 62
Laktose-Intoleranz 80
Lallperiode 8
Lambliasis 180
Landaureflex 7
Landkartenschädel 214
Landrysche Paralyse 371
Langzeitinsuline 82
Lanugo 31
Laryngitis acuta 257
–, stenosierende 257
Laryngospasmus *93*, 259
Laryngo-Tracheo-Bronchitis 257
–, maligne, stenosierende 261
Laufen 7
Laugenvergiftungen 417
Laurence-Moon-Bardet-Biedl-Syndrom 18, 393
Lebensmittelvergiftung 167

Leber, Echinokokkenerkrankung 315
–, Erkrankungen 310
Leberabszeß 315
Leberegel 315
Leberfibrose 315
Leberphosphorylase-Mangel 79
Lebertumor 316
Leberzirrhose 315
Legasthenie 412
Leibschmerzen 284
–, rezidivierende 410
Leinersche Krankheit 361
Leishmaniase 180
Leistenhernie 35, *318*
Leistenhoden 120
Leistenschädel 36
Leistungsstörungen 412
Leistungstests 403
Lennox-Syndrom 387
Lepra 135
Leprechaunismus 14
Leptilan 388
Leptomeningitis 365
Leptomeningosis haemorrhagica interna 373
Leptospira icterohaemorrhagica 314
Leptospirose 135
Lese-Rechtschreibe-Schwäche 412
Lesh-Nyhan-Syndrom 394
Leucin 74
Leukämie 207, 222
–, akute lymphoblastische 207
–, chronische myeloische 211
–, eosinophile 211
–, myeloische 210
Leukämoide Reaktion 206
Leukodystrophie, metachromatische 88
Leukopenie 206
Leukosen 207
Leukozyten 199, 205
Leukozytopenie 206
Leukozytose 206
LH 105
Lincomycin 419
Links-Rechts-Shunt 229
Linksverschiebung der Leukozyten 206
Linolsäure 62
Linsenektopie 75
Linsenschlottern 340
Lipase 64
Lipatrophie 83
Lipidstoffwechselstörungen 84
Lipoidhyperplasie der Nebennierenrinde 123

Lipoidnephrose 325
Lipoidzylinder 325
Lippen-Kiefer-Gaumen-Spalte 23, 37
Lippenspalte 36, 38
Liskantin 388
Listeria monocytogenes 168
Listeriose 135, *168*
Littlesche Krankheit 379
Lobäre und teillobäre Pneumonie 276
Loosersche Umbauzonen 102
Lordose 322
Lowe-Syndrom 77
LSD 412
Lückenschädel 36, 340
Lügen 411
Lues *176*
–, konnatale 52, 164, *176*
–, konnatale, Behandlung 178
– tarda 177
Luftröhre, Erkrankungen 257
–, Fremdkörper 260
Luftwegs-Infekt 247, *251*
Luminal 388
Lunge, Erkrankungen 271
Lungenabszeß 278, 279
Lungenaplasie 249, 250
Lungenemphysem 271
Lungenentzündung 272
Lungenfibrosen 279
Lungenfunktion 269
Lungengangrän 278
Lungenhämosiderose, idiopathische 279,
Lungenhypoplasie 249
Lungeninfiltrat, eosinophiles 279
Lungenphthise 174
Lungenschwindsucht 174
Lungensegmente 274
Lungensequestration 249
Lungentumoren 279
Lungenvenen, fehleinmündende 232
Lungenzysten 250
Lupus erythematodes 188
– erythematodes disseminatus acutus 163, *188*, 322, 326
– neonataler 189
Luteinisierungshormon 105, 106
Luxusverwahrlosung 402
Lyell-Syndrom 363
Lyme-Krankheit 371
Lymphadenitis mesenterialis 300
Lymphangiome 354
Lymphknotensyndrom, mukokutanes 214

Lymphogranulomatose *212*, 282
Lymphome 212, 223
Lymphozytäre Choriomeningitis 368
Lymphozyten 126
Lymphozytopenie, hereditäre 183
Lymphozytose, akute infektiöse *149*, 209
Lysergsäurediäthylamid 412

Madenwurm 317
Magen, Erkrankungen 290
Magendivertikel 290
Magenhypotonie 292
Magentaschen 288
Magenüberfüllung 292
Magenulkus 284
Magenvolvulus 291
Magerkeit 16
Magersucht 16
Magnesiummangel 92
Maiskeimöl 68
Makroglobulinämie Waldström 219
Makrophagen 125
Makrostomie 37
Makrozephalie 377
Makulafleck, kirschroter 87, 88
Malaria 135, 180, 203
Marche automatique 29
Marfan-Syndrom 22, 75, *340*
Marihuana 412
Marker-X-Syndrom 394
Marmorknochenkrankheit 199
Maroteaux-Lamy-Syndrom 90
Maschinengeräusch 230
Masern 135, *136*, 137, 161
Masern, Enzephalitis 139, *369*
–, Pneumonie 139
Masern-Antikörper 139
Masern-Krupp 139
Masernlebendimpfung 132
Masern-Otitis 139
Masernschutzimpfung 132
Massenbewegungen 28
Mastdarmprolaps 264, *305*
Mastitis 13, 65
Mastoiditis 256
–, okkulte 17, 256
Mastozytose 353
McBurneyscher Punkt 303
Mebendazol 318
Meckelsches Divertikel 296
Mediastinalemphysem 282
Mediastinitis 281
Mediastinum, Erkrankungen 281
Medulloblastom 224, *376*

Megacolon congenitum 301
Megakolon, aganglionäres 301
–, atonisches 303
–, funktionelles 303
–, idiopathisches 303
–, symptomatisches 302
Megaloblasten-Anämie 200
Megaureter 335
Mehlnährschaden 17
Mehrlingsgeburt 31
Mekonium 12
Mekoniumileus *263*, 296
Mekoniumperitonitis 296
Melaena 51
Melanin-Bildung 74
Melanom 353
Melanophorenhormon 105
Melatonin 117
Meldepflicht von Infektionskrankheiten 135
Mellitunien 78
Membranen, hyaline 48, 49
Menarche 5, *117*
Meningeom 376
Meningitis 58
–, abakterielle 367
–, eitrige 365
– epidemica 135, *366*
– parotitica 148
– serosa 154
– tuberculosa 173
Meningoenzephalozele 364
Meningokokkeninfektion, Impfung 135
Meningokokken-Meningitis 366
Meningomyelozele 38, *364*
Meningozele 38, 39, *364*
6-Mercaptopurin 210
Meskalin 412
Metalline-Tücher 416
Metatarsalköpfchennekrose 347
Methämoglobinämie 203, 418
Methämoglobinbildende Oxydationsmittel 203
Methämoglobindiaphorase 12
Methionin 75
Methotrexat 210
Methylentetrahydrofolat 75
Methylmalonsäure 74
Methylmercaptoimidazol 112
Metopirontest 107
Miconazolnitrat 359
Miculicz-Syndrom 208
Migräne *374*, 410
Migräne-Äquivalente 285
Migraine accompagné 374
Mikrogastrie 290
Mikrognathie 38, 65

Mikrokolon 301
Mikromelie 341
Mikrophagen 127
Mikrophthalmie 37
Mikrosporie 358
Mikrostomie 37
Mikrothrombenbildung 220
Mikrozephalie 36, *365,* 394
Mikrozirkulation 243
Mikrozirkulationsstörung 220
Miktionsurethrographie 333
Milchgebiß 6
Milchnährschaden 17
Milchschorf 355
Milchzähne 6
Miliartuberkulose 173
Milien 28
Milieuschäden 402
Milupa PKU 73
Milzbrand 135
Milzvenenstenose 204
Milzvergrößerung *201,* 202, 206
Minderwuchs 14
–, familiärer 15
–, hypokalorischer 15
–, hypophysärer 15, 107
–, hypoxämischer 15
–, primordialer 15
Mineralien 62
minimal brain dysfunction 380, *408*
Mißbildungen 35
Mißhandlung 401
Mitralinsuffizienz 241
Mitralstenose 241
Mittelmeeranämie 203
Mittelstrahl-Urin 320
Möller-Barlowsche Erkrankung *104,* 221
Molevac 317
Molluscum contagiosum 360
Mongolenflecke 28, *353*
Mongolismus 20, *37*
Moniliasis 290
Mononucleosis infectiosa *148,* 209, 315
Monosaccharid-Malabsorptionssyndrom 80
Morbidität 396
Morbilli 135, *136,* 137
Morbus Addison *113,* 119, 175
– Basedow 111
– Bechterew 191, 192, 195
– Berger 322
– Biermer 200
– Calvé-Legg-Perthes 347
– Crohn 297
– Crouzon 340
– Cushing 18, 108

– Gaucher *87,* 393
– haemolyticus neonatorum 51, *53*
– haemorrhagicus neonatorum 51
– Hand-Schüller-Christian 213
– Hirschsprung 38, 301, *302*
– Hodgkin 212
– Kawasaki 214
– Köhler I (Naviculare) 348
– Köhler II (Metatarsalköpfchen) 348
– Krabbe 88
– Kugelberg-Welander 391
– Leiner 361
– Niemann-Pick 87
– Osgood-Schlatter 348
– Recklinghausen 376, *390,* 395
– Rendu-Osler-Weber 221
– Scheuermann 348
– Wilson 315, 393, 394
Morphin 52, 412
Morquiosche Krankheit *90,* 339
Mors subita 417
Mortalität 396
Motorische Unruhe 403, *408*
Mucoviscidosis 15, 22, 67, *263,* 300, 315
Müllersche Gänge 117
Mukolyse 267
Mukopolysaccharid-Stoffwechselstörungen 89
Mukopolysaccharidosen 89
Mukoviszidose 15, 22, 67, *263,* 300, 315
Multival plus 78
Mumps 147
–, Meningo-Enzephalitis 148, 367
–, Orchitis 148
Mumpsschutzimpfung 132
Mundwinkelgeschwür 356
Musculus sternocleidomastoideus, Hämatom 43
Muskelatrophie, Kugelberg-Welander, spinale 391
–, neurale 391
–, spinale progressive 22, *390*
Muskelphosphorylase-Mangel 79
Mutismus 409
Myalgie, epidemische 154
Myasthenia gravis 187, *392*
Mycobacterium tuberculosis 170
Mycoplasma pneumoniae 277
Myelomeningozele 23, 38, 39, *364*

Mykide 359
Mykoplasma-Pneumonie 277
Mylepsinum 388
Myleran 210, 211
Myokarderkrankungen 242
Myokardhypertrophie, primäre 242
Myokarditis 151, 192, 242
Myoklonus-Epilepsie (Unverricht-Lundborg) 390
Myopathien 391
Myositis ossificans 21
Myxoviren 151

Nabeldiphtherie 155
Nabelgranulom *28,* 296
Nabelhernie 318
Nabelinfektionen 59
Nabelkoliken *284,* 285, 297, 410
Nabelpflaster 318
Nabelschnur 28
Nabelschnurbruch 36, 38, 39
Nabeltetanus 59
Nabeltypen 28
Nabelvenenkatheter 46
N-Acetyl-Cystein 267
Nachtblindheit 103
Nackenreflex, asymmetrischer tonischer 381
–, symmetrischer tonischer 381
Nägelkauen 410
Nährstoffbedarf 64
Nährstoffe 64
Naevi 353
Naevus flammeus 353
Nagel-Patella-Syndrom 324
Nahrungen, adaptierte 68
–, teiladaptierte 68
Nahrungsaufnahme, Störungen 405
Nahrungsmittelallergie 186
Nahrungsmittelvergiftung 167
Naphthalin 52
Narkolepsie 389
Nase, Erkrankungen 251
–, Fremdkörper 251
Nasen-Rachen-Infekte 150
Nasenbluten 251
Nasendiphtherie 155
Nasenfurunkel 251
Natriumbikarbonat 99
Natriummangel 95
Nebenerzieher 10
Nebennieren, Erkrankungen 116
Nebennierenadenom 115
Nebennierenblutungen 43
Nebennierenmark, Erkrankungen 116

Nebennierenrindenhyperplasie 115
Nebennierenrindeninsuffizienz *113*, 183
Nebennierenrindenkarzinom 116
Nebennierenrindenüberfunktion 116
Nebennierenrindenversagen 113
Nekrolyse, toxische epidermale 363
Nephritis 321
–, chronische 322
–, interstitielle 322, *326*
Nephroblastom 222
Nephrocalcinosis 330
Nephrolithiasis 94
Nephronophthise, familiäre juvenile 329
Nephropathie, akute anurische 330
–, diabetische 82
–, hereditäre 326
Nephrose 325
Nephrosklerose 330
Nephrotisches Syndrom 325
– –, angeborenes 326
– –, idiopathisches 325
– –, sekundär symptomatisches 326
Nervensystem, Erkrankungen 364
Neugeborene, Anämie 54
–, Aspiration 50
–, Atelektasen 48, 49
–, Ateminsuffizienz 48
–, Blutungskrankheiten 51
–, Erkrankungen 44
–, Erstuntersuchung 27
–, Herzerkrankungen 240
–, Infektionen 56
–, Kreislaufstillstand 46
–, Listeriose 169
–, Mastitis 13
–, Meningitis 58
–, Notfallbehandlung 48
–, Ödeme 28
–, Pneumonie 272
–, Reflexe 29
–, Sepsis 57
–, übertragene 30
–, untergewichtige 30
–, Versorgung 43
Neugeborenen-Hepatitis 311
Neugeborenenikterus 52
Neugeborenenkrämpfe 59, 60
Neugeborenenpathologie 44, 45
Neugeborenenperiode 8, 27

Neugeborenen-Pneumonie 59
Neugeborenen-Screening 27
Neugeborenensterblichkeit 396
Neugeborenentetanie 60, *92*
Neurinom 376
Neuritis, isolierte 371
Neuroblastom *116*, 209, 222
Neurodermitis 185, *354*
Neurofibromatose 22, *390*, 395
Neurofibrome 390
Neurohypophyse 108
Neuropathie 403
Neurosen *402*, 404
Neutropenie, zyklische 205
Nick-Krämpfe 386
Niclosamid 318
Niemann-Picksche Krankheit 87
Niere, Funktion 320
–, Mißbildungen 333
–, Zysten 333
Nierenagenesie 36, *333*
Nierenarterienstenose 328, *330*
Nierendysplasie 333
Nierenerkrankungen, vaskuläre 328, 330
Nierenhypoplasie 333
Nierensteine 332
Nierentransplantation 325, *327*
Nierentuberkulose 174
Nierentumoren 330
Nierenvenenthrombose 330
Nierenversagen 327
Nitritvergiftung 12, 203
Nitrofurantoin 331
Noduli rheumatici 194
Non-Hodgkin-Lymphome 212, 282
Norrie-Syndrom 22, 25
Nutramigen 78
Nystatin 359

Obst-Getreidebrei 69
Obstipation *285*, 303
–, chronische 303
Ölsäure 62
Ösophagusanomalien 286
Ösophagusatresie 36, 38, 64, *286*
Ösophagusdivertikel 287
Ösophagusduplikaturen 287
Ösophagusfistel 286
Ösophagusmißbildungen 286
Ösophagusstenose 287
Ösophagusvarizen 265
Ösophagusverätzungen 290
Ohren, abstehende 38
–, Erkrankungen 251
–, Fremdkörper 255

Ohrlaufen 255
Okkasionskrämpfe 381
Okulo-zerebrorenales Syndrom 77
Oligoarthritis, rheumatoide 191, 192
Oligomeganephronie 329
Oligophrenie 392
Omphalitis 59
Onanie 411
Ophthalmotest 186
Opium 412
Oralpädon 309
Orchitis 148, 337
Orfiril 388
Organoazidurien 74
Organisatorantigen 125
Organwachstum 5
Ornithose 135
Ornithose-Pneumonie 277
Orofaciodigitales Syndrom 23
Orthostatische Dysregulation 245
Ortolanizeichen *40*, 342
Osgood-Schlatter-Krankheit 348
Osmorezeptoren 319
Osmotische Resistenz 202
Ospolot 388
Ossifikation 338
Osteochondritis, luische 176
Osteochondrom 348
Osteochondrosis 347
– deformans coxae juvenilis 347
Osteogenesis imperfecta 40, *340*
– imperfecta letalis, Vrolik 340
– imperfecta tarda 340
Osteom 349
Osteomalazie 91
Osteomyelitis, akute hämatogene 59, 197, *345*
–, chronische 346
–, luische 176
Osteopathie, renale 327
Osteopsathyrosis 340
Osteosarkom 224, *350*
Otitis externa 255
– media acuta 255
– media chronica 256
– media purulenta 255
Otosklerose 340
Ovarialinsuffizienz 120
Oxacillin 419
Oxalose 76, 330
Oxytozin 105, *108*
Oxyuriasis 317
Oxyzephalie 341

Sachverzeichnis

Pachymeningitis 368
Pachymeningosis hämor-
  rhagica interna 372
PAH-Clearance 321
Palmitinsäure 62
PAM Maizena 73
Panarteriitis nodosa 190
Pancreas anulare *293*, 316
Pandemie 128
Panenzephalitis, subakute
  sklerosierende 370
Panhypopituitarismus 107
Pankreas 316
-, anulare *293*, 316
-, Insuffizienz 316
-, Pseudozysten 317
-, Zysten 316
Pankreasenzym-
  substitution 266
Pankreatitis 316
Panmyelopathie 199, 200
Panzerherz 242
Panzytopenie 201, 217
Para-Amino-Hippursäure 321
Parahämophilie 215
Parainfluenza 151, *152*, 248,
  277
Paraphimose 337
Paraplegie, spastische 379
Paraproteinämie 181
Parathyreoidea 113
Paratyphus 135
Parazentese 256
Paronychie 356
-, luische 176
Parotitis epidemica 147
Partial-Anfälle 383
Partial-Thromboplastin-Time-
  Test 216
Pasteurisierung 67
Paukenerguß 256
Pavlikbandagen 342
Pavor nocturnus 405
Pectus excavatum 343
Pediculosis 359
Peitschenwurm 318
Pel-Ebstein-Typ, Fieber 213
Pelger-Huet-Kernanomalie
  205
Pelizäus-Merzbachersche
  Krankheit 394
Pellagra 104
Pemphigoid syphilitisches 176
Pendelhoden 120
D-Penicillamin 193, 194
Perikarditis 192, *242*
-, konstriktive 242
- serosa 174
Perinatal-Sterblichkeit 396
Perinatalzeit 11

Periodische Krankheit 127
Peritonsillarabszeß 254
Perniziosiforme Anämie 200
Peronaeus-Phänomen 93
Persönlichkeitsentwicklung,
  gestörte 402
Perthessche Erkrankung 110,
  347
Pertussis 135, *156*
-, Enzephalopathie *157*, 373
Pertussishyperimmunglobulin
  158
Pes adductus 38
- calcaneus 38, 40
- equinovarus 38, 40
Pest 135
Petit mal 384, 385
Petit mal-Status 384
Petnidan 388
Pfaundler-Hurlersche Krank-
  heit 89
Pfeiffersches Drüsenfieber 148
Pfortaderhochdruck 315
Phäochromozytom 116
Phakomatosen *390*, 394
Pharyngitis 251
Pharyngokonjunktival-
  Fieber 151
Phenacetin 12, 52, 203, 417
Phenaemal 388
Phenhydan 388
Phenobarbital 388
Phenylalaninämie 72
Phenylalanin-Hydroxylase 71
Phenylbrenztraubensäure-
  Schwachsinn 22, *71*, 72
Phenylketonurie 22, *71*, 72, 73
Phenylketonurie, Embryo-
  pathie 25
Phenytoin 388
Philadelphia-Chromosom 211
Phimose 337
Phobien 411
Phokomelie 342
Phonokardiogramm 228
Phosphatdiabetes *91*, 329
Phosphatstau 327
Phosphatstoffwechsel-
  störung 91
Phosphofructokinase-
  Mangel 79
Phospholipide 84
Phthise 174
Phytansäure 88
Phytansäure-α-Oxydase 88
Pierre-Robin-Syndrom 38
Pilzvergiftungen 416
Pinealom 376
Pitressin 109
Pityriasis versicolor 358

Placenta praevia 204
Plasma Thromboplastin
  Antecedent (PTS) 215
Plasmaexpander 244
Plasminogen 216
Plattfuß 345
Plaut-Vincent-Erkrankung 254
Plazenta 11, 12
- praevia 204
Plazentafunktion 30, 44
Plazentarkreislauf 12
Pleura-Erkrankungen 280
Pleuraempyem 280
Pleuritis exsudativa 280
- purulenta 280
- sicca 280
- tuberculosa 174
Pleurodynie 151
Pleuro-pneumonia-like-
  organisms 152
Plexuslähmung, obere 42
- untere 42
Pluriorifizielle Ektodermose
  187, *361*
Pneumatozele 250, *278*
Pneumocystis carinii 180, 275
Pneumokokken-Meningitis
  366
Pneumokokken-Peritonitis 325
Pneumokokken-Schutz-
  impfung 134
Pneumomediastinum 50, *282*
Pneumonie, abszedierende 275
-, angeborene 59
-, atypische 277
-, dystelektatische 272
-, hilifugale 276
-, interstitielle plasma-
  zelluläre 34, 180, *273*
-, lobäre 276
-, mykotische 278
-, primär abszedierende 275
Pneumothorax 50, *275*, 281
Pocken 135, 143
Pockenschutzimpfung 132
Poliomyelitis 135, *152*, 367
Poliomyelitis-Schutz-
  impfung 132
Polio-Viren 151
Poltern 409
Polyarthritis rheumatica 194
-, rheumatoide 191
Polydaktylie 36
Polydipsie 81, 109
Polyepiphysäre Dysplasie
  (Ribbing) 339
Polyglobulie 204
Polyneuritis 370
Polyostotische fibröse
  Knochendysplasie 349

Polyposis, Kolon 305
Polyradikulitis 370
Polyurie 81
Polyzythämie 204
Pompe-Syndrom 79
Porenzephalie 378
Pottscher Gibbus 175
Prader-Willi-Syndrom 18
Pränatale Diagnose 25
Präpubertätsfettsucht *19*, 107
Präpubertätswachstumsschub 1
Präventive Pädiatrie 397
Pregnandiol 52, 65
Pregnantriol 115
Price-Jones-Kurve 202
Primärharn 319
Primärkomplex 172
Primärinfiltrierung 172
Primärtuberkulose der Lunge 172
Primidon 388
Proakzelerin 215
Progerie 15
Progesteron 113
Prokonvertin 215
Prolaktin 13, 105, 106
Propanolol 235
Properdin-Komplement-System 125
Propionazidurie 74
Propylthiouracil 112
Protein 61
Proteinurie, orthostatische 322
Prothrombin 215
Pseudoaszites 298
Pseudohämophilie 218
Pseudohermaphroditismus femininus 123
– masculinus 122
Pseudohypoparathyreoidismus 92, 394
Pseudokrupp 247
Pseudomangelrachitis 91
Pseudomonas aeruginosa 278
Pseudoobstipation 285
Pseudoparalyse 104
Pseudopubertas praecox 114, *118*
Pseudotruncus 236
Pseudozyste, postpneumonische 250
Psychogene Körperstörungen 410
Psychomotorische Anfälle 385
Psychopathie 402
Psychotherapie 404
PTA-Mangel 215
Pterygium colli 120
Ptosis 392

PTT-Test 216
Pubarche 117
–, praemature 118
Pubertät 1
Pubertätsentwicklung 117
Pubertätsgynäkomastie 118
Pubertätsmagersucht 407
Pubertätswachstumsschub 15, 118
Pubertas praecox 14, 118
– tarda 118
Pulmonaldruck 232
Pulmonalstenose *237*, 240
Pupillarmembran 31
Puri-Nethol 210
Purpura abdominalis 221
–, anaphylaktoide 197, *221*
– fulminans 221
–, idiopathische thrombozytopenische 217
Pyelitis 330
Pyelonephritis 330, *332*
Pyknolepsie 384
Pyknolepsinum 388
Pylorospasmus 291
Pylorusstenose, spastisch-hypertrophische 23, *291*
Pyodermie 356
Pyopneumothorax 275, 280
Pyrantelpamoat 317
Pyruvatkinase-Mangel 202
Pyrviniumpamoat 317
Pyurie 330

Q-Fieber 135
Q-Fieber-Pneumonie 277
Quarantäne 128
Quecksilber 187
Quick-Test *216*, 219
Quincke-Ödem 363

Rabies 369
Rachenmandel-Erkrankungen 253
Rachenmandelhyperplasie 251, *253*
Rachenverätzung 253
Rachenverbrühung 253
Rachitis 91
–, durch Antikonvulsiva 91
–, renale 92
– tarda 101
–, Vitamin D-Mangel 91
–, Vitamin D-resistente 23, *91*
Rachitisprophylaxe 35, 103
Radialislähmung 42
Radioallergosorbent-Test 184, 269
Radiochromtest 202
Radiusaplasie mit Thrombozytopenie 217

Radiusköpfchen-Subluxation 371
RAST 184, 269
Rauschmittel 412
Reagine 184
Realimentation 309
Rechts-Links-Shunt 233
Recklinghausensche Krankheit 376, *390*, 395
Reflexe, tonische 7
Refluxösophagitis 288
Refsumsche Krankheit 88
Regression 407
Rehabilitation 399
Rehydratation 309
Reiter-Syndrom 195
Reizüberempfindlichkeit 408
Rektumatresie 36, *301*
Rektumprolaps 264, *305*
Releasing Hormone 105
Renale Glukosurie 329
Reo-Viren 151, 277
Resistenz 124
Resorcin 204
Respiratorbeatmung 49, *50*, 51
Respiratory-Syncytial-Virus 151, 152, 248, 277
Retikulozyten 198
Retinitis pigmentosa 88
Retinoblastom 222, 223, 376
Retinopathia neonatorum 34
Retinopathie, diabetische 82
Retraktionsaktivität der Plättchen 217
Retraktionszeit 217
Retropharyngealabszeß 253
Reye-Syndrom *315*, 373
Rh-Antikörper 54
Rh-Erythroblastose 53
Rh-Gammaglobulin-Prophylaxe 53
Rhabdomyosarkom 222, 223
Rhesus-Faktoren 53
Rheumafaktor 187, *192*
Rheumatisches Fieber 160, *194*
Rheumatoide Arthritis 190
Rhinitis 251
Rhino-Virus 151, 248
Rhinopharyngitis 151, *251*
Rhythmusstörungen des Herzens 244
Ribbing-Syndrom 339
Riboflavin 104
Richner-Hanhart-Syndrom 73
Riesenblase 336
Riesengranulation (Chediak-Steinbrinck) 205
Riesenhämangiom-Thrombozytopenie-Syndrom 221

Sachverzeichnis

Riesenwuchs 16, 108
–, partieller 342
Riesenzellenhepatitis 52, *311*
Rifampicin 175
Rinderbandwurm 318
Ringelröteln 137, *142,* 162
Risiko-Kinder 380
Risus sardonicus 165
Rivotril 388
Röteln 137, *140,* 162
Rötelnembryopathie 135, *141*
Rötelnlebendimpfung 133
Rorschach-Formdeuteversuch 404
Rosenkranz, rachitischer 102
Rota-Virus-Infektion 135, 167, 306
Rothmund-Thomsen-Syndrom 16
RS-Virus-Erkrankungen 151, *152,* 248
Rubeola 137, *140,* 161
Rückfallfieber 135
Rückgratreflex 29
Ruhr 135, 168
Ruminieren *284,* 405
Rumpel-Leede-Test 217
Russel-Silver-Syndrom 16

Sabin-Impfstoff 132
Saccharase-Isomaltase-Mangel 80
Säbelscheidentibien 177
Sängerknötchen 257
Säuglingsekzem 354
Säuglingsintoxikation 306, *308*
Säuglingsosteomyelitis 345
Säuglings-Skorbut 104
Säuglingssterblichkeit 396, 397
Säuglingszeit 8
Säurebasenstoffwechsel 94, 97
Säurenvergiftung 417
Salaam-Krämpfe 386
Salizylate 193
Salk-Impfstoff 132
Salmonella
– enteritidis Gaertner 167
– paratyphi 167
– typhimurium 167
Salmonellen-Gastroenteritis 167
Salmonelleninfektionen 166
Salmonellenmeningitis 167
Salzverlustsyndrom 115
Sanarelli-Shwartzman-Phänomen 244
Sanfilippo-Syndrom 90
Sarkoidose 109
Sarkom, osteogenes 350
Sauberkeitsgewöhnung 9

Sauerstoffmangel 11, 44
Saugbiopsie 299
Saugreflex 29
Scabies 359
Scarlatina 135, 137, *158*
Schädelhirntraumen 371
Schädelimpression 43
Schalleitungsschwerhörigkeit 256
Schaltenbrand-Reflex 7
Scharlach 135, 137, *158,* 161
–, septischer 159
–, toxischer 159
Scheie-Syndrom 90
Scheuermannsche Krankheit 348
Schiefhals 39, 43, *343*
Schilddrüsenadenome 112
Schilddrüsenentzündung 112
Schilddrüsenerkrankungen 109
Schilddrüsenhormone *110,* 419
–, Anomalien 111
Schilddrüsen-Karzinom,
  papilläres 112
–, medulläres 22
Schilddrüsentumor 112
Schilddrüsenüberfunktion 111
Schilddrüsenunterfunktion 109
Schlafstörungen 405
Schlafwandeln 405
Schluckimpfung 132
Schluckreflex 29
Schluckstörungen 289
Schmierinfektion 124
Schnürfurchen, amniotische 40
Schock 220, *243*
–, anaphylaktischer *186,* 244
–, hypoglykämischer 81
–, traumatischer 244
Schoenlein-Henoch-Syndrom *221,* 322, 323
Schreiknötchen 257
Schreikrämpfe 389
Schreitphänomen 29
Schrumpfniere 332
–, pyelonephritische 332
Schulärztlicher Dienst 398
Schuleschwänzen 411
Schulreife 9
Schulschwierigkeiten 412
Schultergelenksluxation 43
Schulzahnpflege 399
Schutzimpfungen 129
Schwachsinn 392
–, X-chromosomal erblicher 394
Schwangerschaftsreaktionen 13

Schwangerschaftstoxikose 30
Schweinebandwurm 318
Schweißdrüsenabszesse 357
Schweißelektrolyte 266
Schweißtest 266
Schwerhörigkeit 257
Schwindelzustände 245
Sclerema neonatorum 28
Screening-Teste 27, 71
Seborrhoisches Ekzem 355
Segment, aganglionäres 302
Seitenstrangangina 255
Sekretolytika 248, 270
Selbsterdrosselung 414
Self demand feeding 69
Sensibilisierung 184
Sepsis 169
Septum primum-Defekt 232
– secundum-Defekt 231
Seromukotympanon 256
Serumeisen 198
Serumeiweißkörper,
  Veränderungen 181
Serumkrankheit 129, *186*
Serumprophylaxe 129
Sharp-Syndrom 189
Shenton-Ménardsche Linie 343
Shigellen 168
Shunt-Nephritis 324
Shunt-Umkehr 230
Shwachman-Syndrom 316
Shwartzman-Sanarelli-Phänomen 366
Sichelzellenanämie 203
Sideroachrestische Anämie 200
Siebbeinzellenentzündung 252
Sigmatismus 409
Simonsche Spitzenherde 174
Sinobronchitis 252
Sinusitis maxillaris 252
Sinusthrombose 256
Sitzkyphose 102
Skelettentwicklung 6
Skelettuberkulose 175
Skelettverletzung, geburtstraumatische 43
Sklerem 28
Sklerödem 28
Sklerose, tuberöse 22, *390,* 395
Skoliose 344
Skorbut 104
Slow reacting substance 185
Sofortreaktion 184
Sojabohneneiweiß 61
Somatomedin 106
Somatostatin 81
Somatotropes Hormon 105
Sommergrippe 154

Somnambulismus 405
Sonnenstich 374
Soor 358
Soorsepsis 359
Sozialhilfegesetz 399
Sozialpädiatrie 396
Spätabnabelung 12
Spätabtreibung 31
Spätrachitis 101
Spätreaktion 185
Spaltbecken 336
Spaltfehlbildungen des
  Urogenitalsystems 39
Spaltfuß, Spalthand 341
Spannungspneumothorax 281
Spasmophilie 92
Spasmus nutans 389
Spastische Diplegie 379
– Halbseitenlähmung 378
Speiseröhre, Fremdkörper 289
–, Moniliasis 290
–, Varizen 290
–, Verätzungen 290
Sphärozytose 22, 201, *202*
Sphingolipidosen 86
Sphingomyelin 87
Sphingomyelinose 87
Spieltherapie 404
Spina bifida 364
– bifida cystica 364
– bifida occulta 341, 364
Spinale progressive Muskel-
  atrophie 390
Spirometrie 247
Splenomegalie 202
Splenoportographie 290
Spondylitis tuberculosa 175
Spongioblastom 376
„Spontan"-Pneumothorax 281
Sprachstörungen 409
Sprechenlernen 8
Spreizfuß 345
Spreizhose 342
Spuckneigung 405
Spulwurm 317
Stammeln 409
Staphylodermia 356
Staphylokokken,
  enterotoxinbildende 167,
  307
Staphylokokkenpneumonie
  275
Staphylomycin 357
Status asthmaticus 270
Stauungsbronchitis 278
Stauungslunge 278
Stehlen 411
Steißteratom 38, 39
Stempelfarben-Methämo-
  globinämie 203

Sterilisation 128
Sternberg-Zellen 213
Steroidsynthese,
  Enzymdefekte 114
Stevens-Johnson-Syndrom 361
STH 105
Still-Syndrom 191
Stillfähigkeit 65
Stillhäufigkeit 65
Stillhindernisse 65
Stilltechnik 65
Stimmband, Papillom 257
Störer 408
Stomatitis aphthosa 143, *146,*
  360
Storchenbiß 28, *353*
Stottern 403, *409*
Strafe 10
Strahlenaplasie 341
Strahlenembryopathie 24
Strahlenhypoplasie 341
Streptokokken,
  beta-hämolysierende 56, 194
Streptokokkus viridans 241
Streptomycin 175, 419
Striae distensae 19
Stridor 249, 258
Stridor connatus 39, *249*
Strophulus infantum 143, 144,
  163, *363*
Struma 112
– connata 112
Stuart-Power-Faktor 215
Sturge-Weber-Syndrom 354,
  365, 390
Sturz 415
Subarachnoidalblutung 41,
  373
Subduralblutung 40
Subsepsis allergica 191
Suchreflex 29
Sulfatidose 88
Sulfonamide 52, 418, 419
Sulfonamidkrankheit 187
Sulkowitsch-Test 94
Sultiam 388
Surfaktant-Faktor 11, 48
Suxinutin 388
Syndaktylie 36, 38, *341*
Syphilide 176
Syphilis 135, 164, *176*

Tachykardie, paroxysmale 245
–, supraventrikuläre 245
Taenia saginata 318
– solium 318
Taeniasis 318
Tangiersche Erkrankung 85
Taubheit 22, 257
Taubstummheit 22

Tay-Sachs-Gangliosid 86
Tay-Sachs-Syndrom 86
Tegretal 388
Teleangiektasie 28
–, hereditäre hämor-
  rhagische 221
Temporallappenanfälle 385
Teratom 223, 282
Testikuläre Feminisierung 123
Testosteron 113
Testverfahren, projektive 404
Tetanie 60, *92*, 93
–, parathyreoprive 92
–, rachitogene 92
Tetanus 135, *165*
Tetanushyperimmunglobulin,
  humanes 166
Tetanusschutzimpfung 131
Tetracyclin 417
Tetrahydrobiopterin 72, *73*
Tetraplegie, spastische 379
Teufelsgriff 154
Thalassaemia major 203
– minor 203
Thalidomidembryopathie 24
Thelarche 118
Thematischer Apperceptions-
  test (TAT) 404
Thesaurismosen 87
Thiamin 100
Thioguanin 210
Thoraxklopfmassage 267
Thrombasthenie
  Glanzmann-Naegeli 217
Thrombelastogramm 217
Thrombin 215
Thrombinzeit 216
Thrombokinase 215
Thrombozytenfaktor 216
Thrombozytenzahl 216
Thrombozythämie 218
Thrombozytopathie 217
Thrombozytopenie 183, *217*,
  218
Thrombozytose 218
Thymus 5
Thymusaplasie, kongenitale
  183
Thymushyperplasie 281, *282*
Thyreoiditis, akute 112
– (Hashimoto) 112
Thyreostatika 112
Thyreotropes Hormon 105,
  106
Thyroxin 110, 419
Tics 408
Tierfellnaevi 353
Timonil 388
Tinea profunda 357
– superficialis 357

Sachverzeichnis

Tine-Test 171
Tod, plötzlicher 417
Tofranil 407
Toleranz, immunologische 187
Tollkirsche 416
Tollwut *133*, 135
Tollwut-Schutzimpfung 133
Toluidinblau-Test 89
Tonsillektomie 255
Tonsillitis 251, 254
Totgeborene 397
Toxikose, hyperpyretische 308
Toxische Granulation 206
Toxoplasma gondii 178
Toxoplasmose 52, 60, 135, *178*
Trachealfistel 286
Trachealstenose 249
Tracheobronchitis 152, 260
Tracheomalazie 249
Tracheostenose 249
Tragzeit 31
Traktionsversuch 7
Transfusion, fetomaternale 204
Transfusionshämosiderose 200
Translokation 20, 21
Translokations-Mongolismus 37
Transplantationsallergie 184
Transportinkubatoren 33, 47
Transposition der großen Arterien *236*, 240
–, korrigierte 236
Treponema-pallidum-Hämagglutinationstest 178
Trichinose 135
Trichobezoar 295
Trichocephalus dispar 318
Trichomonadenbefall 337
Trichophytie 357
Trichotillomanie 411
Trichterbrust 343
Trichuriasis 318
Triglyceride 62, 84
Triglyceridlipase 85
Trijodthyronin 110
Trikuspidalatresie *236*, 240
Trinkmenge 69
Trinkrhythmus 69
Triplo-X-Zustand 20
Trismus 165
Trisomie-13: 20
Trisomie-18: 20
Trisomie-21: 20, 37
Tröpfcheninfektion 124, 170
Tropismus 124
Trotz 411
Trotzphase 9
Trousseausches Phänomen 93
Trümmerfeldzone 104

Truncus arteriosus communis 237
TSH 110
Tubenkatarrh 255
Tuberkulin 171
–, Pflasterprobe 171
Tuberkulose 135, *170*
–, generalisierte Formen 173
–, inapparente 172
–, Kavernen 174
–, Therapie 175
Tuberkuloseschutz-impfung 130
Tuberkulosesterblichkeit 171
Tuberöse Sklerose 22, *390*, 395
Tubuläre Defekte, erbliche 328
Tubulus, Erkrankungen 328
Tularämie 135
Tumoren, bösartige 222
–, embryonale 222, *223*
Tunica vasculosa 31
Turmschädel 341
Turner-Syndrom 20, 40, 120, 121
Tympanometrie 256
Typhus abdominalis 135, 162, *166*
Typhus-Impfung 134
Tyrosin 72
Tyrosinämie 73
T-Zellstörung 183

Übergangsmilch 65
Übergangsstühle 13
Übergewicht 18
Übertragung 30
Ulcus duodeni 294
– ventriculi 294
Ulkusleiden 294
Ullrich-Turner-Syndrom 14, *120*, 121
Ultraschall-Echocardiogramm 228
Umbaulunge 49
Umklammerungs-(Moro-) Reflex 29
Umweltfaktoren 400
Uneheliche Geburt 400
Unfallverhütung 414
Unreife, anatomische 31
–, funktionelle 32
Unruhe, motorische 408
Untergewicht 16
Untersuchung 10
Uperisation 67
Urachusfistel 39
Urämie 325
Ureterabgang, Anomalien 334
Ureterabgangsstenose 334
Ureterduplikaturen 334

Ureteren, Mißbildungen 334
Uretermündung, ektopische 334
Uretermündungsstenose 335
Ureterozele 335
Uretersteine 332
Urethradivertikel 336
Urethralklappe 336
Urethralstenose 336
Urethralstriktur 336
Urogenitalsystem, Spaltfehlbildungen 36
Urogenitaltuberkulose 174
Urographie 333
Urolithiasis 77, *332*
Urticaria pigmentosa (Mastozytose) 353
Urtikaria 184, *363*
Uveitis 192, 195
Uzaril 375

Vaginalblutung 13
Valproat 388
Variola vera 143
Varizellen *143*, 163
–, Impfstoff 134
Varizellen-Enzephalitis *144*, 370
Vasopathien 221
Vasopressin 109
Vegetative Dystonie *245*, 410
Velbe 214
Vena cerebri magna 41
– terminalis 41
Ventilstenose 260
Ventrikelseptum-Defekt 232
Ventrikuläre Extrasystolen 245
Verbrauchskoagulopathien 57, 219, *220*
Verbrennungen 415
Verbrühungen 415
Verdauungsinsuffizienz 264
Verdauungstrakt, Blutungen 286
Vergiftungsunfälle 416, 417
Verhaltensstörungen 402
Verhaltenstherapie 404
Verkalkungen, intrazerebrale 179
Verkehrserziehung 416
Verkehrsunfälle 416
Vermox 318
Vernix caseosa 28
Verrucae planae juveniles 360
– vulgares 360
Verwahrlosung 411
Verwöhnung 402
Vesiko-ureteraler Reflux 335
Vestibularisschäden 257
Vi-De-3-Hydrosol 102

Vincristin 210
Virilisierung 114, 123
Virulenz 124
Virusgrippe 135
Virushepatitis 311, 312, 313
Virusinfekte 150
Viruskrankheiten 135
Virusmeningitis 367
Virusmyokarditis 151, 242
Viruspneumonie 277
Vitamine 63
Vitamin A 25
- A-Mangelkrankheit 100, *103*
- B_1 104
- B_2 104
- B_6 60, 100
- B_6-Mangel 104
- B_{12} 100
- C 101, *104*
- D-Bedarf 101
- D-Intoxikation 94, 103
- D-Mangel 101
- D-Überdosierung 94, 332
- K 51
- K-Mangel 13
Vitaminmangelkrankheiten 99
Vitaminmangelrachitis 101
Vogelhalterlunge 271
Vogelkopfzwerge 14
Vojata-Methode 380
Volvulus 295
Vorgeburtliche
  Schädigungen 20
Vorhofflimmern 245
Vorhofseptumdefekt 231
Vorsorgeuntersuchungen 398
Vulvitis 337
Vulvovaginitis 337

Wabenlunge 250
„Wachsende Fraktur" 371
Wachstum 1
Wachstumsbeschleunigung 4
Wachstumshormon 105, *106*
Wachstumsstörungen 14
Wachstumsverlauf 1, 2, 3
Wärmeautoantikörper-
  Anämie 201, *204*
Wärmeregulation 13, 32
Warfarin-Embryopathie 25
Wasserbedarf 94
Wasserhaushalt, Störungen 94
Wasserintoxikation *95*, 310
Wasserumsatz 94

Waterhouse-Friderichsen-
  Syndrom 221, *366*
Weber-Ramstedtsche
  Operation 292
Wegbleiben 389
Weglaufen 411
Wegnehmen 411
Wegschreien 389
Weilsche Krankheit 314
Werdnig-Hoffmannsche
  Erkrankung 390
Werkzeuggebrauch 8
Werlhofsche Krankheit 217
Werner-Syndrom 16
Wespenstich 253
West-Syndrom 386, 387
v. Willebrand-Faktor 215, 218
v. Willebrand-Jürgens-
  Syndrom 218
Williams-Beuren-Syndrom 94
Wilmstumor *222*, 330
Wilson-Mikity-Syndrom 279
Wilsonsche Krankheit 315,
  393, 394
Windelausschlag 361
Windpocken *143*, 144, 163
-, Impfstoff 134
Wirbelsäulendeformitäten 344
Wiskott-Aldrich-Syndrom 22,
  181, *183*, 217
Wolffsche Gänge 117
Wolmansche Krankheit 87
Wunddiphtherie 155
Wundrose 160
Wundstarrkrampf 165
Wutschutzbehandlung 133

X-Chromosom 117
X-Chromosom, fragiles 22
Xerophthalmie *103*
XXY-Zustand 20
XYY-Typ 20
Xylocain 245
Xylosetest 299

Y-Chromosom 117
Yersinia enterocolitica 168
Yomesan 318

Zähneknirschen 409
Zahndurchbruch 6
Zahnentwicklung 6
Zecken-Enzephalitis 369

Zeichentests 404
Zentralisation des
  Kreislaufs 243
Zentralnervensystem,
  Viruskrankheiten 152
Zentropil 388
Zerebrale Dysfunktion,
  leichte 380
Zerebrallähmung, infantile
  378
Zerebralparese 378
Zerebrosid 87
Zerebrosid-Sulfatid 87
Ziegenmilch-Anämie 200
Ziersträucher 416
Ziliendyskinesie 252, 253
Zirkumzision 337
Zitrullinämie 76
Zivilisationskrankheiten 128
Zöliakie 80, *298*
Zoster 143, *144*, 360
- generalisatus 145
- ophthalmicus 145
- oticus 145
Zottenatrophie 299
Zucker-Malabsorptions-
  syndrome 80
Zungensaugen 410
Zwerchfellaplasie 38, 39
Zwerchfellhernien 36, 50, *318*
Zwerchfellhypoplasie 39
Zwerchfelllähmung 42
Zwergwuchs 14
-, hypophysärer 107
Zwiemilchernährung 66
Zwillingsgeburt 31
Zwillingsschwangerschaft 30
Zyanid-Nitroprussid-Probe 75,
  77
Zylinder, granulierte 332
Zystathionon-Synthetase 75
Zysten, enterogene 296
Zystenlunge 250
Zystenniere 36, *333*
Zystin 75
Zystinose 75
Zystinspeicherkrankheit 75
Zystinurie *77*, 329
Zystische Fibrose *263*, 300, 315
Zystitis 330
Zystographie 333
Zytomegalie 52, 57, *58*, 135,
  150, 311
Zytostatika 210

**Kinderheilkunde (Hrsg. G.-A. von Harnack)
7. Auflage**

Was können wir bei der nächsten Auflage besser machen?

Zur inhaltlichen und formalen Verbesserung unserer Lehrbücher bitten wir um Ihre Mithilfe. Wir würden uns deshalb freuen, wenn Sie uns die nachstehenden Fragen beantworten könnten.

1. Finden Sie ein Kapitel besonders gut dargestellt? Wenn ja, welches und warum?
   ....
   ....

2. Welches Kapitel hat Ihnen am wenigsten gefallen. Warum? ....
   ....
   ....

3. Bringen Sie bitte dort ein X an, wo Sie es für angebracht halten.

	Vorteilhaft	Angemessen	Nicht angemessen
Preis des Buches	....	....	....
Umfang	....	....	....
Aufmachung	....	....	....
Papier	....	....	....
Abbildungen	....	....	....
Tabellen und Schemata	....	....	....
Register	....	....	....

	Sehr wenige	Wenige	Viele	Sehr viele
Druckfehler	....	....	....	....
Sachfehler	....	....	....	....

4. Spezielle Vorschläge zur Verbesserung dieses Textes (u. a. auch zur Vermeidung von Druck- und Sachfehlern) ....
   ....
   ....
   ....
   ....
   ....
   ....

bitte wenden!

5. Bitte teilen Sie uns mit, auf welchen Fachgebieten Ihrer Meinung nach moderne Lehrbücher fehlen. Dazu folgende kurze Charakterisierung unserer eigenen Werke:

Fragensammlungen	= Examensfragen zur Vorbereitung auf Prüfungen
Basistexte	= vermitteln nach der neuen Approbationsordnung das für das Examen wichtige Stoffgebiet
Kurzlehrbücher	= zur Vertiefung des Basiswissens gedacht; für den sorgfältigen Studenten
Lehrbücher	= Umfassende Darstellungen eines Fachgebietes; zum Nachschlagen spezieller Informationen

Fachgebiet	Fragen-sammlungen	Basistexte	Kurz-lehrbücher	Lehrbücher
....	....	....	....	....
....	....	....	....	....
....	....	....	....	....
....	....	....	....	....
....	....	....	....	....
....	....	....	....	....
....	....	....	....	....
....	....	....	....	....
....	....	....	....	....
....	....	....	....	....

Bei Rücksendung werden Sie automatisch in unsere Adressenliste aufgenommen.

Name...
Adresse..
....
Fachstudium...
Semester..
Ärztliche Vorprüfung ....
Datum/Unterschrift...

Wir danken Ihnen für die Beantwortung der Fragen und bitten um Einsendung des Blattes an:

Marianne Kalow
Springer-Verlag
Tiergartenstr. 17
6900 Heidelberg 1

Therapie der Krankheiten des Kindesalters

Herausgegeben von G.-A. von Harnack

Mit Beiträgen von zahlreichen Fachwissenschaftlern

3., völlig neubearbeitete Auflage. 1985. 16 Abbildungen, 203 Tabellen. XV, 1018 Seiten. Gebunden DM 178,-.
ISBN 3-540-15511-2

Die **Therapie der Krankheiten des Kindesalters** hat in der Praxisliteratur des Kinderarztes und des niedergelassenen Arztes einen festen Platz eingenommen. Die dritte, überarbeitete Auflage dieses weitverbreiteten Werkes gibt den aktuellen Stand der heute gültigen Therapie wieder. Alle Kapitel wurden gründlich überarbeitet, einige völlig umgestaltet. Das übersichtlich gegliederte, textlich straff gehaltene Buch ist für den Kinderarzt ein unentbehrliches Nachschlagewerk und ein hilfreicher und kompetenter Ratgeber in allen therapeutischen Fragen der Pädiatrie.

„Aus der Praxis des Kinderarztes ist das Buch nicht wegzudenken. Aber auch Allgemeinärzte und Internisten, die in ihrer Sprechstunde Kinder betreuen und behandeln, sollten auf die umfassende Hilfe dieses Standardwerkes nicht verzichten!"
Ärztliche Praxis

„... für Kinderärzte in Klinik und Praxis ein unentbehrliches Nachschlagewerk." *Monatsschrift für Kinderheilkunde*

Examens-Fragen Kinderheilkunde

Zum Gegenstandskatalog

Von G.-A. von Harnack, O. Hövels

3., überarbeitete und erweiterte Auflage. 1980. 837 Fragen mit 44 Abbildungen. X, 358 Seiten. DM 29,80. ISBN 3-540-09805-4

Springer-Verlag
Berlin Heidelberg New York
London Paris Tokyo

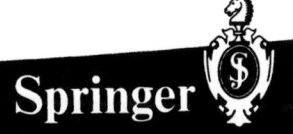

Für den zweiten Abschnitt der ärztlichen Prüfung

Innere Medizin

Innere Medizin
Begründet von L. Heilmeyer
Herausgeber: H. A. Kühn,
J. Schirmeister
4. Auflage. 1982. DM 156,–
ISBN 3-540-10097-0

W. Piper
Innere Medizin
Unveränderter Nachdruck. 1982.
HTB 122. DM 29,80
ISBN 3-540-06207-6

**Examens-Fragen
Innere Medizin**
5. Auflage. 1979. DM 32,–
ISBN 3-540-09426-1

Dermatologie

T. Nasemann, M. Jänner, B. Schütte
**Histopathologie der
Hautkrankheiten**
1982. DM 42,–. ISBN 3-540-10952-8

T. Nasemann, W. Sauerbrey
**Lehrbuch der Hautkrankheiten
und venerischen Infektionen**
4. Auflage. 1981. DM 64,–
ISBN 3-540-10589-1

P. Fritsch
Dermatologie
1983. HTB 222. DM 34,–
ISBN 3-540-12050-5

P. Fritsch, B. Trenkwald, W.-B. Schill
Venerologie und Andrologie
1985. HTB 241. DM 28,–
ISBN 3-540-13761-0

S. Marghescu, H. H. Wolff
**Untersuchungsverfahren in
Dermatologie und Venerologie**
3. Auflage. 1982. DM 38,–
ISBN 3-8070-0329-0

Examens-Fragen Dermatologie
4. Auflage. 1979. DM 24,–
ISBN 3-540-09179-3

Chirurgie

Allgemeine und spezielle Chirurgie
Herausgeber: M. Allgöwer
4. Auflage. 1982. DM 58,–
ISBN 3-540-11613-3

G. Heberer, W. Köle, H. Tscherne
Chirurgie
5. Auflage. 1986. DM 78,–
ISBN 3-540-16831-1

Orthopädie

J. C. Adams
Orthopädie
1982. HTB 200. DM 29,50
ISBN 3-540-09336-2

K. Idelberger
Lehrbuch der Orthopädie
4. Auflage. 1984. DM 48,–
ISBN 3-540-12600-7

J. Krämer
Orthopädie
Begleittext zum Gegenstandskatalog
1983. HTB 224. DM 29,50
ISBN 3-540-12632-5

Gynäkologie und Geburtshilfe

**Lehrbuch der Geburtshilfe und
Gynäkologie**
Von K. Knörr, H. Knörr-Gärtner,
F. K. Beller, C. Lauritzen
2. Auflage. 1982. DM 98,–
ISBN 3-540-10444-5

**Examens-Fragen Gynäkologie und
Geburtshilfe**
1979. DM 18,–. ISBN 3-540-09139-4

Ophthalmologie

W. Leydhecker
Augenheilkunde
22. Auflage. 1985. DM 58,–
ISBN 3-540-13688-6

HTB = Heidelberger Taschenbücher

D. Vaughan, T. Asbury
Ophthalmologie
1983. DM 98,–. ISBN 3-540-12769-0

Hals-Nasen-Ohrenheilkunde

H.-G.-Boenninghaus
Hals-Nasen-Ohrenheilkunde
7. Auflage. 1986. HTB 76.
DM 34,80. ISBN 3-540-16683-1

Nervenheilkundliches Stoffgebiet

E. Bleuler
Lehrbuch der Psychiatrie
Neubearbeitet von M. Bleuler
15. Auflage. 1983. DM 108,–
ISBN 3-540-11833-0

K. Poeck
Neurologie
6. Auflage. 1982. DM 58,–
ISBN 3-540-11537-4

R. Tölle
Psychiatrie
7. Auflage. 1985. DM 58,–
ISBN 3-540-15853-7

Examens-Fragen Neurologie
3. Auflage. 1981. DM 20,–
ISBN 3-540-10974-9

Examens-Fragen Psychiatrie
1982. DM 24,–. ISBN 3-540-11392-4

Spezielle Pharmakologie

E. Habermann, H. Löffler
**Spezielle Pharmakologie und
Arzneitherapie**
4. Auflage. 1983. HTB 166.
DM 34,–. ISBN 3-540-12624-4

**Examens-Fragen Pharmakologie
und Toxikologie**
Teil 2: Spezielle Pharmakologie
3. Auflage. 1981. DM 18,50
ISBN 3-540-10309-0

Springer-Verlag
Berlin Heidelberg New York London Paris Tokyo

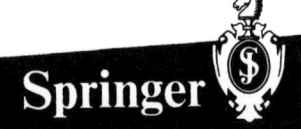

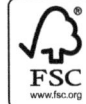

MIX
Papier aus verantwortungsvollen Quellen
Paper from responsible sources
FSC® C105338

If you have any concerns about our products,
you can contact us on
ProductSafety@springernature.com

In case Publisher is established outside the EU,
the EU authorized representative is:
**Springer Nature Customer Service Center GmbH
Europaplatz 3, 69115 Heidelberg, Germany**

Printed by Libri Plureos GmbH
in Hamburg, Germany